肾脏药物手册

肾功能受损时的处方指导

第 5 版

The Renal Drug Handbook

The Ultimate Prescribing Guide for Renal Practitioners,5th Edition

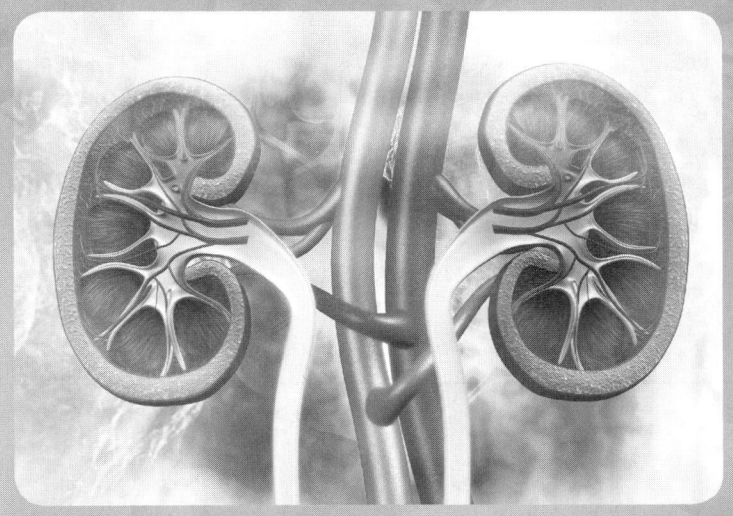

主编　〔英〕卡罗琳·阿什利（Caroline Ashley）

　　　〔英〕艾琳·邓利维（Aileen Dunleavy）

主译　谌贻璞

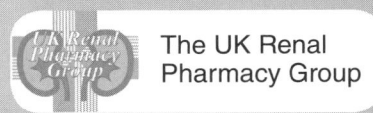

The UK Renal Pharmacy Group

北京科学技术出版社

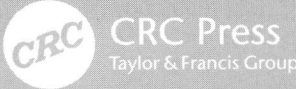

CRC Press
Taylor & Francis Group

著作权合同登记号　图字：01-2016-4533

图书在版编目（CIP）数据

肾脏药物手册：肾功能受损时的处方指导：第5版 /（英）卡罗琳·阿什利（Caroline Ashley），（英）艾琳·邓利维（Aileen Dunleavy）主编；谌贻璞主译. — 北京：北京科学技术出版社，2022.6

书名原文：The Renal Drug Handbook: The Ultimate Prescribing Guide for Renal Practitioners, 5th Edition

ISBN 978-7-5714-2162-5

Ⅰ.①肾… Ⅱ.①卡… ②艾… ③谌… Ⅲ.①肾疾病-用药法-手册 Ⅳ.①R452-62

中国版本图书馆CIP数据核字（2022）第037334号

策划编辑：何晓菲		邮政编码：100035	
责任编辑：周　珊		网　　址：www.bkydw.cn	
责任校对：贾　荣		印　　刷：河北鑫兆源印刷有限公司	
图文制作：北京永诚天地艺术设计有限公司		开　　本：710 mm×1000 mm　1/16	
责任印制：吕　越		字　　数：1847 千字	
出 版 人：曾庆宇		印　　张：92.5	
出版发行：北京科学技术出版社		版　　次：2022年6月第1版	
社　　址：北京西直门南大街16号		印　　次：2022年6月第1次印刷	
电　　话：0086-10-66135495（总编室）			
0086-10-66113227（发行部）			

ISBN 978-7-5714-2162-5

定　　价：498.00元

译者名单

主　　译　谌贻璞

副 主 译　程　虹　卞维静

翻译组长　（以姓氏笔画为序）

王国勤　王艳艳　芮宏亮　杨　敏　徐潇漪

译　　者　（以姓氏笔画为序）

马骏骉　王　超　叶　楠　刘雪姣　孙丽君

李　珺　李丽晶　杨利姣　张贺佳　张瑞雨

赵　京　赵智睿　拜霖楠　侯晓霞　徐丰博

郭唯一　董　靖　程文荣

主译简介

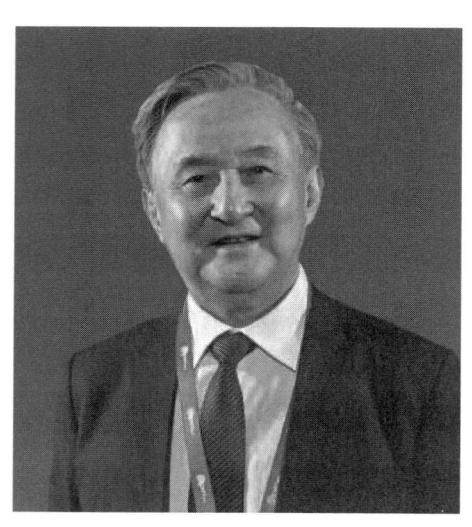

谌贻璞

主任医师、教授、博士生导师，1962 年毕业于北京医学院医学系，后留学美国及澳大利亚。曾任中华医学会肾脏病学分会主任委员、中国医师协会肾脏内科医师分会副会长及亚太肾脏病学会理事；曾任北京医学会肾脏病学分会主任委员及北京医师协会肾脏内科专科医师分会会长；曾担任国际肾脏病学会会刊《国际肾脏病杂志》（*Kidney International*）编委、亚太肾脏病学会会刊《肾脏病学》（*Nephrology*）编委，以及《中华肾脏病杂志》主编。

谌贻璞教授长期致力于医教研工作。曾主持国家级及省部级面上或重大科研项目 27 项；在国内外期刊发表论文 490 余篇，主编及参编国内医学著作 66 部、国外医学著作 2 部；曾获国家级及省部级科技进步奖 19 次，1992 年被评为"全国卫生系统有突出贡献的中青年专家"，享受国务院政府特殊津贴。2020 年被中华医学会肾脏病学分会授予终身成就专家奖。

译者前言

2009—2010 年进行的中国慢性肾脏病流行病学调查显示，我国成人慢性肾脏病（CKD）的患病率高达 10.8%。随着人口老龄化及 CKD 疾病谱的改变（糖尿病、高血压等疾病引起的继发性肾脏病日益增多），CKD 的患病率今后仍可能居高不下。与此相伴，终末期肾病（ESRD）患者的数量也在迅速增加，据统计，2019 年我国 ESRD 患者已逾 300 万，预计 2030 年将达 400 万。

CKD 患者常因肾脏病或其并发症，或合并的其他疾病而需要药物治疗，而肾功能受损时，经肾排泄的原型药及活性代谢产物便可能在体内蓄积，增强药物的毒副作用，因此需要减少用药剂量或延长用药间隔，或两者兼用来减少药物的不良反应。ESRD 患者在接受血液净化治疗时，也要根据所用的血液净化方法能否清除药物及清除率的多少来调整用药。各专科医师在临床实践中都可能遇到 CKD 患者，在给这些患者开处方时，需要了解肾功能受损对药物代谢的影响，此时若有一本专业的工具书在手，就可以迅速查阅，确定用药时需不需要调整剂量、如何调整。

基于这种需要，加之国内缺乏类似的工具书，我们组织力量对英国首席专家药剂师卡罗琳·阿什利（Caroline Ashley）及高级专家药剂师艾琳·邓利维（Aileen Dunleavy）共同主编的《肾脏药物手册：肾功能受损时的处方指导（第 5 版）》（*The Renal Drug Handbook: The Ultimate Prescribing Guide for Renal Practitioners, 5th Edition*）进行了翻译。该手册第 1 版于 1999 年出版，之后每 5 年更新一版，2019 年出版了第 5 版。20 余年来，这本手册广受临床医师欢迎，大家认为它是一本非常实用的工具书，各专科医师在为肾功能受损患者开处方时，都能从中获得极大的帮助。

使用这本手册时，我建议先仔细阅读两位主编写的"编者前言"，以了解此手册的编写目的，手册的性质、优点和局限性，以及使用手册的注意事项。此外，在使用中文译本时也请注意：①某些新药的中文译名并未统一，为避免混乱，正文中所有中文药名首次出现时，我们都标注了英文名，以方便查核；②某些药物的用法及用量国内外可能存在一定差异，如果差异明显，我们认为仍应以国内药物说明书的内容为准；③本书正文前加了"英文缩略词表"，需要提醒的是，"HFD"是"high flux dialysis"的缩略词，意为"高通量（血液）透析"，不可将其中的"HF"误认为"haemofiltration"的缩写，从而误认为"HFD"意为"血液滤过"。

　　尽管主译、副主译及所有译者在翻译本手册时都十分认真、谨慎，在发现某些问题时，我们也及时与英国的 CRC 出版社进行了沟通，但因为全部译者都是临床医师，都是利用业余时间完成翻译工作的，所以此译本难免存在不足和错误，欢迎广大读者批评指正。

　　最后，请准许我在此向本书的副主译、翻译组长及全体译者，向北京科学技术出版社的编辑及其他工作人员表示由衷的感谢，感谢你们为本手册中文版的出版付出的艰辛和做出的贡献。

2022 年 4 月

原版序

《肾脏药物手册：肾功能受损时的处方指导（第 5 版）》（*The Renal Drug Handbook: The Renal Drug Handbook: The Ultimate Prescribing Guide for Renal Practitioners, 5th Edition*）已经成为肾内科医师、专科护士和药剂师在临床工作中不可缺少的工具书。随着医药科学的发展，治疗机会和陷阱也不断增多，幸运的是，此手册每一版都能与时代同步。目前的第 5 版有近千个药物专论，每个专论虽仅做了药物概述，但都包含了目标受众所需的重要信息。本手册（英文原版）按字母顺序对药物进行排列，方便查找。找到所需药物后，读者就能读到逻辑清晰的药物介绍，包括临床应用，肾功能正常、肾功能受损和肾脏替代治疗时的剂量，药代动力学，药物代谢，重要的药物相互作用，用法和其他信息等。正是这种实用性和可操作性的结合，使本书成了高水平的标杆。

约翰·坎宁安（John Cunningham）爵士

伦敦大学学院肾脏病学教授

2018 年 4 月

编者前言

欢迎阅读本手册。本手册包含了来源广泛的信息，且汇聚了英国肾药业集团（UK Renal Pharmacy Group）编委会的临床经验。该编委会的成员都有着丰富的肾功能受损患者药物治疗经验，因此，本手册包含的一些药物信息可能与该药的适应证或用途不完全相符。

本手册的编写有如下宗旨。

- 为专业医护人员提供易于检索的、实用的药物使用参考。本手册的信息来源于英国各地肾病医疗单位的实践经验。本手册能指导读者结合潜在的严重药物相互作用和患者正在接受肾脏替代治疗的情况，合理地处方、配药及给药。

- 提供基于实践的全英国肾病医疗单位药物使用资料，对当地的使用方法（许可的或其他的）也做了适当的介绍。

近年来，慢性肾脏病（CKD）的分期发生了变化，CKD 被分成了 1 ~ 5 期，每期均依据患者的估计肾小球滤过率（eGFR）来划分。eGFR 是使用肾脏病饮食改良（MDRD）方程进行的计算，而且被标准化到 1.73 m^2 的体表面积。eGFR 能较好地估算平均体重患者的肾功能，适用于大多数药物的剂量计算。然而，eGFR 不适用于极端体重患者及治疗窗狭窄药物的剂量计算，除非它能被修正为患者的实际肾小球滤过率（GFR）。实际 GFR 可用如下公式计算。

$$实际 GFR = eGFR \times 体表面积 /1.73$$

在极端体重下，MDRD 方程和 Cockcroft-Gault 方程都不是十分准确的。如果需要精确的肾小球滤过率，例如用于化疗，应进行核素肾小球滤过率测定。

本手册给出的肾功能受损时的剂量调整信息是基于 Cockcroft-Gault 方程计算的肌酐清除率（CCr），而不是 eGFR，因为大多数已发表的资料都是基于 CCr。

本手册无意就肾功能受损患者如何使用药物提供决定性的意见或指导，也并未包含在英国获得许可的全部药物（后续版本将不断扩展）。

本手册不是诊断指南，也不是药物副作用指南（只有肾功能受损时变得更明显的副作用才被纳入）。欲获知更深入的信息，建议用户参阅"产品特性概述"（Summary of Product Characteristics, SPC）、"英国国家处方集"（The British National Formulary）、药物说明书或其他产品资料。

肾功能受损患者使用药物会出现问题的原因有如下几点。

- 某些药物的药代动力学，即药物吸收、组织分布、血浆蛋白结合、代谢和排泄发生了变化。肾功能受损时这些参数经常发生变化，并以复杂的方式相互影响。如果患者正在接受肾脏替代治疗，情况可能更复杂。

- 肾功能受损时，许多（某些或全部）药物药代动力学参数的改变及其相互联系是未知的。在这种情况下，必须依靠临床医师和药剂师的专业判断来预测药物处置，而且这必须建立在熟知药物的类别、化学结构，以及肾功能正常时的药代动力学的基础上。

- 肾功能受损患者即使药物清除未受损，对某些药物的敏感性也会提高。

- 肾功能受损患者对许多药物副作用的耐受性很差。

- 肾功能下降时，某些药物会变得无效。

- 肾功能通常会随着年龄增长而下降，许多老年患者的 GFR 会低于 50ml/min，但由于肌肉容量减少，可能并不出现血清肌酐升高。因此，给老年患者开药时，可以假设他们有轻度肾功能受损，这是合理的。

上述问题大多能通过谨慎选择和使用药物来避免，本手册期望在这个过程中能为专业医护人员提供帮助。

如何使用本手册？

- 药物名称：通常用被批准的（通用的）名称。

- 临床应用：简要介绍肾功能受损患者的常用适应证。如果适应证或用法未经许可，会加以说明。

- 肾功能正常时的剂量：肾功能正常患者的用药剂量通常是"产品特性概述"规定的药物许可剂量。如果产品在英国没有获得许可，使用剂量由相关药物公司提供。

- 药代动力学：提供基本的药代动力学资料，如分子量、蛋白结合率、尿中原型药排泄率、分布容积和半衰期，以帮助预测肾功能受损和肾脏替代治疗时的药物处置。

- 药物代谢：极少有药物能全部通过肝或肾清除。许多药物在肝内代谢成活性或无活性代谢产物，而后其中某些成分通过肾排泄。在给肾功能受损患者开母体药处方时，经肾排泄的具有药理活性的代谢产物也必须予以考虑。

- 肾功能受损时的剂量：肾功能的临界水平（低于该水平则必须减少药物剂量）在很大程度上取决于药物的肾代谢和清除程度及药物的毒性。大多数药物由于患者耐受性较好，药物治疗指数（therapeutic index）较大，或主要通过肝代谢及清除，而在肾功能受损时无须调整剂量，对这种情况，本手册将提示"与肾功能正常时同剂量"。

  对于治疗指数较小的经肾排泄的药物，可以通过减少药物剂量、增加给药间隔或两者结合来降低每日总用量。关于每种药物在不同程度的肾功能受损时应如何使用，本手册也做了阐述。

- 肾脏替代治疗时的剂量：本手册详细介绍了在自动腹膜透析 / 持续不卧床腹膜透析（APD/CAPD）、间歇性血液透析（HD）、间歇性血液透析滤过（HDF）、连续性静 – 静脉血液透析 / 间歇性血液透析滤过（CVVHD/HDF）和连续性动 – 静脉血液透析 / 间歇性血液透析滤过（CAVHD/HDF）情况下的给药剂量。药物被划分为透析可清除、不被透析清除及透析清除力不详等几类，以供临床医师为特定形式的肾脏替代治疗患者开处方时参考。对于连续性动 – 静脉血液滤过 / 连续性静 – 静脉血液滤过（CAV/VVH），只给出了几个具体的用药指导意见，总的来说，CAV/VVH 的给药方案与连续性动 – 静脉血液透析 / 连续性静 – 静脉血液透析（CAV/VVHD）的给药方案相同，但需记住，CAV/VVH 的药物清除力可能较弱。总之，临床医师或药剂师在决定是否进一步修改给药方案时，应根据药物及其药代动力学的知识来做明智的专业判断。

  另外，应该注意，HDF 能比 HD 更有效地清除药物，尽管目前这方面的信息还很有限。

- 重要的药物相互作用：列出的药物相互作用是"英国国家处方集"附录 1 黑点标记的内容。这些药物被认为有潜在的严重相互作用，应该避免联合用药，或仅在谨慎和适当的监测下使用。读者可自行参阅"英国国家处方集"，以便更全面地了解药物相互作用（包括被认为不是很有临床意义的相互作用）。

- 用法：本手册提供溶液配制、用法、输注速度及注释等信息。许多信息都涉及各地的实践经验，本手册仅对最常用的药物配制法和稀释液做介绍。读者应经常查阅产品文献，以获取最新信息。

- 其他信息：此处给出的详细信息仅与肾功能受损时或接受肾脏替代治疗时的药物使用相关。更多的一般信息请参阅"产品特性概述"的介绍。

　　您的贡献对未来的版本非常重要：如果您对手册中各药物专论有任何意见、评论、更正、请求、补充及当地经验介绍等，都请以书面形式提交给主编：

Caroline Ashley, Pharmacy Department, Royal Free Hospital, Hampstead, London NW3 2QG，或者 Aileen Dunleavy, Pharmacy Department, Crosshouse Hospital, Kilmarnock KA2 0BE.

卡罗琳·阿什利（Caroline Ashley）

艾琳·邓利维（Aileen Dunleavy）

2018 年 3 月

编撰本手册各专论的参考资料如下：

- electronic Medicines Compendium. www.medicines.org.uk/emc
- British National Formulary 73rd ed. Pharmaceutical Press; 2017.
- Sweetman SC. Martindale: The Complete Drug Reference. 39th ed. Pharmaceutical Press; 2017. Accessed via http://www.knowledge.scot.nhs.uk
- Bennett WM, et al. Drug Prescribing in Renal Failure: Dosing guidelines for adults. 5th ed. American College of Physicians; 2007.
- Drug Information Handbook. 22nd ed. Lexicomp; American Pharmacists Association; 2013.
- Knoben JE, Anderson PO. Clinical Drug Handbook. 7th ed. Drug Intelligence Publications Inc.; 1993.
- Schrier RW, Gambertoglio JG. Handbook of Drug Therapy in Liver and Kidney Disease. Little, Brown and Co.; 1991.
- Dollery C. Therapeutic Drugs. 2nd ed. Churchill Livingstone; 1999.
- Seyffart G. Drug Dosage in Renal Insufficiency. Kluwer Academic Publishers; 1991.
- Cyclosporin Interaction File（Novartis Pharmaceuticals UK）.
- Drugdex Database. Micromedex 2.0 Inc., USA.
- Drug company information.
- www.rxlist.com
- medsafe.govt.nz
- www.medicinescomplete.com
- http://www.drugbank.ca/drugs

主编介绍

卡罗琳·阿什利（Caroline Ashley），伦敦大学学院肾脏病及移植中心 (University College London Centre for Nephrology and Transplantation)、皇家自由医院 (Royal Free Hospital) 肾病服务首席专家药剂师。她有超过 25 年的肾病服务经验，主要关注肾移植和自身免疫性肾病领域。卡罗琳参与了"国家肾脏服务框架"（Renal National Service Framework）和"英国国家卫生与临床优化研究所（NICE）指南"中肾移植免疫抑制、肾性贫血和急性肾损伤章节的制定。她是《肾脏治疗学导论》（*The Introduction to Renal Therapeutics*）的主编之一，也是《英国肾脏医学杂志》（*British Journal of Renal Medicine*）的编委会成员。她于 1996—2017 年担任英国肾药业集团（UK Renal Pharmacy Group）主席，并于 2011 年被任命为美国加州大学洛杉矶分校药学院药学实践副教授。她是 2017 年 BRS Mallick 演讲的获奖者，该奖项旨在表彰为肾病社区的终身服务。

艾琳·邓利维（Aileen Dunleavy），克罗斯豪斯大学医院（University Hospital Crosshouse）、艾尔郡和阿伦国民保健服务体系（NHS Ayrshire and Arran）的肾病服务高级专家药剂师，拥有 20 多年的肾病服务经验。她主要关注透析、贫血和慢性肾脏病领域。艾琳于 2008 年成为独立的处方医师。她参与了《肾脏治疗学导论》（*The Introduction to Renal Therapeutics*）、《使用中的药物》（*Drugs in Use*）和《药物不良反应》（*Adverse Drug Reactions*）的编写，担任英国肾药业集团（UK Renal Pharmacy Group）编委会成员已超过 15 年。

英文缩略词表（一）

缩略词	英文全称	中文全称
AKI	acute kidney injury	急性肾损伤
APD	automated peritoneal dialysis	自动腹膜透析
BUN	blood urea nitrogen	血尿素氮
CAPD	continuous ambulatory peritoneal dialysis	持续不卧床腹膜透析
CAVH	continuous arteriovenous haemofiltration	连续性动－静脉血液滤过
CAVHD	continuous arteriovenous haemodialysis	连续性动－静脉血液透析
CCr	creatinine clearance rate	肌酐清除率
CKD	chronic kidney disease	慢性肾脏病
CVVH*	continuous venovenous haemofiltration	连续性静－静脉血液滤过
CVVHD	continuous venovenous haemodialysis	连续性静－静脉血液透析
CVVHDF	continuous venovenous haemodiafiltration	连续性静－静脉血液透析滤过
eGFR	estimated glomerular filtration rate	估计肾小球滤过率
ESRD	end-stage renal disease	终末期肾病
ESRF	end-stage renal failure	终末期肾衰竭
GFR	glomerular filtration rate	肾小球滤过率
HD	intermittent haemodialysis	间歇性血液透析
HDF	intermittent haemodiafiltration	间歇性血液透析滤过
HFD	high flux dialysis	高通量（血液）透析
PD	peritoneal dialysis	腹膜透析
SCr	serum creatinine	血清肌酐

注：* 有时还被缩写为 CVVHF。

英文缩略词表（二）

缩略词*	缩略词含义
CAV/VVH	CAVH 或 CVVH
CAV/VVH/HD	CAVH、CVVH、CAVHD 或 CVVHD
CAV/VVHD	CAVHD 或 CVVHD
CAV/VVHD/VVHDF	CAVHD、CVVHD 或 CVVHDF
CVVHD/HDF	CVVHD 或 CVVHDF

注：* 此缩略词主要见于正文"肾脏替代治疗时的剂量"栏目。

目　录

2. 合成抗菌药

四、抗病毒药

3. 抗乙型肝炎病毒药

4. 抗丙型肝炎病毒药

5. 抗流感病毒药

第二部分　心血管系统药物

一、心脏停搏急救药

二、抗心力衰竭药

1. 洋地黄类

2. β 受体激动剂

三、抗心律失常药

四、抗心绞痛药

1. 硝酸酯类

八、抗休克的血管活性药

九、直立性低血压治疗药物

第三部分　呼吸系统药物

一、祛痰药

二、镇咳药

三、平喘药

1. 磷酸二酯酶抑制剂

2. M 胆碱受体阻滞药

3. 肾上腺素受体激动药

4. 肾上腺皮质激素

5. 白三烯受体拮抗剂

四、其他呼吸系统药物

第四部分　消化系统药物

一、抗酸药

二、抑制胃酸分泌药

1. H₂ 受体拮抗剂

2. 质子泵抑制剂

三、胃黏膜保护药

四、胃肠解痉药

五、促胃肠动力药

六、止吐药

七、泻药

八、止泻药

九、助消化药

十、利胆药

十一、溃疡性结肠炎治疗药

十二、其他消化系统药物

第五部分　血液系统药物

一、抗贫血药

四、抗血小板药

五、促凝血药

六、抗凝血药

第六部分　内分泌系统药物

一、垂体激素及相关药

第七部分　代谢性疾病治疗药物

一、抗糖尿病药

三、高尿酸血症及痛风治疗药物

四、减肥药

五、其他代谢性疾病治疗药物

第八部分　泌尿系统药物

一、利尿药

二、尿频、尿急、尿失禁治疗药物

第九部分　生殖系统药物

一、男性生殖系统药物

二、女性生殖系统药物

第十部分　免疫系统药物

一、抗变态反应药

2. 单克隆抗体抗变态反应药

二、免疫调节药

1. 免疫抑制剂

第十一部分　神经系统药物

一、呼吸中枢兴奋药

二、抗癫痫药及抗惊厥药

三、抗震颤麻痹药

四、阿尔茨海默病治疗药与促智药

五、偏头痛治疗药物

六、晕动病治疗药物

七、骨骼肌痉挛治疗药物

八、重症肌无力治疗药物

第十二部分　精神疾病治疗药物

一、抗精神病药

1. 典型（传统）抗精神病药

2. 非典型（新型）抗精神病药

二、抗抑郁药

1. 三环类抗抑郁药

2. 单胺氧化酶抑制剂

3. 选择性 5- 羟色胺再摄取抑制剂

五、嗜睡症治疗药物

第十三部分　肿瘤治疗药物

一、抗肿瘤药

1. 影响核酸合成的药物

2. 作用于 DNA 化学结构的药物

二、肿瘤辅助治疗药物

第十四部分　镇痛药

一、非甾体抗炎药

1. 解热镇痛药

2. 抗风湿、抗炎、镇痛药

二、麻醉性镇痛药

三、其他镇痛药

第十五部分　麻醉用药

一、静脉麻醉药

二、局部麻醉药

三、肌肉松弛药

第十六部分　阿片拮抗剂与烟、酒戒断药物

一、阿片拮抗剂

二、酒精依赖戒断药物

第十七部分　电解质、酸碱平衡调节药及维生素类药

一、电解质及酸碱平衡调节药

二、维生素类药

第十八部分　抗寄生虫药物

一、抗蠕虫药

二、抗疟原虫药

三、抗其他原虫药

第十九部分　皮肤科用药

一、银屑病治疗药物

二、痤疮治疗药物

第二十部分　其他药物

第一部分

抗微生物药物

一、抗细菌药

1. 抗生素

1.1 青霉素类

苄青霉素（青霉素 G） Benzylpenicillin (Penicillin G)

临床应用

抗菌药

肾功能正常时的剂量

每日 2.4 ~ 14.4g，分 4 ~ 6 次应用

药代动力学

分子量（Da）	334.4
蛋白结合率（%）	60
尿中原型药排泄率（%）	60 ~ 90
分布容积（L/kg）	0.3 ~ 0.42
半衰期（h）：正常 / ESRF	0.5 /10

药物代谢

苄青霉素在体内很少代谢，在尿液中可发现青霉噻唑酸衍生物（penicilloic acid derivative）。苄青霉素能迅速从尿液排泄；口服剂量的 20% 以药物原型从尿液排泄；肌内注射剂量的 60% ~ 90% 经肾清除，多数在 1 小时内完成，其中 10% 通过肾小球滤过，90% 通过肾小管分泌。肾功能正常时，很少部分经胆汁排泄，而肾功能受损时，胆汁中的浓度明显升高。丙磺舒（probenecid）可抑制肾小管的分泌，进而增加苄青霉素的血药浓度，延长半衰期

肾功能（GFR，ml/min）受损时的剂量

20 ~ 50　与肾功能正常时同剂量

10 ~ 20	0.6 ~ 2.4g，每 6 小时 1 次，取决于感染严重程度[1]
<10	0.6 ~ 1.2g，每 6 小时 1 次，取决于感染严重程度[1]

肾脏替代治疗时的剂量

APD/CAPD	透析可清除。与 GFR<10ml/min 时同剂量
HD	透析可清除。与 GFR<10ml/min 时同剂量
HDF/HFD	透析可清除。与 GFR<10ml/min 时同剂量
CAV/VVHD	透析可清除。与 GFR=10 ~ 20ml/min 时同剂量

重要的药物相互作用

与其他药物合用的潜在风险

● 本药能减少氨甲蝶呤（methotrexate）的排泄

用法

溶液配制	静脉注射：600mg 溶于 5ml 注射用水中
	静脉滴注：600mg 至少溶于 10ml 0.9% 氯化钠溶液中
	肌内注射：600mg 溶于 1.6ml 注射用水中
用法	静脉注射，静脉滴注，肌内注射
输注速度	静脉注射：3 ~ 4 分钟或以上
	静脉滴注：30 ~ 60 分钟或以上

注释　　　静脉给药剂量超过 1.2g 时，必须缓慢滴注，最小速度为 300mg/min

其他信息

● 重度肾功能受损时的最大剂量：每日 4.8g
● 600mg 苄青霉素钠含 1.68mmol 钠（译者注：每 1mg 苄青霉素钠相当于 1670 单位青霉素）
● 600mg 苄青霉素钾含 1.7mmol 钾（译者注：每 1mg 苄青霉素钾相当于 1598 单位青霉素）

● 肾功能受损时神经毒性发生率增加（癫痫发作）
● 苄青霉素治疗可导致尿蛋白假阳性

参考文献

[1] Foster P, Gordon F, Holloway S. Drug dosage adjustment during continuous renal replacement therapy. Br J Int Care. April 1996; 120-124.

苯氧甲基青霉素（青霉素 V ）　Phenoxymethylpenicillin (Penicillin V)

临床应用

抗菌药

肾功能正常时的剂量

500 ~ 1000mg，每 6 小时 1 次

药代动力学

分子量（Da）	350.4
蛋白结合率（%）	80
尿中原型药排泄率（%）	60 ~ 90
分布容积（L/kg）	0.5
半衰期（h）：正常 / ESRF	（0.5 ~ 1）/4

药物代谢

苯氧甲基青霉素在肝内代谢，形成几种代谢产物，包括青霉噻唑酸（penicilloic acid）。原型药及代谢产物从尿液迅速排泄，只有少量经胆汁排泄

肾功能（GFR，ml/min）受损时的剂量

20 ~ 50	与肾功能正常时同剂量
10 ~ 20	与肾功能正常时同剂量
<10	与肾功能正常时同剂量

肾脏替代治疗时的剂量

APD/CAPD	不被透析清除。与肾功能正常时同剂量
HD	透析可清除。与肾功能正常时同剂量
HDF/HFD	透析可清除。与肾功能正常时同剂量
CAV/VVHD	透析可清除。与肾功能正常时同剂量

重要的药物相互作用

与其他药物合用的潜在风险

● 本药能减少氨甲蝶呤（methotrexate）的排泄

用法

溶液配制	-
用法	口服
输注速度	-

其他信息

● 在肾衰竭患者中，苯氧甲基青霉素半衰期延长，但因其具有广泛的安全用药范围（therapeutic index），故无须调整剂量

● "英国产品特性概述"（UK SPC）建议严重肾功能受损时应减少本药用量，"美国产品特性概述"（US SPC）没有类似建议

● 肾功能受损时的用药剂量来自 Drug Prescribing in Renal Failure, 5th edition, by Aronoff et al

阿莫西林　Amoxicillin

临床应用

抗菌药

肾功能正常时的剂量

0.25 ~ 1g，每 8 小时 1 次（最大剂量每日 6g，治疗心内膜炎可达 12g）

药代动力学

分子量（Da）	365.4
蛋白结合率（%）	20
尿中原型药排泄率（%）	60
分布容积（L/kg）	0.3
半衰期（h）：正常 / ESRF	（1 ~ 1.5）/（7 ~ 20）

药物代谢

少部分阿莫西林能代谢成青霉噻唑酸（penicilloic acid），经尿液排泄。约 60%的口服阿莫西林通过肾小球滤过和肾小管分泌后以原型从尿液排泄。丙磺舒（probenecid）可减少其肾排泄。有报道认为，本药在胆汁中的浓度高，并可能通过粪便排泄

肾功能（GFR，ml/min）受损时的剂量

20 ~ 50	与肾功能正常时同剂量
10 ~ 20	与肾功能正常时同剂量
<10	0.25 ~ 1g，每 8 小时 1 次（心内膜炎时最大剂量为每日 6g）

肾脏替代治疗时的剂量

APD/CAPD	不被透析清除。与 GFR<10ml/min 时同剂量
HD	透析可清除。与 GFR<10ml/min 时同剂量
HDF/HFD	透析可清除。与 GFR<10ml/min 时同剂量
CAV/VVHD	透析可清除。与肾功能正常时同剂量

重要的药物相互作用

与其他药物合用的潜在风险

● 本药可减少氨甲蝶呤（methotrexate）的排泄，增加毒性风险

用法

溶液配制	静脉给药：0.25g 药物溶于 5ml 注射用水中
	肌内注射：0.25g 药物溶于 1.5ml 注射用水中；0.5g 药物溶于 2.5ml 注射用水中；1g 药物溶于 2.5ml 注射用水或 1% 灭菌利多卡因（lidocaine）中
用法	口服，静脉给药，肌内注射
输注速度	缓慢静脉注射，持续 3 ~ 4 分钟或以上
	静脉滴注，持续 30 ~ 60 分钟
注释	静脉滴注：用 100ml 5% 葡萄糖溶液或 0.9% 氯化钠溶液稀释后滴注
	静脉滴注溶液中药物的稳定性取决于稀释剂成分

其他信息

● 每小瓶奥纳欣（amoxil）含钠 3.3mmol/g（译者注：奥纳欣是阿莫西林的别名）
● 勿与氨基糖苷类（aminoglycosides）混合应用

阿莫西林－克拉维酸复方　Co-amoxiclav (Amoxicillin–Clavulanic acid)

临床应用

抗菌药

肾功能正常时的剂量

- 静脉给药：1.2g，每 8 小时 1 次（严重感染时可每 6 小时 1 次）
- 口服：375～625mg，每日 3 次

药代动力学

分子量（Da）	阿莫西林：365.4；克拉维酸：199.2
蛋白结合率（%）	阿莫西林：20；克拉维酸：25
尿中原型药排泄率（%）	阿莫西林：60；克拉维酸：40
分布容积（L/kg）	阿莫西林：0.3；克拉维酸：0.3
半衰期（h）：正常 / ESRF	阿莫西林：（1～1.5）/（7～20）；克拉维酸：1/（3～4）

药物代谢

阿莫西林进行有限的代谢，生成青霉噻唑酸（penicilloic acid），经尿液排泄。约 60% 的口服阿莫西林经肾小球滤过和肾小管分泌后以原型从尿液排泄。有报道认为，本药在胆汁中的浓度高，部分可能从粪便排泄。克拉维酸主要从尿液排泄（73%），也可经呼气（17%）和粪便（8%）排泄

肾功能（GFR，ml/min）受损时的剂量

30～50	与肾功能正常时同剂量
10～30	静脉给药：1.2g，每 12 小时 1 次口服：与肾功能正常时同剂量
<10	静脉给药：1.2g，即刻，随后 600mg，每 8 小时 1 次；或 1.2g，每 12 小时 1 次口服：与肾功能正常时同剂量

肾脏替代治疗时的剂量

APD/CAPD	透析可清除。与 GFR< 10ml/min 时同剂量
HD	透析可清除。与 GFR< 10ml/min 时同剂量
HDF/HFD	透析可清除。与 GFR< 10ml/min 时同剂量
CAV/VVHD	透析可清除。与 GFR= 10～30ml/min 时同剂量。见"其他信息"

重要的药物相互作用

与其他药物合用的潜在风险

- 抗凝血药：可能增强香豆素类（coumarins）的抗凝作用
- 口服避孕药：可能减弱避孕效果
- 氨甲蝶呤（methotrexate）：合用会减少氨甲蝶呤的排泄，增加毒性风险
- 见"其他信息"

用法

溶液配制	600mg 溶于 10ml 注射用水；1.2g 溶于 20ml 注射用水
用法	口服，静脉给药
输注速度	静脉注射：3~4 分钟或以上 静脉滴注：溶于 50~100ml 0.9% 氯化钠溶液中，滴注 30~40 分钟
注释	在含有葡萄糖、右旋糖酐或碳酸氢盐的静脉液体中，本药不稳定，也许能加入输液小壶中，于 3~4 分钟滴完 不要与氨基糖苷类（aminoglycosides）混合应用

其他信息

- 药品安全委员会（Committee on Safety of Medicines，CSM）提醒，治疗超过 14 日的患者，在停止用药后 6 周内有可能出现胆汁淤积性黄疸，男性发病率比女性高，年龄超过 65 岁的男性尤高
- 阿莫西林 - 克拉维酸复方发生胆汁淤积性黄疸的可能性，比阿莫西林或大剂量克拉维酸高 6 倍
- 肾功能受损时的用药剂量来自个人经验
- 每 1.2g 瓶装药含钠 2.7mmol、钾 1mmol
- 有报道称，接受吗替麦考酚酯（mycophenolate mofetil）治疗的患者，在服用阿莫西林 - 克拉维酸复方后，活性代谢产物麦考酚酸（mycophenolic acid）的前剂量浓度（pre-dose concentration）会下降约 50%。前剂量浓度的变化也许并不能精确地反映麦考酚酸整体暴露量的变化，因此，在移植物功能障碍临床证据不足的情况下，并无必要调整吗替麦考酚酯的用量。然而，在联用此抗生素时及停用后的短时期内均应进行密切的临床监测。[译者注："前剂量浓度"也可译为"给药前浓度"，指下一次服药前的药物血浆浓度。资料来源于 Streicher C, Djabarouti S, Xuereb F, et al. Pre-dose plasma concentration monitoring of mycophenolate mofetil in patients with autoimmune diseases. Br J Clin Pharmacol. 2014 Dec, 78(6): 1419-1425]

氨苄西林　Ampicillin

临床应用

抗菌药

肾功能正常时的剂量

- 口服：250mg～1g，每 6 小时 1 次
- 肌内注射、静脉给药：500mg～2g，每 4～6 小时 1 次

药代动力学

分子量（Da）	349.4
蛋白结合率（%）	20
尿中原型药排泄率（%）	口服：20～60；肠外给药：60～80
分布容积（L/kg）	0.17～0.31
半衰期（h）：正常 / ESRF	（1～1.5）/（7～20）

药物代谢

氨苄西林部分代谢成青霉噻唑酸（penicilloic acid），从尿液排泄。氨苄西林通过肾小球滤过及肾小管分泌经肾清除。丙磺舒（probenecid）可减少其肾排泄。20%～40% 的口服剂量和 60%～80% 的静脉给药量能在 6 小时内以原型从尿液排泄。其在胆汁中浓度高，存在肠肝循环，部分也能从粪便排泄

肾功能（GFR，ml/min）受损时的剂量

20～50	与肾功能正常时同剂量
10～20	250mg～2g，每 6 小时 1 次
<10	250mg～1g，每 6 小时 1 次

肾脏替代治疗时的剂量

APD/CAPD	不被透析清除。与 GFR<10ml/min 时同剂量
HD	透析可清除。与 GFR<10ml/min 时同剂量
HDF/HFD	透析可清除。与 GFR<10ml/min 时同剂量
CAV/VVHD	透析可清除。与 GFR=10～20ml/min 时同剂量

重要的药物相互作用

与其他药物合用的潜在风险

- 环孢素（ciclosporin）：可能增加环孢素的浓度
- 氨甲蝶呤（methotrexate）：可减少氨甲蝶呤的排泄，增加毒性风险

用法

溶液配制	每 5ml 注射用水溶解 250mg（肌内注射时用 1.5ml 注射用水溶解 250mg 或 500mg）
用法	口服，静脉给药，肌内注射
输注速度	静脉注射：缓慢，持续 3～4 分钟。剂量大于 500mg 时应该静脉滴注；静脉滴注：30～60 分钟
注释	用 100ml 5% 葡萄糖溶液或 0.9% 氯化钠溶液稀释

其他信息

- 肾功能受损患者较易发生皮疹
- 肾功能受损时，若不减少剂量，能导致肾毒性反应
- 每小瓶 500mg 氨苄西林注射液含钠 1.47mmol
- 氨苄西林可加入腹膜透析液中治疗腹膜炎
- 不要与氨基糖苷类（aminoglycosides）混合应用
- 肾功能受损时，用药剂量应据药代动力学变化来调整

替莫西林　Temocillin

临床应用

抗菌药

肾功能正常时的剂量

- 1~2g，每 12 小时 1 次
- 急性非复杂性尿路感染：每日 1g，单次或分次给药

药代动力学

分子量（Da）	458.4（钠盐）
蛋白结合率（%）	75~85
尿中原型药排泄率（%）	90
分布容积（L/kg）	0.23
半衰期（h）：正常 / ESRF	（3.1~5.4）/ 28.2

药物代谢

替莫西林主要以原型从肾排泄

肾功能（GFR，ml/min）受损时的剂量

30~60	1g，每 12 小时 1 次。见"其他信息"
10~30	1g，每 24 小时 1 次。见"其他信息"
<10	1g，每 48 小时 1 次，或 500mg，每 24 小时 1 次。见"其他信息"

肾脏替代治疗时的剂量

APD/ CAPD	不被透析清除。与 GFR<10ml/min 时同剂量
HD	透析可清除。与 GFR<10ml/min 时同剂量。见"其他信息"
HDF/HFD	透析可清除。与 GFR<10ml/min 时同剂量。见"其他信息"
CAV/ VVHD	透析可清除。与 GFR=10~30ml/min 时同剂量。见"其他信息"

重要的药物相互作用

与其他药物合用的潜在风险

- 本药可减少氨甲蝶呤（methotrexate）的排泄，增加毒性风险

用法

溶液配制	静脉注射：溶于 20ml 注射用水中 静脉滴注：稀释于 50~100ml 0.9% 氯化钠溶液中 肌内注射：溶于 2ml 注射用水或 0.5%~1% 利多卡因（容量为 2.7ml）
用法	静脉给药，肌内注射
输注速度	静脉注射：缓慢，3~4 分钟或以上 静脉滴注：30~40 分钟或以上
注释	与蛋白质、血制品、脂肪乳剂和氨基糖苷类（aminoglycosides）不相容

其他信息

- 某些患者可发生出血（肾功能受损患者更易发生）
- 血液透析可清除 20%，腹膜透析可清除 17%~26%

● 一项研究表明，在血液透析间期较短时，透析后给予 2g 替莫西林治疗有效；在血液透析间期较长时，透析后给予 3g 替莫西林治疗有效〔Vandecasteele SJ, Bastos MAC, Capron A, et al. Thrice-weekly temocillin administered after each dialysis session is appropriate for the treatment of serious Gram negative infections in haemodialysis patients. Int J Antimicrob Agents. 2015; 46(6): 660-665〕

● 苏格兰邓迪市（Dundee）的一项研究表明，应用替莫西林治疗肾功能受损患者的尿脓毒血症（urinary sepsis）安全有效（Oliver S, Kennedy H, Nathwan D, et al. Presented at the SRA, 12 November 2011, Glasgow）

● 某些医院所用的替代给药方案如下

GFR（ml/min）	剂量
30 ~ 60	与肾功能正常时同剂量
10 ~ 30	1 ~ 2g，每 24 小时 1 次
<10	1 ~ 2g，每 48 小时 1 次

氟氯西林　Flucloxacillin

临床应用

抗菌药

肾功能正常时的剂量

- 口服：250～500mg，每 6 小时 1 次
- 静脉用药：250mg～2g，每 6 小时 1 次
- 肌内注射：250～500mg，每 6 小时 1 次
- 感染性心内膜炎：体重 85kg 以上的患者最大剂量为 2g，每 4 小时 1 次
- 骨髓炎：最大剂量为每日 8g，分次服用

药代动力学

分子量（Da）	453.9
蛋白结合率（%）	95
尿中原型药排泄率（%）	66～76
分布容积（L/kg）	0.13
半衰期（min）：正常 / ESRF	（53～60）/（135～173）

药物代谢

氟氯西林在正常受试者体内，约 10% 的给药量代谢为青霉噻唑酸（penicilloic acid），主要经肾排泄。65.5%（口服途径）和 76.1%（非肠道途径）的给药量在 8 小时内以活性形式从尿液排泄。小部分给药量经胆汁排泄

肾功能（GFR，ml/min）受损时的剂量

20～50	与肾功能正常时同剂量
10～20	与肾功能正常时同剂量
<10	与肾功能正常时同剂量。每日最多 4g

肾脏替代治疗时的剂量

APD/CAPD	不被透析清除。与 GFR<10ml/min 时同剂量
HD	不被透析清除。与 GFR<10ml/min 时同剂量
HDF/HFD	不被透析清除。与 GFR<10ml/min 时同剂量
CAV/VVHD	不被透析清除。与肾功能正常时同剂量

重要的药物相互作用

与其他药物合用的潜在风险

- 减少氨甲蝶呤（methotrexate）的排泄

用法

溶液配制	静脉给药：250mg 和 500mg 溶于 5～10ml 注射用水；1g 溶于 15～20ml 注射用水肌内注射：250mg 溶于 1.5ml 注射用水；500mg 溶于 2ml 注射用水
用法	静脉给药，肌内注射，口服
输注速度	静脉注射：3～4 分钟静脉滴注：30～60 分钟
注释	与各种输液液体相容

其他信息

- 大剂量用药时监测尿蛋白
- 注射液的钠含量为 2.26mmol/g
- 低白蛋白血症患者使用大剂量氟氯西林时，需监测肝功能（如 CAPD 患者）

盐酸匹美西林 Pivmecillinam hydrochloride

临床应用

抗菌药

肾功能正常时的剂量

- 急性非复杂性膀胱炎：起始剂量 400mg，然后 200mg，每日 3 次
- 慢性或复发性菌尿：400mg，每 6～8 小时 1 次
- 伤寒（肠热病）：每日 1.2～2.4g，治疗 14 日

药代动力学

分子量（Da）	476
蛋白结合率（%）	5～10
尿中原型药排泄率(%)	45～50（美西林）
分布容积（L/kg）	0.2～0.4（美西林）
半衰期（h）： 正常 / ESRF	1.2/ 延长

药物代谢

盐酸匹美西林在体内快速水解成具有药物活性的美西林（mecillinam）、特戊酸（pivalic acid）及甲醛。单次给药后，约 45% 的药物以美西林的形式从尿液排泄（主要在服药后 6 小时内排泄）。部分美西林进入胆汁，使胆汁中本药浓度高达血清浓度的 3 倍

肾功能（GFR, ml/min）受损时的剂量

20～50	与肾功能正常时同剂量
10～20	与肾功能正常时同剂量
<10	与肾功能正常时同剂量。见"其他信息"

肾脏替代治疗时的剂量

APD/CAPD	可能被透析清除。与 GFR<10ml/min 时同剂量
HD	透析可清除。与 GFR<10ml/min 时同剂量
HDF/HFD	透析可清除。与 GFR<10ml/min 时同剂量
CAV/VVHD	透析可清除。与肾功能正常时同剂量

重要的药物相互作用

与其他药物合用的潜在风险

- 抗癫痫药：避免与丙戊酸盐（valproate）合用
- 氨甲蝶呤（methotrexate）：青霉素类（penicillins）能够减少氨甲蝶呤的排泄，增加毒性风险
- 丙磺舒（probenecid）：减少青霉素类的排泄

用法

溶液配制	-
用法	口服
输注速度	-
注释	进食时服用

其他信息

- 由于本药能够导致肉毒碱缺乏，故禁用于肉毒碱缺乏患者
- 本药能够导致食管损伤，故应采用站立位与水和食物同时服用
- 本药能够导致卟啉病
- 本药能被碾碎，然后与水一同从经皮内镜下胃造口术的管路给药［译者注：经皮内镜下胃造口术（percutaneous endoscopic gastrostomy, PEG）是 20 世纪 80 年代创建的一种适用于长期肠内营养的通路。短期的肠内营养可应用鼻胃管，而长期（如 1 个月以上）的肠内营养则宜选用 PEG 管］
- 严重肾功能受损患者使用本药时，药物可能会蓄积，故长时间应用应予小剂量
- 因本药通过肾排泄进入膀胱，在膀胱发挥药效，因此，给几无残存肾功能的患者应用本药可能无效

特治星（哌拉西林－他唑巴坦复方） Tazocin (Piperacillin–Tazobactam)

临床应用

抗菌药

肾功能正常时的剂量

4.5g，每 6～8 小时 1 次

药代动力学

分子量（Da）	哌拉西林 539.5；他唑巴坦 322.3（钠盐）
蛋白结合率（%）	哌拉西林 20～30；他唑巴坦 20～30
尿中原型药排泄率（%）	哌拉西林 60～80；他唑巴坦 80
分布容积（L/kg）	哌拉西林 0.18～0.3；他唑巴坦 0.18～0.33[1]
半衰期（h）：正常 / ESRF	哌拉西林 1/（4～6）；他唑巴坦 1/7

药物代谢

哌拉西林代谢生成较少的具有抗微生物活性的去乙基代谢产物。他唑巴坦代谢生成单一的无抗微生物活性的代谢产物。哌拉西林和他唑巴坦通过肾小球滤过和肾小管分泌经肾排泄。哌拉西林、他唑巴坦和去乙基哌拉西林也进入胆汁

肾功能（GFR，ml/min）受损时的剂量

40～50	与肾功能正常时同剂量
20～40	4.5g，每 8 小时 1 次
<20	4.5g，每 12 小时 1 次

肾脏替代治疗时的剂量

APD/CAPD	不被透析清除。与 GFR<20ml/min 时同剂量
HD	透析可清除。与 GFR<20ml/min 时同剂量
HDF/HFD	透析可清除。与 GFR<20ml/min 时同剂量
CAV/ VVHD	透析可清除。与 GFR=20～40ml/min 时同剂量；或者 2.25g，每 6 小时 1 次[1]；或者 4.5g，每 12 小时 1 次
CVVHD/HDF	透析可清除。2.25～3.375g，每 6 小时 1 次[1]。见"其他信息"

重要的药物相互作用

与其他药物合用的潜在风险
- 能减少氨甲蝶呤（methotrexate）的排泄，合用时需监测氨甲蝶呤水平
- 增强维库溴铵（vecuronium）及与其相似的神经肌肉阻滞剂的作用

用法

溶液配制	每 4.5g 用 20ml 注射用水或 0.9% 氯化钠溶液配制
用法	静脉给药
输注速度	静脉注射：3～5 分钟或以上 静脉滴注：30 分钟以上
注释	用 5% 葡萄糖溶液或 0.9% 氯化钠溶液稀释后静脉滴注

其他信息

- 给药方式改变是由于药代动力学资料显示静脉滴注可以提高最低抑菌浓度（MIC），而非由于安全因素（Personal communication with Pfizer, January 2014）
- 注射液的钠含量为 2.79mmol/g
- 已被用于腹膜透析相关性腹膜炎的治疗，浓度为 250mg/L
- 肾功能受损患者处于神经肌肉应激性增强的风险中，药物过量可引起惊厥

- 体外研究显示，本药可导致氨基糖苷类（aminoglycosides）失活
- 6%～21% 的本药能被腹膜透析清除，30%～50% 的本药及 5% 的代谢产物能被血液透析清除

参考文献

[1] Trotman RL, Williamson JC, Shoemaker DM, et al. Antibiotic dosing in critically ill adult patients receiving continuous renal replacement therapy. Clin Infect Dis. 2005; 41(8): 1159-1166.

特美汀（替卡西林 – 克拉维酸复方）　Timentin (Ticarcillin–Clavulanic acid)

临床应用

抗菌药

肾功能正常时的剂量

3.2g，每 6 ~ 8 小时 1 次，严重感染时加量至每 4 小时 1 次

药代动力学

分子量（Da）	替卡西林（钠盐）428.4；克拉维酸 199.2
蛋白结合率（%）	替卡西林 50；克拉维酸 25
尿中原型药排泄率（%）	替卡西林 85 ~ 90；克拉维酸 40
分布容积（L/kg）	替卡西林 0.14 ~ 0.21；克拉维酸 0.3
半衰期（h）：正常 / ESRF	替卡西林 1.2/15；克拉维酸 1/（3 ~ 4）

药物代谢

替卡西林主要通过肾小球滤过及肾小管分泌从尿液排泄。替卡西林的代谢程度有限。单次给药时，高达 90% 的药量将在给药后 6 小时内以原型从尿液排泄。丙磺舒（probenecid）能增加本药血浆浓度。克拉维酸同样经肾排泄

肾功能（GFR，ml/min）受损时的剂量

30 ~ 60	3.2g，每 8 小时 1 次
10 ~ 30	1.6g，每 8 小时 1 次
<10	1.6g，每 12 小时 1 次

肾脏替代治疗时的剂量

APD/CAPD	透析可清除。与 GFR< 10ml/min 时同剂量
HD	透析可清除。与 GFR< 10ml/min 时同剂量
HDF/HFD	透析可清除。与 GFR< 10ml/min 时同剂量
CAV/ VVH	透析可清除。与 GFR= 10 ~ 30ml/min 时同剂量；或 2.4g，每 6 ~ 8 小时 1 次 [1]
CVVHD/ HDF	透析可清除。3.2g，每 6 小时 1 次 [1]。见"其他信息"

重要的药物相互作用

与其他药物合用的潜在风险

● 抗凝血药：可能增强香豆素类（coumarins）的抗凝作用
● 口服避孕药：可能减弱避孕效果
● 氨甲蝶呤（methotrexate）：减少氨甲蝶呤的排泄，增加毒性风险

用法

溶液配制	溶于 10ml 注射用水后，加入 100ml 5% 葡萄糖溶液中
用法	静脉滴注
输注速度	30 ~ 40 分钟
注释	每 3.2g 替卡西林 - 克拉维酸复方含 16mmol 钠及 1mmol 钾

其他信息

药品安全委员会（CSM）报道应用本药超过 14 日可能发生胆汁淤积性黄疸，停药后仍可持续 6 周。在男性中，特美汀导致的胆汁淤积性黄疸更常见，尤其是大于 65 岁的男性

参考文献

[1] Trotman RL, Williamson JC, Shoemaker DM, et al. Antibiotic dosing in critically ill adult patients receiving continuous renal replacement therapy. Clin Infect Dis. 2005; 41(8): 1159-1166.

1.2　头孢菌素类

头孢氨苄　Cefalexin

临床应用

抗菌药

肾功能正常时的剂量

- 250mg，每6小时1次，或500mg，每8～12小时1次；最大剂量为每日6g
- 反复尿路感染的预防：125mg，睡前服用

药代动力学

分子量（Da）	365.4
蛋白结合率（%）	15
尿中原型药排泄率（%）	80～90
分布容积（L/kg）	0.35
半衰期（h）：正常/ESRF	1/16

药物代谢

头孢氨苄不被代谢。约80%或更多的剂量在服药后6小时内通过肾小球滤过和肾小管分泌，以药物原型从尿液排泄。丙磺舒（probenecid）可延迟本药的排泄。胆汁中的药物可达有效治疗浓度，部分药物可经此途径排泄

肾功能（GFR，ml/min）受损时的剂量

40～50	与肾功能正常时同剂量
10～40	250～500mg，每8～12小时1次[1-2]
<10	250～500mg，每8～12小时1次[1]

肾脏替代治疗时的剂量

APD/CAPD	透析可清除。与GFR<10ml/min时同剂量
HD	透析可清除。与GFR<10ml/min时同剂量
HDF/HFD	透析可清除。与GFR<10ml/min时同剂量
CAV/VVHD	透析可清除。与GFR=10～40ml/min时同剂量

重要的药物相互作用

与其他药物合用的潜在风险

- 抗凝血药：可能增强香豆素类（coumarins）的抗凝作用

用法

溶液配制	-
用法	口服
输注速度	-

其他信息

- 肾衰竭患者可以应用与肾功能正常时相同的剂量治疗尿路感染
- 大剂量头孢氨苄与肾毒性药物如氨基糖苷类（aminoglycosides）或强效利尿药合用，可能导致肾功能受损

参考文献

[1] Vaziri S. Guidelines for Prescribing Drugs in Adults with Impaired Renal Function. Renal dosing protocols. Detroit VA Medical Centre.

[2] www.uphs.upenn.edu/antibiotics/antimic_dosage/dosing.html.

头孢拉定 Cefradine

临床应用

抗菌药

肾功能正常时的剂量

- 口服：250~500mg，每 6 小时 1 次（或 0.5~1g，每 12 小时 1 次）
- 严重感染：1g，每 6 小时 1 次

药代动力学

分子量（Da）	349.4
蛋白结合率（%）	8~12
尿中原型药排泄率（%）	>90
分布容积（L/kg）	0.25~0.46
半衰期（h）：正常/ESRF	1/（6~15）

药物代谢

头孢拉定在给药后 6 小时内，超过 90% 的口服药物或 60%~80% 的肌内注射药物经肾小球滤过和肾小管分泌后以原型从尿液排泄。与丙磺舒（probenecid）合用可延迟本药的排泄

肾功能（GFR，ml/min）受损时的剂量

20~50	与肾功能正常时同剂量
10~20	与肾功能正常时同剂量
<10	250~500mg，每 6 小时 1 次

肾脏替代治疗时的剂量

APD/CAPD	透析可清除。与 GFR<10ml/min 时同剂量
HD	透析可清除。与 GFR<10ml/min 时同剂量
HDF/HFD	透析可清除。与 GFR<10ml/min 时同剂量
CAV/VVHD	透析可清除。与肾功能正常时同剂量

重要的药物相互作用

与其他药物合用的潜在风险

- 抗凝血药：可能增强香豆素类（coumarins）的抗凝作用

用法

溶液配制	-
用法	口服
输注速度	-

其他信息

肾功能严重受损时需要根据药代动力学估算剂量

头孢羟氨苄　Cefadroxil

临床应用

抗菌药

肾功能正常时的剂量

0.5 ~ 1g，每 12 ~ 24 小时 1 次

药代动力学

分子量（Da）	381.4
蛋白结合率（%）	20
尿中原型药排泄率（%）	>90
分布容积（L/kg）	0.31
半衰期（h）：正常 / ESRF	（1.3 ~ 2）/ 22

药物代谢

在服药后 24 小时内，超过 90% 的头孢羟氨苄经过肾小球滤过和肾小管分泌后以药物原型从尿液排泄

肾功能（GFR，ml/min）受损时的剂量

25 ~ 50	1g 即刻，之后 0.5 ~ 1g，每 12 小时 1 次
10 ~ 25	1g 即刻，之后 0.5 ~ 1g，每 24 小时 1 次
<10	1g 即刻，之后 0.5 ~ 1g，每 36 小时 1 次

肾脏替代治疗时的剂量

APD/CAPD	不被透析清除。与 GFR< 10ml/min 时同剂量
HD	透析可清除。与 GFR< 10ml/min 时同剂量
HDF/HFD	透析可清除。与 GFR< 10ml/min 时同剂量
CAV/ VVHD	透析清除力不详。与 GFR= 10 ~ 25ml/min 时同剂量

重要的药物相互作用

与其他药物合用的潜在风险

● 抗凝血药：可能增强香豆素类（coumarins）的抗凝作用

用法

溶液配制	-
用法	口服
输注速度	-

其他信息

1g 剂量经 6 ~ 8 小时血液透析可清除 63%

头孢克洛 Cefaclor

临床应用

抗菌药

肾功能正常时的剂量

250mg，每 8 小时 1 次（严重感染时剂量可加倍，最大剂量每日 4g）

药代动力学

分子量（Da）	385.8
蛋白结合率（%）	25
尿中原型药排泄率（%）	60~85
分布容积（L/kg）	0.24~0.35
半衰期（h）：	（0.5~0.9）/
正常 / ESRF	（2.3~2.8）

药物代谢

头孢克洛可经肾迅速排泄；在服药后 8 小时内高达 85% 的剂量以药物原型从尿液排泄，这种排泄在服药后 2 小时内最显著。丙磺舒（probenecid）可延迟本药的排泄

肾功能（GFR，ml/min）受损时的剂量

20~50	与肾功能正常时同剂量
10~20	与肾功能正常时同剂量
<10	与肾功能正常时同剂量

肾脏替代治疗时的剂量

APD/CAPD	透析可清除。250~500mg，每 8 小时 1 次
HD	透析可清除。250~500mg，每 6~8 小时 1 次
HDF/HFD	透析可清除。250~500mg，每 6~8 小时 1 次
CAV/VVHD	透析可清除。与肾功能正常时同剂量

重要的药物相互作用

与其他药物合用的潜在风险

- 抗凝血药：可能增强香豆素类（coumarins）的抗凝作用

用法

溶液配制	-
用法	口服
输注速度	-

其他信息

头孢克洛与延迟性皮肤反应有关

头孢呋辛（口服）　Cefuroxime (oral)

临床应用

抗菌药

肾功能正常时的剂量

- 125 ~ 500mg，每 12 小时 1 次
- 淋病：单次剂量 1g

药代动力学

分子量（Da）	510.5（头孢呋辛酯）
蛋白结合率（%）	50
尿中原型药排泄率（%）	85 ~ 90
分布容积（L/kg）	0.13 ~ 0.18
半衰期（h）：正常/ESRF	1.2/17

药物代谢

头孢呋辛酯（cefuroxime axetil）口服后在肠黏膜和血中很快被水解成具有活性的头孢呋辛。之后头孢呋辛原型的 50% 通过肾小球过滤、50% 通过肾小管分泌随尿液排泄。丙磺舒（probenecid）与其竞争性经肾小管分泌，合用将提高其血浆浓度，延迟其排泄。少量头孢呋辛可通过胆汁排泄

肾功能（GFR，ml/min）受损时的剂量

20 ~ 50	与肾功能正常时同剂量
10 ~ 20	与肾功能正常时同剂量
<10	与肾功能正常时同剂量

肾脏替代治疗时的剂量

APD/CAPD	透析可清除。与肾功能正常时同剂量
HD	透析可清除。与肾功能正常时同剂量
HDF/HFD	透析可清除。与肾功能正常时同剂量
CAV/VVHD	透析可清除。与肾功能正常时同剂量

重要的药物相互作用

与其他药物合用的潜在风险
- 抗凝血药：可能增强香豆素类（coumarins）的抗凝作用

用法

溶液配制	-
用法	口服
输注速度	-
注释	进餐时或餐后服用

其他信息

肾功能受损时的用药剂量来自 Drug Prescribing in Renal Failure, 5th edition, by Aronoff et al

头孢呋辛（注射用药）Cefuroxime (parenteral)

临床应用

抗菌药

肾功能正常时的剂量

0.75 ~ 1.5g，每 6 ~ 8 小时 1 次

药代动力学

分子量（Da）	446.4（钠盐）
蛋白结合率（%）	50
尿中原型药排泄率（%）	85 ~ 90
分布容积（L/kg）	0.13 ~ 0.18
半衰期（h）：正常 / ESRF	1.2/17

药物代谢

头孢呋辛的 50% 通过肾小球过滤、50% 通过肾小管分泌进入尿液，以原型随尿液排泄。注射后，大部分头孢呋辛在 24 小时内排出，多数在 6 小时内排出。丙磺舒（probenecid）与其竞争性经肾小管分泌，合用将提高其血浆浓度，延迟其排泄。少量头孢呋辛可通过胆汁排泄

肾功能（GFR，ml/min）受损时的剂量

20 ~ 50	与肾功能正常时同剂量
10 ~ 20	0.75 ~ 1.5g，每 12 小时 1 次
<10	0.75 ~ 1.5g，每 24 小时 1 次

肾脏替代治疗时的剂量

APD/CAPD	透析可清除。与 GFR<10ml/min 时同剂量
HD	透析可清除。与 GFR<10ml/min 时同剂量
HDF/HFD	透析可清除。与 GFR<10ml/min 时同剂量
CAV/VVHD	透析可清除。与 GFR=10 ~ 20 ml/min 时同剂量。见"其他信息"

重要的药物相互作用

与其他药物合用的潜在风险

- 抗凝血药：可能增强香豆素类（coumarins）的抗凝作用

用法

溶液配制	肌内注射：每 250mg 溶于 1ml 注射用水 静脉注射：每 250mg 溶于 2ml 注射用水，但 1.5g 应溶于 15ml 注射用水 静脉滴注：每 1.5g 溶于 50ml 注射用水
用法	肌内注射，静脉给药
输注速度	静脉注射：3 ~ 5 分钟或以上 静脉滴注：30 分钟以上
注释	不能与氨基糖苷类混合注射 也可用 0.9% 氯化钠溶液、5% 葡萄糖溶液、葡萄糖盐水、哈特曼液（Hartmann's solution）配制注射液 头孢呋辛可与甲硝唑（metronidazole）混合应用（见生产商用药说明）

其他信息

- 在大剂量使用本药时，如果同时接受强效利尿药如呋塞米（furosemide）或氨基糖苷类（aminoglycosides）治疗，有可能导致肾功能受损，需要小心
- 每小瓶 750mg 头孢呋辛钠约含 1.8mmol 钠

头孢他啶　Ceftazidime

临床应用

抗菌药

肾功能正常时的剂量

- 1~2g，每8~12小时1次
- 严重感染：3g，每12小时1次
- 囊性纤维化病的假单胞菌肺部感染：100~150mg/kg，分3次给药
- 外科预防：1g，用于诱导期（at induction）

药代动力学

分子量（Da）	637.7
蛋白结合率（%）	<10
尿中原型药排泄率（%）	80~90
分布容积（L/kg）	0.28~0.4
半衰期（h）：正常/ESRF	2/(13~25)

药物代谢

头孢他啶主要通过肾小球滤过从肾排泄，只有一小部分（1%）通过胆汁排泄。丙磺舒（probenecid）对此药的排泄影响很小。在服药后24小时内，80%~90%的药物以原型从尿液排泄

肾功能（GFR，ml/min）受损时的剂量

31~50	1~2g，每12小时1次
16~30	1~2g，每24小时1次
6~15	0.5~1g，每24小时1次
<5	0.5~1g，每48小时1次

肾脏替代治疗时的剂量

APD/CAPD	透析可清除。0.5~1g，每24小时1次
HD	透析可清除。0.5~1g，每48小时1次，或透析后给药
HDF/HFD	透析可清除。0.5~2g，每48小时1次，或透析后给药
CAV/VVHD	透析可清除。2g，每8小时1次[1]，或1~2g，每12小时1次[1-2]
CVVHD/HDF	透析可清除。2g，每12小时1次[2]。见"其他信息"

重要的药物相互作用

与其他药物合用的潜在风险

- 抗凝血药：可能增强香豆素类（coumarins）的抗凝作用
- 环孢素（ciclosporin）：可能增加环孢素的浓度

用法

溶液配制	0.5g用1.5ml注射用水配制供肌内注射
	0.5g用5ml注射用水配制供静脉注射
	1g用3ml注射用水配制供肌内注射
	1g用10ml注射用水配制供静脉注射
用法	静脉给药，偶尔肌内注射
输注速度	静脉注射：3~4分钟
	静脉滴注：30分钟以上
注释	持续不卧床腹膜透析（CAPD）感染时，腹腔内注射剂量为125~250mg/2L
	配制好的溶液可呈不同颜色，这十分正常
	与许多静脉用液体兼容，如0.9%氯化钠溶液、葡萄糖盐水、5%葡萄糖溶液

其他信息

- 药物的分布容积随感染程度而增加
- 在某些特殊情况下，血液透析患者可以在透析后给药 2g，一周 3 次

参考文献

[1] Traunmüller F, Schenk P, Mittermeyer C, et al. Clearance of ceftazidime during continuous veno-venous haemofiltration in critically ill patients. J Antimicrob Chemother. 2002; 49: 129-134. (Assumes that polysulphone membranes are used.)

[2] Trotman RL, Williamson JC, Shoemaker DM, et al. Antibiotic dosing in critically ill adult patients receiving continuous renal replacement therapy. Clin Infect Dis. 2005; 41(8): 1159-1166.

头孢克肟　Cefixime

临床应用

抗菌药

肾功能正常时的剂量

每日 200～400mg，分 1～2 次口服

药代动力学

分子量（Da）	507.5
蛋白结合率（%）	65
尿中原型药排泄率（%）	20（50% 的吸收剂量）
分布容积（L/kg）	0.11～0.6
半衰期（h）：正常 / ESRF	（3～4）/11.5

药物代谢

约 20% 的口服剂量（50% 的吸收剂量）在服药后 24 小时内以原型经肾小球滤过后从尿液排泄，高达 60% 的口服剂量可能经非肾途径清除；无药物体内代谢的证据。部分药物可能经由胆汁入肠，从粪便排泄

肾功能（GFR，ml/min）受损时的剂量

20～50	与肾功能正常时同剂量
10～20	与肾功能正常时同剂量 [1]
<10	每日 200mg

肾脏替代治疗时的剂量

APD/CAPD	不被透析清除。与 GFR<10ml/min 时同剂量
HD	不被透析清除。与 GFR<10ml/min 时同剂量
HDF/HFD	透析清除力不详。与 GFR<10ml/min 时同剂量
CAV/VVHD	透析可清除。与肾功能正常时同剂量

重要的药物相互作用

与其他药物合用的潜在风险

● 抗凝血药：可能增强香豆素类（coumarins）的抗凝作用

用法

溶液配制	-
用法	口服
输注速度	-

其他信息

生产商推荐 GFR<20ml/min 的患者，及已进行规律自动腹膜透析或血液透析的患者每日药物剂量不应超过 200mg

参考文献

[1] Fillastre JP, Singlas E. Pharmacokinetics of newer drugs in patients with renal impairment (part I). Clin Pharmacokinet.1991, 20(4): 293-310.

头孢曲松 Ceftriaxone

临床应用

抗菌药

肾功能正常时的剂量

● 每日 1g（严重感染时每日 2～4g）
● 淋病：单剂 250mg，肌内注射

药代动力学

分子量（Da）	661.6（钠盐）
蛋白结合率（%）	85～95
尿中原型药排泄率（%）	40～60
分布容积（L/kg）	0.12～0.18
半衰期（h）：正常/ESRF	（6～9）/14.7

药物代谢

40%～65% 的头孢曲松以原型经肾小球滤过后从尿液排泄；其余的通过胆汁经粪便以原型或无活性的化合物形式排泄

肾功能（GFR，ml/min）受损时的剂量

20～50	与肾功能正常时同剂量
10～20	与肾功能正常时同剂量
<10	与肾功能正常时同剂量。最大剂量每日 2g

肾脏替代治疗时的剂量

APD/CAPD	不被透析清除。与 GFR<10ml/min 时同剂量
HD	不被透析清除。与 GFR<10ml/min 时同剂量
HDF/HFD	透析清除力不详。与 GFR<10ml/min 时同剂量
CAV/VVHD	透析清除力不详。2g，每 12～24 小时 1 次 [1]
CVVHD/HDF	可能被透析清除。2g，每 12～24 小时 1 次 [1]

重要的药物相互作用

与其他药物合用的潜在风险

● 抗凝血药：可能增强香豆素类（coumarins）的抗凝作用
● 环孢素（ciclosporin）：可能增加环孢素的浓度

用法

溶液配制	250mg：溶于 5ml 注射用水供静脉注射；溶于 1ml 1% 利多卡因（lidocaine）供肌内注射
	1g：溶于 10ml 注射用水供静脉注射；溶于 3.5ml 1% 利多卡因供肌内注射
	静脉滴注：2g 溶于 40ml 无钙溶液中，如 0.9% 氯化钠溶液、5% 葡萄糖溶液
	该药与含钙离子溶液不相容，比如哈特曼液（Hartmann's solution）、林格液（Ringer's solution）
用法	静脉给药，肌内注射，皮下注射
输注速度	静脉注射：2～4 分钟或以上 静脉滴注：30 分钟以上
注释	肌内注射：剂量超过 1g 时，本药应分次注射于不同部位

其他信息

- 如果使用超推荐剂量的头孢曲松，头孢曲松钙会在尿液中沉淀，或被误认为胆结石
- 1g 头孢曲松钠含 3.6mmol 钠
- 生产商给出的信息表明，皮下注射时本药的生物利用度与静脉给药相同。单次皮下注射的最大剂量为 500mg，溶解于 2ml 1% 利多卡因中注射

参考文献

[1] Trotman RL, Williamson JC, Shoemaker DM, et al. Antibiotic dosing in critically ill adult patients receiving continuous renal replacement therapy. Clin Infect Dis. 2005; 41(8): 1159-1166.

头孢噻肟 Cefotaxime

临床应用

抗菌药

肾功能正常时的剂量

- 轻度感染：1g，每 12 小时 1 次
- 中度感染：1g，每 8 小时 1 次
- 重度感染：2g，每 6 小时 1 次
- 威胁生命的感染：每日用药量可达 12g，分 3 ~ 4 次使用

药代动力学

分子量（Da）	477.4（钠盐）
蛋白结合率（%）	40
尿中原型药排泄率（%）	40 ~ 60
分布容积（L/kg）	0.15 ~ 0.55
半衰期（h）： 正常 / ESRF	（0.9 ~ 1.14）/2.5 （代谢产物为 10）

药物代谢

此药部分经肝代谢成脱乙酰基头孢噻肟（desacetyl-cefotaxime）和无活性的代谢产物，主要经肾排泄。本药 40% ~ 60% 以原型在 24 小时内从尿液排泄，另外 20% 则以脱乙酰基代谢产物形式排泄。头孢噻肟和脱乙酰基头孢噻肟在胆汁中有较高的浓度，约 20% 的本药经粪便排泄。丙磺舒（probenecid）与头孢噻肟竞争性经肾小管分泌，从而提高头孢噻肟和脱乙酰基头孢噻肟的血药浓度

肾功能（GFR，ml/min）受损时的剂量

20 ~ 50	与肾功能正常时同剂量
10 ~ 20	与肾功能正常时同剂量
<10	常规剂量的 50%，给药频次与肾功能正常时相同

肾脏替代治疗时的剂量

APD/CAPD	不被透析清除。与 GFR< 5ml/min 时同剂量
HD	透析可清除。与 GFR< 5ml/min 时同剂量
HDF/HFD	透析可清除。与 GFR< 5ml/min 时同剂量
CAV/VVHD	透析可清除。1 ~ 2g，每 12 小时 1 次 [1]
CVVHD/HDF	透析可清除。2g，每 12 小时 1 次。见"其他信息" [1]

重要的药物相互作用

与其他药物合用的潜在风险

- 抗凝血药：可能增强香豆素类（coumarins）的抗凝作用

用法

溶液配制	静脉注射或肌内注射：本药 1g 溶于 4ml 注射用水 静脉滴注：本药 1g 溶于 50ml 0.9% 氯化钠溶液中
用法	静脉用药，肌内注射
输注速度	静脉注射：3 ~ 4 分钟或以上 静脉滴注：20 ~ 60 分钟或以上

其他信息

- 1g 药物含有 2.09mmol 钠离子
- 肝与肾同时衰竭时需进一步减少用药剂量

参考文献

[1] Trotman RL, Williamson JC, Shoemaker DM, et al. Antibiotic dosing in critically ill adult patients receiving continuous renal replacement therapy. Clin Infect Dis. 2005; 41(8): 1159-1166.

头孢托罗酯钠　Ceftobiprole medocaril sodium

临床应用

抗菌药

肾功能正常时的剂量

500mg，每 8 小时 1 次

药代动力学

分子量（Da）	534.5
蛋白结合率（%）	16
尿中原型药排泄率（%）	89（头孢吡普）
分布容积（L/kg）	18
半衰期（h）：	3/ 不变
正常 / ESRF	

药物代谢

头孢托罗酯钠是头孢托罗活性部分的前体药物。头孢托罗酯钠转化为具有活性的头孢托罗的过程非常迅速，由非特异血浆酯酶介导。头孢托罗经过代谢后生成无抗菌活性的开环代谢产物

肾功能（GFR，ml/min）受损时的剂量

30 ~ 50	500mg，每 12 小时 1 次
10 ~ 30	250mg，每 12 小时 1 次
<10	250mg，每 12 小时 1 次

肾脏替代治疗时的剂量

APD/CAPD	透析可清除。250mg，每 24 小时 1 次
HD	透析可清除。250mg，每 24 小时 1 次
HDF/HFD	透析可清除。250mg，每 24 小时 1 次
CAV/VVHD	透析可清除。与 GFR= 10 ~ 30ml/min 时同剂量。见"其他信息"

重要的药物相互作用

与其他药物合用的潜在风险

● 抗凝血药：可能增强香豆素类（coumarins）的抗凝作用

用法

溶液配制	用 10ml 注射用水或 5% 葡萄糖溶液配制
用法	静脉滴注
输注速度	超过 2 小时
注释	250mg 溶于 125ml 或 500mg 溶于 250ml 的 0.9% 氯化钠溶液、5% 葡萄糖溶液或者乳酸盐林格液中

其他信息

● 由于缺乏数据，生产商建议严重肾功能受损患者慎用本药
● 中度肾功能受损（CCr=30 ~ 50ml/min）和重度肾功能受损（CCr< 30ml/min）患者，头孢托罗的药 - 时曲线下面积（AUC）分别是肾功能正常的受试者的 2.5 倍和 3.3 倍

头孢洛林酯　Ceftaroline fosamil

临床应用

抗菌药

肾功能正常时的剂量

600mg，每 12 小时 1 次

药代动力学

分子量（Da）	762.75
蛋白结合率（%）	20
尿中原型药排泄率（%）	88
分布容积（L/kg）	20.3
半衰期（h）：正常 / ESRF	2.5 / 增加

药物代谢

头孢洛林酯（前体药物）在血浆中通过磷酸酶作用代谢为有活性的头孢洛林，头孢洛林的 β- 内酰胺环水解后形成无活性的开环代谢产物头孢洛林 M1。头孢洛林主要通过肾排泄。药物的肾清除率约等于或略低于肾小球滤过率，体外转输研究提示肾小管分泌并不参与肾对头孢洛林的清除

肾功能（GFR，ml/min）受损时的剂量

30 ~ 50	400mg，每 12 小时 1 次
15 ~ 30	300mg，每 12 小时 1 次
<15	200mg，每 12 小时 1 次

肾脏替代治疗时的剂量

APD/CAPD	透析可清除。与 GFR< 15ml/min 时同剂量
HD	透析可清除。与 GFR< 15ml/min 时同剂量
HDF/HFD	透析可清除。与 GFR< 15ml/min 时同剂量
CAV/VVHD	透析可清除。与 GFR= 15 ~ 30ml/min 时 同剂量。见"其他信息"

重要的药物相互作用

与其他药物合用的潜在风险

- 抗凝血药：可能增强香豆素类（coumarins）的抗凝作用

用法

溶液配制	溶于 20ml 注射用水
用法	静脉滴注
输注速度	60 分钟以上
注释	通常稀释到 250ml 溶液中，当限制入量时也可稀释到 50 ~ 100ml 溶液中
	可用 0.9% 氯化钠溶液、5% 葡萄糖溶液或者乳酸盐林格液稀释

其他信息

- 配制后 6 小时内应用
- 肾功能受损患者更易发生副作用
- 4 小时的血液透析可清除 74% 的药物

择巴沙（头孢洛扎 – 他唑巴坦钠复方） Zerbaxa (Ceftolozane–Tazobactam sodium)

临床应用

抗菌药

肾功能正常时的剂量

1g 头孢洛扎、0.5g 他唑巴坦，每 8 小时 1 次，持续用药时间取决于适应证

药代动力学

分子量（Da）	头孢洛扎：666.7；他唑巴坦：322.3（钠盐）
蛋白结合率（%）	头孢洛扎：16 ~ 21；他唑巴坦：20 ~ 30
尿中原型药排泄率（%）	头孢洛扎：>95；他唑巴坦：80
分布容积（L/kg）	头孢洛扎：13.5；他唑巴坦：0.18 ~ 0.33[1]
半衰期（h）：正常 / ESRF	头孢洛扎：3/ 增加；他唑巴坦：1/7

药物代谢

头孢洛扎以原型通过尿液排泄，似乎并未进行代谢。他唑巴坦被代谢为单一的代谢产物，此产物并无微生物学活性。超过 80% 的他唑巴坦以母体化合物形式排出，余量以代谢产物 M1 形式排出

肾功能（GFR，ml/min）受损时的剂量

30 ~ 50	500mg 头孢洛扎、250mg 他唑巴坦，每 8 小时 1 次
15 ~ 29	250mg 头孢洛扎、125mg 他唑巴坦，每 8 小时 1 次
<15	负荷剂量 500mg 头孢洛扎、250mg 他唑巴坦，随后 100mg 头孢洛扎 /50mg 他唑巴坦，每 8 小时 1 次

肾脏替代治疗时的剂量

APD/CAPD	透析可清除。与 GFR< 15ml/min 时同剂量
HD	透析可清除。与 GFR< 15ml/min 时同剂量
HDF/HFD	透析可清除。与 GFR< 15ml/min 时同剂量
CAV/ VVHD	透析可清除。与 GFR= 15 ~ 29ml/min 时同剂量。见"其他信息"

重要的药物相互作用

与其他药物合用的潜在风险

- 抗凝血药：可能增强香豆素类（coumarins）的抗凝作用

用法

溶液配制	用 10ml 注射用水或 0.9% 氯化钠溶液配制
用法	静脉滴注
输注速度	超过 60 分钟
注释	加入 100ml 0.9% 氯化钠溶液或 5% 葡萄糖溶液中静脉滴注

其他信息

- 大约 66% 的头孢洛扎、56% 的他唑巴坦和 51% 的他唑巴坦代谢产物 M1 被透析清除
- 每小瓶含 10mmol 钠

- 曾有报道，1 例接受 CVVHDF 治疗的患者，罹患铜绿假单胞菌肺炎、菌血症及骨髓炎且对多种抗菌药耐药，被给予 2g 头孢洛扎、1g 他唑巴坦静脉滴注，每 8 小时 1 次。药代动力学资料显示：此患者给予 1g 头孢洛扎、0.5g 他唑巴坦的药 - 时曲线下面积（AUC）与肾功能正常患者予 2g 头孢洛扎、1g 他唑巴坦的 AUC 相似。因此作者得出结论：连续性肾脏替代治疗（CRRT）患者可以应用正常剂量。但是，还需要更多的研究来证实这个资料[2]

参考文献

[1] Trotman RL,Williamson JC, Shoemaker DM, et al. Antibiotic dosing in critically ill adult patients receiving continuous renal replacement therapy. Clin Infect Dis. 2005; 41(8): 1159-1166.

[2] Bremmer DN, Nicolau DP, Burcham P, et al. Ceftolozane/tazobactam pharmacokinetics in a critically ill adult receiving continuous renal replacement therapy. Pharmacotherapy. 2016; 36(5):e30-33.

1.3　碳青霉烯类

美罗培南　Meropenem

临床应用

抗菌药

肾功能正常时的剂量

0.5～1g，每 8 小时 1 次。囊性纤维化及脑膜炎患者可用更大剂量（增加至 2g，每 8 小时 1 次）

药代动力学

分子量（Da）	437.5
蛋白结合率（%）	2
尿中原型药排泄率（%）	70
分布容积（L/kg）	0.35[1]
半衰期（h）： 正常 / ESRF	1/（6～13.7）[2]

药物代谢

美罗培南对肾去氢肽酶 - Ⅰ（dehydropep-tidase-Ⅰ）的稳定性较亚胺培南（imipen-em）高，但是仍部分经肾代谢，而且通过肾小管分泌和肾小球滤过后从尿液排泄。单次给药 12 小时后，大约 70% 的药量以原型出现在尿液中。曾报道美罗培南有一种代谢产物 ICI-213689，其并无活性，也从尿液排泄

肾功能（GFR，ml/min）受损时的剂量

26～50	0.5～2g，每 12 小时 1 次
10～25	0.5～1g，每 12 小时 1 次；或 0.5g，每 8 小时 1 次
<10	0.5～1g，每 24 小时 1 次

肾脏替代治疗时的剂量

APD/CAPD	透析可清除。与 GFR<10ml/min 时同剂量
HD	透析可清除。与 GFR<10ml/min 时同剂量，或透析后 1～2g[2]
HDF/HFD	透析可清除。与 GFR<10ml/min 时同剂量
CAV/VVH/HD	透析可清除。0.5～1g，每 8 小时 1 次[2-3]；或 1g，每 12 小时 1 次[1]
CVVHDF	1g，每 12 小时 1 次[3]

重要的药物相互作用

与其他药物合用的潜在风险

- 抗癫痫药：能降低丙戊酸盐（valproate）的浓度，应避免合用
- 丙磺舒（Probenecid）：应避免合用

用法

溶液配制	250mg 美罗培南加入 5ml 注射用水中
用法	静脉给药
输注速度	静脉注射：5 分钟 静脉滴注：15～30 分钟
注释	若静脉滴注，可进一步用 50～200ml 的 0.9% 氯化钠溶液、5% 葡萄糖溶液或 10% 葡萄糖溶液稀释 溶液配制好后可在 24 小时内保持稳定 1g 药物最少配制容量为 10ml（UK Critical Care Group, Minimum Infusion Volumes for Fluid Restricted Critically Ill Patients, 3 rd edition, 2006）

其他信息

- 每 1g 瓶装药物含 3.9mmol 钠
- 诱发癫痫发作的可能性较亚胺培南小
- 已有腹腔内给药（剂量 100mg/L）治疗腹膜透析患者假单胞菌属腹膜炎的报道
- CVVHF 可清除本药的 50%，CVVHDF 可清除 13%～53%，HD 可清除 50%[2]
- 不同研究中肾脏替代治疗剂量的差别是由于所用流速不同导致的

参考文献

[1] Giles LJ, Jennings AC, Thomson AH, et al. Pharmacokinetics of meropenem in intensive care unit patients receiving continuous venovenous hemofiltration or hemodiafiltration. Crit Care Med. 2000; 28(3): 632-637.

[2] Thalhammer F, Hörl WH. Pharmacokinetics of meropenem in patients with renal failure and patients receiving renal replacement therapy. Clin Pharmacokinet. 2000; 39(4): 271-279.

[3] Valtonen M, Backman JT, Neuvonen PJ. Elimination of meropenem during continuous veno-venous haemofiltration and haemodiafiltration in patients with acute renal failure. J Antimicrob Chemother. 2000; 45(5): 701-704.

厄他培南　Ertapenem

临床应用

抗菌药

肾功能正常时的剂量

每日 1g

药代动力学

分子量（Da）	479.5（钠盐）
蛋白结合率（%）	85～95
尿中原型药排泄率（%）	38
分布容积（L/kg）	0.1
半衰期（h）：正常/ESRF	4/14

药物代谢

静脉输注放射性标记的厄他培南 1g 后，血浆中放射活性主要来自厄他培南（94%）。厄他培南的主要代谢产物是 β- 内酰胺环被去氢肽酶 - I（dehydropeptidase-I）水解形成的开环衍生物。约 80% 的给药剂量经尿液清除，其中约 38% 以厄他培南的原型清除，约 37% 以开环的代谢产物形式清除。约 10% 的给药剂量经粪便清除

肾功能（GFR，ml/min）受损时的剂量

30～50	与肾功能正常时同剂量
10～30	常规剂量的 50%～100%
<10	常规剂量的 50%，或者 1g，每周 3 次，见"其他信息"

肾脏替代治疗时的剂量

APD/CAPD	透析可清除。与 GFR< 10ml/min 时同剂量
HD	透析可清除。与 GFR< 10ml/min 时同剂量
HDF/HFD	透析可清除。与 GFR< 10ml/min 时同剂量
CAV/VVHD	透析可清除。与 GFR= 10～30ml/min 时同剂量。详见"其他信息"

重要的药物相互作用

与其他药物合用的潜在风险

● 抗癫痫药：会降低丙戊酸盐（valproate）的浓度，应避免合用

用法

溶液配制　用 10ml 注射用水或 0.9% 氯化钠溶液配制

用法　静脉给药，肌内注射

输注速度　静脉滴注：30 分钟

注释　只能用 0.9% 氯化钠溶液稀释

与葡萄糖溶液不相容

稀释后的溶液在室温下存放 6 小时或在冰箱中存放 24 小时仍稳定，从冰箱取出后需在 4 小时内使用

其他信息

● 由于缺乏数据，英国生产商不推荐 GFR<30ml/min 的患者使用本药，但是"美国数据表"（US data sheet）仍推荐使用，用常规剂量的 50%

● 肾功能受损时的用药剂量来自 Drug Prescribing in Renal Failure, 5th edition, by Aronoff et al

● 血液透析 4 小时能清除约 30% 的药物

● 有医师在血液透析患者中使用本药，剂量为 1g，每周 3 次

● 如果不能透析后给药，那么至少透析前 6 小时给药

泰能（亚胺培南 – 西司他丁复方） Primaxin (Imipenem–Cilastatin)

临床应用

抗菌药

肾功能正常时的剂量

- 静脉给药：500mg，每6小时1次；或1g，每6~8小时1次（亚胺培南）
- 肌内注射，轻度至中度感染：500~750mg，每12小时1次

药代动力学

分子量（Da）	亚胺培南：317.4；西司他丁：380.4
蛋白结合率（%）	亚胺培南：20；西司他丁：40
尿中原型药排泄率（%）	亚胺培南：20~70；西司他丁：75
分布容积（L/kg）	亚胺培南：0.23；西司他丁：0.22
半衰期（h）：正常/ESRF	亚胺培南：1/4；西司他丁：1/12

药物代谢

单独使用亚胺培南时，该药在肾内被位于肾小管刷状缘的去氢肽酶 -I（dehydro-peptidase-I）催化代谢，生成无活性的具有肾毒性的代谢产物。5%~40%或45%的药物以活性药物原型从尿液排泄。西司他丁抑制亚胺培南的代谢。与西司他丁合用时，约70%从静脉给药的亚胺培南在10小时内以药物原型随尿液排泄。西司他丁也主要从尿液排泄，其中大部分为药物原型，约12%是N-乙酰西司他丁（N-acetyl cilastatin）。不足1%的亚胺培南进入胆汁，从粪便排泄

肾功能（GFR，ml/min）受损时的剂量

60~90	400~500mg，每6小时1次；或750mg，每8小时1次
30~60	300mg，每6小时1次；或500mg，每6~8小时1次
15~30	200mg，每6小时1次；或500mg，每12小时1次
<15	200mg，每6小时1次；或500mg，每12小时1次。只要48小时内能开始血液透析，即可给药

肾脏替代治疗时的剂量

APD/CAPD	透析可清除。与GFR<15ml/min时同剂量
HD	透析可清除。与GFR<15ml/min时同剂量
HDF/HFD	透析可清除。与GFR<15ml/min时同剂量
CAV/ VVHD	透析可清除。250mg，每6小时1次；或500mg，每8小时1次[1]
CVVHD/HDF	透析可清除。250mg，每6小时1次；或500mg，每6~8小时1次[1]。见"其他信息"

重要的药物相互作用

与其他药物合用的潜在风险

- 抗癫痫药：降低丙戊酸盐（valproate）的浓度，应避免合用
- 环孢素（ciclosporin）：有些报道认为，本药可升高环孢素浓度，导致神经毒性；有些报道认为本药不影响环孢素浓度

- 抗病毒药：已有与更昔洛韦（ganciclovir）、缬更昔洛韦（valganciclovir）合用能引起惊厥的报道

用法

溶液配制	500mg 本药溶于 10ml 0.9% 氯化钠溶液中
用法	静脉滴注，自外周或中心静脉给药（中心静脉给药为 500mg/50ml）
输注速度	250mg 或 500mg，静脉滴注 20 ~ 30 分钟
	500mg 以上，静脉滴注 40 ~ 60 分钟
注释	250mg 本药溶于 50ml 0.9% 氯化钠溶液，500mg 本药溶于 100ml 0.9% 氯化钠溶液中（部分医疗单位将 500mg 本药溶于 50ml 0.9% 氯化钠溶液中）

其他信息

- 本药有神经系统不良反应（如惊厥）的风险。既往有中枢神经系统疾病的患者使用本药时需特别谨慎
- 肾功能受损时西司他丁能在体内蓄积
- 每小瓶 500mg 本药含有 1.72mmol 钠
- 西司他丁与亚胺培南合用能抑制亚胺培南在肾的代谢
- 急性肾衰竭时，本药的非肾清除（nonrenal clearance）较慢性肾衰竭时少
- GFR 低于 5ml/min 的患者不宜使用本药，除非在用药后 48 小时内开始进行血液透析

参考文献

[1] Trotman RL, Williamson JC, Shoemaker DM, et al. Antibiotic dosing in critically ill adult patients receiving continuous renal replacement therapy. Clin Infect Dis. 2005; 41(8)：1159-1166.

1.4   大环内酯类

红霉素   Erythromycin

临床应用

抗菌药

肾功能正常时的剂量

- 静脉滴注：6.25 ~ 12.5mg/kg，每 6 小时 1 次
- 口服：0.25 ~ 0.5g，每 6 小时 1 次；或 0.5 ~ 1g，每 12 小时 1 次
- 最大剂量：每日 4g

药代动力学

分子量（Da）	733.9
蛋白结合率（%）	70 ~ 95
尿中原型药排泄率（%）	2 ~ 15
分布容积（L/kg）	0.6 ~ 1.2［慢性肾脏病（CKD）5 期会增加］
半衰期（h）：正常 / ESRF	（1.5 ~ 2）/（4 ~ 7）

药物代谢

部分红霉素在肝内被 CYP3A4 催化，经 N- 脱甲基化作用生成无活性的尚不明确的代谢产物。本药以高浓度排泄至胆汁，并在小肠重吸收进行肠肝循环。2% ~ 5% 的口服剂量以原型从尿液排泄，高达 12% ~ 15% 的静脉给药剂量也以原型从尿液排泄

肾功能（GFR，ml/min）受损时的剂量

20 ~ 50	与肾功能正常时同剂量
10 ~ 20	与肾功能正常时同剂量
<10	与肾功能正常时同剂量。参见"其他信息"

肾脏替代治疗时的剂量

APD/CAPD	不被透析清除。与肾功能正常时同剂量
HD	不被透析清除。与肾功能正常时同剂量
HDF/HFD	透析清除力不详。与肾功能正常时同剂量
CAV/VVHD	透析清除力不详。与肾功能正常时同剂量

重要的药物相互作用

与其他药物合用的潜在风险

- 氨茶碱（aminophylline）和茶碱（theophylline）：合用会抑制氨茶碱和茶碱的代谢；如果红霉素是口服，合用会降低红霉素的浓度
- 抗心律失常药：静脉给药的红霉素和胺碘酮（amiodarone）合用会增加室性心律失常的风险，应避免合用；与丙吡胺（disopyramide）合用时毒性增加；与决奈达隆（dronedarone）合用会增加室性心律失常的风险，应避免合用；合用可能增加贝达喹啉（bedaquiline）的浓度，若合用，不应超过 14 日；与迪拉马尼（delamanid）合用可能增加室性心律失常的风险；应避免与非达霉素（fidaxomicin）合用
- 抗菌药：静脉红霉素和莫西沙星（moxifloxacin）合用会增加室性心律失常的风险，应避免合用；合用会增加利福布汀（rifabutin）的浓度
- 抗凝血药：合用会增强香豆素类（coumarins）的抗凝作用；合用会增加依度沙班（edoxaban）的浓度，应减少依度沙班的用量

- 抗抑郁药：避免与瑞波西汀（reboxetine）合用；静脉用红霉素应避免与西酞普兰（citalopram）和艾司西酞普兰（escitalopram）合用，有导致室性心律失常的风险；与文拉法辛（venlafaxine）合用有增加室性心律失常的风险，应避免合用

- 抗癫痫药：合用会增加卡马西平（carbamazepine）的浓度；合用也可能增加丙戊酸盐（valproate）的浓度

- 抗真菌药：避免与氟康唑（fluconazole）合用

- 抗组胺药：合用可能增加氯雷他定（loratadine）的浓度；合用能抑制咪唑斯汀（mizolastine）的代谢，应避免合用；合用会增加卢帕他定（rupatadine）的浓度

- 抗疟药：避免与蒿甲醚和本芴醇复方制剂（artemether-lumefantrine）合用；与哌喹和青蒿醇复方制剂（piperaquine-artenimol）合用会增加室性心律失常的风险，应避免合用

- 抗毒蕈碱类（antimuscarinics）：避免与托特罗定（tolterodine）合用

- 抗精神病药：静脉给药的红霉素与舒必利（sulpiride）和珠氯噻醇（zuclopenthixol）合用会增加室性心律失常的风险，应避免合用；合用可能增加氯氮平（clozapine）的浓度，导致惊厥风险增加；合用可能增加鲁拉西酮（lurasidone）的浓度；与氨磺必利（amisulpride）、氟哌利多（droperidol）和匹莫齐特（pimozide）合用可能增加室性心律失常的风险，应避免合用；合用可能增加喹硫平（quetiapine）的浓度

- 抗病毒药：与特拉匹韦（telaprevir）和西咪匹韦（simeprevir）合用时两药浓度均增加，应避免与西咪匹韦合用；与利托那韦（ritonavir）合用会增加本药的浓度；合用能增加利匹韦林（rilpivirine）的浓度，应避免合用；与沙奎那韦（saquinavir）合用能增加室性心律失常的风险，应避免合用

- 抗焦虑药和催眠药：合用会抑制咪达唑仑（midazolam）及佐匹克隆（zopiclone）的代谢，增加丁螺环酮（buspirone）的浓度

- 阿托西汀（atomoxetine）：与静脉给药的红霉素合用会增加室性心律失常的风险

- 阿伐那非（avanafil）：合用会增加阿伐那非的浓度，阿伐那非48小时的最大用量为100mg

- 钙通道阻滞剂：可能抑制钙通道阻滞剂的代谢；应避免与乐卡地平（lercanidipine）合用

- 环孢素（ciclosporin）：合用会显著增加环孢素的浓度，撤药后环孢素的浓度降低，故合用时需要密切监测环孢素的血药浓度，及时调整药物剂量

- 西洛他唑（cilostazol）：合用会增加西洛他唑的浓度，应将西洛他唑的用量减至50mg，每日2次

- 氯吡格雷（clopidogrel）：合用可能减弱抗血小板作用

- 秋水仙碱（colchicine）：增加秋水仙碱中毒的风险，需暂停或减少秋水仙碱的剂量，避免在肝或肾功能受损患者中合用

- 细胞毒性药物：合用可能增加阿法替尼（afatinib）的浓度，合用时两药需间隔 6～12 小时给药；合用会增加阿昔替尼（axitinib）的浓度，需减少阿昔替尼的用量；合用可能增加博舒替尼（bosutinib）的浓度，应避免合用或减少博舒替尼的用量；合用会增加卡博替尼（cabozantinib）、达沙替尼（dasatinib）及依鲁替尼（ibrutinib）的浓度，应避免与达沙替尼合用，合用时需减少依鲁替尼的剂量；合用可能增加奥拉帕尼（olaparib）的浓度，应避免合用，或减少奥拉帕尼的用量；合用可能增加依维莫司（everolimus）的浓度；静脉给药的红霉素和凡德他尼（vandetanib）合用会增加室性心律失常的风险，应避免合用；与多西他赛（docetaxel）合用可能出现药物相互作用；与三氧化二砷（arsenic trioxide）合用增加室性心律失常的风险；合用会增加长春碱（vinblastine）的毒性，应避免合用
- 利尿药：合用会增加依普利酮（eplerenone）的浓度，需减少依普利酮的用量
- 多潘立酮（domperidone）：可能增加心律失常的风险
- 麦角生物碱类（ergot alkaloids）：增加麦角中毒的风险，应避免合用
- 5-HT₁ 受体激动剂：合用会增加依来曲普坦（eletriptan）的浓度，应避免合用
- 伊伐布雷定（ivabradine）：增加室性心律失常的风险，应避免合用
- 依伐卡托（ivacaftor）：合用可能增加依伐卡托的浓度

- 调节血脂药：与阿托伐他汀（atorvastatin）合用会增加肌病的风险；合用会增加普伐他汀（pravastatin）的浓度；合用会降低瑞舒伐他汀（rosuvastatin）的浓度；避免与辛伐他汀（simvastatin）合用[1]；合用可能增加洛美他派（lomitapide）的浓度，应避免合用
- 喷他脒（pentamidine）：与静脉给药的红霉素合用会增加室性心律失常的风险
- 西地那非（sildenafil）：合用会增加西地那非的浓度，用其治疗勃起功能障碍（ED）时应减少药物起始剂量，而用其治疗动脉型肺动脉高压（PAH）时应降低用药频率至每日 2 次
- 西罗莫司（sirolimus）：合用时 2 种药物的浓度均增加
- 他克莫司（tacrolimus）：合用会显著增加他克莫司的浓度，撤药后他克莫司的浓度降低，故合用时需要密切监测他克莫司的血药浓度，及时调整药物剂量
- 替格瑞洛（ticagrelor）：合用可能增加替格瑞洛的浓度

用法

溶液配制　用 20ml 注射用水溶解 1g 本药，然后稀释成 1～5mg/ml
用法　　　静脉滴注，口服
输注速度　20～60 分钟，用恒速输液泵泵入
注释　　　若浓度大于 5mg/ml，应用中心静脉输注；如浓度大于 10mg/ml，则应密切监测（部分医疗中心用 1g 本药稀释于 100ml 0.9% 氯化钠溶液中滴注）（UK Critical Care Group, Minimum Infusion Volumes for Fluid Restricted Critically Ill Patients, 3rd edition, 2006）

其他信息

- 也可从外周静脉滴注每日剂量的 1/3，需滴注 8 小时以上，药物浓度为 1g/250ml（4mg/ml）。可以每 8 小时重复一次，即连续给药
- 肾功能受损患者用药，尤其大剂量用药时，耳毒性风险增加
- 避免每日 2 次服药产生药物浓度高峰，宜每日 4 次服药
- 密切监测输液部位的血栓性静脉炎反应

参考文献

[1] MHRA. Drug Safety Update. Statins：interactions and updated advice. 2012 August；6(1): 2-4.（译者注：MHRA 是英国药监机构 Medicines and Healthcare products Regulatory Agency 的简称。）

阿奇霉素 Azithromycin

临床应用

抗菌药

肾功能正常时的剂量

- 生殖系衣原体感染、非复杂性淋病感染：单剂 1g
- 其他感染：每日 500mg，连用 3 日；或首日 500mg，以后每日 250mg，连用 4 日
- 伤寒、莱姆病（Lyme disease）：每日 500mg，连用 7 ~ 10 日（伤寒为 7 日）

药代动力学

分子量（Da）	785
蛋白结合率（%）	12 ~ 52
尿中原型药排泄率（%）	6 ~ 12
分布容积（L/kg）	31.1
半衰期（h）：正常 / ESRF	（48 ~ 96）/-

药物代谢

药代动力学研究表明，阿奇霉素在组织中的浓度远高于血浆浓度（可高达 50 倍），说明阿奇霉素可与组织紧密结合。阿奇霉素主要以原型从胆汁排泄。胆汁中已发现 10 种代谢产物，通过如下代谢途径形成：N- 及 O- 去甲基化（于肝内进行）；去氧糖胺（desosamine）和糖苷配基环（aglycone rings）的羟基化；红霉糖共轭物（cladinose conjugate）的裂解。阿奇霉素的代谢产物并无微生物学活性

肾功能（GFR，ml/min）受损时的剂量

20 ~ 50	与肾功能正常时同剂量
10 ~ 20	与肾功能正常时同剂量
<10	与肾功能正常时同剂量。见"其他信息"

肾脏替代治疗时的剂量

APD/CAPD	不被透析清除。与 GFR< 10ml/min 时同剂量
HD	透析清除力不详。与 GFR< 10ml/min 时同剂量
HDF/HFD	透析清除力不详。与 GFR< 10ml/min 时同剂量
CAV/VVHD	透析清除力不详。与肾功能正常时同剂量

重要的药物相互作用

与其他药物合用的潜在风险

- 抗心律失常药：与丙吡胺（disopyramide）合用会增加毒性；与决奈达隆（dronedarone）合用会增加室性心律失常的风险，应避免合用
- 抗菌药：可能增加利福布汀（rifabutin）的药物浓度，从而增加患葡萄膜炎和中性粒细胞减少症的风险，合用时应减少利福布汀的剂量
- 抗凝血药：可能增强香豆素类（coumarins）的抗凝作用
- 抗抑郁药：瑞波西汀（reboxetine）的生产商建议避免与阿奇霉素合用
- 抗组胺药：可能抑制咪唑斯汀（mizolastine）的药物代谢，有诱发心律失常的风险，应避免合用
- 抗疟药：避免与蒿甲醚和本芴醇复方制剂（artemether-lumefantrine）合用；与哌喹和青蒿醇复方制剂（piperaquine-artenimol）合用有增加室性心律失常的风险，应避免合用
- 抗精神病药：与氟哌利多（droperidol）合用有增加室性心律失常的风险，应避免合用
- 抗病毒药：与利托那韦（ritonavir）合用可能增加本药的浓度

- 环孢素（ciclosporin）：可能抑制环孢素的代谢而增加其浓度
- 秋水仙碱（colchicine）：一项研究表明二者合用可增加秋水仙碱的致命性中毒风险，特别是在肾功能受损患者中，应避免合用
- 麦角生物碱类（ergot alkaloids）：增加麦角中毒的风险，应避免合用
- 他汀类：与阿托伐他汀（atorvastatin）和辛伐他汀（simvastatin）合用可能增加患肌病的风险

用法

溶液配制	用水将粉剂配制成口服混悬液（浓度为 200mg/5ml）
用法	口服
输注速度	-
注释	餐前 1 小时或餐后 2 小时服用，每日 1 次

其他信息

- 在 GFR<10ml/min 的患者中，阿奇霉素的系统暴露量会增加 33%，生产商建议慎用
- 严重肾功能受损时的用药剂量来自 Drug Prescribing in Renal Failure, 5th edition, by Aronoff et al
- 应用他克莫司（tacrolimus）的患者，若需用大环内酯类（macrolides）治疗时，选用阿奇霉素可能较安全

克拉霉素 Clarithromycin

临床应用

抗菌药

- 辅助治疗幽门螺杆菌引起的十二指肠溃疡

肾功能正常时的剂量

- 口服：250 ~ 500mg，每 12 小时 1 次
- 延释制剂（XL）：500 ~ 1000mg，每日 1 次
- 静脉给药：500mg，每 12 小时 1 次

药代动力学

分子量（Da）	748
蛋白结合率（%）	80
尿中原型药排泄率（%）	15 ~ 40
分布容积（L/kg）	2 ~ 4
半衰期（h）：正常 / ESRF（3 ~ 7）/ 延长	

药物代谢

具有微生物活性的代谢产物 14- 羟基克拉霉素经首过代谢形成。克拉霉素的药代动力学是非线性的。使用量为 250mg 每日 2次时，15% ~ 20% 的药物以原型从尿液排泄；当使用量为 500mg 每日 2 次时，尿液排泄率约为 36%。14- 羟基克拉霉素是主要经尿液排泄的代谢产物，约占药量的10% ~ 15%。剩余剂量经由胆汁从粪便排泄。5% ~ 10% 的原型药从粪便排泄

肾功能（GFR，ml/min）受损时的剂量

30 ~ 50	与肾功能正常时同剂量
10 ~ 30	口服：250 ~ 500mg，每 12 小时 1 次
	静脉给药：250 ~ 500mg，每 12 小时 1 次
<10	口服：250 ~ 500mg，每 12 小时 1 次
	静脉给药：250 ~ 500mg，每 12 小时 1 次
	见"其他信息"

肾脏替代治疗时的剂量

APD/CAPD	不被透析清除。与 GFR< 10ml/min 时同剂量
HD	不被透析清除。与 GFR< 10ml/min 时同剂量
HDF/HFD	透析清除力不详。与 GFR<10ml/min 时同剂量
CAV/VVHD	透析清除力不详。与 GFR=10 ~ 30ml/min 时同剂量。见"其他信息"

重要的药物相互作用

与其他药物合用的潜在风险

- 抗心律失常药：可能增加丙吡胺（disopyramide）的浓度；与决奈达隆（dronedarone）合用会增加室性心律失常的风险，应避免合用
- 抗菌药：合用会增加利福布汀（rifabutin）浓度，应减少利福布汀的剂量；合用可能增加贝达喹啉（bedaquiline）的浓度，合用应避免超过 14 日；与迪拉马尼（delamanid）合用可能增加室性心律失常的风险；应避免与非达霉素（fidaxomicin）合用；利福霉素类（rifamycins）能降低本药的浓度
- 抗凝血药：避免与阿哌沙班（apixaban）合用；合用会增强香豆素类（coumarins）的抗凝作用；与达比加群（dabigatran）合用会增加出血风险
- 抗抑郁药：应避免与瑞波西汀（reboxetine）合用；可能增加曲唑酮（trazodone）的浓度

- 抗癫痫药：增加卡马西平（carbamaze-pine）、苯妥英（phenytoin）和磷苯妥英（fosphenytoin）的浓度
- 抗真菌药：在严重肾功能受损时避免与酮康唑（ketoconazole）合用；合用会增加伊曲康唑（itraconazole）的浓度
- 抗组胺药：抑制咪唑斯汀（mizolastine）的代谢，应避免合用
- 抗疟药：避免与蒿甲醚和本芴醇复方制剂（artemether-lumefantrine）合用；与哌喹和青蒿醇复方制剂（piperaquine-artenimol）合用会增加室性心律失常的风险，应避免合用
- 抗毒蕈碱类（antimuscarinics）：合用时弗斯特罗定（fesoterodine）需减量；避免与托特罗定（tolterodine）合用
- 抗精神病药：与氟哌利多（droperidol）和匹莫齐特（pimozide）合用会增加室性心律失常风险，应避免合用；可能增加鲁拉西酮（lurasidone）、喹硫平（quetiapine）的浓度，应避免合用
- 抗病毒药：与阿扎那韦（atazanavir）和特拉匹韦（telaprevir）合用时，本药与它们的浓度均增加；合用会增加达卡他韦（daclatasvir）的浓度，故需减少达卡他韦的用量；避免与达沙布韦（dasabuvir）和帕利瑞韦（paritaprevir）合用；依非韦伦（efavirenz）可降低本药的浓度，而本药活性代谢产物会增加；与依曲韦林（etravirine）合用时，依曲韦林的浓度会增加，而克拉霉素的浓度会降低；合用可能增加马拉韦罗（maraviroc）的浓度，需考虑减少马拉韦罗的剂量；奈韦拉平（nevirapine）会降低本药的浓度，而本药活性代谢产物和奈韦拉平的浓度会增加；可能增加利匹韦林（rilpivirine）的浓度，应避免合用；与沙奎那韦（saquinavir）

合用会增加室性心律失常的风险，应避免合用；避免与西咪匹韦（simeprevir）合用；口服克拉霉素会减少齐多夫定（zidovudine）的吸收；利托那韦（ritonavir）和替拉那韦（tipranavir）能提高本药的浓度，而替拉那韦的浓度也同时提高，肾功能受损患者应减少本药的用量
- 抗焦虑药：抑制咪达唑仑（midazolam）的代谢
- 钙离子通道阻滞剂：可能抑制钙通道阻滞剂的代谢
- 环孢素（ciclosporin）：增加环孢素的浓度（环孢素浓度的升高大约发生在应用克拉霉素5日后）
- 西洛他唑（cilostazol）：合用可能增加西洛他唑的浓度，将西洛他唑减量至50mg，每日2次
- 秋水仙碱（colchicine）：研究显示，两药合用会增加秋水仙碱的致命性中毒风险，特别是在肾功能受损患者中，应避免合用[1]
- 细胞毒性药物：增加阿昔替尼（axitinib）的浓度，合用时应降低阿昔替尼的用量；合用可能增加博舒替尼（bosutinib）的浓度，应避免合用或将博舒替尼减量；合用可能增加卡博替尼（cabozantinib）、达沙替尼（dasatinib）、依鲁替尼（ibrutinib）、帕唑帕尼（pazopanib）和帕纳替尼（ponatinib）的浓度，避免与达沙替尼合用，如合用应减少依鲁替尼和帕唑帕尼的用量，并降低帕纳替尼的起始剂量；合用可能增加多西他赛（docetaxel）的浓度，应避免合用或减少用量；与色瑞替尼（ceritinib）和帕比司他（panobinostat）合用可能增加室性心律失常的风险，应避免与帕比司他合用；可能增加克唑替尼（crizotinib）

和依维莫司（everolimus）的浓度，应避免合用；避免与卡巴他赛（cabazitaxel）、尼洛替尼（nilotinib）和帕唑帕尼合用；合用可能增加奥拉帕尼（olaparib）的浓度，应减少奥拉帕尼用量或避免合用；合用时应减少鲁索利替尼（ruxolitinib）的剂量；与长春瑞滨（vinorelbine）合用会增加中性粒细胞减少症的发生风险

- 利尿药：增加依普利酮（eplerenone）的浓度，应避免合用
- 多潘立酮（domperidone）：增加室性心律失常的风险，应避免合用
- 麦角生物碱类（ergot alkaloids）：增加麦角中毒的风险，应避免合用
- 胍法辛（guanfacine）：合用可能增加胍法辛的浓度，应将胍法辛的剂量减半
- 5-HT$_1$受体激动剂：增加依来曲普坦（eletriptan）的浓度，应避免合用
- 伊伐布雷定（ivabradine）：增加伊伐布雷定的浓度，应避免合用
- 依伐卡托（ivacaftor）：合用可能增加依伐卡托的浓度
- 来那度胺（lenalidomide）：合用可能增加来那度胺的浓度
- 调节血脂药：避免与洛美他派（lomitapide）合用；增加普伐他汀（pravastatin）的浓度；与阿托伐他汀（atorvastatin）和辛伐他汀（simvastatin）合用将增加患肌病的风险，应避免与辛伐他汀及大剂量（20mg）阿托伐他汀合用[2]
- 鲁玛卡托（lumacaftor）：合用可能降低本药的浓度，应将鲁玛卡托减量
- 纳洛昔醇（naloxegol）：合用可能增加纳洛昔醇的浓度，应避免合用
- 雷诺嗪（ranolazine）：可能增加雷诺嗪的浓度，应避免合用
- 西地那非（sildenafil）：合用会增加西地那非的浓度，治疗勃起功能障碍（ED）

时应减少起始剂量，治疗动脉型肺动脉高压（PAH）时应减少用量

- 西罗莫司（sirolimus）：可能增加西罗莫司的浓度，应避免合用
- 他克莫司（tacrolimus）：增加他克莫司的浓度
- 茶碱（theophylline）和氨茶碱（aminophylline）：可能增加茶碱和氨茶碱的浓度
- 替格瑞洛（ticagrelor）：可能增加替格瑞洛的浓度，应避免合用

用法

溶液配制	加 10ml 注射用水至小瓶（500mg）中，再用 250ml 5% 葡萄糖溶液或 0.9% 氯化钠溶液稀释（在 100ml 液体中稳定，但容易引起静脉炎、注射部位疼痛和炎症）
用法	用较大的近端静脉滴注
输注速度	不要静脉注射或肌内注射滴注 60 分钟以上

其他信息

- 肝或肾衰竭时需慎用本药
- 口服生物利用度为 55%
- GFR<10ml/min 的患者大剂量使用本药可能引起呕吐

参考文献

[1] Ladva S. Colchicine toxicity reported with concurrent colchicine and clarithromycin. Clin Infect Dis. 2005; 41: 291-300.

[2] MHRA. Drug Safety Update. Statins：interactions and updated advice. 2012 August; 6(1):2-4.

非达霉素 Fidaxomicin

临床应用

抗菌药

● 治疗艰难梭菌（*Clostridium difficile*）感染

肾功能正常时的剂量

200mg，每日 2 次，连用 10 日

药代动力学

分子量（Da）	1058
蛋白结合率（%）	无数据
尿中原型药排泄率（%）	<1
分布容积（L/kg）	尚不明确
半衰期（h）：正常 / ESRF	（8～10）/ 不变

药物代谢

本药主要在肠道经异丁酰酯（isobutyryl ester）水解生成其主要的具有微生物学活性的代谢产物 OP-1118。超过 92% 的药物以非达霉素原型或 OP-1118 形式从粪便排泄，也有极微量的 OP-1118 从尿液排泄

肾功能（GFR，ml/min）受损时的剂量

20～50	与肾功能正常时同剂量
10～20	与肾功能正常时同剂量
<10	与肾功能正常时同剂量。谨慎使用

肾脏替代治疗时的剂量

APD/CAPD	可能不被透析清除。与肾功能正常时同剂量
HD	可能不被透析清除。与肾功能正常时同剂量
HDF/HFD	可能不被透析清除。与肾功能正常时同剂量
CAV/VVHD	可能不被透析清除。与肾功能正常时同剂量

重要的药物相互作用

与其他药物合用的潜在风险

● 抗心律失常药：应避免与决奈达隆（dronedarone）及胺碘酮（amiodarone）合用
● 抗菌药：应避免与克拉霉素（clarithromycin）及红霉素（erythromycin）合用
● 抗真菌药：应避免与酮康唑（ketoconazole）合用
● 钙通道阻滞剂：应避免与维拉帕米（verapamil）合用
● 环孢素（ciclosporin）：能增加本药的浓度，应避免合用

用法

溶液配制	-
用法	口服
输注速度	-

其他信息

● 由于缺少数据，"英国产品特性概述"（UK SPC）建议 GFR<30ml/min 的患者应慎用本药
● 肾功能受损时的用药剂量来自"美国数据表"（US data sheet）
● 药物分布容积尚不清楚，因为全身吸收量非常少
● 有限的数据资料提示，肾功能受损的患者和肾功能正常的患者，非达霉素或其代谢产物 OP-1118 的血浆浓度无明显差异

1.5 四环素类

四环素 Tetracycline

临床应用

抗菌药

肾功能正常时的剂量

- 250～500mg，每日 4 次
- 痤疮：500mg，每日 2 次

药代动力学

分子量（Da）	444.44
蛋白结合率（%）	20～65
尿中原型药排泄率（%）	55～60
分布容积（L/kg）	>0.7
半衰期（h）：	（6～12）/
正常 / ESRF	（57～120）

药物代谢

四环素从尿液和粪便排泄，通过肾小球滤过从肾清除。达 60% 的静脉给药剂量及 55% 的口服剂量以原型从尿液排泄。四环素经胆汁排泄，胆汁中的浓度是血浆中的 5～25 倍。口服本药后部分药物经过肠肝循环，大部分从粪便排泄

肾功能（GFR，ml/min）受损时的剂量

20～50	与肾功能正常时同剂量
10～20	与肾功能正常时同剂量
<10	250mg，每日 4 次

肾脏替代治疗时的剂量

APD/CAPD	不被透析清除。与 GFR<10ml/min 时同剂量
HD	不被透析清除。与 GFR<10ml/min 时同剂量。
HDF/HFD	透析清除力不详。与 GFR<10ml/min 时同剂量
CAV/ VVHD	可能不被透析清除。与 GFR=10～20ml/min 时同剂量

重要的药物相互作用

与其他药物合用的潜在风险

- 抗凝血药：可能增强香豆素类（coumarins）和苯茚二酮（phenindione）的抗凝作用
- 雌激素类（oestrogens）：可能减弱雌激素的避孕效果（风险可能较小）
- 类视黄醇（retinoids）：可能增加良性颅内压增高的风险，应避免合用

用法

溶液配制	-
用法	口服
输注速度	-

其他信息

- 血液透析可清除 10% 的本药，腹膜透析可清除 7%
- 如果可能，本药不用于肾功能受损患者，因为其具有潜在的肾毒性，能增加诱发氮质血症、高磷血症及酸中毒的风险
- 可能引起血尿素氮增加（剂量依赖性）
- 避免用于系统性红斑狼疮患者

土霉素　Oxytetracycline

临床应用

抗菌药

肾功能正常时的剂量

- 250 ~ 500mg，每日 4 次
- 痤疮：500mg，每日 2 次

药代动力学

分子量（Da）	460.4
蛋白结合率（%）	20 ~ 40
尿中原型药排泄率（%）	10 ~ 35
分布容积（L/kg）	1.5
半衰期（h）：正常 / ESRF	9/66

药物代谢

土霉素在体内的代谢极少。四环素类（tetracyclines）常从尿液和粪便排泄。肾清除是通过肾小球滤过进行的。高达 60% 的静脉四环素和 55% 的口服四环素以原型从尿液排泄。四环素类也经胆汁排泄，其在胆汁中的浓度可达血浆浓度的 5 ~ 25 倍。口服本药后部分药物经过肠肝循环，大部分从粪便排泄

肾功能（GFR，ml/min）受损时的剂量

20 ~ 50	与肾功能正常时同剂量
10 ~ 20	与肾功能正常时同剂量
<10	250mg，每日 4 次

肾脏替代治疗时的剂量

APD/CAPD	不被透析清除。与 GFR< 10ml/min 时同剂量
HD	不被透析清除。与 GFR< 10ml/min 时同剂量
HDF/HFD	透析清除力不详。与 GFR< 10ml/min 时同剂量
CAV/VVHD	透析清除力不详。与肾功能正常时同剂量

重要的药物相互作用

与其他药物合用的潜在风险

- 抗凝血药：可能增强香豆素类（coumarins）和苯茚二酮（phenindione）的抗凝作用
- 雌激素类（oestrogens）：可能减弱雌激素的避孕效果（风险可能较小）
- 类视黄醇（retinoids）：可能增加良性颅内压增高的风险，应避免合用

用法

溶液配制	-
用法	口服
输注速度	-

其他信息

- 肾功能受损患者，如果可能的话，应避免使用本药，因为本药具有潜在的肾毒性，并能增加诱发氮质血症、高磷血症和酸中毒的风险
- 可能升高血尿素水平，此反应与剂量相关
- 系统性红斑狼疮患者应避免使用本药

替加环素 Tigecycline

临床应用

抗菌药

肾功能正常时的剂量

负荷剂量 100mg，然后 50mg，每日 2 次

药代动力学

分子量（Da）	585.6
蛋白结合率（%）	71 ~ 89
尿中原型药排泄率（%）	22
分布容积（L/kg）	7 ~ 9
半衰期（h）：正常 / ESRF	42/ 可能不变

药物代谢

替加环素在体内并不进行广泛代谢，但可检测到微量的代谢产物，包括一个葡糖苷酸、一个 N- 乙酰代谢产物及一个替加环素差向异构体（epimer）。替加环素主要（约 60%）以原型及某些代谢产物形式经胆汁排泄

肾功能（GFR，ml/min）受损时的剂量

20 ~ 50	与肾功能正常时同剂量
10 ~ 20	与肾功能正常时同剂量
<10	与肾功能正常时同剂量

肾脏替代治疗时的剂量

APD/CAPD	不被透析清除。与肾功能正常时同剂量
HD	不被透析清除。与肾功能正常时同剂量
HDF/HFD	透析清除力不详。与肾功能正常时同剂量
CAV/ VVHD	透析清除力不详。与肾功能正常时同剂量

重要的药物相互作用

与其他药物合用的潜在风险

- 抗凝血药：可能增强香豆素类（coumarins）的抗凝作用
- 雌激素类（oestrogens）：可能减弱雌激素的避孕效果（风险可能较小）

用法

溶液配制	用 5.3ml 0.9% 氯化钠溶液或 5% 葡萄糖溶液配制（需轻轻旋转混匀）
用法	静脉滴注
输注速度	30 ~ 60 分钟
注释	将所需剂量加入 100ml 0.9% 氯化钠溶液或 5% 葡萄糖溶液中

其他信息

慢性肾脏病（CKD）5 期患者的药 - 时曲线下面积（AUC）增加 30%

米诺环素　Minocycline

临床应用

抗菌药

肾功能正常时的剂量

● 100mg，每日 2 次
● 痤疮：每日 100mg，分 1 ~ 2 次服用

药代动力学

分子量（Da）	457.5
蛋白结合率（%）	75
尿中原型药排泄率（%）	5 ~ 10
分布容积（L/kg）	1 ~ 1.5
半衰期（h）：正常 / ESRF	（11 ~ 26）/
	（12 ~ 18）

药物代谢

米诺环素在肝内经历部分代谢，主要生成 9- 羟基米诺环素（9-hydroxyminocycline）

肾功能（GFR，ml/min）受损时的剂量

20 ~ 50	与肾功能正常时同剂量
10 ~ 20	与肾功能正常时同剂量
<10	与肾功能正常时同剂量

肾脏替代治疗时的剂量

APD/CAPD	不被透析清除。与肾功能正常时同剂量
HD	不被透析清除。与肾功能正常时同剂量
HDF/HFD	透析清除力不详。与肾功能正常时同剂量
CAV/VVHD	可能不被透析清除。与肾功能正常时同剂量

重要的药物相互作用

与其他药物合用的潜在风险

● 抗凝血药：可能增强香豆素类（coumarins）和苯茚二酮（phenindione）的抗凝作用
● 雌激素类（oestrogens）：可能减弱雌激素的避孕效果（风险可能较小）
● 类视黄醇（retinoids）：可能增加良性颅内压增高的风险，应避免合用

用法

溶液配制	-
用法	口服
输注速度	-
注释	服用米诺环素时不要服用铁剂、治疗消化不良的药物或磷结合剂

多西环素 Doxycycline

临床应用

抗菌药
- 也用于疟疾的预防及治疗

肾功能正常时的剂量

- 第一日 200mg，此后每日 100mg；严重感染时每日 200mg
- 梅毒：100～200mg，每日 2 次
- 疟疾：治疗剂量 200mg，每日 1 次；预防剂量 100mg，每日 1 次

药代动力学

分子量（Da）	462.4
蛋白结合率（%）	>90%
尿中原型药排泄率（%）	33～45
分布容积（L/kg）	0.7
半衰期（h）：正常／ESRF	18/ 不变

药物代谢

多西环素浓聚于胆汁。约 40% 的药物在 3 日内以活性形式从尿液排泄，但是大部分多西环素在肠道经过螯合作用后经粪便排泄。在同一时间尿液中的药物浓度大约是血浆药物浓度的 10 倍。肾功能受损时经尿液的清除减少，而经粪便的清除增加，故其半衰期仍保持不变

肾功能（GFR，ml/min）受损时的剂量

20～50	与肾功能正常时同剂量
10～20	与肾功能正常时同剂量
<10	与肾功能正常时同剂量

肾脏替代治疗时的剂量

APD/CAPD	不被透析清除。与肾功能正常时同剂量
HD	不被透析清除。与肾功能正常时同剂量
HDF/HFD	透析清除力不详。与肾功能正常时同剂量
CAV/VVHD	不被透析清除。与肾功能正常时同剂量

重要的药物相互作用

与其他药物合用的潜在风险
- 抗凝血药：可能增强香豆素类（coumarins）和苯茚二酮（phenindione）的抗凝作用
- 环孢素（ciclosporin）：可能增加血浆环孢素的浓度
- 雌激素类（oestrogens）：可能减弱雌激素的避孕效果（风险较小）
- 类视黄醇（retinoids）：可能增加良性颅内压增高的风险，应避免合用

用法

溶液配制	-
用法	口服
输注速度	-
注释	不要与铁剂、治疗消化不良的药物（indigestion remedies）或磷结合剂同时服用

盐酸地美环素　Demeclocycline hydrochloride

临床应用

抗菌药

● 治疗抗利尿激素分泌异常综合征（SIADH）

[译者注：地美环素，又名去甲金霉素，能下调肾皮质集合管上水通道蛋白2（AQP2）的表达，从而抑制垂体抗利尿激素的促自由水重吸收作用，治疗SIADH。另外，地美环素对革兰阳性或兼性菌具有较强的抗菌活性，对立克次体、衣原体、支原体、非结核分枝杆菌、阿米巴原虫也有较强的拮抗作用]

肾功能正常时的剂量

● 150mg，每日4次；或300mg，每日2次
● SIADH：每日900~1200mg，分次服用
● 维持剂量：每日600~900mg，分次服用

药代动力学

分子量（Da）	501.3
蛋白结合率（%）	41~90
尿中原型药排泄率（%）	42
分布容积（L/kg）	1.7
半衰期（h）：正常/ESRF	（10~15）/（42~68）

药物代谢

盐酸地美环素像其他四环素类（tetracyclines）一样，在肝内汇聚并被代谢，然后进入胆囊。其在胆囊中的浓度远比在血液中高。正常志愿者单次口服盐酸地美环素150mg，服药后96小时内，44%（8例）药物从尿液排泄，13%和46%分别在2例患者中随粪便排泄，排泄形式为活性药物

肾功能（GFR，ml/min）受损时的剂量

20~50	与肾功能正常时同剂量
10~20	600mg，每24~48小时1次
<10	600mg，每24~48小时1次

肾脏替代治疗时的剂量

APD/CAPD	不被透析清除。600mg，每48小时1次
HD	透析可清除。600mg，透析后给药
HDF/HFD	透析可清除。600mg，透析后给药
CAV/VVHD	透析清除力不详。与GFR=10~20ml/min时同剂量。见"其他信息"

重要的药物相互作用

与其他药物合用的潜在风险

● 抗凝血药：可能增强香豆素类（coumarins）和苯茚二酮（phenindione）的抗凝作用
● 雌激素类（oestrogens）：可能减弱雌激素的避孕效果（风险可能较小）
● 类视黄醇（retinoids）：可能增加良性颅内压增高的风险，应避免合用

用法

溶液配制	-
用法	口服
输注速度	-

其他信息

● 由于其潜在的肾毒性，在肾功能受损时应避免使用
● 无尿的患者可能需要每3~4日给药1次
● 肾功能受损时的用药剂量来自Drug Dosage in Renal Insufficiency, by Seyffart G

赖甲环素　Lymecycline

临床应用

抗菌药
- 治疗感染
- 也用于治疗痤疮

肾功能正常时的剂量

- 408mg（1粒胶囊），每日2次，严重感染时增加到每日3~4粒胶囊
- 痤疮：每日408mg，至少服用8周

药代动力学

分子量（Da）	602.6
蛋白结合率（%）	25~60
尿中原型药排泄率（%）	25
分布容积（L/kg）	1.3~1.7
半衰期（h）：正常/ESRF	10/增加

药物代谢

四环素类经尿液和粪便排泄。药物通过肾小球滤过而经肾清除。碱化尿液能使药物的尿液排泄增加

肾功能（GFR，ml/min）受损时的剂量

20~50	与肾功能正常时同剂量
10~20	与肾功能正常时同剂量
<10	避免。见"其他信息"

肾脏替代治疗时的剂量

APD/CAPD	不被透析清除。与GFR<10ml/min时同剂量
HD	不被透析清除。与GFR<10ml/min时同剂量
HDF/HFD	透析清除力不详。与GFR<10ml/min时同剂量
CAV/VVHD	可能不被透析清除。与肾功能正常时同剂量

重要的药物相互作用

与其他药物合用的潜在风险
- 抗凝血药：可能增强香豆素类（coumarins）和苯茚二酮（phenindione）的抗凝作用
- 雌激素类（oestrogens）：可能减弱雌激素的避孕效果（风险可能较小）
- 类视黄醇（retinoids）：可能增加良性颅内压增高的风险，应避免合用

用法

溶液配制	-
用法	口服
输注速度	-
注释	服用赖甲环素时，应避免同时服用铁剂、治疗消化不良的药物或磷结合剂

其他信息

- 赖甲环素为四环素衍生物
- 408mg赖甲环素与300mg四环素等效
- 因赖甲环素主要经肾排泄，生产商建议严重肾功能受损时禁用本药
- 爱尔兰药品委员会（Irish Medicines Board）建议，在中度肾功能受损时使用较小剂量，而在重度肾功能受损时应避免使用本药

1.6　氯霉素类

氯霉素　Chloramphenicol

临床应用

抗菌药

肾功能正常时的剂量

- 口服或静脉用药：12.5mg/kg，每6小时1次，最大剂量为每日100mg/kg
- 严重感染时剂量可加倍，但是只要临床有减药指征就应尽快减量

药代动力学

分子量（Da）	323.1
蛋白结合率（%）	60
尿中原型药排泄率（%）	5~10
分布容积（L/kg）	0.5~1
半衰期（h）：正常/ESRF	（1.5~4）/不变

药物代谢

氯霉素主要从尿液排泄，但只有5%~10%的口服剂量是以药物原型排泄；其余部分在肝内被灭活，主要通过与葡糖苷酸共轭形成无活性代谢产物。约3%的药物由胆汁排泄，但是大部分又被重吸收，只有约1%的药物以无活性的形式通过粪便排泄

肾功能（GFR，ml/min）受损时的剂量

20~50	与肾功能正常时同剂量
10~20	与肾功能正常时同剂量
<10	与肾功能正常时同剂量

肾脏替代治疗时的剂量

APD/CAPD	不被透析清除。与肾功能正常时同剂量
HD	透析可清除。与肾功能正常时同剂量
HDF/HFD	透析可清除。与肾功能正常时同剂量
CAV/VVHD	不被透析清除。与肾功能正常时同剂量

重要的药物相互作用

与其他药物合用的潜在风险

- 抗凝血药：增强香豆素类（coumarins）的抗凝作用
- 抗糖尿病药：增强磺脲类（sulphonylureas）的作用
- 抗癫痫药：苯巴比妥（phenobarbital）和扑米酮（primidone）可加速本药的代谢（降低氯霉素浓度）；本药可提高磷苯妥英（fosphenytoin）、苯妥英（phenytoin）的浓度（存在中毒风险）
- 抗精神病药：避免与氯氮平（clozapine）合用，否则患粒细胞缺乏症的风险会增加
- 环孢素（ciclosporin）：可能增加环孢素的浓度
- 氯吡格雷（clopidogrel）：可能减弱抗血小板作用
- 他克莫司（tacrolimus）：可能增加他克莫司的浓度

用法

溶液配制 Kemicetine：每小瓶1g装，用注射用水、0.9%氯化钠溶液或5%葡萄糖溶液配制（译者注：Kemicetine是一种英国生产的可供肌内注射及静脉给药的氯霉素的商品名）

用法　　口服，静脉给药，肌内注射
　　　　（只适用 Kemicetine）

输注速度 至少 1 分钟

其他信息

● 生产商推荐给肾功能受损患者检测药物血清浓度，MICROMEDEX 的治疗浓度范围为 10~25μg/ml（译者注：MICROMEDEX 是一个综述型事实数据库，其内容涉及医药行业的各个领域）

● 静脉用药 1 小时后检测血药浓度，目标范围为 15~25mg/L，谷浓度小于 15mg/L

● 1g 瓶装 Kemicetine 含 3.14mmol 钠

1.7　林可霉素类

克林霉素　Clindamycin

临床应用

抗菌药

肾功能正常时的剂量

- 口服：150~450mg，每 6 小时 1 次
- 预防心内膜炎：600mg，操作前 1 小时给药
- 静脉给药或肌内注射：每日 0.6~4.8g，分 2~4 次使用
- 预防用药：300mg，操作前 15 分钟；然后 150mg，操作后 6 小时

药代动力学

分子量（Da）	461.4（盐酸盐）；505（磷酸盐）
蛋白结合率（%）	>90
尿中原型药排泄率（%）	10
分布容积（L/kg）	0.6~1.2
半衰期（h）：正常 / ESRF	（2~3）/（3~5）

药物代谢

克林霉素经受代谢，推测是在肝内进行，生成具有活性的 N-去甲基和亚砜代谢产物，以及一些无活性代谢产物。单次给药后，约 10% 的药物以活性成分或代谢产物形式从尿液排泄，约 4% 由粪便排泄，余下的以非活性代谢产物形式排。该药排泄缓慢（需数日）

肾功能（GFR，ml/min）受损时的剂量

20~50	与肾功能正常时同剂量
10~20	与肾功能正常时同剂量
<10	与肾功能正常时同剂量。见"其他信息"

肾脏替代治疗时的剂量

APD/CAPD	不被透析清除。与肾功能正常时同剂量
HD	不被透析清除。与肾功能正常时同剂量
HDF/HFD	透析清除力不详。与肾功能正常时同剂量
CAV/VVHD	不被透析清除。与肾功能正常时同剂量

重要的药物相互作用

与其他药物合用的潜在风险

- 环孢素（ciclosporin）：可能降低环孢素的浓度
- 红霉素（erythromycin）：体外试验证明会与本药发生拮抗；生产商建议这两种药物不同时使用
- 肌肉松弛药：增强神经肌肉阻滞

用法

溶液配制 -
用法 口服，静脉给药，肌内注射
输注速度 滴注 10 ~ 60 分钟
注释 静脉用药前新鲜配制。剂量
低于 900mg 时用 50ml 以上
稀释液配制；超过 900mg
时用 100ml 稀释液配制。
稀释液可用 0.9% 氯化钠溶
液或 5% 葡萄糖溶液
不推荐 1 小时内静脉滴注克
林霉素超过 1200mg
剂量超过 600mg 时，应该静
脉滴注给药

其他信息

- 胶囊应该用一杯水完整地吞服
- 可能发生假膜性结肠炎
- 长期用此药治疗时，应定期检查肝功
能和肾功能
- 严重肾功能受损会导致药物半衰期延
长，需要减少药物用量

1.8 氨基糖苷类

链霉素 Streptomycin

临床应用

抗菌药

- 与其他药物联合治疗结核病
- 辅助多西环素（doxycycline）治疗布鲁杆菌病
- 治疗肠球菌性心内膜炎
- 治疗链球菌性心内膜炎

肾功能正常时的剂量

- 肺结核
  - 40 岁以下且体重大于 50kg，15mg/kg（最大剂量 1g），每日 1 次或每周 3 次
  - 40 岁以上或体重不足 50kg，500 ~ 750mg，每日 1 次，或 750mg，每周 3 次
  - 也 可 以 25 ~ 30mg/kg（最 大 剂 量 1.5g），每周 2 次
- 非结核菌感染：每日 1 ~ 2g，分次应用
- 肠球菌性心内膜炎：1g，每日 2 次，应用 2 周；然后 500mg，每日 2 次，应用 4 周。与青霉素联合治疗
- 链球菌性心内膜炎：1g，每日 2 次，应用 1 周；然后 500mg，每日 2 次，应用 1 周。与青霉素联合治疗。如果 60 岁以上，500mg，每日 2 次，应用 2 周
- 根据血药浓度调整剂量

药代动力学

分子量（Da）	581.6（硫酸盐形式为 1457.4）
蛋白结合率（%）	
尿中原型药排泄率（%）	34 ~ 35
分布容积（L/kg）	29 ~ 89
半衰期（h）：正常 / ESRF	0.26 2.5/100

药物代谢

链霉素进入体内迅速经肾小球滤过后从尿液排泄。通常在 24 小时内 30% ~ 90% 的药量被排泄，尿中链霉素浓度常十分高

肾功能（GFR，ml/min）受损时的剂量

50 ~ 80	负荷剂量 1g，然后每 24 小时 7.5mg/kg。根据血药浓度调整剂量
10 ~ 49	负荷剂量 1g，然后每 24 ~ 72 小时 7.5mg/kg。根据血药浓度调整剂量
<10	每 72 ~ 96 小时 7.5mg/kg。根据血药浓度调整剂量

肾脏替代治疗时的剂量

APD/CAPD	透析可清除。与 GFR<10ml/min 时同剂量
HD	透析可清除。每次透析后予 50% ~ 75% 负荷剂量
HDF/HFD	透析可清除。每次透析后予 50% ~ 75% 负荷剂量
CAV/ VVHD	透析可清除。与 GFR=10 ~ 49ml/min 时同剂量。见"其他信息"

重要的药物相互作用

与其他药物合用的潜在风险

- 抗菌药：与甲磺酸钠黏菌素（colistimethate sodium）或多黏菌素类（polymyxins）合用会增加肾毒性风险，与头孢菌素类（cephalosporins）合用也可能增加肾毒性风险。与卷曲霉素（capreomycin）或万古霉素（vancomycin）合用增加耳毒性和肾毒性风险

- 环孢素（ciclosporin）：增加肾毒性风险
- 细胞毒性药物：与铂化合物（platinum compounds）合用会增加肾毒性和耳毒性风险
- 祥利尿药：增加耳毒性风险
- 肌肉松弛药：合用会增强非去极化类肌松药和琥珀胆碱（suxamethonium）的作用
- 拟副交感神经药：拮抗新斯的明（neostigmine）和吡啶斯的明（pyridostigmine）的作用
- 他克莫司（tacrolimus）：增加肾毒性风险

用法

溶液配制	1g 溶于 2ml 或 3ml 注射用水中
用法	肌内注射，静脉滴注
输注速度	加入 100ml 0.9% 氯化钠溶液或 5% 葡萄糖溶液中静脉滴注，滴注 30 分钟以上
注释	在输液过程中出现麻刺感或头晕的患者，输液时间可延长至 60 分钟

其他信息

- 在具名病例的基础上（on a named patient basis）可从辉瑞公司获得本药

- 药峰浓度（给药 1 小时后检测）应在 15～40mg/L；谷浓度（给药前检测）应低于 5mg/L，对于肾功能受损或年龄 50 岁以上的患者应低于 1mg/L
- 本药的肾毒性可能比其他氨基糖苷类低
- 治疗腹膜透析患者腹膜炎的剂量为每日 20～40mg/L
- 累积量达 100g 后，副作用的风险增加
- 虽然静脉给药确有增加毒性风险的可能，但在一项研究中，4 名患者静脉滴注链霉素 7～15mg/kg（滴注 30～60 分钟或以上）未见不良反应
- 鉴于每周 2 次给药有效，故建议对严重肾功能受损的肺结核患者，在前 2 个月治疗时予 750mg 每周 2～3 次的剂量；谷浓度不应超过 4mg/L［Ellard GA, Humphries MJ, Allen BW. Cerebrospinal fluid drug concentrations and the treatment of tuberculous meningitis. Am Rev Respir Dis. 1993; 148(3): 650-655］
- 肾功能受损患者的药峰浓度不应超过 20～25mg/L
- 肾功能受损时，发生严重神经毒性、不可逆性前庭损伤及迷路反应的风险明显增加；视神经功能障碍、周围神经炎、蛛网膜炎及脑病也可能发生

庆大霉素　Gentamicin

临床应用

抗菌药

肾功能正常时的剂量

- 3～7mg/kg，每日1次，根据血药浓度调整剂量
- 感染性心内膜炎：1mg/kg，每12小时1次
- 鞘内注射：每日1～5mg
- 腹膜透析所致腹膜炎：参考当地治疗方案

药代动力学

分子量（Da）	477.6
蛋白结合率（%）	0～30
尿中原型药排泄率（%）	90
分布容积（L/kg）	0.3
半衰期（h）：正常/ESRF	（2～3）/20

药物代谢

庆大霉素在体内不进行代谢，主要以具有抗微生物活性的原型从肾排泄

肾功能（GFR，ml/min）受损时的剂量

30～70	每日3～5mg/kg，监测血药浓度
10～30	每日2～3mg/kg，监测血药浓度
5～10	2mg/kg，每48～72小时1次，根据血药浓度用药

或参考当地治疗方案

肾脏替代治疗时的剂量

APD/CAPD　透析可清除，CAPD的清除率约为3ml/min。与GFR=5～10ml/min时同剂量。监测血药浓度

HD　　　　透析可清除。与GFR=5～10ml/min时同剂量。透析后给药

HDF/HFD　透析可清除。与GFR=5～10ml/min时同剂量。透析后给药

CAV/VVHD　透析可清除。与GFR=10～30ml/min时同剂量，根据感染严重程度调整剂量。监测血药浓度

重要的药物相互作用

与其他药物合用的潜在风险

- 抗菌药：与甲磺酸钠黏菌素（colistimethate sodium）或多黏菌素类（polymyxins）合用会增加肾毒性风险，与头孢菌素类（cephalosporins）合用也可能增加肾毒性风险；与卷曲霉素（capreomycin）和万古霉素（vancomycin）合用增加耳毒性和肾毒性风险
- 环孢素（ciclosporin）：增加肾毒性风险
- 细胞毒性药物：与铂化合物（platinum compounds）合用会增加肾毒性风险，还可能增加耳毒性风险
- 利尿药：与袢利尿药合用增加耳毒性风险
- 肌肉松弛药：合用会增强非去极化类肌松药和琥珀胆碱（suxamethonium）的作用
- 拟副交感神经药：拮抗新斯的明（neostigmine）和吡啶斯的明（pyridostigmine）的作用
- 他克莫司（tacrolimus）：增加肾毒性风险

用法

溶液配制	-
用法	静脉给药，肌内注射，腹腔注射，鞘内注射
输注速度	静脉注射：不短于 3 分钟 短时静脉滴注：20 ~ 30 分钟 每日 1 次大剂量静脉滴注：30 ~ 60 分钟
注释	可用 0.9% 氯化钠溶液或 5% 葡萄糖溶液稀释

其他信息

- 与青霉素类（penicillins）合用可能导致血药浓度下降至亚治疗水平

- 监测血药浓度。用药后 1 小时的药峰浓度不应超过 10mg/L。用药前的血药谷浓度应低于 2mg/L

- 腹腔注射通常用于治疗腹膜透析的腹膜炎。根据当地治疗方案以及是否行 CAPD 或自动化腹膜透析（APD）来调整用药剂量。由于炎症性腹膜能增加药物吸收，故建议监测血药浓度

- 本药的潜在肾毒性可能破坏残存的肾功能

- 庆大霉素与替考拉宁（teicoplanin）长期合用可增加耳毒性

妥布霉素　Tobramycin

临床应用

抗菌药

肾功能正常时的剂量

- 肌内注射、静脉给药：3mg/（kg·d），分 3 次给药；最大剂量 5mg/（kg·d），分 3～4 次给药
- 尿路感染：2～3 mg/（kg·d），单次给药（肌内注射）

药代动力学

分子量（Da）	467.5
蛋白结合率（%）	<5
尿中原型药排泄率（%）	90
分布容积（L/kg）	0.25
半衰期（h）：正常 / ESRF	（2～3）/（5～70）

药物代谢

妥布霉素几乎完全以原型经肾小球滤过，由肾排泄

肾功能（GFR，ml/min）受损时的剂量

20～50	1～2mg/kg，然后根据血药浓度调整剂量
10～20	1mg/kg，然后根据血药浓度调整剂量
<10	1mg/kg，然后根据血药浓度调整剂量

肾脏替代治疗时的剂量

APD/CAPD	透析可清除。与 GFR<10ml/min 时同剂量
HD	透析可清除。与 GFR<10ml/min 时同剂量
HDF/HFD	透析可清除。与 GFR<10ml/min 时同剂量
CAV/VVHD	透析可清除。1.5～2mg/kg，每 24 小时 1 次，监测血药浓度。见"其他信息"

重要的药物相互作用

与其他药物合用的潜在风险

- 抗菌药：与甲磺酸钠黏菌素（colistimethate sodium）或多黏菌素类（polymyxins）合用会增加肾毒性风险，与头孢菌素类（cephalosporins）合用也可能增加肾毒性风险；与卷曲霉素（capreomycin）或万古霉素（vancomycin）合用增加耳毒性和肾毒性风险
- 环孢素（ciclosporin）：增加肾毒性风险
- 细胞毒性药物：与铂化合物（platinum compounds）合用会增加肾毒性风险，并可能增加耳毒性风险
- 利尿药：与袢利尿药合用增加耳毒性风险
- 肌肉松弛药：增强非去极化类肌松药和琥珀胆碱（suxamethonium）的作用
- 拟副交感神经药：拮抗新斯的明（neostigmine）和吡啶斯的明（pyridostigmine）的作用
- 他克莫司（tacrolimus）：增加肾毒性风险

用法

溶液配制	加到 50 ~ 100ml 0.9% 氯化钠溶液或 5% 葡萄糖溶液中，用于静脉滴注
用法	静脉给药，肌内注射，腹腔注射，雾化吸入
输注速度	20 ~ 60 分钟
注释	需经常监测药物浓度；谷浓度应不高于 2mg/L，给药后 60 分钟时的药峰浓度应不高于 10mg/L；避免长时间药峰浓度超过 12mg/L

其他信息

- 血液透析可清除 25% ~ 70% 的本药
- 囊性纤维化合并慢性肺部铜绿假单胞菌感染的雾化给药：300mg，每 12 小时 1 次，连用 28 日，停止 28 日后再重复给药
- 可用于腹膜炎患者，剂量为 6mg/L，腹腔注射

阿米卡星 Amikacin

临床应用

抗菌药

肾功能正常时的剂量

- 15mg/（kg·d），分两次给药
- 在严重感染的情况下，剂量增加到每日 22.5mg/kg，分 3 次给药
- 最大剂量 1.5g/d；最大累积剂量 15g

药代动力学

分子量（Da）	585.6
蛋白结合率（%）	<20
尿中原型药排泄率(%)	94～98
分布容积（L/kg）	0.22～0.29
半衰期（h）：正常 / ESRF	（2～3）/（17～150）

药物代谢

阿米卡星在肠道外给药后，将迅速弥散到细胞外液，能在脑脊液、胸腔积液、羊水和腹腔中检测到。其通过肾小球滤过，以原型从尿液排泄

肾功能（GFR，ml/min）受损时的剂量

20～50	5～6mg/kg，每 12 小时 1 次，或参考当地推荐剂量
10～20	3～4mg/kg，每 24 小时 1 次，或参考当地推荐剂量
<10	2mg/kg，每 24～48 小时 1 次，或参考当地推荐剂量

肾脏替代治疗时的剂量

APD/CAPD	透析可清除。与 GFR<10ml/min 时同剂量
HD	透析可清除。透析后按 5mg/kg 的剂量给药
HDF/HFD	透析可清除。透析后按 5mg/kg 的剂量给药
CAV/VVHD	透析可清除。7.5mg/kg，每 24 小时 1 次，监测药物浓度[1]

重要的药物相互作用

与其他药物合用的潜在风险

- 抗菌药：与甲磺酸钠黏菌素（colistimethate sodium）或多黏菌素类（polymyxins）合用会增加肾毒性风险，与头孢菌素类（cephalosporins）合用也可能增加肾毒性风险；与卷曲霉素（capreomycin）或万古霉素（vancomycin）合用增加耳毒性和肾毒性风险
- 环孢素（ciclosporin）：增加肾毒性风险
- 细胞毒性药物：与铂化合物（platinum compounds）合用会增加肾毒性风险，也可能增加耳毒性风险
- 利尿药：与袢利尿药合用增加耳毒性风险
- 肌肉松弛药：可增强非去极化类肌松药和琥珀胆碱（suxamethonium）的作用
- 拟副交感神经药：拮抗新斯的明（neostigmine）和吡啶斯的明（pyridostigmine）的作用
- 他克莫司（tacrolimus）：增加肾毒性风险

用法

溶液配制	用 0.9% 氯化钠溶液、5% 葡萄糖溶液或其他溶剂稀释
用法	肌内注射，静脉给药
输注速度	静脉注射：持续 2～3 分钟 静脉滴注：以 2.5mg/ml 的浓度持续滴注 30 分钟以上

注释　　　　可以腹腔注射

可给药 50ml（UK Critical Care Group, Minimum Infusion Volumes for Fluid Restricted Critically Ill Patients, 3rd edition, 2006）

不要与其他抗菌药混合应用

其他信息

- 具有肾毒性和耳毒性；高胆红素血症并不增加其毒性
- 应监测血清浓度，以帮助评估疗效和毒性

- 炎症时腹膜对其吸收增加
- 水肿、肥胖和腹腔积液时，其分布容积增加
- 药峰浓度应不超过 30mg/L
- 谷浓度应小于 5mg/L
- 阿米卡星对听觉功能的影响比庆大霉素（gentamicin）大
- 肾功能受损时的用药剂量来自 Drug Dosage in Renal Insufficiency, by Seyffart G

参考文献

[1] CVVH Initial Drug Dosing Guidelines accessed 22/05/2006.

硫酸新霉素　Neomycin sulphate

临床应用

抗菌药
- 用于术前肠道灭菌
- 治疗肝昏迷

肾功能正常时的剂量

- 肠道灭菌：每小时 1g，共用 4 小时；然后每 4 小时 1g，应用 2～3 日
- 肝昏迷：每日最大剂量为 4g，分次服用，通常应用 5～7 日

药代动力学

分子量（Da）	711.7
蛋白结合率（%）	0～30
尿中原型药排泄率（%）	30～50
分布容积（L/kg）	0.25
半衰期（h）：正常 / ESRF	（2～3）/ （12～24）

药物代谢

仅 3% 的剂量会被吸收。约 97% 的单次口服剂量以原型从粪便排泄

肾功能（GFR，ml/min）受损时的剂量

20～50	与肾功能正常时同剂量。慎用并监测肾功能
10～20	与肾功能正常时同剂量。慎用并监测肾功能
<10	与肾功能正常时同剂量。慎用并监测肾功能

肾脏替代治疗时的剂量

APD/CAPD	透析可清除。与 GFR<10ml/min 时同剂量
HD	透析可清除。与 GFR<10ml/min 时同剂量
HDF/HFD	透析可清除。与 GFR<10ml/min 时同剂量
CAV/VVHD	透析可清除。与 GFR=10～20ml/min 时同剂量

重要的药物相互作用

与其他药物合用的潜在风险
- 抗菌药：减少青霉素 V（又名苯氧甲基青霉素，phenoxymethylpenicillin）的吸收；与甲磺酸钠黏菌素（colistimethate sodium）或多黏菌素类（polymyxins）合用会增加肾毒性风险，与头孢菌素类（cephalosporins）合用也可能增加肾毒性风险；与卷曲霉素（capreomycin）或万古霉素（vancomycin）合用增加耳毒性和肾毒性风险
- 抗凝血药：与香豆素类（coumarins）或苯茚二酮（phenindione）合用会改变国际标准化比值（INR）
- 环孢素（ciclosporin）：增加肾毒性风险
- 细胞毒性药物：可能减少氨甲蝶呤（methotrexate）的吸收；降低索拉非尼（sorafenib）的生物利用度；与铂化合物（platinum compounds）合用会增加肾毒性风险，也可能增加耳毒性风险
- 利尿药：与袢利尿药合用增加耳毒性风险
- 肌肉松弛药：增强琥珀胆碱（suxamethonium）和非去极化类肌松药的作用
- 拟副交感神经药：拮抗新斯的明（neostigmine）和吡啶斯的明（pyridostigmine）的作用
- 他克莫司（tacrolimus）：增加肾毒性风险

用法

溶液配制 -
用法 口服，局部用药
输注速度 -

其他信息

- 胃肠道功能受损时本药的吸收会增加，此时长期用药能导致耳毒性和肾毒性，特别是肾衰竭患者

- 如果发生肾功能受损，本药剂量应立即减少，或者中止治疗
- 肾毒性和耳毒性与大剂量有关
- 在轻度肾衰竭（如 GFR>50ml/min）时，服药频率可减少到每 6 小时 1 次

1.9　多黏菌素类

甲磺酸钠黏菌素（黏菌素）　Colistimethate sodium (Colistin)

临床应用

抗菌药
- 治疗胃肠道感染（口服）

肾功能正常时的剂量

静脉用药
- 900 万单位 / 日，分 2 ~ 3 次使用
- 在危重患者，应给予 900 万 ~ 1200 万单位的负荷剂量
- 鞘内或脑室内：12.5 万单位 / 日

雾化吸入溶液
- Promixin：100 万 ~ 200 万单位，每 8 ~ 12 小时 1 次
- Colobreathe：1 粒胶囊（166.25 万单位），每日 2 次
  （译者注：Promixin 是一种气雾吸入剂，Colobreathe 是一种干粉吸入剂）

口服
- 150 万 ~ 300 万单位，每 8 小时 1 次

药代动力学

分子量（Da）	约 1748
蛋白结合率（%）	55[1]
尿中原型药排泄率（%）	80（雾化吸入少于 3）
分布容积（L/kg）	0.09~0.34[1]
半衰期（h）：正常 / ESRF	［3~4（危重患者 9~18）］/［13~20（静脉用药），3~6.4（雾化吸入）］

药物代谢

研究表明，黏菌素口服后并无显著的系统吸收。甲磺酸钠黏菌素在体内被水解为黏菌素盐基（colistin base）。约 80% 的药物以原型从尿液排泄，不经胆汁排泄，推测剩余的药物是在组织中灭活，机制不明

肾功能（GFR，ml/min）受损时的剂量

30 ~ 50　静脉给药：危重患者先给予常规负荷剂量，然后 550 万 ~ 750 万单位 / 日，分 2 次给药
其他给药途径：与肾功能正常时同剂量

10 ~ 30　静脉给药：危重患者先给予常规负荷剂量，然后 450 万 ~ 550 万单位 / 日，分 2 次给药
其他给药途径：与肾功能正常时同剂量

<10　静脉给药：危重患者先给予常规负荷剂量，然后 350 万单位 / 日，分 2 次给药
其他给药途径：与肾功能正常时同剂量

肾脏替代治疗时的剂量

APD/CAPD　透析可清除。危重患者先给予常规负荷剂量，然后 225 万单位 / 日，分 2 次给药

HD　透析可清除。危重患者先给予常规负荷剂量，之后的剂量为：非 HD 日 225 万单位 / 日，分 2 次给药；HD 日 300 万单位 / 日，透析后给药

HDF/HFD　透析可清除。危重患者先给予常规负荷剂量，之后的剂量为：非 HDF 日 225 万单位/日，分 2 次给药；HDF 日 300 万单位 / 日，透析后给药

CAV/VVHD 透析可清除。与肾功能正常时同剂量，分 3 次使用（CVVHDF 与此相同）

重要的药物相互作用

与其他药物合用的潜在风险
- 抗菌药：与氨基糖苷类（aminoglycosides）和卷曲霉素（capreomycin）合用增加肾毒性风险；与万古霉素（vancomycin）合用增加肾毒性和耳毒性风险
- 环孢素（ciclosporin）：增加肾毒性风险
- 细胞毒性药物：与铂化合物（platinum compounds）合用增加肾毒性风险，也可能增加耳毒性风险
- 利尿药：与袢利尿药合用增加耳毒性风险
- 肌肉松弛药：增强非去极化类肌松药和琥珀胆碱（suxamethonium）的作用
- 拟副交感神经药：拮抗新斯的明（neostigmine）和吡啶斯的明（pyridostigmine）的作用

用法

溶液配制　溶于 0.9% 氯化钠溶液或注射用水

用法　静脉给药，雾化吸入，局部用药，鞘内注射，脑室内注射，口服

输注速度　静脉滴注：30~60 分钟或以上
静脉注射：超过 5 分钟，当患者有完全植入式静脉通路装置（totally implantable venous access device, TIVAD）时才用

注释　静脉注射：溶入 10~50ml 0.9% 氯化钠溶液或注射用水中
吸入剂：溶解于 2~4ml 0.9% 氯化钠溶液或注射用水中

其他信息

- 每 50 万~200 万单位甲磺酸钠黏菌素含钠少于 0.5mmol/L（配制前）
- 药代动力学数据来自 Lee CS, Marbury TC. Drug therapy in patients undergoing haemodialysis：clinical pharmacokinetic considerations. Clin Pharmacokinet. 1984; 9(1): 42-66.
- 药物过量时可致肾衰竭、肌无力和呼吸暂停。危险因素常包括静脉给药、大剂量用药、与其他肾毒性药物合用，以及在肾衰竭患者中用药未相应减量
- 对肾功能受损患者、新生儿和囊性纤维化患者而言，药物血浆浓度在 10~15mg/L（125~200 单位/毫升）常已足够
- 肾功能受损时的药物剂量调整方案，由于所用制剂不同而相异。本部分的剂量来自"黏菌素产品特性概述"（Colomycin SPC）

参考文献

[1] Trotman RL, Williamson JC, Shoemaker DM, et al. Antibiotic dosing in critically ill adult patients receiving continuous renal replacement therapy. Clin Infect Dis. 2005; 41(8): 1159-1166.

1.10　糖肽类

万古霉素　Vancomycin

临床应用

抗菌药

肾功能正常时的剂量

- 静脉给药：1 ~ 1.5g，每 12 小时 1 次
- 参考当地治疗方案
- 口服：125 ~ 500mg，每日 4 次
- 更大剂量用于治疗艰难梭菌（*Clostridium difficile*）的耐药病例

药代动力学

分子量（Da）	1449.3（盐酸盐形式为 1485.7）
蛋白结合率（%）	10 ~ 50 [慢性肾脏病（CKD）5 期为 19]
尿中原型药排泄率（%）	80 ~ 90
分布容积（L/kg）	0.47 ~ 1.1 [慢性肾脏病（CKD）5 期为 0.88]
半衰期（h）：正常 / ESRF	6/（120 ~ 216）

药物代谢

目前认为万古霉素几乎不被代谢，其大部分以原型经肾小球滤过，从肾排泄。尽管机制尚未明确，但有少量药物不经肾清除

肾功能（GFR，ml/min）受损时的剂量

中度至重度肾功能受损患者的剂量调整方案见"其他信息"

20 ~ 50	静脉给药：0.5 ~ 1g，每 12 ~ 24 小时 1 次 口服：与肾功能正常时同剂量
10 ~ 20	静脉给药：0.5 ~ 1g，每 24 ~ 48 小时 1 次或参考当地治疗方案 口服：与肾功能正常时同剂量
<10	静脉给药：0.5 ~ 1g，每 48 ~ 96 小时 1 次或参考当地治疗方案 口服：与肾功能正常时同剂量

肾脏替代治疗时的剂量

APD/CAPD	不被透析清除。与 GFR< 10ml/min 时同剂量
HD	不被透析清除。与 GFR< 10ml/min 时同剂量
HDF/HFD	透析可清除。见"其他信息"
CAV/ VVHD	透析可清除。1g，每 48 小时 1 次[1]。或参考当地治疗方案
CVVHD/HDF	透析可清除。每日 1g，见"其他信息"[1]。或参考当地治疗方案

重要的药物相互作用

与其他药物合用的潜在风险

- 抗菌药：与氨基糖苷类（aminoglycosides）、卷曲霉素（capreomycin）或甲磺酸钠黏菌素（colistimethate sodium）合用会增加肾毒性及耳毒性风险；与多黏菌素类（polymyxins）合用会增加肾毒性风险
- 环孢素（ciclosporin）：合用会出现多种反应，同时增加肾毒性风险
- 利尿药：与袢利尿药合用增加耳毒性风险
- 肌肉松弛药：增强琥珀胆碱（suxamethonium）的作用
- 他克莫司（tacrolimus）：可能增加肾毒性风险

用法

溶液配制	每小瓶 500mg 万古霉素用 10ml 注射用水溶解，然后将含 1g 万古霉素的溶液稀释至 250ml 0.9% 氯化钠溶液中（中心静脉给药时稀释至 50ml）
用法	静脉给药，口服
输注速度	不超过 10mg/min
注释	通常稀释至 10～20mg/ml（UK Critical Care Group, Minimum Infusion Volumes for Fluid Restricted Critically Ill Patients, 3rd edition, 2006） 用于 CAPD 腹膜炎治疗 每袋 12.5～25mg/L（参考当地治疗方案） 有多种给药方法，从静脉给药到大剂量即刻腹腔注射 某些医疗单位采用如下方案 体重 >60kg 的患者：在第 1 日、第 7 日及第 14 日分别单次腹腔注射 2g，腹腔内停留 6 小时 体重 <60kg 的患者：在第 1 日、第 7 日及第 14 日分别单次腹腔注射 1.5g

其他信息

- 与甲硝唑（metronidazole）相比，本药为治疗假膜性结肠炎的二线治疗药物
- 小剂量口服不被吸收，但大剂量给药时需监测血药浓度
- 本药注射液可以口服，现已有口服胶囊制剂

- 中度至重度肾功能受损患者的剂量调整：给予 1g 负荷剂量，并于给药后 24 小时检测本药浓度。当浓度 <10mg/L 时可再给予 1g。给药后 2 小时的药峰浓度应在 18～26mg/L。某些医疗单位应用 500mg 负荷剂量
- 无肾或透析（anephric/dialysis）患者的用量通常为 1g，每周 1～2 次
- 给高通量血液透析患者治疗常需用较大剂量，可以起始用 1g，而后每次透析结束再给 500mg，共 3 次〔Ariano RE, Fine A, Sitar DS, et al. Adequacy of a vancomycin dosing regimen in patients receiving high-flux haemodialysis. Am J Kidney Dis. 2005; 46(4): 681-687〕
- 无尿患者的用药为 25mg/kg，每周 1 次〔Foote EF, Dreitlein WB, Steward CA, et al. Pharmacokinetics of vancomycin when administered during high flux hemodialysis. Clin Nephrol. 1998; 50(1):51-55〕
- 给 CVVHDF 患者治疗的建议为 450～750mg，每 12 小时 1 次〔Deldot ME, Lipman J, Tett SE. Vancomycin pharmacokinetics in critically ill patients receiving continuous venovenous haemodiafiltration. Br J Clin Pharmacol. 2004; 58(3)：259-268〕

参考文献

[1] Trotman RL, Williamson JC, Shoemaker DM, et al. Antibiotic dosing in critically ill adult patients receiving continuous renal replacement therapy. Clin Infect Dis. 2005; 41(8): 1159-1166.

替考拉宁　Teicoplanin

临床应用

抗菌药

肾功能正常时的剂量

- 负荷剂量：每 12 小时 6 ~ 12mg/kg 或 400 ~ 800mg，应用 3 ~ 5 次（取决于治疗适应证），之后每日 6 ~ 12mg/kg
- 艰难梭菌（*Clostridium difficile*）感染：100 ~ 200mg，每日 2 次，口服 10 ~ 14 日

药代动力学

分子量（Da）	1875 ~ 1891
蛋白结合率（%）	90 ~ 95
尿中原型药排泄率（%）	>97
分布容积（L/kg）	0.94 ~ 1.4
半衰期（h）： 正常 / ESRF	150/（62 ~ 230）

药物代谢

替考拉宁几乎完全以原型经肾小球滤过，从尿液排泄。2%~3% 的替考拉宁可能通过羟基化反应形成 2 种代谢产物。给药 8 日内，替考拉宁主要以原型从尿液排泄，给药剂量的 2.7% 可在粪便中测到（通过胆汁排泄）

肾功能（GFR，ml/min）受损时的剂量

30 ~ 80	负荷剂量与肾功能正常时相同，4 日后减至常规剂量的一半或隔日给予常规剂量一次
<30	起始剂量与肾功能正常时相同，4 日后减至常规剂量的 1/3 或每 3 日给予常规剂量一次。见"其他信息"

肾脏替代治疗时的剂量

APD/CAPD	不被透析清除。与 GFR<30ml/min 时同剂量
HD	不被透析清除。与 GFR<30ml/min 时同剂量
HDF/HFD	透析可清除 [1]。与 GFR<30ml/min 时同剂量
CAV/ VVHD	透析清除力不详。与 GFR<30ml/min 时同剂量。见"其他信息"

重要的药物相互作用

与其他药物合用的潜在风险

- 未知

用法

溶液配制	用本品附带的注射用水配制
用法	静脉给药，肌内注射
输注速度	静脉注射：2 ~ 3 分钟；静脉滴注：30 分钟
注释	可用于持续不卧床腹膜透析（CAPD）的腹腔感染治疗：6mg/kg，即刻静脉给药；然后每次以 20mg/L 的浓度加入腹膜透析液中给药，应用 7 日；再减为隔次以 20mg/L 的浓度加入腹膜透析液中给药，应用 7 日；最后减为以 20mg/L 的浓度加入夜间腹膜透析液中给药，应用 7 日

其他信息

- 目标谷浓度：采用高效液相色谱（HPLC）法检测不低于 10mg/L，或采用荧光偏振免疫分析（FPIA）法检测不低于 15mg/L。对于心内膜炎或其他严重感染，采用 HPLC 法检测谷浓度应为 15~30mg/L，采用 FPIA 法检测谷浓度应为 30~40mg/L
- 长期同时使用庆大霉素（gentamicin）和替考拉宁会增加耳毒性风险
- 据报道，对于具有严重感染的 HDF 患者，本药最大剂量可为 600mg，每周 3 次

- 替考拉宁几乎完全以原型经肾小球过滤，从尿液排泄，尚未发现其代谢产物

参考文献

[1] Thalhammer TF. Single-dose pharmacokinetics of teicoplanin during haemodialysis therapy using high-flux polysulfone membranes. Wien Klin Wochenschr. 1997；109(10): 362-365.

奥利万星　Oritavancin

临床应用

抗菌药

肾功能正常时的剂量

1200mg，即刻

药代动力学

分子量（Da）	1793.1（磷酸盐形式为 1989.1）
蛋白结合率（%）	85
尿中原型药排泄率（%）	<1
分布容积（L/kg）	87.6
半衰期（h）：正常 / ESRF	245/ 不变

药物代谢

体外人肝微粒体研究表明该药不被代谢。它以原型药从尿液（<1%）和粪便（<5%）排泄

肾功能（GFR，ml/min）受损时的剂量

20 ~ 50	与肾功能正常时同剂量
10 ~ 20	与肾功能正常时同剂量
<10	与肾功能正常时同剂量。见"其他信息"

肾脏替代治疗时的剂量

APD/CAPD	不被透析清除。与 GFR<10ml/min 时同剂量
HD	不被透析清除。与 GFR<10ml/min 时同剂量
HDF/HFD	不被透析清除。与 GFR<10ml/min 时同剂量
CAV/VVHD	不被透析清除。与肾功能正常时同剂量

重要的药物相互作用

与其他药物合用的潜在风险

- 抗凝血药：合用可能增加华法林（warfarin）的浓度

用法

溶液配制	以 40ml 注射用水配制
用法	静脉滴注
输注速度	超过 3 小时
注释	从 1000ml 5% 葡萄糖溶液中抽掉 120ml，然后加入配制好的药液

其他信息

- 生产商尚无严重肾功能受损时应用本药的资料。人群药代动力学研究表明，在临床上，肾功能受损对本药暴露并无有意义的影响。没有针对透析患者的专门研究
- 已证明本药会干扰某些实验室凝血试验。单次给药后患者血中的本药浓度已能人工延长：活化部分凝血活酶时间（APTT）最长至 120 小时，凝血酶原时间（PT）和国际标准化比值（INR）最长至 12 小时，活化凝血时间（ACT）最长至 24 小时，硅凝血时间（silica clot time）最长至 18 小时，拉塞尔蝰蛇毒稀释试验（dilute Russell's viper venom test）最长至 72 小时

特拉万星　Telavancin

临床应用

抗菌药

● 治疗耐甲氧西林金黄色葡萄球菌（MRSA）感染的医院获得性肺炎

肾功能正常时的剂量

● 10mg/kg，每日 1 次，共 7～21 日
● BMI>30：每日 7.5 mg/kg

药代动力学

分子量（Da）	1755.7（盐酸盐形式为 1792.1）
蛋白结合率（%）	90
尿中原型药排泄率（%）	64～76
分布容积（L/kg）	0.133
半衰期（h）：正常 / ESRF	8/14.5

药物代谢

体外研究表明，CYP1A1、1A2、2B6、2C18、2C19、2D6、2E1、2J2、3A4、3A5 及 4F12 能加速特拉万星代谢，导致特拉万星的 2-（癸胺基）乙基侧链［2-(decylamino) ethyl side chain］上的 7、8、9 位点发生羟基化。

在一项质量平衡研究中，男性受试者接受了放射性标记的特拉万星，3 个羟基代谢产物被鉴定为主要代谢产物（THRX-651540），在尿液中占放射性剂量低于 10%，在血浆中占放射性剂量低于 2%。

人体清除特拉万星的主要途径是肾。给健康的年轻受试者静脉滴注放射性标记的特拉万星后，约 76% 的放射性剂量在尿液中发现，不足 1% 在粪便中发现（收集时间长达 9 日）。特拉万星主要以原型排泄，在 48 小时回收的尿液中原型约占 82%

肾功能（GFR，ml/min）受损时的剂量

30～50	7.5mg/kg，每日 1 次
10～30	10mg/kg，每 48 小时 1 次
<10	避免使用

肾脏替代治疗时的剂量

APD/CAPD	不被透析清除。与 GFR<10ml/min 时同剂量
HD	透析可清除 5.9%。与 GFR<10ml/min 时同剂量
HDF/HFD	透析清除力不详。与 GFR<10ml/min 时同剂量
CAV/ VVHD	透析可清除。与 GFR=10～30ml/min 时同剂量。见"其他信息"

重要的药物相互作用

与其他药物合用的潜在风险

● 疫苗：抗菌药会灭活口服伤寒疫苗

用法

溶液配制	每瓶 250mg 特拉万星，可用 15ml 5% 葡萄糖溶液、0.9% 氯化钠溶液或注射用水配制
用法	静脉滴注
输注速度	超过 60 分钟
注释	150～800mg 特拉万星需要用 100～250ml 0.9% 氯化钠溶液或 5% 葡萄糖溶液或 5% 林格液稀释
	剂量超过 800mg 时稀释至 0.6～8mg /ml

其他信息

- 4 小时的血液透析会清除 5.9% 的药物
- CCr<30ml/min 或透析的患者，英国生产商建议禁用本药。临床研究显示，急性肾损伤（AKI）患者在接受特拉万星治疗后死亡风险增加。应用特拉万星和万古霉素（vancomycin）治疗的全因死亡率分别为 44% 和 25%，而无 AKI 的患者仅仅分别为 17% 和 18%
- GFR=10 ~ 30ml/min 时的剂量资料来自"美国数据表"（US data sheet）
- 治疗期最初的 3 ~ 5 日，每日监测肾功能，之后每 48 ~ 72 小时监测一次

1.11　环脂肽类

达托霉素　Daptomycin

临床应用

抗菌药

肾功能正常时的剂量

4～6mg/kg，每日 1 次，共 7～14 日（取决于用药指征）

药代动力学

分子量（Da）	1620.7
蛋白结合率（%）	90～92
尿中原型药排泄率（%）	约 50%
分布容积（L/kg）	0.092～0.104
半衰期（h）：	（8.1～9）/
正常/ESRF	29.4[1]

药物代谢

体外试验研究表明，达托霉素不受细胞色素 P_{450} 同工酶系统作用，也不影响此系统。目前认为此药在体内很少，甚至没有经受代谢，尽管已有 4 种小代谢产物在尿液中被发现。达托霉素主要经肾排泄，单次给药时，约 78% 和 6% 的药物可分别从尿液和粪便排泄

肾功能（GFR，ml/min）受损时的剂量

30～50	与肾功能正常时同剂量
<30	4～6mg/kg，每 48 小时 1 次

肾脏替代治疗时的剂量

APD/CAPD	不被透析清除。与 GFR<30ml/min 时同剂量
HD	不被透析清除。与 GFR<30ml/min 时同剂量
HDF/HFD	透析可清除。与 GFR<30ml/min 时同剂量
CAV/VVHD/VVHDF	透析可少量清除。4～6mg/kg，每 48 小时 1 次[2]

重要的药物相互作用

与其他药物合用的潜在风险

- 华法林（warfarin）：与本药合用时需监测国际标准化比值（INR）
- 环孢素（ciclosporin）：增加肌病风险，应尽量避免合用
- 调节血脂药：与贝特类（fibrates）、他汀类（statins）合用会增加肌病风险，应尽量避免合用

用法

溶液配制	静脉滴注：用 7ml 0.9% 氯化钠溶液配制成 50mg/ml 溶液 静脉注射：用 10ml 0.9% 氯化钠溶液配制
用法	静脉滴注，静脉注射
输注速度	静脉滴注：不低于 30 分钟 静脉注射：不低于 2 分钟
注释	配成溶液后，在室温下保存 12 小时或冷藏 48 小时药性仍稳定 在静脉滴注前将上述配制好的溶液加到 50ml 0.9% 氯化钠溶液中 与葡萄糖溶液不相容 与含有以下药物的溶液相容：氨曲南（aztreonam）、头孢他啶（ceftazidime）、头孢曲松（ceftriaxone）、庆大霉素（gentamicin）、氟康唑（fluconazole）、左氧氟沙星（levofloxacin）、多巴胺（dopamine）、肝素（heparin）和利多卡因（lidocaine）

其他信息

- 可能引起肾功能受损
- 小药瓶内并无任何抑制细菌或真菌的药剂
- 生产商建议透析患者在透析后给药
- 需要监测肌酐磷酸激酶水平，有肌肉疼痛或无力的相关报道
- 在严重肾衰竭患者中应用此药，可增加肌病风险，这是由于体内达托霉素水平升高
- 15% 的药物能被 4 小时血液透析清除，11% 的药物能被 48 小时腹膜透析清除
- 治疗浓度的达托霉素似乎不会受低清除率的腹膜透析影响，全身应用本药治疗腹膜炎也不太可能起效 [3]
- 有病例研究报道，腹腔注射达托霉素（浓度为 100mg/L）治疗万古霉素耐药肠球菌获得成功 [Huen SC, Hall I &Topal J et al. Successful use of intraperitoneal daptomycin in the treatment of vancomycin-resistant enterococcus. peritonitis. Am J Kidney Dis.2009 Sep; 54(3)：538-541]

参考文献

[1] Fenton C, Keating GM, Curran MP. Daptomycin. Drugs. 2004; 64(4): 445-455.
[2] Trotman RL, Williamson JC, Shoemaker DM, et al. Antibiotic dosing in critically ill adult patients receiving continuous renal replacement therapy. Clin Infect Dis. 2005; 41(8): 1159-1166.
[3] Salzer W. Antimicrobial-resistant gram-positive bacteria in PD peritonitis and the newer antibiotics used to treat them. Perit Dial Int. 2005; 25(4): 313-319.

1.12 噁唑烷酮类

利奈唑胺 Linezolid

临床应用

抗菌药

肾功能正常时的剂量

600mg，每日 2 次

药代动力学

分子量（Da）	337.3
蛋白结合率（%）	31
尿中原型药排泄率（%）	30
分布容积（L/kg）	0.6
半衰期（h）：正常 / ESRF	（5 ~ 7）/ 不变

药物代谢

利奈唑胺的主要代谢途径是吗啉环（morpholine ring）氧化，形成两种无活性的开环羧酸衍生物：氨基乙氧基乙酸代谢产物（aminoethoxyacetic acid metabolite，PNU-142300）和羟乙基甘氨酸代谢产物（hydroxyethyl glycine metabolite，PNU-142586）。在人体中，PNU-142586是主要代谢产物，由非酶促反应生成，PNU-142300 生成量较少。此外，还有一些其他微量无活性代谢产物。在肾功能正常或轻度至中度肾功能不全患者中，在稳态下利奈唑胺主要以 PNU-142586（40%）、药物原型（30%）和 PNU-142300（10%）形式从尿液排泄。药物原型不从粪便排泄，6% 的 PNU-142586 和3% 的 PNU-142300 分别从粪便排泄。非肾清除约占利奈唑胺总清除率的 65%

肾功能（GFR，ml/min）受损时的剂量

20 ~ 50	与肾功能正常时同剂量
10 ~ 20	与肾功能正常时同剂量
<10	与肾功能正常时同剂量。应严密监测。见"其他信息"

肾脏替代治疗时的剂量

APD/CAPD	可能被透析清除。与 GFR<10ml/min 时同剂量
HD	透析可清除。与 GFR< 10ml/min 时同剂量
HDF/HFD	透析可清除。与 GFR< 10ml/min 时同剂量
CAV/VVHD	透析可清除。与肾功能正常时同剂量
CVVHDF	透析可清除。与肾功能正常时同剂量[1]

重要的药物相互作用

与其他药物合用的潜在风险

- 乙醇（alcohol）：含有酪胺（tyramine）的产品可增强降压作用
- 镇痛药：避免与奈福泮（nefopam）合用；阿片类镇痛药可能导致中枢神经系统兴奋或抑制
- 抗抑郁药：与选择性 5-HT 再摄取抑制剂（SSRIs）和三环类抗抑郁药（tricyclic antidepressants）合用能增加 5-HT 能综合征（serotonergic syndrome）风险；避免与度洛西汀（duloxetine）、单胺氧化酶抑制剂（MAOIs）、吗氯贝胺（moclobemide）、瑞波西汀（reboxetine）、文拉法辛（venlafaxine）和沃替西汀（vortioxetine）合用

- 抗癫痫药：拮抗抗惊厥作用，避免与卡马西平（carbamazepine）合用
- 抗疟药：避免与蒿甲醚和本芴醇复方制剂（artemether-lumefantrine），及哌喹和青蒿醇复方制剂（piperaquine-artenimol）合用
- 抗精神病药：氯氮平（clozapine）可能增强中枢神经系统的作用
- 阿托西汀（atomoxetine）：应避免合用
- 安非他酮（bupropion）：应避免合用
- 多巴胺能类（dopaminergics）：与复方多巴丝肼（co-beneldopa）、卡左双多巴（co-careldopa）、恩他卡朋（entacapone）、左旋多巴（levodopa）、雷沙吉兰（rasagiline）和司来吉兰（selegiline）合用有高血压危象风险，应避免合用
- 达泊西汀（dapoxetine）：增强 5-HT 能作用，应避免合用
- 5-HT$_1$ 受体激动剂：应避免与利扎曲普坦（rizatriptan）、舒马普坦（sumatriptan）和佐米曲普坦（zolmitriptan）合用，否则有引起中枢神经系统毒性的风险
- 吲哚拉明（indoramin）：应避免合用
- 奥匹卡朋（opicapone）：应避免合用（译者注：奥匹卡朋是一种新的外周儿茶酚 O- 甲基转移酶抑制剂，于 2016 年 6 月获欧盟批准上市）
- 拟交感神经药：有高血压危象风险，应避免合用

用法

溶液配制	-
用法	口服，静脉滴注
输注速度	30 ~ 120 分钟

其他信息

- 3 小时血液透析能清除本药的 30%
- 单次给药 600mg 后，重度肾功能受损（CCr<30ml/min）患者血浆中利奈唑胺的 2 个主要代谢产物暴露量会增加 7 ~ 8 倍。但是母体药的药 - 时曲线下面积（AUC）没有增加。尽管血液透析可部分清除利奈唑胺的主要代谢产物，但在单次给药 600mg 后，透析后患者血浆中的代谢产物水平仍明显高于肾功能正常及轻度至中度肾功能不全患者的水平
- 在 24 例严重肾功能不全患者中，21 例进行了规律血液透析，给药数天后 2 个主要代谢产物的药峰浓度为正常肾功能患者的 10 倍，而利奈唑胺的药峰浓度未受影响
- 在给 GFR<10ml /min 的患者利奈唑胺 600mg，每日 2 次治疗时，若出现血小板计数下降，则应考虑减少药量至 600mg，每日 1 次
- 在肾衰竭时，蓄积的 2 种代谢产物具有单胺氧化酶抑制剂（MAOIs）的活性，但没有抗菌活性，需密切对患者进行监测
- 每 300ml 静脉用药含 5mmol 钠
- 利奈唑胺是一种微弱的可逆的非选择性单胺氧化酶抑制剂（MAOIs），它能够与通常不与 MAOIs 联合应用的药物，如选择性 5-HT 再摄取抑制剂（SSRIs）合用，但必须密切监测
- 应用利奈唑胺治疗超过 28 日时，有报道患者出现了外周神经病和（或）视神经病导致视力丧失，并导致贫血需要输血，以及乳酸性酸中毒。服药过程应对患者进行视力监测

- 在口服或静脉给药后，本药在腹膜透析液中能够达到足够的药物浓度，从而治疗万古霉素耐药肠球菌［Salzer W. Antimicrobial-resistant gram-positive bacteria in PD peritonitis and the newer antibiotics used to treat them. Perit Dial Int. 2005; 25:(4) : 313-319 ］
- 一项药代动力学研究发现，肾功能受损患者由于药物清除率降低，血小板减少症的发生率增加，建议减少此类人群的本药用量 [2]

参考文献

[1] Kraft MD, Pasko DA, DePestel DD, et al. Linezolid clearance during continuous venovenous hemodiafiltration：a case report. Pharmacotherapy. 2003; 23(8): 1071-1075.

[2] Tsuji Y, Holford N, Kasai H, et al. Population pharmacokinetics and pharmacodynamics of linezolid-induced thrombocytopenia in hospitalized patients. Brit J Clin Pharmacl. 2017; 83(8): 1758-1772.

磷酸特地唑胺　Tedizolid phosphate

临床应用

抗菌药

肾功能正常时的剂量

200mg，每日 1 次，共 6 日

药代动力学

分子量（Da）	450.3
蛋白结合率（%）	70~90
尿中原型药排泄率（%）	<3（18 种活性代谢产物）
分布容积（L/kg）	67~80
半衰期（h）：正常 / ESRF	12/ 不变

药物代谢

磷酸特地唑胺被内源性血浆和组织中的磷酸酶转化为具有微生物活性的成分特地唑胺。特地唑胺主要以非循环的硫酸共轭物形式从排泄物中排出。在禁食情况下，单次口服 ^{14}C 标记的特地唑胺后发现其大多数由肝清除，粪便可回收 81.5% 的放射剂量，尿液可回收 18%

肾功能（GFR，ml/min）受损时的剂量

20 ~ 50	与肾功能正常时同剂量
10 ~ 20	与肾功能正常时同剂量
<10	与肾功能正常时同剂量

肾脏替代治疗时的剂量

APD/CAPD	不被透析清除。与肾功能正常时同剂量
HD	透析清除 <10%[1]。与肾功能正常时同剂量
HDF/HFD	透析清除力不详。与肾功能正常时同剂量
CAV/ VVHD	透析清除力不详。与肾功能正常时同剂量

重要的药物相互作用

与其他药物合用的潜在风险

- 乙醇（alcohol）：与某些含酪胺（tyramine）的酒精或非酒精饮料同时服用会引起高血压危象
- α 受体拮抗药：增强降压作用；避免与吲哚拉明（indoramin）合用
- 镇痛药：与哌替啶（pethidine）、其他阿片类（opioids）和奈福泮（nefopam）合用，可导致中枢神经兴奋或抑制，应避免合用；曲马多（tramadol）有增强 5-HT 能反应和诱发惊厥的风险，应避免合用
- 抗抑郁药：合用会增强对中枢神经系统的作用和毒性；在停用本药后 2 周内应避免使用其他单胺氧化酶抑制剂（MAOIs）、选择性 5-HT 再摄取抑制剂（SSRIs）和沃替西汀（vortioxetine）；与所有的抗抑郁药合用均需小心
- 抗癫痫药：抗惊厥作用被拮抗；正在使用或停用 MAOIs 2 周内，避免使用卡马西平（carbamazepine）
- 抗疟药：避免与蒿甲醚和本芬醇复方制剂（artemether-lumefantrine）及哌喹和青蒿醇复方制剂（piperaquine-artenimol）合用
- 抗精神药：氯氮平（clozapine）会增强本药作用
- 阿托西汀（atomoxetine）：合用可能增加惊厥风险，应避免合用或停用本药 2 周后使用
- 安非他酮（bupropion）：避免与 MAOIs 合用或停用 MAOIs 2 周后使用

- 达泊西汀（dapoxetine）：有增加 5-HT 能反应的风险，应避免与 MAOIs 合用或在停用 MAOIs 2 周后使用
- 右苯丙胺（dexamfetamine）和利右苯丙胺（lisdexamfetamine）：合用会增加高血压危象风险，应避免与 MAOIs 合用或在停用 MAOIs 2 周后使用
- 多巴胺能类（dopaminergics）：避免与恩他卡朋（entacapone）和托卡朋（tolcapone）合用；与左旋多巴（levodopa）和雷沙吉兰（rasagiline）合用会增加高血压危象，在停用 MAOIs 后至少 2 周内避免使用；与司来吉兰（selegiline）合用增加低血压风险
- 5-HT$_1$ 受体激动剂：与舒马普坦（sumatriptan）、利扎曲普坦（rizatriptan）和佐米曲普坦（zolmitriptan）合用有增加中枢神经系统毒性的风险，在停用 MAOIs 后至少 2 周内应避免使用舒马普坦和利扎曲普坦
- 间羟胺（metaraminol）：合用有增加高血压危象的风险，避免与 MAOIs 合用或在停用 MAOIs 2 周后使用
- 甲基多巴（methyldopa）：应避免合用
- 奥匹卡朋（opicapone）：应避免合用
- 拟交感神经药：与拟交感神经药合用增加高血压危象风险，应避免合用
- 丁苯那嗪（tetrabenazine）：合用会增加中枢神经兴奋和高血压风险，应避免合用

用法

溶液配制	用 4ml 注射用水配制
用法	口服，静脉滴注
输注速度	60 分钟
注释	用 250ml 0.9% 氯化钠溶液进一步稀释

其他信息

口服生物利用度超过 90%

参考文献

[1] Flanagan S, Minassian SL, Morris D, et al. Pharmacokinetics of tedizolid in subjects with renal or hepatic impairment. Antimicrob Agents Chemother. 2014; 58(11): 6471-6476.

1.13　其他抗生素

磷霉素　Fosfomycin

临床应用

抗菌药

肾功能正常时的剂量

- 口服：3g, 胶囊（sachet），即刻服用
- 静脉给药：12 ~ 24g/d, 分 2 ~ 3 次给药，取决于治疗适应证
- 细菌性脑膜炎：16 ~ 24g/d, 分 3 ~ 4 次给药
- 单次的最大剂量 8g

药代动力学

分子量（Da）	138.1（磷霉素氨丁三醇为 259.2）
蛋白结合率（%）	0
尿中原型药排泄率（%）	80 ~ 90
分布容积（L/kg）	0.3
半衰期（h）：正常 / ESRF	（2.9 ~ 8.5）/40

药物代谢

磷霉素在体内不经过生物转化，主要以原型从肾排泄。单次给药后 2 ~ 4 小时内尿液中药物浓度高达 3mg/ml。治疗浓度 200 ~ 300μg/ml 在尿液中至少能维持 36 小时，有时可持续 48 ~ 72 小时

肾功能（GFR, ml/min）受损时的剂量

31 ~ 40	口服：与肾功能正常时同剂量 静脉：第 1 次给药为正常负荷剂量，此后为常规剂量的 70%，分 2 ~ 3 次给药
21 ~ 30	口服：与肾功能正常时同剂量 静脉：第 1 次给药为正常负荷剂量，此后为常规剂量的 60%，分 2 ~ 3 次给药
11 ~ 20	口服：与肾功能正常时同剂量 静脉：第 1 次给药为正常负荷剂量，此后为常规剂量的 40%，分 2 ~ 3 次给药
<10	口服：由于半衰期延长，禁用。见"其他信息" 静脉：第 1 次给药为正常负荷剂量，此后为常规剂量的 20%，分 1 ~ 2 次给药

肾脏替代治疗时的剂量

APD/CAPD	透析可清除。与 GFR<10ml/min 时同剂量
HD	透析可清除。口服：与 GFR<10ml/min 时同剂量。静脉：透析后给药 2g
HDF/HFD	透析可清除。口服：与 GFR<10ml/min 时同剂量。静脉：透析后给药 2g
CAV/VVHD	透析可清除。口服：与 GFR=11 ~ 20ml/min 时同剂量。静脉：与肾功能正常时同剂量。见"其他信息"
CVVHF	透析可清除。与肾功能正常时同剂量。见"其他信息"

重要的药物相互作用

与其他药物合用的潜在风险

- 甲氧氯普胺（metoclopramide）：甲氧氯普胺能增加胃肠道蠕动，合用会导致磷霉素的血清浓度及尿排泄量降低

用法

溶液配制	用注射用水或 5%~10% 葡萄糖溶液配制，2g 配 50ml，4g 配 100ml，8g 配 200ml
用法	静脉给药，口服
输注速度	2g 至少滴注 15 分钟，4g 至少滴注 30 分钟，8g 至少滴注 60 分钟
注释	配制溶液的置换价（displacement values）为 1ml（1 瓶 2g）、2ml（1 瓶 4g）和 4ml（1 瓶 8g）

其他信息

- 口服生物利用度是 34%~41%
- 应用本药剂量超过 16g 的资料有限，生产商建议慎用
- CVVHF 的本药剂量是后稀释时的剂量，没有前稀释时的相关信息
- 对 5 例进行透析的无尿患者进行检测，透析期间磷霉素的半衰期（$t_{1/2}$）是 40 小时。在不同程度肾功能受损（CCr＝7~54ml/min）患者中，磷霉素的半衰期（$t_{1/2}$）从 11 小时延长到 50 小时。尿液中的磷霉素占比从 32% 下降到 11%，提示肾功能受损能使磷霉素排泄显著减少
- 治疗期间经常发生细菌耐药，故磷霉素不适用于严重感染的维持治疗
- 给重度肾功能受损患者本药单剂 3g，其治疗血浆浓度可维持 7~10 日

氨曲南　Aztreonam

临床应用

抗菌药

肾功能正常时的剂量

- 中度感染：1g，每 8 小时 1 次；或 2g，每 12 小时 1 次
- 严重感染：2g，每 6 ~ 8 小时 1 次
- 尿路感染：0.5 ~ 1g，每 8 ~ 12 小时 1 次
- 雾化吸入：75mg，每日 3 次，连用 28 日

药代动力学

分子量（Da）	435.4
蛋白结合率（%）	60
尿中原型药排泄率（%）	60 ~ 70
分布容积（L/kg）	0.5 ~ 1
半衰期（h）：正常 / ESRF	1.7/（6 ~ 8）

药物代谢

氨曲南在体内不被广泛代谢，其主要代谢产物 SQ-26992 无活性，通过打开 β-内酰胺环形成，比母体药的生物半衰期更长。氨曲南主要以原型、仅少量以代谢产物形式排泄，主要通过肾小管分泌及肾小球滤过后从尿液排泄。只有很少一部分药物原型及代谢产物经粪便排泄

肾功能（GFR，ml/min）受损时的剂量

30 ~ 50	与肾功能正常时同剂量
10 ~ 30	静脉给药：负荷剂量 1 ~ 2g，然后按常规剂量的 50% 维持；雾化：与肾功能正常时同剂量
<10	静脉给药：负荷剂量 1 ~ 2g，然后按常规剂量的 25% 维持；雾化：与肾功能正常时同剂量

肾脏替代治疗时的剂量

APD/CAPD	不被透析清除。与 GFR< 10ml/min 时同剂量
HD	透析可清除。与 GFR< 10ml/min 时同剂量
HDF/HFD	透析可清除。与 GFR< 10ml/min 时同剂量
CAV/VVH	透析可清除。负荷剂量 2g，然后每 12 小时 1 ~ 2g[1]
CVVHD/HDF	透析可清除。每 12 小时 2g[1]

重要的药物相互作用

与其他药物合用的潜在风险

- 可能增强香豆素类（coumarins）的抗凝作用

用法

溶液配制	每小瓶（1g）溶于 3ml 的注射用水中
用法	肌内注射（注入深部肌肉中），静脉注射，静脉滴注，雾化吸入
输注速度	静脉注射：缓慢注射，3 ~ 5 分钟注射完 静脉滴注：20 ~ 60 分钟滴注完毕
注释	静脉滴注时用 5% 葡萄糖溶液、0.9% 氯化钠溶液或复方乳酸钠溶液稀释 稀释至 20mg/ml 以上的浓度 配制好的溶液可在冰箱内保存 24 小时 单剂大于 1g 时，推荐从静脉途径给药

其他信息

生产商推荐，给肾功能受损患者用药时，起始剂量仍为通常剂量，而后维持剂量则根据肌酐清除率调整。给药的间隔时间不变

参考文献

[1] Trotman RL, Williamson JC, Shoemaker DM, et al. Antibiotic dosing in critically ill adult patients receiving continuous renal replacement therapy. Clin Infect Dis. 2005; 41(8): 1159-1166.

夫西地酸钠　Sodium fusidate

临床应用

抗菌药

肾功能正常时的剂量

- 口服：0.5~1g（夫西地酸钠），每8小时1次
- 混悬剂：750mg（夫西地酸），每8小时1次

药代动力学

分子量（Da）	538.7
蛋白结合率（%）	95
尿中原型药排泄率（%）	<1
分布容积（L/kg）	0.2
半衰期（h）：正常/ESRF	（10~15）/不变

药物代谢

本药几乎全部以代谢产物形式经胆汁排泄，部分代谢产物具有弱的抗菌活性。约2%以原型从粪便排泄

肾功能（GFR，ml/min）受损时的剂量

20~50	与肾功能正常时同剂量
10~20	与肾功能正常时同剂量
<10	与肾功能正常时同剂量

肾脏替代治疗时的剂量

APD/CAPD	不被透析清除。与肾功能正常时同剂量
HD	不被透析清除。与肾功能正常时同剂量
HDF/HFD	透析清除力不详。与肾功能正常时同剂量
CAV/VVHD	不被透析清除。与肾功能正常时同剂量

重要的药物相互作用

与其他药物合用的潜在风险

- 抗病毒药：与利托那韦（ritonavir）合用时两药浓度均升高，应避免合用；与沙奎那韦（saquinavir）合用时两药浓度均升高
- 他汀类：与辛伐他汀（simvastatin）和阿托伐他汀（atorvastatin）合用增加肌病风险，尤其是糖尿病患者。避免与辛伐他汀同时使用，需停药7日后开始应用[1]

用法

溶液配制	-
用法	口服
输注速度	-

参考文献

[1] MHRA. Drug Safety Update. Statins: interactions and updated advice. 2012 August; 6(1):2-4.

利福昔明　Rifaximin

临床应用

抗菌药

- 治疗旅行者腹泻
- 用于减少肝性脑病的复发

肾功能正常时的剂量

- 旅行者腹泻：200mg，每 8 小时 1 次，治疗 3 日
- 肝性脑病：550mg，每日 2 次

药代动力学

分子量（Da）	785.9
蛋白结合率（%）	67.5
尿中原型药排泄率（%）	0.03
分布容积（L/kg）	无数据
半衰期（h）：正常 / ESRF	5.85/-

药物代谢

利福昔明不能很好地吸收。进入机体的利福昔明被认为同其他利福霉素（rifamycin）衍生物一样将在肝内代谢。利福昔明主要（97%）以药物原型从粪便排泄

肾功能（GFR，ml/min）受损时的剂量

20 ~ 50	与肾功能正常时同剂量
10 ~ 20	与肾功能正常时同剂量
<10	与肾功能正常时同剂量

肾脏替代治疗时的剂量

APD/CAPD	可能不被透析清除。与肾功能正常时同剂量
HD	可能不被透析清除。与肾功能正常时同剂量
HDF/HFD	可能不被透析清除。与肾功能正常时同剂量
CAV/ VVHD	可能不被透析清除。与肾功能正常时同剂量

重要的药物相互作用

与其他药物合用的潜在风险

- 环孢素（ciclosporin）：环孢素能增加本药浓度

用法

溶液配制	-
用法	口服
输注速度	-

其他信息

- 对侵袭性肠道病原菌如志贺菌属、弯曲杆菌属所致腹泻无效
- 生物利用度低于 0.4%
- 对肾功能受损患者，用较大剂量防治肝性脑病需谨慎

2. 合成抗菌药

2.1　磺胺类及磺胺增效剂

磺胺嘧啶　Sulfadiazine

临床应用

抗菌药
- 治疗艾滋病患者的弓形体病感染
- 预防风湿热

肾功能正常时的剂量

- 负荷剂量：2~4g
- 维持剂量：可达每日4g，分次服用

药代动力学

分子量（Da）	250.3（钠盐形式为272.3）
蛋白结合率（%）	20~55
尿中原型药排泄率（%）	80
分布容积（L/kg）	0.29
半衰期（h）：正常/ESRF	17/延长

药物代谢

磺胺嘧啶可在肝内形成乙酰化代谢产物，主要经肾排泄。磺胺嘧啶和其乙酰化衍生物的肾排泄取决于尿pH；当尿液为酸性时，快和慢乙酰化患者都有约30%的药物以原型从尿液排泄；而当尿液为碱性时，慢乙酰化患者有约75%的药物以原型从尿液排泄

肾功能（GFR，ml/min）受损时的剂量

20~50	与肾功能正常时同剂量
10~20	使用常规剂量的50%，监测血药浓度
<10	使用常规剂量的25%，监测血药浓度

肾脏替代治疗时的剂量

APD/CAPD	透析清除力不详。与GFR<10ml/min时同剂量
HD	透析可清除。与GFR<10ml/min时同剂量
HDF/HFD	透析可清除。与GFR<10ml/min时同剂量
CAV/VVHD	透析可清除。与GFR=10~20ml/min时同剂量

重要的药物相互作用

与其他药物合用的潜在风险
- 抗菌药：与乌洛托品（methenamine）合用有增加结晶尿的风险
- 抗凝血药：合用会增强香豆素类（coumarins）的抗凝作用；可能抑制苯茚二酮（phenindione）的代谢
- 抗癫痫药：增强苯妥英（phenytoin）的抗叶酸作用，并增加其浓度
- 抗疟药：与乙胺嘧啶（pyrimethamine）合用有增强抗叶酸作用的风险
- 抗精神病药：应避免与氯氮平（clozapine）合用（增加粒细胞缺乏症风险）
- 环孢素（ciclosporin）：降低环孢素浓度；增加肾毒性风险
- 细胞毒性药物：合用会增加氨甲蝶呤（methotrexate）毒性风险

用法

溶液配制	-
用法	口服
输注速度	-

其他信息

- 生产商将严重肾功能受损列为本药使用禁忌
- 从药代动力学数据评估用药剂量
- 本药口服后 4 小时内可进入脑脊液（CSF）发挥治疗作用，脑脊液药物浓度可能为血药浓度的 50% 以上

- 通过足够的水化和碱化尿液使尿 pH>7.15，可避免结晶尿发生
- 血药浓度宜为 100 ~ 150μg/ml
- 治疗弓形体病时，本药需与乙胺嘧啶（每日 25 ~ 100mg）联合应用

复方新诺明（磺胺甲噁唑 – 甲氧苄啶复方）

Co-trimoxazole (Trimethoprim-Sulfamethoxazole)

临床应用

抗菌药

- 治疗和预防耶氏肺孢子菌肺炎（pneu-mocystis jiroveci pneumonia）[译者注：耶氏肺孢子菌肺炎常被误称为卡氏肺孢子菌肺炎（pneumocystis carinii pneumonia），其实后者只感染啮齿类动物，不感染人类]
- 治疗慢性支气管炎急性加重
- 治疗尿路感染（微生物学检验提示复方新诺明敏感）

肾功能正常时的剂量

- 耶氏肺孢子菌肺炎
  - 治疗：120mg /（kg·d），分 2 ~ 4 次使用
  - 口服预防：每日 480 ~ 960mg 或隔日 960mg
- 慢性支气管炎急性加重和尿路感染
  - 静脉给药：960 ~ 1440mg，每日 2 次
  - 口服：960mg，每日 2 次

药代动力学

分子量（Da）	磺胺甲噁唑：253.3；甲氧苄啶：290.3
蛋白结合率（%）	磺胺甲噁唑：70；甲氧苄啶：45
尿中原型药排泄率（%）	磺胺甲噁唑：15 ~ 30；甲氧苄啶：40 ~ 60
分布容积（L/kg）	磺胺甲噁唑：0.28 ~ 0.38；甲氧苄啶：1 ~ 2.2
半衰期（h）：正常 / ESRF	磺胺甲噁唑：（6 ~ 12）/（20 ~ 50）；甲氧苄啶：（8 ~ 10）/（20 ~ 49）

药物代谢

磺胺甲噁唑主要在肝内进行共轭反应，转变为无活性的 N4- 乙酰衍生物；此代谢产物约占循环中磺胺甲噁唑总量的 15%。肾功能受损患者该药代谢将增加，而肝功能受损患者该药代谢将减少。药物的尿液清除量取决于尿 pH。单次给药的 80% ~ 100% 经尿液排泄，其中 60% 以乙酰衍生物形式、其余以原型和葡糖苷酸形式排出。甲氧苄啶主要经肾小球滤过和肾小管分泌后从肾排泄，仅 10% ~ 20% 经肝代谢。本药大多数（约占单次剂量的 40% ~ 60%）在 24 小时内以原型从尿液排泄，仅少量随胆汁从粪便排泄

肾功能（GFR，ml/min）受损时的剂量

30 ~ 50	与肾功能正常时同剂量
15 ~ 30	耶氏肺孢子菌肺炎治疗：60mg/kg，每日 2 次，共用 3 日，而后 30mg/kg，每日 2 次；其他适应证：常规剂量的 50%
<15	耶氏肺孢子菌肺炎治疗：30mg/kg，每日 2 次；其他适应证：常规剂量的 50%（只在具有血液透析设备的医疗单位应用）

肾脏替代治疗时的剂量

APD/CAPD	不被透析清除。与 GFR< 15ml/min 时同剂量
HD	透析可清除。与 GFR< 15ml/min 时同剂量

HDF/HFD 透析可清除。与GFR<
15ml/min时同剂量
CAV/VVHD 透析可清除。与GFR=
15～30ml/min时同剂量

重要的药物相互作用

与其他药物合用的潜在风险

- 麻醉药：可能抑制磺胺类（sulph-onamides）的作用，应避免合用
- 抗心律失常药：与胺碘酮（amioda-rone）合用增加室性心律失常的风险，应避免合用；会增加普鲁卡因胺（procainamide）的浓度
- 抗菌药：与乌洛托品（methenamine）合用有增加结晶尿的风险
- 抗凝血药：增强香豆素类（couma-rins）的抗凝作用；苯茚二酮（phenin-dione）的代谢可能被抑制
- 抗癫痫药：苯妥英（phenytoin）浓度增加，抗叶酸作用增强
- 抗疟药：与乙胺嘧啶（pyrimethamine）合用有增强抗叶酸作用的风险
- 抗精神病药：避免与氯氮平（clozap-ine）合用，因增加粒细胞缺乏症风险
- 环孢素（ciclosporin）：增加肾毒性风险，并可能降低环孢素浓度
- 细胞毒性药物：与硫唑嘌呤（azathio-prine）、氨甲蝶呤（methotrexate）和巯嘌呤（mercaptopurine）合用增加血液系统毒性；与氨甲蝶呤合用增强抗叶酸作用
- 他克莫司（tacrolimus）：增加肾毒性风险

用法

溶液配制 -

用法　　　静脉给药，口服

输注速度　静脉滴注60～90分钟或以上
替代方案：大剂量药物未做稀释经中心静脉导管缓慢滴注，2～3小时滴完

注释　　　5ml复方新诺明高浓度溶液用125ml 0.9%氯化钠溶液或5%葡萄糖溶液稀释供静脉滴注
葛兰素史克（Glaxo Smith Kline）公司建议，在限制液体入量时，可将5ml复方新诺明高浓度溶液稀释于75ml 5%葡萄糖溶液中静脉滴注，1小时以上滴完

其他信息

- 替代方案仅在微生物学检验提示药物敏感时应用，可用于慢性支气管炎急性加重和尿路感染治疗
- 用药2～3日后，应在停止用药12小时后取血浆样品测磺胺甲噁唑浓度，此浓度不应超过150μg/ml，若高于150μg/ml则需停止治疗，直至降至120μg/ml
- 在治疗耶氏肺孢子菌肺炎时，甲氧苄啶的最佳血浆浓度应为5μg/ml或更高
- 在慢性治疗时，补充叶酸很可能是必要的
- 建议每月进行1次血细胞计数检查

甲氧苄啶　Trimethoprim

临床应用

抗菌药

肾功能正常时的剂量

- 治疗：200mg，每 12 小时 1 次
- 预防：100mg，睡前应用

药代动力学

分子量（Da）	290.3
蛋白结合率（%）	45
尿中原型药排泄率（%）	40 ~ 60
分布容积（L/kg）	1 ~ 2.2
半衰期（h）：正常 / ESRF	（8 ~ 10）/（20 ~ 49）

药物代谢

10% ~ 20% 的甲氧苄啶经肝代谢。小部分经胆汁分泌从粪便排泄，40% ~ 60% 的甲氧苄啶以原型经肾小球滤过及肾小管分泌后从尿液排泄

肾功能（GFR，ml/min）受损时的剂量

>25	与肾功能正常时同剂量
15 ~ 25	与肾功能正常时同剂量
<15	常规剂量的 50% ~ 100%

肾脏替代治疗时的剂量

APD/CAPD	不被透析清除。与 GFR<15ml/min 时同剂量
HD	透析可清除。与 GFR<15ml/min 时同剂量
HDF/HFD	透析可清除。与 GFR<15ml/min 时同剂量
CAV/ VVHD	可能被透析清除。与肾功能正常时同剂量

重要的药物相互作用

与其他药物合用的潜在风险

- 抗心律失常药：与胺碘酮（amiodarone）合用会增加室性心律失常的风险，应避免合用；合用能增加普鲁卡因胺（procainamide）的浓度
- 抗癫痫药：能增强磷苯妥英（fosphenytoin）、苯妥英（phenytoin）的抗叶酸作用，并增加它们的浓度
- 抗疟药：与乙胺嘧啶（pyrimethamine）合用有增强抗叶酸作用的风险
- 环孢素（ciclosporin）：增加肾毒性风险；静脉应用甲氧苄啶可降低环孢素的浓度
- 细胞毒性药物：与硫唑嘌呤（azathioprine）、氨甲蝶呤（methotrexate）及巯嘌呤（mercaptopurine）合用增加血液系统毒性；能增强氨甲蝶呤的抗叶酸作用
- 他克莫司（tacrolimus）：可能增加肾毒性风险

用法

溶液配制	-
用法	口服
输注速度	-

其他信息

- 由于在肾竞争分泌（competition for renal secretion），血肌酐可能升高（译者注：肾功能正常时，肌酐只从肾小球滤过，并不从肾小管分泌，故不会出现血肌酐升高）
- 高钾血症常见于慢性肾脏病（CKD）5 期及肾移植患者
- "新西兰数据表"（New Zealand data sheet）建议 GFR<10ml/min 的患者慎用本药，并监测血钾
- 慢性肾脏病（CKD）4 ~ 5 期的患者可以短期补充叶酸，以减轻本药的抗叶酸反应

2.2　喹诺酮类

萘啶酸　Nalidixic acid

临床应用

抗菌药

肾功能正常时的剂量

600～900mg，每 6 小时 1 次

药代动力学

分子量（Da）	232.2
蛋白结合率（%）	93～97
尿中原型药排泄率（%）	11～33（80%～90% 为无活性代谢产物）
分布容积（L/kg）	0.47～0.55
半衰期（h）：正常 / ESRF	（6～8）/21

药物代谢

萘啶酸部分在肝内代谢，生成羟基萘啶酸，其抗菌活性与萘啶酸相似，占血液中活性药物的 30%。萘啶酸和羟基萘啶酸迅速代谢成无活性的葡糖苷酸和二羧酸衍生物；通常在尿液中仅能发现本药的主要无活性代谢产物 7- 羧基萘啶酸

肾功能（GFR，ml/min）受损时的剂量

20～50	与肾功能正常时同剂量
10～20	与肾功能正常时同剂量
<10	避免应用。见"其他信息"

肾脏替代治疗时的剂量

APD/CAPD	可能不被透析清除。与 GFR<10ml/min 时同剂量
HD	可能不被透析清除。与 GFR<10ml/min 时同剂量
HDF/HFD	可能不被透析清除。与 GFR<10ml/min 时同剂量
CAV/VVHD	透析清除力不详。与肾功能正常时同剂量

重要的药物相互作用

与其他药物合用的潜在风险

- 氨茶碱（aminophylline）和茶碱（theophylline）：可能增加惊厥风险
- 镇痛药：与非甾体抗炎药（NSAIDs）合用增加惊厥风险
- 抗菌药：呋喃妥因（nitrofurantoin）可能拮抗本药的作用
- 抗凝血药：增强香豆素类（coumarins）的抗凝作用
- 抗疟药：生产商建议避免与蒿甲醚和本芴醇复方制剂（artemether-lumefantrine）合用
- 环孢素（ciclosporin）：增加肾毒性风险
- 细胞毒性药物：合用会增加美法仑（melphalan）毒性风险

用法

溶液配制	-
用法	口服
输注速度	-

其他信息

避免在严重肾功能受损时应用萘啶酸，因为尿中药物浓度不足，并存在单葡糖苷酸代谢产物（monoglucuronide metabolite）毒性风险

环丙沙星　Ciprofloxacin

临床应用

抗菌药

肾功能正常时的剂量

- 口服：250 ~ 750mg，每 12 小时 1 次
- 静脉给药：100 ~ 400mg，每 8 ~ 12 小时 1 次

药代动力学

分子量（Da）	331.3
蛋白结合率（%）	20 ~ 40
尿中原型药排泄率（%）	40 ~ 70
分布容积（L/kg）	2.5
半衰期（h）：正常 / ESRF	（3 ~ 5）/8

药物代谢

环丙沙星主要通过尿液排泄，非肾排泄约占 1/3，包括肝代谢、胆汁排泄，可能还有肠黏膜分泌。已确定环丙沙星至少有 4 种活性代谢产物。氧代环丙沙星（oxociprofloxacin）为主要的尿代谢产物（urinary metabolite），硫代环丙沙星（sulfaciprofloxacin）为主要的粪代谢产物（faecal metabolite）。本药通过肾小管主动分泌和肾小球滤过而从尿液排泄，丙磺舒（probenecid）可减少此排泄。口服剂量的 40% ~ 50% 以原型从尿液排泄，约 15% 以代谢产物形式排泄。静脉给药 24 小时内高达 70% 的药物以原型排泄，约 10% 以代谢产物形式排泄。5 日的粪便排泄量为单次口服药量的 20% ~ 35%，静脉给药量的 15%

肾功能（GFR，ml/min）受损时的剂量

30 ~ 50	与肾功能正常时同剂量
10 ~ 30	常规剂量的 50% ~ 100%
<10	常规剂量的 50%（特殊情况下可以短时全量使用）

肾脏替代治疗时的剂量

APD/CAPD	不被透析清除。口服：250mg，每 8 ~ 12 小时 1 次；静脉给药：200mg，每 12 小时 1 次
HD	不被透析清除。口服：250 ~ 500mg，每 12 小时 1 次；静脉给药：200mg，每 12 小时 1 次
HDF/HFD	透析清除力不详。口服：250 ~ 500mg，每 12 小时 1 次；静脉用药：200mg，每 12 小时 1 次
CAV/ VVHD	透析可清除。口服：500 ~ 750mg，每 12 小时 1 次；静脉用药：200 ~ 400mg，每 12 小时 1 次 [1]

重要的药物相互作用

与其他药物合用的潜在风险

- 氨茶碱（aminophylline）和茶碱（theophylline）：可能增加惊厥风险；提高氨茶碱和茶碱浓度
- 镇痛药：与非甾体抗炎药（NSAIDs）合用增加惊厥风险
- 抗凝血药：增强香豆素类（coumarins）的抗凝作用
- 抗抑郁药：抑制度洛西汀（duloxetine）的代谢，应避免合用；避免与阿戈美拉汀（agomelatine）合用
- 抗疟药：生产商建议避免与蒿甲醚和本芴醇复方制剂（artemether-lumefantrine）合用
- 抗精神病药：可能增加奥氮平（olanzapine）和氯氮平（clozapine）浓度

- 环孢素（ciclosporin）：合用可导致不同反应；无局部相互作用；有报道称增加肾毒性
- 氯吡格雷（clopidogrel）：可能减弱抗血小板作用
- 细胞毒性药物：合用可能增加博舒替尼（bosutinib）、依鲁替尼（ibrutinib）和奥拉帕尼（olaparib）的浓度，应避免合用或考虑将博舒替尼减量；可能减少氨甲蝶呤（methotrexate）的排泄；增加厄洛替尼（erlotinib）的浓度
- 肌肉松弛药：增加替扎尼定（tizanidine）的浓度，应避免合用
- 吡非尼酮（pirfenidone）：合用会增加吡非尼酮的浓度，应减少吡非尼酮的用量
- 他克莫司（tacrolimus）：增加他克莫司的浓度（据称）

用法

溶液配制	-
用法	口服，静脉给药
输注速度	静脉滴注：30～60分钟或以上
注释	整片吞服，不可咀嚼后服用 口服环丙沙星时，不要同时服用牛奶、铁剂、治疗消化不良药物和磷结合剂

其他信息

- 持续不卧床腹膜透析（CAPD）时，环丙沙星的腹腔给药剂量范围为25～100mg/L
- CAPD腹膜炎时，口服环丙沙星剂量可提高至每次500mg，每日2次
- 严重肾功能受损患者长期使用此药可导致恶心
- 口服环丙沙星的生物利用度为70%～80%
- 透析可少量清除本药

参考文献

[1] Trotman RL, Williamson JC, Shoemaker DM, et al. Antibiotic dosing in critically ill adult patients receiving continuous renal replacement therapy. Clin Infect Dis. 2005; 41(8): 1159-1166.

氧氟沙星　Ofloxacin

临床应用

抗菌药

肾功能正常时的剂量

- 口服：每日 200～400mg，必要时加量至 400mg，每日 2 次
- 静脉给药：200～400mg，每日 2 次

药代动力学

分子量（Da）	361.4
蛋白结合率（%）	25
尿中原型药排泄率（%）	65～80
分布容积（L/kg）	1.5～2.5
半衰期（h）：	（4～6）/
正常 / ESRF	（15～60）

药物代谢

氧氟沙星经历有限的代谢，转变为去甲基和 N- 氧化代谢产物，去甲基氧氟沙星仍具有中等抗菌活性。此药经肾小球滤过及肾小管分泌，单次给药后 24～48 小时，65%～80% 的药物将以原型从尿液排泄，致使尿中药物浓度增加。不足 5% 的药物以代谢产物形式从尿液排泄，4%～8% 的药物可能从粪便排泄

肾功能（GFR，ml/min）受损时的剂量

20～50	200～400mg，每日 1 次
10～20	200～400mg，每日 1 次[1]
<10	100～200mg，每日 1 次[1]。见 "其他信息"

肾脏替代治疗时的剂量

APD/CAPD	透析不能显著清除。与 GFR<10ml/min 时同剂量
HD	透析可清除。与 GFR<10ml/min 时同剂量
HDF/HFD	透析可清除。与 GFR<10ml/min 时同剂量
CAV/VVHD	透析可清除。与 GFR=10～20ml/min 时同剂量

重要的药物相互作用

与其他药物合用的潜在风险

- 氨茶碱（aminophylline）：可能增加惊厥风险，并增加氨茶碱浓度
- 镇痛药：与非甾体抗炎药（NSAIDs）合用可能增加惊厥风险
- 抗凝血药：增强香豆素类（coumarins）的抗凝作用
- 抗疟药：生产商建议勿与蒿甲醚和本芴醇复方制剂（artemether-lumefantrine）合用
- 环孢素（ciclosporin）：增加肾毒性风险
- 茶碱（theophylline）：可能增加惊厥风险

用法

溶液配制	-
用法	口服，静脉给药
输注速度	200mg 静脉滴注应超过 30 分钟

其他信息

口服生物利用度几乎为 100%

参考文献

[1] Mojgan S. Clinical Pharmacology in the ICU. Section 1; 1994. p.58.

左氧氟沙星 Levofloxacin

临床应用

抗菌药

肾功能正常时的剂量

- 口服或静脉给药：250～500mg，每日1或2次（取决于治疗适应证）
- 雾化给药：240mg，每日2次

药代动力学

分子量（Da）	361.4
蛋白结合率（%）	30～40
尿中原型药排泄率（%）	>85
分布容积（L/kg）	1.1～1.5
半衰期（h）： 正常 / ESRF	［6～8（雾化给药5～7）］/ 35

药物代谢

左氧氟沙星在体内很少代谢，代谢产物为去甲基左氧氟沙星（desmethyl levofloxacin）、左氧氟沙星-N-氧化物（levofloxacin N-oxide）。这些代谢产物仅占5%的药量，均从尿液排泄。本药主要通过肾途径排泄

肾功能（GFR，ml/min）受损时的剂量

20～50	起始剂量250～500mg，随后每日125mg至每12～24小时250mg。见"其他信息"。雾化给药：与肾功能正常时同剂量
10～20	起始剂量250～500mg，随后每12～48小时125mg。见"其他信息"。雾化给药：与肾功能正常时同剂量，慎用
<10	起始剂量250～500mg，随后每12～48小时125mg。见"其他信息"。雾化给药：与肾功能正常时同剂量，慎用

肾脏替代治疗时的剂量

APD/CAPD	不被透析清除。与GFR<10ml/min时同剂量
HD	不被透析清除。与GFR<10ml/min时同剂量
HDF/HFD	不被透析清除。与GFR<10ml/min时同剂量
CAV/VVHD	不被透析清除。负荷剂量500mg，随后每24小时250mg[1]。见"其他信息"

重要的药物相互作用

与其他药物合用的潜在风险

- 氨茶碱（aminophylline）和茶碱（theophylline）：可能增加惊厥风险
- 镇痛药：与非甾体抗炎药（NSAIDs）合用可能增加惊厥风险
- 抗心律失常药：与胺碘酮（amiodarone）合用增加室性心律失常风险，应避免合用
- 抗凝血药：合用将增强香豆素类（coumarins）和苯茚二酮（phenindione）的抗凝作用
- 抗疟药：生产商建议避免与蒿甲醚和本芴醇复方制剂（artemether-lumefantrine）合用
- 环孢素（ciclosporin）：合用可使环孢素半衰期增加33%；增加肾毒性风险
- 细胞毒性药物：与三氧化二砷（arsenic trioxide）合用增加室性心律失常风险
- 他克莫司（tacrolimus）：合用可能会增加他克莫司浓度

用法

溶液配制	-
用法	口服，静脉给药，雾化吸入
输注速度	每250mg静脉滴注30分钟

其他信息

- 由于缺乏相关数据，如果 CCr<20ml/min，生产商不推荐使用本药的雾化溶液
- 雾化吸入的药物吸收比全身给药的吸收少约 50%。但在一些患者中，由于吸收的可变性，两者的吸收率可能相似
- 剂量和频率取决于适应证
- Drug Prescribing in Renal Failure, 5th edition, by Aronoff et al. 建议
  - GFR=10～50ml/min：500～750mg，即刻，随后每 24～48 小时 250～750mg
  - GFR<10ml/min：500mg，即刻，随后每 48 小时 250～500mg

参考文献

[1] Trotman RL, Williamson JC, Shoemaker DM, et al. Antibiotic dosing in critically ill adult patients receiving continuous renal replacement therapy. Clin Infect Dis. 2005; 41(8): 1159-1166.

诺氟沙星 Norfloxacin

临床应用

抗菌药

肾功能正常时的剂量

400mg，每日 2 次，根据适应证决定疗程

药代动力学

分子量（Da）	319.3
蛋白结合率（%）	14
尿中原型药排泄率（%）	30
分布容积（L/kg）	2.5 ~ 3.1
半衰期（h）：正常 / ESRF	（3 ~ 4）/ （6.5 ~ 8）

药物代谢

可能在肝内进行部分代谢。诺氟沙星通过代谢、胆道分泌和肾排泄而被清除。通过肾小球滤过及肾小管分泌从肾排泄。在服药后的最初 24 小时，33% ~ 48% 的药物从尿液排泄。本药以原型和 6 种抗菌效力稍弱的活性代谢产物从尿液排泄。母体化合物占总排泄量的 70% 以上。约 30% 的药量从粪便排泄

肾功能（GFR，ml/min）受损时的剂量

30 ~ 50	与肾功能正常时同剂量
10 ~ 30	每 12 ~ 24 小时 400mg
<10	每日 400mg

肾脏替代治疗时的剂量

APD/CAPD	不被透析清除。与 GFR< 10ml/ min 时同剂量
HD	不被透析清除。与 GFR< 10ml/ min 时同剂量
HDF/HFD	透析清除力不详。与 GFR< 10ml/min 时同剂量
CAV/VVHD	不被透析清除。与 GFR= 10 ~ 30ml/min 时同剂量

重要的药物相互作用

与其他药物合用的潜在风险

- 氨茶碱（aminophylline）：可能增加惊厥风险；增加氨茶碱的浓度
- 镇痛药：与非甾体抗炎药（NSAIDs）合用增加惊厥风险
- 抗凝血药：增强香豆素类（coumarins）的抗凝作用
- 抗疟药：生产商建议避免与蒿甲醚和本芴醇复方制剂（artemether-lumefantrine）合用
- 环孢素（ciclosporin）：增加肾毒性风险
- 肌肉松弛药：可能增加替扎尼定（tizanidine）的浓度
- 茶碱（theophylline）：可能增加惊厥风险；增加茶碱的浓度

用法

溶液配制	-
用法	口服
输注速度	-

莫西沙星　Moxifloxacin

临床应用

抗菌药

肾功能正常时的剂量

400mg，每日 1 次

药代动力学

分子量（Da）	437.9（盐酸盐）
蛋白结合率（%）	30 ~ 50
尿中原型药排泄率（%）	19
分布容积（L/kg）	2
半衰期（h）：正常 / ESRF	12/ 不变

药物代谢

主要通过硫酸盐共轭和葡糖苷酸共轭进行代谢，以原型和代谢产物形式从尿液和粪便排泄。硫酸盐共轭物主要从粪便排泄，葡糖苷酸共轭物仅从尿液排泄

肾功能（GFR，ml/min）受损时的剂量

30 ~ 50	与肾功能正常时同剂量
10 ~ 30	与肾功能正常时同剂量
<10	与肾功能正常时同剂量

肾脏替代治疗时的剂量

APD/CAPD	透析清除力不详。与肾功能正常时同剂量
HD	透析清除力不详。与肾功能正常时同剂量
HDF/HFD	透析清除力不详。与肾功能正常时同剂量
CAV/ VVHD	透析清除力不详。与肾功能正常时同剂量

重要的药物相互作用

与其他药物合用的潜在风险

- 氨茶碱（aminophylline）和茶碱（theophylline）：可能增加惊厥风险
- 镇痛药：与非甾体抗炎药（NSAIDs）合用增加惊厥风险
- 抗心律失常药：与胺碘酮（amiodarone）、丙吡胺（disopyramide）和普鲁卡因胺（procainamide）合用增加室性心律失常风险，应避免合用
- 抗菌药：与非胃肠道给药的红霉素（erythromycin）合用可增加室性心律失常风险，应避免合用；与迪拉马尼（delamanid）和泰利霉素（telithromycin）合用增加室性心律失常风险
- 抗凝血药：增强抗凝作用
- 抗抑郁药：与三环类抗抑郁药（tricyclic antidepressants）、西酞普兰（citalopram）、艾司西酞普兰（escitalopram）和文拉法辛（venlafaxine）合用增加室性心律失常风险，应避免合用
- 抗组胺药：与咪唑斯汀（mizolastine）合用增加室性心律失常风险，应避免合用
- 抗疟药：与氯喹（chloroquine）、羟氯喹（hydroxychloroquine）、甲氟喹（mefloquine）或奎宁（quinine）合用增加室性心律失常风险，应避免合用；应避免与蒿甲醚和本芴醇复方制剂（artemether-lumefantrine），或哌喹和青蒿醇复方制剂（piperaquine-artenimol）合用
- 抗精神病药：与苯哌利多（benperidol）、氟哌利多（droperidol）、氟哌啶醇（haloperidol）、吩噻嗪类（phenothiazines）、匹莫齐特（pimozide）或珠氯噻醇（zuclopenthixol）合用增加室性心律失常风险，均应避免合用
- 抗病毒药：与沙奎那韦（saquinavir）合用增加室性心律失常风险，应避免合用

- 阿托西汀（atomoxetine）：增加室性心律失常风险，应避免合用
- β受体拮抗药：与索他洛尔（sotalol）合用增加室性心律失常风险，应避免合用
- 环孢素（ciclosporin）：有增加药物肾毒性的报道
- 细胞毒性药物：与三氧化二砷（arsenic trioxide）、博舒替尼（bosutinib）、色瑞替尼（ceritinib）、帕比司他（panobinostat）和凡德他尼（vandetanib）合用增加室性心律失常风险，应避免与帕比司他和凡德他尼合用
- 喷他脒（pentamidine）：增加室性心律失常风险，应避免合用
- 茶碱（theophylline）：可能增加惊厥风险

用法

溶液配制	-
用法	口服
输注速度	-
注释	莫西沙星不能与牛奶、铁剂、治疗消化不良的药物或磷结合剂同时服用

其他信息

口服生物利用度为 90%

2.3　硝基呋喃类

呋喃妥因　Nitrofurantoin

临床应用

抗菌药

肾功能正常时的剂量

- 治疗：50～100mg，每6小时1次
- 预防：50～100mg，睡前
- 改性释放制剂（MR）：100mg，每日2次

药代动力学

分子量（Da）	238.2
蛋白结合率（%）	60～90
尿中原型药排泄率（%）	30～40
分布容积（L/kg）	0.3～0.7
半衰期（h）：正常/ESRF	（0.3～1）/1

药物代谢

呋喃妥因在肝和多数组织中代谢，单次给药后30%～40%的药物以原型迅速从尿液排泄。在酸性尿液中部分被肾小管重吸收

肾功能（GFR，ml/min）受损时的剂量

45～60	与肾功能正常时同剂量。谨慎应用。见"其他信息"
<45	禁用。见"其他信息"

肾脏替代治疗时的剂量

APD/CAPD	透析可清除。禁用
HD	透析可清除。禁用
HDF/HFD	透析可清除。禁用
CAV/VVHD	透析可清除。禁用

重要的药物相互作用

与其他药物合用的潜在风险
- 未知

用法

溶液配制	-
用法	口服
输注速度	-
注释	尿液可呈深黄色或棕色 其粗晶体形式（macrocrystalline form）致药物溶解度和吸收率降低、血药浓度较低和尿中浓度达峰时间延长

其他信息

- 根据经验，呋喃妥因可应用于GFR=40～60ml/min的患者，但是治疗失败和副作用发生的风险增加
- 中度至重度肾功能受损患者用药，会产生中毒性血浆浓度，诱发神经病变及血液恶病质（blood dyscrasias）等副作用
- GFR<60ml/min时，由于呋喃妥因在尿中不能达到足够的浓度，导致药物无效而治疗失败，所以英国药品和保健产品管理局（MHRA）建议避免应用［MHRA. Drug Safety Update. Nitrofurantoin：reminder on precautions for use, especially renal impairment in (elderly) patients. 2013August; 7(1)］
- MHRA专家组已对呋喃妥因重新做了评估，他们认为应修正CCr<60ml/min时禁用本药的建议。当估计获益可能大于副作用风险时，对GFR=30～44ml/min的下尿路耐药菌株感染，仍可谨慎应用呋喃妥因做短期治疗
- 呋喃妥因会引起尿糖假阳性（对还原性物质进行检测时）

2.4　硝基咪唑类

甲硝唑　Metronidazole

临床应用

抗菌药

● 治疗厌氧菌及原虫感染

肾功能正常时的剂量

● 口服：200~500mg，每8~12小时1次
● 静脉给药：500mg，每8小时1次
● 直肠给药：1g，每8~12小时1次

药代动力学

分子量（Da）	171.2
蛋白结合率（%）	10~20
尿中原型药排泄率（%）	20
分布容积（L/kg）	0.7~1.5
半衰期（h）：正常/ESRF	（5.6~11.4）/（7~21）

药物代谢

甲硝唑在肝内经过侧链氧化及与葡糖苷酸结合进行代谢。主要的羟基代谢产物具有抗菌活性，在血浆及尿液中均可检测到。酸性代谢产物实际上没有抗菌活性，通常在血浆中检测不到，但可通过尿液排泄。小量的还原代谢产物，如乙酰胺（acetamide）和N-（2-羟乙基）草氨酸[N-（2-hydroxyethyl）oxamic acid, HOA]也可在尿液中检测到，它们可能通过肠道菌群作用形成。在肾功能受损时活性代谢产物的半衰期延长

肾功能（GFR，ml/min）受损时的剂量

20~50	与肾功能正常时同剂量
10~20	与肾功能正常时同剂量
<10	与肾功能正常时同剂量

肾脏替代治疗时的剂量

APD/CAPD	不被透析清除。与肾功能正常时同剂量
HD	透析可清除。与肾功能正常时同剂量
HDF/HFD	透析可清除。与肾功能正常时同剂量
CAV/VVHD	透析清除力不详。与肾功能正常时同剂量

重要的药物相互作用

与其他药物合用的潜在风险

● 乙醇（alcohol）：可导致双硫仑样反应
● 抗凝血药：增强香豆素类（coumarins）的抗凝作用
● 抗癫痫药：抑制苯妥英（phenytoin）的代谢；苯巴比妥（phenobarbital）降低本药的浓度
● 环孢素（ciclosporin）：增加环孢素的浓度
● 细胞毒性药物：合用会增加白消安（busulfan）的浓度，存在毒性风险；抑制氟尿嘧啶（fluorouracil）的代谢

用法

溶液配制	-
用法	静脉给药，口服，直肠给药
输注速度	静脉给药：5ml/min，即500mg给药时间超过20分钟

其他信息

● 肾衰竭时胃肠道反应和前庭毒性的发生率增加
● 药物引起的狼疮是罕见的药物副作用
● 在应用3日后，直肠给药的频率可减少至12小时1次
● 500mg/100ml静脉滴注溶液可提供14mmol的钠

替硝唑　Tinidazole

临床应用

抗菌药

肾功能正常时的剂量

每日 1 ~ 2g

药代动力学

分子量（Da）	247.3
蛋白结合率（%）	8 ~ 12[1]
尿中原型药排泄率（%）	20 ~ 25
分布容积（L/kg）	0.61 ~ 0.67[1]
半衰期（h）：正常 / ESRF	（12 ~ 14）/ 不变

药物代谢

替硝唑以原型及代谢产物形式经肝（达5%）及肾排泄。已确定存在一种活性羟基代谢产物

肾功能（GFR，ml/min）受损时的剂量

20 ~ 50	与肾功能正常时同剂量
10 ~ 20	与肾功能正常时同剂量
<10	与肾功能正常时同剂量

肾脏替代治疗时的剂量

APD/CAPD	透析清除力不详，但可能被透析清除。与肾功能正常时同剂量
HD	透析可清除。与肾功能正常时同剂量
HDF/HFD	透析可清除。与肾功能正常时同剂量
CAV/ VVHD	透析可清除。与肾功能正常时同剂量

重要的药物相互作用

与其他药物合用的潜在风险

● 乙醇（alcohol）：可导致双硫仑样反应

用法

溶液配制	-
用法	口服
输注速度	-

其他信息

● 肾衰竭患者无须调整剂量，因肾清除减少时粪便排泄可代偿性增加
● 6 小时的血液透析可清除 43%[1]

参考文献

[1] Flouvat BL. Imbert C, Dubois DM, et al. Pharmacokinetics of tinidazole in chronic renal failure and in patients on haemodialysis. Br J Clin Pharmacol. 1983; 15(6): 735-741.

2.5 其他合成抗菌药

马尿酸乌洛托品 Methenamine hippurate

临床应用

抗菌药

肾功能正常时的剂量

1g，每 8 ~ 12 小时 1 次

药代动力学

分子量（Da）	319.4
蛋白结合率（%）	无数据
尿中原型药排泄率（%）	80 ~ 90
分布容积（L/kg）	无数据
半衰期（h）：正常 / ESRF	4/-

药物代谢

在酸性条件下，本药可缓慢水解为甲醛和氨。生理环境下本药几乎不水解，因此，它在体内并无活性。本药能全部快速地从尿液清除，当尿液呈酸性时（最好 pH 低于 5.5），甲醛即可达到杀菌浓度。由于水解需要时间，所以只有尿液到达膀胱后本药才能充分水解发挥疗效

肾功能（GFR，ml/min）受损时的剂量

20 ~ 50	与肾功能正常时同剂量
10 ~ 20	与肾功能正常时同剂量
<10	避免应用，见"其他信息"

肾脏替代治疗时的剂量

APD/CAPD	透析清除力不详。避免应用。见"其他信息"
HD	透析清除力不详。避免应用。见"其他信息"
HDF/HFD	透析清除力不详。避免应用。见"其他信息"
CAV/VVHD	透析清除力不详。与肾功能正常时同剂量

重要的药物相互作用

与其他药物合用的潜在风险

- 抗菌药：与磺胺类（sulphonamides）合用会增加结晶尿风险
- 利尿药：乙酰唑胺（acetazolamide）能拮抗本药的作用

用法

溶液配制	-
用法	口服
输注速度	-

其他信息

- 肾功能受损时应避免与马尿酸盐合用，因有形成马尿酸盐结晶尿的风险
- 严重肾功能受损时不推荐应用本药，因为尿液中药物浓度太低，不能发挥治疗作用
- 代谢性酸中毒、严重脱水、肾实质感染及肝衰竭时禁用本药

3. 单克隆抗体抗菌药

贝洛托单抗　Bezlotoxumab

临床应用

人源化单克隆抗毒素抗体
- 预防艰难梭菌（*Clostridium difficile*）感染复发

肾功能正常时的剂量

单次剂量 10mg/kg

药代动力学

分子量（Da）	148200
蛋白结合率（%）	无数据
尿中原型药排泄率（%）	微量
分布容积（L/kg）	7.33
半衰期（d）：正常 / ESRF	19/ 不变

药物代谢

贝洛托单抗通过蛋白质降解过程分解；新陈代谢对其清除并无作用。它主要通过蛋白质降解从体内清除

肾功能（GFR，ml/min）受损时的剂量

20 ~ 50	与肾功能正常时同剂量
10 ~ 20	与肾功能正常时同剂量
<10	与肾功能正常时同剂量

肾脏替代治疗时的剂量

APD/CAPD	可能不被透析清除。与肾功能正常时同剂量
HD	可能不被透析清除。与肾功能正常时同剂量
HDF/HFD	可能不被透析清除。与肾功能正常时同剂量
CAV/VVHD	可能不被透析清除。与肾功能正常时同剂量

重要的药物相互作用

与其他药物合用的潜在风险
- 未知

用法

溶液配制 -
用法　　静脉滴注
输注速度　超过 60 分钟
注释　　加入 0.9% 氯化钠溶液或 5% 葡萄糖溶液，配成浓度为 1 ~ 10mg/ml 的溶液。通过一个无致热原、低蛋白结合、孔径 0.2 ~ 0.5μm 的管路过滤器或附加过滤器输液

其他信息

- 在抗菌治疗过程中给药
- 在肾功能轻度受损 [60ml/(min·1.73m^2) ≤ eGFR< 90ml/(min·1.73m^2)]、中度受损 [(30ml/(min·1.73m^2) ≤ eGFR<60ml/(min·1.73m^2)]、重度受损 [(15ml/(min·1.73m^2) ≤ eGFR<30ml/(min·1.73m^2)]、终末期肾病 [(eGFR<15ml/(min·1.73m^2)] 及肾功能正常患者中进行了贝洛托单抗的药代动力学研究，结果显示，在肾功能受损与肾功能正常患者之间，贝洛托单抗的药物暴露量并无明显的临床差异

二、抗分枝杆菌药

1. 抗结核药

异烟肼　Isoniazid

临床应用

抗菌药

- 治疗和预防免疫功能低下"高危"患者的结核菌感染

肾功能正常时的剂量

- 肌内注射 / 静脉注射：每日 200～300mg
- 口服：每日 300mg
- 间断给药：15mg/kg，每周 3 次
- 预防治疗：每日 100～200mg
- 胸腔内注射：50～250mg
- 鞘内注射：每日 25～50mg

药代动力学

分子量（Da）	137.1
蛋白结合率（%）	0
尿中原型药排泄率（%）	4～32
分布容积（L/kg）	0.75
半衰期（h）： 　正常 / ESRF	（1.2～3.5）/ （1～17）（取 决于乙酰化 状态）

药物代谢

异烟肼主要在肝和小肠内进行代谢，经 N- 乙酰转移酶催化发生乙酰化反应，生成乙酰 - 异烟肼（acetyl-isoniazid）。乙酰 - 异烟肼随后水解为异烟酸（isonicotinic acid）和单乙酰肼（monoacetylhydrazine）；异烟酸与甘氨酸共轭生成异烟甘氨酸（isonicotinyl glycine），而单乙酰肼进一步乙酰化生成双乙酰肼（diacetylhydrazine）。部分未经代谢的异烟肼结合到腙（hydrazones）上。除单乙酰肼可能具有

抑制结核菌的活性外，异烟肼的其他代谢产物均无活性，这些代谢产物的毒性也较小。异烟肼和单乙酰肼的乙酰化速率由遗传因素决定，人类异烟肼的乙酰化呈双峰分布，或快乙酰化或慢乙酰化。肾功能正常的患者，超过 75% 的药物主要以代谢产物形式在 24 小时内从尿液排泄，也有小量药物从粪便排泄

肾功能（GFR，ml/min）受损时的剂量

20～50	与肾功能正常时同剂量
10～20	与肾功能正常时同剂量
<10	每日 200～300mg

肾脏替代治疗时的剂量

APD/CAPD	透析可清除。与 GFR<10ml/min 时同剂量
HD	透析可清除。与 GFR<10ml/min 时同剂量
HDF/HFD	透析可清除。与 GFR<10ml/min 时同剂量
CAV/VVHD	可能被透析清除。与肾功能正常时同剂量

重要的药物相互作用

与其他药物合用的潜在风险

- 抗菌药：与利福平（rifampicin）合用会增加肝毒性风险
- 抗癫痫药：合用会抑制卡马西平（carbamazepine）、乙琥胺（ethosuximide）和苯妥英（phenytoin）的代谢（增强药物作用）；与卡马西平合用时，异烟肼的肝毒性可能增加

用法

溶液配制	可用注射用水稀释
用法	口服，肌内注射，静脉注射，胸腔内注射，鞘内注射
输注速度	非关键因素。缓慢静脉滴注

其他信息

- 根据患者是否存在肝病、是快或慢乙酰化状态来调整用药剂量
- 推荐每日给予 10mg 吡哆醇（pyridoxine）预防周围神经炎

利福平　Rifampicin

临床应用

抗菌药
- 治疗结核病
- 治疗葡萄球菌感染

肾功能正常时的剂量

每日 600 ~ 1200mg，分 2 ~ 4 次给药

药代动力学

分子量（Da）	822.9
蛋白结合率（%）	80
尿中原型药排泄率（%）	15 ~ 30
分布容积（L/kg）	0.64 ~ 0.66
半衰期（h）：	（2 ~ 5）/
正常 / ESRF	（1.8 ~ 11）

药物代谢

利福平在肝内迅速代谢，主要生成具有活性的 25-O- 去乙酰利福平（25-O-desacetylrifampicin），并从胆汁排泄。虽有明显的肠肝循环，但去乙酰作用已减少了利福平的肠道重吸收，增加了粪便排泄。约 60% 的药物最终从粪便排泄。从尿液排泄的药物能随用药量增加而增加，最高可达药物剂量的 30%，其中约一半为原型药。代谢产物甲酰利福平（formylrifampicin）也从尿液排泄

肾功能（GFR，ml/min）受损时的剂量

20 ~ 50	与肾功能正常时同剂量
10 ~ 20	与肾功能正常时同剂量
<10	常规剂量的 50% ~ 100%

肾脏替代治疗时的剂量

APD/CAPD	不被透析清除。与 GFR<10ml/min 时同剂量
HD	不被透析清除。与 GFR<10ml/min 时同剂量
HDF/HFD	不被透析清除。与 GFR<10ml/min 时同剂量
CAV/ VVHD	透析清除力不详。与肾功能正常时同剂量

重要的药物相互作用

与其他药物合用的潜在风险
- 抗蠕虫药：合用会降低吡喹酮（praziquantel）的浓度，应避免合用
- 抗心律失常药：加速丙吡胺（disopyramide）和普罗帕酮（propafenone）的代谢；降低决奈达隆（dronedarone）的浓度，应避免合用
- 抗菌药：降低贝达喹啉（bedaquiline）、氯霉素（chloramphenicol）、迪拉马尼（delamanid）、克拉霉素（clarithromycin）、氨苯砜（dapsone）、多西环素（doxycycline）、利奈唑胺（linezolid）、甲氧苄啶（trimethoprim）的浓度，可能降低替硝唑（tinidazole）的浓度，应避免与贝达喹啉合用；克拉霉素（clarithromycin）和其他大环内酯类（macrolides）能升高本药的浓度；与异烟肼（isoniazid）合用会增加肝毒性
- 抗凝血药：减弱香豆素类（coumarins）的抗凝作用；降低阿哌沙班（apixaban）、依度沙班（edoxaban）和利伐沙班（rivaroxaban）的浓度；避免与达比加群 (dabigatran) 合用
- 抗抑郁药：合用会降低沃替西汀（vortioxetine）的浓度，建议增加沃替西汀的剂量
- 抗糖尿病药：合用会减弱利格列汀（linagliptin）和甲苯磺丁脲（tolbutamide）的降糖作用；降低卡格列净（canagliflozin）、那格列奈（nateglinide）和瑞格列奈（repaglinide）的浓度；与磺脲类（sulphonylureas）合用可能减弱其降糖作用

- 抗癫痫药：合用会降低布瓦西坦（brivaracetam）、磷苯妥英（fosphenytoin）、苯妥英（phenytoin）和拉莫三嗪（lamotrigine）的浓度；苯巴比妥（phenobarbital）可能降低本药的浓度
- 抗真菌药：与酮康唑（ketoconazole）合用时两药浓度均可能降低；合用可能降低氟康唑（fluconazole）、伊曲康唑（itraconazole）、泊沙康唑（posaconazole）和特比萘芬（terbinafine）的浓度，避免与伊曲康唑合用；合用会降低艾沙康唑（isavuconazole）、伏立康唑（voriconazole）的浓度，应避免合用；与卡泊芬净（caspofungin）合用会使卡泊芬净的浓度先升高后降低
- 抗疟药：避免与哌喹和青蒿醇复方制剂（piperaquine-artenimol）合用；合用能降低甲氟喹（mefloquine）的浓度，应避免合用；合用也能降低奎宁（quinine）的浓度
- 抗毒蕈碱类（antimuscarinics）：合用会降低弗斯特罗定（fesoterodine）活性代谢产物的浓度，应避免合用
- 抗精神病药：能降低氟哌啶醇（haloperidol）、阿立哌唑（aripiprazole）和氯氮平（clozapine）的浓度，合用时需增加阿立哌唑的剂量；合用会降低鲁拉西酮（lurasidone）的浓度，应避免合用
- 抗病毒药：可能降低阿巴卡韦（abacavir）、达沙布韦（dasabuvir）、奥比他韦（ombitasvir）、帕利瑞韦（paritaprevir）、利托那韦（ritonavir）和替拉那韦（tipranavir）的浓度，应避免与达沙布韦、奥比他韦、帕利瑞韦及替拉那韦合用；能降低阿扎那韦（atazanavir）、波西普韦（boceprevir）、达卡他韦（daclatasvir）、达芦那韦（darunavir）、依曲韦林（etravirine）、呋山那韦（fosamprenavir）、茚地那韦（indinavir）、洛匹那韦（lopinavir）、奈韦拉平（nevirapine）、利匹韦林（rilpivirine）、沙奎那韦（saquinavir）、西咪匹韦（simeprevir）及特拉匹韦（telaprevir）的浓度，与沙奎那韦合用还会增加肝毒性，应避免合用；能降低依非韦伦（efavirenz）、马拉韦罗（maraviroc）及拉替拉韦（raltegravir）的浓度，合用时需增加依非韦伦的剂量，并可能需要增加马拉韦罗及拉替拉韦的浓度；避免与埃替拉韦（elvitegravir）、雷迪帕韦（ledipasvir）、索非布韦（sofosbuvir）及齐多夫定（zidovudine）合用；合用会降低度鲁特韦（dolutegravir）的浓度
- 阿普斯特（apremilast）：合用会降低阿普斯特的浓度，应避免合用
- 阿托伐醌（atovaquone）：合用能降低阿托伐醌的浓度（可能导致其治疗失败），并升高本药的浓度，应避免合用
- 波生坦（bosentan）：合用能降低波生坦的浓度，应避免合用
- 钙通道阻滞剂：合用能加速地尔硫䓬（diltiazem）、维拉帕米（verapamil）、伊拉地平（isradipine）、尼卡地平（nicardipine）、硝苯地平（nifedipine）和尼莫地平（nimodipine）的代谢
- 大麻提取物（cannabis extract）：合用会降低大麻提取物的浓度，应避免合用
- 环孢素（ciclosporin）：显著降低环孢素的浓度（存在移植排斥风险），合用时环孢素的剂量可能需增加5倍或更多
- 可比司他（cobicistat）：可能降低可比司他的浓度，应调整可比司他的剂量
- 糖皮质激素类（corticosteroids）：能降低糖皮质激素类水平，合用时激素剂量需加倍，每日给药2次

- 细胞毒性药物：能降低阿昔替尼（ax-itinib）、贝伦妥单抗（brentuximab）、硼替佐米（bortezomib）、博舒替尼（bosutinib）、卡巴他赛（cabazitaxel）、卡博替尼（cabozantinib）、色瑞替尼（ceritinib）、克唑替尼（crizotinib）、达帕菲尼（dabrafenib）、达沙替尼（dasatinib）、吉非替尼（gefitinib）、依鲁替尼（ibrutinib）、艾德拉尼（idelalisib）、伊马替尼（imatinib）、拉帕替尼（lapatinib）、尼洛替尼（nilotinib）、尼达尼布（nintedanib）、奥拉帕尼（olaparib）、奥希替尼（osimertinib）、帕比司他（panobinostat）、帕纳替尼（ponatinib）、瑞格非尼（regorafenib）、凡德他尼（vandetanib）、威罗非尼（vemurafenib）、长春氟宁（vinflunine）及维莫德吉（vismodegib）的浓度，均应避免合用；能降低阿法替尼（afatinib）、厄洛替尼（erlotinib）、鲁索利替尼（ruxolitinib）、索拉非尼（sorafenib）、舒尼替尼（sunitinib）及曲贝替定（trabectedin）的浓度，可能降低艾日布林（eribulin）及帕唑帕尼（pazopanib）的浓度；降低依维莫司（everolimus）的浓度，应避免合用或增加依维莫司的剂量；减少替西罗莫司（temsirolimus）的活性代谢产物，应避免合用
- 利尿药：降低依普利酮（eplerenone）的浓度，应避免合用
- 胍法辛（guanfacine）：降低胍法辛的浓度，合用时应增加胍法辛的剂量
- 激素拮抗剂：合用会降低阿比特龙（abiraterone）的浓度，应避免合用；合用会降低他莫昔芬（tamoxifen）的浓度，可能降低依西美坦（exemestane）的浓度

- 依伐卡托（ivacaftor）：合用会降低依伐卡托的浓度，应避免合用
- 马西替坦（macitentan）：合用会降低马西替坦的浓度，应避免合用
- 麦考酚酯（mycophenolate）：合用会降低麦考酚酯活性代谢产物的浓度
- 纳洛昔醇 (naloxegol)：合用会降低纳洛昔醇的浓度，应避免合用
- 奈妥吡坦（netupitant）：合用会降低奈妥吡坦的浓度，应避免合用
- 雌激素类（oestrogens）和孕激素类（progestogens）：由于代谢加速，导致避孕效果减弱
- 雷诺嗪（ranolazine）：合用会降低雷诺嗪的浓度，应避免合用
- 罗氟司特（roflumilast）：合用会抑制罗氟司特的药效，应避免合用
- 西罗莫司（sirolimus）：合用会降低西罗莫司的浓度
- 他克莫司（tacrolimus）：合用会降低他克莫司的浓度
- 他达拉非 (tadalafil)：合用会降低他达拉非的浓度，应避免合用
- 替格瑞洛（ticagrelor）：合用会降低替格瑞洛的浓度
- 乌利司他（ulipristal）：可能减弱乌利司他的避孕效果，应避免合用

用法

溶液配制	用提供的溶剂溶解
用法	口服，静脉滴注
输注速度	2～3小时
注释	用500ml 5% 葡萄糖溶液或0.9%氯化钠溶液稀释
	经中心静脉给药时，将本药600mg溶于100ml 5%葡萄糖溶液中，滴注0.5～2小时或以上
	室温下最长能在24小时内保持稳定

其他信息

- 某些医疗单位用高达 60mg/ml 的浓度静脉滴注（用提供的溶剂溶解），滴注超过 10 分钟
- 可能导致急性间质性肾炎、失钾或肾小管功能障碍
- 如果肝功能异常或患者体重小于45kg，则药物应减量

- 若胃肠道存在食物，能使本药的胃肠道吸收减少至 80%
- APD/CAPD 出口部位感染时，能给本药 300mg，每日 2 次，治疗 4 周
- 利福平能分泌至 CAPD 液体中，使其变为橙色或黄色
- 必要时监测利福平的浓度
- 对于严重肾功能受损患者，若本药剂量少于 600mg/d，药物半衰期并不延长

利福布汀 Rifabutin

临床应用

抗菌药

- 治疗结核病
- 治疗分枝杆菌感染

肾功能正常时的剂量

- 低 CD4 细胞计数患者鸟型结核分枝杆菌感染的预防：每日 300mg
- 非结核分枝杆菌感染的治疗：每日 450～600mg，与其他药物联合应用
- 肺结核的治疗：每日 150～450mg，与其他药物联合应用

药代动力学

分子量（Da）	847
蛋白结合率（%）	70
尿中原型药排泄率（%）	5
分布容积（L/kg）	8～9
半衰期（h）：正常 / ESRF	（35～40）/ 不变

药物代谢

利福布汀在肝内由 CYP3A4 介导迅速代谢，主要生成有活性的 25-O- 去乙酰基和 31- 羟基代谢产物。利福布汀诱导自身代谢，导致连续治疗 4 周后药 - 时曲线下面积（AUC）较开始治疗时低。约 53% 的药物（主要为代谢产物）从尿液排泄，约 30% 的药物从粪便排泄

肾功能（GFR，ml/min）受损时的剂量

30～50	与肾功能正常时同剂量
10～30	最大剂量每日 300mg（剂量减少 50%）
<10	最大剂量每日 300mg（剂量减少 50%）

肾脏替代治疗时的剂量

APD/CAPD	可能不被透析清除。与 GFR<10ml/min 时同剂量
HD	不被透析清除。与 GFR< 10ml/min 时同剂量
HDF/HFD	不被透析清除。与 GFR< 10ml/min 时同剂量
CAV/ VVHD	透析清除力不详。与 GFR= 10～30ml/min 时同剂量

重要的药物相互作用

与其他药物合用的潜在风险

- 抗心律失常药：合用能加速丙吡胺（disopyramide）和普罗帕酮（propafenone）的代谢；会降低决奈达隆（dronedarone）的浓度
- 抗菌药：与阿奇霉素（azithromycin）合用有增加副作用的风险；克拉霉素（clarithromycin）和其他大环内酯类（macrolides）能升高本药的浓度，导致发生葡萄膜炎的风险增加，合用时本药应减量；合用能降低氨苯砜（dapsone）和克拉霉素浓度
- 抗凝血药：能减弱香豆素类（coumarins）的抗凝作用
- 抗糖尿病药：能减弱甲苯磺丁脲（tolbutamide）的降糖作用；可能减弱磺脲类（sulphonylureas）的降糖作用
- 抗癫痫药：能降低磷苯妥英（fosphenytoin）、苯妥英（phenytoin）和卡马西平（carbamazepine）的浓度
- 抗真菌药：氟康唑（fluconazole）、三唑类（triazoles）、泊沙康唑（posaconazole）和伏立康唑（voriconazole）能增加本药的浓度，导致发生色素膜炎的风险增加，合用时本药应减量；

利福布汀能降低泊沙康唑、伏立康唑和伊曲康唑（itraconazole）的浓度，合用时需增加伏立康唑的剂量，应避免与伊曲康唑、艾沙康唑（isavuconazole）合用

- 抗精神病药：可能降低阿立哌唑（aripiprazole）的浓度，合用时需增加阿立哌唑的剂量
- 抗病毒药：阿扎那韦（atazanavir）、达芦那韦（darunavir）、呋山那韦（fosamprenavir）、沙奎那韦（saquinavir）和替拉那韦（tipranavir）能增加本药的浓度，奈韦拉平（nevirapine）也可能增加本药的浓度，合用时需减少（甚至减少一半）本药的用量；依非韦伦（efavirenz）能降低本药的浓度，合用时需增加本药的剂量；与依曲韦林（etravirine）合用，两药浓度均降低；茚地那韦（indinavir）能增加本药的浓度，应避免合用；合用能降低茚地那韦的浓度，若合用需增加茚地那韦的剂量；合用能降低埃替拉韦（elvitegravir）的浓度，能使本药的活性代谢产物增加，应减少本药用量；合用能降低利匹韦林（rilpivirine）的浓度，需增加利匹韦林的剂量至50mg、每日1次；利托那韦（ritonavir）能升高本药浓度，导致发生色素膜炎的风险增加，合用时需减少本药的剂量；合用能降低沙奎那韦（saquinavir）的浓度、升高本药的浓度，合用需减少本药的用量；合用可能降低达卡他韦（daclatasvir）及西咪匹韦（simeprevir）的浓度，应避免合用；应避免与雷迪帕韦（ledipasvir）、索非布韦（sofosbuvir）及特拉匹韦（telaprevir）合用
- 阿托伐醌（atovaquone）：合用能降低阿托伐醌的浓度（可能导致此药治疗失败）

- 环孢素(ciclosporin)：可能降低环孢素的浓度
- 可比司他（cobicistat）：合用会降低可比司他的浓度，应调整可比司他的用量
- 糖皮质激素类（corticosteroids）：能降低糖皮质激素类水平，合用时激素剂量需加倍，每日给药2次
- 细胞毒性药物：可能降低阿昔替尼（axitinib）的浓度，合用时需增加阿昔替尼的剂量；可能降低博舒替尼（bosutinib）、卡巴他赛（cabazitaxel）、色瑞替尼（ceritinib）、克唑替尼（crizotinib）、拉帕替尼（lapatinib）、奥拉帕尼（olaparib）、帕比司他（panobinostat）、帕纳替尼（ponatinib）和威罗非尼（vemurafenib）的浓度，应避免合用
- 胍法辛（guanfacine）：合用可能降低胍法辛的浓度，应增加胍法辛的剂量
- 激素拮抗剂：可能降低阿比特龙（abiraterone）的浓度，应避免合用
- 依伐卡托（ivacaftor）：可能降低依伐卡托的浓度，应避免合用
- 雌激素类（oestrogens）和孕激素类（progestogens）：由于代谢加速，致使避孕效果减弱
- 西罗莫司（sirolimus）：合用会降低西罗莫司的浓度，应避免合用
- 他克莫司（tacrolimus）：可能降低他克莫司的谷浓度
- 乌利司他（ulipristal）：可能减弱乌利司他的避孕效果，应避免合用

用法

溶液配制	-
用法	口服
输注速度	-

其他信息

- 可导致皮肤橙褐色色素沉积和尿液变色
- 可导致肝功能异常和肝炎
- 可导致色素膜炎，尤其是与克拉霉素和氟康唑（fluconazole）联合治疗时

- 与利福平（rifampicin）相比，利福布汀是一种较弱的 CYP3A4 的诱导剂，但也可能出现与利福平类似的药物相互作用
- Drug Prescribing in Renal Failure, 5th edition, by Aronoff et al. 推荐肾功能受损患者剂量为每日 300mg

吡嗪酰胺   Pyrazinamide

临床应用

抗菌药

肾功能正常时的剂量

- 体重 <50kg：1.5g，每日 1 次，或 2g，每周 3 次
- 体重 >50kg：2g，每日 1 次，或 2.5g，每周 3 次

药代动力学

分子量（Da）	123.1
蛋白结合率（%）	10
尿中原型药排泄率（%）	4
分布容积（L/kg）	0.75 ~ 1.3
半衰期（h）：正常 / ESRF	（9 ~ 10）/26

药物代谢

吡嗪酰胺主要在肝内代谢，经水解生成其主要活性代谢产物吡嗪酸（pyrazinoic acid），后者进一步被羟基化生成主要的排泄物 5- 羟基吡嗪酸（5-hydroxypyrazinoic acid）。吡嗪酰胺主要通过肾小球滤过经肾排泄。单次服药后 24 小时内，约 70% 的药物以代谢产物形式从尿液排泄，约 4% 的药物以原型从尿液排泄

肾功能（GFR，ml/min）受损时的剂量

20 ~ 50	与肾功能正常时同剂量
10 ~ 20	与肾功能正常时同剂量。见"其他信息"
<10	常规剂量的 50% ~ 100%。见"其他信息"

肾脏替代治疗时的剂量

APD/CAPD	不被透析清除。与 GFR< 10ml/ min 时同剂量
HD	透析可清除 50% ~ 100% 的剂量。与 GFR<10ml/min 时同剂量，或用 25 ~ 30mg/kg 的剂量，透析后给药[1]
HDF/HFD	透析可清除。与 GFR< 10ml/min 时同剂量，或用 25 ~ 30mg/kg 的剂量，透析后给药[1]
CAV/ VVHD	透析可清除。与肾功能正常时同剂量

重要的药物相互作用

与其他药物合用的潜在风险

- 环孢素（ciclosporin）：有限的证据表明，本药似能降低环孢素的浓度

用法

溶液配制	-
用法	口服
输注速度	-

其他信息

- 在具名病例的基础上（on a named patient basis）能从艾奥瓦药品信息服务处（IDIS）获取此药
- 由于该药能减少尿酸排泄，故能诱发痛风
- 肾功能受损时的用药剂量来自 Drug Prescribing in Renal Failure, 5th edition, by Aronoff et al

● 联合国世界卫生组织（WHO）推荐慢性肾脏病（CKD）4 期及 5 期患者的用药剂量为 25mg/kg，每周 3 次（Treatment of tuberculosis：guidelines, 4th edition. Geneva：WHO, 2010. 可参见：http//whqlibdoc.who.int/publications/2010/9789241547833 eng.pdf）

参考文献

[1] Lacroix C, Heimelin A, Guiberteau R, et al. Haemodialysis of pyrazinamide in uraemic patients. Eur J Clin Pharmacol. 1989; 37: 309-311.

盐酸乙胺丁醇 Ethambutol hydrochloride

临床应用

抗菌药

● 治疗结核病

肾功能正常时的剂量

15mg/kg，每日 1 次，或 30mg/kg，每周 3 次（监督给药）

药代动力学

分子量（Da）	277.2
蛋白结合率（%）	20 ~ 30
尿中原型药排泄率（%）	50
分布容积（L/kg）	1.6 ~ 3.2
半衰期（h）：	（3 ~ 4）/
正常 / ESRF	（5 ~ 15）

药物代谢

盐酸乙胺丁醇部分在肝内代谢为无活性的乙醛和二羧酸衍生物。高达 80% 的剂量在 24 小时内从尿液排泄，50% 为药物原型，8% ~ 15% 为无活性的代谢产物。约 20% 的剂量以原型经粪便排泄

肾功能（GFR，ml/min）受损时的剂量

20 ~ 50	与肾功能正常时同剂量
10 ~ 20	15mg/kg，每 24 ~ 36 小时 1 次，或每日 7.5 ~ 15mg/kg
<10	15mg/kg，每 48 小时 1 次，或每日 5 ~ 7.5mg/kg

肾脏替代治疗时的剂量

APD/CAPD	不被透析清除。与 GFR< 10ml/min 时同剂量
HD	透析可清除。与 GFR< 10ml/min 时同剂量，或透析日在透析前 4 ~ 6 小时给予 25mg/kg
HDF/HFD	透析可清除。同 GFR< 10ml/min 时同剂量，或透析日在透析前 4 ~ 6 小时给予 25mg/kg
CAV/VVHD	透析可清除。与 GFR= 10 ~ 20ml/min 时同剂量。详见"其他信息"

重要的药物相互作用

与其他药物合用的潜在风险

● 未知

用法

溶液配制	-
用法	口服
输注速度	-

其他信息

● 监测血药浓度。应个体化地制定给药剂量，并根据测得的药物浓度和肾脏替代治疗状况进行调整
● 在给药后 2 ~ 2.5 小时取血测定药峰浓度（2 ~ 6mg/L 或 7 ~ 22mmol/L）；在给药前取血测定谷浓度（<1mg/L 或 <4mmol/L）
● 开始使用盐酸乙胺丁醇前应做基线视力测试（baseline visual acuity tests）
● 某些专家愿意每日给药，以提高患者的依从性及确保最好的治疗效果
● 肾功能受损时的用药剂量来自 Drug Prescribing in Renal Failure, 5th edition, by Aronoff et al

环丝氨酸 Cycloserine

临床应用

抗菌药

● 治疗结核病

肾功能正常时的剂量

起始剂量 250mg，每 12 小时 1 次，持续 2 周；然后根据血药浓度及治疗效果可增至最大剂量 500mg，每 12 小时 1 次

药代动力学

分子量（Da）	102.1
蛋白结合率（%）	<20
尿中原型药排泄率（%）	50 ~ 70
分布容积（L/kg）	0.11 ~ 0.26
半衰期（h）：正常 / ESRF	（8 ~ 12）/ 延长

药物代谢

环丝氨酸主要以原型从肾小球滤过经尿液排泄。单次给药 250mg，12 小时内约 50%、72 小时内约 70% 的药物将以原型从尿液排泄。从粪便排泄的环丝氨酸可以忽略不计。推测剩余部分的药物可能被代谢成不明成分的产物

肾功能（GFR，ml/min）受损时的剂量

20 ~ 50	250 ~ 500mg，每 24 小时 1 次。每周监测血药浓度
10 ~ 20	250 ~ 500mg，每 24 小时 1 次。每周监测血药浓度
<10	250 ~ 500mg，每 36 ~ 48 小时 1 次。每周监测血药浓度

肾脏替代治疗时的剂量

APD/CAPD	透析清除力不详。与 GFR< 10ml/min 时同剂量
HD	透析可清除。与 GFR< 10ml/min 时同剂量
HDF/HFD	透析可清除。与 GFR< 10ml/min 时同剂量
CAV/VVHD	可能被透析清除。与 GFR= 10 ~ 20ml/min 时同剂量

重要的药物相互作用

与其他药物合用的潜在风险

● 乙醇（alcohol）：增加癫痫发作的风险

用法

溶液配制	-
用法	口服
输注速度	-

其他信息

● 肾功能受损患者对此药的大脑敏感性提高，可能引起困倦
● 用药剂量超过每日 500mg 或者出现毒性反应的患者，特别是肾功能受损患者，必须监测血药浓度。血药浓度不应超过 30mg/L
● 生产商禁止在严重肾功能不全患者中使用此药
● 肾功能受损时的用药剂量来自 Drug Prescribing in Renal Failure, 5th edition, by Aronoff et al
● 可引起中枢神经系统毒性
● 吡哆醇（pyridoxine）已被用来治疗或预防本药神经毒性反应，但其价值尚未被证实

卷曲霉素　Capreomycin

临床应用

与其他药物联合治疗的抗菌药

- 治疗对一线治疗药物抵抗的结核病

肾功能正常时的剂量

深部肌内注射：每日 1g（≤20mg/kg），持续 2~4 个月，然后 1g，每周 2~3 次

药代动力学

分子量（Da）	668.7
蛋白结合率（%）	无数据
尿中原型药排泄率（%）	50
分布容积（L/kg）	0.37~0.42
半衰期（h）：正常 / ESRF	2 / 55.5

药物代谢

12 小时内接近 50% 的卷曲霉素以药物原型通过肾小球滤过从尿液排泄

肾功能（GFR，ml/min）受损时的剂量

20~50	与肾功能正常时同剂量
10~20	与肾功能正常时同剂量
<10	1g，每 48 小时 1 次

肾脏替代治疗时的剂量

APD/CAPD	不被透析清除。与 GFR<10ml/min 时同剂量
HD	透析可清除。与 GFR<10ml/min 时同剂量
HDF/HFD	透析可清除。与 GFR<10ml/min 时同剂量
CAV/VVHD	不被透析清除。与肾功能正常时同剂量

重要的药物相互作用

与其他药物合用的潜在风险

- 与氨基糖苷类（aminoglycosides）、万古霉素（vancomycin）合用会增加肾毒性及耳毒性

用法

溶液配制	用 2ml 0.9% 氯化钠溶液或注射用水溶解，2~3 分钟后完全溶解
用法	深部肌内注射
输注速度	-

其他信息

- 具有肾毒性
- 因可能发生低钾血症，故需监测血钾水平
- 卷曲霉素理想的稳态血药浓度为 10μg/ml
- 肾衰竭时剂量不应超过 1g/d
- 肾功能受损时的用药剂量来自 Drug Prescribing in Renal Failure, 5th edition, by Aronoff et al
- 硫酸卷曲霉素 100 万单位相当于卷曲霉素盐基 1g

生产商给出的以 mg/kg 为单位的剂量如下

肌酐清除率（ml/min）	不同给药间期的剂量（mg/kg）		
	24 小时	48 小时	72 小时
0	1.29	2.58	3.87
10	2.43	4.87	7.30
20	3.58	7.16	10.70
30	4.72	9.45	14.20
40	5.87	11.70	
50	7.01	14.00	
60	8.16		
80	10.40		
100	12.70		
110	13.90		

迪拉马尼　Delamanid

临床应用

治疗多重耐药结核病

肾功能正常时的剂量

100mg，每日 2 次

药代动力学

分子量（Da）	534.5
蛋白结合率（%）	>99.5
尿中原型药排泄率（%）	<5
分布容积（L/kg）	2100
半衰期（h）：正常 / ESRF	30 ~ 38/?

药物代谢

迪拉马尼主要通过白蛋白作用在血浆中代谢，在较小程度上也通过 CYP3A4 介导代谢。本药完整的代谢过程尚未阐明。鉴定表明，代谢产物并无抗分枝杆菌的活性，但是某些代谢产物（主要是DM-6705）具有延长 QT 间期的作用

肾功能（GFR，ml/min）受损时的剂量

20 ~ 50	与肾功能正常时同剂量
10 ~ 20	与肾功能正常时同剂量。慎用
<10	与肾功能正常时同剂量。慎用

肾脏替代治疗时的剂量

APD/CAPD	不被透析清除。与 GFR< 10ml/min 时同剂量
HD	不被透析清除。与 GFR< 10ml/min 时同剂量
HDF/HFD	不被透析清除。与 GFR< 10ml/min 时同剂量
CAV/VVHD	不被透析清除。与 GFR= 10 ~ 20ml/min 时同剂量

重要的药物相互作用

与其他药物合用的潜在风险

- 镇痛药：与美沙酮（methadone）合用可能增加室性心律失常风险
- 抗心律失常：与胺碘酮（amiodarone）和丙吡胺（disopyramide）合用可能增加室性心律失常风险
- 抗菌药：与克拉霉素（clarithromycin）、红霉素（erythromycin）和莫西沙星（moxifloxacin）合用可能增加室性心律失常风险；与喷他脒（pentamidine）合用可能增加室性心律失常风险；利福平（rifampicin）可降低本药浓度
- 抗抑郁药：与三环类抗抑郁药（tricyclic antidepressants）合用可能增加室性心律失常风险
- 抗癫痫药：应避免与卡马西平（carbamazepine）合用
- 抗精神病药：与氟哌利多（droperidol）、氟哌啶醇（haloperidol）、吩噻嗪类（phenothiazines）和匹莫齐特（pimozide）合用可能增加室性心律失常风险，其中吩噻嗪类会延长 QT 间期
- 抗病毒药：与沙奎那韦（saquinavir）合用可能增加室性心律失常风险
- β 受体拮抗药：与索他洛尔（sotalol）合用可能增加室性心律失常风险
- 细胞毒性药物：与三氧化二砷（arsenic trioxide）合用可能增加室性心律失常风险；与长春碱（vinblastine）、长春新碱（vincristine）、长春地辛（vindesine）、长春氟宁（vinflunine）和长春瑞滨（vinorelbine）合用可能增加室性心律失常风险
- 多潘立酮（domperidone）：可能增加室性心律失常风险

用法

溶液配制	-
用法	口服
输注速度	-

其他信息

- 可导致 QT 间期延长
- 由于缺乏资料，生产商建议严重肾功能不全患者避免使用本药
- 轻度肾功能受损（CCr=50～80ml/min）似乎并不影响本药暴露量，因此，轻度或中度肾功能受损患者无须调整剂量

富马酸贝达喹啉 Bedaquiline fumarate

临床应用

抗分枝杆菌药（二芳基喹啉）
- 与其他药联合治疗多重耐药结核病

肾功能正常时的剂量

400mg，每日1次，治疗2周；而后200mg，每周3次

药代动力学

分子量（Da）	671.6
蛋白结合率（%）	>99.9
尿中原型药排泄率（%）	<0.001
分布容积（L/kg）	164
半衰期：正常/ESRF	2~8个月/-

药物代谢

富马酸贝达喹啉主要在肝内经CYP3A4同工酶代谢为N-单去甲基代谢产物（N-monodesmethyl metabolite, M2），其活性为母体化合物的1/5~1/4。富马酸贝达喹啉主要经粪便排泄

肾功能（GFR，ml/min）受损时的剂量

30~50	与肾功能正常时同剂量
10~30	与肾功能正常时同剂量，谨慎使用
<10	与肾功能正常时同剂量，谨慎使用

肾脏替代治疗时的剂量

APD/CAPD	不被透析清除。与GFR<10ml/min时同剂量
HD	不被透析清除。与GFR<10ml/min时同剂量
HDF/HFD	不被透析清除。与GFR<10ml/min时同剂量
CAV/VVHD	不被透析清除。与GFR=10~30ml/min时同剂量

重要的药物相互作用

与其他药物合用的潜在风险
- 抗菌药：环丙沙星（ciprofloxacin）、克拉霉素（clarithromycin）和红霉素（erythromycin）可能增加本药浓度，如果超过14日应避免合用；避免与莫西沙星（moxifloxacin）合用；利福平（rifampicin）能降低本药浓度，应避免合用；与氯法齐明（clofazimine）合用增加室性心律失常风险
- 抗癫痫药：卡马西平（carbamazepine）、磷苯妥英（fosphenytoin）和苯妥英（phenytoin）可能降低本药浓度，应避免合用
- 抗病毒药：利托那韦（ritonavir）增加药-时曲线下面积（AUC），需谨慎合用；避免与洛匹那韦（lopinavir）合用

用法

溶液配制	-
用法	口服
输注速度	-
注释	与食物同时服用，增加口服生物利用度

其他信息

- 肾功能受损可能会改变本药的吸收，故生产商建议需谨慎使用并监测副作用
- 可导致QT间期延长。与其他可延长QT间期的药物合用时要谨慎

2. 抗麻风病药

氯法齐明　Clofazimine

临床应用

治疗麻风病

肾功能正常时的剂量

- 麻风病：300mg，每月 1 次（需要监督）；50mg，每日 1 次，或100mg，隔日 1 次（无须监督）
- 瘤型麻风反应：300mg，每日 1 次

药代动力学

分子量（Da）	473.4
蛋白结合率（%）	低[1]
尿中原型药排泄率（%）	<1
分布容积（L/kg）	高[1]
半衰期（d）：	（10 ~ 70）/
正常 / ESRF	不变[1]

药物代谢

氯法齐明具有亲脂性，故其主要分布于脂肪组织和网状内皮细胞（包括巨噬细胞）。氯法齐明蓄积于体内，主要以原型通过粪便（包括未吸收的药物和通过胆汁排泄入肠的药物）排泄。大约 1%的氯法齐明在 24 小时内以原型及代谢产物形式经尿液排泄。小部分氯法齐明还能通过皮脂腺、汗腺和唾液分泌排泄

肾功能（GFR, ml/min）受损时的剂量

20 ~ 50	与肾功能正常时同剂量
10 ~ 20	与肾功能正常时同剂量
<10	与肾功能正常时同剂量

肾脏替代治疗时的剂量

APD/CAPD	不被透析清除。与肾功能正常时同剂量
HD	不被透析清除。与肾功能正常时同剂量
HDF/HFD	透析清除力不详。与肾功能正常时同剂量
CAV/VVHD	透析清除力不详。与肾功能正常时同剂量

重要的药物相互作用

与其他药物合用的潜在风险

- 抗菌药：与贝达喹啉（bedaquiline）合用增加室性心律失常风险

用法

溶液配制	-
用法	口服
输注速度	-

其他信息

- 在日光照射下皮肤可能呈现红色或棕色
- 分泌物也可能呈现红色或棕色
- 此药可在具名病例的基础上（on a named patient basis）获得

参考文献

[1] Swan SK, Bennett WM. Drug dosing guidelines in patients with renal failure. WestJ Med. 1992 Jun; 156(6): 633-638.

氨苯砜　Dapsone

临床应用

- 预防及治疗麻风病
- 治疗疱疹样皮炎
- 治疗耶氏肺孢子菌肺炎（pneumocystis jiroveci pneumonia）
- 预防疟疾

肾功能正常时的剂量

- 麻风病：1~2mg/kg 或 100mg/d
- 耶氏肺孢子菌肺炎：每日 50~100mg，或 100mg 每周 2 次，或 200mg 每周 1 次。与甲氧苄啶（trimethoprim）合用
- 疱疹样皮炎：每日 50~300mg
- 预防疟疾：100mg 每周 1 次，与乙胺嘧啶（pyrimethamine）（12.5mg 每周 1 次）合用

药代动力学

分子量（Da）	248.3
蛋白结合率（%）	50~80
尿中原型药排泄率（%）	20
分布容积（L/kg）	1~1.5
半衰期（h）：正常 / ESRF	（10~80）/-

药物代谢

氨苯砜经历肠肝循环。氨苯砜经乙酰化生成其主要代谢产物单乙酰基氨苯砜（monoacetyl dapsone）和其他单双乙酰基衍生物。乙酰化具有遗传多态性。羟基化是另一个重要代谢途径，其可产生羟胺氨苯砜（hydroxylamine dapsone），此代谢产物可能与氨苯砜相关性高铁血红蛋白血症及溶血相关。氨苯砜主要经尿液排泄，只有 20% 是以原型排泄

肾功能（GFR，ml/min）受损时的剂量

20~50	与肾功能正常时同剂量
10~20	与肾功能正常时同剂量，谨慎使用
<10	50~100mg/d，谨慎使用。对于预防疟疾，本药用量无须减少。见"其他信息"

肾脏替代治疗时的剂量

APD/CAPD	可能被透析清除。与 GFR<10ml/min 时同剂量
HD	透析可清除。与 GFR<10ml/min 时同剂量
HDF/HFD	透析可清除。与 GFR<10ml/min 时同剂量
CAV/VVHD	可能被透析清除。与 GFR=10~20ml/min 时同剂量

重要的药物相互作用

与其他药物合用的潜在风险

- 抗病毒药：与沙奎那韦（saquinavir）合用可增加室性心律失常风险，应避免合用

用法

溶液配制	-
用法	口服
输注速度	-

其他信息

- 葡萄糖 -6- 磷酸脱氢酶缺乏的患者应用此药有很大的溶血风险
- 严重贫血和肾功能受损患者应规律地进行血细胞计数：第 1 个月应每周 1 次，之后 6 个月应每月 1 次，然后每半年 1 次
- 几乎所有患者都会丢失 1～2g 血红蛋白
- 若患者正在接受无麸质饮食（gluten free diet），治疗疱疹样皮炎的剂量可减少

- 一项应用氨苯砜治疗血液透析患者的大疱性皮肤病的研究显示：治疗从 100mg 起始，但由于溶血反应，剂量必须减至 50mg［Serwin AB, Mysliwiec H, Laudanska H, et al. Linear IgA bullous dermatosis in a diabetic patient with chronic renal failure. Int J Dermatol. 2002 Nov; 41(11): 778-780］

三、抗真菌药

1. 唑类抗真菌药

咪康唑 Miconazole

临床应用

抗真菌药

肾功能正常时的剂量

- 口腔凝胶（oral gel）：2.5 ~ 10ml，餐后涂抹口腔，每日 4 次
- 含服（buccal）：每日 50mg

药代动力学

分子量（Da）	416.1
蛋白结合率（%）	90
尿中原型药排泄率（%）	1
分布容积（L/kg）	20
半衰期（h）：正常 / ESRF	24/ 不变

药物代谢

咪康唑在肝内代谢为无活性的代谢产物，10% ~ 20% 的剂量以代谢产物形式从尿液排泄，约 50% 以原型从粪便排泄

肾功能（GFR，ml/min）受损时的剂量

20 ~ 50	与肾功能正常时同剂量
10 ~ 20	与肾功能正常时同剂量
<10	与肾功能正常时同剂量

肾脏替代治疗时的剂量

APD/CAPD	不被透析清除。与肾功能正常时同剂量
HD	不被透析清除。与肾功能正常时同剂量
HDF/HFD	透析清除力不详。与肾功能正常时同剂量

CAV/VVHD 可能不被透析明显清除。与肾功能正常时同剂量

重要的药物相互作用

与其他药物合用的潜在风险

- 抗凝血药：增强香豆素类（coumarins）的抗凝作用
- 抗抑郁药：避免与瑞波西汀（reboxetine）合用
- 抗糖尿病药：增强格列齐特（gliclazide）及格列吡嗪（glipizide）的降血糖作用；增加磺脲类（sulphonylureas）的浓度
- 抗癫痫药：增强磷苯妥英（fosphenytoin）和苯妥英（phenytoin）的作用；可能增加卡马西平（carbamazepine）的浓度
- 抗组胺药：避免与咪唑斯汀（mizolastine）合用，存在室性心律失常风险
- 抗疟药：避免与哌喹和青蒿醇复方制剂（piperaquine-artenimol），或蒿甲醚和本芴醇复方制剂（artemether-lumefantrine）合用
- 抗精神病药：与匹莫齐特（pimozide）合用增加室性心律失常风险，应避免合用；合用可能增加喹硫平（quetiapine）的浓度，需减少喹硫平的用量
- 抗病毒药：合用可能增加沙奎那韦（saquinavir）的浓度
- 环孢素（ciclosporin）：可能增加环孢素的浓度

- 麦角生物碱类（ergot alkaloids）：与麦角胺（ergotamine）及美西麦角（methysergide）合用增加麦角中毒风险，应避免合用
- 西罗莫司（sirolimus）：合用可增加西罗莫司的浓度
- 他汀类：与阿托伐他汀（atorvastatin）及辛伐他汀（simvastatin）合用会增加肌病风险，应避免与辛伐他汀合用
- 他克莫司（tacrolimus）：可能增加他克莫司的浓度

用法

溶液配制　　-
用法　　　　口腔凝胶，含服，局部用药
输注速度　　-

其他信息

- 局部用药时仅少量咪康唑硝酸盐被皮肤和黏膜吸收
- 血液透析可清除 50% 的药量

酮康唑 Ketoconazole

临床应用

抗真菌药

- 治疗内源性库欣综合征（Cushing's syndrome）

肾功能正常时的剂量

每日 400~1200mg，分 2~3 次服用。见"其他信息"

药代动力学

分子量（Da）	531.4
蛋白结合率（%）	>90
尿中原型药排泄率（%）	13
分布容积（L/kg）	0.36
半衰期（h）：正常 / ESRF	2/3.3

药物代谢

胃肠道吸收后，酮康唑转化为几种无活性的代谢产物。主要代谢途径是咪唑和哌嗪环的氧化和降解，氧化 O- 脱烷基化（oxidative O-dealkylation）及芳香族羟基化（aromatic hydroxylation）。血浆清除呈两相性，在用药后的最初 10 小时及随后 8 小时，药物的清除半衰期为 2 小时。约 13% 的药量从尿液排泄，其中 2%~4% 为药物原型。主要清除途径为经胆汁从消化道排泄

肾功能（GFR，ml/min）受损时的剂量

20~50	与肾功能正常时同剂量
15~20	与肾功能正常时同剂量
<15	与肾功能正常时同剂量

肾脏替代治疗时的剂量

APD/CAPD	不被透析清除。与肾功能正常时同剂量
HD	不被透析清除。与肾功能正常时同剂量
HDF/HFD	透析清除力不详。与肾功能正常时同剂量
CAV/VVHD	透析清除力不详。与肾功能正常时同剂量

重要的药物相互作用

与其他药物合用的潜在风险

- 氨茶碱（aminophylline）和茶碱（theophylline）：合用可能会增加氨茶碱和茶碱的药物浓度
- 镇痛药：合用会抑制丁丙诺啡（buprenorphine）代谢，需减少丁丙诺啡用量；与美沙酮（methadone）合用可能增加室性心律失常风险，应避免合用；合用会增加羟考酮（oxycodone）和舒芬太尼（sufentanil）浓度；应避免与对乙酰氨基酚（paracetamol）合用
- 抗心律失常药：与丙吡胺（disopyramide）合用会增加室性心律失常风险，应避免合用；合用会增加决奈达隆（dronedarone）浓度，应避免合用
- 抗菌药：与利福平（rifampicin）合用能加速本药代谢，并可能减少利福平浓度；合用会增加贝达喹啉（bedaquiline）浓度，应避免合用；应避免与非达霉素（fidaxomicin）合用；异烟肼（isoniazid）可能减少本药浓度；在严重肾和肝功能受损的患者中应避免与泰利霉素（telithromycin）合用；在严重肾功能受损的患者中应避免与克拉霉素（clarithromycin）合用
- 抗凝血药：合用会增强香豆素类（coumarins）的抗凝作用；合用会增加阿哌沙班（apixaban）、达比加群（dabigatran）和利伐沙班（rivaroxaban）的浓度，应避免合用；合用会增加依度沙班（edoxaban）浓度，应减少依度沙班剂量

- 抗抑郁药：避免与瑞波西汀（reboxe-tine）合用；合用会增加米氮平（mir-tazapine）浓度
- 抗糖尿病药：合用会增加吡格列酮（pi-oglitazone）、沙格列汀（saxagliptin）和甲苯磺丁脲（tolbutamide）浓度
- 抗癫痫药：磷苯妥英（fosphenytoin）及苯妥英（phenytoin），可能还有卡马西平（carbamazepine），会降低本药浓度；本药能增加吡仑帕奈（per-ampanel）浓度，并可能增加卡马西平浓度
- 抗真菌药：合用会增加艾沙康唑（is-avuconazole）浓度，应避免合用
- 抗组胺药：合用可能增加氯雷他定（loratadine）浓度，应避免合用；避免与咪唑斯汀（mizolastine）合用；合用能增加卢帕他定（rupatadine）浓度
- 抗疟药：避免与哌喹和青蒿醇复方制剂（piperaquine-artenimol），或蒿甲醚和本芴醇复方制剂（artemether-lume-fantrine）合用；合用时能增加甲氟喹（mefloquine）浓度
- 抗毒蕈碱类（antimuscarinics）：合用会减少本药吸收；合用会增加达非那新（darifenacin）浓度，应避免合用；合用时应减少弗斯特罗定（fesoterodine）剂量；合用会增加奥昔布宁（oxybutynin）和索利那辛（solifenacin）浓度；避免与托特罗定（tolterodine）合用
- 抗精神病药：与匹莫齐特（pimozide）合用可能增加室性心律失常风险，应避免合用；合用可能增加喹硫平（quetiapine）浓度，故需减少喹硫平用量；合用能抑制阿立哌唑（aripipra-zole）代谢，需减少其用量。合用会增加鲁拉西酮（lurasidone）浓度，应避免合用
- 抗病毒药：与达芦那韦（darunavir）、达沙布韦（dasabuvir）和帕利瑞韦（paritaprevir）合用时，两种药物浓度均增加，应避免与达沙布韦和帕利瑞韦合用；合用会增加达卡他韦（daclatasvir）浓度，应减少达卡他韦用量；奈韦拉平（nevirapine）和依非韦伦（efavirenz）会降低本药浓度，应避免与奈韦拉平合用；与利托那韦（ritonavir）合用时，两药浓度均增加；能增加波西普韦（boceprevir）、茚地那韦（indinavir）、马拉韦罗（maravi-roc）及沙奎那韦（saquinavir）浓度，需减少茚地那韦和马拉韦罗用量，并避免与沙奎那韦合用；与呋山那韦（fosamprenavir）合用时本药浓度会增加，呋山那韦浓度也可能增加；应避免与奥比他韦（ombitasvir）和西咪匹韦（simeprevir）合用；与特拉匹韦（telaprevir）合用时，两者药物浓度均增加
- 抗焦虑药和催眠药：合用能增加阿普唑仑（alprazolam）和咪达唑仑（mid-azolam）浓度（有延长镇静时间的风险）
- 阿伐那非（avanafil）、他达拉非（tada-lafil）和伐地那非（vardenafil）：合用会增加阿伐那非、他达拉非和伐地那非的浓度，应避免合用
- 钙通道阻滞剂：合用能增加非洛地平（felodipine）浓度；避免与乐卡地平（lercanidipine）合用；合用可能抑制二氢吡啶类钙通道阻滞剂的代谢
- 环孢素（ciclosporin）：合用能增加环孢素浓度
- 西洛他唑（cilostazol）：合用可能增加西洛他唑浓度，可考虑减少药物用量
- 西那卡塞（cinacalcet）：合用能增加西那卡塞浓度

- 氯吡格雷（clopidogrel）：合用可能减弱抗血小板作用
- 秋水仙碱（colchicine）：合用可能增加秋水仙碱毒性，在肝或肾衰竭患者中应避免合用
- 糖皮质激素类（corticosteroids）：合用时可能抑制糖皮质激素类的代谢，包括吸入制剂和直肠用制剂
- 细胞毒性药物：合用会增加阿昔替尼（axitinib）浓度，需减少阿昔替尼用量；合用会增加博舒替尼（bosu-tinib）、色瑞替尼（ceritinib）和依鲁替尼（ibrutinib）的浓度，应避免合用或减少博舒替尼、色瑞替尼和依鲁替尼用量；合用会增加克唑替尼（crizo-tinib）、依维莫司（everolimus）、拉帕替尼（lapatinib）、尼洛替尼（nilo-tinib）和瑞格非尼（regorafenib）浓度，应避免合用；合用可能增加达沙替尼（dasatinib）浓度；合用能抑制厄洛替尼（erlotinib）和舒尼替尼（sunitinib）的代谢；合用会增加硼替佐米（borte-zomib）、伊马替尼（imatinib）、尼达尼布（nintedanib）和帕比司他（pano-binostat）浓度，需减少帕比司他用量；避免与卡巴他赛（cabazitaxel）和帕唑帕尼（pazopanib）合用；合用需减少鲁索利替尼（ruxolitinib）剂量；多西他赛（docetaxel）可能与本药发生相互作用；与贝伦妥单抗（brentux-imab）合用可能增加中性粒细胞减少风险；合用能使伊立替康（irinotec-an）浓度降低，而其活性代谢产物浓度升高，应避免合用 [译者注：伊立替康是前体药物，能转换成活性代谢产物 SN-38，也能在 CYP3A4 作用下生成无活性代谢产物。酮康唑是 CYP3A4 抑制剂，与伊立替康合

用，能减少其无活性代谢产物生成，而使 SN-38 增加，从而增加副作用（J Clin Oncol, 2002；20:3122-3129）]；合用时增加替西罗莫司（temsirolim-us）的活性代谢产物浓度，应避免合用 [译者注：替西罗莫司及其主要代谢产物西罗莫司（sirolimus）通过细胞色素 CYP3A4 代谢，而酮康唑是强有力的 CYP3A4 抑制剂，故能抑制替西罗莫司及西罗莫司的代谢，使它们的血药浓度增加，应避免合用（Br J Cancer, 2008; 98: 1797-1802）]；合用能增加长春氟宁（vinflunine）浓度，应避免合用
- 达泊西汀（dapoxetine）：合用会增加达泊西汀浓度，应避免合用
- 利尿药：合用能增加依普利酮（eplere-none）浓度，应避免合用
- 多潘立酮（domperidone）：合用可能增加心律失常风险，应避免合用
- 麦角生物碱类（ergot alkaloids）：与麦角胺（ergotamine）和美西麦角（methysergide）合用能增加麦角中毒风险，应避免合用
- 芬戈莫德（fingolimod）：合用能增加芬戈莫德浓度
- 胍法辛（guanfacine）：合用会增加胍法辛浓度，胍法辛剂量应减半
- 5-HT$_1$ 受体激动剂：合用能增加依来曲普坦（eletriptan）浓度，应避免合用；合用能增加阿莫曲坦（almotrip-tan）浓度（毒性增加）
- 伊伐布雷定（ivabradine）：合用能增加伊伐布雷定浓度，应避免合用
- 依伐卡托（ivacaftor）和鲁玛卡托（luma-caftor）：合用能增加依伐卡托浓度，需减少依伐卡托 - 鲁玛卡托复方制剂剂量

- 镧（lanthanum）制剂：合用能减少本药吸收，至少间隔 2 小时给药
- 来那度胺（lenalidomide）：合用可能增加来那度胺浓度，并增加毒性风险
- 洛美他派（lomitapide）：合用会增加洛美他派浓度，应避免合用
- 纳洛昔醇（naloxegol）：合用会增加纳洛昔醇浓度，应避免合用
- 雷诺嗪（ranolazine）：合用会增加雷诺嗪浓度，应避免合用
- 类视黄醇（retinoids）：合用能增加阿利维 A 酸（alitretinoin）浓度；可能增加维 A 酸中毒风险
- 西罗莫司（sirolimus）：合用能增加西罗莫司浓度，应避免合用
- 他汀类：与阿托伐他汀（atorvastatin）和辛伐他汀（simvastatin）合用可能增加肌病风险，避免与辛伐他汀合用[1]
- 拟交感神经药：合用会增加奥达特罗（olodaterol）和沙美特罗（salmeterol）浓度
- 他克莫司（tacrolimus）：合用会增加他克莫司浓度

- 坦洛新（tamsulosin）：合用会增加坦洛新浓度
- 替格瑞洛（ticagrelor）：合用会增加替格瑞洛浓度，应避免合用

用法

溶液配制	-
用法	口服，局部用药
输注速度	-

其他信息

- 欧洲药品管理局（EMA）人类使用医药产品委员会（CHMP）不再推荐口服酮康唑治疗真菌感染，因为会增加肝功能受损风险（2013.07.26）
- 监测肝功能，尤其在长期使用时

参考文献

[1] MHRA. Drug Safety Update. Statins: interactions and updated advice. 2012 August; 6(1): 2-4.

氟康唑　Fluconazole

临床应用

抗真菌药

肾功能正常时的剂量

每日 50～400mg，最大剂量为每日 800mg

药代动力学

分子量（Da）	306.3
蛋白结合率（%）	11～12
尿中原型药排泄率（%）	80
分布容积（L/kg）	0.65～0.7
半衰期（h）：正常 / ESRF	30/98

药物代谢

氟康唑只有一小部分代谢。单次给药后，只有 11% 以代谢产物形式从尿液排泄。氟康唑主要经肾排泄，约 80% 的给药剂量以药物原型从尿液排泄。氟康唑的清除与肌酐清除成正比。未发现血液循环中有氟康唑的代谢产物

肾功能（GFR，ml/min）受损时的剂量

20～50	常规剂量的 50%～100%[1]。见"其他信息"
10～20	常规剂量的 50%～100%[1]。见"其他信息"
<10	常规剂量的 50%[1]。见"其他信息"

肾脏替代治疗时的剂量

APD/CAPD	透析可清除。与 GFR<10ml/min 时同剂量
HD	透析可清除。50% 的常规剂量每日 1 次，或 100% 的常规剂量每周 3 次。透析后给药
HDF/HFD	透析可清除。50% 的常规剂量每日 1 次，或 100% 的常规剂量每周 3 次。透析后给药
CAV/VVH	透析可清除。与肾功能正常时同剂量
CAV/VVHD	透析可清除。每日 400～800mg[2]

重要的药物相互作用

与其他药物合用的潜在风险

- 氨茶碱（aminophylline）：与氨茶碱合用时，氨茶碱的药物浓度可能增加
- 镇痛药：合用会增加塞来昔布（celecoxib）浓度，故塞来昔布剂量需减半；合用会增加氟比洛芬（flurbiprofen）、布洛芬（ibuprofen）和美沙酮（methadone）的浓度；合用会增加帕瑞昔布（parecoxib）浓度，故需减少帕瑞昔布用量；合用会抑制阿芬太尼（alfentanil）代谢；合用可能增加芬太尼（fentanyl）浓度
- 抗心律失常药：避免与胺碘酮（amiodarone）同时使用，有延长 QT 间期的风险
- 抗菌药：避免与红霉素（erythromycin）合用；合用增加利福布汀（rifabutin）浓度，需减少利福布汀剂量；利福平（rifampicin）会加速本药代谢；合用可能增加贝达喹啉（bedaquiline）浓度；与氟康唑合用不应超过 14 日
- 抗凝血药：合用会增强香豆素类（coumarins）的抗凝作用
- 抗抑郁药：避免与瑞波西汀（reboxetine）合用；合用能增加阿米替林（amitriptyline）和去甲替林（nortriptyline）浓度

- 抗糖尿病药：合用可能增强那格列奈（nateglinide）的降血糖作用；合用将增加磺脲类（sulphonylureas）浓度
- 抗癫痫药：合用会增加磷苯妥英（fosphenytoin）和苯妥英（phenytoin）浓度；合用可能增加卡马西平（carbamazepine）浓度
- 抗疟药：应避免与蒿甲醚和本芴醇复方制剂（artemether-lumefantrine），或哌喹和青蒿醇复方制剂（piperaquine-artenimol）合用
- 抗精神病药：与匹莫齐特（pimozide）合用可能增加室性心律失常风险，应避免合用；合用可能增加鲁拉西酮（lurasidone）浓度；合用可能增加喹硫平（quetiapine）浓度，需减少喹硫平剂量
- 抗病毒药：合用会增加奈韦拉平（nevirapine）、利托那韦（ritonavir）、替拉那韦（tipranavir）和齐多夫定（zidovudine）的浓度，也可能会增加沙奎那韦（saquinavir）浓度；合用可能增加西咪匹韦（simeprevir）浓度，应避免合用
- 抗焦虑药和催眠药：合用会增加地西泮（diazepam）和咪达唑仑（midazolam）浓度
- 阿伐那非（avanafil）：合用可能增加阿伐那非浓度
- 波生坦（bosentan）：合用将增加波生坦浓度，应避免合用
- 环孢素（ciclosporin）：合用会增加血清环孢素浓度
- 氯吡格雷（clopidogrel）：可能减弱抗血小板作用

- 细胞毒性药物：合用可能增加环磷酰胺（cyclophosphamide）副作用；合用会增加博舒替尼（bosutinib）浓度，并可能增加奥拉帕尼（olaparib）浓度，应避免合用或减少博舒替尼用量；合用可能增加依鲁替尼（ibrutinib）浓度，需减少依鲁替尼用量；合用需减少鲁索利替尼（ruxolitinib）剂量
- 达泊西汀（dapoxetine）：合用需减少达泊西汀剂量
- 利尿药：合用会增加依普利酮（eplerenone）浓度，应避免合用；氢氯噻嗪（hydrochlorothiazide）会增加本药浓度
- 麦角生物碱类（ergot alkaloids）：增加麦角中毒风险，应避免合用
- 胍法辛（guanfacine）：合用可能增加胍法辛浓度，胍法辛剂量需减半
- 伊伐布雷定（ivabradine）：会增加伊伐布雷定浓度，需减少起始剂量
- 依伐卡托（ivacaftor）：合用会增加依伐卡托浓度
- 调节血脂药：与阿托伐他汀（atorvastatin）和辛伐他汀（simvastatin）合用可能增加肌病风险；合用会增加氟伐他汀（fluvastatin）浓度，并可能增加肌病风险；避免与洛美他派（lomitapide）合用
- 类视黄醇（retinoids）：可能增加维A酸（tretinoin）中毒风险
- 西罗莫司（sirolimus）：可能增加西罗莫司浓度
- 他克莫司（tacrolimus）：合用会增加血清他克莫司浓度
- 茶碱（theophylline）：可能增加茶碱浓度

用法

溶液配制 -
用法 口服，静脉给药
输注速度 静脉给药：5 ~ 10ml/min，外周静脉给药
注释 口服与静脉用药等剂量。具有极高的生物利用度

其他信息

- 口服生物利用度为 90%
- 3 小时血液透析可清除近 50% 的药物
- 治疗 CAPD 腹膜炎时，将作为静脉用两性霉素和腹腔注射氟胞嘧啶（flucytosine）的辅助用药
- 一次性给药治疗时，不需要调整用药剂量
- 复发性酵母菌性腹膜炎：即刻口服氟胞嘧啶 2000mg，然后每日口服 1000mg，同时氟康唑 150mg 腹腔注射，或氟康唑 200mg 隔日口服。如果没有效果则拔除腹膜透析插管

- 800mg 的剂量适用于透析液流速达 2L/h 的 CRRT 患者的相对抗药性真菌感染[2]（译者注：此处的 CRRT 是指 CVVHD 或 CVVHDF，不包括 CVVH）

参考文献

[1] Mojgan S. Section 1: Clinical Pharmacology in the ICU (1994): p. 61.
[2] Trotman RL, Williamson JC, Shoemaker DM, et al. Antibiotic dosing in critically ill adult patients receiving continuous renal replacement therapy. Clin Infect Dis. 2005; 41(8):1159-1166.

伊曲康唑 Itraconazole

临床应用

抗真菌药

肾功能正常时的剂量

- 口服：100～200mg，根据病情，每8～24小时1次
- 静脉用药：200mg，每12～24小时1次

药代动力学

分子量（Da）	705.6
蛋白结合率（%）	99.8
尿中原型药排泄率（%）	<0.03
分布容积（L/kg）	10
半衰期（h）：正常/ESRF（20～40）/不变	

药物代谢

伊曲康唑在肝内主要经过CYP3A4介导进行代谢。其主要代谢产物为羟基伊曲康唑（hydroxyitraconazole），具有与伊曲康唑相近的抗真菌活性。伊曲康唑在单次口服后1周内，主要以无活性代谢产物形式从尿液（35%）和粪便（54%）排泄。静脉用药时伊曲康唑及其活性代谢产物羟基伊曲康唑的肾排泄率不足1%。基于口服放射性标记药物的观察，发现原型药的粪便排泄率为3%～18%。极少量药物由皮肤角质层和毛发清除

肾功能（GFR，ml/min）受损时的剂量

30～50	口服：与肾功能正常时同剂量。静脉给药：需谨慎使用。见"其他信息"
10～30	口服：与肾功能正常时同剂量。静脉给药：避免使用。见"其他信息"
<10	口服：与肾功能正常时同剂量。静脉给药：避免使用。见"其他信息"

肾脏替代治疗时的剂量

APD/CAPD	不被透析清除。与GFR<10ml/min时同剂量
HD	不被透析清除。与GFR<10ml/min时同剂量
HDF/HFD	不被透析清除。与GFR<10ml/min时同剂量
CAV/VVHD	不被透析清除。与GFR=10～30ml/min时同剂量

重要的药物相互作用

与其他药物合用的潜在风险

- 阿利吉仑（aliskiren）：合用会增加阿利吉仑浓度，应避免合用
- 镇痛药：合用可能抑制阿芬太尼（alfentanil）代谢；合用可能增加芬太尼（fentanyl）浓度；合用可能增加美沙酮（methadone）浓度，增加室性心律失常风险
- 抗心律失常药：避免与丙吡胺（disopyramide）和决奈达隆（dronedarone）合用
- 抗菌药：与利福布汀（rifabutin）和利福平（rifampicin）合用能加速本药代谢，并可能增加利福布汀浓度，应避免合用；克拉霉素（clarithromycin）能增加本药浓度
- 抗凝血药：避免与阿哌沙班（apixaban）和利伐沙班（rivaroxaban）合用；合用会增强香豆素类（coumarins）的抗凝作用；合用可能增加达比加群（dabigatran）浓度，应避免合用
- 抗抑郁药：避免与瑞波西汀（reboxetine）合用
- 抗糖尿病药：合用能增强瑞格列奈（repaglinide）作用
- 抗癫痫药：卡马西平（carbamazepine）、苯巴比妥（phenobarbital）和苯妥英（phenytoin）能降低本药浓度，避免与苯妥英合用

- 抗组胺药：合用能抑制咪唑斯汀（mizolastine）代谢，应避免合用
- 抗疟药：避免与哌喹和青蒿醇复方制剂（piperaquine-artenimol），或蒿甲醚和本芴醇复方制剂（artemether-lumefantrine）合用
- 抗毒蕈碱类（antimuscarinics）：合用可能增加索利那辛（solifenacin）浓度
- 抗精神病药：合用可能增加氟哌啶醇（haloperidol）浓度；合用可能抑制阿立哌唑（aripiprazole）代谢，需减少阿立哌唑用量；与匹莫齐特（pimozide）合用可能增加室性心律失常风险，应避免合用；合用可能增加喹硫平（quetiapine）浓度，需减少喹硫平剂量；合用可能增加鲁拉西酮（lurasidone）浓度，应避免合用
- 抗病毒药：合用会增加达卡他韦（daclatasvir）浓度，需减少达卡他韦剂量；与达沙布韦（dasabuvir）、帕利瑞韦（paritaprevir）和西咪匹韦（simeprevir）合用时，两种药物的浓度均增加，应避免合用；依非韦伦（efavirenz）和奈韦拉平（nevirapine）能降低本药浓度；与呋山那韦（fosamprenavir）合用时，两药浓度均可能增加；合用能增加茚地那韦（indinavir）浓度，可能需要减少茚地那韦用量；与利托那韦（ritonavir）合用时，两药浓度均可能增加；合用可能增加沙奎那韦（saquinavir）浓度；特拉匹韦（telaprevir）可能增加本药浓度；依非韦伦（efavirenz）能减少本药浓度
- 抗焦虑药和催眠药：合用能增加丁螺环酮（buspirone）、咪达唑仑（midazolam）和阿普唑仑（alprazolam）浓度
- 阿伐那非（avanafil）和伐地那非（vardenafil）：合用可能增加阿伐那非和伐地那非浓度，应避免合用

- 波生坦（bosentan）：合用可能增加波生坦浓度
- 钙通道阻滞剂：合用可能增强负性肌力作用；合用能抑制非洛地平（felodipine）代谢，并可能抑制其他二氢吡啶类钙通道阻滞剂的代谢；避免与乐卡地平（lercanidipine）合用
- 强心苷类（cardiac glycosides）：合用能增加地高辛（digoxin）浓度
- 环孢素（ciclosporin）：合用抑制环孢素代谢（增加其药物浓度）
- 西洛他唑（cilostazol）：合用可能增加西洛他唑浓度
- 氯吡格雷（clopidogrel）：合用可能减弱抗血小板作用
- 秋水仙碱（colchicine）：合用可能增加秋水仙碱毒性，应避免在肝、肾功能受损的患者中合用
- 糖皮质激素类：合用可能增加布地奈德（budesonide）浓度，包括含有布地奈德的所有配方
- 细胞毒性药物：合用可能增加博舒替尼（bosutinib）、卡巴他赛（cabazitaxel）、色瑞替尼（ceritinib）、多西他赛（docetaxel）和奥拉帕尼（olaparib）的浓度，应避免与以上药物合用，或者减少这些药物的用量；合用能抑制白消安（busulfan）代谢，增加毒性风险；合用会增加考比替尼（cobimetinib）浓度；合用可能增加阿昔替尼（axitinib）、依维莫司（everolimus）、吉非替尼（gefitinib）和克唑替尼（crizotinib）浓度，需减少阿昔替尼用量，避免与克唑替尼和依维莫司合用；合用可能增加依鲁替尼（ibrutinib）和帕比司他（panobinostat）浓度，需减少依鲁替尼和帕比司他用量；与伊立替康（irinotecan）、长春碱（vinblastine）、长春新碱（vincristine）、长春地辛（vindesine）、

长春氟宁（vinflunine）和长春瑞滨（vinorelbine）合用有增加药物毒性的风险，应避免与上述药物合用；合用可能增加环磷酰胺（cyclophosphamide）副作用；应避免与拉帕替尼（lapatinib）、尼洛替尼（nilotinib）、帕唑帕尼（pazopanib）和替西罗莫司（temsirolimus）合用；与鲁索利替尼（ruxolitinib）合用需减少其用量

- 达泊西汀（dapoxetine）：合用有增加药物毒性的风险，应避免合用
- 多潘立酮（domperidone）：合用可能增加室性心律失常风险，应避免合用
- 利尿药：合用能增加依普利酮（eplerenone）浓度，应避免合用
- 麦角生物碱类（ergot alkaloids）：增加麦角中毒风险，应避免合用
- 胍法辛（guanfacine）：合用可能增加胍法辛浓度
- 5-HT$_1$受体激动剂：合用能增加依来曲普坦（eletriptan）浓度，应避免合用
- 伊伐布雷定（ivabradine）：合用可能增加伊伐布雷定浓度，需减少其起始剂量
- 依伐卡托（ivacaftor）和鲁玛卡托（lumacaftor）：合用可能增加依伐卡托浓度，需减少依伐卡托及依伐卡托-鲁玛卡托复方制剂剂量［译者注：依伐卡托-鲁玛卡托复方制剂商品名为Orkambi，2015年被美国食品药品监督管理局（FDA）批准上市，用于治疗囊性纤维化］
- 来那度胺（lenalidomide）：合用可能增加来那度胺浓度并增加毒性风险

- 调节血脂药：与阿托伐他汀（atorvastatin）、瑞舒伐他汀（rosuvastatin）和辛伐他汀（simvastatin）合用会增加肌病风险，阿托伐他汀的最大用量为40mg[1]，与瑞舒伐他汀合用时需减少瑞舒伐他汀剂量，应避免与辛伐他汀合用；避免与洛美他派（lomitapide）合用
- 纳洛昔醇（naloxegol）：合用可能增加纳洛昔醇浓度，应避免合用
- 雷诺嗪（ranolazine）：合用可能增加雷诺嗪浓度，应避免合用
- 西罗莫司（sirolimus）：合用能增加西罗莫司浓度
- 他克莫司（tacrolimus）：合用可能增加他克莫司浓度
- 促溃疡愈合药：H$_2$受体拮抗剂和质子泵抑制剂能减少本药吸收

用法

溶液配制	-
用法	口服，静脉滴注
输注速度	60分钟以上
注释	250mg加至50ml 0.9%氯化钠溶液中，配制成60ml液体，体积的增加是因为本药的置换价大（large displacement value）（译者注：置换价是药物的重量与同体积基质重量的比值）

其他信息

- 不同剂型的吸收速度不一：液体2.5小时内吸收，胶囊2~5小时内吸收

- 伊曲康唑的口服生物利用度在某些肾功能不全患者中降低，如接受 CAPD 的患者

- Janssen-Cilag 公司认为肾功能受损患者口服本药无须调整剂量，因为药物广泛地在肝内代谢，而且肾衰竭患者的药代动力学与肾功能正常者相同

- 羟丙基 -β- 环糊精（hydroxypropyl-β-cyclodextrin）是 Sporanox 静脉用药的组成成分，通过肾小球滤过清除。因此，"英国产品特性概述"（UK SPC）将 CCr<30ml/min 作为静脉用 Sporanox 的禁忌证（译者注：Sporanox 的中译名为斯皮仁诺，是一种伊曲康唑注射液的商品名）

参考文献

[1] MHRA. Drug Safety Update. Statins: interactions and updated advice. 2012August; 6(1): 2-4.

伏立康唑 Voriconazole

临床应用

抗真菌药

- 治疗侵袭性曲霉菌病
- 治疗对氟康唑抵抗的严重侵袭性真菌感染
- 治疗免疫功能低下患者罹患的进展性、可能威胁生命的真菌感染

肾功能正常时的剂量

- 静脉给药：6mg/kg，每 12 小时 1 次，共 2 次；然后 3 ~ 4mg/kg，每 12 小时 1 次
- 口服
  - 体重 <40kg：200mg，每 12 小时 1 次，共 2 次；然后 100 ~ 150mg，每日 2 次
  - 体重 >40kg：400mg，每 12 小时 1 次，共 2 次；然后 200 ~ 300mg，每日 2 次

药代动力学

分子量（Da）	349.3
蛋白结合率（%）	58
尿中原型药排泄率（%）	<2
分布容积（L/kg）	4.6
半衰期（h）：	6（取决于剂
正常 / ESRF	量）/ 不变

药物代谢

伏立康唑在肝内由 CYP2C19 介导进行代谢；其主要代谢产物为无活性的 N-氧化物。体外研究表明伏立康唑也可由同工酶 CYP2C9 及 CYP3A4 介导代谢。伏立康唑经肝代谢清除，不足 2% 的剂量以原型从尿液排泄。在给予放射性标记的伏立康唑后，约 80% 的放射活性以代谢产物形式从尿液排泄。绝大部分（>94%）口服或静脉给药的药物均在 96 小时内排泄

肾功能（GFR，ml/min）受损时的剂量

20 ~ 50	与肾功能正常时同剂量。见"其他信息"
10 ~ 20	与肾功能正常时同剂量。见"其他信息"
<10	与肾功能正常时同剂量。见"其他信息"

肾脏替代治疗时的剂量

APD/CAPD	可能被透析清除。与肾功能正常时同剂量
HD	透析可清除。与肾功能正常时同剂量
HDF/HFD	透析可清除。与肾功能正常时同剂量
CAV/ VVHD	透析可清除。与肾功能正常时同剂量

重要的药物相互作用

与其他药物合用的潜在风险

- 镇痛药：合用能增加双氯芬酸（diclofenac）、布洛芬（ibuprofen）、阿芬太尼（alfentanil）、美沙酮（methadone）及羟考酮（oxycodone）的浓度，应考虑减少阿芬太尼及美沙酮的剂量；合用可能增加芬太尼（fentanyl）的浓度
- 抗心律失常药：应避免与决奈达隆（dronedarone）合用
- 抗菌药：利福布汀（rifabutin）可降低本药浓度；若合用，应将本药口服剂量从 200mg 增至 350mg，或从 100mg 增至 200mg（取决于患者体重），静脉给药剂量增至 5mg/kg；如可能，应避免合用；合用会增加利福布汀浓度，应监测其毒性；利福平（rifampicin）能降低本药浓度，应避免合用

- 抗凝血药：应避免与阿哌沙班（apixaban）及利伐沙班（rivaroxaban）合用；合用会增强香豆素类（coumarins）的抗凝作用
- 抗抑郁药：避免与瑞波西汀（reboxetine）合用；圣约翰草（St John's wort）能降低本药浓度，应避免合用
- 抗糖尿病药：合用可能增加磺脲类（sulphonylureas）浓度
- 抗癫痫药：卡马西平（carbamazepine）、苯巴比妥（phenobarbital）和扑米酮（primidone）可能降低本药浓度，应避免合用；与磷苯妥英（fosphenytoin）和苯妥英（phenytoin）合用时，本药浓度降低，而磷苯妥英和苯妥英浓度增加；如与苯妥英合用，应将本药口服剂量加倍，静脉给药剂量加至5mg/kg；如可能，应尽量避免合用
- 抗疟药：应避免与蒿甲醚和本芴醇复方制剂（artemether-lumefantrine），或哌喹和青蒿醇复方制剂（piperaquin-artenimol）合用
- 抗精神病药：本药可增加鲁拉西酮（lurasidone）浓度，应避免合用；与匹莫齐特（pimozide）合用可增加室性心律失常风险，应避免合用；可能增加喹硫平（quetiapine）浓度，应避免合用
- 抗病毒药：阿扎那韦（atazanavir）可增加或降低本药浓度，而本药会降低阿扎那韦浓度；合用可能增加达卡他韦（daclatasvir）浓度，需减少达卡他韦用量；达芦那韦（darunavir）可能影响本药浓度；与依非韦伦（efavirenz）及利托那韦（ritonavir）合用，本药浓度会降低，而依非韦伦浓度会增加；应避免与利托那韦合用；与依非韦伦合用时，依非韦伦剂量应减

少50%，而本药剂量应增至400mg，每日2次；特拉匹韦（telaprevir）可能影响本药浓度，并增加室性心律失常风险；合用可能增加沙奎那韦（saquinavir）浓度；与西咪匹韦（simeprevir）合用时，两者浓度均可能增加，应避免合用
- 阿伐那非（avanafil）：可能增加阿伐那非浓度，应避免合用
- 苯二氮䓬类（benzodiazepines）：可能抑制地西泮（diazepam）及咪达唑仑（midazolam）的代谢
- 环孢素（ciclosporin）：环孢素的药-时曲线下面积（AUC）会增加，合用时剂量应减少50%，并且密切监测
- 氯吡格雷（clopidogrel）：合用可能减弱抗血小板作用
- 细胞毒性药物：可能增加博舒替尼（bosutinib）浓度，应避免合用或合用时减少博舒替尼剂量；可能增加克唑替尼（crizotinib）及依维莫司（everolimus）浓度，应避免合用；可能增加依鲁替尼（ibrutinib）、帕唑帕尼（pazopanib）和帕纳替尼（ponatinib）浓度，合用时需减少上述药物剂量；避免与色瑞替尼（ceritinib）、拉帕替尼（lapatinib）、尼洛替尼（nilotinib）、卡巴他赛（cabazitaxel）和多西他赛（docetaxel）合用（或减少卡巴他赛、色瑞替尼和多西他赛剂量）；合用时应减少帕比司他（panobinostat）和鲁索利替尼（ruxolitinib）剂量
- 多潘立酮（domperidone）：可能增加心律失常风险，应避免合用
- 麦角生物碱类（ergot alkaloids）：增加麦角中毒风险，应避免合用
- 依伐卡托（ivacaftor）和鲁玛卡托（lumacaftor）：可能增加依伐卡托浓度，合用时需减少依伐卡托剂量，以

及依伐卡托 - 鲁玛卡托复方制剂的剂量

- 调节血脂药：与阿托伐他汀（atorvastatin）或辛伐他汀（simvastatin）合用可能增加肌病风险；避免与洛美他派（lomitapide）合用
- 雷诺嗪（ranolazine）：可能增加雷诺嗪浓度，应避免合用
- 类视黄醇（retinoids）：可能增加维 A 酸（tretinoin）中毒的风险
- 西罗莫司（sirolimus）：增加西罗莫司浓度，应避免合用
- 他克莫司（tacrolimus）：他克莫司的药 - 时曲线下面积（AUC）会增加，合用时剂量应减至 1/3，并密切监测
- 促溃疡愈合药：可增加埃索美拉唑（esomeprazole）及奥美拉唑（omeprazole）的浓度，合用时奥美拉唑应减量 50%

用法

溶液配制	用 19ml 注射用水配制供注射
用法	口服，静脉给药
输注速度	1～2 小时［3mg/（kg·h）］
注释	与碳酸氢钠溶液或全肠外营养（TPN）液不相容
	用 0.9% 氯化钠溶液、哈特曼液（Hartmann's solution）或 5% 葡萄糖溶液将本药稀释至 2～5mg/ml

其他信息

- 血液透析清除率为 121ml/min
- 口服生物利用度为 96%
- 肾病患者仅在无法口服时才予以静脉给药，因为静脉制剂的赋形剂磺丁基倍他环糊精钠（SBECD）可在肾衰竭患者体内蓄积。SBECD 的透析清除率为 55ml/min
- 餐前 1 小时或餐后 1 小时口服
- 由于本药能增强某些药物的肾毒性，所以需监测肾功能
- 罕有引起急性肾衰竭及盘状红斑狼疮的报道
- 血尿、肾炎及肾小管坏死也有报道
- 在临床试验中，30% 的患者可出现视觉问题，通常发生在应用较大剂量时

泊沙康唑　Posaconazole

临床应用

三唑类抗真菌药

肾功能正常时的剂量

- 混悬液：400mg，每日2次，与食物或240ml营养增补剂（nutritional supplement）同服；或200mg，每日4次，不与食物同服
- 片剂：首日300mg，每日2次；之后300mg，每日1次

口咽部重度念珠菌感染或免疫功能低下患者

- 混悬液：首日负荷剂量200mg；然后100mg，每日1次，共13日

预防侵袭性真菌感染

- 混悬液：200mg，每日3次
- 片剂：首日300mg，每日2次；之后300mg，每日1次
- 静脉给药：首日300mg，每日2次；之后300mg，每日1次

药代动力学

分子量（Da）	700.8
蛋白结合率（%）	>98
尿中原型药排泄率（%）	<0.2
分布容积（L/kg）	1774
半衰期（h）：正常/ESRF	（20~66，平均35）/不变

药物代谢

泊沙康唑在体内代谢有限，血循环中的大部分代谢产物是葡糖苷酸共轭物，小部分为氧化代谢产物。泊沙康唑的主要清除途径是粪便排泄（77%），其中66%为药物原型；约14%从尿液排泄，其中仅极少部分为药物原型

肾功能（GFR，ml/min）受损时的剂量

20~50	口服：与肾功能正常时同剂量。静脉给药：见"其他信息"
10~20	口服：与肾功能正常时同剂量。静脉给药：见"其他信息"
<10	口服：与肾功能正常时同剂量。静脉给药：见"其他信息"

肾脏替代治疗时的剂量

APD/CAPD	不被透析清除。与肾功能正常时同剂量
HD	不被透析清除。与肾功能正常时同剂量
HDF/HFD	不被透析清除。与肾功能正常时同剂量
CAV/VVHD	不被透析清除。与肾功能正常时同剂量

重要的药物相互作用

与其他药物合用的潜在风险

- 镇痛药：可能增加芬太尼（fentanyl）的浓度
- 抗心律失常药：避免与决奈达隆（dronedarone）合用
- 抗菌药：利福霉素类（rifamycins）可能降低本药浓度，应避免合用，除非利大于弊；本药增加利福布汀（rifabutin）浓度
- 抗凝血药：应避免与阿哌沙班（apixaban）或利伐沙班（rivaroxaban）合用
- 抗抑郁药：应避免与瑞波西汀（reboxetine）合用

- 抗糖尿病药：本药能降低血糖浓度，糖尿病患者使用本药需监测血糖水平。本药可能增强格列吡嗪（glipizide）的低血糖反应
- 抗癫痫药：苯妥英（phenytoin）、磷苯妥英（fosphenytoin）、卡马西平（carbamazepine）、苯巴比妥（phenobarbital）或扑米酮（primidone）可能降低本药浓度，应避免合用，除非利大于弊
- 抗疟药：避免与蒿甲醚和本芴醇复方制剂（artemether-lumefantrine），或哌喹和青蒿醇复方制剂（piperaquine-artenimol）合用
- 抗精神病药：与匹莫齐特（pimozide）合用增加室性心律失常风险，应避免合用；可能增加喹硫平（quetiapine）浓度，合用时需减少喹硫平用量；可能增加鲁拉西酮（lurasidone）浓度，应避免合用
- 抗病毒药：增加阿扎那韦（atazanavir）浓度；可能增加达卡他韦（daclatasvir）与西咪匹韦（simeprevir）浓度，合用需减少达卡他韦用量，应避免与西咪匹韦合用；依非韦伦（efavirenz）会降低本药浓度，呋山那韦（fosamprenavir）也可能降低本药浓度；本药可能增加沙奎那韦（saquinavir）浓度；与特拉匹韦（telaprevir）合用增加室性心律失常风险；与达沙布韦（dasabuvir）或帕利瑞韦（paritaprevir）合用会增加双方药物浓度，应避免合用
- 抗焦虑药和催眠药：本药升高咪达唑仑（midazolam）浓度
- 环孢素（ciclosporin）：环孢素增加本药浓度，本药也增加环孢素浓度，合用时需减少用量
- 细胞毒性药物：可增加博舒替尼（bosutinib）浓度，应避免合用或减少博舒替尼用量；可能增加依维莫司（everolimus）浓度，应避免合用；避免与拉帕替尼（lapatinib）合用；合用需减少鲁索利替尼（ruxolitinib）及帕比司他（panobinostat）的剂量；可能抑制长春碱（vinblastine）或长春新碱（vincristine）的代谢，增加神经毒性风险
- 麦角生物碱类（ergot alkaloids）：可能增加麦角生物碱类的浓度，导致麦角中毒，应避免合用
- 胍法辛（guanfacine）：可能增加胍法辛浓度，合用时胍法辛剂量减半
- 依伐卡托（ivacaftor）：合用可能增加依伐卡托浓度
- 调节血脂药：避免与洛美他派（lomitapide）合用；与阿托伐他汀（atorvastatin）或辛伐他汀（simvastatin）合用可能增加肌病风险。应避免合用[1]
- 鲁玛卡托（lumacaftor）：可能降低本药浓度，合用时应减少依伐卡托-鲁玛卡托复方制剂的用量
- 雷诺嗪（ranolazine）：可能增加雷诺嗪浓度，应避免合用
- 西罗莫司（sirolimus）：可能增加西罗莫司浓度，应根据西罗莫司浓度调整其用量
- 磺脲类（sulphonylureas）：本药能降低血糖浓度，糖尿病患者应用本药时需监测血糖水平
- 他克莫司（tacrolimus）：本药能使他克莫司的药峰浓度（C_{max}）增加121%，药-时曲线下面积（AUC）增加358%，合用时应减少他克莫司剂量至常规剂量的1/3，并据需要调整剂量

- 促溃疡愈合药：西咪替丁（cimetidine）可能使本药浓度减少39%，应避免合用，除非利大于弊；应避免与其他组胺 H_2 受体拮抗剂或质子泵抑制剂合用

用法

溶液配制	-
用法	口服，静脉滴注
输注速度	>90 分钟（自中心静脉给药） >30 分钟（自外周静脉给药）
注释	取 16.7ml 加入适当的稀释液中，将浓度调至 1~2mg/ml（自中心静脉给药）或 2mg/ml（自外周静脉给药） 稀释液包括 0.9% 和 0.45% 氯化钠溶液，或 5% 葡萄糖溶液

其他信息

- 用于如下疾病患者时需谨慎：心律失常、电解质紊乱、QT 间期延长、窦性心动过缓或心肌病
- 每日 800mg 药物中含有 7g 葡萄糖
- 使用本药时应监测肝功能
- 中度或重度肾功能受损（CCr< 50ml/min）患者静脉应用本药时，药物赋形剂磺丁基倍他环糊精钠（SBECD）会产生蓄积，除非利大于弊，否则应避免使用

参考文献

[1] MHRA. Drug Safety Update. Statins：interactions and updated advice. 2012August；6(1): 2-4.

艾沙康唑　Isavuconazole

临床应用

三唑类抗真菌药
- 治疗侵袭性曲霉菌病
- 治疗不能应用两性霉素 B 治疗的毛霉菌病

肾功能正常时的剂量

200mg，每 8 小时 1 次，共 6 次；最后一次给药后 12～24 小时开始，200mg，每日 1 次

药代动力学

分子量（Da）	814.8［以艾沙康唑硫酸酯（isavuconazonium sulphate）形式］
蛋白结合率（%）	>99
尿中原型药排泄率（%）	<1
分布容积（L/kg）	450
半衰期（h）：正常 / ESRF	［2～4（以艾沙康唑形式），80～130（以艾沙康唑硫酸酯形式）］/ 不变

药物代谢

给药后，血浆酯酶快速将前体药物艾沙康唑硫酸酯水解为有活性的艾沙康唑。前体药物的血浆浓度非常低，仅在静脉给药后短时间内可检测到。健康受试者口服放射物标记的艾沙康唑硫酸酯后，平均 46.1% 的放射量出现于粪便，45.5% 出现于尿液

肾功能（GFR，ml/min）受损时的剂量

20～50	与肾功能正常时同剂量
10～20	与肾功能正常时同剂量
<10	与肾功能正常时同剂量

肾脏替代治疗时的剂量

APD/CAPD	不被透析清除。与肾功能正常时同剂量
HD	不被透析清除。与肾功能正常时同剂量
HDF/HFD	不被透析清除。与肾功能正常时同剂量
CAV/VVHD	不被透析清除。与肾功能正常时同剂量

重要的药物相互作用

与其他药物合用的潜在风险
- 镇痛药：合用可能增加芬太尼（fentanyl）浓度
- 抗菌药：与利福平（rifampicin）合用会降低本药浓度，与利福布汀（rifabutin）合用可能降低本药浓度，均应避免合用；合用可能增加利福布汀浓度，增加患葡萄膜炎的风险
- 抗抑郁药：与圣约翰草（St John's wort）合用可能降低本药浓度，应避免合用；应避免与瑞波西汀（reboxetine）合用
- 抗癫痫药：与卡马西平（carbamazepine）合用会降低本药浓度，与磷苯妥英（fosphenytoin）、苯巴比妥（phenobarbital）、苯妥英（phenytoin）和扑米酮（primidone）合用可能降低本药浓度，均应避免合用
- 抗真菌药：与酮康唑（ketoconazole）合用会增加本药浓度，应避免合用
- 抗疟药：应避免与蒿甲醚和本芴醇复方制剂（artemether-lumefantrine）合用；应避免与哌喹和青蒿醇复方制剂（piperaquine-artenimol）合用，有可能增加室性心律失常风险

- 抗精神病药：与匹莫齐特（pimozide）合用增加室性心律失常风险，应避免合用；可能增加喹硫平（quetiapine）浓度，应避免合用
- 麦角胺（ergotamine）：合用增加麦角胺中毒风险，应避免合用
- 洛美他派（lomitapide）：合用可能增加洛美他派浓度，应避免合用

用法

溶液配制	用 5ml 注射用水配制
用法	口服，静脉滴注
输注速度	不少于 1 小时

注释	配制好的溶液应加入至少 250ml 0.9% 氯化钠溶液或 5% 葡萄糖溶液中
	静脉滴注液体约含 1.5mg/ml 的艾沙康唑硫酸酯（相当于约 0.8mg/ml 的艾沙康唑）
	静脉滴注时，必须串联一个聚醚砜（PES）膜制成的孔径 0.2～1.2μm 的过滤器

其他信息

口服生物利用度为 98%

2. 抗生素类抗真菌药

两性霉素 B（静脉用药） Amphotericin (IV, Fungizone)

临床应用

抗真菌药
- 治疗全身性真菌感染（酵母菌或酵母样真菌，包括白念珠菌）

肾功能正常时的剂量

每日 0.25 ~ 1.5mg/kg，如果用更大剂量，则可隔日给药（译者注：国内资料推荐，成人起始剂量为 1 ~ 5mg 或按体重 0.02 ~ 0.1mg/kg，能耐受者每日或隔日增加 5mg，当增至 0.6 ~ 0.7mg/kg 时即可暂停加量。最高单次剂量不超过 1mg/kg，每日或隔 1 ~ 2 日给药 1 次，总累积量为 1 ~ 3g，疗程 1 ~ 3 个月。卫生部合理用药专家委员会. 中国医师药师临床用药指南，2 版. 重庆：重庆出版集团，2014：224-227）

药代动力学

分子量（Da）	924.1
蛋白结合率（%）	>90
尿中原型药排泄率（%）	2 ~ 5
分布容积（L/kg）	4
半衰期（h）：正常 / ESRF	［24 ~ 48（长期应用可达 15 日）］/ 不变

药物代谢

两性霉素 B 在人体中的代谢途径尚未完全阐述。传统的两性霉素 B 经肾非常缓慢（超过数周至数月）地清除，药物从周边室（peripheral compartment）缓慢释放可能是其清除半衰期长的原因。单次给予传统两性霉素 B，其 7 日的尿液累积排泄量约为给药量的 40%。估计只有 2% ~ 5% 的药物以原型从尿液排泄。传统两性霉素 B 静脉给药终止后，4 周还能在血中、4 ~ 8 周还能在尿中检测到

肾功能（GFR, ml/min）受损时的剂量

20 ~ 50	与肾功能正常时同剂量
10 ~ 20	与肾功能正常时同剂量
<10	与肾功能正常时同剂量

肾脏替代治疗时的剂量

APD/CAPD	不被透析清除。与肾功能正常时同剂量
HD	不被透析清除。与肾功能正常时同剂量
HDF/HFD	不被透析清除。与肾功能正常时同剂量
CAV/VVHD	不被透析清除。与肾功能正常时同剂量

重要的药物相互作用

与其他药物合用的潜在风险
- 抗菌药：与葡萄糖酸锑钠（sodium stibogluconate）合用可能增加心律失常的风险，应间隔 14 日给药
- 强心苷类（cardiac glycosides）：若发生低钾血症，毒性将增加
- 环孢素（ciclosporin）：增加肾毒性
- 糖皮质激素类（corticosteroids）：增加低钾血症风险（避免同时使用，除非糖皮质激素被用于控制其药物反应）
- 细胞毒性药物：与三氧化二砷（arsenic trioxide）合用增加室性心律失常风险
- 氟胞嘧啶（flucytosine）：与本药合用会增加其毒性
- 与氨基糖苷类（aminoglycosides）和其他肾毒性药物及细胞毒性药物合用：增加肾毒性
- 他克莫司（tacrolimus）：增加肾毒性

用法

溶液配制	参见"产品特性概述"（SPC）。先用注射用水溶解本药，再稀释于5%葡萄糖溶液中静脉滴注（不能溶于0.9%氯化钠溶液、电解质液或其他药品中）
	稀释至浓度为10mg/100ml
用法	静脉滴注
输注速度	2～6小时
	如果静脉滴注12～24小时，可减少副作用的发生
注释	外周静脉给药的最小浓度为0.2mg/ml，中心静脉给药为0.5mg/ml（UK Critical Care Group, Minimum Infusion Volumes for Fluid Restricted Critically Ill Patients, 3rd edition, 2006）
	较快的滴注速度易出现较强的不良反应。静脉给药时间少于1小时，尤其是在肾衰竭时，易发生高钾血症和心律失常
	对乙酰氨基酚（paracetamol）和哌替啶（pethidine）注射剂可能缓解两性霉素B引起的寒战。也可应用抗组胺药来控制其药物反应
	给药前后要用5%葡萄糖溶液冲洗静脉输液管路
	对于进行CAV/VVHD的患者，两性霉素B应该通过透析管路的静脉回流端给药

其他信息

*** 两性霉素B是高肾毒性药物 ***

- 永久性的肾功能损害可能发生，尤其是接受传统两性霉素B治疗，且每日剂量超过1mg/kg时。此外，原有肾功能受损者，长时间治疗、钠缺乏及同时应用肾毒性药物时也易发生

- 在应用两性霉素B前，静脉滴注250～500ml 0.9%氯化钠溶液，持续30～45分钟，可能减少肾毒性

- 可导致远端肾小管酸中毒

- 可能导致多尿症、低血容量、低钾血症和酸中毒

- 两性霉素B和氟胞嘧啶（flucytosine）之间具有协同作用，两药合用时应适当减少剂量

- 在一个新的疗程开始时，推荐做敏感试验（1mg持续滴注20～30分钟，然后停药观察30分钟）

- 监测肾功能、全血细胞计数、钾、镁和钙的水平

- 与传统两性霉素B相比，两性霉素B脂质体的肾毒性较低，但价格也较高

- 有报道称，两性霉素B溶于20%脂质溶液中滴注，患者的耐受性同滴注两性霉素B脂质体一样好

两性霉素 B 脂质体（静脉用药） Amphotericin liposomal (IV, AmBisome)

临床应用

抗真菌药

- 治疗全身性真菌感染（酵母菌或酵母样真菌，包括白念珠菌）
- 治疗内脏利什曼原虫病

肾功能正常时的剂量

- 每日 1～3mg/kg，最大剂量 5mg/kg（非许可证推荐剂量）（译者注：国内资料推荐，成人起始剂量为 0.1mg/kg，次日增至 0.25～0.5mg/kg，再逐日递增至每日 1～3mg/kg 维持。卫生部合理用药专家委员会. 中国医师药师临床用药指南，2 版. 重庆：重庆出版集团，2014：234）
- 内脏利什曼原虫病：在 10～21 日内用药至总量达 21～30mg/kg

药代动力学

分子量（Da）	924.1
蛋白结合率（%）	90
尿中原型药排泄率（%）	2～5
分布容积（L/kg）	0.1～0.44
半衰期（h）：正常 / ESRF	（6.3～10.7）/ 不变

药物代谢

两性霉素 B 在人体中的代谢途径尚未完全阐述。传统的两性霉素 B 经肾非常缓慢（超过数周至数月）地清除，药物从周边室（peripheral compartment）缓慢释放可能是其清除半衰期长的原因。单次给予传统两性霉素 B，其 7 日的尿液累积排泄量约为给药量的 40%。估计只有 2%～5% 的药物以原型从尿液排泄。传统两性霉素 B 静脉给药终止后，4 周还能在血中、4～8 周还能在尿中检测到。

两性霉素 B 脂质体的药代动力学与文献报道的传统两性霉素 B 的特点不同，它具有更高的药峰浓度（C_{max}），并增加了药物暴露量（$AUC_{0\sim24h}$）。由于脂质体的体积大，两性霉素 B 脂质体不能从肾小球滤过经肾清除，因此，避免了两性霉素 B 对远端肾小管细胞的作用，减少了常发生于传统两性霉素 B 的潜在肾毒性

肾功能（GFR，ml/min）受损时的剂量

20～50	与肾功能正常时同剂量
10～20	与肾功能正常时同剂量
<10	与肾功能正常时同剂量

肾脏替代治疗时的剂量

APD/CAPD	不被透析清除。与肾功能正常时同剂量
HD	不被透析清除。与肾功能正常时同剂量
HDF/HFD	透析清除力不详。与肾功能正常时同剂量
CAV/VVHD	不被透析清除。与肾功能正常时同剂量

重要的药物相互作用

与其他药物合用的潜在风险

- 抗菌药：与葡萄糖酸锑钠（sodium stibogluconate）合用可能增加心律失常的风险，应间隔 14 日给药
- 强心苷类（cardiac glycosides）：若发生低钾血症，毒性将增加
- 环孢素（ciclosporin）：增加肾毒性
- 糖皮质激素类（corticosteroids）：增加低钾血症风险（避免同时使用，除非糖皮质激素被用于控制其药物反应）

- 细胞毒性药物：与三氧化二砷（arsenic trioxide）合用增加室性心律失常风险
- 氟胞嘧啶（flucytosine）：与本药合用会增加其毒性
- 与氨基糖苷类（aminoglycosides）和其他肾毒性药物及细胞毒性药物合用：增加肾毒性
- 他克莫司（tacrolimus）：增加肾毒性

用法

溶液配制　参见"产品特性概述"（SPC）。先用注射用水溶解本药，再稀释于 5% 葡萄糖溶液中静脉滴注（不能溶于 0.9% 氯化钠溶液、电解质液或其他药品中）

稀释浓度至 0.2 ~ 2mg/ml

用法　静脉滴注

输注速度　30 ~ 60 分钟（剂量大于 5mg/kg 时滴注时间应超过 2 小时）

注释　对乙酰氨基酚（paracetamol）和哌替啶（pethidine）注射剂可能缓解两性霉素 B 引起的寒战。也可应用抗组胺药来控制其药物反应

给药前后要用 5% 葡萄糖溶液冲洗静脉输液管路

对于进行 CAV/VVHD 的患者，两性霉素 B 应通过透析管路的静脉回流端给药

应于透析后给药

其他信息

*** 两性霉素 B 是高肾毒性药物 ***

- 可导致远端肾小管酸中毒
- 可能导致多尿症、低血容量、低钾血症和酸中毒
- 两性霉素 B 和氟胞嘧啶（flucytosine）之间具有协同作用，两药合用时应适当减少剂量
- 在一个新疗程开始时，推荐做过敏试验（1mg 持续滴注 15 分钟以上）
- 监测肾功能、全血细胞计数、钾、镁和钙的水平
- 与传统两性霉素 B 相比，两性霉素 B 脂质体的肾毒性较低，但价格也较高

两性霉素 B 脂质复合物（静脉用药） Amphotericin lipid complex (IV, Abelcet)

临床应用

抗真菌药

● 治疗全身性真菌感染（酵母菌或酵母样真菌，包括白念珠菌）

肾功能正常时的剂量

每日 5mg/kg，至少 14 日（见药品说明）

药代动力学

分子量（Da）	924.1
蛋白结合率（%）	90
尿中原型药排泄率（%）	<1
分布容积（L/kg）	2286
半衰期（h）：正常 / ESRF	173.4 / 不变

药物代谢

两性霉素 B 在人体中的代谢途径尚未完全阐述。传统的两性霉素 B 经肾非常缓慢（超过数周至数月）地清除，药物从周边室（peripheral compartment）缓慢释放可能是其清除半衰期长的原因。单次给予传统两性霉素 B，其 7 日的尿液累积排泄量约为给药剂量的 40%。估计只有 2% ~ 5% 的药物以原型从尿液排泄。传统两性霉素 B 静脉给药终止后，4 周还能在血中、4 ~ 8 周还能在尿中检测到。Abelcet 是两性霉素 B 的脂质复合物，其药代动力学特性与传统两性霉素 B 不同。药代动力学研究显示，给予两性霉素 B 脂质复合物后，两性霉素 B 在肝、脾和肺中浓度最高

肾功能（GFR，ml/min）受损时的剂量

20 ~ 50	与肾功能正常时同剂量
10 ~ 20	与肾功能正常时同剂量
<10	与肾功能正常时同剂量

肾脏替代治疗时的剂量

APD/CAPD	不被透析清除。与肾功能正常时同剂量
HD	不被透析清除。与肾功能正常时同剂量
HDF/HFD	透析清除力不详。与肾功能正常时同剂量
CAV/VVHD	不被透析清除。与肾功能正常时同剂量

重要的药物相互作用

与其他药物合用的潜在风险

● 抗菌药：与葡萄糖酸锑钠（sodium stibogluconate）合用可能增加心律失常的风险，应间隔 14 日给药
● 强心苷类（cardiac glycosides）：若发生低钾血症，毒性将增加
● 环孢素（ciclosporin）：增加肾毒性
● 糖皮质激素类（corticosteroids）：增加低钾血症风险（避免同时使用，除非糖皮质激素被用于控制其药物反应）
● 细胞毒性药物：与三氧化二砷（arsenic trioxide）合用增加室性心律失常风险
● 氟胞嘧啶（flucytosine）：与本药合用会增加其毒性
● 与氨基糖苷类（aminoglycosides）和其他肾毒性药物及细胞毒性药物合用：增加肾毒性
● 他克莫司（tacrolimus）：增加肾毒性

用法

溶液配制　参见药品说明。溶于 5% 葡萄糖溶液中静脉滴注（不能溶于 0.9% 氯化钠溶液、电解质液或其他药品中）

稀释浓度至 1 ~ 2mg/ml

用法　　　静脉滴注

输注速度　每小时 2.5mg/kg

注释　　　对乙酰氨基酚（paracetamol）和哌替啶（pethidine）注射剂可能缓解两性霉素 B 引起的寒战。也可应用抗组胺药来控制其药物反应

给药前后要用 5% 葡萄糖溶液冲洗静脉输液管路

对于进行 CAV/VVHD 的患者，两性霉素 B 应通过透析管路的静脉回流端给药

应于透析后给药

其他信息

*** 两性霉素 B 是高肾毒性药物 ***

● 可导致远端肾小管酸中毒

● 可能导致多尿症、低血容量、低钾血症和酸中毒

● 两性霉素 B 和氟胞嘧啶（flucytosine）之间具有协同作用，两药合用时应适当减少剂量

● 在一个新疗程开始时，推荐做过敏试验（1mg 持续滴注 15 分钟以上）

● 监测肾功能、全血细胞计数、钾、镁和钙的水平

● 与传统两性霉素 B 相比，两性霉素 B 脂质体的肾毒性较低，但价格也较高

制霉菌素　Nystatin

临床应用

抗真菌药

肾功能正常时的剂量

- 口服：10 万 ~ 100 万单位（1 ~ 10ml），每 6 小时 1 次
- 局部用药：每日涂抹 2 ~ 4 次（取决于配方）

药代动力学

分子量（Da）	926.1
蛋白结合率（%）	无数据
尿中原型药排泄率（%）	无数据
分布容积（L/kg）	无数据
半衰期（h）：正常 / ESRF	无数据

药物代谢

无明显的胃肠道吸收

肾功能（GFR，ml/min）受损时的剂量

20 ~ 50	与肾功能正常时同剂量
10 ~ 20	与肾功能正常时同剂量
<10	与肾功能正常时同剂量

肾脏替代治疗时的剂量

APD/CAPD	不被透析清除。与肾功能正常时同剂量
HD	不被透析清除。与肾功能正常时同剂量
HDF/HFD	不被透析清除。与肾功能正常时同剂量
CAV/VVHD	不被透析清除。与肾功能正常时同剂量

重要的药物相互作用

与其他药物合用的潜在风险
- 未知

用法

溶液配制	-
用法	口服，局部用药
输注速度	-

其他信息

在完整的皮肤和黏膜表面不被吸收

灰黄霉素 Griseofulvin

临床应用

抗真菌药

● 治疗皮肤、头皮、毛发和指甲真菌感染

肾功能正常时的剂量

每日 500mg，可分次给药或单次给药。严重感染时剂量加倍

药代动力学

分子量（Da）	352.8
蛋白结合率（%）	84
尿中原型药排泄率（%）	<1
分布容积（L/kg）	1.2 ~ 1.41
半衰期（h）：正常 / ESRF	（9 ~ 24）/20

药物代谢

灰黄霉素在肝内代谢，主要生成 6- 去甲基灰黄霉素及其葡糖苷酸共轭物，从尿液排泄。大部分灰黄霉素以原型从粪便排泄；少于 1% 以原型从尿液排泄；一部分经汗液排泄

肾功能（GFR，ml/min）受损时的剂量

20 ~ 50	与肾功能正常时同剂量
10 ~ 20	与肾功能正常时同剂量
<10	与肾功能正常时同剂量

肾脏替代治疗时的剂量

APD/CAPD	不被透析清除。与肾功能正常时同剂量
HD	不被透析清除。与肾功能正常时同剂量
HDF/HFD	不被透析清除。与肾功能正常时同剂量
CAV/VVHD	不被透析清除。与肾功能正常时同剂量

重要的药物相互作用

与其他药物合用的潜在风险

● 抗凝血药：合用能使香豆素类（coumarins）代谢加速（拮抗抗凝作用）
● 环孢素（ciclosporin）：合用可能降低环孢素浓度
● 雌激素类（oestrogens）和孕激素类（progestogens）：合用能加速口服避孕药的代谢（减弱避孕效果）
● 乌利司他（ulipristal）：合用可能减弱乌利司他的避孕效果，应避免合用

用法

溶液配制	-
用法	口服
输注速度	-

其他信息

● 系统性红斑狼疮患者用药需极其谨慎（译者注：灰黄霉素可能加重系统性红斑狼疮患者的皮肤光过敏）
● 灰黄霉素能沉积于角蛋白前体细胞，并浓聚于皮肤的角质层、指甲和头发，从而防止真菌侵袭新生细胞

3. 棘白菌素类抗真菌药

卡泊芬净　*Caspofungin*

临床应用

抗真菌药

- 治疗对两性霉素 B 和（或）伊曲康唑（itraconazole）抵抗或不耐受的成人侵袭性曲霉菌病
- 治疗侵袭性念珠菌病
- 用于中性粒细胞减少症患者全身性真菌感染的经验治疗

肾功能正常时的剂量

- 第 1 日予负荷剂量 70mg，之后每日予50mg
- 体重超过 80kg 的患者，可每日予 70mg

药代动力学

分子量（Da）	1213.4（醋酸盐）
蛋白结合率（%）	97
尿中原型药排泄率（%）	1.4
分布容积（L/kg）	无数据
半衰期（d）：正常 / ESRF	（12 ~ 15）/（增加，但不显著。见"其他信息"）

药物代谢

静脉滴注卡泊芬净后其血药浓度以多相形式下降，初始短 α 相在静脉滴注后立即发生，而后为半衰期 9 ~ 11 小时的 β 相，最后为半衰期 40 ~ 50 小时的长 γ 相。卡泊芬净的血浆清除取决于药物分布，而不是生物转化或排泄。卡泊芬净能经历自发降解形成开环化合物（open ring compound），并能经过水解和 N- 乙酰化作用减慢代谢，而后从粪便和尿液排泄

肾功能（GFR，ml/min）受损时的剂量

20 ~ 50	与肾功能正常时同剂量
10 ~ 20	与肾功能正常时同剂量
<10	与肾功能正常时同剂量

肾脏替代治疗时的剂量

APD/CAPD	不被透析清除。与肾功能正常时同剂量
HD	不被透析清除。与肾功能正常时同剂量
HDF/HFD	可能不被透析清除。与肾功能正常时同剂量
CAV/VVHD	不被透析清除。与肾功能正常时同剂量

重要的药物相互作用

与其他药物合用的潜在风险

- 环孢素（ciclosporin）：与环孢素合用可导致血清谷丙转氨酶（ALT）和谷草转氨酶（AST）暂时升高，需密切监测肝酶，如果可能，应避免合用。合用可使卡泊芬净药 - 时曲线下面积（AUC）增加约 35%
- 他克莫司（tacrolimus）：可使他克莫司谷浓度约降低 26%

用法

溶液配制	用 10.5ml 注射用水配制
用法	静脉滴注
输注速度	接近 1 小时

注释　　　卡泊芬净在含葡萄糖的溶液中不稳定，可用 0.9% 氯化钠溶液或乳酸盐林格液稀释

如果患者需限制液体入量，则可将本药 35mg 或 50mg 加入 100ml 上述液体中静脉滴注

其他信息

● 在肾衰竭患者中，AUC 会增加 30%～49%，但是无须调整药物剂量

● 有报道，卡泊芬净每日 50mg 联合两性霉素 B 静脉给药，成功地治疗了 1 例腹膜透析患者的真菌性腹膜炎；此例患者的腹膜透析置管也被移除 [Fourtounas C, Marangos M, Kalliakmani P, et al. Treatment of peritoneal dialysis related fungal peritonitis with caspofungin plus amphotericin B combination therapy. Nephrol Dial Transplant. 2006; 21(1): 236-237]

阿尼芬净　Anidulafungin

临床应用

抗真菌药
● 治疗侵袭性念珠菌病

肾功能正常时的剂量

负荷剂量 200mg，然后每日 100mg

药代动力学

分子量（Da）	1140.2
蛋白结合率（%）	>99
尿中原型药排泄率（%）	<1
分布容积（L）	30～50
半衰期（h）：正常 / ESRF	（40～50）/ 不变

药物代谢

并未发现阿尼芬净在肝内代谢，它不是细胞色素 P_{450} 同工酶的作用底物、诱导物或抑制物。阿尼芬净在生理温度和酸碱度下，经受缓慢的化学降解，生成缺少抗真菌活性的开环肽（ring- opened peptide），此开环肽随后转换成肽降解物，主要经胆汁排泄清除。在一项临床研究中，给予健康受试者单剂 ^{14}C 标记的阿尼芬净（<88mg），9 日后，标记的药物大约 30% 从粪便排除，其中少于 10% 是完整的药物。仅不足 1% 的药物原型从尿液排泄，提示其肾清除作用可忽略不计

肾功能（GFR，ml/min）受损时的剂量

20～50	与肾功能正常时同剂量
10～20	与肾功能正常时同剂量
<10	与肾功能正常时同剂量

肾脏替代治疗时的剂量

APD/CAPD	不被透析清除。与肾功能正常时同剂量
HD	不被透析清除。与肾功能正常时同剂量
HDF/HFD	可能不被透析清除。与肾功能正常时同剂量
CAV/VVHD	可能不被透析清除。与肾功能正常时同剂量

重要的药物相互作用

与其他药物合用的潜在风险
● 未知

用法

溶液配制	用提供的稀释液稀释
用法	静脉滴注
输注速度	1.1mg/min（3ml/min）
注释	可用 0.9% 氯化钠溶液或 5% 葡萄糖溶液进一步稀释
	本药 100mg 加入 250ml 液体中，或 200mg 加入 500ml 液体中

米卡芬净 Micafungin

临床应用

抗真菌药
- 治疗侵袭性念珠菌病
- 治疗食管念珠菌病
- 对造血干细胞移植患者或可能发生中性粒细胞减少的患者进行念珠菌感染预防

肾功能正常时的剂量

- 体重 >40kg：50 ~ 200mg，每日 1 次
- 体重 <40kg：1 ~ 4mg/kg
  （剂量取决于适应证）

药代动力学

分子量（Da）	1292.3（钠盐）
蛋白结合率（%）	>99
尿中原型药排泄率（%）	11.6
分布容积（L/kg）	0.28 ~ 0.5
半衰期（h）：正常 / ESRF（10 ~ 17）/	不变

药物代谢

米卡芬净在肝内通过芳基硫酸酯酶（aryl-sulfatase）作用代谢成其儿茶酚型，再进一步经儿茶酚 -O- 甲基转移酶（COMT）作用代谢成其甲氧基型。部分米卡芬净也可在细胞色素 P_{450} 同工酶的作用下进行羟基化代谢。这些代谢产物的暴露量小，并不影响米卡芬净的整体效应。服药 28 日后，约 71% 的药物从粪便排泄，约 12% 从尿液排泄

肾功能（GFR, ml/min）受损时的剂量

20 ~ 50	与肾功能正常时同剂量
10 ~ 20	与肾功能正常时同剂量
<10	与肾功能正常时同剂量

肾脏替代治疗时的剂量

APD/CAPD	不被透析清除。与肾功能正常时同剂量
HD	不被透析清除。与肾功能正常时同剂量
HDF/HFD	不被透析清除。与肾功能正常时同剂量
CAV/VVHD	不被透析清除。与肾功能正常时同剂量

重要的药物相互作用

与其他药物合用的潜在风险
- 环孢素（ciclosporin）：可能增加环孢素浓度
- 西罗莫司（sirolimus）：增加西罗莫司浓度

用法

溶液配制	用 5ml 0.9% 氯化钠溶液或 5% 葡萄糖溶液配制
用法	静脉给药
输注速度	超过 60 分钟
注释	将药物加到 100ml 0.9% 氯化钠溶液或 5% 葡萄糖溶液中

其他信息

个例报道患者服用米卡芬净能引起肾功能不全或急性肾损伤

4. 其他抗真菌药

氟胞嘧啶　Flucytosine

临床应用

抗真菌药

肾功能正常时的剂量

每日 100～200mg/kg，分 4 次给药

药代动力学

分子量（Da）	129.1
蛋白结合率（%）	2～4
尿中原型药排泄率（%）	90
分布容积（L/kg）	0.65～0.91
半衰期（h）：	（3～6）/
正常/ESRF	（75～200）

药物代谢

约 90% 的氟胞嘧啶以原型从尿液排泄。小部分氟胞嘧啶可代谢为 5- 氟尿嘧啶（5-fluorouracil，5-FU）

肾功能（GFR，ml/min）受损时的剂量

20～40	50mg/kg，每 12 小时 1 次
10～20	50mg/kg，每 24 小时 1 次
<10	50mg/kg，起始，根据血药浓度调整。每日 0.5～1g 通常足够

肾脏替代治疗时的剂量

APD/CAPD	透析可清除。每日 50mg/kg，分 4 次给药。监测血药浓度
HD	透析可清除。与 GFR< 10ml/min 时同剂量，透析后给药。监测透析前药物谷浓度，据此调整透析后的给药剂量
HDF/HFD	透析可清除。与 GFR< 10ml/min 时同剂量，透析后给药。监测透析前药物谷浓度，据此调整透析后的给药剂量
CAV/VVHD	透析可清除。与 GFR= 10~20ml/min 时同剂量，在给药前检测血药浓度。详见"其他信息"

重要的药物相互作用

与其他药物合用的潜在风险

● 阿糖胞苷（cytarabine）：合用可能降低氟胞嘧啶浓度

用法

溶液配制	-
用法	口服，通过一个血液过滤器从外周静脉给药
输注速度	20～40 分钟

其他信息

● 用药后 24 小时监测血药浓度。前剂量浓度 25～50mg/L 通常较适当，不要超过 80mg/L
● 250ml 氟胞嘧啶静脉滴注液中含 34.5mmol 钠离子
● 骨髓抑制在肾功能受损患者中更常见
● 本药片剂仅能在具名病例的基础上（on a named patient basis）获得
● 可以腹腔注射给药，剂量为 50mg/L

特比萘芬　Terbinafine

临床应用

抗真菌药
- 皮肤及指（趾）甲的真菌感染

肾功能正常时的剂量

- 口服：每日 250mg
- 局部用药：每日 1～2 次

药代动力学

分子量（Da）	291.4；（盐酸盐 形式为 327.9）
蛋白结合率（%）	99
尿中原型药排泄率（%）	0
分布容积（L/kg）	6～11[1-2]
半衰期（h）： 　正常 / ESRF	（17～36）/ 延长

药物代谢

特比萘芬经历广泛的首过代谢。在肝内代谢生成 2 种无活性的代谢产物，其中 80% 经肾排泄

肾功能（GFR，ml/min）受损时的剂量

20～50	常规剂量，隔日使用
10～20	常规剂量，隔日使用
<10	常规剂量，隔日使用

肾脏替代治疗时的剂量

APD/CAPD	可能不被透析清除。与 GFR<10ml/min 时同剂量
HD	可能不被透析清除。与 GFR<10ml/min 时同剂量
HDF/HFD	透析清除力不详。与 GFR<10ml/min 时同剂量
CAV/ VVHD	透析清除力不详。与 GFR=10～20ml/min 时同剂量

重要的药物相互作用

与其他药物合用的潜在风险
- 抗菌药：利福平（rifampicin）能降低本药浓度

用法

溶液配制	-
用法	口服，局部用药
输注速度	-

其他信息

- 口服生物利用度为 40%
- 在"英国产品特性概述"（UK SPC）中，生产商建议严重肾功能受损患者禁用本药，因为缺乏相关研究，但是"美国数据表"（US data sheet）无此禁忌
- GFR<50ml/min 患者的本药清除率降低 50%
- 肾功能受损时的推荐剂量来自"新西兰数据表"（New Zealand data sheet）（www.medsafe.govt.nz/profs/Datasheet/t/terbinafine-DRLAtab.pdf）
- 慢性肾脏病（CKD）5 期患者应用本药需谨慎，并需监测副作用

参考文献

[1] Hosseini-Yeganeh M, McLachlan AJ. Physiologically based pharmacokinetic model for terbinafine in rats and humans. Antimicrob Agents Chemother. 2002; 46(7): 2219-2228.

[2] Hosseini-Yeganeh M, McLachlan AJ. Tissue distribution of terbinafine in rats. J Pharm Sci. 2006; 90(11): 1817-1828.

阿托伐醌　Atovaquone

临床应用

抗真菌药

● 治疗不能耐受复方新诺明（co-trimox-azole）的耶氏肺孢子菌肺炎

肾功能正常时的剂量

750mg，每日 2 次，共 21 日

药代动力学

分子量（Da）	366.8
蛋白结合率（%）	99.9
尿中原型药排泄率（%）	<1
分布容积（L/kg）	0.62 ± 0.19
半衰期（d）：正常 /ESRF（2~3）/ 无数据	

药物代谢

有间接证据显示，阿托伐醌在体内可能进行有限的代谢，但是至今尚未发现它的特异代谢产物。此药血浆半衰期长，可能由肠肝循环造成。阿托伐醌几乎全部以原型从粪便排泄

肾功能（GFR，ml/min）受损时的剂量

20 ~ 50	与肾功能正常时同剂量
10 ~ 20	与肾功能正常时同剂量
<10	与肾功能正常时同剂量。要慎用

肾脏替代治疗时的剂量

APD/CAPD	不被透析清除。与肾功能正常时同剂量
HD	不被透析清除。与肾功能正常时同剂量
HDF/HFD	透析清除力不详。与肾功能正常时同剂量
CAV/VVHD	可能不被透析清除。与肾功能正常时同剂量

重要的药物相互作用

与其他药物合用的潜在风险

● 抗菌药：避免与利福布汀（rifabutin）合用，合用时二者浓度均降低；避免与利福平（rifampicin）合用，合用能致本药浓度下降，而利福平浓度增加；四环素（tetracycline）也能降低本药浓度

● 抗病毒药：依非韦伦（efavirenz）可致本药浓度下降，应避免合用；合用可能降低茚地那韦（indinavir）浓度；合用能增加齐多夫定（zidovudine）浓度

● 甲氧氯普胺（metoclopramide）：可致本药血浆浓度显著降低

用法

溶液配制	-
用法	口服
输注速度	-

其他信息

● 由于缺乏研究资料，生产商建议慢性肾脏病（CKD）5 期时应慎用本药

● 进食时服用，食物（特别是高脂食物）能使本药生物利用度增加 2 ~ 3 倍

● 用药后最常见的实验室指标异常是肝功能受损、淀粉酶水平升高及低钠血症

四、抗病毒药

1. 抗疱疹病毒药

阿昔洛韦（口服） Aciclovir (oral)

临床应用

抗病毒药

● 治疗单纯疱疹病毒感染和水痘带状疱疹病毒感染

肾功能正常时的剂量

● 单纯疱疹病毒感染
 - 治疗：200 ~ 400mg，每日 5 次
 - 预防（免疫受损者）：200 ~ 400mg，每 6 小时 1 次
 - 抑制：200mg，每 6 小时 1 次，或 400mg，每 12 小时 1 次
● 带状疱疹的治疗：800mg，每日 5 次，共用 7 日

药代动力学

分子量（Da）	225.2
蛋白结合率（%）	9 ~ 33
尿中原型药排泄率（%）	40 ~ 70
分布容积（L/kg）	0.7
半衰期（h）：正常 / ESRF	2.9/［19.5（透析：5.7）］

药物代谢

阿昔洛韦大部分以原型经肾排泄。肾对阿昔洛韦的清除远远大于对肌酐的清除，提示除了肾小球滤过外，还存在肾小管分泌。9- 羧基甲氧基 - 甲基鸟嘌呤（9-carboxymethoxy-methylguanine）是阿昔洛韦仅有的代谢产物，占尿液中药物排泄量的 10% ~ 15%

肾功能（GFR，ml/min）受损时的剂量

25 ~ 50	与肾功能正常时同剂量
10 ~ 25	单纯疱疹病毒感染：200mg，每日 3 ~ 4 次
	带状疱疹：800mg，每 8 ~ 12 小时 1 次
<10	单纯疱疹病毒感染：200mg，每 12 小时 1 次
	带状疱疹：400 ~ 800mg，每 12 小时 1 次

肾脏替代治疗时的剂量

APD/CAPD	不被透析清除。与 GFR<10ml/min 时同剂量
HD	透析可清除。与 GFR<10ml/min 时同剂量，透析后给药
HDF/HFD	透析可清除。与 GFR<10ml/min 时同剂量，透析后给药
CAV/VVHD	透析可清除。与 GFR=10 ~ 25ml/min 时同剂量

重要的药物相互作用

与其他药物合用的潜在风险

● 环孢素（ciclosporin）：有增加和降低环孢素水平的报道。一些作者报道并未见发生药物相互作用；与环孢素合用可能增加肾毒性风险
● 吗替麦考酚酯（mycophenolate mofetil）：合用可使两药浓度均增加
● 他克莫司（tacrolimus）：合用可能增加肾毒性风险

用法

溶液配制	-
用法	口服
输注速度	-
注释	可将阿昔洛韦分散片溶解在至少 50ml 水中饮用，或用少量水整片吞服

其他信息

- 对于存在严重免疫功能受损的带状疱疹病毒感染患者可考虑静脉用药
- 血液透析能使阿昔洛韦的血浆浓度降低 60%

阿昔洛韦（静脉用药） Aciclovir (IV)

临床应用

抗病毒药

- 治疗单纯疱疹病毒感染和水痘带状疱疹病毒感染

肾功能正常时的剂量

- 单纯疱疹病毒的治疗：正常或免疫受损者 5mg/kg，每 8 小时 1 次
- 反复的水痘带状疱疹病毒感染：正常免疫状态者 5mg/kg，每 8 小时 1 次
- 首发和反复的水痘带状疱疹病毒感染：免疫受损者 10mg/kg，每 8 小时 1 次
- 单纯疱疹性脑炎：正常或免疫受损者 10mg/kg，每 8 小时 1 次

药代动力学

分子量（Da）	225.2
蛋白结合率（%）	9 ~ 33
尿中原型药排泄率（%）	40 ~ 70
分布容积（L/kg）	0.7
半衰期（h）：正常 / ESRF	2.9/［19.5（透析：5.7）］

药物代谢

阿昔洛韦大部分以原型经肾排泄。肾对阿昔洛韦的清除远远大于对肌酐的清除，提示除了肾小球滤过外，还存在肾小管分泌。9-羧基甲氧基-甲基鸟嘌呤（9-carboxymethoxy-methylguanine）是阿昔洛韦仅有的代谢产物，占尿液中药物排泄量的 10% ~ 15%

肾功能（GFR，ml/min）受损时的剂量

25 ~ 50	5 ~ 10mg/kg，每 12 小时 1 次
10 ~ 25	5 ~ 10mg/kg，每 24 小时 1 次（有些医疗单位用 3.5 ~ 7mg/kg，每 24 小时 1 次）
<10	2.5 ~ 5mg/kg，每 24 小时 1 次

肾脏替代治疗时的剂量

APD/CAPD	不被透析清除。与 GFR<10ml/min 时同剂量
HD	透析可清除。与 GFR<10ml/min 时同剂量
HDF/HFD	透析可清除。与 GFR<10ml/min 时同剂量
CAV/VVHD/HDF	透析可清除。与 GFR=10 ~ 25ml/min 时同剂量，见"其他信息"

重要的药物相互作用

与其他药物合用的潜在风险

- 环孢素（ciclosporin）：有增加和降低环孢素水平的报道。一些作者报道并未见发生药物相互作用；与环孢素合用可能增加肾毒性风险
- 吗替麦考酚酯（mycophenolate mofetil）：合用可使两药浓度均增加
- 他克莫司（tacrolimus）：合用可能增加肾毒性风险

用法

溶液配制	注射液用 0.9% 氯化钠溶液或注射用水配制；每 250mg 小瓶配成 10ml；每 500mg 小瓶配成 20ml。溶液终浓度均为 25mg/ml
用法	静脉滴注
输注速度	1 小时；如果注射太快会使受损的肾功能恶化
注释	已配制的溶液可以被进一步稀释成 5mg/ml 或更低浓度
	250～500mg 阿昔洛韦可以使用 100ml 输液袋；500～1000mg 阿昔洛韦可以应用 2 个 100ml 输液袋
	与 0.9% 氯化钠溶液、5% 葡萄糖溶液相容
	勿冷藏
	不能应用混浊或含有结晶的溶液
	配制液呈强碱性（pH 为 11）

其他信息

- CAVHD 治疗时阿昔洛韦的清除与尿素清除相当，低于间歇性血液透析治疗时的清除
- 对危重患者应监测阿昔洛韦水平。应用最大推荐剂量时有发生神经系统毒性的报道
- 阿昔洛韦治疗中发生的肾损害，在给予再水化和（或）减停药后常能迅速缓解。用药过程中应予患者充分水化
- 血液透析能使阿昔洛韦的血浆浓度降低 60%

参考文献

[1] Trotman RL, Williamson JC, Shoemaker DM, et al. Antibiotic dosing in critically ill adult patients receiving continuous renal replacement therapy. Clin Infect Dis. 2005；41(8): 1159-1166.

更昔洛韦　Ganciclovir

临床应用

抗病毒药

- 治疗免疫功能低下患者威胁生命或视力的巨细胞病毒感染
- 器官移植患者使用免疫抑制剂时预防巨细胞病毒感染

肾功能正常时的剂量

- 诱导 / 治疗活动性巨细胞病毒感染：5mg/kg，每 12 小时 1 次，共 14 ~ 21 日
- 巨细胞病毒性视网膜炎维持治疗：每日 6mg/kg，每周用药 5 日，或每日 5mg/kg，直至免疫功能恢复

药代动力学

分子量（Da）	255.2
蛋白结合率（%）	<2
尿中原型药排泄率（%）	84.66 ~ 94.6
分布容积（L/kg）	0.54 ~ 0.87
半衰期（h）：正常 / ESRF	2.9/28.5

药物代谢

更昔洛韦原型药将通过肾小球滤过和肾小管分泌从肾排泄，这是其主要清除途径。肾功能正常的患者，（89.6±5.0）% 从静脉给药的更昔洛韦将以原型从尿液排泄

肾功能（GFR，ml/min）受损时的剂量

50 ~ 60	起始剂量：2.5mg/（kg·12h） 维持剂量：2.5mg/（kg·d）。见"其他信息"
25 ~ 49	起始剂量：2.5mg/（kg·d） 维持剂量：1.25mg/（kg·d）。见"其他信息"
10 ~ 24	起始剂量：1.25mg/（kg·d） 维持剂量：0.625mg/（kg·d）。见"其他信息"
<10	起始剂量：1.25mg/kg，每周 3 次 维持剂量：0.625mg/kg，每周 3 次。见"其他信息"

肾脏替代治疗时的剂量

APD/CAPD	透析可清除。与 GFR<10ml/min 时同剂量
HD	透析可清除。与 GFR<10ml/min 时同剂量
HDF/HFD	透析可清除。与 GFR<10ml/min 时同剂量
CAV/VVHD	透析可清除。与 GFR=10 ~ 24ml/min 时同剂量。见"其他信息"

重要的药物相互作用

与其他药物合用的潜在风险

- 抗菌药：与亚胺培南 - 西司他丁复方（imipenem-cilastatin）合用会增加惊厥风险
- 抗病毒药：合用可能增加去羟肌苷（didanosine）浓度；与齐多夫定（zidovudine）合用可导致骨髓抑制，应尽可能避免合用
- 其他骨髓抑制药物：合用将增加骨髓抑制风险
- 麦考酚酯（mycophenolate）：合用会增加本药浓度，并增加麦考酚酯的无活性代谢产物

用法

溶液配制	1 小瓶（500mg）用 10ml 注射用水配制（浓度 50mg/ml），然后再稀释到 100ml 0.9% 氯化钠溶液中
用法	从能快速输注的外周静脉或中心静脉给药（具体见下述）
输注速度	1 小时以上
注释	可以在血液透析结束时将 50% 的剂量加到回血通路液体中，15 分钟以上输完

其他信息

- 一些医疗单位所用的替代方案如下

肌酐清除率 （ml/min）	药物剂量
>50	5.0mg/kg，每 12 小时 1 次
25 ~ 50	2.5mg/kg，每 12 小时 1 次
10 ~ 25	2.5mg/kg，每 24 小时 1 次
<10	1.25mg/kg，每 24 小时 1 次

- 某些医疗单位做 CAV/VVHD 治疗时，用药剂量为 2.5mg/kg，每日 2 次
- 监测患者骨髓抑制指标，尤其正在接受复方新诺明（co-trimoxazole）预防治疗的患者
- 透析前的治疗血药浓度（therapeutic blood levels）范围为 5 ~ 12mg/L
- 对于间歇性血液透析的患者，单次透析清除更昔洛韦的比例为 50% ~ 63%
- 外周静脉滴注的浓度不宜超过 10mg/ml

伐昔洛韦　Valaciclovir

临床应用

抗病毒药

- 治疗带状疱疹及单纯疱疹
- 预防肾移植术后巨细胞病毒感染

肾功能正常时的剂量

- 单纯疱疹：500mg，每日 2 次，共 5 ~ 10 日
- 免疫功能低下：1g，每日 2 次，共 10 日
- 单纯疱疹的抑制性治疗：每日 500mg，分 1 ~ 2 次服用（免疫缺陷患者 500mg，每日 2 次）
- 带状疱疹：1g，每日 3 次，共 7 日
- 唇疱疹：即刻 2g，之后 2g，每日 2 次
- 预防巨细胞病毒感染：2g，每日 4 次，共 90 日

药代动力学

分子量（Da）	360.8（盐酸盐）
蛋白结合率（%）	15
尿中原型药排泄率（%）	<1
分布容积（L/kg）	0.7
半衰期（h）：	3/14
正常 / ESRF	

药物代谢

伐昔洛韦口服后迅速被胃肠道吸收，并迅速地几乎完全地在肠道或肝内进行首过代谢，转化为阿昔洛韦（aciclovir）及缬氨酸（valine）。小部分阿昔洛韦在乙醇及乙醛脱氢酶的作用下转变为代谢产物 9- 羧甲氧基甲基鸟嘌呤（9-carboxy-methoxy methylguanine，9-CMMG），及在醛氧化酶的作用下转变为 8- 羟基 - 阿 昔 洛 韦（8-hydroxy-aciclovir，8-OH-ACV）。在与血浆蛋白结合的总量中，阿昔洛韦约占 88%，11% 为 9-CMMG，1%

为 8-OH-ACV。伐昔洛韦主要以阿昔洛韦及其代谢产物 9-CMMG 的形式清除；少于 1% 的伐昔洛韦以原型从尿液排泄

肾功能（GFR，ml/min）受损时的剂量

治疗单纯疱疹及带状疱疹

50 ~ 75	与肾功能正常时同剂量
30 ~ 50	单纯疱疹治疗及抑制性治疗：与肾功能正常时同剂量 带状疱疹：1g，每 12 小时 1 次 唇疱疹：即刻 1g，之后 2g，每日 2 次
10 ~ 30	单纯疱疹治疗：每日 500mg；免疫缺陷患者每日 1g 单纯疱疹抑制性治疗：每日 250mg；免疫缺陷患者每日 500mg，或 250mg，每 12 小时 1 次 带状疱疹：每日 1g 唇疱疹：即刻 500mg，之后 500mg，每日 2 次
<10	单纯疱疹治疗：每日 500mg；免疫缺陷患者每日 1g 单纯疱疹抑制性治疗：每日 250mg；免疫缺陷患者每日 500mg，或 250mg，每 12 小时 1 次 带状疱疹：500mg，每日 1 次 唇疱疹：即刻 500mg

治疗和预防巨细胞病毒感染

50 ~ 75	1.5g，每 6 小时 1 次
25 ~ 50	1.5g，每 8 小时 1 次
10 ~ 25	1.5g，每 12 小时 1 次
<10	1.5g，每日 1 次

肾脏替代治疗时的剂量

APD/CAPD	不被透析清除。1g，每日1次，并监测毒性
HD	透析可清除。与 GFR<10ml/min 时同剂量
HDF/HFD	透析可清除。与 GFR<10ml/min 时同剂量
CAV/VVHD	可能被透析清除。与 GFR=10～30ml/min 时同剂量。见"其他信息"

重要的药物相互作用

与其他药物合用的潜在风险

- 环孢素（ciclosporin）：可能改变环孢素浓度；可能增加肾毒性风险
- 麦考酚酯（mycophenolate）：合用会同时增加阿昔洛韦（aciclovir）及麦考酚酸（mycophenolic acid）的浓度
- 他克莫司（tacrolimus）：可能增加肾毒性风险

用法

溶液配制	-
用法	口服
输注速度	-

其他信息

- 口服 1g 伐昔洛韦后，转化生成的阿昔洛韦生物利用度为 54%
- 阿昔洛韦的平均药峰浓度出现在给药后 1.5 小时；伐昔洛韦的药峰浓度只是阿昔洛韦的 4%，出现在给药后 30～60 分钟，并在给药 3 小时后降至或低于定量下限
- 文献中推荐给接受器官移植患者预防巨细胞病毒感染的用药剂量为 2g，每日 4 次，然而，在实践中这会导致严重的阿昔洛韦毒性（尤其在移植物功能不良时），必须注意

泛昔洛韦 Famciclovir

临床应用

抗病毒药

肾功能正常时的剂量

- 水痘带状疱疹病毒（VZV）感染：500mg，每日3次，或750mg，每日1次或2次（免疫功能低下者：500mg，每日3次）
- 单纯疱疹病毒（HSV）感染（生殖器疱疹）
  - 初发HSV感染：250mg，每日3次
  - 复发HSV感染：125mg，每日2次（免疫功能低下者：500mg，每日2次）
  - 抑制复发性HSV：250mg，每日2次（免疫功能低下者：500mg，每日2次）

药代动力学

分子量（Da）	321.3
蛋白结合率（%）	<20（喷昔洛韦）
尿中原型药排泄率（%）	0
分布容积（L/kg）	0.91~1.25
半衰期（h）：正常/ESRF	（喷昔洛韦：2）/[3.2~23.6（喷昔洛韦：3.8~25）]

药物代谢

泛昔洛韦是一种前体药物，在体内迅速转化为喷昔洛韦（penciclovir），事实上，血浆和尿液中均检测不到泛昔洛韦。喷昔洛韦的生物利用度为77%。泛昔洛韦主要以喷昔洛韦及6-去氧喷昔洛韦形式从尿液排泄（部分可经过肾小管分泌）。尿中尚未检测到泛昔洛韦原型

肾功能（GFR，ml/min）受损时的剂量

免疫功能低下者，治疗持续时间与免疫功能正常的患者不同，参见药品说明书

40~59	VZV感染（包括免疫功能低下者）：500mg，每日2次
20~39	HSV感染：与肾功能正常时同剂量
	VZV感染（包括免疫功能低下者）：500mg，每日1次
	初发HSV感染：250mg，每日2次
<20	复发HSV感染：与肾功能正常时同剂量（免疫功能低下者500mg，每日1次）
	预防复发性HSV感染：125mg，每日2次（免疫功能低下者500mg，每日1次）
	VZV感染（包括免疫功能低下者）：250mg，每日1次
	初发HSV感染：250mg，每日1次
	复发HSV感染：125mg，每日1次（免疫功能低下者250mg，每日1次）
	预防复发性HSV感染：125mg，每日1次（免疫功能低下者250mg，每日1次）

肾脏替代治疗时的剂量

APD/CAPD	可能有中度透析清除力。与GFR<20ml/min时同剂量

HD	透析可清除。与GFR< 20ml/min时同剂量，透析日透析后给药
HDF/HFD	透析可清除。与GFR< 20ml/min时同剂量，透析日透析后给药
CAV/VVHD	可能被透析清除。与 GFR=20～39ml/min时同剂量，见"其他信息"

重要的药物相互作用

与其他药物合用的潜在风险

- 丙磺舒（probenecid）：减少泛昔洛韦排泄
- 吗替麦考酚酯（mycophenolate mofetil）：有报道称能增加本药浓度

用法

溶液配制	-
用法	口服
输注速度	-

其他信息

4小时的血液透析可使泛昔洛韦的血药浓度下降75%

缬更昔洛韦　Valganciclovir

临床应用

- 用于获得性免疫缺陷综合征（AIDS）患者巨细胞病毒性视网膜炎的诱导和维持治疗
- 治疗和预防移植后患者巨细胞病毒感染

肾功能正常时的剂量

- 诱导或治疗：900mg，每日2次，共21日
- 维持治疗或预防：900mg，每日1次

药代动力学

分子量（Da）	390.8（盐酸盐）
蛋白结合率（%）	<2（更昔洛韦）
尿中原型药排泄率（%）	84.6～94.6（更昔洛韦）
分布容积（L/kg）	0.519～0.841
半衰期（h）：正常／ESRF	4.1/67.5

药物代谢

缬更昔洛韦易被胃肠道吸收，在肠壁及肝内经受迅速而广泛的代谢生成更昔洛韦（ganciclovir），缬更昔洛韦以更昔洛韦形式经肾小球滤过及肾小管主动分泌而从尿液排泄

肾功能（GFR，ml/min）受损时的剂量

40～59	治疗：450mg，每日2次 预防：450mg，每日1次
25～39	治疗：450mg，每日1次 预防：450mg，每2日1次
10～24	治疗：450mg，每2日1次 预防：450mg，每周2次
<10	治疗：450mg，每周2～3次 预防：450mg，每周1～2次。见"其他信息"

肾脏替代治疗时的剂量

APD/CAPD	透析可清除。见"其他信息"
HD	透析可清除。见"其他信息"
HDF/HFD	透析可清除。见"其他信息"
CAV/ VVHD	透析可清除。与GFR=10～24ml/min时同剂量。见"其他信息"

重要的药物相互作用

与其他药物合用的潜在风险

- 抗菌药：与亚胺培南 - 西司他丁复方（imipenem-cilastatin）合用会增加惊厥风险
- 抗病毒药：合用可能增加去羟肌苷（didanosine）浓度；与齐多夫定（zidovudine）合用可导致严重的骨髓抑制，应尽可能避免合用
- 麦考酚酯（mycophenolate）：合用可能同时增加麦考酚酸（mycophenolic acid）及更昔洛韦浓度
- 其他骨髓抑制药物：合用会增加骨髓抑制风险

用法

溶液配制	-
用法	口服
输注速度	-

其他信息

- 缬更昔洛韦 900mg、每日 2 次口服的疗效等同于更昔洛韦 5mg/kg、每日 2 次静脉给药
- 缬更昔洛韦是更昔洛韦的前体药物
- 如可能，应在进食时服药
- 推荐在治疗过程中监测全血细胞计数及血小板计数，尤其是肾功能受损患者

- 近 50% 的更昔洛韦可被血液透析清除
- 一些医疗单位采用的治疗方案如下

GFR（ml/min）	剂量
>50	900 mg，每日 2 次
25 ~ 50	450 mg，每日 2 次
10 ~ 25	450 mg，每日 1 次
<10	450 mg，每周 3 次

西多福韦　Cidofovir

临床应用

- 治疗获得性免疫缺陷综合征（AIDS）患者的巨细胞病毒性视网膜炎（其他药物不适用时）
- 治疗移植患者的 BK 病毒感染

肾功能正常时的剂量

5mg/kg，每周 1 次，共 2 周，之后每 2 周 1 次

药代动力学

分子量（Da）	279.2
蛋白结合率（%）	<6
尿中原型药排泄率（%）	80 ~ 100
分布容积（L/kg）	0.3 ~ 0.8
半衰期（h）：正常 /ESRF	（1.7 ~ 2.7）/（16 ~ 25）[1]

药物代谢

据报道，西多福韦静脉用药后血中药物终末半衰期约为 2 小时（细胞内的活性二磷酸盐半衰期可能长达 65 小时）。西多福韦主要通过肾小球滤过及肾小管分泌从肾排泄。80% ~ 100% 的口服剂量于 24 小时内在尿液中以药物原型排泄。与丙磺舒（probenecid）合用时，由于能在某种程度上阻断肾小管分泌而减少西多福韦排泄，但也有报道仍有 70% ~ 85% 的口服剂量能在 24 小时内以原型从尿液排泄

肾功能（GFR，ml/min）受损时的剂量

>55	与肾功能正常时同剂量
<55	见"其他信息"

肾脏替代治疗时的剂量

APD/CAPD	不被透析清除。每次剂量为 0.5mg/kg
HD	透析可清除。每次剂量为 0.5mg/kg
HDF/HFD	透析可清除。每次剂量为 0.5mg/kg
CAV/VVHD	透析清除力不详。每次剂量为 0.5mg/kg

重要的药物相互作用

与其他药物合用的潜在风险

- 抗病毒药：避免与替诺福韦（tenofovir）合用

用法

溶液配制	-
用法	静脉滴注
输注速度	给药时间超过 60 分钟
注释	稀释于 100ml 0.9% 氯化钠溶液中滴注

其他信息

- 需与口服丙磺舒及 0.9% 氯化钠溶液静脉输液配合
- 透析前 2 小时给药，目的是从药峰浓度中获益且不延迟本药清除
- 52% ~ 75% 的药物可通过高通量血液透析清除
- 治疗移植患者 BK 病毒感染的信息来自匹兹堡，此方案如下：起始剂量 0.25mg/kg（如果 GFR<30ml/min）稀释于 0.9% 氯化钠溶液中静脉滴注 1 小时，每 10 ~ 14 日滴注一次。如果患者能耐受，在用药前、后静脉输注 1000ml 0.9% 氯化钠溶液进行水化。如 10 ~ 14 日内病情无变化，可将剂量提

高至 0.3 ~ 0.5mg/kg；根据疗效及副作
用剂量甚至可加至 1mg/kg。大部分患
者需要药物累积量达 1 ~ 1.5mg/kg。治
疗初不应与丙磺舒合用。通过聚合酶
链式反应（PCR）方法监测血液和尿
液样本中的病毒载量（viral load）

● 生产商劝告肾衰竭时避免应用本药，
但是有资料建议可按如下理论剂量
（theoretical doses）（基于体重为 70kg
计算）用药

肌酐清除率［ml/（min·kg）］	剂量（mg/kg）
1.3 ~ 1.8	5.0
1.0 ~ 1.2	4.0
0.8 ~ 0.9	3.0
0.7	2.5
0.5 ~ 0.6	2.0
0.4	1.5
0.2 ~ 0.3	1.0
0.1	0.5

参考文献

[1] Brody SR, Humphreys MH, Gambertoglio JG, et al. Pharmacokinetics of cidofovir in renal insufficiency and in continuous ambulatory peritoneal dialysis or high-flux haemodialysis. Clin Pharmacol Ther. 1999; 65: 21-28.

膦甲酸钠　Foscarnet sodium

临床应用

抗病毒药

- 治疗和维持治疗巨细胞病毒性视网膜炎
- 治疗皮肤及黏膜的单纯疱疹病毒感染

肾功能正常时的剂量

- 巨细胞病毒性视网膜炎：诱导期剂量 60mg/kg，每 8 小时 1 次，服用 2～3 周；然后每日 60mg/kg，如能耐受可增加到 90～120mg/kg
- 皮肤及黏膜的单纯疱疹病毒感染：40mg/kg，每 8 小时 1 次

药代动力学

分子量（Da）	300
蛋白结合率（%）	14～17
尿中原型药排泄率（%）	85
分布容积（L/kg）	0.4～0.6
半衰期（h）：正常 / ESRF	（2～4）/（>100）

药物代谢

本药在体内不代谢转化，主要以药物原型经肾小球滤过和肾小管分泌从肾清除

肾功能（GFR，ml/min）受损时的剂量

20～50	28mg/kg，每 8 小时 1 次
10～20	15mg/kg，每 8 小时 1 次
<10	6mg/kg，每 8 小时 1 次

肾脏替代治疗时的剂量

APD/CAPD	透析可清除。与 GFR< 10ml/min 时 同 剂 量。见"其他信息"
HD	透析可清除。与 GFR< 10ml/min 时 同 剂 量。见"其他信息"
HDF/HFD	透析可清除。与 GFR< 10ml/min 时 同 剂 量。见"其他信息"
CAV/VVHD	透析可清除。与 GFR= 10～20ml/min 时 同 剂 量。见"其他信息"

重要的药物相互作用

与其他药物合用的潜在风险

- 环孢素（ciclosporin）：合用可能导致急性肾衰竭
- 喷他脒（pentamidine）：与非口服喷他脒合用能增加低钙血症风险

用法

溶液配制	-
用法	中心静脉给药（未稀释），外周静脉给药（稀释）
输注速度	持续静脉滴注 24 小时以上，或间歇静脉滴注，每次滴注 60 分钟以上
注释	如外周静脉给药，用 5% 葡萄糖溶液或 0.9% 氯化钠溶液稀释成最大浓度 12mg/ml 也可以选用未稀释的膦甲酸钠溶于 1L 5% 葡萄糖溶液或 0.9% 氯化钠溶液中滴注 如果中心静脉给药，可以使用未稀释原液滴注，但是此后仍需要输注其他液体，以减少肾毒性风险

其他信息

- 肾功能受损时的用药剂量来自 Drug Prescribing in Renal Failure, 5th edition, by Aronoff et al
- 某些肾病机构参考肌酐清除率 / 体重比值来确定用药剂量（基于"产品特性概述"），详见下述

巨细胞病毒（CMV）和单纯疱疹病毒
（HSV）感染的治疗剂量

肌酐清除率 ［ml/ （min·kg）］	CMV 感染剂量 （mg/kg, 每 8 小时）	HSV 感染剂量 （mg/kg, 每 8 小时）
1.4 ~ 1.6	55	37
1.2 ~ 1.4	49	33
1.0 ~ 1.2	42	28
0.8 ~ 1.0	35	24
0.6 ~ 0.8	28	19
0.4 ~ 0.6	21	14
0.2 ~ 0.4	14	9
0.1 ~ 0.2	10	5

巨细胞病毒（CMV）感染的维持治疗剂量

肌酐清除率 ［ml/（min·kg）］	剂量 ［mg/（kg·d）］
1.4 ~ 1.6	55
1.2 ~ 1.4	49
1 ~ 1.2	42
0.8 ~ 1	35
0.6 ~ 0.8	28
0.4 ~ 0.6	21
0.2 ~ 0.4	14
0.1 ~ 0.2	10

- 保证充足的水化以防止肾毒性
- 监测血清钙和镁
- 某些医疗单位用全剂量的更昔洛韦（ganciclovir）和半剂量的膦甲酸钠联合治疗耐药性 CMV 感染

异丙肌苷　Inosine pranobex

临床应用

治疗黏膜及皮肤单纯疱疹、尖锐湿疣和亚急性硬化性全脑炎

肾功能正常时的剂量

- 黏膜及皮肤单纯疱疹：1g，每日 4 次，7～14 日 1 个疗程
- 尖锐湿疣：1g，每日 3 次，14～28 日 1 个疗程
- 亚急性硬化性全脑炎：每日 50～100mg/kg，分 6 次给药

药代动力学

分子量（Da）	1115.2
蛋白结合率（%）	无数据
尿中原型药排泄率（%）	大部分（以代谢产物形式）
分布容积（L/kg）	无数据
半衰期（min）：正常 / ESRF	50 /?

药物代谢

异丙肌苷在肝内代谢，其肌苷部分（inosine moiety）的主要代谢产物是尿酸，对乙酰氨基苯甲酸（p-acetamidobenzoic acid）和 N,N- 二甲基氨基 -2- 丙醇（N,N-dimethylamino-2-propanol）分别以葡糖苷酸化和氧化产物的形式从尿液排泄，而且也部分以原型排泄（译者注：异丙肌苷是由肌苷、对乙酰氨基苯甲酸和 N,N- 二甲基氨基 -2- 丙醇按 1∶3∶3 组成）

肾功能（GFR，ml/min）受损时的剂量

20～50	与肾功能正常时同剂量。见"其他信息"
10～20	与肾功能正常时同剂量。谨慎应用。见"其他信息"
<10	与肾功能正常时同剂量。谨慎应用。见"其他信息"

肾脏替代治疗时的剂量

APD/CAPD	透析清除力不详。与 GFR< 10ml/min 时同剂量
HD	透析清除力不详。与 GFR< 10ml/min 时同剂量
HDF/HFD	透析清除力不详。与 GFR< 10ml/min 时同剂量
CAV/VVHD	透析清除力不详。与 GFR= 10～20ml/min 时同剂量

重要的药物相互作用

与其他药物合用的潜在风险

- 未知

用法

溶液配制	-
用法	口服
输注速度	-

其他信息

- 因为 Lmunovir（译者注：Lmunovir 为异丙肌苷的商品名）的肌苷部分会代谢为尿酸，故肾功能受损、有痛风及高尿酸血症病史的患者应慎用
- "美国数据表"（US data sheet）建议中度、重度肾功能受损患者需减少用药量

巨细胞病毒人免疫球蛋白　Cytomegalovirus human immunoglobulin

临床应用

- 预防肾移植患者发生原发性巨细胞病毒（CMV）感染的风险
- 治疗 CMV 感染，通常与更昔洛韦（ganciclovir）合用

肾功能正常时的剂量

参考当地治疗方案

药代动力学

分子量（Da）	150
蛋白结合率（%）	不适用
尿中原型药排泄率（%）	0
分布容积（L/kg）	1
半衰期（h）：正常 / ESRF	50/?

药物代谢

巨细胞病毒人免疫球蛋白的代谢及清除与内源性 IgG 相似，即在整个人体（包括内皮细胞）通过蛋白水解作用分解，而非主要依赖肾和肝清除

肾功能（GFR，ml/min）受损时的剂量

20 ~ 50	与肾功能正常时同剂量
10 ~ 20	与肾功能正常时同剂量
<10	与肾功能正常时同剂量

肾脏替代治疗时的剂量

APD/CAPD	不被透析清除。与肾功能正常时同剂量
HD	不被透析清除。与肾功能正常时同剂量
HDF/HFD	透析清除力不详。与肾功能正常时同剂量
CAV/VVHD	不被透析清除。与肾功能正常时同剂量

重要的药物相互作用

与其他药物合用的潜在风险

- 环孢素（ciclosporin）：对巨细胞病毒人免疫球蛋白的作用无明显影响

用法

溶液配制	-
用法	外周或中心静脉给药
输注速度	-
注释	遵照公司提供的指南

其他信息

- 在给予本药前 1 小时，可静脉注射 10mg 氯苯那敏（chlorphenamine）
- 监测过敏性反应，并备用肾上腺素（epinephrine）
- 不与任何其他药物或输注液体混合

2. 抗人类免疫缺陷病毒药及其增效剂

齐多夫定　*Zidovudine*

临床应用

核苷逆转录酶抑制剂
- 与其他抗逆转录病毒药联合治疗人类免疫缺陷病毒（HIV）感染
- 预防 HIV 的母婴传播

肾功能正常时的剂量

- 口服：200～300mg，每日 2 次
- 静脉给药：0.8～1mg/kg，每 4 小时 1 次
- 预防 HIV 的母婴传播：每日 500mg，分次服用

药代动力学

分子量（Da）	267.2
蛋白结合率（%）	34～38
尿中原型药排泄率（%）	8～25
分布容积（L/kg）	1.6
半衰期（h）： 　　正常 / ESRF	1.1/（1.4～3）

药物代谢

齐多夫定在细胞内代谢为抗病毒的三磷酸盐。它也可在肝内代谢生成无活性的葡糖苷酸代谢产物。齐多夫定以原型及代谢产物形式从尿液排泄。5′-葡糖苷酸齐多夫定（5′-glucuronide of zidovudine）是齐多夫定在血浆及尿液中的主要代谢产物，50%～80% 的药物以此代谢产物形式经肾清除。肾衰竭时此代谢产物会大量蓄积。齐多夫定的肾清除率远远超过肌酐清除率，表明存在显著的肾小管分泌

肾功能（GFR，ml/min）受损时的剂量

20～50	与肾功能正常时同剂量
10～20	与肾功能正常时同剂量
<10	每 8 小时给常规剂量的 50%，即每日 300～400mg，分次给药[1]

肾脏替代治疗时的剂量

APD/CAPD	不被透析清除。与 GFR<10ml/min 时同剂量
HD	不被透析清除。与 GFR<10ml/min 时同剂量。透析后给药
HDF/HFD	透析清除力不详。与 GFR<10ml/min 时同剂量。透析后给药
CAV/ VVHD	不被透析清除。与 GFR=10～20ml/min 时同剂量

重要的药物相互作用

与其他药物合用的潜在风险
- 抗菌药：克拉霉素（clarithromycin）可减少本药吸收；应避免与利福平（rifampicin）合用
- 抗癫痫药：合用可能升高或降低苯妥英（phenytoin）浓度；丙戊酸盐（valproate）可能升高本药浓度（增加中毒风险）
- 抗真菌药：氟康唑（fluconazole）可增加本药浓度

- 抗病毒药：与更昔洛韦（ganciclovir）和缬更昔洛韦（valganciclovir）合用可导致严重的骨髓抑制，如可能应避免合用；与奈韦拉平（nevirapine）合用增加粒细胞减少症风险；与利巴韦林（ribavirin）合用会增加贫血风险，应避免合用；合用能抑制司他夫定（stavudine）的作用，应避免合用；替拉那韦（tipranavir）可降低本药浓度
- 奥利司他（orlistat）：可能减少本药吸收
- 丙磺舒（probenecid）：可减少本药排泄，增加中毒风险

用法

溶液配制　-
用法　　　静脉给药，口服
输注速度　1 小时
注释　　　用 5% 葡萄糖溶液稀释至终浓度 2mg/ml 或 4mg/ml

其他信息

- 推测因本药代谢迅速，因此，透析对本药影响小。其葡糖苷酸代谢产物（半衰期 1 小时）无抗病毒活性，且透析能将其显著清除
- 严重肾衰竭患者的药峰浓度升高 50%
- 肾功能受损时的主要风险为血液系统毒性
- 口服生物利用度为 60% ~ 70%

参考文献

[1] Izzedine H, Launay-Vacher V, Baumelou A, et al. An appraisal of antiretroviral drugs in haemodialysis. Kidney Int. 2001; 60(3):821-830.

司他夫定 Stavudine

临床应用

核苷逆转录酶抑制剂

● 与其他抗逆转录病毒药联合治疗人类免疫缺陷病毒（HIV）感染

肾功能正常时的剂量

● 体重 <60kg：30mg，每日 2 次
● 体重 >60kg：40mg，每日 2 次

药代动力学

分子量（Da）	224.2
蛋白结合率（%）	< 1
尿中原型药排泄率（%）	40
分布容积（L/kg）	0.5
半衰期（h）：	（1 ~ 1.5）/
正常 / ESRF	（5.5 ~ 8）

药物代谢

司他夫定在细胞内代谢为具有抗病毒活性的三磷酸盐。健康受试者口服 80mg ^{14}C 标记的司他夫定后，可分别在尿液及粪便中检测到约 95% 和 3% 的放射活性。约 70% 的司他夫定口服剂量以原型从尿液排泄。对于 HIV 感染患者，约 40%（范围为 13% ~ 87%）的本药通过肾小管主动分泌和肾小球滤过以原型从尿液排泄

肾功能（GFR，ml/min）受损时的剂量

26 ~ 50	体重 <60kg：15mg，每日 2 次
	体重 >60kg：20mg，每日 2 次
< 25	体重 <60kg：15mg，每日 1 次
	体重 >60kg：20mg，每日 1 次

肾脏替代治疗时的剂量

APD/CAPD	透析清除力不详。与 GFR<25ml/min 时同剂量
HD	透析可清除。与 GFR< 25ml/min 时同剂量
HDF/HFD	透析可清除。与 GFR< 25ml/min 时同剂量
CAV/ VVHD	透析可清除。与 GFR= 26 ~ 50ml/min 时同剂量

重要的药物相互作用

与其他药物合用的潜在风险

● 抗病毒药：齐多夫定（zidovudine）可能抑制本药细胞内活化，应避免合用；与去羟肌苷（didanosine）合用有增加副作用的风险；与利巴韦林（ribavirin）合用增加毒性风险
● 细胞毒性药物：多柔比星（doxorubicin）可能抑制本药效应；与羟基脲（hydroxycarbamide）合用增加毒性风险，应避免合用
● 奥利司他（orlistat）：可能减少本药吸收

用法

溶液配制	-
用法	口服
输注速度	-
注释	餐前至少 1 小时服用

其他信息

● 口服生物利用度为 86%
● 血液透析清除为 120ml/min
● 据报道，与核苷类似物（nucleoside analogues）合用可引起乳酸性酸中毒，有时可致命
● 终末期肾衰竭（ESRF）患者更有可能出现周围神经病变

依非韦伦　Efavirenz

临床应用

非核苷逆转录酶抑制剂

- 与其他抗逆转录病毒药联合治疗人类免疫缺陷病毒（HIV）感染

肾功能正常时的剂量

- 片剂和胶囊：600mg，每日 1 次（需在空腹时服用，以减少副作用）
- 口服溶液：720mg，每日 1 次

药代动力学

分子量（Da）	315.7
蛋白结合率（%）	99.5 ~ 99.75
尿中原型药排泄率（%）	<1
分布容积（L/kg）	2 ~ 4
半衰期（h）：正常 / ESRF	[40 ~ 55（多次给药），52 ~ 76（单次给药）] / 不变

药物代谢

人体研究及用人肝微粒体进行的体外研究表明，依非韦伦主要经细胞色素 P_{450} 系统代谢，生成羟基化及随后葡糖苷酸化的代谢产物。这些代谢产物无抗 HIV-1 的活性。体外研究证实 CYP3A4 及 CYP2B6 是负责依非韦伦代谢的细胞色素 P_{450} 同工酶，而依非韦伦能抑制同工酶 CYP2C9，CYP2C19 及 CYP3A4。也有体外研究表明依非韦伦不抑制 CYP2E1，仅在大大超出临床药物浓度时才抑制 CYP2D6 和 CYP1A2。14% ~ 34% 放射性标记的依非韦伦从尿液排泄

肾功能（GFR，ml/min）受损时的剂量

20 ~ 50	与肾功能正常时同剂量
10 ~ 20	与肾功能正常时同剂量
<10	与肾功能正常时同剂量

肾脏替代治疗时的剂量

APD/CAPD	不被透析清除。与肾功能正常时同剂量
HD	不被透析清除。与肾功能正常时同剂量
HDF/HFD	不被透析清除。与肾功能正常时同剂量
CAV/VVHD	不被透析清除。与肾功能正常时同剂量

重要的药物相互作用

与其他药物合用的潜在风险

- 抗菌药：能降低利福布汀（rifabutin）浓度
- 抗凝血药：可能影响香豆素类（coumarins）浓度
- 抗抑郁药：圣约翰草（St John's wort）降低本药浓度，应避免合用
- 抗真菌药：本药能降低伊曲康唑（itraconazole）、泊沙康唑（posaconazole）和伏立康唑（voriconazole）的浓度；伏立康唑能增加本药浓度，合用时需减少 50% 的本药剂量，并增加伏立康唑剂量至 400mg，每日 2 次；可能降低卡泊芬净（caspofungin）浓度，合用时可能需要增加卡泊芬净剂量
- 抗疟药：合用会降低蒿甲醚和本芴醇复方制剂（artemether-lumefantrine）浓度
- 抗精神病药：与匹莫齐特（pimozide）合用可能增加室性心律失常风险，应避免合用；可能减少阿立哌唑（aripiprazole）浓度，合用时需增加阿立哌唑剂量

- 抗病毒药：能降低阿扎那韦（atazana-vir）和波西普韦（boceprevir）浓度，应避免合用；能显著降低沙奎那韦（saquinavir）浓度；能降低达卡他韦（daclatasvir）、达芦那韦（darunavir）、度鲁特韦（dolutegravir）、茚地那韦（indinavir）、洛匹那韦（lopinavir）和特拉匹韦（telaprevir）浓度，还可能降低依曲韦林（etravirine）和马拉韦罗（maraviroc）浓度，需要调整达卡他韦、达芦那韦、洛匹那韦、度鲁特韦、马拉韦罗和特拉匹韦的药物剂量，避免与依曲韦林合用；奈韦拉平（nevirapine）能降低本药浓度；与利托那韦（ritonavir）合用时需要监测肝功能
- 抗焦虑药和催眠药：有延长咪达唑仑（midazolam）镇静作用的风险，应避免合用
- 阿托伐醌（atovaquone）：降低阿托伐醌浓度，应避免合用
- 环孢素（ciclosporin）：可能降低环孢素浓度
- 细胞毒性药物：合用可能降低博舒替尼（bosutinib）浓度，应避免合用
- 麦角生物碱类（ergot alkaloids）：有麦角中毒风险，应避免合用

- 葡萄柚汁（grapefruit juice）：药物浓度可能增加
- 胍法辛（guanfacine）：合用可能降低胍法辛浓度，应增加胍法辛用量
- 雌激素类（oestrogens）和孕激素类（progestogens）：可能减弱避孕效果
- 奥利司他（orlistat）：合用可能减少本药吸收
- 他克莫司（tacrolimus）：可能影响他克莫司浓度
- 乌利司他（ulipristal）：合用可能减弱乌利司他的避孕效果

用法

溶液配制	-
用法	口服
输注速度	-

其他信息

- 依非韦伦能诱导 CYP，导致自身代谢
- 监测胆固醇水平，因为有报道该药可使总胆固醇升高 10%~20%
- 有报道该药在血液透析患者中的半衰期是 10 小时
- 口服溶液的生物利用度小于胶囊或片剂，故不能互换

恩夫韦肽　Enfuvirtide

临床应用

与其他抗逆转录病毒药联合治疗人类免疫缺陷病毒 -1（HIV-1）感染

肾功能正常时的剂量

90mg，每日 2 次

药代动力学

分子量（Da）	4491.9
蛋白结合率（%）	92
尿中原型药排泄率（%）	无相关数据
分布容积（L/kg）	4.4 ~ 6.6
半衰期（h）：	（3.2 ~ 4.4）/
正常 / ESRF	可能不变

药物代谢

恩夫韦肽是多肽，在体内将分解成其组成成分的氨基酸，随后参与体内的氨基酸循环。体外人微粒体研究和体内研究均表明恩夫韦肽并非 CYP 抑制剂。体外人微粒体和肝细胞研究表明，恩夫韦肽的 C- 末端氨基酸（即苯丙氨酸）的酰胺基被水解后产生一个脱酰胺代谢产物。检测恩夫韦肽清除途径的质量平衡研究（mass balance studies）尚未在人体中进行

肾功能（GFR，ml/min）受损时的剂量

35 ~ 50	与肾功能正常时同剂量
10 ~ 35	与肾功能正常时同剂量 [1]
<10	与肾功能正常时同剂量 [1]

肾脏替代治疗时的剂量

APD/CAPD	可能不被透析清除。与 GFR< 10ml/min 时同剂量
HD	13% 可被透析清除 [1]。与 GFR<10ml/min 时同剂量
HDF/HFD	可能不被透析清除。与 GFR<10ml/min 时同剂量
CAV/VVHD	可能不被透析清除。与 GFR=10 ~ 35ml/min 时同剂量

重要的药物相互作用

与其他药物合用的潜在风险

- 奥利司他（orlistat）：合用可能减少本药吸收

用法

溶液配制	用 1.1ml 的注射用水配制
用法	皮下注射
输注速度	-
注释	配制时不要震荡或颠倒药瓶，避免起沫 药粉溶解可能需要 45 分钟 配制后冷藏条件下可保存 24 小时；注射前恢复至室温

其他信息

- 有该药治疗后发生肾结石的报道
- 研究显示，与肾功能正常的患者相比，在重度肾功能受损或终末期肾病（ESRD）患者中，本药的药 - 时曲线下面积（AUC）平均增加了 43% ~ 62%

参考文献

[1] Tebas P, Bellos N, Lucasti C, et al. Enfuvirtide does not require dose-adjustment in patients with chronic renal failure: the results of a pharmacokinetic study of enfuvirtide in HIV-1 infected patients with impaired renal function. 14th Conference on Retroviruses and Opportunistic Infections; 2007 Feb 25-28; Los Angeles.

马拉韦罗 Maraviroc

临床应用

CCR5 拮抗剂

● 与其他抗逆转录病毒药联合治疗人类
免疫缺陷病毒（HIV）感染

（译者注：CCR5 是一种趋化因子受体，
HIV 入侵人体细胞需要首先与此受体结
合，CCR5 拮抗剂能阻断 HIV 与 CCR5
结合，从而发挥抗 HIV 感染效应）

肾功能正常时的剂量

150～600mg，每日 2 次，取决于其他抗
逆转录病毒药

药代动力学

分子量（Da）	513.7
蛋白结合率（%）	76
尿中原型药排泄 率（%）	8（20% 为药物原 型和代谢产物）
分布容积（L/kg）	194
半衰期（h）： 正常 / ESRF	13.2/-

药物代谢

在肝内经 CYP3A4 介导，代谢为无抗
HIV 活性的代谢产物。本药以原型和代
谢产物形式从尿液（20%）和粪便（76%）
排泄

肾功能（GFR，ml/min）受损时的剂量

20～50	如果未与强效 CYP3A4 抑制剂合用，则与肾功能正常时同剂量；如果与强效 CYP3A4 抑制剂合用，则每日 150mg
10～20	如果未与强效 CYP3A4 抑制剂合用，则与肾功能正常时同剂量；如果与强效 CYP3A4 抑制剂合用，则每日 150mg
<10	如果未与强效 CYP3A4 抑制剂合用，则与肾功能正常时同剂量；如果与强效 CYP3A4 抑制剂合用，则每日 150mg

肾脏替代治疗时的剂量

APD/CAPD	透析清除力不详。与 GFR<10ml/min 时同剂量
HD	部分可被透析清除。与 GFR<10ml/min 时同剂量
HDF/HFD	可能被透析清除。与 GFR<10ml/min 时同剂量
CAV/VVHD	部分可被透析清除。与 GFR=10～20ml/min 时同剂量

重要的药物相互作用

与其他药物合用的潜在风险

● 抗菌药：克拉霉素（clarithromycin）、
泰利霉素（telithromycin）可能增加
本药浓度，合用时宜减少本药剂量；
利福平（rifampicin）降低本药浓度，
合用时宜增加本药剂量

● 抗抑郁药：圣约翰草（St John's wort）
可能降低本药浓度，应避免合用

● 抗真菌药：酮康唑（ketoconazole）可
增加本药浓度

● 抗病毒药：阿扎那韦（atazanavir）、
可比司他（cobicistat）、达芦那韦
（darunavir）、茚地那韦（indinavir）、
洛匹那韦（lopinavir）和沙奎那韦
（saquinavir）能增加本药浓度，合用
时应减少本药剂量；依非韦伦（efa-
virenz）降低本药浓度，合用时应增加
本药剂量；呋山那韦（fosamprenavir）
降低本药浓度，应避免合用

● 奥利司他（orlistat）：奥利司他可减
少本药吸收

用法

溶液配制	-
用法	口服
输注速度	-

其他信息

- 本药使肾功能受损患者发生直立性低血压的风险增加，特别是与强效 CYP3A4 抑制剂合用时
- 生物利用度为 23%~33%

茚地那韦 Indinavir

临床应用

蛋白酶抑制剂

● 与核苷逆转录酶抑制剂联合治疗人类免疫缺陷病毒（HIV）感染

肾功能正常时的剂量

800mg，每 8 小时 1 次

药代动力学

分子量（Da）	711.9（硫酸盐）
蛋白结合率（%）	60
尿中原型药排泄率（%）	10.4
分布容积（L/kg）	14
半衰期（h）：正常 / ESRF	1.8/ 不变

药物代谢

已证实本药有 7 种主要代谢产物，代谢途径包括：吡啶氮（pyridine nitrogen）的葡糖苷酸化；合并或不合并二氢化茚环 3'- 羟基化的吡啶氮氧化（pyridine-N-oxidation）；二氢化茚（indane）的 3'- 羟基化；苯甲基基团（phenylmethyl moiety）的对位 - 羟基化；合并或不合并 3'- 羟基化的 N- 脱吡啶甲基化（N-depyridomethylation）。人类肝细胞微粒体的体外研究表明，CYP3A4 是参与茚地那韦代谢的唯一一细胞色素 P_{450} 同工酶，在氧化反应中起重要作用。分析服用茚地那韦受试者的血和尿样本发现，代谢产物几乎都不具蛋白酶抑制活性。不足 20% 的药物从肾排泄，其中约一半为药物原型，其余部分经粪便排泄

肾功能（GFR, ml/min）受损时的剂量

20 ~ 50　与肾功能正常时同剂量。需严密监测

10 ~ 20　与肾功能正常时同剂量。需严密监测

<10　　与肾功能正常时同剂量。需严密监测

肾脏替代治疗时的剂量

APD/CAPD 可能不被透析清除。与 GFR< 10ml/min 时同剂量

HD　　　不被透析清除。与 GFR< 10ml/min 时同剂量

HDF/HFD　不被透析清除。与 GFR< 10ml/min 时同剂量

CAV/VVHD 可能不被透析清除。与 GFR= 10 ~ 20ml/min 时同剂量

重要的药物相互作用

与其他药物合用的潜在风险

● 抗心律失常药：合用可能增加胺碘酮（amiodarone）和氟卡尼（flecainide）的药物浓度，应避免合用

● 抗菌药：利福平（rifampicin）会加速本药代谢，应避免合用；合用会增加利福布汀（rifabutin）浓度，应避免合用；严重肾衰竭和肝衰竭患者，应避免与泰利霉素（telithromycin）合用

● 抗凝血药：避免与阿哌沙班（apixaban）和利伐沙班（rivaroxaban）合用

● 抗抑郁药：圣约翰草（St John's wort）能降低本药浓度（避免合用）

● 抗癫痫药：苯妥英（phenytoin）、磷苯妥英（fosphenytoin）、卡马西平（carbamazepine）、扑米酮（primidone）及苯巴比妥（phenobarbital）可能降低本药浓度，而磷苯妥英、苯妥英和卡马西平浓度会增加

- 抗真菌药：伊曲康唑（itraconazole）和酮康唑（ketoconazole）能抑制本药代谢，合用时需将本药剂量减至 600mg，每 8 小时 1 次
- 抗疟药：与蒿甲醚和本芴醇复方制剂（artemether-lumefantrine）合用需谨慎；合用可能增加奎宁（quinine）浓度
- 抗精神病药：匹莫齐特（pimozide）可能增加室性心律失常风险，应避免合用；合用可能抑制阿立哌唑（aripip-razole）代谢，需减少阿立哌唑剂量；合用可能增加鲁拉西酮（lurasidone）和喹硫平（quetiapine）浓度，应避免合用
- 抗病毒药：避免与阿扎那韦（atazana-vir）合用；依非韦伦（efavirenz）和奈韦拉平（nevirapine）会降低本药浓度；依曲韦林（etravirine）也可能降低本药浓度，应避免合用；与达芦那韦（darunavir）合用时两者药物浓度均增加；合用会增加马拉韦罗（maraviroc）浓度，需酌情减少马拉韦罗用量；利托那韦（ritonavir）能增加本药浓度；合用会增加沙奎那韦（saquinavir）浓度
- 抗焦虑药和催眠药：与阿普唑仑（alprazolam）和咪达唑仑（midazol-am）合用有延长镇静作用的风险，均应避免合用
- 阿伐那非（avanafil）：合用可能增加阿伐那非浓度，应避免合用
- 环孢素（ciclosporin）：合用会增加环孢素浓度
- 秋水仙碱（colchicine）：合用可能增加秋水仙碱毒性，肝、肾功能受损患者应避免合用
- 细胞毒性药物：可能增加阿昔替尼（axitinib）浓度，合用时应减少阿昔替尼剂量；可能增加博舒替尼（bosutinib）、卡巴他赛（cabazitaxel）和多西他赛（docetaxel）浓度，应避免合用或减少博舒替尼、卡巴他赛和多西他赛剂量；可能增加克唑替尼（crizotinib）和依维莫司（everolimus）浓度，应避免合用；可能增加依鲁替尼（ibrutinib）浓度，合用时应减少依鲁替尼剂量；避免与奥拉帕尼（olaparib）和帕唑帕尼（pazopanib）合用；与鲁索利替尼（ruxolitinib）合用时，需要减少鲁索利替尼剂量
- 麦角生物碱类（ergot alkaloids）：增加麦角中毒风险，应避免合用
- 胍法辛（guanfacine）：可能增加胍法辛浓度，合用时胍法辛应减至半量
- 5-HT$_1$ 受体激动剂：合用会增加依来曲普坦（eletriptan）浓度，应避免合用
- 调节血脂药：与瑞舒伐他汀（rosuvasta-tin）和辛伐他汀（simvastatin）合用能增加肌病风险，应避免合用；与阿托伐他汀（atorvastatin）合用也可能有此风险
- 纳洛昔醇（naloxegol）：可能增加纳洛昔醇浓度，应避免合用
- 奥利司他（orlistat）：合用时奥利司他可能减少本药吸收
- 雷诺嗪（ranolazine）：可能增加雷诺嗪浓度，应避免合用
- 西地那非（sildenafil）：合用能增加西地那非浓度，应减少西地那非的起始剂量
- 伐地那非（vardenafil）：能增加伐地那非浓度，应避免合用

用法

溶液配制	-
用法	口服
输注速度	-
注释	需在 24 小时内饮水 1.5L
	应在餐前 1 小时或餐后 2 小时服药，或进低脂饮食用水送服

其他信息

- 如果患者需要服用去羟肌苷（didanosine），两药的服药时间应间隔 1 小时
- 若发生轻度肾功能不全，通常是由结晶尿引起，但也有 1 例间质性肾炎的报道
- 如果发生肾结石伴腰腹痛（伴或不伴有血尿），均应暂停治疗（如停 1~3 日）

利托那韦　Ritonavir

临床应用

蛋白酶抑制剂

● 与其他抗逆转录病毒药联合治疗人类免疫缺陷病毒 -1（HIV-1）感染

肾功能正常时的剂量

● 600mg，每日 2 次
● 小剂量辅助其他蛋白酶抑制剂治疗：100～200mg，每日 1 或 2 次

药代动力学

分子量（Da）	720.9
蛋白结合率（%）	98～99
尿中原型药排泄率（%）	3.5
分布容积（L/kg）	0.4
半衰期（h）：正常 /ESRF（3～5）/ 不变	

药物代谢

利托那韦主要由 CYP3A4 催化，少部分由 CYP2D6 催化，在肝内进行广泛代谢。现已发现 5 种代谢产物，其中主要代谢产物具有抗病毒活性，但其血浆浓度低。约 86% 的药物从粪便清除（以原型和代谢产物形式），约 11% 的药物从尿液排泄

肾功能（GFR，ml/min）受损时的剂量

20～50	与肾功能正常时同剂量
10～20	与肾功能正常时同剂量
<10	与肾功能正常时同剂量

肾脏替代治疗时的剂量

APD/CAPD	不被透析清除。与肾功能正常时同剂量
HD	不被透析清除。与肾功能正常时同剂量
HDF/HFD	不被透析清除。与肾功能正常时同剂量
CAV/ VVHD	可能不被透析清除。与肾功能正常时同剂量

重要的药物相互作用

与其他药物合用的潜在风险

● α 受体拮抗药：增加阿夫唑嗪（alfuzosin）浓度，应避免合用
● 氨茶碱（aminophylline）：本药降低氨茶碱浓度
● 镇痛药：合用可能升高丁丙诺啡（buprenorphine）和非甾体抗炎药（NSAIDs）浓度（毒性风险），应避免与右丙氧芬（dextropropoxyphene）和吡罗昔康（piroxicam）合用；合用会降低美沙酮（methadone）和哌替啶（pethidine）浓度，可能降低吗啡（morphine）浓度；合用能升高阿芬太尼（alfentanil）、芬太尼（fentanyl）和哌替啶毒性代谢产物浓度，应避免与哌替啶合用
● 抗蠕虫药：本药可能减少阿苯达唑（albendazole）的活性代谢产物，合用宜增加阿苯达唑用量
● 抗心律失常药：能升高胺碘酮（amiodarone）、氟卡尼（flecainide）和普罗帕酮（propafenone）浓度（增加室性心律失常风险），应避免合用；与丙吡胺（disopyramide）合用可能增加心律失常风险；应避免与决奈达隆（dronedarone）合用
● 抗菌药：升高利福布汀（rifabutin）浓度（有引起葡萄膜炎的风险），合用需减少利福布汀用量；能升高克拉霉素（clarithromycin）和其他大环内酯类（macrolides）浓度，肾功能受损患者合用时应减少克拉霉素用量；利福平（rifampicin）可能降低本药浓度；与夫西地酸（fusidic acid）合用，

两药浓度均可能升高，应避免合用；合用会使贝达喹啉（bedaquiline）的药 - 时曲线下面积（AUC）增加22%，两药合用应不超过14日；合用会增加迪拉马尼（delamanid）浓度

● 抗凝血药：可能增强香豆素类（coumarins）和苯茚二酮（phenindione）的抗凝作用；可能增强或减弱华法林（warfarin）的作用；避免与阿哌沙班（apixaban）合用；能升高利伐沙班（rivaroxaban）浓度，应避免合用

● 抗抑郁药：可能升高选择性 5-HT 再摄取抑制剂（SSRIs）和三环类抗抑郁药（tricyclic antidepressants）的浓度；圣约翰草（St John's wort）能降低本药浓度，应避免合用；合用可能降低帕罗西汀（paroxetine）浓度；与曲唑酮（trazodone）合用会增加副作用

● 抗癫痫药：可能升高卡马西平（carbamazepine）、磷苯妥英（fosphenytoin）和苯妥英（phenytoin）浓度；苯妥英及磷苯妥英能降低本药浓度；合用能降低拉莫三嗪（lamotrigine）和丙戊酸盐（valproate）浓度

● 抗真菌药：与伊曲康唑（itraconazole）或酮康唑（ketoconazole）合用时，两药浓度均可能升高；氟康唑（fluconazole）升高本药浓度；能降低伏立康唑（voriconazole）浓度，应避免合用

● 抗疟药：与蒿甲醚和本芴醇复方制剂（artemether-lumefantrine）合用需谨慎；甲氟喹（mefloquine）可能降低本药浓度；合用能升高奎宁（quinine）浓度

● 抗毒蕈碱类（antimuscarinics）：避免与达非那新（darifenacin）及托特罗定（tolterodine）合用；合用应减少弗斯特罗定（fesoterodine）用量；本药可能增加索利那辛（solifenacin）浓度

● 抗精神病药：合用能升高鲁拉西酮（lurasidone）、匹莫齐特（pimozide）、喹硫平（quetiapine）和氯氮平（clozapine）浓度，可能升高其他抗精神病药浓度（增加毒性风险），均应避免合用；可能抑制阿立哌唑（aripiprazole）代谢，合用时需减少阿立哌唑用量；合用能降低奥氮平（olanzapine）浓度

● 抗病毒药：与波西普韦（boceprevir）合用时两药浓度均降低；去羟肌苷（didanosine）与本药合用需间隔2.5 小时以上；合用能升高茚地那韦（indinavir）、马拉韦罗（maraviroc）和沙奎那韦（saquinavir）浓度；能增加依非韦伦（efavirenz）的毒性风险，合用时需监测肝功能；大剂量利托那韦应避免与 atripla 合用［译者注：atripla 是依非韦伦（efavirenz）、恩曲他滨（emtricitabine）和替诺福韦酯（tenofovir disoproxil）三药组成的复方片剂，2006 年被 FDA 批准上市，用于治疗人类免疫缺陷病毒（HIV）感染。目前暂无中文名］；合用会增加西咪匹韦（simeprevir）浓度，应避免合用；可能降低特拉匹韦（telaprevir）浓度

● 抗焦虑药和催眠药：合用会增加此类药浓度（有导致极度镇静和呼吸抑制的风险），应避免与阿普唑仑（alprazolam）、地西泮（diazepam）、氟西泮（flurazepam）、咪达唑仑（midazolam）和唑吡坦（zolpidem）合用；合用能升高丁螺环酮（buspirone）浓度

● 阿伐那非（avanafil）：本药显著增加阿伐那非浓度，应避免合用

● 波生坦（bosentan）：能升高波生坦浓度

● 钙通道阻滞剂：可能升高钙通道阻滞剂浓度，应避免与乐卡地平（lercanidipine）合用

- 环孢素 (ciclosporin)：可能升高环孢素浓度
- 西洛他唑（cilostazol）：可能增加西洛他唑浓度
- 秋水仙碱（colchicine）：可能增加秋水仙碱毒性风险，肝或肾功能受损时应避免合用
- 糖皮质激素类（corticosteroids）：可能升高糖皮质激素浓度；能升高气雾吸入或鼻腔给药的布地奈德（budesonide）和氟替卡松（fluticasone）浓度
- 细胞毒性药物：合用能增加阿法替尼（afatinib）浓度（与本药合用需间隔6~12小时）；可能升高阿昔替尼（axitinib）、帕比司他（panobinostat）及帕唑帕尼（pazopanib）浓度，合用需减少阿昔替尼、帕比司他及帕唑帕尼用量；合用可能升高博舒替尼（bosutinib）、卡巴他赛（cabazitaxel）、色瑞替尼（ceritinib）及奥拉帕尼（olaparib）浓度，应避免合用或减少博舒替尼、卡巴他赛、色瑞替尼及奥拉帕尼用量；可能增加卡博替尼（cabozantinib）、长春碱（vinblastine）浓度；可能升高克唑替尼（crizotinib）、依维莫司（everolimus）、尼洛替尼（nilotinib）、西咪匹韦（simeprevir）和长春氟宁（vinflunine）的浓度，应避免合用；应避免与达沙替尼（dasatinib）及拉帕替尼（lapatinib）合用；可能增加依鲁替尼（ibrutinib）浓度，应减少依鲁替尼用量；可能增加多西他赛（docetaxel）浓度，应避免合用或减少多西他赛用量；合用需减少鲁索利替尼（ruxolitinib）用量；可能增加帕纳替尼（ponatinib）浓度，建议减少帕纳替尼的起始剂量；合用会增加紫杉醇（paclitaxel）浓度
- 达泊西汀（dapoxetine）：应避免合用
- 利尿药：能升高依普利酮（eplerenone）浓度，应避免合用
- 多潘立酮（domperidone）：可能增加室性心律失常风险，应避免合用
- 麦角生物碱类（ergot alkaloids）：有麦角中毒风险，应避免合用
- 胍法辛（guanfacine）：可能增加胍法辛浓度，合用时胍法辛用量需减半
- 5-HT$_1$ 受体激动剂：能升高依来曲普坦（eletriptan）浓度，应避免合用
- 伊伐布雷定（ivabradine）：可能升高伊伐布雷定浓度，应避免合用
- 调节血脂药：与瑞舒伐他汀（rosuvastatin）和辛伐他汀（simvastatin）合用会增加肌病风险，应避免合用；与阿托伐他汀（atorvastatin）合用可能增加肌病风险；避免与洛美他派（lomitapide）合用
- 纳洛昔醇（naloxegol）：可能增加纳洛昔醇浓度，应避免合用
- 雌激素类（oestrogens）和孕激素类（progestogens）：能使代谢加速（避孕效果减弱）
- 奥利司他（orlistat）：可能减少本药的吸收，应避免合用
- 雷诺嗪（ranolazine）：可能升高雷诺嗪浓度，应避免合用
- 西地那非（sildenafil）：能显著升高西地那非浓度，应避免合用
- 他克莫司（tacrolimus）：可能升高他克莫司浓度
- 他达拉非 (tadalafil)：能升高他达拉非浓度，应避免合用
- 茶碱（theophylline）：加速茶碱代谢，降低其浓度
- 替格瑞洛（ticagrelor）：可能升高替格瑞洛浓度，应避免合用
- 乌利司他（ulipristal）：减弱避孕效果，应避免合用

- 伐地那非（vardenafil）：可能升高伐地那非浓度，应避免合用

用法

溶液配制	-
用法	口服
输注速度	-

其他信息

进食时服用

阿扎那韦　Atazanavir

临床应用

蛋白酶抑制剂

● 与其他抗逆转录病毒药联合治疗人类
免疫缺陷病毒（HIV）感染

肾功能正常时的剂量

300mg，每日 1 次，与 100mg 利托那韦
（ritonavir）合用，每日 1 次

药代动力学

分子量（Da）	802.9（硫酸盐）
蛋白结合率（%）	86
尿中原型药排泄率（%）	7
分布容积（L/kg）	无数据
半衰期（h）：正常 /ESRF	7/ 无数据

药物代谢

阿扎那韦主要由 CYP3A4 同工酶介导
代谢，生成氧合代谢产物。代谢产物随
后以游离或葡糖苷酸化形式从胆汁排
泄。其他的次要代谢途径包括 N- 脱烷
基和水解作用。阿扎那韦在血浆中的两
个代谢产物已被确定。没有代谢产物在
体外试验中表现出抗病毒活性。单次
给予 400mg ^{14}C- 阿扎那韦后，79% 和
13% 的放射性物质分别出现在粪便和
尿液中。约占服药剂量 20% 和 7% 的
原型药从粪便和尿液排泄

肾功能（GFR，ml/min）受损时的剂量

20 ~ 50	与肾功能正常时同剂量
10 ~ 20	与肾功能正常时同剂量
<10	与肾功能正常时同剂量

肾脏替代治疗时的剂量

APD/CAPD	可能不被透析清除。与肾功能正常时同剂量
HD	可能不被透析清除。与肾功能正常时同剂量
HDF/HFD	可能不被透析清除。与肾功能正常时同剂量
CAV/VVHD	透析清除力不详。与肾功能正常时同剂量

重要的药物相互作用

与其他药物合用的潜在风险

● 抗心律失常药：合用可能增加胺碘酮
（amiodarone）和利多卡因（lidocaine）
的浓度

● 抗菌药：与克拉霉素（clarithromycin）
合用时，两药浓度均增加；与利福布
汀（rifabutin）合用时，利福布汀浓
度会增加，应减少利福布汀剂量；利
福平（rifampicin）能降低本药浓度，
应避免合用；在严重肾、肝功能受
损时，应避免与泰利霉素（telithromy-
cin）合用

● 抗凝血药：避免与阿哌沙班（apix-
aban）和利伐沙班（rivaroxaban）合用

● 抗抑郁药：圣约翰草（St John's wort）
可降低本药浓度，应避免合用

● 抗真菌药：泊沙康唑（posaconazole）
可增加本药浓度

● 抗疟药：避免与蒿甲醚和本芴醇复方
制剂（artemether-lumefantrine）合用；
可能增加奎宁（quinine）浓度

● 抗精神病药：可能抑制阿立哌唑
（aripiprazole）代谢，合用时应减少阿
立哌唑剂量；可能增加匹莫齐特（pi-
mozide）和喹硫平（quetiapine）浓度，
应避免合用

● 抗病毒药：波西普韦（boceprevir）能
降低本药浓度；本药可增加达卡他韦
（daclatasvir）浓度，应减少达卡他韦
的剂量；去羟肌苷（didanosine）能
减少本药吸收；依非韦伦（efavirenz）
能降低本药浓度，应避免合用；当
本药已与利托那韦（ritonavir）合用

时，再合用埃替拉韦（elvitegravir），则埃替拉韦浓度将增加，应减少其用量；奈韦拉平（nevirapine）可能降低本药浓度，应避免合用；本药增加帕利瑞韦（paritaprevir）浓度；与沙奎那韦（saquinavir）合用增加室性心律失常风险，应避免合用；与替诺福韦（tenofovir）合用时，本药浓度会降低，而替诺福韦浓度可能增加；避免与茚地那韦（indinavir）合用；与马拉韦罗（maraviroc）合用时，马拉韦罗浓度会增加，应考虑减量；与特拉匹韦（telaprevir）合用时，特拉匹韦浓度可能降低，而本药浓度增加；与替拉那韦（tipranavir）合用时，替拉那韦浓度会增加，而本药浓度降低；应避免与艾尔巴韦 - 格拉瑞韦复方（elbasvir-grazoprevir）合用，本药增加格拉瑞韦浓度［译者注：艾尔巴韦及格拉瑞韦均为丙型肝炎病毒的直接抗病毒药（DAA），前者为 NS5A 抑制剂，后者为 NS3/4A 抑制剂，两药组成的联合片剂商品名为 Zepatier（中文名"择必达"）］

- 抗焦虑和催眠药：可能增加咪达唑仑（midazolam）浓度，应避免合用
- 钙通道阻滞剂：与地尔硫䓬（diltiazem）合用时，地尔硫䓬浓度会增加，应减少地尔硫䓬剂量；可能增加维拉帕米（verapamil）浓度
- 环孢素（ciclosporin）：可能增加环孢素浓度
- 秋水仙碱（colchicine）：合用可能使秋水仙碱的毒性风险增加，在肝或肾功能受损时应避免合用
- 细胞毒性药物：可能增加阿昔替尼（axitinib）浓度，合用时应减少阿昔替尼剂量；可能增加博舒替尼（bosutinib）浓度，避免合用或减少博舒替尼剂量；可能增加克唑替尼

（crizotinib）和依维莫司（everolimus）浓度，应避免合用；避免与卡巴他赛（cabazitaxel）和帕唑帕尼（pazopanib）合用；可能增加依鲁替尼（ibrutinib）浓度，应减少依鲁替尼剂量；可能抑制伊立替康（irinotecan）代谢，增加其毒性风险

- 达泊西汀（dapoxentine）：有增加毒性作用的风险，应避免合用
- 麦角生物碱类（ergot alkaloids）：可能增加麦角生物碱类的浓度，应避免合用
- 奥利司他（orlistat）：能减少本药吸收
- 雷诺嗪（ranolazine）：可能增加雷诺嗪浓度，应避免合用
- 西地那非（sildenafil）：可能增加西地那非的副作用
- 西罗莫司（sirolimus）：可能增加西罗莫司浓度
- 他汀类：避免与辛伐他汀（simvastatin）合用，因能增加肌病风险；与阿托伐他汀（atorvastatin）、普伐他汀（pravastatin）和瑞舒伐他汀（rosuvastatin）合用时，肌病风险也可能增加，应减少瑞舒伐他汀的剂量
- 他克莫司（tacrolimus）：可能增加他克莫司浓度
- 替格瑞洛（ticagrelor）：可能增加替格瑞洛浓度，应避免合用
- 促溃疡愈合药：奥美拉唑（omeprazole）及埃索美拉唑（esomeprazole）能降低本药浓度，其他质子泵抑制剂也可能有此作用，应避免合用；组胺 H_2 受体拮抗剂可能降低本药浓度

用法

溶液配制	-
用法	口服，进食时服用本药
输注速度	-
注释	若要服用去羟肌苷（didanosine），应在服用阿扎那韦 2 小时后再服用

达芦那韦　Darunavir

临床应用

蛋白酶抑制剂

● 与100mg利托那韦（ritonavir）或150mg可比司他（cobicistat）及其他抗逆转录病毒药联合治疗人类免疫缺陷病毒（HIV）感染

肾功能正常时的剂量

● 从前接受过抗逆转录病毒治疗：600mg，每日2次
● 从未接受过抗逆转录病毒治疗：800mg，每日1次
● 与利托那韦或可比司他联用：800mg，每日1次

药代动力学

分子量（Da）	593.7（乙醇化物）
蛋白结合率（%）	95
尿中原型药排泄率（%）	7.7
分布容积（L/kg）	29.1~147.1；与利托那韦合用为81.1~180.9
半衰期（h）：正常/ESRF	[15（与利托那韦合用）]/不变

药物代谢

达芦那韦通过细胞色素 P_{450} 同工酶（主要为CYP3A4）作用进行氧化代谢，至少有3种代谢产物具有一些抗逆转录病毒活性。单次给药时，约80%的药物从粪便排泄，其中41.2%为药物原型；14%从尿液排泄，其中7.7%为药物原型

肾功能（GFR，ml/min）受损时的剂量

20~50	与肾功能正常时同剂量
10~20	与肾功能正常时同剂量
<10	与肾功能正常时同剂量

肾脏替代治疗时的剂量

APD/CAPD	可能不被透析清除。与肾功能正常时同剂量
HD	可能不被透析清除。与肾功能正常时同剂量
HDF/HFD	可能不被透析清除。与肾功能正常时同剂量
CAV/VVHD	可能不被透析清除。与肾功能正常时同剂量

重要的药物相互作用

与其他药物合用的潜在风险

● 抗菌药：合用能增加利福布汀（rifabutin）浓度，若合用应减少利福布汀剂量；利福平（rifampicin）可降低本药浓度，应避免合用
● 抗凝血药：避免与阿哌沙班（apixaban）和利伐沙班（rivaroxaban）合用
● 抗抑郁药：可能降低帕罗西汀（paroxetine）和舍曲林（sertraline）浓度；圣约翰草（St John's wort）能降低本药浓度，应避免合用
● 抗疟药：合用能增加本芴醇（lumefantrine）浓度；可能增加奎宁（quinine）浓度
● 抗精神病药：可能增加阿立哌唑（aripirazole）浓度（合用应减少阿立哌唑剂量）；可能增加喹硫平（quetiapine）浓度，应避免合用

- 抗病毒药：避免同波西普韦（boce-previr）和特拉匹韦（telaprevir）合用；去羟肌苷（didanosine）应在服用本药 1 小时前或 2 小时后服用；依非韦伦（efavirenz）可降低本药浓度，若合用需调整剂量；与茚地那韦（indinavir）和西咪匹韦（simeprevir）合用时，茚地那韦、西咪匹韦与本药浓度均增加，应避免与西咪匹韦合用；与洛匹那韦（lopinavir）合用时，本药浓度降低，而洛匹那韦浓度增加，应避免合用；合用能增加马拉韦罗（maraviroc）浓度，若合用可酌情减少马拉韦罗剂量；与帕利瑞韦（paritaprevir）合用时，帕利瑞韦浓度会增加，而本药浓度会降低；沙奎那韦（saquinavir）会降低本药浓度；与拉替拉韦（raltegravir）合用会增加发生皮疹的风险
- 细胞毒性药物：可能增加博舒替尼（bosutinib）浓度，应避免合用或减少博舒替尼剂量；可能增加依维莫司（everolimus）浓度，应避免合用；可能增加依鲁替尼（ibrutinib）浓度，合用应减少依鲁替尼剂量

- 麦角生物碱类（ergot alkaloids）：增加麦角中毒风险，应避免合用
- 调节血脂药：与阿托伐他汀（atorvas-tatin）和瑞舒伐他汀（rosuvastatin）合用可能增加肌病风险，应减少瑞舒伐他汀的剂量；合用可能增加普伐他汀（pravastatin）浓度；避免与辛伐他汀（simvastatin）合用[1]
- 奥利司他（orlistat）：合用可使本药吸收减少
- 雷诺嗪（ranolazine）：可能增加雷诺嗪浓度，应避免合用

用法

溶液配制	-
用法	口服
输注速度	-

参考文献

[1] MHRA. Drug Safety Update. Statins：interactions and updated advice. 2012August; 6 (1): 2-4.

呋山那韦　Fosamprenavir

临床应用

蛋白酶抑制剂

● 与其他抗逆转录病毒药联合治疗人类免疫缺陷病毒（HIV）感染

肾功能正常时的剂量

700mg，每日 2 次，与 100mg 利托那韦（ritonavir），每日 2 次联合治疗

药代动力学

分子量（Da）	625.7（钙盐）
蛋白结合率（%）	90（安普那韦）
尿中原型药排泄率（%）	<1（安普那韦）
分布容积（L/kg）	6（安普那韦）
半衰期（h）：正常 / ESRF	7.7/［不变（安普那韦）］

药物代谢

呋山那韦口服后在肠道上皮被吸收，而后快速且几乎完全地水解为安普那韦（amprenavir）和无机磷酸盐。安普那韦主要经过 CYP3A4 代谢。安普那韦的主要清除途径是肝代谢，低于 1% 的剂量以原型从尿液排泄，粪便未检测到本药原型。安普那韦的代谢产物 14% 出现在尿液中，约 75% 出现在粪便中

肾功能（GFR，ml/min）受损时的剂量

20～50	与肾功能正常时同剂量
10～20	与肾功能正常时同剂量
<10	与肾功能正常时同剂量

肾脏替代治疗时的剂量

APD/CAPD	可能不被透析清除。与肾功能正常时同剂量
HD	可能不被透析清除。与肾功能正常时同剂量
HDF/HFD	可能不被透析清除。与肾功能正常时同剂量
CAV/VVHD	可能不被透析清除。与肾功能正常时同剂量

重要的药物相互作用

与其他药物合用的潜在风险

● 抗心律失常药：合用时可能增加胺碘酮（amiodarone）、氟卡尼（flecainide）、利多卡因（lidocaine）和普罗帕酮（propafenone）浓度（增加室性心律失常风险），均应避免合用

● 抗菌药：合用能增加利福布汀（rifabutin）浓度，需减少利福布汀用量；利福平（rifampicin）能显著降低本药浓度，应避免合用；在严重肾和肝功能受损患者中，应避免与泰利霉素（telithromycin）合用

● 抗凝血药：避免与阿哌沙班（apixaban）和利伐沙班（rivaroxaban）合用

● 抗抑郁药：圣约翰草（St John's wort）能降低本药浓度，应避免合用

● 抗疟药：与蒿甲醚和本芴醇复方制剂（artemether-lumefantrine）合用需谨慎；合用可能增加奎宁（quinine）浓度

● 抗精神病药：可能抑制阿立哌唑（aripiprazole）代谢，合用时需减少阿立哌唑用量；可能增加喹硫平（quetiapine）浓度，应避免合用；可能增加匹莫齐特（pimozide）浓度（增加室性心律失常风险），应避免合用

● 抗病毒药：应避免与波西普韦（boceprevir）、拉替拉韦（raltegravir）和特拉匹韦（telaprevir）合用；合用会降低度鲁特韦（dolutegravir）浓度；依曲韦林（etravirine）能增加本药浓度，合用时应考虑减少本药用量；与洛匹那韦（lopinavir）、马拉韦罗（maraviroc）和替拉那韦（tipranavir）

合用会减少本药浓度，而且洛匹那韦的作用难以预测，应避免合用；与奈韦拉平（nevirapine）合用可能降低本药浓度；应避免与拉替拉韦（raltegravir）合用

- 抗焦虑药和催眠药：与咪达唑仑（midazolam）合用存在长时间镇静和呼吸抑制的风险，应避免合用

- 阿伐那非（avanafil）：合用可能增加阿伐那非浓度

- 细胞毒性药物：合用可能增加博舒替尼（bosutinib）和依鲁替尼（ibrutinib）浓度，应避免合用或减少博舒替尼及依鲁替尼的用量

- 麦角生物碱类（ergot alkaloids）：增加麦角中毒风险，应避免合用

- 免疫抑制剂：合用时需要监测环孢素（ciclosporin）、他克莫司（tacrolimus）和西罗莫司（sirolimus）的药物浓度

- 洛美他派（lomitapide）：应避免合用

- 奥利司他（orlistat）：合用可能减少本药吸收

- 雷诺嗪（ranolazine）：合用可能增加雷诺嗪浓度，应避免合用

- 他汀类：与阿托伐他汀（atorvastatin）合用可能增加肌病风险；与辛伐他汀（simvastatin）和瑞舒伐他汀（rosuvastatin）合用可能增加肌病风险，应避免合用

用法

溶液配制	-
用法	口服
输注速度	-

其他信息

呋山那韦是安普那韦的前体药物，700mg 呋山那韦等效于 600mg 安普那韦

洛匹那韦　Lopinavir

临床应用

蛋白酶抑制剂

- 与其他抗逆转录病毒药联合治疗人类免疫缺陷病毒（HIV）感染

肾功能正常时的剂量

每次 2 片，每日 2 次；或每次 4 片，每日 1 次（与利托那韦合用，如 Kaletra®）；或每次 5ml，每日 2 次（译者注：Kaletra® 为洛匹那韦 - 利托那韦复方制剂，有胶囊及溶液两种剂型）

药代动力学

分子量（Da）	628.8
蛋白结合率（%）	98 ~ 99
尿中原型药排泄率（%）	2.2
分布容积（L/kg）	0.5
半衰期（h）：	（5 ~ 6）/
正常 / ESRF	（12 ~ 17）

药物代谢

洛匹那韦经历广泛代谢，主要被 CYP3A4 介导进行氧化；已确定有 13 种代谢产物，部分代谢产物如 4- 氧洛匹那韦（4-oxylopinavir）和 4- 羟基洛匹那韦（4-hydroxylopinavir）具有抗病毒活性。洛匹那韦主要从粪便排泄，少量经尿液排泄；尿液中药物原型约占 2.2%，粪便中约占 19.8%。多次给药后，不足 3% 被吸收的洛匹那韦以原型从尿液排泄

肾功能（GFR，ml/min）受损时的剂量

20 ~ 50	与肾功能正常时同剂量
10 ~ 20	与肾功能正常时同剂量
<10	与肾功能正常时同剂量

肾脏替代治疗时的剂量

APD/CAPD	可能不被透析清除。与肾功能正常时同剂量
HD	可能不被透析清除。与肾功能正常时同剂量
HDF/HFD	可能不被透析清除。与肾功能正常时同剂量
CAV/VVHD	透析清除力不详。与肾功能正常时同剂量

重要的药物相互作用

与其他药物合用的潜在风险

- 抗心律失常药：与氟卡尼（flecainide）合用增加室性心律失常的风险，应避免合用；合用可能增加利多卡因（lidocaine）的浓度
- 抗菌药：利福平（rifampicin）可降低本药浓度，应避免合用；合用会增加迪拉马尼（delamanid）的浓度；严重肝、肾功能受损时应避免与泰利霉素（telithromycin）合用；合用会使贝达喹啉（bedaquiline）的药 - 时曲线下面积（AUC）增加 22%，应避免合用
- 抗凝血药：应避免与阿哌沙班（apixaban）和利伐沙班（rivaroxaban）合用
- 抗抑郁药：圣约翰草（St John's wort）能降低本药浓度，应避免合用
- 抗癫痫药：卡马西平（carbamazepine）、磷苯妥英（fosphenytoin）、苯妥英（phenytoin）、扑米酮（primidone）和苯巴比妥（phenobarbital）可能减少本药浓度
- 抗疟药：与蒿甲醚和本芴醇复方制剂（artemether-lumefantrine）合用需谨慎

- 抗精神病药：可能抑制阿立哌唑（ar-ipiprazole）代谢，合用时应减少阿立哌唑用量；可能增加喹硫平（queti-apine）浓度，应避免合用
- 抗病毒药：避免与波西普韦（bocepre-vir）、达卡他韦（daclatasvir）和特拉匹韦（telaprevir）合用；合用会降低达芦那韦（darunavir）和呋山那韦（fos-amprenavir）浓度，应避免合用；洛匹那韦-利托那韦复方制剂与埃替拉韦（elvitegravir）合用会增加后者的浓度，应减少埃替拉韦剂量；依非韦伦（efavirenz）和替拉那韦（tipranavir）会降低本药浓度，奈韦拉平（nevirap-ine）可能也有此作用，与这些药合用时应考虑增加本药剂量；合用会增加帕利瑞韦（paritaprevir）浓度，应避免合用；与沙奎那韦（saquinavir）合用会增加室性心律失常风险，应避免合用；合用会增加替诺福韦（tenofo-vir）浓度；合用会增加马拉韦罗（mar-aviroc）浓度，若合用应降低马拉韦罗剂量
- 波生坦（bosentan）：可增加波生坦浓度，合用时应减少波生坦用量

- 环孢素（ciclosporin）：可能增加环孢素浓度
- 细胞毒性药物：合用时需减少鲁索利替尼（ruxolitinib）用量
- 调节血脂药：与阿托伐他汀（atorvas-tatin）合用会增加肌病风险；与瑞舒伐他汀（rosuvastatin）和辛伐他汀（sim-vastatin）合用可能增加肌病风险，应避免合用或减少瑞舒伐他汀剂量；应避免与洛美他派（lomitapide）合用
- 奥利司他（orlistat）：可能减少本药的吸收
- 雷诺嗪（ranolazine）：可能增加雷诺嗪浓度，应避免合用
- 西罗莫司（sirolimus）：可能增加西罗莫司浓度
- 他克莫司（tacrolimus）：可能增加他克莫司浓度

用法

溶液配制	-
用法	口服
输注速度	-
注释	餐中服用

替拉那韦　Tipranavir

临床应用

蛋白酶抑制剂

- 与利托那韦（ritonavir）及其他抗逆转录病毒药联合治疗人类免疫缺陷病毒（HIV）感染

肾功能正常时的剂量

500mg，每日 2 次，与 200mg 利托那韦每日 2 次联合治疗

药代动力学

分子量（Da）	602.7
蛋白结合率（%）	>99.9
尿中原型药排泄率（%）	0.5
分布容积（L/kg）	7.7 ~ 10.2
半衰期（h）：	（5.5 ~ 6）/ 不变
正常 / ESRF	

药物代谢

替拉那韦由细胞色素 P_{450} 系统（主要为同工酶 CYP3A4）介导代谢，但与利托那韦合用时，替拉那韦很少被代谢，大部分以原型从粪便排泄

肾功能（GFR，ml/min）受损时的剂量

20 ~ 50	与肾功能正常时同剂量
10 ~ 20	与肾功能正常时同剂量
<10	与肾功能正常时同剂量

肾脏替代治疗时的剂量

APD/CAPD	不被透析清除。与肾功能正常时同剂量
HD	不被透析清除。与肾功能正常时同剂量
HDF/HFD	不被透析清除。与肾功能正常时同剂量
CAV/ VVHD	不被透析清除。与肾功能正常时同剂量

重要的药物相互作用

与其他药物合用的潜在风险

- 抗酸药（antacids）：在口服本药后 2 小时内避免应用
- 抗菌药：合用会增加克拉霉素（clarithromycin）及其他大环内酯类（macrolides）的浓度，肾功能受损患者应减少克拉霉素剂量；克拉霉素能增加本药浓度；合用会增加利福布汀（rifabutin）浓度（增加葡萄膜炎风险），应减少剂量；利福平（rifampicin）可能降低本药浓度，应避免合用；严重肾及肝衰竭时，应避免与泰利霉素（telithromycin）合用
- 抗凝血药：避免与阿哌沙班（apixaban）及利伐沙班（rivaroxaban）合用
- 抗抑郁药：圣约翰草（St John's wort）可能降低本药浓度，应避免合用
- 抗疟药：与蒿甲醚和本芴醇复方制剂（artemether-lumefantrine）合用需谨慎；合用会增加奎宁（quinine）浓度
- 抗精神病药：合用可能增加阿立哌唑（aripiprazole）浓度，应减少阿立哌唑剂量；可能增加喹硫平（quetiapine）浓度，应避免合用
- 抗病毒药：合用会降低阿巴卡韦（abacavir）、度鲁特韦（dolutegravir）、去羟肌苷（didanosine）、呋山那韦（fosamprenavir）、洛匹那韦（lopinavir）、沙奎那韦（saquinavir）及齐多夫定（zidovudine）浓度；与阿扎那韦（atazanavir）合用能增加本药浓度，同时降低阿扎那韦浓度；合用能降低依曲韦林（etravirine）浓度，应避免合用
- β 受体拮抗药：心力衰竭患者应避免与美托洛尔（metoprolol）合用

- 环孢素（ciclosporin）：合用可能改变环孢素浓度
- 可比司他（cobicistat）：合用会使两药浓度均降低，应避免合用
- 调节血脂药：与阿托伐他汀（atorvastatin）合用会增加肌病风险，合用时阿托伐他汀的最大剂量为 10mg；合用会增加瑞舒伐他汀（rosuvastatin）及辛伐他汀（simvastatin）浓度，应避免合用[1]
- 奥利司他（orlistat）：与奥利司他合用可能减少本药吸收
- 雷诺嗪（ranolazine）：合用可能增加雷诺嗪浓度，应避免合用
- 西罗莫司（sirolimus）：合用可能改变西罗莫司浓度
- 他克莫司（tacrolimus）：合用可能改变他克莫司浓度

- 促溃疡愈合药：合用会降低埃索美拉唑（esomeprazole）及奥美拉唑（omeprazole）浓度

用法

溶液配制	-
用法	口服
输注速度	-

其他信息

餐中服用；高脂餐能增加本药生物利用度

参考文献

[1] MHRA. Drug Safety Update. Statins: interactions and updated advice. 2012August; 6(1): 2-4.

沙奎那韦　Saquinavir

临床应用

蛋白酶抑制剂

- 与其他抗病毒药联合治疗人类免疫缺陷病毒（HIV）感染

肾功能正常时的剂量

- 以前已用抗逆转录病毒药及小剂量利托那韦（ritonavir）治疗者：1g，每日2次
- 未曾应用抗逆转录病毒药及小剂量利托那韦治疗者：起始500mg，每日2次，共7日；随后1g，每日2次

药代动力学

分子量（Da）	670.8
蛋白结合率（%）	98
尿中原型药排泄率（%）	<4
分布容积（L/kg）	10
半衰期（h）：正常 / ESRF	13.2/-

药物代谢

沙奎那韦以甲磺酸盐形式口服后较少吸收（约30%），在肝内由 CYP3A4 催化进行广泛首过代谢，生成一系列单羟化和双羟化的无活性化合物。本药主要从粪便排泄

肾功能（GFR，ml/min）受损时的剂量

20～50	与肾功能正常时同剂量
10～20	与肾功能正常时同剂量
<10	与肾功能正常时同剂量

肾脏替代治疗时的剂量

APD/CAPD	可能不被透析清除。与肾功能正常时同剂量
HD	可能不被透析清除。与肾功能正常时同剂量
HDF/HFD	不被透析清除。与肾功能正常时同剂量
CAV/ VVHD	透析清除力不详。与肾功能正常时同剂量

重要的药物相互作用

与其他药物合用的潜在风险

- 镇痛药：与阿芬太尼（alfentanil）、芬太尼（fentanyl）和美沙酮（methadone）合用会增加室性心律失常的风险，应避免合用
- 抗心律失常药：与胺碘酮（amiodarone）、丙吡胺（disopyramide）、决奈达隆（dronedarone）、氟卡尼（flecainide）、利多卡因（lidocaine）和普罗帕酮（propafenone）合用会增加室性心律失常的风险，应避免合用
- 抗菌药：与克拉霉素（clarithromycin）、氨苯砜（dapsone）、红霉素（erythromycin）、莫西沙星（moxifloxacin）合用会增加室性心律失常的风险，应避免合用；与迪拉马尼（delamanid）合用会增加室性心律失常的风险；合用能升高利福布汀（rifabutin）浓度；利福平（rifampicin）和利福布汀分别能使本药浓度降低80%和40%（加速其代谢）；与利福平合用会增加肝毒性，应避免合用；与夫西地酸（fusidic acid）合用，两药浓度均升高
- 抗凝血药：避免与阿哌沙班（apixaban）及利伐沙班（rivaroxaban）合用
- 抗抑郁药：与曲唑酮（trazodone）和三环类抗抑郁药（tricyclic antidepressants）合用会增加室性心律失常的风险，应避免合用；圣约翰草（St John's wort）能降低本药浓度，应避免合用
- 抗癫痫药：卡马西平（carbamazepine）、苯巴比妥（phenobarbital）和

苯妥英（phenytoin）可降低本药浓度；扑米酮（primidone）可能降低本药浓度

- 抗真菌药：酮康唑（ketoconazole）可升高本药浓度，应避免合用
- 抗组胺药：与咪唑斯汀（mizolastine）合用会增加室性心律失常风险，应避免合用
- 抗疟药：避免与哌喹和青蒿醇复方制剂（piperaquine-artenimol）合用；与蒿甲醚和本芴醇复方制剂（artemether-lumefantrine）合用需谨慎；与奎宁（quinine）合用增加室性心律失常风险，应避免合用
- 抗精神病药：与氯氮平（clozapine）、氟哌啶醇（haloperidol）和吩噻嗪类（phenothiazines）合用会增加室性心律失常风险，应避免合用；与匹莫齐特（pimozide）和喹硫平（quetiapine）合用可能增加室性心律失常风险，应避免合用；可能抑制阿立哌唑（aripiprazole）的代谢，合用时阿立哌唑需减量；可能增加鲁拉西酮（lurasidone）浓度，应避免合用
- 抗病毒药：替拉那韦（tipranavir）和依非韦伦（efavirenz）可降低本药浓度；与阿扎那韦（atazanavir）和洛匹那韦（lopinavir）合用会增加室性心律失常风险；茚地那韦（indinavir）和利托那韦（ritonavir）能增加本药浓度；合用能降低达芦那韦（darunavir）浓度；合用能增加马拉韦罗（maraviroc）浓度，应考虑减少马拉韦罗用量
- 抗焦虑药和催眠药：可能升高咪达唑仑（midazolam）浓度（增强镇静），应避免与口服咪达唑仑合用
- β受体拮抗药：与索他洛尔（sotalol）合用会增加室性心律失常风险，应避免合用

- 环孢素（ciclosporin）：合用能使两药浓度均升高
- 细胞毒性药物：可能升高阿昔替尼（axitinib）、依鲁替尼（ibrutinib）、帕比司他（panobinostat）浓度，合用时阿昔替尼、依鲁替尼、帕比司他需减量；可能增加博舒替尼（bosutinib）、卡巴他赛（cabazitaxel）、色瑞替尼（ceritinib）与多西他赛（docetaxel）的浓度，应避免合用或减少用药剂量；可能增加克唑替尼（crizotinib）、依维莫司（everolimus）的浓度，应避免合用；避免与拉帕替尼（lapatinib）、奥拉帕尼（olaparib）及帕唑帕尼（pazopanib）合用；与鲁索利替尼（ruxolitinib）合用时，需减少其用量
- 达泊西汀（dapoxetine）：合用会增加药物毒性，应避免合用
- 多潘立酮（domperidone）：可能增加室性心律失常风险，应避免合用
- 麦角生物碱类（ergot alkaloids）：存在麦角中毒风险，应避免合用
- 胍法辛（guanfacine）：可能增加胍法辛浓度，胍法辛用量应减半
- 调节血脂药：与瑞舒伐他汀（rosuvastatin）和辛伐他汀（simvastatin）合用能增加肌病风险，应避免合用；与阿托伐他汀（atorvastatin）合用可能增加肌病风险；避免与洛美他派（lomitapide）合用
- 纳洛昔醇（naloxegol）：可能增加纳洛昔醇浓度，应避免合用
- 奥利司他（orlistat）：可能减少本药的吸收
- 喷他脒（pentamidine）：增加室性心律失常风险，应避免合用
- 雷诺嗪（ranolazine）：可能升高雷诺嗪浓度，应避免合用

- 勃起功能障碍治疗药：西地那非（sildenafil）、他达拉非 (tadalafil)、伐地那非（vardenafil）、阿伐那非（avanafil）能增加室性心律失常风险，应避免合用
- 他克莫司（tacrolimus）：可能升高其浓度，合用时可能需要减少用量
- 促溃疡愈合药：西咪替丁（cimetidine）能升高本药浓度；埃索美拉唑（esomeprazole）、兰索拉唑（lansoprazole）、泮托拉唑（pantoprazole）和雷贝拉唑（rabeprazole）可能升高本药浓度，应避免合用；奥美拉唑（omeprazole）能使本药的药 - 时曲线下面积（AUC）增加 82%（增加毒性风险），应避免合用

用法

溶液配制	-
用法	口服
输注速度	-
注释	餐后 2 小时内服用

其他信息

- 英国罗氏公司艾滋病相关产品部门（HIV Focus Roche Products UK）和利物浦大学能够进行治疗剂量监测，但此服务并不能惠及所有患者
- 由于缺乏相关研究，生产商建议严重肾功能受损患者慎用本药，不过沙奎那韦很少由肾清除

阿巴卡韦　Abacavir

临床应用

核苷逆转录酶抑制剂

● 与其他抗逆转录病毒药联合治疗人类
免疫缺陷病毒（HIV）感染

肾功能正常时的剂量

每日 600mg，分 1~2 次口服

药代动力学

分子量（Da）	286.3（硫酸盐形式为 670.7）
蛋白结合率（%）	49
尿中原型药排泄率（%）	2
分布容积（L/kg）	0.8
半衰期（h）：正常 /ESRF	1.5/ 不变

药物代谢

阿巴卡韦主要由肝代谢，约 2% 以原型从肾排泄。主要通过乙醇脱氢酶和葡糖苷酸化进行代谢，产生无活性的 5′- 羧酸（5′-carboxylic acid）和 5′- 葡糖苷酸（5′-glucuronide），约占给药量的 66%。此代谢产物从尿液排泄

肾功能（GFR，ml/min）受损时的剂量

20 ~ 50	与肾功能正常时同剂量
10 ~ 20	与肾功能正常时同剂量
<10	与肾功能正常时同剂量

肾脏替代治疗时的剂量

APD/CAPD	透析清除力不详。与肾功能正常时同剂量
HD	可能不被透析清除。与肾功能正常时同剂量
HDF/HFD	不被透析清除。与肾功能正常时同剂量
CAV/VVHD	透析清除力不详。与肾功能正常时同剂量

重要的药物相互作用

与其他药物合用的潜在风险

● 抗病毒药：可能降低利巴韦林（ribavirin）的效力；替拉那韦（tipranavir）能降低本药浓度
● 奥利司他（orlistat）：可能减少本药的吸收

用法

溶液配制	-
用法	口服
输注速度	

度鲁特韦　Dolutegravir

临床应用

整合酶抑制剂

● 治疗人类免疫缺陷病毒（HIV）感染

肾功能正常时的剂量

50mg，每日 1 次或每日 2 次（取决于联合用药）

药代动力学

分子量（Da）	441.4（钠盐）
蛋白结合率（%）	>90
尿中原型药排泄率（%）	<1
分布容积（L/kg）	17 ~ 20
半衰期（h）：	14/ 不变
正常 / ESRF	

药物代谢

度鲁特韦主要通过尿苷二磷酸 - 葡糖苷酸基转移酶 1A1（UGT1A1）介导，较少通过 CYP2A 介导进行葡糖苷酸化代谢。53% 的口服剂量以原型从粪便排泄。目前尚不清楚，是否全部或部分粪便中的原型药来自肠道未吸收的活性物质，或是其葡糖苷酸共轭物随胆汁排泄，然后于肠腔降解成母体化合物

肾功能（GFR，ml/min）受损时的剂量

20 ~ 50	与肾功能正常时同剂量
10 ~ 20	与肾功能正常时同剂量
<10	与肾功能正常时同剂量

肾脏替代治疗时的剂量

APD/CAPD	不被透析清除。与肾功能正常时同剂量
HD	不被透析清除。与肾功能正常时同剂量
HDF/HFD	不被透析清除。与肾功能正常时同剂量
CAV/VVHD	不被透析清除。与肾功能正常时同剂量

重要的药物相互作用

与其他药物合用的潜在风险

● 抗菌药：利福平（rifampicin）会降低本药浓度

● 抗抑郁药：圣约翰草（St John's wort）会降低本药浓度

● 抗癫痫药：卡马西平（carbamazepine）会降低本药浓度，磷苯妥英（fosphenytoin）、奥卡西平（oxcarbazepine）、苯巴比妥（phenobarbital）、苯妥英（phenytoin）和扑米酮（primidone）可能降低本药浓度

● 抗病毒药：依非韦伦（efavirenz）、替拉那韦（tipranavir）、依曲韦林（etravirine）、呋山那韦（fosamprenavir）会降低本药浓度，奈韦拉平（nevirapine）可能降低本药浓度

用法

溶液配制	-
用法	口服
输注速度	-

其他信息

● 生产商尚无血液透析患者应用本药的资料，但是药代动力学似无改变

● 一项研究显示，4 小时的血液透析和血液滤过才能清除微量的本药 [Moltó J, Graterol F, Miranda C, et al. Removal of dolutegravir by hemodialysis in HIV-infected patients with end-stage renal disease. Antimicrob Agents Chemother. 2016; 60(4): 2564-2566]

拉替拉韦　Raltegravir

临床应用

整合酶抑制剂

- 联合其他抗逆转录病毒药治疗人类免疫缺陷病毒（HIV）感染

肾功能正常时的剂量

- 片剂：每次 400mg，每日 2 次
- 咀嚼片：每次 300mg，每日 2 次
- 口服混悬剂：每次 100mg，每日 2 次

药代动力学

分子量（Da）	444.4（钾盐形式为 482.5）
蛋白结合率（%）	83
尿中原型药排泄率（%）	7 ~ 14[1]
分布容积（L/kg）	无数据
半衰期（h）：正常 / ESRF	9/ 不变

药物代谢

拉替拉韦被尿苷二磷酸 - 葡糖苷酸基转移酶（uridine diphosphate glucuronosyl-transferase）催化进行葡糖苷酸化代谢。本药以原型和代谢产物形式从尿液和粪便排泄

肾功能（GFR，ml/min）受损时的剂量

20 ~ 50	与肾功能正常时同剂量
10 ~ 20	与肾功能正常时同剂量
<10	与肾功能正常时同剂量

肾脏替代治疗时的剂量

APD/CAPD	可能不被透析清除。与肾功能正常时同剂量
HD	透析清除力很低[2]。与肾功能正常时同剂量
HDF/HFD	透析可清除。与肾功能正常时同剂量
CAV/ VVHD	透析清除力不详。与肾功能正常时同剂量

重要的药物相互作用

与其他药物合用的潜在风险

- 抗菌药：利福平（rifampicin）能降低本药浓度，合用时考虑增加本药剂量
- 抗病毒药：避免与呋山那韦（fosamprenavir）合用
- 奥利司他（orlistat）：可能减少本药的吸收
- 促溃疡愈合药：奥美拉唑（omeprazole）、法莫替丁（famotidine）能增加本药浓度

用法

溶液配制	-
用法	口服
输注速度	-

其他信息

片剂与口服混悬剂间无生物等效性

参考文献

[1] Iwamoto M, Wenning LA, Petry AS, et al. Safety, tolerability, and pharmacokinetics of raltegravir after single and multiple doses in healthy subjects. Clin Pharmacol Ther. 2008; 83(2):293-299.

[2] Malto J, Sanz Moreno J, Valle M, et al. Effect of haemodialysis on raltegravir clearance in HIV-infected patients with end stage renal disease. Pharmacology presentations at 11th International Workshop on Clinical Pharmacology of HIV Therapy. Sorrento, April 2010.

去羟肌苷　Didanosine

临床应用

核苷逆转录酶抑制剂

● 与其他抗逆转录病毒药联合治疗人类免疫缺陷病毒（HIV）感染

肾功能正常时的剂量

● 体重 >60kg：每日 400mg，分 1~2 次服用
● 体重 <60kg：每日 250mg，分 1~2 次服用

药代动力学

分子量（Da）	236.2
蛋白结合率（%）	<5
尿中原型药排泄率（%）	20
分布容积（L/kg）	1
半衰期（h）：正常 / ESRF	1.4/4.1

药物代谢

去羟肌苷在细胞内代谢为活性代谢产物双脱氧腺苷三磷酸（dideoxyadenosine triphosphate）。去羟肌苷在人体内的终末代谢尚不清楚。但是，基于动物研究，推测本药与内源性嘌呤的清除途径相同。肾清除通过肾小球滤过和肾小管分泌；大约 20% 的单次给药剂量是从尿液排泄

肾功能（GFR，ml/min）受损时的剂量

30~59	体重 <60kg：每日 150mg，分 1~2 次服用 体重 >60kg：每日 200mg，分 1~2 次服用
10~29	体重 <60kg：每日 100mg 体重 >60kg：每日 150mg
<10	体重 <60kg：每日 75mg 体重 >60kg：每日 100mg

肾脏替代治疗时的剂量

APD/CAPD	不被透析清除。与 GFR< 10ml/min 时同剂量
HD	透析可清除。与 GFR< 10ml/min 时同剂量
HDF/HFD	透析可清除。与 GFR< 10ml/min 时同剂量
CAV/VVHD	透析可清除。与 GFR=10~ 29ml/min 时同剂量

重要的药物相互作用

与其他药物合用的潜在风险

● 别嘌醇（allopurinol）：能增加本药浓度，应避免合用
● 抗菌药：环丙沙星（ciprofloxacin）、四环素类（tetracyclines）和其他能受消化不良药物影响的抗菌药，不要在服用去羟肌苷后 2 小时内应用
● 抗病毒药：合用使阿扎那韦（atazanavir）吸收减少（在服用本药 2 小时前或 1 小时后服用阿扎那韦）；达芦那韦（darunavir）的生产商建议在服用达芦那韦 1 小时前或 2 小时后服用本药；本药会减少茚地那韦（indinavir）吸收（至少间隔 1 小时服药）；更昔洛韦（ganciclovir）、缬更昔洛韦（valganciclovir）和替诺福韦（tenofovir）可能增加本药浓度，应避免与替诺福韦合用；去羟肌苷与利托那韦（ritonavir）应至少间隔 2.5 小时服用；与利巴韦林（ribavirin）和司他夫定（stavudine）合用有增加副作用的风险，应避免与利巴韦林合用；替拉那韦（tipranavir）可降低本药浓度（替拉那韦与本药至少间隔 2 小时服用）；在应用利匹韦林（rilpivirine）2 小时前或 4 小时后再服用去羟肌苷

- 细胞毒性药物：与羟基脲（hydroxy-carbamide）合用增加毒性风险，应避免合用
- 奥利司他（orlistat）：可能减少去羟肌苷的吸收

用法

溶液配制　-
用法　　　口服
输注速度　-
注释　　　透析日在透析后给药，非透析日于同一时间给药

其他信息

- 血液透析可清除剂量的 20%～35%
- 餐前 30 分钟到 2 小时给药（取决于配方）
- 每片含有 8.6 毫克当量的镁
- 服用咀嚼片、粉碎片或分散剂时，至少要同时饮水 30ml
- 可以稀释于苹果汁中服用
- 进食时服药可减少 55% 的药物吸收

奈韦拉平　Nevirapine

临床应用

非核苷逆转录酶抑制剂
- 治疗进展性或晚期人类免疫缺陷病毒（HIV）感染，需至少与2种其他抗病毒药合用

肾功能正常时的剂量

- 200mg，每日1次，如能耐受，14日后可增量至每日2次
- 改性释放制剂（MR）：400mg，每日1次

药代动力学

分子量（Da）	266.3
蛋白结合率（%）	60
尿中原型药排泄率（%）	<3
分布容积（L/kg）	1.12～1.3
半衰期（h）： 正常/ESRF	［45（单次剂量），25～30（多次给药）］/不变

药物代谢

奈韦拉平在肝内通过微粒体酶（主要为CYP3A4和CYP2B6）作用进行广泛代谢，生成几个无活性的羟基化代谢产物。在服用常规剂量2～4周后，由于酶的自发诱导作用，导致药物的表观口服清除（apparent oral clearance）增加1.5～2倍，而终末半衰期缩短。奈韦拉平主要以羟基化代谢产物的葡糖苷酸共轭物形式从尿液排泄

肾功能（GFR，ml/min）受损时的剂量

20～50　与肾功能正常时同剂量

10～20　与肾功能正常时同剂量

<10　　与肾功能正常时同剂量。见"其他信息"

肾脏替代治疗时的剂量

APD/CAPD	透析可清除。与GFR<10ml/min时同剂量
HD	透析可清除。与GFR<10ml/min时同剂量
HDF/HFD	透析可清除。与GFR<10ml/min时同剂量
CAV/VVHD	透析清除力不详。与肾功能正常时同剂量

重要的药物相互作用

与其他药物合用的潜在风险
- 抗菌药：能降低克拉霉素（clarithromycin）浓度，但其活性代谢产物浓度增加；能增加奈韦拉平（nevirapine）浓度；利福平（rifampicin）能降低本药浓度，应避免合用；可能增加利福布汀（rifabutin）的浓度
- 抗凝血药：可以增强或减弱华法林（warfarin）的作用
- 抗抑郁药：圣约翰草（St John's wort）能降低本药浓度，应避免合用
- 抗真菌药：能降低酮康唑（ketoconazole）浓度，应避免合用；氟康唑（fluconazole）能增加本药浓度；可能降低卡泊芬净（caspofungin）和伊曲康唑（itraconazole）浓度，合用时可能需要增加卡泊芬净和伊曲康唑剂量
- 抗精神病药：可能降低阿立哌唑（aripiprazole）的浓度，合用时需要增加阿立哌唑剂量

- 抗病毒药：能降低度鲁特韦（dolute-gravir）、茚地那韦（indinavir）和依非韦伦（efavirenz）浓度，也可能降低依曲韦林（etravirine）、呋山那韦（fos-amprenavir）、洛匹那韦（lopinavir）、西咪匹韦（simeprevir）和阿扎那韦（atazanavir）浓度，应避免与阿扎那韦、依曲韦林和西咪匹韦合用，合用时需增加洛匹那韦剂量；与齐多夫定（zidovudine）合用会增加粒细胞减少症风险
- 细胞毒性药物：应避免与奥拉帕尼（olaparib）合用
- 胍法辛（guanfacine）：可能降低胍法辛浓度，合用时需增加胍法辛用量
- 雌激素类（oestrogens）和孕激素类（progestogens）：加速代谢（减弱避孕效果）
- 奥利司他（orlistat）：奥利司他可能减少本药吸收
- 乌利司他（ulipristal）：可能减弱避孕效果

用法

溶液配制	-
用法	口服
输注速度	-

其他信息

- 几无肾衰竭患者应用奈韦拉平的资料，由于药代动力学原因，奈韦拉平剂量可能不需要调整。应谨慎用药
- 一项关于血液透析患者用药的初步研究显示，应用正常剂量的奈韦拉平并未导致副作用增加（Izzedine H, Launay-Vacher V, Aymard G, et al. Pharmacokinetic of nevirapine in haemodialysis. Nephrol Dial Transplant. 2001; 16: 192-193）

恩曲他滨　Emtricitabine

临床应用

核苷逆转录酶抑制剂

● 与其他抗逆转录病毒药联合治疗人类免疫缺陷病毒 -1（HIV-1）感染

肾功能正常时的剂量

● 200mg，每日 1 次（如体重 >33kg）
● 口服溶液：240mg，每日 1 次（如体重 < 33kg，按 6mg/kg 给药）

药代动力学

分子量（Da）	247.2
蛋白结合率（%）	<4
尿中原型药排泄率（%）	86
分布容积（L/kg）	1.1 ~ 1.7
半衰期（h）：正常 / ESRF	10/ 延长

药物代谢

恩曲他滨的体内代谢有限，其生物转化包括硫基部分氧化形成 3′- 亚砜非对映异构体（3′-sulphoxide diastereomers，约占给药剂量的 9%），以及与葡糖苷酸共轭形成 2′- 氧 - 葡糖苷酸（2′-O-glucuronide，约占给药剂量的 4%）。约 86% 的恩曲他滨经肾从尿液排泄，约 14% 经粪便清除。13% 的药物是以 3 种代谢产物形式从尿液排泄

肾功能（GFR，ml/min）受损时的剂量

30 ~ 50	片剂：200mg，每日 1 次；口服溶液：每日 240mg
15 ~ 30	片剂：200mg，每 72 小时 1 次；口服溶液：每日 80mg
<15	片剂：200mg，每 96 小时 1 次；口服溶液：每日 60mg

肾脏替代治疗时的剂量

APD/CAPD	透析清除力不详。与 GFR< 15ml/min 时同剂量
HD	透析可清除。与 GFR< 15ml/min 时同剂量
HDF/HFD	透析可清除。与 GFR< 15ml/min 时同剂量
CAV/VVHD	透析可清除。与 GFR= 15 ~ 30ml/min 时同剂量

重要的药物相互作用

与其他药物合用的潜在风险

● 抗病毒药：避免与拉米夫定（lamivudine）合用
● 奥利司他（orlistat）：合用可能减少恩曲他滨吸收

用法

溶液配制	-
用法	口服
输注速度	-

其他信息

- 至少在最后一次给药超过 12 小时后才开始血液透析
- 终末期肾病（ESRD）进行血液透析的患者，如在用药后 1.5 小时内开始血液透析，透析 3 小时（血液流速 400ml/min，透析液流速约 600ml/min），约 30% 的药物会被清除
- 给 30 例处于不同程度肾功能不全的非 HIV 感染受试者单次服用 200mg 恩曲他滨硬胶囊，进行药代动力学参数测定。所有病例根据 CCr 的基线值进行分组（CCr ≥ 80ml/min 为肾功能正常，50～80ml/min 为轻度受损，30～50ml/min 为中度受损，<30ml/min 为重度受损，<15ml/min 为肾无功能而需要血液透析）。恩曲他滨的系统暴露量（均数 ± 标准差）在肾功能正常患者为（11.8 ± 2.9）μg·h/ml，而在轻度、中度及重度肾功能损害患者中分别升至（19.9 ± 1.1）、（25 ± 5.7）及（34 ± 2.1）μg·h/ml
- 200mg 硬胶囊与 240mg 口服溶液等效
- 可以通过减少用药剂量来替代延长用药间隔时间

依曲韦林　Etravirine

临床应用

非核苷逆转录酶抑制剂

- 与其他抗逆转录病毒药联合治疗人类免疫缺陷病毒（HIV）感染

肾功能正常时的剂量

200mg，每日 2 次

药代动力学

分子量（Da）	435.3
蛋白结合率（%）	99.9
尿中原型药排泄率（%）	0（1.2 为代谢产物）
分布容积（L/kg）	无数据
半衰期（h）：正常 / ESRF	（30～40）/ 可能不变

药物代谢

依曲韦林广泛地经过肝微粒体酶（主要是 CYP3A4、CYP2C9 和 CYP2C19）作用代谢，生成活性极低的代谢产物。81.2%～86.4% 的依曲韦林以原型从粪便排泄，而尿液未检测到原型药

肾功能（GFR，ml/min）受损时的剂量

20～50	与肾功能正常时同剂量
10～20	与肾功能正常时同剂量
<10	与肾功能正常时同剂量

肾脏替代治疗时的剂量

APD/CAPD	不被透析清除，与肾功能正常时同剂量
HD	不被透析清除，与肾功能正常时同剂量
HDF/HFD	不被透析清除，与肾功能正常时同剂量
CAV/VVHD	透析清除力不详，与肾功能正常时同剂量

重要的药物相互作用

与其他药物合用的潜在风险

- 抗菌药：与克拉霉素（clarithromycin）合用时本药浓度增加，而克拉霉素浓度降低；与利福布汀（rifabutin）合用时两药浓度均降低；应避免与利福平（rifampicin）合用
- 抗病毒药：依非韦伦（efavirenz）和奈韦拉平（nevirapine）可能降低本药浓度，应避免合用；本药与呋山那韦（fosamprenavir）合用时后者浓度增加，应考虑减少呋山那韦用量；合用可能降低博舒替尼（bosutinib）和茚地那韦（indinavir）浓度，应避免合用；合用会降低度鲁特韦（dolutegravir）浓度；合用可能降低马拉韦罗（maraviroc）浓度；与替拉那韦（tipranavir）合用会降低本药浓度，而替拉那韦浓度增加，应避免合用
- 氯吡格雷（clopidogrel）：可能减弱抗血小板作用
- 胍法辛（guanfacine）：合用可能降低胍法辛浓度，应增加胍法辛用量
- 奥利司他（orlistat）：合用可能减少本药吸收

用法

溶液配制	-
用法	口服
输注速度	-
注释	餐后服用

其他信息

依曲韦林口服后易吸收，服药后 2.5～4 小时血药浓度达到峰值；食物能增加本药吸收

利匹韦林　Rilpivirine

临床应用

非核苷逆转录酶抑制剂

● 与至少 2 种其他抗病毒药合用的情况下，治疗进展性或晚期人类免疫缺陷病毒（HIV）感染

肾功能正常时的剂量

25mg，每日 1 次；与利福布汀（rifabutin）合用时每日 50mg

药代动力学

分子量（Da）	366.4（盐酸盐形式为402.9）
蛋白结合率（%）	99.7
尿中原型药排泄率（%）	<1
分布容积（L/kg）	无数据
半衰期（h）：正常 / ESRF	45/-

药物代谢

利匹韦林主要在 CYP3A 系统介导下进行氧化代谢。85% 的药物从粪便排泄（25% 为药物原型），6% 从尿液排泄

肾功能（GFR，ml/min）受损时的剂量

20 ~ 50	与肾功能正常时同剂量
10 ~ 20	与肾功能正常时同剂量
<10	与肾功能正常时同剂量。谨慎使用

肾脏替代治疗时的剂量

APD/CAPD	不被透析清除。与 GFR<10ml/min 时同剂量
HD	不被透析清除。与 GFR<10ml/min 时同剂量
HDF/HFD	不被透析清除。与 GFR<10ml/min 时同剂量
CAV/ VVHD	可能不被透析清除。与肾功能正常时同剂量

重要的药物相互作用

与其他药物合用的潜在风险

● 抗菌药：克拉霉素（clarithromycin）和红霉素（erythromycin）可能升高本药浓度，应避免合用；利福平（rifampicin）和利福布汀（rifabutin）能降低本药浓度，应避免与利福平合用，与利福布汀合用时利匹韦林应加量至每日 50mg

● 抗抑郁药：圣约翰草（St John's wort）可能降低本药浓度，应避免合用

● 抗癫痫药：卡马西平（carbamazepine）、磷苯妥英（fosphenytoin）、奥卡西平（oxcarbazepine）、苯巴比妥（phenobarbital）、扑米酮（primidone）和苯妥英（phenytoin）可能降低本药浓度，应避免合用

● 糖皮质激素类（corticosteroids）：避免与地塞米松（dexamethasone）合用（单次给药除外）

● 奥利司他（orlistat）：奥利司他可能减少本药的吸收

● 促溃疡愈合药：埃索美拉唑（esomeprazole）、兰索拉唑（lansoprazole）、奥美拉唑（omeprazole）、泮托拉唑（pantoprazole）和雷贝拉唑（rabeprazole）可能降低本药浓度，应避免合用；服用本药前 12 小时和服用后 4 小时内应避免应用组胺 H_2 受体拮抗剂

用法

溶液配制	-
用法	口服
输注速度	-

其他信息

由于缺乏相关研究，严重肾功能受损和终末期肾病（ESRD）患者应谨慎使用本药

可比司他　Cobicistat

临床应用

药代动力学增效剂（pharmacokinetic enhancer），用于增强阿扎那韦（atazanavir）和达芦那韦（darunavir）的作用［译者注：可比司他本身并无抗人类免疫缺陷病毒（HIV）活性，但是它能改善抗 HIV 药物的药代动力学参数（通过抑制 CYP3A 来提高抗 HIV 药物的血药浓度），从而发挥增效剂作用。现在已有可比司他与不同抗 HIV 药物组成的复方联合片剂被批准应用于临床］

肾功能正常时的剂量

150mg，每日 1 次

药代动力学

分子量（Da）	776
蛋白结合率（%）	97 ~ 98
尿中原型药排泄率（%）	8.2
分布容积（L/kg）	无资料
半衰期（h）：正常 / ESRF	3 ~ 4/?

药物代谢

可比司他是通过 CYP3A（主要）和 CYP2D6（次要）介导的氧化进行代谢。口服 ^{14}C 标记的可比司他后，血循环中放射性物质的 99% 为可比司他原型。在尿液及粪便中仅观察到低浓度的代谢产物，这些代谢产物并不影响可比司他对 CYP3A 活性的抑制。口服 ^{14}C 标记的可比司他后，86% 和 8.2% 的标记剂量能分别在粪便和尿液中检测到

肾功能（GFR，ml/min）受损时的剂量

20 ~ 50	与肾功能正常时同剂量
10 ~ 20	与肾功能正常时同剂量
<10	与肾功能正常时同剂量

肾脏替代治疗时的剂量

APD/CAPD	可能不被透析清除。与肾功能正常时同剂量
HD	可能不被透析清除。与肾功能正常时同剂量
HDF/HFD	可能不被透析清除。与肾功能正常时同剂量
CAV/VVHD	可能不被透析清除。与肾功能正常时同剂量

重要的药物相互作用

与其他药物合用的潜在风险

- α 受体拮抗药：合用可能增加阿夫唑嗪（alfuzosin）浓度，应避免合用
- 抗心律失常药：合用可能增加胺碘酮（amiodarone）浓度，应避免合用
- 抗细菌药：与利福布汀（rifabutin）和利福平（rifampicin）合用会降低本药浓度，需调整可比司他剂量，并避免与利福平合用
- 抗凝血药：避免与阿哌沙班（apixaban）合用；可能增强利伐沙班（rivaroxaban）的抗凝作用，应避免合用
- 抗抑郁药：圣约翰草（St John's wort）可能降低本药浓度，应避免合用
- 抗癫痫药：卡马西平（carbamazepine）、磷苯妥英（fosphenytoin）、苯巴比妥（phenobarbital）、苯妥英（phenytoin）和扑米酮（primidone）可能降低本药浓度，应避免合用
- 抗真菌药：合用可能增加伊曲康唑（itraconazole）和酮康唑（ketoconazole）浓度，应减少抗真菌药剂量
- 抗精神病药：合用可能增加鲁拉西酮（lurasidone）和匹莫齐特（pimozide）浓度，应避免合用

- 抗病毒药：合用可能增加达卡他韦（daclatasvir）和马拉韦罗（maraviroc）浓度，应减少达卡他韦和马拉韦罗的用量；应避免与达沙布韦（dasabuvir）、奈韦拉平（nevirapine）、奥比他韦（ombitasvir）、帕利瑞韦（paritaprevir）、利托那韦（ritonavir）和西咪匹韦（simeprevir）合用；合用增加艾尔巴韦（elbasvir）和格拉瑞韦（grazoprevir）浓度，避免合用；合用可能增加奥拉帕尼（olaparib）浓度，应避免合用或减少奥拉帕尼用量；与替拉那韦（tipranavir）合用时两药浓度都会减少，应避免合用
- 抗焦虑药：应避免与口服咪达唑仑（midazolam）合用
- 阿伐那非（avanafil）：可能增加阿伐那非浓度，应避免合用
- 波生坦（bosentan）：应避免合用
- 心脏糖苷类：可能增加地高辛（digoxin）浓度，应减少地高辛的起始剂量
- 糖皮质激素类（corticosteroids）：可能增加糖皮质激素类的浓度，应避免合用或慎用
- 细胞毒性药物：可能增加依鲁替尼（ibrutinib）浓度，应减少依鲁替尼的剂量；可能增加奥拉帕尼（olaparib）浓度，应避免合用或减少奥拉帕尼用量
- 多潘立酮（domperidone）：可能增加心律失常的风险，应避免合用
- 麦角生物碱类（ergot alkaloids）：可能增加麦角生物碱类的浓度，应避免合用
- 免疫抑制剂：可能增加环孢素（ciclosporin）、西罗莫司（sirolimus）和他克莫司（tacrolimus）浓度

- 调节血脂药：可能增加阿托伐他汀（atorvastatin）浓度，应减少阿托伐他汀剂量；避免与辛伐他汀（simvastatin）合用
- 雌激素类（oestrogens）：加速雌激素的代谢，减弱避孕效果，应避免合用或慎用
- 沙美特罗（salmeterol）：避免合用
- 西地那非（sildenafil）：可能增加西地那非的浓度，治疗肺动脉高压时应避免合用，治疗勃起功能障碍时应减少剂量
- 他达拉非（tadalafil）：可能增加他达拉非的浓度，应减少他达拉非的剂量
- 伐地那非（vardenafil）：可能增加伐地那非的浓度，应减少伐地那非的剂量

用法

溶液配制	-
用法	口服
输注速度	-

其他信息

- 由于缺乏资料，生产商建议透析患者慎用本药
- 可比司他能抑制肾小管的肌酐分泌，从而降低肌酐清除率

3. 抗乙型肝炎病毒药

拉米夫定　Lamivudine

临床应用

核苷逆转录酶抑制剂

- 与其他抗逆转录病毒药联合治疗人类免疫缺陷病毒（HIV）感染
- 治疗成人的慢性乙型肝炎

肾功能正常时的剂量

- HIV：150mg，每日 2 次，或每日 300mg
- 乙型肝炎：每日 100mg

药代动力学

分子量（Da）	229.3
蛋白结合率（%）	<36
尿中原型药排泄率（%）	70
分布容积（L/kg）	1.3
半衰期（h）：正常 / ESRF	（5～7）/20

药物代谢

拉米夫定在细胞内代谢为有抗病毒活性的三磷酸盐。肝代谢率低（5%～10%），绝大多数的拉米夫定能通过肾小球滤过及肾小管主动分泌（有机阳离子转运系统）以原型从尿液排泄

肾功能（GFR，ml/min）受损时的剂量

30～50　见 "其他信息"。HIV：每日 150mg

乙型肝炎：100mg，即刻，随后每日 50mg

15～30　见 "其他信息"。HIV：150mg，即刻，随后每日 100mg

乙型肝炎：100mg，即刻，随后每日 25mg

5～15　见 "其他信息"。HIV：150mg，即刻，随后每日 50mg

乙型肝炎：35mg，即刻，随后每日 15mg

<5　见 "其他信息"。HIV：50mg，即刻，随后每日 25～50mg[1-2]

乙型肝炎：35mg，即刻，随后每日 10mg

肾脏替代治疗时的剂量

APD/CAPD	不被透析清除。与 GFR<5ml/min 时同剂量
HD	透析可清除。与 GFR<5ml/min 时同剂量
HDF/HFD	透析可清除。与 GFR<5ml/min 时同剂量
CAV/VVHD	透析清除力不详。与 GFR=5～15ml/min 时同剂量

重要的药物相互作用

与其他药物合用的潜在风险

- 抗菌药：甲氧苄啶（trimethoprim）抑制拉米夫定的排泄，应避免与大剂量含甲氧苄啶的复方制剂（co-trimoxazole）合用（译者注：含甲氧苄啶的复方制剂，如复方磺胺甲噁唑片及头孢氧苄甲氧苄啶胶囊等）
- 抗病毒药：避免与膦甲酸（foscarnet）、恩曲他滨（emtricitabine）和注射用更昔洛韦（ganciclovir）合用
- 细胞毒性药物：避免与克拉屈滨（cladribine）合用
- 奥利司他（orlistat）：奥利司他可能减少本药吸收

用法

溶液配制	-
用法	口服
输注速度	-
注释	可随或不随食物服用

其他信息

- 15ml 口服混悬液中含有 3g 蔗糖
- Bennett 的专著（Bennett WM, et al. Drug Prescribing in Renal Failure: Dosing guidelines for adults. 5th ed. American College of Physicians; 2007）中的用量如下

– GFR >50ml/min　　100% 用量

– GFR=10 ~ 50ml/min　　首剂 150mg，随后每日 50 ~ 150mg

– GFR <10ml/min　　首剂 50mg，随后每日 25 ~ 50mg

参考文献

[1] Izzedine H, Launay-Vacher V, Baumelou A, et al. An appraisal of antiretroviral drugs in haemodialysis. Kidney Int. 2001; 60(3): 821-830.

[2] Hilts AE, Fish DN. Dosage adjustments of antiretroviral agents in patients with organ dysfunction. Am J Health Syst Pharm. 1998; 55(23): 2528-2533.

阿德福韦酯　Adefovir dipivoxil

临床应用

治疗慢性乙型肝炎

肾功能正常时的剂量

10mg，每日 1 次

药代动力学

分子量（Da）	501.5
蛋白结合率（%）	<4
尿中原型药排泄率（%）	45
分布容积（L/kg）	0.4
半衰期（h）：正常 / ESRF	7/15

药物代谢

口服后前体药物阿德福韦酯被迅速转化为阿德福韦，经肾小球滤过和肾小管分泌后从尿液排泄

肾功能（GFR，ml/min）受损时的剂量

30～50	10mg，每 48 小时 1 次
10～30	10mg，每 72 小时 1 次
<10	10mg，每 72 小时 1 次，见"其他信息"

肾脏替代治疗时的剂量

APD/CAPD	透析清除力不详。与 GFR< 10ml/min 时同剂量
HD	透析可清除。10mg，每周 1 次，或透析累积 12 小时后给药 1 次。见"其他信息"
HDF/HFD	透析可清除。与 GFR< 10ml/min 时同剂量
CAV/ VVHD	透析清除力不详。与 GFR= 10～30ml/min 时同剂量

重要的药物相互作用

与其他药物合用的潜在风险

- 谨慎与其他肾毒性药物合用
- 抗病毒药：避免与替诺福韦（tenofovir）合用
- 干扰素类（interferons）：与聚乙二醇干扰素 α（peginterferon alfa）合用需谨慎

用法

溶液配制	-
用法	口服
输注速度	-

其他信息

- 较大剂量的静脉给药的阿德福韦酯具有肾毒性。口服虽也有导致肌酐升高和急性肾损伤（AKI）的个例报道，但是风险较低
- 由于缺乏资料，GFR<10ml/min 和接受非血液透析模式透析的患者应如何调整剂量，生产商并未提供信息
- 严重肾功能受损时的用药剂量来自 Drug Prescribing in Renal Failure, 5th edition, by Aronoff et al
- 如果发生乳酸性酸中毒、转氨酶快速升高、肝进行性增大或脂肪变性，需要中断治疗
- 4 小时透析能清除 35% 的药量
- 有报道，1 例患者在每周 3 次透析后服用阿德福韦酯 10mg，成功地改善了乙型肝炎病毒感染［Tillmann HL, Bock CT, Bleck JS, et al. Successful treatment of fibrosing cholestatic hepatitis using adefovir dipivoxil in a patient with cirrhosis and renal insufficiency. Liver Transpl. 2003 Feb; 9(2): 191-196 ］

恩替卡韦 Entecavir

临床应用

治疗慢性乙型肝炎

肾功能正常时的剂量

每日 500µg；拉米夫定（lamivudine）耐药患者的剂量为每日 1000µg

药代动力学

分子量（Da）	295.3
蛋白结合率（%）	13
尿中原型药排泄率（%）	75
分布容积（L/kg）	大
半衰期（h）：正常 / ESRF（128～149）/-	

药物代谢

恩替卡韦不是 CYP 的底物、抑制剂或诱导剂。对服用 ^{14}C 标记的恩替卡韦的患者进行追踪，未发现氧化或乙酰化代谢产物产生，但是观察到少量 II 期代谢产物（phase II metabolites），如葡糖苷酸和硫酸共轭物。恩替卡韦主要经肾清除。肾清除率为 360～471ml/min，并不依赖于给药剂量，提示恩替卡韦既可由肾小球滤过，也可由肾小管分泌

肾功能（GFR，ml/min）受损时的剂量

30～50	每日 250µg 或每 2 日 500µg；拉米夫定耐药患者的剂量为每日 500µg
10～30	每日 150µg 或每 3 日 500µg；拉米夫定耐药患者的剂量为每日 300µg 或每 48 小时 500µg
<10	每日 50µg 或每 5～7 日 500µg；拉米夫定耐药患者的剂量为每日 100µg 或每 3 日 500µg

肾脏替代治疗时的剂量

APD/CAPD	0.3% 可被透析清除。与 GFR< 10ml/min 时同剂量
HD	13% 可被透析清除。与 GFR< 10ml/min 时同剂量
HDF/HFD	透析可清除。与 GFR< 10ml/min 时同剂量
CAV/VVHD	可能被透析清除。与 GFR= 10～30ml/min 时同剂量

重要的药物相互作用

与其他药物合用的潜在风险

● 未知

用法

溶液配制	-
用法	口服
输注速度	-

其他信息

该药的清除随肌酐清除减少而降低。一次 4 小时的血液透析可清除约 13% 的药物，持续不卧床腹膜透析（CAPD）可清除 0.3% 的药物

替比夫定　Telbivudine

临床应用

治疗慢性乙型肝炎

肾功能正常时的剂量

每日 600mg

药代动力学

分子量（Da）	242.2
蛋白结合率（%）	3.3
尿中原型药排泄率（%）	42
分布容积（L/kg）	无数据
半衰期（h）：正常 / ESRF	（30～53.6）/ 延长

药物代谢

替比夫定不被代谢，主要以原型从尿液排泄

肾功能（GFR，ml/min）受损时的剂量

30～50	片剂：600mg，每 48 小时 1 次；口服液：每日 400mg
<30	片剂：600mg，每 72 小时 1 次；口服液：每日 200mg

肾脏替代治疗时的剂量

APD/CAPD	透析可清除。片剂：600mg，每 96 小时 1 次；口服液：每日 120mg
HD	透析可清除。片剂：600mg，每 96 小时 1 次；口服液：每日 120mg
HDF/HFD	透析可清除。片剂：600mg，每 96 小时 1 次；口服液：每日 120mg
CAV/ VVHD	透析可清除。与 GFR<30ml/min 时同剂量；口服液：每日 120mg

重要的药物相互作用

与其他药物合用的潜在风险

● 干扰素类（interferons）：有增加周围神经病变的风险

用法

溶液配制	-
用法	口服
输注速度	-

其他信息

● 本药用量来自公司，未被测试，故应据病毒学反应及副作用监测来调整剂量
● 与肌病和肌痛相关
● 血液透析 4 小时可清除药量的 23%

替诺福韦酯　Tenofovir disoproxil

临床应用

核苷逆转录酶抑制剂

- 与其他抗逆转录病毒药物联合治疗人类免疫缺陷病毒（HIV）感染
- 治疗乙型肝炎病毒所致代偿性肝病

肾功能正常时的剂量

245mg，每日 1 次

药代动力学

分子量（Da）	635.5（富马酸酯）
蛋白结合率（%）	0.7 ~ 7.2
尿中原型药排泄率（%）	静脉用药：70 ~ 80；口服：32
分布容积（L/kg）	0.8
半衰期（h）：正常 / ESRF	（12 ~ 18）/ 延长

药物代谢

替诺福韦酯主要通过肾小管主动分泌及肾小球滤过从尿液排泄

肾功能（GFR，ml/min）受损时的剂量

30 ~ 50	245mg，每 48 小时 1 次，或 132mg，每日 1 次
20 ~ 30	245mg，每 72 ~ 96 小时 1 次，或 66mg，每日 1 次
10 ~ 20	245mg，每 72 ~ 96 小时 1 次，或 33mg，每日 1 次
<10	245mg，每 72 ~ 96 小时 1 次，或 33mg，每日 1 次。慎用[1]

肾脏替代治疗时的剂量

APD/CAPD	透析清除力不详。245mg，每 7 日 1 次，或 16.5mg，每日 1 次
HD	透析可清除。245mg，每 7 日 1 次，或完成总透析时间 12 小时后给药 1 次，或 16.5mg，每日 1 次
HDF/HFD	透析可清除。245mg，每 7 日 1 次，或完成总透析时间 12 小时后给药 1 次，或 16.5mg，每日 1 次
CAV/ VVHD	透析可清除。与 GFR=20 ~ 30ml/min 时同剂量

重要的药物相互作用

与其他药物合用的潜在风险

- 抗病毒药：避免与阿德福韦（adefovir）及西多福韦（cidofovir）合用；合用会降低阿扎那韦（atazanavir）浓度，并可能增加本药浓度；合用会增加去羟肌苷（didanosine）的浓度，导致毒性增加（如胰腺炎及乳酸性酸中毒），应避免合用；洛匹那韦（lopinavir）及特拉匹韦（telaprevir）可增加本药浓度
- 应避免与其他经肾小管阴离子转运蛋白进行主动分泌的药物合用
- 奥利司他（orlistat）：与奥利司他合用可能会减少本药的吸收

用法

溶液配制	-
用法	口服
输注速度	-

其他信息

- 生产商尚未对 GFR<10ml/min 的非血液透析患者进行应用替诺福韦酯的研究，由于资料有限需要慎用
- 有报道显示，接受核苷逆转录酶抑制剂治疗的患者可发生乳酸性酸中毒（有时可致命），通常合并严重肝大及脂肪变性
- CCr<50ml/min 的患者及 ESRF 需要透析的患者给予替诺福韦酯单剂 300mg 后，药物的肾清除会显著减少，导致血浆暴露量明显增加，故需调整剂量
- 4 小时高通量血液透析可从血浆中清除 10% 的替诺福韦酯
- 据报道，替诺福韦酯可致肾功能受损，可呈现低磷血症。这些患者中，大部分患有系统性疾病或肾疾病，或正在使用肾毒性药物，故用替诺福韦酯治疗时需监测 CCr 及磷水平

参考文献

[1] Kearney BP, Yale K, Shah J, et al. Pharmacokinetics and dosing recommendations of tenofovir disoproxil fumarate in hepatic or renal impairment. Clin Pharmacokinet. 2006; 45(11): 1115-1124.

干扰素 α-2a Interferon alfa-2a (Roferon A)

临床应用

治疗以下疾病

- 毛细胞白血病
- 慢性髓细胞性白血病
- 皮肤 T 细胞淋巴瘤
- 慢性乙型肝炎
- 慢性丙型肝炎
- 滤泡性非霍奇金淋巴瘤
- 晚期肾细胞癌
- 恶性黑色素瘤

肾功能正常时的剂量

- 毛细胞白血病：150 万～300 万单位，每日 1 次或每周 3 次
- 慢性髓细胞性白血病：300 万～900 万单位，每日 1 次或每周 3 次
- 皮肤 T 细胞淋巴瘤：300 万～1800 万单位，每日 1 次或每周 3 次
- 慢性乙型肝炎：200 万～250 万单位/米^2，每周 3 次
- 慢性丙型肝炎：300 万～600 万单位，每周 3 次
- 滤泡性非霍奇金淋巴瘤：600 万单位/米^2，于第 22～26 日给药，每 28 日 1 个疗程
- 晚期肾细胞癌：900 万～1800 万单位，每周 3 次
- 恶性黑色素瘤：150 万～300 万单位，每周 3 次

药代动力学

分子量（Da）	19000
蛋白结合率（%）	0
尿中原型药排泄率（%）	极微量
分布容积（L/kg）	0.4
半衰期（h）：正常/ESRF	（3.7～8.5）/-

药物代谢

干扰素 α 可全部通过肾小球滤过，然后在肾小管重吸收过程中被蛋白酶迅速降解，故仅有极微量的完整干扰素 α 再出现于系统循环中

肾功能（GFR，ml/min）受损时的剂量

20～50	与肾功能正常时同剂量。严密监测肾功能
10～20	与肾功能正常时同剂量。严密监测肾功能
<10	谨慎使用。见"其他信息"

肾脏替代治疗时的剂量

APD/CAPD	不被透析清除。与 GFR<10ml/min 时同剂量
HD	不被透析清除。与 GFR<10ml/min 时同剂量
HDF/HFD	透析可清除。与 GFR<10ml/min 时同剂量
CAV/VVHD	不被透析清除。与 GFR=10～20ml/min 时同剂量

重要的药物相互作用

与其他药物合用的潜在风险

- 氨茶碱（aminophylline）和茶碱（theophylline）：会减弱氨茶碱和茶碱的代谢，合用时要考虑减少氨茶碱和茶碱用量
- 抗病毒药：与替比夫定（telbivudine）合用能增加外周神经病变风险
- 免疫抑制剂：环孢素（ciclosporin）、他克莫司（tacrolimus）、西罗莫司（sirolimus）可能对本药有拮抗作用

用法

溶液配制	-
用法	皮下注射，肌内注射
输注速度	-

其他信息

- 干扰素上调细胞表面 II 类组织相容性抗原的呈递，从而提高了药物诱导移植物排斥反应的可能性。已有用干扰素治疗后发生排斥反应、急性肾衰竭和移植物丢失（graft loss）的大量临床报道。因此，肾移植患者使用干扰素应格外小心

- 血液透析患者用药时，由于干扰素分子量大不能被透析清除，而且不能经过肾降解，所以可能出现药物蓄积。故此，可能需要调整用药剂量
- 生产商将严重肾功能受损列为用药禁忌

干扰素 α-2b　Interferon alfa-2b

临床应用

治疗以下疾病
- 慢性乙型肝炎
- 慢性丙型肝炎
- 毛细胞白血病
- 多发性骨髓瘤
- 类癌
- 慢性髓细胞性白血病
- 滤泡性淋巴瘤
- 恶性黑色素瘤

肾功能正常时的剂量

- 慢性乙型肝炎：500万~1000万单位，每周3次
- 慢性丙型肝炎：300万单位，每周3次
- 毛细胞白血病：200万单位/米^2，每周3次
- 多发性骨髓瘤：300万单位/米^2，每周3次
- 类癌：300万~900万单位/米^2，每周3次
- 慢性髓细胞性白血病：400万~500万单位/米^2，每日1次
- 滤泡性淋巴瘤：500万单位，每周3次
- 恶性黑色素瘤：2000万单位/米^2（静脉滴注），每日1次，共5日，减少到1000万单位/米^2（皮下注射），每周3次

药代动力学

分子量（Da）	15000~21000
蛋白结合率（%）	0
尿中原型药排泄率（%）	极微量
分布容积（L/kg）	0.4
半衰期（h）：正常/ESRF	2.7/-

药物代谢

干扰素 α 可全部通过肾小球滤过，然后在肾小管重吸收过程中被蛋白酶迅速降解，故仅有极微量的完整干扰素 α 再出现于系统循环中

肾功能（GFR，ml/min）受损时的剂量

20~50	与肾功能正常时同剂量。严密监测肾功能
10~20	与肾功能正常时同剂量。严密监测肾功能
<10	极谨慎使用。见"其他信息"

肾脏替代治疗时的剂量

APD/CAPD	不被透析清除。与 GFR<10ml/min 时同剂量
HD	不被透析清除。与 GFR<10ml/min 时同剂量
HDF/HFD	不被透析清除。与 GFR<10ml/min 时同剂量
CAV/VVHD	不被透析清除。与 GFR=10~20ml/min 时同剂量

重要的药物相互作用

与其他药物合用的潜在风险
- 氨茶碱（aminophylline）和茶碱（theophylline）：会减弱氨茶碱和茶碱的代谢，合用时要考虑减少氨茶碱和茶碱的用量
- 抗病毒药：与替比夫定（telbivudine）合用会增加外周神经病变风险
- 免疫抑制剂：环孢素（ciclosporin）、他克莫司（tacrolimus）、西罗莫司（sirolimus）可能对本药有拮抗作用

- 其他化疗药：与阿糖胞苷（cytara-bine）、环磷酰胺（cyclophosphamide）、多柔比星（doxorubicin）等化疗药联合使用时，有导致严重毒性反应的风险

用法

溶液配制	-
用法	肌内注射，皮下注射，静脉给药
输注速度	20 分钟
注释	用 0.9% 氯化钠溶液配制

其他信息

- 干扰素上调细胞表面 II 类组织相容性抗原的呈递，从而提高了药物诱导移植物排斥反应的可能性。已有用干扰素治疗后发生排斥反应、急性肾衰竭和移植物丢失（graft loss）的大量临床报道。因此，肾移植患者使用干扰素应格外小心

- 血液透析患者用药时，由于干扰素分子量大不能被透析清除，而且不能经过肾降解，所以，可能出现药物蓄积。故此，可能需要调整用药剂量
- 几个小规模的对照试验检查了小剂量干扰素（透析后给药 300 万单位，每周 3 次）治疗血液透析患者慢性丙型肝炎病毒感染的有效性，结果显示治疗非常有效，可能与此时肾清除本药减少致血药浓度更高、更稳定相关 [Huraib S, Tanimu D, Romeh SA, et al. Inteferon-α in chronic hepatitis C infection in dialysis patients. Am J Kidney Dis. 1999; 34(1): 55-60]
- 生产商将严重肾功能受损列为用药禁忌

聚乙二醇干扰素 α　Peginterferon alfa

临床应用

治疗慢性乙型肝炎与丙型肝炎，单用或与利巴韦林（ribavirin）合用（译者注：只有治疗丙型肝炎才考虑是否与利巴韦林合用）

肾功能正常时的剂量

- ViraferonPeg：1.5μg/kg，每周 1 次，与利巴韦林合用
- 单药治疗：0.5 ~ 1μg/kg，每周 1 次
- Pegasys：每周 180μg

（译者注：ViraferonPeg 是先灵葆雅制药公司生产的聚乙二醇干扰素 α-2b；Pegasys 是罗氏制药公司生产的聚乙二醇干扰素 α-2a）

药代动力学

分子量（Da）	40000
蛋白结合率（%）	无数据
尿中原型药排泄率（%）	30
分布容积（L/kg）	0.99
半衰期（h）：	（40 ~ 80）/（增
正常 / ESRF	加 25% ~ 45%）

药物代谢

本药代谢途径尚不明确。本药经肾清除

肾功能（GFR，ml/min）受损时的剂量

30 ~ 50	Pegasys：与肾功能正常时同剂量 ViraferonPeg：起始剂量减少 25%。参见"其他信息"
15 ~ 30	Pegasys：135μg，每周 1 次 ViraferonPeg：剂量减少 50%。参见"其他信息"
<15	Pegasys：135μg，每周 1 次 ViraferonPeg：减量并慎用。参见"其他信息"

肾脏替代治疗时的剂量

APD/CAPD	可能不被透析清除。与 GFR<15ml/min 时同剂量
HD	透析可清除。与 GFR< 15ml/min 时同剂量。参见"其他信息"
HDF/HFD	透析可清除。与 GFR< 15ml/min 时同剂量。参见"其他信息"
CAV/ VVHD	透析清除力不详。与 GFR= 15 ~ 30ml/min 时同剂量

重要的药物相互作用

与其他药物合用的潜在风险

- 氨茶碱（aminophylline）和茶碱（theophylline）：抑制氨茶碱和茶碱的代谢（增强反应）
- 抗病毒药：与阿德福韦（adefovir）合用需谨慎；与替比夫定（telbivudine）合用会增加外周神经病变风险
- 免疫抑制剂：如环孢素（ciclosporin）、他克莫司（tacrolimus）及西罗莫司（sirolimus），合用可能出现拮抗效应

用法

溶液配制	溶于 0.7ml 注射用水，或用预充注射器
用法	皮下注射
输注速度	-
注释	本药配制后放置于 2 ~ 8℃环境中 24 小时仍能保持稳定

其他信息

- 血液透析后 12 小时应用本药
- 由于缺乏研究，ViraferonPeg 在 GFR< 15ml/min 时应慎用
- 如果肾功能恶化应停用 ViraferonPeg
- "美国数据表"（US data sheet）建议血液透析患者应用 50% 的剂量，并仔细监测
- 血液透析患者应用 135μg Pegasys 的药效等同于普通人群应用 180μg。若出现药物副作用，可减至 90μg
- 与肾功能正常患者相比，慢性肾脏病（CKD）5 期血液透析患者清除率下降 25%～45%

4. 抗丙型肝炎病毒药

利巴韦林 Ribavirin (Tribavirin)

临床应用

抗病毒药

- 与干扰素 α（Interferon α）或聚乙二醇干扰素 α（Peginterferon α）联合治疗慢性丙型肝炎

肾功能正常时的剂量

- Copegus 伴聚乙二醇干扰素 α-2b、伴或不伴直接抗病毒药（direct acting antivirals, DAA）
  - 体重 <65kg：400mg，每日 2 次
  - 体重 65 ~ 80kg：清晨 400mg，下午 6 时 600mg
  - 体重 81 ~ 105kg：600mg，每日 2 次
  - 体重 >105kg：清晨 600mg，下午 6 时 800mg
- Rebetol 和 Copegus
  - 体重 <75kg：清晨 400mg，下午 6 时 600mg
  - 体重 >75kg：600mg，每日 2 次
  - 药物剂量取决于基因型，见"产品特性概述"（SPC）

（译者注：Rebetol 为先灵葆雅制药公司生产的利巴韦林商品名，Copegus 为罗氏制药公司生产的利巴韦林产品名）

药代动力学

分子量（Da）	244.2
蛋白结合率（%）	0
尿中原型药排泄率（%）	10 ~ 40
分布容积（L）	5000
半衰期（h）：正常 / ESRF（口服：79）/ 延长	

药物代谢

利巴韦林通过可逆性磷酸化作用，及一种去核糖基化（deribosylation）和酰胺水解（amide hydrolysis）参与的降解作用，生成具有活性的三唑羧酸代谢产物（triazole carboxyacid metabolite）。利巴韦林主要以原型和代谢产物形式从尿液排泄

肾功能（GFR，ml/min）受损时的剂量

30 ~ 50	200mg 与 400mg，隔日 1 次。见"其他信息"
10 ~ 30	200mg，每日 1 次。见"其他信息"
<10	200mg，每日 1 次。见"其他信息"

肾脏替代治疗时的剂量

APD/CAPD	可能不被透析清除。与 GFR<10ml/min 时同剂量
HD	不被透析清除。与 GFR<10ml/min 时同剂量
HDF/HFD	透析清除力不详。与 GFR<10ml/min 时同剂量
CAV/ VVHD	透析清除力不详。与 GFR=10 ~ 30ml/min 时同剂量

重要的药物相互作用

与其他药物合用的潜在风险

- 抗病毒药：阿巴卡韦（abacavir）可能减弱本药作用；与司他夫定（stavudine）合用增加毒性风险；与去羟肌苷（didanosine）合用会增加副作用，应避免合用；与齐多夫定（zidovudine）合用增加贫血风险，应避免合用
- 硫唑嘌呤（azathioprine）：可能增强硫唑嘌呤的骨髓抑制作用

用法

溶液配制	用注射用水溶解
用法	口服，静脉给药
输注速度	静脉滴注：超过 10～15 分钟

其他信息

- 口服利巴韦林联合干扰素 α（300 万单位，每周注射 3 次）或联合聚乙二醇干扰素 α（每周注射 1.5μg/kg）治疗慢性丙型肝炎
- 2 项研究用利巴韦林（每日 200～400mg）联合干扰素治疗血液透析和腹膜透析患者的丙型肝炎，发现贫血是主要问题，常致使促红细胞生成素用量增加或利巴韦林治疗中止。不过，多数患者在用量为 200mg、每日 1 次或每周 3 次时血红蛋白可保持稳定。透析患者每日应用利巴韦林 200mg 的血浆谷浓度与肾功能正常者每日应用 1200mg 相当（Bruchfeld A, Stahle L, Andrsson J, et al. Ribavirin treatment in dialysis patients with chronic hepatitis C virus infection-a pilot study. J Viral Hepat. 2001 Jul 8：287-292 and Tan AC, Brouwer JT, Glue P, et al. Safety of interferon and ribavirin therapy in haemodialysis patients with chronic hepatitis C：results of a pilot study. Nephrol Dial Transplant. 2001；16：193-195）

- 停止治疗后本药的半衰期约为 298 小时，这是因为非血浆室（non-plasma compartments）中的药物清除缓慢
- 利巴韦林的静脉输注药物可在具名病例的基础上（on a named patient basis）从 ICN 制药公司获得
- 肾功能正常患者推荐的静脉用药剂量为
  - 起始负荷剂量：33mg/kg
  - 起始剂量后 6 小时：16mg/kg，每 6 小时 1 次，用 4 日（共 16 次）
  - 上述最末一次给药后 8 小时：8mg/kg，每 8 小时 1 次，用 3 日（共 9 次）
- 肾功能受损患者在治疗期间应严密监测药物毒性症状和体征，如溶血性贫血
  - 临床经验提示轻度肾功能受损（CCr = 50～80ml/min）的患者能够耐受利巴韦林的常规剂量
  - 中度至重度肾功能受损（CCr < 50ml/min）患者能够耐受如下方案，即初始负荷剂量 20～25mg/kg，而后每日单次用药 10mg/kg，连用 9～10 日
  - 目前无终末期肾病（ESRD）患者的用药经验
- 更多信息参见"产品特性概述"（SPC）

特拉匹韦　Telaprevir

临床应用

丙型肝炎病毒（HCV）蛋白酶抑制剂
● 治疗代偿性肝病的丙型肝炎

肾功能正常时的剂量

750mg，每 8 小时 1 次，或者 1.125g，
每日 2 次。随餐服用

药代动力学

分子量（Da）	679.8
蛋白结合率（%）	59 ~ 76
尿中原型药排泄率（%）	1
分布容积（L/kg）	252
半衰期（h）：正常 / ESRF	（9 ~ 11）/-

药物代谢

本药在肝内广泛代谢，包括水解、氧化
和还原反应。在粪便、血浆和尿液中可
检测到多种代谢产物

肾功能（GFR，ml/min）受损时的剂量

20 ~ 50	与肾功能正常时同剂量
10 ~ 20	与肾功能正常时同剂量
<10	与肾功能正常时同剂量

肾脏替代治疗时的剂量

APD/CAPD	可能被透析清除。与肾功能正常时同剂量
HD	可能被透析清除。与肾功能正常时同剂量
HDF/HFD	可能被透析清除。与肾功能正常时同剂量
CAV/ VVHD	可能被透析清除。与肾功能正常时同剂量

重要的药物相互作用

与其他药物合用的潜在风险

● α 受体拮抗药：应避免与阿夫唑嗪
（alfuzosin）合用
● 镇痛药：与美沙酮（methadone）合
用有导致室性心律失常的风险
● 抗心律失常药：与胺碘酮（amiod-
arone）和丙吡胺（disopyramide）合用
有导致室性心律失常的风险，应避免
合用；与氟卡尼（flecainide）和普罗
帕酮（propafenone）合用有导致室性
心律失常的风险，合用需谨慎；与静
脉利多卡因（lidocaine）合用需谨慎
● 抗菌药：与克拉霉素（clarithromy-
cin）、红霉素（erythromycin）及泰利
霉素（telithromycin）合用时，本药
与上述药物的浓度均增加，室性心
律失常风险也增加；应避免与利福
布汀（rifabutin）和利福平（rifampi-
cin）合用（利福平显著降低本药浓度）
● 抗凝血药：合用可能影响华法林
（warfarin）浓度；应避免与阿哌沙班
（apixaban）合用；合用可能增加达比
加群（dabigatran）浓度
● 抗抑郁药：合用可能增加曲唑酮（tra-
zodone）浓度；应避免与圣约翰草（St
John's wort）合用
● 抗癫痫药：应避免与卡马西平（carba-
mazepine）、磷苯妥英（fosphenytoin）、
苯巴比妥（phenobarbital）、苯妥英
（phenytoin）和扑米酮（primidone）
合用

- 抗真菌药：与酮康唑（ketoconazole）合用，两药浓度均增加，且增加室性心律失常风险；可能增加伊曲康唑（itraconazole）浓度；可能增加泊沙康唑（posaconazole）浓度，并增加室性心律失常风险；合用可能改变伏立康唑（voriconazole）浓度，并增加室性心律失常风险

- 抗精神病药：应避免与匹莫齐特（pimozide）合用；可能增加鲁拉西酮（lurasidone）和喹硫平（quetiapine）浓度，应避免合用

- 抗病毒药：与阿扎那韦（atazanavir）合用，本药浓度可能降低，而阿扎那韦浓度可能增加；应避免与达芦那韦（darunavir）、呋山那韦（fosamprenavir）和洛匹那韦（lopinavir）合用；合用可增加达卡他韦（daclatasvir）浓度，也可能增加奥拉帕尼（olaparib）浓度，需减少达卡他韦和奥拉帕尼剂量；依非韦伦（efavirenz）能降低本药浓度，合用需增加本药剂量；利托那韦（ritonavir）可能降低本药浓度；合用可能增加替诺福韦（tenofovir）浓度

- 抗焦虑药和催眠药：可能升高咪达唑仑（midazolam）浓度，延长镇静作用时间，应避免与口服咪达唑仑合用

- β 受体拮抗药：与索他洛尔（sotalol）合用有导致室性心律失常的风险，应避免合用

- 环孢素（ciclosporin）：合用时两药浓度均增加，需减少环孢素剂量

- 西洛他唑（cilostazol）：合用可能增加西洛他唑浓度

- 秋水仙碱（colchicine）：可能增加秋水仙碱毒性，合用需暂停秋水仙碱或减少其剂量，肝或肾功能受损的患者应避免两药合用

- 细胞毒性药物：可能增加博舒替尼（bosutinib）浓度，应避免合用或考虑减少博舒替尼用量；合用需减少鲁索利替尼（ruxolitinib）用量

- 多潘立酮（domperidone）：可能增加多潘立酮浓度，应避免合用

- 麦角生物碱类（ergot alkaloids）：应避免合用

- 胍法辛（guanfacine）：可能增加胍法辛浓度，合用胍法辛剂量需减半

- 调节血脂药：应避免与洛美他派（lomitapide）、辛伐他汀（simvastatin）和阿托伐他汀（atorvastatin）合用

- 雌激素类（oestrogens）：可能降低炔雌醇（ethinylestradiol）浓度，减弱避孕效果

- 西地那非（sildenafil）：应避免合用

- 西罗莫司（sirolimus）：合用时两药浓度均增加，需减少西罗莫司剂量

- β$_2$- 拟交感神经药：避免与沙美特罗（salmeterol）合用，有导致室性心律失常的风险

- 他克莫司（tacrolimus）：合用时两药浓度均增加，需减少他克莫司剂量

- 他达拉非（tadalafil）：避免与大剂量他达拉非合用

- 伐地那非（vardenafil）：应避免合用

用法

溶液配制	-
用法	口服
输注速度	-

其他信息

给重度肾功能受损（CCr<30ml/min）而 HCV 阴性的受试者单剂特拉匹韦 750mg 后，对其药代动力学进行评估。结果显示，与健康受试者相比，特拉匹韦的平均药峰浓度（C_{max}）和药 - 时曲线下面积（AUC）分别增加了 10% 和 21%

波西普韦 Boceprevir

临床应用

丙型肝炎病毒（HCV）蛋白酶抑制剂

● 与聚乙二醇干扰素 α（peginterferon alfa）及利巴韦林（ribavirin）联合治疗慢性 HCV 基因 1 型的感染

肾功能正常时的剂量

800mg，每日 3 次，餐中服用

药代动力学

分子量（Da）	519.7
蛋白结合率（%）	75
尿中原型药排泄率（%）	9
分布容积（L/kg）	772
半衰期（h）：正常 / ESRF	3.4 / 不变

药物代谢

波西普韦主要通过醛 - 酮还原酶介导的代谢途径形成酮还原代谢产物，此产物已无抗 HCV 活性。一次口服 800mg ^{14}C 标记的波西普韦，最主要的代谢产物为酮还原代谢产物的非对映异构体混合物，其暴露量平均为波西普韦的 4 倍。少部分波西普韦还能经过 CYP3A4/5 介导的氧化作用代谢。波西普韦主要经肝排泄，约 79% 及 9% 的药量分别从粪便及尿液排泄，8% 及 3% 的药物原型分别从粪便及尿液排泄

肾功能（GFR，ml/min）受损时的剂量

20 ~ 50	与肾功能正常时同剂量
10 ~ 20	与肾功能正常时同剂量
<10	与肾功能正常时同剂量

肾脏替代治疗时的剂量

APD/CAPD	不被透析清除。与肾功能正常时同剂量
HD	不被透析清除。与肾功能正常时同剂量
HDF/HFD	不被透析清除。与肾功能正常时同剂量
CAV/VVHD	不被透析清除。与肾功能正常时同剂量

重要的药物相互作用

与其他药物合用的潜在风险

● 抗菌药：利福平（rifampicin）可能降低本药浓度，应避免合用
● 抗凝血药：避免与阿哌沙班（apixaban）合用
● 抗癫痫药：卡马西平（carbamazepine）、磷苯妥英（fosphenytoin）、苯巴比妥（phenobarbital）、苯妥英（phenytoin）及扑米酮（primidone）可能降低本药浓度，应避免合用
● 抗真菌药：酮康唑（ketoconazole）能增加本药浓度
● 抗疟药：应避免与蒿甲醚和本芴醇复方制剂（artemether-lumefantrine）合用
● 抗精神病药：应避免与匹莫齐特（pimozide）合用；可能增加鲁拉西酮（lurasidone）和喹硫平（quetiapine）的浓度，应避免合用
● 抗病毒药：合用会降低阿扎那韦（atazanavir）浓度；避免与达卡他韦（daclatasvir）、达芦那韦（darunavir）、呋山那韦（fosamprenavir）及洛匹那韦（lopinavir）合用。与利托那韦（ritonavir）合用时两药浓度均减少
● 抗焦虑药和催眠药：合用能增加口服咪达唑仑（midazolam）浓度，应避免合用
● 环孢素（ciclosporin）：增加环孢素浓度
● 西洛他唑（cilostazol）：可能增加西洛他唑浓度

- 细胞毒性药物：可能增加博舒替尼（bosutinib）浓度，避免合用或减少博舒替尼剂量；避免与达沙替尼（dasatinib）、厄洛替尼（erlotinib）、吉非替尼（gefitinib）、伊马替尼（imatinib）、拉帕替尼（lapatinib）、尼洛替尼（nilotinib）、帕唑帕尼（pazopanib）、奥拉帕尼（olaparib）、索拉非尼（sorafenib）及舒尼替尼（sunitinib）合用；若与鲁索利替尼（ruxolitinib）合用，应减少其剂量
- 多潘立酮（domperidone）：可能增加室性心律失常的风险，避免合用
- 麦角生物碱类（ergot alkaloids）：应避免合用
- 胍法辛（guanfacine）：可能增加胍法辛浓度，胍法辛的使用剂量需减半
- 调节血脂药：增强阿托伐他汀（atorvastatin）的疗效及毒副作用，合用时应减少阿托伐他汀剂量；能增加普伐他汀（pravastatin）浓度；避免与辛伐他汀（simvastatin）合用

- 雌激素类（oestrogens）：可能导致避孕失败
- 西罗莫司（sirolimus）：可能增加西罗莫司浓度
- 他克莫司（tacrolimus）：可增加他克莫司浓度，合用时应减少他克莫司剂量

用法

溶液配制	-
用法	口服
输注速度	-

其他信息

- 餐中服用，吸收率可增加 60%
- 波西普韦是由几乎等量的两个非对映异构体组成，二者在血浆中可迅速相互转换。稳态时，二者的暴露率接近 2∶1，其中居多的非对映异构体具有药理活性

达卡他韦 Daclatasvir

临床应用

丙型肝炎病毒（HCV）非结构蛋白 5A（NS5A）抑制剂

- 与其他药物联合治疗慢性 HCV 感染

肾功能正常时的剂量

60mg，每日 1 次

药代动力学

分子量（Da）	738.9
蛋白结合率（%）	99
尿中原型药排泄率（%）	6.6
分布容积（L/kg）	47
半衰期（h）：正常 / ESRF（12～15）/-	

药物代谢

达卡他韦是 CYP3A 的底物，CYP3A4 是主要的同种型，由它们介导进行代谢。在循环中的代谢产物浓度不超过母体药浓度的 5%。给健康受试者单次口服 ^{14}C 标记的达卡他韦后，88% 的放射性物质出现于粪便（53% 为原型药），而 6.6% 的放射性物质出现在尿液中（主要为原型药）

肾功能（GFR，ml/min）受损时的剂量

20～50	与肾功能正常时同剂量
10～20	与肾功能正常时同剂量
<10	与肾功能正常时同剂量

肾脏替代治疗时的剂量

APD/CAPD	可能不被透析清除。与肾功能正常时同剂量
HD	可能不被透析清除。与肾功能正常时同剂量
HDF/HFD	可能不被透析清除。与肾功能正常时同剂量
CAV/VVHD	可能不被透析清除。与肾功能正常时同剂量

重要的药物相互作用

与其他药物合用的潜在风险

- 抗心律失常药：与胺碘酮（amiodarone）合用可能增加心动过缓的风险
- 抗菌药：克拉霉素（clarithromycin）和泰利霉素（telithromycin）可能增加本药浓度，合用时应将本药剂量减至 30mg；利福平（rifampicin）能降低本药浓度，而利福布汀（rifabutin）也可能降低本药浓度，均应避免合用
- 抗癫痫药：卡马西平（carbamazepine）、磷苯妥英（fosphenytoin）、奥卡西平（oxcarbazepine）、苯巴比妥（phenobarbital）、苯妥英（phenytoin）和扑米酮（primidone）可能降低本药浓度，应避免使用
- 抗真菌药：伊曲康唑（itraconazole）、酮康唑（ketoconazole）、泊沙康唑（posaconazole）和伏立康唑（voriconazole）可能增加本药浓度，合用时应将本药剂量减至 30mg
- 抗病毒药：阿扎那韦（atazanavir）和特拉匹韦（telaprevir）能增加本药浓度，而波西普韦（boceprevir）也可能增加本药浓度，合用时应将本药剂量减至 30mg；达芦那韦（darunavir）和洛匹那韦（lopinavir）可能增加本药浓度，应避免合用；依非韦伦（efavirenz）能降低本药浓度，合用时应将本药剂量增至 90mg；依曲韦林（etravirine）和奈韦拉平（nevirapine）可能减少本药浓度，应避免合用
- 强心苷类（cardiac glycosides）：合用可增加地高辛（digoxin）浓度
- 可比司他（cobicistat）：可比司他可能增加本药浓度，用时应将本药剂量减至 30mg

用法

溶液配制	-
用法	口服
输注速度	-

其他信息

● 口服生物利用度为 67%

● 与肾功能正常的受试者相比，未结合的达卡他韦（daclatasvir unbound）的药 - 时曲线下面积（AUC）在肌酐清除率为 60、30 和 15ml/min 的患者分别为 18%、39% 和 51%。另外，与肾功能正常的受试者相比，需要血液透析的终末期肾病（ESRD）患者达卡他韦的 AUC 会增加 27%，未结合的达卡他韦的 AUC 会增加 20%

达沙布韦　Dasabuvir

临床应用

治疗慢性丙型肝炎

肾功能正常时的剂量

250mg，每日 2 次

药代动力学

分子量（Da）	533.6（一水合钠）
蛋白结合率（%）	99.5
尿中原型药排泄率（%）	0.03
分布容积（L/kg）	396
半衰期（h）：正常 / ESRF	6/ 不变

药物代谢

达沙布韦主要由 CYP2C8 介导，较小程度上由 CYP3A 介导进行代谢，在血浆中鉴定出 7 种代谢产物，最多的代谢产物是 M1，在循环中它占单次给予剂量的 21%；它主要通过 CYP2C8 介导的氧化代谢形成。

服用 400mg ^{14}C 标记的达沙布韦后，近 94% 的放射性物质出现于粪便，少量（约 2%）出现于尿液。在粪便中原型药占 26.2%，代谢产物 M1 占 31.5%。M1 主要经尿苷二磷酸 - 葡糖苷酸基转移酶（UGT）介导的葡糖苷酸化和较小程度上的氧化，然后直接由胆汁排泄

肾功能（GFR，ml/min）受损时的剂量

20 ~ 50	与肾功能正常时同剂量
10 ~ 20	与肾功能正常时同剂量
<10	与肾功能正常时同剂量

肾脏替代治疗时的剂量

APD/CAPD	可能不被透析清除。与肾功能正常时同剂量
HD	可能不被透析清除。与肾功能正常时同剂量
HDF/HFD	可能不被透析清除。与肾功能正常时同剂量
CAV/VVHD	可能不被透析清除。与肾功能正常时同剂量

重要的药物相互作用

与其他药物合用的潜在风险

- 抗菌药：避免与克拉霉素（clarithromycin）和泰利霉素（telithromycin）合用；利福平（rifampicin）可能降低本药浓度，应避免合用
- 抗抑郁药：圣约翰草（St John's wort）可能降低本药浓度，应避免合用
- 抗癫痫药：卡马西平（carbamazepine）能降低本药浓度，应避免合用；磷苯妥英（fosphenytoin）、苯巴比妥（phenobarbital）、苯妥英（phenytoin）和扑米酮（primidone）可能降低本药浓度，应避免合用
- 抗真菌药：与酮康唑（ketoconazole）合用两药浓度均升高，与伊曲康唑（itraconazole）和泊沙康唑（posaconazole）合用也可能如此，均应避免合用
- 利尿药：合用可增加呋塞米（furosemide）浓度，应减少呋塞米剂量
- 免疫抑制剂：合用可增加环孢素（ciclosporin）浓度，应将环孢素剂量减少 1/5；可增加依维莫司（everolimus）浓度，应避免合用；可增加西罗莫司（sirolimus）和他克莫司（tacrolimus）浓度，应减少剂量并且只有当获益超过风险时才用。见"产品特性概述"（SPC）

- 调节血脂药：避免与阿托伐他汀（atorvastatin）、吉非贝齐（gemfibrozil）和辛伐他汀（simvastatin）合用；可增加瑞舒伐他汀（rosuvastatin）浓度，应减少瑞舒伐他汀用量
- 雌激素类（oestrogens）：避免与炔雌醇（ethinylestradiol）合用

用法

溶液配制	-
用法	口服
输注速度	-

其他信息

- 在轻度、中度、重度肾功能不全患者，达沙布韦的药 - 时曲线下面积（AUC）分别为 21%、37% 和 50%；代谢产物 M1 的 AUC 分别为 6%、10% 和 13%；达沙布韦的上述暴露差异并无临床意义。尚未对透析患者进行应用本药的研究
- 本药的生物利用度为 70%

西咪匹韦 Simeprevir

临床应用

丙型肝炎病毒（HCV）NS3/4A 丝氨酸蛋白酶抑制剂

● 结合其他治疗方法治疗 HCV 感染

肾功能正常时的剂量

150mg，每日 1 次，共 12 周

药代动力学

分子量（Da）	749.9（钠盐形式为 771.9）
蛋白结合率（%）	>99.9
尿中原型药排泄率（%）	<1
分布容积（L/kg）	无数据
半衰期（h）：正常 / ESRF	（10 ~ 13）/24[1]

药物代谢

本药在肝内进行代谢。用人肝微粒体进行的体外试验显示，西咪匹韦主要通过 CYP3A4 介导进行氧化代谢。本药通过胆汁排泄清除。健康受试者口服 200mg ^{14}C 标记的西咪匹韦后，平均总放射剂量的 91% 在粪便中发现。通过粪便排泄的西咪匹韦原型占给药剂量的 31%。肾对本药清除无明显作用

肾功能（GFR，ml/min）受损时的剂量

30 ~ 50	与肾功能正常时同剂量
10 ~ 30	与肾功能正常时同剂量。慎用
<10	与肾功能正常时同剂量。慎用

肾脏替代治疗时的剂量

APD/CAPD	不被透析清除。与 GFR<10ml/min 时同剂量
HD	不被透析清除。与 GFR<10ml/min 时同剂量
HDF/HFD	不被透析清除。与 GFR<10ml/min 时同剂量
CAV/ VVHD	不被透析清除。与 GFR= 10 ~ 30ml/min 时同剂量

重要的药物相互作用

与其他药物合用的潜在风险

● 抗心律失常药：与胺碘酮（amiodarone）合用可能增加心动过缓风险

● 抗菌药：克拉霉素（clarithromycin）可能增加本药浓度，应避免合用；与红霉素（erythromycin）合用两药浓度均升高，应避免合用；利福平（rifampicin）能降低本药浓度，利福布汀（rifabutin）也可能降低本药浓度，均应避免合用

● 抗抑郁药：圣约翰草（St John's wort）可能降低本药浓度，应避免合用

● 抗癫痫药：卡马西平（carbamazepine）、磷苯妥英（fosphenytoin）、奥卡西平（oxcarbazepine）、苯巴比妥（phenobarbital）、苯妥英（phenytoin）和扑米酮（primidone）可能降低本药浓度，应避免合用

● 抗真菌药：氟康唑（fluconazole）、伊曲康唑（itraconazole）、酮康唑（ketoconazole）、泊沙康唑（posaconazole）和伏立康唑（voriconazole）可能增加本药浓度，应避免合用

● 抗病毒药：与达芦那韦（darunavir）合用两药浓度均增加，应避免合用；依非韦伦（efavirenz）能降低本药浓度；应避免与依曲韦林（etravirine）合用；奈韦拉平（nevirapine）可能降低本药浓度，应避免合用；利托那韦（ritonavir）能增加本药浓度，应避免合用

- 环孢素（ciclosporin）：应避免同时使用，合用会增加本药浓度
- 可比司他（cobicistat）：可能增加本药浓度，应避免合用

用法

溶液配制　　-
用法　　　　口服
输注速度　　-

其他信息

- 尚无在重度肾功能受损（CCr<30ml/min）时用药的研究，由于此时本药暴露量会增加，故生产商建议慎用
- 与肾功能正常的健康受试者［依据肾脏病饮食改良（MDRD）方程计算的 eGFR ≥ 80ml /（min · 1.73m^2）］ 相比，西咪匹韦在重度肾功能受损［eGFR<30ml /（min · 1.73m^2）］时，平均稳态的药-时曲线下面积（AUC）会增加 1.62 倍

- 口服生物利用度为 62%
- 一项研究观察显示，严重肾衰竭时西咪匹韦的药代动力学并无显著改变，对西咪匹韦耐受性良好（大多数副作用仅为轻度至中度），所以，此时仍可使用正常剂量[1]

参考文献

[1] Ouwerkerk-Mahadevan S, Beumont-Mauviel M, Mortier S, et al. Evaluation of the pharmaco- kineticsand renal excretion of simeprevir in subjects withrenal impairment. Drugs R D. 2015；15(3)：261-270.

索非布韦　Sofosbuvir

临床应用

丙型肝炎病毒（HCV）NS5B RNA 依赖性 RNA 多聚酶的泛基因型抑制剂
● 联合其他药物治疗慢性 HCV 感染

肾功能正常时的剂量

400mg，每日 1 次

药代动力学

分子量（Da）	529.5
蛋白结合率（%）	85
尿中原型药排泄率（%）	3.5（78% 以代谢产物形式）
分布容积（L/kg）	无数据
半衰期（h）：正常 / ESRF	［0.4（代谢产物 GS-331007 为 27）］/-

药物代谢

索非布韦是一种核苷酸前体药物，能被广泛代谢。活性代谢产物在肝细胞中形成，血浆中检测不到。主要代谢产物（>90%）GS-331007 并无活性。活性代谢产物系通过序贯及平行两种途径（sequential and parallel pathways）形成。代谢途径包括人组织蛋白酶 A（human cathepsin A）或羧酸酯酶 1（carboxylesterase 1）催化的羧酸酯基团序贯水解，由组氨酸三联体核苷酸结合蛋白（histidine triad nucleotide binding protein）介导的氨基磷酸酯裂解，和随后通过嘧啶核苷酸生物合成途径进行的磷酸化。去磷酸化导致核苷代谢产物 GS-331007 形成，体外试验显示它不能有效地再磷酸化，并缺乏抗 HCV 活性。在单次口服 400mg ^{14}C 标记的索非布韦后，平均总回收率超过剂量的 92%，其中 80%、14% 和 2.5% 分别在尿液、粪便和呼出的气体中发现，可见肾清除是主要清除途径（很大一部分是通过主动分泌），绝大部分为 GS-331007

肾功能（GFR，ml/min）受损时的剂量

30 ~ 50	与肾功能正常时同剂量
10 ~ 30	每日 200mg 或每 48 小时 400mg。慎用。见"其他信息"[1]
<10	每日 200mg 或每 48 小时 400mg。慎用。见"其他信息"[1]

肾脏替代治疗时的剂量

APD/CAPD	可能不被透析清除。与 GFR<10ml/min 时同剂量[1]
HD	透析清除 18%。200mg，每日 1 次，在透析前至少 1 小时给药。慎用。见"其他信息"[1]
HDF/HFD	可能不被透析清除。200mg，每日 1 次，在透析前至少 1 小时给药。慎用。见"其他信息"[1]
CAV/ VVHD	可能不被透析清除。与 GFR=10 ~ 30ml/min 时同剂量。见"其他信息"

重要的药物相互作用

与其他药物合用的潜在风险
● 抗心律失常药：与胺碘酮（amiodarone）合用可能增加心动过缓风险

用法

溶液配制	-
用法	口服
输注速度	-

其他信息

- 生产商尚无本药在 eGFR < 30ml/（min·1.73m²）时用药安全性及有效性的研究资料
- 来自"产品特性概述"（SPC）：相对于肾功能正常［eGFR>80ml/（min·1.73m²）］的受试者，索非布韦在轻度、中度和重度肾功能受损患者的药 - 时曲线下面积（AUC_{0-inf}）分别升高了 61%、107% 和 171%，GS-331007 的药 - 时曲线下面积分别升高 55%、88% 和 451%
- 与肾功能正常的受试者相比，若在透析前 1 小时给药，索非布韦和 GS-331007 的药 - 时曲线下面积会分别升高 28% 和 1280%，在透析后 1 小时给药，则分别升高 60% 和 2070%。4 小时的血液透析可以清除 18% 的索非布韦
- 一项小型研究给感染 HCV 的终末期肾病（ESRD）患者及透析患者每日 200mg 或每 2 日 400mg 索非布韦及西咪匹韦联合治疗，发现治疗的耐受性和有效性均良好 [1]
- 另一项小型研究使用全剂量的索非布韦联合西咪匹韦或雷迪帕韦（ledipasvir）给感染 HCV 的终末期肾病（ESRD）患者进行治疗，并无不良反应 [2]
- 另一篇综述显示，每日服用 200mg 索非布韦效果欠佳，目前已有研究给予严重肾功能受损患者 400mg 索非布韦治疗观察疗效。另一篇报道给严重肾功能受损患者使用全剂量索非布韦治疗，导致副作用增加，尤其是贫血，建议使用全剂量时要进行密切监测 [3]
- 另一项单一中心研究给终末期肾病（包括血液透析）患者索非布韦治疗，从每日 200mg 剂量开始，而后迅速增加到每日 400mg，治疗效果良好，且副作用很小 [4]

参考文献

[1] Bhamidimarri Kalyan R, Czul F, Peyton A, et al. Safety, efficacy and tolerability of half-dose sofosbuvir plus simeprevir in treatment of Hepatitis C in patients with end-stage renal disease. J Hepatology 2015.

[2] Singh T, Guirquis J, Anthony S, et al. Sofosbuvir-based treatment is safe and effective in patients with chronic hepatitis C infection and end-stage renal disease: a case series. Liver Int. 2016; 36(6): 802-806.

[3] Maruyama A, Partovi N, Yoshida EM, et al. A review of direct-acting antivirals for the treatment of hepatitis C in patients with advanced chronic kidney disease. Nephrol Dial Transplant. 2017; 32(1):35-41.

[4] Aggarwal A, Yoo ER, Perumpail RB, et al. Sofosbuvir use in the setting of end-stage renal disease: a single center experience. J Clin Transl Hepatol. 2017; 5(1):23-26.

奥比他韦－帕利瑞韦－利托那韦复方　Ombitasvir–Paritaprevir–Ritonavir

临床应用

治疗慢性丙型肝炎

肾功能正常时的剂量

每次 2 片（奥比他韦 12.5mg，帕利瑞韦 75mg，利托那韦 50mg），每日 1 次

药代动力学

分子量（Da）	奥比他韦：894.1；帕利瑞韦：765.9；利托那韦：720.9
蛋白结合率（%）	奥比他韦：99.9；帕利瑞韦：97~98.6；利托那韦：98~99
尿中原型药排泄率（%）	奥比他韦：0.03；帕利瑞韦：0.05；利托那韦：3.5
分布容积（L/kg）	奥比他韦：173；帕利瑞韦：103；利托那韦：0.4
半衰期（h）：正常/ESRF	（奥比他韦：21~25；帕利瑞韦：5.5；利托那韦：3~5）/不变

药物代谢

奥比他韦先经酰胺水解（amide hydrolysis）代谢，再行氧化代谢。在人血浆中共检出 13 种代谢产物，这些代谢产物均不具有抗病毒活性或非靶向（off-target）药理活性。

帕利瑞韦主要由 CYP3A4、较少由 CYP3A5 介导代谢。单次口服 ^{14}C 标记的帕利瑞韦 200mg、利托那韦 100mg 后，原型药是循环中的主要成分约占血浆放射活性的 90%，循环中至少还有 5 种帕利瑞韦的微量代谢产物，约占血浆放射活性的 10%。这些代谢产物均无抗病毒活性。

利托那韦在肝中进行广泛代谢，主要由 CYP3A4 介导，较少由 CYP2D6 介导。已经检测出 5 种代谢产物，其中主要代谢产物具有抗病毒活性，但其血浆浓度很低。大约 86% 的药物经粪便排泄（包含原型药及其代谢产物），约 11% 从尿液排泄

肾功能（GFR，ml/min）受损时的剂量

20~50	与肾功能正常时同剂量
10~20	与肾功能正常时同剂量
<10	与肾功能正常时同剂量

肾脏替代治疗时的剂量

APD/CAPD	不被透析清除。与肾功能正常时同剂量
HD	不被透析清除。与肾功能正常时同剂量
HDF/HFD	不被透析清除。与肾功能正常时同剂量
CAV/VVHD	不被透析清除。与肾功能正常时同剂量

重要的药物相互作用

与其他药物合用的潜在风险

利托那韦

● 详见利托那韦说明

奥比他韦

● 抗菌药：利福平（rifampicin）可能降低本药浓度，应避免合用

● 抗抑郁药：圣约翰草（St John's wort）可能降低本药浓度，应避免合用

● 抗癫痫药：卡马西平（carbamazepine）能降低本药浓度，应避免合用；磷苯妥英（fosphenytoin）、苯巴比妥（phenobarbital）、苯妥英（phenytoin）和扑米酮（primidone）可能降低本药浓度，应避免合用

- 利尿药：增加呋塞米（furosemide）浓度
- 免疫抑制剂：会增加环孢素（ciclosporin）浓度，合用应将环孢素的剂量减少 1/5；会增加依维莫司（everolimus）浓度，应避免合用；也会增加西罗莫司（sirolimus）和他克莫司（tacrolimus）浓度，仅在获益大于风险时应用并减少用量。参阅"产品特性概述"（SPC）
- 雌激素类（oestrogens）：避免与炔雌醇（ethinylestradiol）合用
- 他汀类：避免与阿托伐他汀（atorvastatin）和辛伐他汀（simvastatin）合用

帕利瑞韦

- 抗菌药：避免与克拉霉素（clarithromycin）合用；利福平可能降低本药浓度，应避免合用
- 抗抑郁药：圣约翰草（St John's wort）可能降低本药浓度，应避免合用
- 抗癫痫药：卡马西平（carbamazepine）会降低本药浓度，应避免合用；磷苯妥英（fosphenytoin）、苯巴比妥（phenobarbital）、苯妥英（phenytoin）和扑米酮（primidone）可能降低本药浓度，应避免合用
- 抗真菌药：与酮康唑（ketoconazole）合用两药浓度均增加，与伊曲康唑（itraconazole）和泊沙康唑（posaconazole）合用也可能如此，均应避免合用
- 抗病毒药：阿扎那韦（atazanavir）增加本药浓度；达芦那韦（darunavir）增加本药浓度，而达芦那韦浓度降低；应避免与依非韦伦（efavirenz）、

依曲韦林（etravirine）、茚地那韦（indinavir）、奈韦拉平（nevirapine）、沙奎那韦（saquinavir）和替拉那韦（tipranavir）合用；洛匹那韦（lopinavir）增加本药浓度，应避免合用

- 利尿药：合用会增加呋塞米（furosemide）浓度（减少呋塞米应用剂量）
- 免疫抑制剂：会增加环孢素（ciclosporin）浓度，合用应将环孢素的剂量减少 1/5；会增加依维莫司（everolimus）浓度，应避免合用；也会增加西罗莫司（sirolimus）和他克莫司（tacrolimus）浓度，仅在获益大于风险时应用并减少用量。参阅"产品特性概述"（SPC）
- 调节血脂药：避免与阿托伐他汀（atorvastatin）、氟伐他汀（fluvastatin）、辛伐他汀（simvastatin）合用；本药会增加普伐他汀（pravastatin）和瑞舒伐他汀（rosuvastatin）浓度，合用应减少普伐他汀和瑞舒伐他汀剂量；吉非贝齐（gemfibrozil）能增加本药浓度，应避免合用
- 雌激素类（oestrogens）：避免与炔雌醇（ethinylestradiol）合用

用法

溶液配制	-
用法	口服
输注速度	-

其他信息

生物利用度 50%

择必达（艾尔巴韦－格拉瑞韦复方）　Zepatier (Elbasvir –grazoprevir)

临床应用

艾尔巴韦是一种 HCV NS5A 抑制剂，格拉瑞韦是一种 HCV NS3/4A 蛋白酶抑制剂

● 治疗慢性丙型肝炎

肾功能正常时的剂量

每日 1 片

药代动力学

分子量（Da）	艾尔巴韦：882；格拉瑞韦：766.9
蛋白结合率（%）	艾尔巴韦：99.9；格拉瑞韦：98.8
尿中原型药排泄率（%）	<1
分布容积（L/kg）	艾尔巴韦：680；格拉瑞韦：1250
半衰期（h）：正常 / ESRF	［艾尔巴韦：24；格拉瑞韦：31］/?

药物代谢

艾尔巴韦与格拉瑞韦部分通过 CYP3A 介导进行氧化代谢清除。在人血浆中未发现艾尔巴韦或格拉瑞韦的代谢产物。本药主要通过粪便排泄（>90%）

肾功能（GFR，ml/min）受损时的剂量

20 ~ 50	与肾功能正常时同剂量
10 ~ 20	与肾功能正常时同剂量
<10	与肾功能正常时同剂量

肾脏替代治疗时的剂量

APD/CAPD	不被透析清除。与肾功能正常时同剂量
HD	不被透析清除。与肾功能正常时同剂量
HDF/HFD	可能不被透析清除。与肾功能正常时同剂量
CAV/ VVHD	可能不被透析清除。与肾功能正常时同剂量

重要的药物相互作用

与其他药物合用的潜在风险

● 避免与 CYP3A4 抑制剂及有机阴离子转运多肽 1B（OATP1B）抑制剂合用

● 抗菌药：利福平（rifampicin）可能增加格拉瑞韦浓度，应避免合用

● 抗凝血药：合用会增加达比加群（dabigatran）浓度；与香豆素类（coumarins）合用时，由于肝功能改变，需密切监测国际标准化比值（INR）

● 抗抑郁药：应避免与圣约翰草（St John's wort）合用

● 抗癫痫药：卡马西平（carbamazepine）、磷苯妥英（fosphenytoin）与苯妥英（phenytoin）可能降低本药（择必达）浓度，应避免合用

● 抗真菌药：酮康唑（ketoconazole）可能增加格拉瑞韦浓度，应避免合用

● 抗病毒药：阿扎那韦（atazanavir）、达芦那韦（darunavir）与洛匹那韦（lopinavir）能增加格拉瑞韦浓度，而沙奎那韦（saquinavir）与替拉那韦（tipranavir）可能增加格拉瑞韦浓度，均应避免合用；依非韦伦（efavirenz）会降低本药（择必达）浓度，应避免合用；应避免与依曲韦林（etravirine）合用；利托那韦（ritonavir）会增加本药（择必达）浓度，应避免合用

- 波生坦（bosentan）：波生坦可能降低本药（择必达）浓度，应避免合用
- 环孢素（ciclosporin）：环孢素会增加格拉瑞韦浓度，应避免合用
- 可比司他（cobicistat）：可比司他会增加本药（择必达）浓度，应避免合用
- 调节血脂药：当与本药合用时，阿托伐他汀（atorvastatin）、氟伐他汀（fluvastatin）、洛伐他汀（lovastatin）及辛伐他汀（simvastatin）的最大剂量为20mg，瑞舒伐他汀（rosuvastatin）的最大剂量为10mg
- 莫达非尼（modafinil）：应避免合用
- 他克莫司（tacrolimus）：合用会增加他克莫司浓度

用法

溶液配制	-
用法	口服
输注速度	-

其他信息

- 血液透析4小时的透析液中可检出少于0.5%的格拉瑞韦
- HCV感染患者的群体药代动力学分析（population pharmacokinetic analysis）显示，与无严重肾功能受损的患者相比，透析依赖患者的艾尔巴韦和格拉瑞韦的药-时曲线下面积（AUC）分别升高了25%和10%；透析依赖的严重肾功能受损患者分别升高了46%和40%

5. 抗流感病毒药

扎那米韦　Zanamivir

临床应用

- 治疗 A 型和 B 型流行性感冒（在症状出现后 48 小时内给药）
- 暴露于上述流行性感冒后进行预防，在流行期间最长用至 28 日

肾功能正常时的剂量

- 治疗：10mg，每日 2 次，共 5~10 日
- 预防：10mg，每日 1 次，共 10 日；在流行期间最长用至 28 日

药代动力学

分子量（Da）	332.3
蛋白结合率（%）	<10
尿中原型药排泄率（%）	100
分布容积（L/kg）	无数据
半衰期（h）：正常 / ESRF	（2.6~5）/ 延长

药物代谢

扎那米韦不被代谢，以原型经肾排泄

肾功能（GFR，ml/min）受损时的剂量

20~50	与肾功能正常时同剂量
10~20	与肾功能正常时同剂量
<10	与肾功能正常时同剂量

肾脏替代治疗时的剂量

APD/CAPD	透析清除力不详。与肾功能正常时同剂量
HD	透析清除力不详。与肾功能正常时同剂量
HDF/HFD	透析清除力不详。与肾功能正常时同剂量
CAV/ VVHD	透析清除力不详。与肾功能正常时同剂量

重要的药物相互作用

与其他药物合用的潜在风险

- 未知

用法

溶液配制	-
用法	吸入
输注速度	-

其他信息

10%~20% 的剂量被吸收至全身

奥司他韦　Oseltamivir

临床应用

流行性感冒的治疗及暴露后预防

肾功能正常时的剂量

- 治疗：75mg，每日 2 次，用药 5 日
- 暴露后预防：75mg，每日 1 次，至少用药 10 日；若有社区流行则需用药至 6 周

药代动力学

分子量（Da）	410.4（磷酸盐）
蛋白结合率（%）	42（羧酸盐形式为 3）
尿中原型药排泄率（%）	可忽略（99% 以羧酸盐代谢产物从尿液排泄）
分布容积（L/kg）	0.3～0.4
半衰期（h）：正常/ESRF	[1～3（代谢产物为 6～10）]/(>20)

药物代谢

奥司他韦是一种前体药物，它在肝中经酯酶作用广泛代谢，生成有活性的羧酸盐代谢产物。奥司他韦羧酸盐不进行进一步代谢，全部经肾排泄。肾清除率超过肾小球滤过率提示药物清除除了肾小球滤过外，还有肾小管分泌。不足 20% 的放射性标记口服药从粪便排泄

肾功能（GFR，ml/min）受损时的剂量

30～50	与肾功能正常时同剂量
10～30	治疗：75mg，每日 1 次，或 30mg，每日 2 次 预防：75mg，每 2 日 1 次，或 30mg，每日 1 次
<10	治疗：单次剂量 75mg 预防：30mg，每周 1 次。参考"其他信息"

肾脏替代治疗时的剂量

APD/CAPD	透析可清除。治疗及预防：每周 30mg（预防需给药 2 次）
HD	透析可清除。治疗及预防：30mg，每周 3 次，透析后给药
HDF/HFD	透析可清除。治疗及预防：75mg，每周 3 次，透析后给药
CAV/VVHD	透析可清除。与 GFR=10～30ml/min 时同剂量

重要的药物相互作用

与其他药物合用的潜在风险
- 未知

用法

溶液配制	-
用法	口服
输注速度	-

其他信息

- 至少 75% 的口服剂量以羧酸盐形式进入体循环
- 所有的活性代谢产物均从尿液排泄
- 严重肾病可导致体内活性代谢产物蓄积，故需减少用量
- 鉴于临床经验及本药良好的耐受性，我们建议采用如下剂量，它不同于"产品特性概述"（SPC）及英格兰和苏格兰公共健康推荐的剂量（2017 年 9 月更新）

肾功能状态	治疗剂量	预防剂量
CCr = 30～60ml/min	30mg，每日 2 次	30mg，每日 1 次
CCr = 10～30ml/min	30mg，每日 1 次	30mg，每日 1 次

肾功能状态	治疗剂量	预防剂量
CCr < 10 ml/min	30mg，即刻 1 次	30mg 1 次，7 天后重复给药
血液透析	30mg1 次，然后每次透析后 30mg	30mg 1 次，然后每 2 次透析后 30mg
腹膜透析	30mg，即刻 1 次	30mg1 次，7 天后重复给药
血液（透析）滤过		
置换量 1~1.8L/h	30mg，每日 1 次	30mg，每 2 日 1 次
置换量 1.9~3.6L/h	30mg，每日 2 次	30mg，每日 1 次
置换量 >3.6L/h	75mg，每日 2 次	75mg，每日 1 次

- APD 较 CAPD 清除更多奥司他韦
- 一项研究发现，对接受自动腹膜透析治疗的患者，一次剂量 75mg 奥司他韦的药物暴露量是安全用药剂量的上限，所有患者都耐受良好［Patel K, Rayner CR, Giraudon M, et al. Pharmacokinetics and safety of oseltamivir in patients with end-stage renal disease treated with automated peritoneal dialysis. Br J Clin Pharmacol. 2015；79(4): 624-635］

第二部分

心血管系统药物

一、心脏停搏急救药

肾上腺素 Adrenaline (Epinephrine)

临床应用

拟交感神经药和正性肌力药

肾功能正常时的剂量

0.01 ~ 1μg /（kg·min）

药代动力学

分子量（Da）	183.2
蛋白结合率（%）	50
尿中原型药排泄率（%）	1
分布容积（L/kg）	无数据
半衰期（min）：	（Ⅰ相：3;
正常 / ESRF	Ⅱ相：10）/？

药物代谢

大部分肾上腺素，不论是注射入人体的或从肾上腺髓质释放入循环的，都会很快被肾上腺素能神经元摄取、弥散，而后在肝和其他组织中被儿茶酚 -O- 甲基转移酶（COMT）和单胺氧化酶（MAO）降解灭活。一般而言，肾上腺素能在 COMT 作用下甲基化形成甲氧基肾上腺素（metanephrine），而后再在 MAO 作用下氧化脱氨形成 4- 羟基 -3- 甲氧基扁桃酸（4-hydroxyl-3-methoxymandelic acid）（曾经被称作香草基扁桃酸，即 vanillylmandelic acid，VMA）；此外，肾上腺素也能先被 MAO 作用氧化脱氨形成 3，4- 二羟基扁桃酸（3, 4-dihydroxymandelic acid），而后再被 COMT 作用甲基化形成 4- 羟基 -3- 甲氧基扁桃酸。这些代谢产物在尿液中以其葡糖苷酸和硫酸乙酯共轭物形式被排泄。90% 以上的静脉注射剂量均以代谢产物形式从尿液中排泄

肾功能（GFR, ml/min）受损时的剂量

20 ~ 50	与肾功能正常时同剂量
10 ~ 20	与肾功能正常时同剂量
<10	与肾功能正常时同剂量

肾脏替代治疗时的剂量

APD/CAPD	不被透析清除。与肾功能正常时同剂量
HD	不被透析清除。与肾功能正常时同剂量
HDF/HFD	透析清除力不详。与肾功能正常时同剂量
CAV/VVHD	不被透析清除。与肾功能正常时同剂量

重要的药物相互作用

与其他药物合用的潜在风险

- α 受体拮抗药：应避免与妥拉唑林（tolazoline）合用
- 麻醉药：如与挥发性麻醉药合用，能增加心律失常风险
- 抗抑郁药：与三环类抗抑郁药（tricyclic antidepressants）合用会增加心律失常和高血压风险；与单胺氧化酶抑制剂（MAOIs）和吗氯贝胺（moclobemide）合用可引起高血压危象
- β 受体拮抗药：合用增加严重高血压和心动过缓的风险
- 可乐定（clonidine）：合用可能增加高血压风险
- 多巴胺能类（dopaminergics）：恩他卡朋（entacapone）可能增强本药作用；应避免与雷沙吉兰（rasagiline）合用

- 胍乙啶（guanethidine）：增加高血压的风险
- 拟交感神经药：多培沙明（dopexamine）可能增强本药作用

用法

| 溶液配制 | 本药 1mg 加入 5% 葡萄糖溶液 100ml 中
6ml/h 与 1μg/min 等效。参考当地用药方案 |

| 用法 | 静脉给药，肌内注射，皮下注射 |
| 输注速度 | 监测血压，根据药物效应调整剂量 |

其他信息

儿茶酚胺的肾外系统清除率高，因此，任何肾脏替代治疗对其清除都无影响

二、抗心力衰竭药

1. 洋地黄类

地高辛 Digoxin

临床应用

- 治疗室上性心律失常
- 治疗心力衰竭

肾功能正常时的剂量

- 洋地黄化：0.75 ~ 1.5mg，24 小时内分次服用；然后每日 62.5 ~ 500μg，据疗效调整剂量
- 心力衰竭：62.5 ~ 125μg，每日 1 次
- 紧急负荷（静脉给药）：0.75 ~ 1mg，缓慢注射

药代动力学

分子量（Da）	780.9
蛋白结合率（%）	25
尿中原型药排泄率（%）	50 ~ 75
分布容积（L/kg）	5 ~ 8
半衰期（h）：	（30 ~ 40）/
正常 / ESRF	100

药物代谢

地高辛（译者注：即异羟基洋地黄毒苷）主要通过肾小球滤过和肾小管分泌，以原型从尿液排泄，在肾小管中也有重吸收。据报道，少数患者地高辛在体内经受广泛代谢，多种代谢产物可在尿液中检测到，包括异羟基洋地黄毒苷元（digoxigenin）、二氢异羟基洋地黄毒苷元（dihydrodigoxigenin）、异羟基洋地黄毒苷元的单洋地黄毒糖苷（monodigitoxoside）和双洋地黄毒糖苷（bisdigitoxoside），以及二氢地高辛（dihydrodigoxin）。已知异羟基洋地黄毒苷元的单和双洋地黄毒糖苷具有心脏活性，而二氢地高辛的活性远比地高辛弱。在大约 10% 的患者中，地高辛能被大量还原成无心脏活性的代谢产物，主要为二氢地高辛，一次口服剂量的 40% 或更多能以二氢地高辛形式从尿液排泄。胃肠道菌群似乎参与此药代谢，抗菌药可抑制这一代谢过程。地高辛的排泄与肾小球滤过率成正比。静脉给药后药物剂量的 50% ~ 75% 以原型排出

肾功能（GFR，ml/min）受损时的剂量

- 洋地黄化剂量为 0.75 ~ 1mg
- 无论正常剂量或减少的剂量，用药间隔均可能需要延长

20 ~ 50	每日 125 ~ 250μg
10 ~ 20	每日 125 ~ 250μg。监测血药浓度
<10	常用剂量为隔日 62.5μg，或每日 62.5μg。监测血药浓度

肾脏替代治疗时的剂量

APD/CAPD	不被透析清除。与 GFR<10ml/min 时同剂量
HD	不被透析清除。与 GFR<10ml/min 时同剂量
HDF/HFD	不被透析清除。与 GFR<10ml/min 时同剂量
CAV/VVHD	不被透析清除。与 GFR=10 ~ 20ml/min 时同剂量

重要的药物相互作用

与其他药物合用的潜在风险

- 血管紧张素 II 拮抗剂：替米沙坦（telmisartan）可增加本药浓度
- 抗心律失常药：胺碘酮（amiodarone）、决奈达隆（dronedarone）和普罗帕酮（propafenone）可增加本药浓度（地高辛维持剂量减半）
- 抗抑郁药：圣约翰草（St John's wort）可降低本药浓度，应避免合用
- 抗真菌药：与两性霉素 B 合用时，若出现低钾血症，将增加本药毒性；伊曲康唑（itraconazole）可增加本药浓度
- 抗疟药：奎宁（quinine）、羟氯喹（hydroxychloroquine）和氯喹（chloroquine）会增加本药浓度；与甲氟喹（mefloquine）合用增加心动过缓风险
- 抗病毒药：达卡他韦（daclatasvir）可增加本药浓度
- 钙通道阻滞剂：地尔硫䓬（diltiazem）、乐卡地平（lercanidipine）、尼卡地平（nicardipine）和维拉帕米（verapamil）会增加本药浓度，硝苯地平（nifedipine）也可能增加本药浓度；与维拉帕米合用增加房室传导阻滞和心动过缓风险
- 环孢素（ciclosporin）：环孢素能增加本药浓度
- 秋水仙碱（colchicine）：可能增加肌病风险
- 利尿药：若发生低钾血症，将增加本药毒性；螺内酯（spironolactone）能增加本药浓度；坎利酸钾（potassium canrenoate）也可能增加本药浓度
- 替格瑞洛（ticagrelor）：增加本药浓度

用法

溶液配制	-
用法	口服，静脉给药
输注速度	负荷剂量：静脉注射时间在 10～20 分钟或以上
注释	静脉给药：用 4 倍体积的 0.9% 氯化钠溶液或 5% 葡萄糖溶液稀释 静脉给药需严格控制注射速度

其他信息

- 肾功能受损时的复杂动力学：慢性肾脏病（CKD）5 期时，表观分布容积和整体清除率下降
- 稳态血药浓度监测的建议：正常范围 0.8～2ng/ml；给药后至少 8 小时取血，最好在清晨给药前取血
- 如从口服更换为静脉用药剂量需减量 1/3
- 低钾血症、低镁血症、显著的高钙血症及甲状腺功能减退症均增加本药毒性
- 加重尿毒症胃肠道症状
- 5 小时的血液透析只能清除 3% 的用药剂量
- 与磷结合剂同时服用，可减少本药的胃肠道吸收，最多减少 25%

2. β 受体激动剂

多巴酚丁胺 Dobutamine

临床应用

正性肌力药

肾功能正常时的剂量

2.5 ~ 10μg /（kg·min），根据药物效应可增加至 40μg /（kg·min）

药代动力学

分子量（Da）	301.4；337.8（盐酸盐）
蛋白结合率（%）	无数据
尿中原型药排泄率（%）	<10
分布容积（L/kg）	0.12 ~ 0.28
半衰期（min）：正常 / ESRF	（2 ~ 4）/-

药物代谢

多巴酚丁胺在肝和其他组织中通过儿茶酚 -O- 甲基转移酶（COMT）作用代谢为无活性的 3-O- 甲基多巴酚丁胺（3-0-methydobutamine），与葡糖苷酸形成共轭物。多巴酚丁胺与 3-O- 甲基多巴酚丁胺共轭物主要经尿液排泄，少部分经粪便排泄

肾功能（GFR，ml/min）受损时的剂量

20 ~ 50	与肾功能正常时同剂量
10 ~ 20	与肾功能正常时同剂量
<10	与肾功能正常时同剂量

肾脏替代治疗时的剂量

APD/CAPD	不被透析清除。与肾功能正常时同剂量
HD	不被透析清除。与肾功能正常时同剂量
HDF/HFD	不被透析清除。与肾功能正常时同剂量
CAV/VVHD	不被透析清除。与肾功能正常时同剂量

重要的药物相互作用

与其他药物合用的潜在风险

- 麻醉药：与异氟醚（isoflurane）合用增加室性心律失常风险，应避免合用
- 抗抑郁药：与单胺氧化酶抑制剂（MAO-Is）和吗氯贝胺（moclobemide）合用有高血压危象风险
- β 受体拮抗药：与非心脏选择性的 β 受体拮抗药合用可能发生严重高血压及心动过缓
- 多巴胺能类（dopaminergics）：恩他卡朋（entacapone）可能增强本药作用；避免与雷沙吉兰（rasagiline）合用

用法

溶液配制	-
用法	用恒速输液泵通过中心静脉或较大的外周静脉做持续静脉滴注
输注速度	随剂量而变化

注释　至少稀释至 50ml 0.9% 氯化钠溶液或 5% 葡萄糖溶液中（浓度应低于 5mg/ml，最好为 0.5 ~ 1mg/ml）

250mg 可用最少 50ml 液体稀释

最高浓度为 10mg/ml，甚至药物原液；通过中心静脉置管滴注高浓度药液（UK Critical Care Group, Minimum Infusion Volumes for Fluid Restricted Critically Ill Patients, 3rd edition, 2006）

其他信息

- 建议做心脏和血压监护
- 碳酸氢钠可使多巴酚丁胺快速失活
- 液体可能变成粉色，但效力不受影响
- 可导致低钾血症

盐酸多培沙明　Dopexamine hydrochloride

临床应用

用于心力衰竭（包括心脏手术相关心力衰竭）的正性肌力支持

肾功能正常时的剂量

静脉滴注：0.5～1mg/（kg·min），然后加量0.5～1mg/（kg·min），直至最大6mg/（kg·min），间隔时间不能少于15分钟

药代动力学

分子量（Da）	429.4
蛋白结合率（%）	无数据
尿中原型药排泄率（%）	10
分布容积（L/kg）	0.45
半衰期（min）：正常/ESRF	（6～11）/-

药物代谢

盐酸多培沙明在血液中被迅速清除，其半衰期健康受试者6～7分钟，心力衰竭患者约11分钟。随后代谢产物通过尿液和胆汁清除

肾功能（GFR，ml/min）受损时的剂量

20～50	与肾功能正常时同剂量，根据药物效应调整剂量
10～20	与肾功能正常时同剂量，根据药物效应调整剂量
<10	与肾功能正常时同剂量，根据药物效应调整剂量

肾脏替代治疗时的剂量

APD/CAPD	透析清除力不详。与肾功能正常时同剂量
HD	透析清除力不详。与肾功能正常时同剂量
HDF/HFD	透析清除力不详。与肾功能正常时同剂量
CAV/VVHD	透析清除力不详。与肾功能正常时同剂量

重要的药物相互作用

与其他药物合用的潜在风险

- 麻醉药：与异氟醚（isoflurane）合用增加室性心律失常风险，应避免合用
- 抗抑郁药：与单胺氧化酶抑制剂（MAOIs）和吗氯贝胺（moclobemide）合用有高血压危象风险
- β受体拮抗药：合用有导致严重高血压的风险
- 多巴胺能类（dopaminergics）：避免与雷沙吉兰（rasagiline）合用
- 拟交感神经药：肾上腺素（adrenaline）和去甲肾上腺素（noradrenaline）的作用可能被增强

用法

溶液配制	-
用法	通过中心静脉或大的外周静脉滴注给药
输注速度	见剂量说明
注释	用5%葡萄糖溶液或0.9%氯化钠溶液配成400～800mg/ml浓度静脉滴注给药
	外周静脉滴注时药物浓度不应超过1mg/ml
	中心静脉滴注时药物浓度不应超过4mg/ml
	静脉滴注治疗的速度和持续时间应根据患者的心率、心律、血压、尿量和心脏输出功能的检测结果来进行调整

其他信息

避免突然停药

三、抗心律失常药

盐酸胺碘酮　Amiodarone hydrochloride

临床应用

治疗心律失常

肾功能正常时的剂量

- 口服：200mg，每日3次，服用1周，然后每日2次服用1周，最后以200mg每日1次，或以最小需要量做维持剂量控制心律失常
- 静脉滴注：通过中心静脉导管以5mg/kg剂量给药（24小时内最大剂量为1.2g）
- 静脉注射：用于室性心律失常或无脉性室性心动过速，300mg缓慢注射3分钟以上

药代动力学

分子量（Da）	681.8
蛋白结合率（%）	96
尿中原型药排泄率（%）	<5
分布容积（L/kg）	60
半衰期（d）：	（20～100）/
正常/ESRF	不变

药物代谢

胺碘酮在肝内代谢；主要代谢产物为去乙胺碘酮（desethylamiodarone），也有抗心律失常作用。盐酸胺碘酮或其代谢产物极少通过尿液排泄，主要的排泄途径是经胆汁从粪便排泄；可能出现某些肠肝循环

肾功能（GFR，ml/min）受损时的剂量

20～50	与肾功能正常时同剂量
10～20	与肾功能正常时同剂量
<10	与肾功能正常时同剂量

肾脏替代治疗时的剂量

APD/CAPD	不被透析清除。与肾功能正常时同剂量
HD	不被透析清除。与肾功能正常时同剂量
HDF/HFD	透析清除力不详。与肾功能正常时同剂量
CAV/VVHD	不被透析清除。与肾功能正常时同剂量

重要的药物相互作用

与其他药物合用的潜在风险

- 抗心律失常药：有叠加作用，能增加心肌抑制风险；与丙吡胺（disopyramide）或决奈达隆（dronedarone）合用能增加室性心律失常风险，应避免合用；可增加氟卡尼（flecainide）浓度，合用时氟卡尼需减为半量；可增加普鲁卡因胺（procainamide）浓度，应避免合用
- 抗菌药：与肠外给药的红霉素（erythromycin）、复方新诺明（co-trimoxazole）、左氧氟沙星（levofloxacin）和莫西沙星（moxifloxacin）合用会增加室性心律失常风险，应避免合用；与泰利霉素（telithromycin）合用可能增加室性心律失常风险
- 抗凝血药：合用会抑制抗凝血药代谢（增强抗凝作用）；合用会增加达比加群（dabigatran）浓度（宜减少达比加群剂量）
- 抗抑郁药：与西酞普兰（citalopram）、艾司西酞普兰（escitalopram）、三环类抗抑郁药（tricyclic antidepressants）和文拉法辛（venlafaxine）合用能增加室性心律失常风险，应避免合用

- 抗癫痫药：合用会抑制磷苯妥英（fosphenytoin）、苯妥英（phenytoin）代谢（增加浓度）
- 抗真菌药：应避免与氟康唑（fluconazole）合用，因有导致 QT 间期延长的风险
- 抗组胺药：与咪唑斯汀（mizolastine）合用能增加室性心律失常风险，应避免合用
- 抗疟药：与氯喹（chloroquine）、羟氯喹（hydroxychloroquine）、甲氟喹（mefloquine）和奎宁（quinine）合用可增加室性心律失常风险，与哌喹和青蒿醇复方制剂（piperaquine-artenimol）、蒿甲醚和本芴醇复方制剂（artemether-lumefantrine）合用也可能增加室性心律失常风险，均应避免合用
- 抗毒蕈碱类（antimuscarinics）：与托特罗定（tolterodine）合用会增加室性心律失常风险
- 抗精神病药：与能延长 QT 间期的抗精神病药合用，有增加室性心律失常的风险；与氨磺必利（amisulpride）、苯哌利多（benperidol）、氟哌利多（droperidol）、氟哌啶醇（haloperidol）、吩噻嗪类（phenothiazines）、匹莫齐特（pimozide）或珠氯噻醇（zuclopenthixol）合用，会增加室性心律失常风险，应避免同时使用；与舒必利（sulpiride）合用，可增加室性心律失常风险

- 抗病毒药：与呋山那韦（fosamprenavir）、利托那韦（ritonavir）、沙奎那韦（saquinavir）和特拉匹韦（telaprevir）合用，会增加室性心律失常风险，应避免同时使用；阿扎那韦（atazanavir）可能增加本药浓度；与达卡他韦（daclatasvir）、雷迪帕韦（ledipasvir）、索非布韦（sofosbuvir）和西咪匹韦（simeprevir）合用可能增加心动过缓风险；应避免与茚地那韦（indinavir）合用，或减少其他药物剂量
- 阿托西汀（atomoxetine）：会增加室性心律失常风险
- β 受体拮抗药、地尔硫草（diltiazem）及维拉帕米（verapamil）：会增加心动过缓、房室传导阻滞和心肌抑制风险；与索他洛尔（sotalol）合用可增加室性心律失常风险，应避免同时使用
- 环孢素（ciclosporin）：可能增加环孢素浓度
- 秋水仙碱（colchicine）：可能增加秋水仙碱毒性
- 细胞毒性药物：可能增加阿法替尼（afatinib）的浓度（间隔 6~12 小时给药）；与帕比司他（panobinostat）和凡德他尼（vandetanib）合用可能增加室性心律失常风险，应避免合用；可能增加伊鲁替尼（ibrutinib）浓度，应减少伊鲁替尼剂量；避免与艾德拉尼（idelalisib）合用；与三氧化二砷（arsenic trioxide）、博舒替尼（bosutinib）和色瑞替尼（ceritinib）合用会增加室性心律失常风险
- 地高辛（digoxin）：会增加地高辛浓度（地高辛维持剂量宜减半）

- 芬戈莫德（fingolimod）：可能增加心动过缓风险
- 葡萄柚汁（grapefruit juice）：可能增加胺碘酮浓度，应避免合用
- 伊伐布雷定（ivabradine）：会增加室性心律失常风险，应避免合用
- 调节血脂药：与辛伐他汀(simvastatin) 合用会增加肌病风险，辛伐他汀剂量不要超过 20mg[1]
- 锂（lithium）制剂：可增加室性心律失常风险，应避免合用
- 喷他脒（pentamidine）：可增加室性心律失常风险，应避免合用

用法

溶液配制	-
用法	口服，经中心静脉导管或较粗的血流通畅的外周静脉给药
输注速度	20~120 分钟（最大剂量为 1.2g，加入最多 500ml 的 5% 葡萄糖溶液中，24 小时滴完）
注释	将药物溶解于 5% 葡萄糖溶液中
	由于药性不稳定，故 500ml 5% 葡萄糖溶液中胺碘酮含量不能少于 300mg
	从中心静脉导管给药的最小容积为 48~50ml，内含胺碘酮最多可达 900mg（UK Critical Care Group, Minimum Infusion Volumes for Fluid Restricted Critically Ill Patients, 3rd edition, 2006）
	应该使用定量输液泵，以准确控制药物输入量

其他信息

- 用药期间应该监测盐酸胺碘酮和去乙胺碘酮的血药浓度
- 在临床极端紧急情况下，可将 150~300mg 胺碘酮溶于 5% 葡萄糖溶液 10~20ml 中，一次性缓慢静脉注射（至少 3 分钟以上），并密切监测。至少 15 分钟内不再重复用药
- 与 0.9% 氯化钠溶液不兼容
- 过敏性休克、潮热、出汗和恶心的发生可能与静脉给药速度过快相关（译者注：过敏性休克应与输液速度无关，碘过敏者禁用此药）

参考文献

[1] MHRA. Drug Safety Update. 2012 August; 1(6).

盐酸美西律　Mexiletine hydrochloride

临床应用

治疗致命的室性心律失常，特别是心肌梗死后

肾功能正常时的剂量

- 口服：负荷剂量 400mg，2 小时后给予 200～300mg，每日 3 次。最大剂量为每日 1.2g
- 静脉给药：在心电监测下 100～250mg 以 25mg/min 的速度注射；随后 250mg 配制成 0.1% 溶液静脉滴注 1 小时，再以 125mg/h 静脉滴注 2 小时，最后以 500μg/min 静脉滴注维持

药代动力学

分子量（Da）	215.7
蛋白结合率（%）	50～70
尿中原型药排泄率（%）	10
分布容积（L/kg）	5～7
半衰期（h）：正常 / ESRF	（5～17）/16

药物代谢

本药在肝内代谢形成多个代谢产物，其代谢可能涉及 CYP1A2，CYP2D6 及 CYP3A4。与 CYP2D6 相关的基因多态性已被确认。本药主要以代谢产物形式从尿液排泄，酸性尿能增加本药清除

肾功能（GFR，ml/min）受损时的剂量

20～50	与肾功能正常时同剂量
10～20	与肾功能正常时同剂量
<10	常规剂量的 50%～100%，根据药物效应调整剂量

肾脏替代治疗时的剂量

APD/CAPD	不被透析清除。与 GFR<10ml/min 时同剂量
HD	不被透析清除。与 GFR<10ml/min 时同剂量
HDF/HFD	透析可清除。与 GFR<10ml/min 时同剂量
CAV/VVHD	不被透析清除。与肾功能正常时同剂量

重要的药物相互作用

与其他药物合用的潜在风险

- 镇痛药：阿片类（opioids）延迟本药吸收
- 抗心律失常药：与任何抗心律失常药合用都会增加心肌抑制风险
- 抗抑郁药：氟伏沙明（fluvoxamine）抑制本药代谢（增强毒性作用）
- 抗组胺药：与咪唑斯汀（mizolastine）合用增加室性心律失常风险，应避免合用
- 抗精神病药：与能延长 QT 间期的抗精神病药合用会增加室性心律失常风险
- 抗病毒药：与利托那韦（ritonavir）及替拉那韦（tipranavir）合用可能增加心律失常风险
- β 受体拮抗药：增加心肌抑制
- 利尿药：若诱发低钾血症则会拮抗本药作用

用法

溶液配制	-
用法	静脉滴注，口服
输注速度	可变
注释	将 250～500mg 美西律加入 500ml 静脉滴注溶液中，如 0.9% 氯化钠溶液、5% 葡萄糖溶液、8.4% 碳酸氢钠溶液、乳酸钠溶液、0.9% 氯化钠与 0.3% 或 0.6% 氯化钾的混合液

其他信息

- Drug Prescribing in Renal Failure, 5th edition, by Aronoff et al. 建议肾功能受损患者仍可用 100% 的剂量
- 本药的药物治疗指数小（narrow therapeutic index），有效血药浓度为 0.5 ~ 2μg/ml
- 酸性尿将增加药物清除率
- 注射药物也可以口服，但由于局部麻醉作用，若同时进热食则应小心
- 药物可从生产商的"特殊订单"（special order）中获得

盐酸普罗帕酮　Propafenone hydrochloride

临床应用

抗心律失常药

- 治疗室性心律失常
- 用于标准治疗无效或不适用的阵发性室上性心动过速，包括阵发性心房扑动或心房颤动，阵发性折返性心动过速（经房室结或旁路折返）

肾功能正常时的剂量

- 体重 >70kg：150～300mg，每日 3 次
- 体重 <70kg：小剂量起始

药代动力学

分子量（Da）	377.9
蛋白结合率（%）	>95
尿中原型药排泄率（%）	<1
分布容积（L/kg）	1.9～3
半衰期（h）：正常 / ESRF	[2～10（代谢缓慢者为 10～32）] / 不变

药物代谢

本药在肝内主要由 CYP2D6 介导进行代谢，小部分也经 CYP1A2 及 CYP3A4 介导代谢。该过程生成 5- 羟基普罗帕酮（5-hydroxypropafenone）及 N- 去丙基普罗帕酮（N-depropylpropafenone）2 种活性代谢产物，以及一些无活性的代谢产物。本药及其代谢产物也能被葡糖苷酸化。本药代谢程度由基因决定。本药主要以共轭代谢产物形式从尿液及粪便排泄

肾功能（GFR，ml/min）受损时的剂量

20～50	与肾功能正常时同剂量
10～20	与肾功能正常时同剂量
<10	与肾功能正常时同剂量。慎用

肾脏替代治疗时的剂量

APD/CAPD	不被透析清除。与 GFR<10ml/min 时同剂量
HD	不被透析清除。与 GFR<10ml/min 时同剂量
HDF/HFD	透析清除力不详。与 GFR<10ml/min 时同剂量
CAV/ VVHD	不被透析清除。与肾功能正常时同剂量

重要的药物相互作用

与其他药物合用的潜在风险

- 抗心律失常药：与其他抗心律失常药合用增加心肌抑制风险
- 抗菌药：与利福平（rifampicin）合用能加速本药代谢，降低本药药效
- 抗凝血药：增强香豆素类（coumarins）的抗凝作用
- 抗抑郁药：与三环类抗抑郁药（tricyclic antidepressants）合用增加心律失常风险；帕罗西汀（paroxetine）可能抑制本药代谢（增加毒性风险）
- 抗组胺药：与咪唑斯汀（mizolastine）合用能增加室性心律失常风险，应避免合用
- 抗精神病药：与延长 QT 间期的抗精神病药合用会增加室性心律失常风险
- 抗病毒药：沙奎那韦（saquinavir）及利托那韦（ritonavir）能增加本药浓度，呋山那韦（fosamprenavir）也可能增加本药浓度，合用均增加室性心律失常风险，应避免合用；与特拉匹韦（telaprevir）合用需谨慎
- β 受体拮抗药：增强心肌抑制作用；合用会增加美托洛尔（metoprolol）及普萘洛尔（propranolol）浓度

- 强心苷类（cardiac glycosides）：增加地高辛（digoxin）浓度，合用时地高辛用量需减半
- 环孢素（ciclosporin）：可能增加环孢素浓度
- 促溃疡愈合药：西咪替丁（cimetidine）能增加本药浓度

用法

溶液配制	-
用法	口服
输注速度	-

其他信息

- 本药半衰期取决于患者的乙酰化水平
- 用药前需确保电解质紊乱已纠正
- 本药的治疗血药浓度为 150～1500ng/ml

盐酸艾司洛尔 Esmolol hydrochloride

临床应用

β 受体拮抗药
- 短期治疗室上性心律失常（包括心房颤动、心房扑动和窦性心动过速）
- 治疗围手术期的心动过速及高血压

肾功能正常时的剂量

50~200μg/（kg·min），参考产品说明

药代动力学

分子量（Da）	331.8
蛋白结合率（%）	55
尿中原型药排泄率（%）	<2
分布容积（L/kg）	1.9
半衰期（min）：正常 /ESRF	9/ 不变

药物代谢

盐酸艾司洛尔通过酯酶作用代谢为一种酸性代谢产物（ASL-8123）和甲醇［此反应是其酯基（ester group）被红细胞内酯酶水解］。盐酸艾司洛尔经肾排泄，部分（低于 2% 的给药剂量）以原型排泄，另一部分以具有较弱 β 受体拮抗活性（不足艾司洛尔活性的 0.1%）的酸性代谢产物形式排泄

肾功能（GFR，ml/min）受损时的剂量

20 ~ 50	与肾功能正常时同剂量
10 ~ 20	与肾功能正常时同剂量
<10	与肾功能正常时同剂量

肾脏替代治疗时的剂量

APD/CAPD	透析可清除，与肾功能正常时同剂量
HD	透析可清除，与肾功能正常时同剂量
HDF/HFD	透析可清除，与肾功能正常时同剂量
CAV/VVHD	透析清除力不详。与肾功能正常时同剂量

重要的药物相互作用

与其他药物合用的潜在风险
- 麻醉药：增强降压作用
- 镇痛药：非甾体抗炎药（NSAIDs）拮抗降压作用
- 抗心律失常药：增加心肌抑制和心动过缓的风险；与胺碘酮（amiodarone）合用增加心动过缓、房室传导阻滞和心肌抑制风险；与氟卡尼（flecainide）合用增加心肌抑制和心动过缓风险
- 抗抑郁药：与单胺氧化酶抑制剂（MAOIs）合用增强降压作用
- 抗疟药：与甲氟喹（mefloquine）合用增加心动过缓风险
- 抗精神病药：与吩噻嗪类（phenothiazines）合用增强降压作用
- 钙通道阻滞剂：与地尔硫草（diltiazem）合用增加心动过缓和房室传导阻滞风险；与硝苯地平（nifedipine）合用偶见严重低血压和心力衰竭，与其他二氢吡啶类钙通道阻滞剂合用也可能有此不良反应；与维拉帕米（verapamil）合用可致心脏停搏、严重低血压和心力衰竭，应避免合用

- 抗高血压药：增强降压作用；与可乐定（clonidine）合用增加撤药后高血压风险；与 α 受体拮抗药合用增加首剂低血压风险
- 细胞毒性药物：与克唑替尼（crizo-tinib）合用可能增加心动过缓风险
- 利尿药：增强降压作用
- 芬戈莫德（fingolimod）：可能增加心动过缓风险
- 莫西赛利（moxisylyte）：可能发生严重的直立性低血压
- 拟交感神经药：与肾上腺素（adrena-line）和去甲肾上腺素（noradrenaline）合用能出现严重高血压；与多巴酚丁胺（dobutamine）合用也有此可能

用法

溶液配制	-
用法	静脉滴注
输注速度	50 ~ 200μg/（kg·min）
注释	与碳酸氢钠溶液不相容
	用 0.9% 氯化钠溶液或 5% 葡萄糖溶液稀释为 10mg/ml 浓度
	20mg/ml 浓度的滴注可引起局部刺激反应

其他信息

- 慢性肾脏病（CKD）5 期患者使用本药可能发生高钾血症
- 根据血压反应调整用药剂量

盐酸索他洛尔 Sotalol hydrochloride

临床应用

β- 肾上腺素受体拮抗药
- 治疗危及生命的室性心律失常
- 预防症状性非持续性室上性心动过速（SVT）

肾功能正常时的剂量

- 口服：每日 80～640mg，一次或分次服用（专家监督下可应用 480～640mg）
- 静脉给药：20～120mg，每 6 小时 1 次

药代动力学

分子量（Da）	308.8
蛋白结合率（%）	0
尿中原型药排泄率（%）	>90
分布容积（L/kg）	1.6～2.4
半衰期（h）：正常 / ESRF	（10～20）/56

药物代谢

本药在体内几乎不代谢，以原型从尿液排泄

肾功能（GFR，ml/min）受损时的剂量

30～60	常规剂量的 50%
10～30	常规剂量的 25%
<10	常规剂量的 25%，延长给药时间。需谨慎应用

肾脏替代治疗时的剂量

APD/CAPD	可能不被透析清除。与 GFR<10ml/min 时同剂量
HD	透析可清除。与 GFR< 10ml/min 时同剂量
HDF/HFD	透析可清除。与 GFR< 10ml/min 时同剂量
CAV/ VVHD	透析可清除。与 GFR= 10～30ml/min 时同剂量

重要的药物相互作用

与其他药物合用的潜在风险
- 麻醉药：增强降压作用
- 镇痛药：非甾体抗炎药（NSAIDs）拮抗降压作用
- 抗心律失常药：增加心肌抑制和心动过缓的风险；与胺碘酮（amiodarone）合用增加心动过缓、心肌抑制和房室传导阻滞风险；与胺碘酮、决奈达隆（dronedarone）、丙吡胺（disopyramide）或普鲁卡因胺（procainamide）合用增加室性心律失常风险，均应避免合用；与氟卡尼（flecainide）合用增加心肌抑制和心动过缓风险
- 抗菌药：与莫西沙星（moxifloxacin）合用增加室性心律失常风险，应避免合用；与迪拉马尼（delamanid）合用增加室性心律失常风险
- 抗抑郁药：与单胺氧化酶抑制剂（MAOIs）合用增强降压作用；与三环类抗抑郁药（tricyclic antidepressants）合用增加室性心律失常风险；与西酞普兰（citalopram）、艾司西酞普兰（escitalopram）和文拉法辛（venlafaxine）合用增加室性心律失常风险，应避免合用
- 抗组胺药：与咪唑斯汀（mizolastine）合用增加室性心律失常风险，应避免合用
- 抗高血压药：增强降压作用；与可乐定（clonidine）合用增加撤药后高血压风险；与 α 受体拮抗药如哌唑嗪（prazosin）合用增加首剂低血压风险

- 抗疟药：与甲氟喹（mefloquine）合用增加心动过缓风险；与蒿甲醚和本芴醇复方制剂（artemether-lumefantrine），或哌喹和青蒿醇复方制剂（piperaquine-artenimol）合用会增加室性心律失常风险，应避免合用
- 抗毒蕈碱类（antimuscarinics）：与托特罗定（tolterodine）合用增加室性心律失常风险
- 抗精神病药：与吩噻嗪类（phenothiazines）合用增强降压作用；与氨磺必利（amisulpride）、氟哌利多（droperidol）、氟哌啶醇（haloperidol）、吩噻嗪类、匹莫齐特（pimozide）、利培酮（risperidone）、舒必利（sulpiride）或珠氯噻醇（zuclopenthixol）合用增加室性心律失常风险，应避免与氟哌利多和珠氯噻醇合用
- 抗病毒药：与沙奎那韦（saquinavir）或特拉匹韦（telaprevir）合用增加室性心律失常风险，应避免合用
- 阿托西汀（atomoxetine）：增加室性心律失常风险
- 钙通道阻滞剂：与地尔硫草（diltiazem）合用增加心动过缓和房室传导阻滞风险；与硝苯地平（nifedipine）、尼索地平（nisoldipine）合用可能出现低血压和心力衰竭。与维拉帕米（verapamil）合用可能出现心脏停搏、严重低血压和心力衰竭
- 细胞毒性药物：与克唑替尼（crizotinib）合用可能增加心动过缓风险；与凡德他尼（vandetanib）合用增加室性心律失常风险，应避免合用；与三氧化二砷（arsenic trioxide）、博舒替尼（bosutinib）、色瑞替尼（ceritinib）、帕比司他（panobinostat）和凡德他尼合用增加室性心律失常风险

- 利尿药：增强降压作用；若诱发低钾血症，将增加室性心律失常风险
- 芬戈莫德（fingolimod）：可能增加心动过缓风险
- 伊伐布雷定（ivabradine）：增加室性心律失常风险
- 莫西赛利（moxisylyte）：可能发生严重直立性低血压
- 雷诺嗪（ranolazine）：应避免合用
- 拟交感神经药：与肾上腺素（adrenaline）和去甲肾上腺素（noradrenaline）合用可致严重高血压，与多巴酚丁胺（dobutamine）合用也可能导致严重高血压

用法

溶液配制	-
用法	静脉给药，口服
输注速度	心电监护下缓慢静脉注射超过 10 分钟

其他信息

- 口服生物利用度 >90%
- 本药在"英国产品特性概述"（UK SPC）中被禁用，而"美国数据表"（US data sheet）准许谨慎使用
- 本药会延长 QT 间期，易诱发尖端扭转性室性心动过速（torsades de pointes）
- 血液透析患者需用本药时，应给予尽可能低的剂量，并在透析后给药

决奈达隆　Dronedarone

临床应用

抗心律失常药

- 维持阵发性或持续性心房颤动成年患者成功心脏复律后的窦性心律

肾功能正常时的剂量

400mg，每日 2 次

药代动力学

分子量（Da）	556.8（盐酸盐形式为 593.2）
蛋白结合率（%）	99.7
尿中原型药排泄率（%）	0（6% 为代谢产物形式）
分布容积（L/kg）	1200 ~ 1400
半衰期（h）：正常 / ESRF	（25 ~ 30）/ 不变

药物代谢

决奈达隆广泛地在肝内代谢，主要经过 CYP3A4 的作用代谢，生成活性较低的正丁基（N-debutyl）代谢产物和一些无活性的代谢产物。口服剂量的约 6% 经尿液清除（全部为代谢产物），84% 经粪便清除（包括代谢产物和原型）

肾功能（GFR，ml/min）受损时的剂量

30 ~ 50	与肾功能正常时同剂量
10 ~ 30	与肾功能正常时同剂量，见 "其他信息"
<10	与肾功能正常时同剂量，见 "其他信息"

肾脏替代治疗时的剂量

APD/CAPD	不被透析清除。与 GFR<10ml/min 时同剂量
HD	不被透析清除。与 GFR<10ml/min 时同剂量
HDF/HFD	透析清除力不详。与 GFR<10ml/min 时同剂量
CAV/VVHD	不被透析清除。与 GFR=10 ~ 30ml/min 时同剂量

重要的药物相互作用

与其他药物合用的潜在风险

- 抗心律失常药：与其他抗心律失常药合用增加心肌抑制风险；与胺碘酮（amiodarone）或丙吡胺（disopyramide）合用增加室性心律失常的风险，应避免合用
- 抗菌药：与克拉霉素（clarithromycin）、泰利霉素（telithromycin）及红霉素（erythromycin）合用增加室性心律失常风险；利福平（rifampicin）能降低本药浓度，应避免合用
- 抗凝血药：增强香豆素类（coumarins）与苯茚二酮（phenindione）的抗凝作用；增加达比加群（dabigatran）的药物浓度，应避免合用；应避免与利伐沙班（rivaroxaban）合用；合用时依度沙班（edoxaban）的浓度增加，应减少依度沙班的剂量
- 抗抑郁药：与圣约翰草（St John's wort）合用可能降低本药浓度，应避免合用；与三环类抗抑郁药（tricyclic antidepressants）、西酞普兰（citalopram）和艾司西酞普兰（escitalopram）合用能增加室性心律失常风险，应避免合用
- 抗癫痫药：与磷苯妥英（fosphenytoin）、苯妥英（phenytoin）、卡马西平（carbamazepine）、苯巴比妥（phenobarbital）和扑米酮（primidone）合用可能降低本药浓度，应避免合用

- 抗真菌药：与酮康唑（ketoconazole）合用能增加本药浓度，应避免合用；避免与伊曲康唑（itraconazole）、泊沙康唑（posaconazole）和伏立康唑（voriconazole）合用
- 抗精神病药：与能延长 QT 间期的抗精神病药合用能增加室性心律失常风险；与吩噻嗪类（phenothiazines）合用能增加室性心律失常风险，应避免合用
- 抗病毒药：避免与利托那韦（ritonavir）合用；与沙奎那韦（saquinavir）合用增加室性心律失常风险，应避免合用
- β 受体拮抗药：增加心肌抑制的风险；可能增加美托洛尔（metoprolol）和普萘洛尔（propranolol）的药物浓度；与索他洛尔（sotalol）合用增加室性心律失常风险，应避免合用
- 钙通道阻滞剂：硝苯地平（nifedipine）能增加本药浓度；与地尔硫䓬（diltiazem）和维拉帕米（verapamil）合用增加心动过缓和心肌抑制风险
- 细胞毒性药物：合用可能会增加博舒替尼（bosutinib）浓度，应避免与博舒替尼合用或减少博舒替尼剂量；合用可能增加依鲁替尼（ibrutinib）浓度，应减少依鲁替尼剂量
- 地高辛（digoxin）：增加地高辛药物浓度（地高辛的维持剂量减半）
- 芬戈莫德（fingolimod）：可能增加心动过缓风险
- 葡萄柚汁（grapefruit juice）：增加决奈达隆（dronedarone）的药物浓度，应避免合用
- 他汀类：可能增加阿托伐他汀（atorvastatin）和瑞舒伐他汀（rosuvastatin）的药物浓度；与辛伐他汀（simvastatin）合用增加肌病风险；合用可能增加洛美他派（lomitapide）浓度，应避免合用
- 西罗莫司（sirolimus）：生产商建议慎用
- 他克莫司（tacrolimus）：生产商建议慎用

用法

溶液配制	-
用法	口服
输注速度	-

其他信息

- 在英国，生产商建议严重肾功能受损时禁用此药；但是美国允许使用，且剂量不变
- 有服药导致危及生命的急性肝损伤的个例报道，故用药前和用药过程均应监测肝功能
- 有服药诱发心力衰竭或使心力衰竭恶化的个例报道
- 在健康受试者和患者身上均观察到服药后血肌酐升高（平均升高 10μmol/L）。对于大多数患者，血肌酐升高多发生于用药早期，7 日后达到最高状态。推荐在用药前和用药 7 日后检测血肌酐水平。如果观察到血肌酐升高，应在下一个 7 日后复查血肌酐。如果血肌酐没有进一步升高，此时的血肌酐水平可以作为一个新的基线参考值。应用决奈达隆治疗时，这也许应在预料之中。如果血肌酐进一步升高，则应停止用药并研究下一步处理意见
- 口服生物利用度为 4%（与食物同服时为 15%）

醋酸氟卡尼 Flecainide acetate

临床应用

Ic 类抗心律失常药

- 治疗室性心律失常和心动过速

肾功能正常时的剂量

- 口服：治疗室上性心律失常每日 100 ~ 300mg，分 2 次服用；治疗室性心律失常每日 200 ~ 400mg，分 2 次服用
- 静脉注射：2mg/kg（最大剂量 150mg）注射 10 ~ 30 分钟，然后 1.5mg/(kg·h) 持续静脉滴注 1 小时，再滴注 0.1 ~ 0.25mg /（kg·h）。最大剂量为 24 小时内 600mg

药代动力学

分子量（Da）	474.4
蛋白结合率（%）	32 ~ 58
尿中原型药排泄率（%）	42
分布容积（L/kg）	8.31
半衰期（h）：	（12 ~ 27）/
正常 / ESRF	（19 ~ 26）

药物代谢

本药经历广泛代谢（受遗传多态性影响），生成 2 个主要代谢产物，即间氧脱烷基氟卡尼（m-O-dealkylated flecainide）及氟卡尼的间氧脱烷基内酰胺（m-O-deal-kylated lactam of flecainide），两者也许具有某些活性。CYP2D6 似乎参与了这一代谢，该酶具有遗传多态性。本药主要从尿液排泄，原型药约占 30%，剩余部分是其代谢产物。约 5% 经粪便排泄。血液透析只能清除 1% 的原型药

肾功能（GFR，ml/min）受损时的剂量

35 ~ 50	与肾功能正常时同剂量
10 ~ 35	口服：起始剂量每日 100mg（或 50mg，每日 2 次）。静脉用药：减量 50%。见"其他信息"
<10	口服：起始剂量每日 100mg（或 50mg，每日 2 次）。静脉用药：减量 50%。见"其他信息"

肾脏替代治疗时的剂量

APD/CAPD	约 1% 可被透析清除[1]。与 GFR<10ml/min 时同剂量
HD	约 1% 可被透析清除[1]。与 GFR<10ml/min 时同剂量
HDF/HFD	透析清除力不详。与 GFR< 10ml/min 时同剂量
CAV/VVHD	极少能被透析清除。与 GFR= 10 ~ 35ml/min 时同剂量

重要的药物相互作用

与其他药物合用的潜在风险

- 抗心律失常药：胺碘酮（amiodarone）能增加本药浓度，合用时本药剂量应减半；与其他抗心律失常药合用会增加心肌抑制风险
- 抗抑郁药：氟西汀（fluoxetine）能增加本药浓度；与三环类抗抑郁药（tri-cyclic antidepressants）合用会增加室性心律失常风险

- 抗组胺药：与咪唑斯汀（mizolastine）合用会增加室性心律失常风险
- 抗高血压药：与β受体拮抗药合用会增加心肌抑制和心动过缓风险；与维拉帕米（verapamil）合用会增加心肌抑制和心脏停搏风险
- 抗疟药：奎宁（quinine）能增加本药浓度；避免与蒿甲醚和本芴醇复方制剂（artemether-lumefantrine）合用
- 抗毒蕈碱类（antimuscarinics）：与托特罗定（tolterodine）合用能增加室性心律失常风险
- 抗精神病药：与延长QT间期的抗精神病药和吩噻嗪类（phenothiazines）合用能增加室性心律失常风险；与氯氮平（clozapine）合用增加心律失常风险
- 抗病毒药：与呋山那韦（fosamprenavir）、茚地那韦（indinavir）、洛匹那韦（lopinavir）、利托那韦（ritonavir）和沙奎那韦（saquinavir）合用会增加本药浓度，并使室性心律失常风险增加，应避免合用；与特拉匹韦（telaprevir）合用需谨慎
- 利尿药：如果发生低钾血症，会增加心脏毒性

用法

溶液配制	-
用法	口服，静脉注射，静脉滴注
输注速度	见"其他信息"
注释	静脉滴注：用5%葡萄糖溶液稀释；如果要用含氯溶液稀释，此稀释液必须超过500ml，否则将出现沉淀 药物血浆谷浓度应达到200～1000ng/ml，以便获得最好的治疗效果。血浆药物浓度大于700～1000ng/ml能增加不良事件风险

其他信息

- 生产商推荐重度肾功能受损患者用药时需密切监测血药浓度
- 使用本药之前需纠正电解质紊乱

参考文献

[1] Singlas E, Fillastre JP. Pharmacokinetics of newer drugs in patients with renal impairment (part II). Clin Pharmacokinet. 1991；20(5):389-410.

丙吡胺 Disopyramide

临床应用

治疗室性和室上性心律失常

肾功能正常时的剂量

- 口服：每日 300~800mg，分次服用
- 静脉注射：2mg/kg 注射 5 分钟，最大剂量为 150mg
- 静脉滴注：400μg/（kg·h），最大剂量为第 1 小时 300mg，每日 800mg

药代动力学

分子量（Da）	339.5
蛋白结合率（%）	50~65
尿中原型药排泄率（%）	50~75
分布容积（L/kg）	0.8~2.6
半衰期（h）：	（5~8）/
正常 / ESRF	（12~22）

药物代谢

丙吡胺通过 CYP3A4 作用，部分在肝内代谢，主要代谢产物是单 -N- 脱烷基丙吡胺（mono-N-dealkylated disopyramide），它仍保留一些抗心律失常和抗毒蕈碱类的活性。丙吡胺主要通过肾清除，50%~60% 为药物原型，20% 为以 N- 脱烷基化丙吡胺，而 10% 为其他代谢产物。64% 的 N- 脱烷基化代谢产物经胆汁排泄

肾功能（GFR，ml/min）受损时的剂量

20~60	口服：100mg，每 8 小时 1 次 静脉给药：减少剂量
8~20	口服：100mg，每 12 小时 1 次 静脉给药：减少剂量
<8	口服：100mg，每 24 小时 1 次（监测药物浓度） 静脉给药：减少剂量

肾脏替代治疗时的剂量

APD/CAPD	不被透析清除。与 GFR<8ml/min 时同剂量
HD	不被透析清除。与 GFR<8ml/min 时同剂量
HDF/HFD	可能不被透析清除。与 GFR<8ml/min 时同剂量
CAV/VVHD	透析清除力不详。与 GFR=8~20ml/min 时同剂量

重要的药物相互作用

与其他药物合用的潜在风险

- 抗心律失常药：与其他抗心律失常药合用会增强心肌抑制；胺碘酮（amiodarone）和决奈达隆（dronedarone）能增加室性心律失常的风险，应避免合用

- 抗菌药：阿奇霉素（azithromycin）、克拉霉素（clarithromycin）和红霉素（erythromycin）可能增加本药浓度及毒性风险；与莫西沙星（moxifloxacin）合用会增加室性心律失常风险，应避免合用；与泰利霉素（telithromycin）和迪拉马尼（delamanid）合用可能增加室性心律失常风险；利福平（rifampicin）能降低本药浓度

- 抗抑郁药：与三环类抗抑郁药（tricyclic antidepressants）合用会增加室性心律失常风险；与西酞普兰（citalopram）和艾司西酞普兰（escitalopram）合用会增加室性心律失常风险，应避免合用

- 抗真菌药：与酮康唑（ketoconazole）合用会增加室性心律失常风险，应避免合用；应避免与伊曲康唑（itraconazole）合用

- 抗组胺药：与咪唑斯汀（mizolastine）合用会增加室性心律失常风险

- 抗高血压药：与 β 受体拮抗药或维拉帕米（verapamil）合用会增加心肌抑制和心脏停搏风险；与索他洛尔（sotalol）合用会增加室性心律失常风险，应避免合用
- 抗疟药：应避免与蒿甲醚和本芴醇复方制剂（artemether-lumefantrine），以及哌喹和青蒿醇复方制剂（piperaquine-artenimol）合用
- 抗毒蕈碱类（antimuscarinics）：合用会增加抗毒蕈碱类的副作用；与托特罗定（tolterodine）合用会增加室性心律失常风险
- 抗精神病药：与延长 QT 间期的抗精神病药、吩噻嗪类（phenothiazines）和舒必利（sulpiride）合用能增加室性心律失常风险；与氨磺必利（amisulpride）、氟哌利多（droperidol）、匹莫齐特（pimozide）和珠氯噻醇（zuclopenthixol）合用会增加室性心律失常风险，与氟哌啶醇（haloperidol）合用可能增加室性心律失常风险，均应避免合用
- 抗病毒药：利托那韦（ritonavir）可能增加本药浓度及毒性风险；与沙奎那韦（saquinavir）和特拉匹韦（telaprevir）合用会增加室性心律失常风险，应避免合用
- 阿托西汀（atomoxetine）：合用会增加室性心律失常风险
- β 受体拮抗药：增加心肌抑制风险；与索他洛尔（sotalol）合用会增加室性心律失常风险，应避免合用
- 钙离子阻滞剂：与维拉帕米（verapamil）合用会增加心肌抑制和心脏停搏风险
- 环孢素（ciclosporin）：与环孢素合用可能增加肾毒性风险
- 细胞毒性药物：与帕比司他（panobinostat）和凡德他尼（vandetanib）合用可能增加室性心律失常风险，应避免合用；与三氧化二砷（arsenic trioxide）合用会增加室性心律失常风险；与博舒替尼（bosutinib）和色瑞替尼（ceritinib）合用也可能增加室性心律失常风险
- 利尿药：如果出现低钾血症将增加心肌毒性
- 芬戈莫德（fingolimod）：可能增加心动过缓风险
- 伊伐布雷定（ivabradine）：增加室性心律失常风险
- 喷他脒（pentamidine）：可能增加室性心律失常风险
- 雷诺嗪（ranolazine）：应避免合用

用法

溶液配制	-
用法	口服，静脉给药
输注速度	每小时 20～30mg 或每小时 0.4mg/kg
注释	可溶于 5% 葡萄糖溶液、0.9% 氯化钠溶液或复方乳酸钠溶液中，通过外周静脉血管滴注

其他信息

- 肾功能受损患者需慎用本药
- 肾功能受损时的用药剂量来自"美国数据表"（American data sheet）
- 不要给肾功能受损患者缓释制剂（SR）
- 最佳治疗血药浓度为 2～6mg/L
- 本药严重中毒时可应用血液灌流进行治疗

腺苷 Adenosine

临床应用

- 使阵发性室上性心动过速快速逆转为窦性心律
- 用于复杂的宽或窄 QRS 室上性心动过速的诊断

肾功能正常时的剂量

起始剂量：在心电监测下用 2 秒以上的时间注射 6mg；如果必要，1~2 分钟后再追加 12mg；之后 1~2 分钟还可再次给予 12mg

药代动力学

分子量（Da）	267.2
蛋白结合率（%）	0
尿中原型药排泄率（%）	<5
分布容积（L/kg）	无数据
半衰期（s）：正常/ESRF（<10）/不变	

药物代谢

因为腺苷能以多种形式存在于体内所有细胞中，因此，不可能用经典方法对其药代动力学进行研究。体内（主要在红细胞和血管内皮细胞）存在一个有效的回收及再循环系统（salvage and recycling system）。其半衰期在体外估计不到 10 秒，在体内可能更短

肾功能（GFR，ml/min）受损时的剂量

20~50	与肾功能正常时同剂量
10~20	与肾功能正常时同剂量
<10	与肾功能正常时同剂量

肾脏替代治疗时的剂量

APD/CAPD	不被透析清除。与肾功能正常时同剂量
HD	不被透析清除。与肾功能正常时同剂量
HDF/HFD	透析清除力不详。与肾功能正常时同剂量
CAV/VVHD	不被透析清除。与肾功能正常时同剂量

重要的药物相互作用

与其他药物合用的潜在风险

- 抗心律失常药：增加心肌抑制风险
- 抗精神病药：与能延长 QT 间期的抗精神病药合用，会增加室性心律失常风险
- β 受体拮抗药：增加心肌抑制风险
- 双嘧达莫（dipyridamole）：能增强和延长腺苷的作用，假若必须使用腺苷，则其剂量应减少至常规剂量的 1/4（即起始剂量减到 0.5~1mg）
- 茶碱（theophylline）和其他黄嘌呤类（xanthines）：是腺苷的强效抑制剂

用法

溶液配制	-
用法	静脉注射
输注速度	快速静脉注入 勿冷藏
注释	注入中心静脉、大的外周静脉或静脉留置管。如使用静脉留置管，在注入腺苷后以 0.9% 氯化钠溶液快速冲洗管路

其他信息

- 外源性腺苷不通过肾和肝降解，所以在肝或肾功能不全时无须调整剂量
- 与维拉帕米（verapamil）不同，腺苷可以和 β 受体拮抗药合用
- 常见的副作用：面部潮红、胸痛、呼吸困难、支气管痉挛、恶心和眩晕。这些副作用的出现是短暂的

四、抗心绞痛药

1. 硝酸酯类

硝酸甘油　Glyceryl trinitrate

临床应用

血管扩张药

- 预防和治疗心绞痛、左心室衰竭、术中高血压
- 治疗肛裂
- 维持静脉通畅（venous patency）

肾功能正常时的剂量

- 舌下（S/L）含片：根据病情给药 0.3 ~ 1mg
- 舌下（S/L）喷雾：根据病情 1 ~ 2 喷 / 次
- 硝酸甘油贴膜：5 ~ 20mg，每 24 小时 1 次
- 维持静脉通畅：5mg 贴膜
- 静脉滴注：10 ~ 200μg/min，术中最大剂量可达 400μg/min
- 肛裂：0.2% ~ 0.8% 药膏外用，每 12 小时 1 次

药代动力学

分子量（Da）	227.1
蛋白结合率（%）	30 ~ 60
尿中原型药排泄率（%）	<1
分布容积（L/kg）	2 ~ 3
半衰期（min）： 正常 / ESRF	（1 ~ 4）/ 不变

药物代谢

硝酸甘油在肝内经历广泛的首过代谢。硝酸甘油被血管平滑肌细胞摄取后，其硝酸盐基团被裂解成无机亚硝酸盐，而后生成一氧化氮。此反应需要半胱氨酸或其他巯基的存在。硝酸甘油也在血浆中水解。在肝内经过谷胱甘肽 - 有机硝酸还原酶（glutathione organic nitrate reductase）的作用迅速代谢为二硝酸盐和单硝酸盐

肾功能（GFR，ml/min）受损时的剂量

20 ~ 50	与肾功能正常时同剂量
10 ~ 20	与肾功能正常时同剂量
<10	与肾功能正常时同剂量

肾脏替代治疗时的剂量

APD/CAPD	不被透析清除。与肾功能正常时同剂量
HD	不被透析清除。与肾功能正常时同剂量
HDF/HFD	透析清除力不详。与肾功能正常时同剂量
CAV/VVHD	不被透析清除。与肾功能正常时同剂量

重要的药物相互作用

与其他药物合用的潜在风险

- 抗凝血药：静脉滴注硝酸甘油会减弱肝素类（heparins）的抗凝作用
- 抗抑郁药：与三环类抗抑郁药（tricyclic antidepressants）合用时由于口干可能影响舌下含片发挥作用
- 抗毒蕈碱类（antimuscarinics）：合用时由于口干可能减弱舌下含片的作用
- 阿伐那非（avanafil）、西地那非（sildenafil）、他达拉非（tadalafil）和伐地那非（vardenafil）：合用能显著增强降压作用，应避免合用
- 利奥西呱（riociguat）：应避免合用，有发生低血压的风险

用法

溶液配制　-

用法　　　静脉给药，口颊片给药，舌下给药，口服，局部用药

输注速度　10 ~ 400μg/min（根据药物效应调整）

注释　　　可用 0.9% 氯化钠溶液和 5% 葡萄糖溶液配制
不能使用聚氯乙烯容器

其他信息

- 可能发生耐药，能通过"无硝酸酯期"（nitrate-"free" periods）方法使耐药最小化（译者注：任何剂型的硝酸酯连续应用 24 小时后都可能出现耐药，一旦发生耐药，不仅疗效减弱或缺失，而且可能造成患者血管内皮功能受损。因此，长期使用必须采用"偏心给药方法"，即保证提供每日 8 ~ 12 小时的无硝酸酯或低硝酸浓度期，此间可加用 β 受体拮抗药等预防心绞痛反跳的发生）
- 静脉输液中含有丙二醇，可引起乳酸性酸中毒，因此，连续输注此药不得超过 3 日

单硝酸异山梨酯　Isosorbide mononitrate

临床应用

血管扩张药

- 预防和治疗心绞痛
- 充血性心力衰竭的辅助治疗

肾功能正常时的剂量

每日 20 ~ 120mg，分次服用

药代动力学

分子量（Da）	191.1
蛋白结合率（%）	<4
尿中原型药排泄率（%）	2
分布容积（L/kg）	0.6
半衰期（h）：	（0.5 ~ 5）/
正常 / ESRF	不变

药物代谢

与二硝酸异山梨酯不同，单硝酸异山梨酯不经历肝首过代谢。此药被血管平滑肌细胞摄取，硝酸基团被裂解后生成无机亚硝酸盐，而后生成一氧化氮。单硝酸异山梨酯代谢生成无活性代谢产物，包括异山梨酯和异山梨酯葡糖苷酸共轭物。仅 2% 的单硝酸异山梨酯以原型经尿液排泄

肾功能（GFR，ml/min）受损时的剂量

20 ~ 50	与肾功能正常时同剂量
10 ~ 20	与肾功能正常时同剂量
<10	与肾功能正常时同剂量

肾脏替代治疗时的剂量

APD/CAPD	不被透析清除。与肾功能正常时同剂量
HD	透析可清除。与肾功能正常时同剂量
HDF/HFD	透析可清除。与肾功能正常时同剂量
CAV/VVHD	透析可清除。与肾功能正常时同剂量

重要的药物相互作用

与其他药物合用的潜在风险

- 阿伐那非（avanafil）：合用会显著增加低血压风险，应避免合用
- 西地那非（sildenafil）：降压作用显著增强，应避免合用
- 他达拉非（tadalafil）：降压作用显著增强，应避免合用
- 伐地那非（vardenafil）：降压作用显著增强，应避免合用

用法

溶液配制	-
用法	口服
输注速度	-

其他信息

可能发生耐药，通过"无硝酸酯期"（nitrate-"free" periods）能使耐药最小化（译者注：详见硝酸甘油的"其他信息"）

二硝酸异山梨酯 Isosorbide dinitrate

临床应用

血管扩张药

- 治疗和预防心绞痛
- 治疗左心室衰竭

肾功能正常时的剂量

- 口服
  - 心绞痛：每日 30～120mg，分次服用
  - 左心室衰竭：每日 40～240mg
- 静脉用药：每小时 2～20mg，根据药物效应调整

药代动力学

分子量（Da）	236.1
蛋白结合率（%）	<1
尿中原型药排泄率（%）	10～20
分布容积（L/kg）	2～4
半衰期（h）：正常 / ESRF	（0.5～1）/-

药物代谢

二硝酸异山梨酯在肝内经历广泛的首过代谢。本药被血管平滑肌细胞摄取，硝酸基团被裂解后生成无机亚硝酸盐，而后生成一氧化氮。本药也在肝内迅速代谢生成其主要的活性代谢产物 2- 单硝酸异山梨酯和 5- 单硝酸异山梨酯。单硝酸异山梨酯代谢生成无活性代谢产物，包括异山梨酯和异山梨酯葡糖苷酸共轭物。仅 2% 的单硝酸异山梨酯以原型经尿液排泄

肾功能（GFR，ml/min）受损时的剂量

20～50	与肾功能正常时同剂量
10～20	与肾功能正常时同剂量
<10	与肾功能正常时同剂量

肾脏替代治疗时的剂量

APD/CAPD	不被透析清除。与肾功能正常时同剂量
HD	透析可清除。与肾功能正常时同剂量
HDF/HFD	透析可清除。与肾功能正常时同剂量
CAV/VVHD	透析可清除。与肾功能正常时同剂量

重要的药物相互作用

与其他药物合用的潜在风险

- 阿伐那非（avanafil）、西地那非（sildenafil）、他达拉非（tadalafil）和伐地那非（vardenafil）：合用会显著增加低血压风险，应避免合用
- 利奥西呱（riociguat）：避免合用，因低血压风险增加

用法

溶液配制	-
用法	口服，静脉滴注
输注速度	浓度 1mg/10ml：60ml/h 或 6mg/h
	浓度 2mg/10ml：30ml/h 或 6mg/h
注释	用 0.9% 氯化钠溶液或 5% 葡萄糖溶液稀释至 1mg/10ml 或 2mg/10ml；最终容量为 500ml
	避免使用聚氯乙烯容器及输液器，因能吸收药物活性成分

其他信息

本药 2 个代谢产物的半衰期均较母体药长

2. 钙通道阻滞剂

盐酸维拉帕米　Verapamil hydrochloride

临床应用

钙通道阻滞剂
- 治疗室上性心律失常
- 治疗心绞痛
- 治疗高血压
- 治疗丛集性头痛（cluster headaches）

肾功能正常时的剂量

- 口服
  - 室上性心律失常：40~120mg，每日3次
  - 心绞痛：80~120mg，每日3次
  - 高血压：每日240~480mg，分2~3次服用
  - 丛集性头痛：240~960mg，分3~4次给药
- 静脉用药：初始5~10mg，如需要，5~10分钟后再予5mg

药代动力学

分子量（Da）	491.1
蛋白结合率（%）	90
尿中原型药排泄率（%）	<4
分布容积（L/kg）	3~6
半衰期（h）：正常/ESRF	（4.5~12）/延长

药物代谢

本药在肝内经历广泛的首过代谢。现已检测到12种代谢产物，其中仅去甲维拉帕米（norverapamil）具有有意义的活性（约占母体化合物的20%）。去甲维拉帕米几乎能与本药达到相同的稳态血药浓度，在尿液排泄的药物中其约占6%。约70%的药物是以代谢产物形式经肾排泄，约16%的药物经胆汁从粪便排泄。少于4%的药物以原型排泄

肾功能（GFR，ml/min）受损时的剂量

20~50	与肾功能正常时同剂量。密切监测
10~20	与肾功能正常时同剂量。密切监测
<10	与肾功能正常时同剂量。密切监测

肾脏替代治疗时的剂量

APD/CAPD	不被透析清除。与GFR<10ml/min时同剂量
HD	不被透析清除。与GFR<10ml/min时同剂量
HDF/HFD	透析清除力不详。与GFR<10ml/min时同剂量
CAV/VVHD	极少能被透析清除。与GFR=10~20ml/min时同剂量

重要的药物相互作用

与其他药物合用的潜在风险
- 氨茶碱（aminophylline）和茶碱（theophylline）：合用会增强氨茶碱和茶碱的作用
- 麻醉药：增强降压作用
- 抗心律失常药：与胺碘酮（amiodarone）合用能增加心动过缓、房室传导阻滞及心肌抑制风险；与丙吡胺（disopyramide）及氟卡尼（flecainide）合用能增加心肌抑制及心脏停搏风险；与决奈达隆（dronedarone）合用能增加心动过缓及心肌抑制风险

- 抗菌药：利福平（rifampicin）能加速本药代谢；红霉素（erythromycin）、克拉霉素（clarithromycin）和泰利霉素（telithromycin）可能抑制本药代谢（增加中毒风险）
- 抗凝血药：可能增加达比加群（dabigatran）浓度，合用时应减少达比加群剂量
- 抗抑郁药：与单胺氧化酶抑制剂（MAOIs）合用能增强降压作用；合用会增加丙米嗪（imipramine）浓度，也可能增加其他三环类抗抑郁药（tricyclic antidepressants）的浓度；圣约翰草（St John's wort）可显著降低本药浓度
- 抗癫痫药：巴比妥类（barbiturates）、苯妥英（phenytoin）及扑米酮（primidone）可能减弱本药作用；合用可增强卡马西平（carbamazepine）的作用
- 抗真菌药：与伊曲康唑（itraconazole）合用可能增强负性肌力作用
- 抗高血压药：增强降压作用；增加 α 受体拮抗药的首剂低血压风险
- 抗精神病药：合用可能增加鲁拉西酮（lurasidone）浓度
- 抗病毒药：阿扎那韦（atazanavir）和利托那韦（ritonavir）可能增加本药浓度；与特拉匹韦（telaprevir）合用需谨慎
- 阿伐那非（avanafil）：合用会增加阿伐那非浓度
- β 受体拮抗药：增强降压作用；与 β 受体拮抗药合用有发生心脏停搏、严重低血压及心力衰竭的风险
- 强心苷类（cardiac glycosides）：增加地高辛（digoxin）的浓度。增加房室传导阻滞及心动过缓的风险

- 环孢素（ciclosporin）：报道显示，本药可降低环孢素肾毒性、增强药物效应；也可能增加环孢素的浓度
- 秋水仙碱（colchicine）：可能增加秋水仙碱中毒的风险，合用时秋水仙碱应暂停或减量，肾衰竭或肝衰竭患者应避免合用
- 细胞毒性药物：合用可能增加博舒替尼（bosutinib）、多柔比星（doxorubicin）和依鲁替尼（ibrutinib）浓度，合用时需减少博舒替尼和依鲁替尼剂量；与克唑替尼（crizotinib）合用可能增加心动过缓风险；与依维莫司（everolimus）合用二者的浓度都可能增加，需考虑减少依维莫司剂量；可能增加奥拉帕尼（olaparib）浓度，需避免合用或合用时减少奥拉帕尼剂量
- 芬戈莫德（fingolimod）：增加心动过缓风险
- 葡萄柚汁（grapefruit juice）：可增加本药浓度，应避免合用
- 伊伐布雷定（ivabradine）：本药可增加伊伐布雷定的浓度，应避免合用
- 来那度胺（lenalidomide）：可能增加来那度胺浓度
- 调节血脂药：与阿托伐他汀（atorvastatin）和辛伐他汀（simvastatin）合用会增加肌病风险，合用时需减少阿托伐他汀剂量，辛伐他汀的剂量不可超过 20mg[1]，阿托伐他汀可增加本药浓度；本药可增加洛美他派（lomitapide）浓度，应避免合用
- 西罗莫司（sirolimus）：合用会增加两药的浓度
- 他克莫司（tacrolimus）：合用可能增加他克莫司浓度

用法

溶液配制	-
用法	口服，静脉给药
输注速度	超过 2 分钟（老年人应超过 3 分钟）

其他信息

- 监测血压及心电图
- 肾功能受损患者活性代谢产物可能在体内蓄积

参考文献

[1] MHRA. Drug Safety Update. Statins：interactions and updated advice. 2012 August; 6(1): 2-4.

盐酸地尔硫䓬 Diltiazem hydrochloride

临床应用

钙通道阻滞剂
- 心绞痛的预防与治疗
- 治疗高血压

肾功能正常时的剂量

180～480mg，最多分 3 次服用

药代动力学

分子量（Da）	451
蛋白结合率（%）	80～85
尿中原型药排泄率(%)	5
分布容积（L/kg）	3～8
半衰期（h）：	［2～11；缓释制剂
正常／ESRF	（SR）：5～8］/
	不变

药物代谢

本药口服后几乎完全被胃肠道吸收，但经历了广泛的肝首过效应，致使生物利用度仅约 40%。本药在肝内主要通过 CYP3A4 进行代谢；据报道其代谢产物去乙酰基地尔硫䓬（desacetyldiltiazem）具有 25%～50% 的母体药活性。2%～4% 的药物剂量以原型从尿液排泄，其余部分作为代谢产物由胆汁和尿液排泄

肾功能（GFR，ml/min）受损时的剂量

20～50	与肾功能正常时同剂量
10～20	与肾功能正常时同剂量
<10	小剂量开始应用，逐渐增加到耐受剂量

肾脏替代治疗时的剂量

APD/CAPD	不被透析清除。与 GFR<10ml/min 时同剂量
HD	不被透析清除。与 GFR<10ml/min 时同剂量
HDF/HFD	不被透析清除。与 GFR<10ml/min 时同剂量
CAV/VVHD	不被透析清除。与肾功能正常时同剂量

重要的药物相互作用

与其他药物合用的潜在风险
- 氨茶碱（aminophylline）和茶碱（theophylline）：合用可增强氨茶碱和茶碱的作用
- 麻醉药：增强降压作用
- 抗心律失常药：与胺碘酮（amiodarone）合用能增加心动过缓、房室传导阻滞和心肌抑制风险；与决奈达隆（dronedarone）合用能增加心动过缓和心肌抑制风险
- 抗菌药：利福平（rifampicin）加速本药代谢；克拉霉素（clarithromycin）、红霉素（erythromycin）和泰利霉素（telithromycin）可能抑制本药代谢
- 抗抑郁药：与单胺氧化酶抑制剂（MAOIs）合用能增强降压作用；合用能增加丙米嗪（imipramine）浓度，也可能增加其他三环类抗抑郁药（tricyclic antidepressants）的浓度
- 抗癫痫药：巴比妥类（barbiturates）、磷苯妥英（fosphenytoin）、苯妥英（phenytoin）及扑米酮（primidone）可能减弱本药作用；合用能增强卡马西平（carbamazepine）作用；合用能增加磷苯妥英、苯妥英浓度
- 抗真菌药：与伊曲康唑（itraconazole）合用可能增强负性肌力作用
- 抗高血压药：增强降压作用；与 α 受体拮抗药合用会增加首剂低血压风险
- 抗精神病药：合用可使鲁拉西酮（lurasidone）浓度增加

- 抗病毒药：阿扎那韦（atazanavir）和利托那韦（ritonavir）可能增加本药浓度，与阿扎那韦合用时应减少本药剂量；依非韦仑（efavirenz）能降低本药浓度；与特拉匹韦（telaprevir）合用需谨慎
- 阿伐那非（avanafil）：合用可能增加阿伐那非浓度
- β受体拮抗药：与β受体拮抗药合用有心动过缓和房室传导阻滞风险
- 强心苷类（cardiac glycosides）：合用能增加地高辛（digoxin）浓度
- 环孢素（ciclosporin）：增加环孢素的浓度
- 西洛他唑（cilostazol）：增加西洛他唑浓度，应避免合用
- 秋水仙碱（colchicine）：可能增加秋水仙碱的毒性风险，秋水仙碱应暂停或减量，在肾衰竭或肝衰竭时避免合用
- 细胞毒性药物：合用可使博舒替尼（bosutinib）、依鲁替尼（ibrutinib）、奥拉帕尼（olaparib）浓度增加，应避免合用或减少用药剂量；与克唑替尼（crizotinib）合用可能增加心动过缓风险
- 芬戈莫德（fingolimod）：增加心动过缓风险
- 伊伐布雷定（ivabradine）：增加伊伐布雷定浓度，应避免合用

- 调节血脂药：合用可能增加洛美他派（lomitapide）浓度，应避免合用
- 西罗莫司（sirolimus）：增加西罗莫司浓度
- 他汀类：增加阿托伐他汀（atorvastatin）浓度，并可能导致肌病；与辛伐他汀（simvastatin）合用增加肌病风险，合用时辛伐他汀不要超过20mg[1]
- 他克莫司（tacrolimus）：增加他克莫司浓度
- 茶碱（theophylline）：增强茶碱作用

用法

溶液配制	-
用法	口服
输注速度	-

其他信息

- 活性代谢产物
- 在治疗早期监测心率，心率低于50次/分时不要增加剂量
- 患者应使用同一品牌药物

参考文献

[1] MHRA. Drug Safety Update. Statins：interactions and updated advice. 2012 August; 6(1): 2-4.

3. 其他抗心绞痛药

盐酸伊伐布雷定 Ivabradine hydrochloride

临床应用

- 缓解窦性心律患者的慢性稳定型心绞痛症状
- 治疗轻度到重度慢性心力衰竭

肾功能正常时的剂量

2.5 ~ 7.5mg，每日 2 次（如心率始终低于 50 次 / 分，应减少剂量）

药代动力学

分子量（Da）	504.5
蛋白结合率（%）	70
尿中原型药排泄率（%）	4
分布容积（L/kg）	100
半衰期（h）：正常 / ESRF	2/ 不变

药物代谢

本药在肝和肠道内广泛代谢，由 CYP3A4 介导进行氧化代谢。主要活性代谢产物为 N- 去甲基 - 伊伐布雷定（N-desmethyl ivabradine）（S 18982），暴露率为其母体化合物的 40%。活性代谢产物将经历 CYP3A4 的进一步代谢。代谢产物几乎均等地从粪便和尿液排泄。约 4% 的口服剂量以原型从尿液排泄

肾功能（GFR，ml/min）受损时的剂量

20 ~ 50	与肾功能正常时同剂量
15 ~ 20	与肾功能正常时同剂量
<15	与肾功能正常时同剂量。谨慎使用

肾脏替代治疗时的剂量

APD/CAPD	可能不被透析清除。与 GFR<15ml/min 时同剂量
HD	可能不被透析清除。与 GFR<15ml/min 时同剂量
HDF/HFD	透析清除力不详。与 GFR<15ml/min 时同剂量
CAV/VVHD	透析清除力不详。与肾功能正常时同剂量

重要的药物相互作用

与其他药物合用的潜在风险

- 抗心律失常药：与胺碘酮（amiodarone）和丙吡胺（disopyramide）合用增加室性心律失常风险
- 抗菌药：克拉霉素（clarithromycin）和泰利霉素（telithromycin）可能增加本药浓度，应避免合用；与红霉素（erythromycin）合用增加室性心律失常风险，应避免合用
- 抗真菌药：酮康唑（ketoconazole）能增加本药浓度，应避免合用；氟康唑（fluconazole）能增加本药浓度，合用时应减少本药起始剂量；伊曲康唑（itraconazole）可能增加本药浓度，应避免合用
- 抗疟药：与甲氟喹（mefloquine）合用能增加室性心律失常风险
- 抗精神病药：与匹莫齐特（pimozide）合用能增加室性心律失常风险

- 抗病毒药：利托那韦（ritonavir）可能增加本药浓度，应避免合用
- β受体拮抗药：与索他洛尔（sotalol）合用能增加室性心律失常风险
- 钙通道阻滞剂：地尔硫䓬（diltiazem）、维拉帕米（verapamil）能增加本药浓度，应避免合用
- 葡萄柚汁（grapefruit juice）：能增加本药浓度
- 喷他脒（pentamidine）：合用能增加室性心律失常风险
- 圣约翰草（St John's wort）：能降低本药浓度，应避免合用

用法

溶液配制	-
用法	口服
输注速度	-

其他信息

由于缺乏数据资料，生产商建议终末期肾病（ESRD）患者应谨慎用药，但在临床实践中，终末期肾病患者使用正常剂量并未出现问题

雷诺嗪 Ranolazine

临床应用

心绞痛的联合治疗药物

肾功能正常时的剂量

375 ~ 750mg，每日 2 次

药代动力学

分子量（Da）	427.5
蛋白结合率（%）	62
尿中原型药排泄率（%）	<5（75% 为代谢产物）
分布容积（L/kg）	180
半衰期（h）：正常 / ESRF	7/ 延长

药物代谢

本药在胃肠道和肝内广泛代谢。现已发现 4 种主要代谢产物。大约 75% 的药物从尿液排泄，剩余部分从粪便排泄。不足 5% 的药物以原型排泄

肾功能（GFR，ml/min）受损时的剂量

30 ~ 50	与肾功能正常时同剂量。缓慢调整剂量
10 ~ 30	谨慎使用小剂量。见"其他信息"
<30	谨慎使用小剂量。见"其他信息"

肾脏替代治疗时的剂量

APD/CAPD	可能不被透析清除。与 GFR<10ml/min 时同剂量
HD	可能不被透析清除。与 GFR<10ml/min 时同剂量
HDF/HFD	透析清除力不详。与 GFR<10ml/min 时同剂量
CAV/ VVHD	透析清除力不详。与 GFR= 10 ~ 30ml/min 时同剂量

重要的药物相互作用

与其他药物合用的潜在风险

- 抗心律失常药：避免与丙吡胺（diso-pyramide）合用
- 抗菌药：克拉霉素（clarithromycin）和泰利霉素（telithromycin）可能升高本药浓度，应避免合用；利福平（rifampicin）能降低本药浓度，应避免合用
- 抗真菌药：酮康唑（ketoconazole）能升高本药浓度，伊曲康唑（itracon-azole）、泊沙康唑（posaconazole）和伏立康唑（voriconazole）也可能有此作用，均应避免合用
- 抗病毒药：阿扎那韦（atazanavir）、达芦那韦（darunavir）、呋山那韦（fosamprenavir）、茚地那韦（indina-vir）、洛匹那韦（lopinavir）、利托那韦（ritonavir）、沙奎那韦（saquina-vir）和替拉那韦（tipranavir）可能升高本药浓度，均应避免合用
- β 受体拮抗药：避免与索他洛尔（sota-lol）合用
- 环孢素（ciclosporin）：合用可能使两药浓度均升高
- 葡萄柚汁（grapefruit juice）：可能升高本药浓度，应避免合用
- 他汀类：升高辛伐他汀（simvastatin）浓度，合用时辛伐他汀最大剂量为 20mg
- 他克莫司（tacrolimus）：能升高他克莫司浓度

用法

溶液配制	-
用法	口服
输注速度	-

其他信息

- 在"英国产品特性概述"（UK SPC）中，生产商将重度肾功能受损（CCr <30ml/min）作为禁忌证
- 口服生物利用度为 35% ~ 50%
- 可能导致 QT 间期延长
- 严重肾功能受损患者使用本药可能导致血压升高
- 血药浓度在服药后 3 日内达到稳态
- 肾功能受损患者使用本药时，药物副作用发生率可能增加。据报道，与肾功能正常患者比较，轻度至中度肾功能受损（CCr ⩾ 30ml/min）患者更常见如下不良反应：便秘（4% 比 8%）、头晕（5% 比 7%）及恶心（2% 比 4%）

- 与肾功能正常者相比，轻度、中度和重度肾功能受损患者的雷诺嗪药 - 时曲线下面积（AUC）平均升高 1.7 ~ 2 倍。代谢产物的 AUC 随肾功能下降而增加。严重肾功能受损时，雷诺嗪的一个活性代谢产物的 AUC 增加了 5 倍
- 有报道，一例 HDF 患者由于不耐受本药副作用而不能应用 375mg、每日 2 次的剂量，但能耐受每日 1 次的剂量

尼可地尔　Nicorandil

临床应用

预防和治疗慢性稳定型心绞痛

肾功能正常时的剂量

5~40mg，每日2次

药代动力学

分子量（Da）	211.2
蛋白结合率（%）	微量
尿中原型药排泄率（%）	1
分布容积（L/kg）	无数据
半衰期（h）：正常/ESRF	1/不变

药物代谢

尼可地尔的代谢主要是通过分子的脱硝基（denitration）作用进入烟酰胺途径（nicotinamide pathway）。大约20%的药量主要以代谢产物形式从尿液排泄

肾功能（GFR，ml/min）受损时的剂量

20~50	与肾功能正常时同剂量
10~20	与肾功能正常时同剂量
<10	与肾功能正常时同剂量

肾脏替代治疗时的剂量

APD/CAPD	透析清除力不详。与肾功能正常时同剂量
HD	透析清除力不详。与肾功能正常时同剂量
HDF/HFD	透析清除力不详。与肾功能正常时同剂量
CAV/VVHD	透析清除力不详。与肾功能正常时同剂量

重要的药物相互作用

与其他药物合用的潜在风险

- 勃起功能障碍治疗药：阿伐那非（avanafil）、西地那非（sildenafil）、他达拉非（tadalafil）和伐地那非（vardenafil）能增强降压作用，应避免合用
- 利奥西呱（riociguat）：可能增强降压作用，应避免合用

用法

溶液配制	-
用法	口服
输注速度	-

五、肺动脉高压治疗药物

波生坦　Bosentan

临床应用

- 治疗动脉型肺动脉高压（PAH），及继发于硬皮病但无明显间质性肺病的肺动脉高压
- 治疗出现指端溃疡的系统性硬化病

肾功能正常时的剂量

- PAH：62.5 ~ 250mg，每日 2 次
- 系统性硬化病：62.5 ~ 125mg，每日 2 次

药代动力学

分子量（Da）	551.6
蛋白结合率（%）	>98
尿中原型药排泄率（%）	<3
分布容积（L/kg）	18
半衰期（h）：正常 / ESRF	（5 ~ 8）/不变

药物代谢

波生坦在多次给药后，血药浓度逐渐下降至单次给药的 50% ~ 65%。这种下降可能与肝酶代谢的自身诱导作用有关。在 3 ~ 5 日内血药浓度达到稳态。波生坦在肝内经 CYP2C9 及 CYP3A4 代谢后通过胆汁排泄。波生坦生成 3 种代谢产物，其中仅一种具有药理活性。这些代谢产物主要经胆汁排泄。成年患者的活性代谢产物暴露量高于健康受试者。对有胆汁淤积的患者，活性产物的暴露量将增多

肾功能（GFR，ml/min）受损时的剂量

20 ~ 50	与肾功能正常时同剂量
10 ~ 20	与肾功能正常时同剂量
<10	与肾功能正常时同剂量

肾脏替代治疗时的剂量

APD/CAPD	不被透析清除。与肾功能正常时同剂量
HD	不被透析清除。与肾功能正常时同剂量
HDF/HFD	不被透析清除。与肾功能正常时同剂量
CAV/VVHD	不被透析清除。与肾功能正常时同剂量

重要的药物相互作用

与其他药物合用的潜在风险

- 抗菌药：利福平（rifampicin）会降低本药浓度，应避免合用
- 降糖药：与格列本脲（glibenclamide）合用会增加肝毒性，应避免合用
- 抗真菌药：氟康唑（fluconazole）、酮康唑（ketoconazole）、伊曲康唑（itraconazole）可显著增加波生坦浓度，应避免合用
- 抗病毒药：洛匹那韦（lopinavir）、利托那韦（ritonavir）可增加波生坦浓度，应考虑减少波生坦用量；与特拉匹韦（telaprevir）合用时，特拉匹韦浓度会降低，波生坦浓度可能增加；应避免与替拉那韦（tipranavir）合用
- 环孢素（ciclosporin）：合用会使波生坦的初始谷浓度增加 30 倍，稳态时的谷浓度增加 3 ~ 4 倍，与此同时，环孢素的血药浓度会下降 50%，应避免合用
- 细胞毒性药物：合用可能降低博舒替尼（bosutinib）浓度，避免合用
- 胍法辛（guanfacine）：合用可能降低胍法辛浓度，需增加胍法辛用量

- 调节血脂药：辛伐他汀（simvastatin）浓度可下降 45%，应监测胆固醇水平来调整他汀药物剂量
- 雌激素类（oestrogens）、孕激素类（progestogens）和乌利司他（ulipristal）：可能导致避孕失败，建议用其他方式避孕

用法

溶液配制	-
用法	口服
输注速度	-

其他信息

- 对重度肾功能受损（CCr = 15 ~ 30ml/min）患者，波生坦血浆浓度下降约 10%。与肾功能正常者相比，波生坦代谢产物的血浆浓度会上升近 2 倍［译者注：波生坦的肾排泄量不到其口服剂量的 3%，因此，重度肾

功能受损对其原型药的药代动力学参数（包括药峰浓度及药 - 时曲线下面积）并不产生有意义的影响，但是其 3 种代谢产物的血药浓度都能增加近 2 倍［Dimgemanse J, van Giersbergen PL. Int J Clin Pharmacol Ther. 2002; 40(7): 310-316. Clin Pharmacokinet. 2004; 43(15): 1089-1115］
- 只有当系统收缩压超过 85mmHg 时才能应用波生坦
- 波生坦能引起与剂量相关的轻度血红蛋白浓度下降
- 波生坦是 CYP3A4 和 CYP2C9 诱导剂
- 波生坦能引起与剂量相关的肝氨基转移酶升高
- 副作用还包括下肢水肿和低血压

安贝生坦　Ambrisentan

临床应用

内皮素受体拮抗剂

● 治疗肺动脉高压

肾功能正常时的剂量

5 ~ 10mg，每日 1 次

药代动力学

分子量（Da）	378.4
蛋白结合率（%）	98.8
尿中原型药排泄率（%）	3.3
分布容积（L/kg）	低
半衰期（h）：正常 / ESRF	13.6/16.5

药物代谢

安贝生坦通过几个尿苷二磷酸 - 葡糖苷酸基转移酶（UDP glucuronyl transferase，UGT）同工酶（UGT1A9S，UGT2B7S 和 UGT1A3S）的作用，经葡糖苷酸化，生成安贝生坦葡糖苷酸（ambrisentan glucuronide）（13%）。安贝生坦也能通过 CYP3A4 的作用及较小程度上通过 CYP3A5 和 CYP2C19 的作用进行氧化代谢，生成 4- 羟甲基安贝生坦（4-hydroxymethyl ambrisentan）（该产物几乎无生物活性），后者还能进一步葡糖苷酸化生成 4- 羟甲基安贝生坦葡糖苷酸（4-hydroxymethyl ambrisentan glucuronide）。安贝生坦主要经肝清除，可是其中肝代谢和胆汁排泄各起多大作用尚不明确

肾功能（GFR，ml/min）受损时的剂量

30 ~ 50	与肾功能正常时同剂量
10 ~ 30	与肾功能正常时同剂量。慎用
<10	与肾功能正常时同剂量。慎用

肾脏替代治疗时的剂量

APD/CAPD	可能不被透析清除。与 GFR<10ml/min 时同剂量
HD	可能不被透析清除。与 GFR<10ml/min 时同剂量
HDF/HFD	可能不被透析清除。与 GFR<10ml/min 时同剂量
CAV/VVHD	可能不被透析清除。与 GFR=10 ~ 30ml/min 时同剂量

重要的药物相互作用

与其他药物合用的潜在风险

● 环孢素（ciclosporin）：可使安贝生坦的浓度增加 2 倍，故能增加其副作用风险；最大剂量为每日 5mg

用法

溶液配制	-
用法	口服
输注速度	-

其他信息

● 肾功能中度受损时，药物肾清除率将下降 20% ~ 40%

● 生产商劝告，肾功能严重受损时用安贝生坦需谨慎，由于缺少研究资料，此时加量至 10mg 必须小心

马西替坦 Macitentan

临床应用

内皮素受体拮抗剂

● 治疗肺动脉高压

肾功能正常时的剂量

10mg，每日 1 次

药代动力学

分子量（Da）	588.3
蛋白结合率（%）	>99
尿中原型药排泄率（%）	50（以代谢产物形式）
分布容积（L/kg）	50
半衰期（h）： 正常 / ESRF	［16（活性代谢产物 48）］/ 不变

药物代谢

马西替坦的活性代谢产物主要由 CYP3A4 介导生成，而 CYP2C8、CYP2C9 和 CYP2C19 的作用较小。这些同工酶还通过不同的代谢途径参与其他几种非活性代谢产物的形成

肾功能（GFR，ml/min）受损时的剂量

20 ~ 50	与肾功能正常时同剂量
10 ~ 20	与肾功能正常时同剂量
<10	与肾功能正常时同剂量

肾脏替代治疗时的剂量

APD/CAPD	可能不被透析清除。与肾功能正常时同剂量。见"其他信息"
HD	可能不被透析清除。与肾功能正常时同剂量。见"其他信息"
HDF/HFD	可能不被透析清除。与肾功能正常时同剂量。见"其他信息"
CAV/VVHD	可能不被透析清除。与肾功能正常时同剂量。见"其他信息"

重要的药物相互作用

与其他药物合用的潜在风险

● 抗菌药：利福平（rifampicin）能降低本药浓度，应避免合用

● 抗抑郁药：应避免与圣约翰草（St John's wort）合用

● 抗癫痫药：应避免与卡马西平（carbamazepine）、磷苯妥英（fosphenytoin）和苯妥英（phenytoin）合用

用法

溶液配制	-
用法	口服
输注速度	-

其他信息

● 根据本药的药代动力学，生产商并不建议在严重肾功能受损患者中减少本药剂量。由于缺乏研究数据，不建议在透析患者中应用本药

● 肾功能受损患者更可能出现低血压和贫血

● 在严重肾功能受损的患者中，马西替坦及其代谢产物的暴露量分别增加了 1.3 倍和 1.6 倍，但这种增加被认为无临床意义

伊洛前列素　Iloprost

临床应用

前列环素类似物

- 治疗肺动脉高压
- 用于严重外周动脉缺血患者，缓解疼痛，促进溃疡愈合，挽救患肢

肾功能正常时的剂量

- 肺动脉高压
  - 雾化吸入：每次雾化 2.5 ~ 5μg，每日 6 ~ 9 次
  - 静脉给药：通常 1 ~ 8ng/（kg·min），可根据药物效应加量，最大为 25ng/（kg·min）
- 严重的外周动脉缺血
  - 于 0.5 ~ 2ng/（kg·min）范围根据个体耐受情况调整剂量，每日滴注 1 次，滴注 6 小时以上

药代动力学

分子量（Da）	360.5
蛋白结合率（%）	约 60
尿中原型药排泄率（%）	<5
分布容积（L/kg）	0.6 ~ 0.8
半衰期（h）：正常 / ESRF	（0.3 ~ 0.5）/不变

药物代谢

静脉滴注的伊洛前列素通过氧化作用从血浆中迅速清除。80% 的代谢产物从尿液排泄，20% 经胆汁排泄

肾功能（GFR，ml/min）受损时的剂量

20 ~ 50	与肾功能正常时同剂量
10 ~ 20	与肾功能正常时同剂量
<10	与肾功能正常时同剂量

肾脏替代治疗时的剂量

APD/CAPD	透析清除力不详。与肾功能正常时同剂量
HD	透析清除力不详。与肾功能正常时同剂量
HDF/HFD	透析清除力不详。与肾功能正常时同剂量
CAV/VVHD	透析清除力不详。与肾功能正常时同剂量

重要的药物相互作用

与其他药物合用的潜在风险

- 抗凝血药：由于伊洛前列素能抑制血小板聚集，故与肝素（heparin）、香豆素类（coumarins）和苯茚二酮（phenindione）合用会增强抗凝作用，增加出血风险
- 与非甾体抗炎药（NSAIDs）、阿司匹林（aspirin）、氯吡格雷（clopidogrel）、依替巴肽（eptifibatide）和替罗非班（tirofiban）合用会增加出血风险

用法

溶液配制	0.1mg 用 5% 葡萄糖溶液或 0.9% 氯化钠溶液 500ml 稀释。最终伊洛前列素浓度为 0.2μg/ml
用法	雾化吸入，经外周静脉或中心静脉导管滴注
输注速度	每日滴注 0.1mg，滴注 6 小时以上（见下）
注释	初始静脉滴注速度为 10ml/h，约 30 分钟。对于体重 65kg 的患者来讲，此剂量相当于 0.5ng/（kg·min） 然后每 30 分钟按 10ml/h 的速度增加剂量，直至 40ml/h（如患者体重大于 75kg，可增至 50ml/h）

如发生副作用，如头痛、恶心、血压过度下降，输液应减慢至可耐受的速度；如果副作用严重，则应暂停输液

在余下的治疗期间里，继续沿用在最初 2 ~ 3 日摸索出来的可耐受剂量

其他信息

- 开始静脉输注和每次增加剂量时必须测量血压和心率
- 治疗时间可长达 4 周。对于雷诺现象，较短的疗程（3 ~ 5 日）通常是足够的

- 静脉输注伊洛前列素可用于控制硬皮病高血压危象患者的血压
- 对需要限制液体入量的患者，可将 0.1mg 伊洛前列素溶解于 50ml 0.9% 氯化钠溶液中，以 1 ~ 4ml/h 的速度给药
- 如果吞咽、吸入或皮肤接触本品，则有毒
- 由于缺少数据，生产商建议 GFR< 30ml/min 的患者慎用本药

塞乐西帕　Selexipag

临床应用

选择性前列环素受体激动剂

● 治疗肺动脉高压

肾功能正常时的剂量

200～1600μg，每日 2 次

药代动力学

分子量（Da）	496.6
蛋白结合率（%）	99
尿中原型药排泄率（%）	12
分布容积（L/kg）	11.7
半衰期（h）： 正常 / ESRF	［0.8～2.5（活性代谢产物 6.2～13.5）］/?

药物代谢

塞乐西帕被快速吸收，在肝中被羧酸酯酶 1（CES1）水解为活性代谢产物。在 CYP3A4 和 CYP2C8 的催化下，氧化代谢形成羟基化和脱烷基化产物。尿苷二磷酸 - 葡糖苷酸基转移酶（UGT1A3 和 UGT2B7）参与了活性代谢产物的葡糖苷酸化。主要是通过粪便（93%）和尿液（12%）排泄

肾功能（GFR，ml/min）受损时的剂量

30～50	与肾功能正常时同剂量
<30	与肾功能正常时同剂量。从小量开始逐渐加量，谨慎应用

肾脏替代治疗时的剂量

APD/CAPD	不被透析清除。与 GFR<30ml/min 时同剂量
HD	不被透析清除。与 GFR<30ml/min 时同剂量
HDF/HFD	不被透析清除。与 GFR<30ml/min 时同剂量
CAV/ VVHD	不被透析清除。与肾功能正常时同剂量

重要的药物相互作用

与其他药物合用的潜在风险

● 抗菌药：与利福平（rifampicin）合用可能降低本药浓度，应考虑增加本药剂量

● 抗癫痫药：与卡马西平（carbamazepine）、磷苯妥英（fosphenytoin）和苯妥英（phenytoin）合用可能降低本药浓度，应考虑增加本药剂量

● 氯吡格雷（clopidogrel）：合用可能增加塞乐西帕的浓度，应考虑减少本药剂量

● 地拉罗司（deferasirox）：合用可能增加塞乐西帕浓度，应考虑减少本药剂量

● 调节血脂药：与吉非罗齐（gemfibrozil）合用可能增加本药浓度，应避免合用

● 特立氟胺（teriflunomide）：合用可能增加塞乐西帕浓度，应考虑减少本药剂量

用法

溶液配制	-
用法	口服
输注速度	-

其他信息

● 由于缺乏数据，生产商不建议透析患者使用本药

● 口服生物利用度为 49%

● 在严重肾功能受损［eGFR<30ml/（min·1.73m²）］时，塞乐西帕及其活性代谢产物的暴露量（药峰浓度和药 - 时曲线下面积）增加了 1.4～1.7 倍

利奥西呱　Riociguat

临床应用

鸟苷酸环化酶刺激剂

● 治疗慢性血栓栓塞性肺动脉高压（CTEPH）和动脉型肺动脉高压（PAH）

肾功能正常时的剂量

1 ~ 2.5mg，每日 3 次

药代动力学

分子量（Da）	422.4
蛋白结合率（%）	95
尿中原型药排泄率（%）	40（主要以代谢产物形式）
分布容积（L/kg）	30
半衰期（h）：正常 / ESRF	（7 ~ 12）/-

药物代谢

被 CYP1A1、CYP3A4、CYP2C8 和 CYP2J2 催化进行 N- 去甲基化反应是本药主要生物转化途径，生成主要活性代谢产物 M1（药理活性为利奥西呱的 1/10 ~ 1/3），而后进一步代谢为无药理活性的 N- 葡糖苷酸。利奥西呱及其代谢产物均通过肾（占 33% ~ 45%）和胆道 / 大肠（占 48% ~ 59%）两个途径排泄。9% ~ 44% 的给药剂量以原型通过粪便排泄

肾功能（GFR，ml/min）受损时的剂量

30 ~ 50	与肾功能正常时同剂量。见"其他信息"
15 ~ 30	与肾功能正常时同剂量。见"其他信息"
<15	慎用。见"其他信息"

肾脏替代治疗时的剂量

APD/CAPD	可能不被透析清除。与 GFR<15ml/min 时同剂量
HD	可能不被透析清除。与 GFR<5ml/min 时同剂量
HDF/HFD	可能不被透析清除。与 GFR<15ml/min 时同剂量
CAV/ VVHD	可能不被透析清除。与 GFR=15 ~ 30ml/min 时同剂量

重要的药物相互作用

与其他药物合用的潜在风险

● 阿伐那非（avanafil）、西地那非（sildenafil）、他达拉非（tadalafil）、伐地那非（vardenafil）：增强降压作用，应避免合用

● 尼可地尔（nicorandil）：可能增强降压作用，应避免合用

● 硝酸盐类（nitrates）：可能增强降压作用，应避免合用

用法

溶液配制	-
用法	口服
输注速度	-

其他信息

● 如果治疗中断超过 3 日，需要重新滴定剂量

● 由于缺乏研究，英国生产商不推荐在 CCr<30ml/min 的患者中应用本药。由于缺乏 CCr<15ml/min 时的研究资料，"美国数据表"（US data sheet）建议慎用

● 肾功能受损患者由于药物暴露量增加，更易发生低血压，因此应仔细地滴定剂量

● 在 CCr=50 ~ 80ml/min、CCr=30 ~ 50ml/min 或 CCr<30ml/min 的非吸烟个体中，利奥西呱血浆浓度（药 - 时曲线下面积）分别增加了 53%、139% 或 54%

● 口服生物利用度为 94%

六、脑血管及周围血管扩张药

尼莫地平　Nimodipine

临床应用

钙通道阻滞剂

- 预防和治疗蛛网膜下腔出血后的缺血性神经功能障碍

肾功能正常时的剂量

- 预防：60mg，口服，每 4 小时 1 次
- 通过中心导管给药：初始 1mg/h，2 小时后增加到 2mg/h。血压不稳定、体重 <70kg 的患者，必要时从 0.5mg/h 或更小剂量开始

药代动力学

分子量（Da）	418.4
蛋白结合率（%）	98
尿中原型药排泄率（%）	<1
分布容积（L/kg）	0.9 ~ 1.6
半衰期（h）：正常 / ESRF	（1.1 ~ 1.7）/ 22

药物代谢

尼莫地平在肝内通过 CYP3A4 介导进行广泛代谢，主要通过二氢吡啶环的脱氢作用和氧化 O- 去甲基化作用形成代谢产物后排泄。氧化酯裂解（oxidative ester cleavage）、2 位和 6 位甲基团的羟基化及与葡萄苷酸共轭是另外的重要代谢途径。血浆中的 3 种主要代谢产物没有或仅有极弱的活性。代谢产物约 50% 经肾排泄，30% 经胆汁从粪便排泄

肾功能（GFR，ml/min）受损时的剂量

20 ~ 50	与肾功能正常时同剂量
10 ~ 20	与肾功能正常时同剂量
<10	与肾功能正常时同剂量

肾脏替代治疗时的剂量

APD/CAPD	不被透析清除。与肾功能正常时同剂量
HD	不被透析清除。与肾功能正常时同剂量
HDF/HFD	透析力清除不详。与肾功能正常时同剂量
CAV/VVHD	透析力清除不详。与肾功能正常时同剂量

重要的药物相互作用

与其他药物合用的潜在风险

- 氨茶碱（aminophylline）：可能增加氨茶碱的浓度
- 麻醉药：增强降压作用
- 抗菌药：利福平（rifampicin）可能加速本药代谢；克拉霉素（clarithromycin）、红霉素（erythromycin）和泰利霉素（telithromycin）可能抑制本药代谢
- 抗抑郁药：与单胺氧化酶抑制剂（MAOIs）合用能增强降压作用
- 抗癫痫药：卡马西平（carbamazepine）、巴比妥类（barbiturates）、苯妥英（phenytoin）和扑米酮（primidone）减弱本药作用
- 抗真菌药：伊曲康唑（itraconazole）和酮康唑（ketoconazole）可能抑制本药代谢；与伊曲康唑合用可能增强负性肌力作用
- 抗高血压药：增强降压作用；与 α 受体拮抗药合用增加首剂低血压风险
- 抗病毒药：利托那韦（ritonavir）可能增加本药浓度；与特拉匹韦（telaprevir）合用需谨慎

- 葡萄柚汁（grapefruit juice）：增加本药浓度，应避免合用
- 茶碱（theophylline）：可能增加茶碱浓度

用法

溶液配制	-
用法	口服，静脉给药
输注速度	静脉滴注：最初 2 小时每小时给予尼莫地平 1mg（5ml）
	2 小时后每小时滴注尼莫地平 2mg（10ml）
注释	尼莫地平溶液不要加入输液袋或输液瓶中，并禁止与其他药物混合
	尼莫地平溶液仅能通过旁路（如三通阀）注进 0.9% 氯化钠溶液或 5% 葡萄糖溶液的滴注通路（40ml/h）
	尼莫地平片和溶液连续应用时，总治疗时间不能超过 21 日

其他信息

- 尼莫地平溶液与聚氯乙烯能起反应，需应用聚乙烯管路
- 肾病患者或正在接受肾毒性药物治疗的患者静脉应用本药时，需严密监测肾功能

莫西赛利　Moxisylyte (Thymoxamine)

临床应用

治疗原发性雷诺综合征（Raynaud's syndrome）

肾功能正常时的剂量

40~80mg，每日 4 次

药代动力学

分子量（Da）	315.8
蛋白结合率（%）	无数据
尿中原型药排泄率（%）	<1
分布容积（L/kg）	低[1]
半衰期（h）：正常 / ESRF	（1~2）/-

药物代谢

本药快速转化为具有药理学活性的去乙酰莫西赛利（desacetylmoxisylyte）（代谢产物Ⅰ）和去甲基去乙酰莫西赛利（desmethyldesacetylmoxisylyte）（代谢产物Ⅱ），随后进一步代谢为硫酸盐共轭物和葡糖苷酸共轭物。本药几乎只能通过肾排泄

肾功能（GFR，ml/min）受损时的剂量

20~50	与肾功能正常时同剂量
10~20	与肾功能正常时同剂量
<10	与肾功能正常时同剂量

肾脏替代治疗时的剂量

APD/CAPD	可能不被透析清除。与肾功能正常时同剂量
HD	可能不被透析清除。与肾功能正常时同剂量
HDF/HFD	可能不被透析清除。与肾功能正常时同剂量
CAV/VVHD	可能不被透析清除。与肾功能正常时同剂量

重要的药物相互作用

与其他药物合用的潜在风险

- α 受体拮抗药：合用可能导致严重的直立性低血压
- β 受体拮抗药：合用可能导致严重的直立性低血压

用法

溶液配制	-
用法	口服
输注速度	-

其他信息

理论上可降低糖尿病患者胰岛素（insulin）的用量

参考文献

[1] Marquer C, Bressole F. Moxisylyte：a review of its pharmacodynamic and pharmacokinetic properties, and its therapeutic use in impotence. Fundam Clin Pharmacol. 1998; 12: 377-387.

草酸萘呋胺　Naftidrofuryl oxalate

临床应用

血管扩张药
- 治疗周围和脑血管疾病

肾功能正常时的剂量

- 周围血管病：100～200mg，每日 3 次
- 脑血管病：100mg，每日 3 次

药代动力学

分子量（Da）	473.6
蛋白结合率（%）	60～65
尿中原型药排泄率（%）	<1（主要为代谢产物）
分布容积（L/kg）	61.5
半衰期（h）：正常 / ESRF	（1～2）/3.5

药物代谢

本药被血浆拟胆碱酯酶（pseudocholines- terases）代谢为 3 种活性代谢产物 [1]

肾功能（GFR，ml/min）受损时的剂量

20～50	与肾功能正常时同剂量
10～20	与肾功能正常时同剂量。从小剂量开始
<10	与肾功能正常时同剂量。从小剂量开始

肾脏替代治疗时的剂量

APD/CAPD	可能不被透析清除。与 GFR<10ml/min 时同剂量
HD	透析可清除。与 GFR<10ml/min 时同剂量
HDF/HFD	透析可清除。与 GFR<10ml/min 时同剂量
CAV/VVHD	可能不被透析清除。与 GFR=10～20ml/min 时同剂量

重要的药物相互作用

与其他药物合用的潜在风险
- 未知

用法

溶液配制	-
用法	口服
输注速度	-

其他信息

静脉制剂已被废除，因能增加心脏和神经毒性风险，而且还能因草酸盐结晶堵塞肾小管继发急性肾衰竭

参考文献

[1] Barradell LB, Brogden RN. Oral nafti- drofuryl. A review of its pharmacology and therapeutic use in the management of peripheral occlusive arterial disease. Drugs & Aging. 1996; 8(4): 299-322.

己酮可可碱　Pentoxifylline (Oxpentifylline)

临床应用

- 治疗周围血管病
- 治疗下肢静脉溃疡

肾功能正常时的剂量

400mg，每日 2 ~ 3 次

药代动力学

分子量（Da）	278.3
蛋白结合率（%）	0
尿中原型药排泄率（%）	0（95% 为活性代谢产物）
分布容积（L/kg）	2.4 ~ 4.2
半衰期（h）： 正常 / ESRF	（0.4 ~ 1）/（不变，见"其他信息"）

药物代谢

己酮可可碱在肝内代谢生成活性代谢产物。用药 24 小时内大部分药物主要以代谢产物形式从尿液排泄，不足 4% 的药物从粪便排泄

肾功能（GFR，ml/min）受损时的剂量

30 ~ 50	与肾功能正常时同剂量
10 ~ 30	根据个体耐受性减少剂量，30% ~ 50%（400mg，每日 1 或 2 次）
<10	根据个体耐受性减少剂量，30% ~ 50%（400mg，每日 1 或 2 次）

肾脏替代治疗时的剂量

APD/CAPD	不被透析清除。400mg，每日 1 次，如必要，缓慢加量
HD	不被透析清除[1]。400mg，每日 1 次，如必要，缓慢加量
HDF/HFD	透析清除力不详[1]。400mg，每日 1 次，如必要，缓慢加量
CAV/VVHD	不被透析清除[1]。与 GFR = 10 ~ 30ml/min 时同剂量

重要的药物相互作用

与其他药物合用的潜在风险

- 镇痛药：与非甾体抗炎药（NSAIDs）合用可能增加出血风险；与酮咯酸（ketorolac）合用会增加出血风险，应避免合用

用法

溶液配制	-
用法	口服
输注速度	-

其他信息

- 可能增强降血糖作用
- 避免用于卟啉症患者
- 活性代谢产物经肾排泄，肾功能受损时本药半衰期延长
- 个案报道有 1 例终末期肾病（ESRD）透析患者服用本药 400mg，每日 2 次，产生了药物累积。在增加剂量每日服用 2 次，治疗 6 日后，患者出现毒性表现，而服药减少到每日 1 次后得到改善

参考文献

[1] Silver MR, Kroboth PD. Pentoxifylline in end-stagerenal disease. Drug Intell Clin Pharm. 1987; 21(12): 976-978.

七、抗高血压药

1. 血管紧张素转换酶抑制剂

卡托普利　Captopril

临床应用

血管紧张素转换酶抑制剂（ACEI）
- 治疗高血压
- 治疗心力衰竭
- 心肌梗死后治疗
- 治疗糖尿病肾病

肾功能正常时的剂量

- 6.25～50mg，每日2～3次
- 糖尿病肾病：每日75～100mg，分次服用

药代动力学

分子量（Da）	217.3
蛋白结合率（%）	25～30
尿中原型药排泄率（%）	40～50
分布容积（L/kg）	2
半衰期（h）：正常/ESRF	（2～3）/（21～32）

药物代谢

卡托普利吸收剂量的一半被迅速代谢，主要代谢成卡托普利-半胱氨酸二硫化物（captopril-cysteine disulfide）及二硫化物二聚体。体外研究提示卡托普利及其代谢产物之间的转化是可逆的。肾功能受损患者的代谢比肾功能正常者更广泛。卡托普利及其代谢产物经尿液排泄，药物原型主要经肾小管分泌进入尿液。肾功能正常的患者，吸收剂量的95%以上在24小时内经尿液排泄；40%～50%以药物原型从尿液排泄，其余主要是代谢产物卡托普利-半胱氨酸二硫化物及二硫化物二聚体。有研究报道用健康个体进行试验，单次服用卡托普利后，约20%的药物在5日内从粪便排泄，主要为未吸收的药物

肾功能（GFR，ml/min）受损时的剂量

20～50	小剂量起始，根据药物效应调整剂量
10～20	小剂量起始，根据药物效应调整剂量
<10	小剂量起始，根据药物效应调整剂量

肾脏替代治疗时的剂量

APD/CAPD	不被透析清除。与GFR<10ml/min时同剂量
HD	透析可清除。与GFR<10ml/min时同剂量
HDF/HFD	透析可清除。与GFR<10ml/min时同剂量
CAV/VVHD	透析可清除。与GFR=10～20ml/min时同剂量

重要的药物相互作用

与其他药物合用的潜在风险
- 麻醉药：增强降压作用
- 镇痛药：与非甾体抗炎药（NSAIDs）合用会拮抗降压作用，增加肾功能受损风险；与酮咯酸（ketorolac）和其他NSAIDs合用可致高钾血症
- 抗高血压药：与血管紧张素AT_1受体拮抗剂和阿利吉仑（aliskiren）合用增加高钾血症、低血压和肾衰竭的风险

- 蜂毒提取物（bee venom extract）：合用可能导致严重的过敏反应
- 环孢素（ciclosporin）：增加高钾血症和肾毒性风险
- 利尿药：增强降压作用；与保钾利尿药合用可致高钾血症
- 红细胞生成刺激剂（ESAs）：增加高钾血症风险；拮抗降压作用
- 金（gold）制剂：与金硫丁二钠（sodium aurothiomalate）合用可导致面部潮红和低血压
- 锂（lithium）制剂：减少锂排泄，可能增加锂中毒风险
- 钾盐（potassium salts）：增加高钾血症风险
- 他克莫司（tacrolimus）：增加高钾血症和肾毒性风险

用法

溶液配制	-
用法	口服
输注速度	-
注释	片剂可分散于水中

其他信息

- 在肾功能受损时，本药副作用（尤其高钾血症）较常见
- 紧急情况舌下给药有效
- 随着肾功能的减弱，卡托普利经肝清除会越来越显著
- 已有报道，肾动脉狭窄、肾移植术后和充血性心力衰竭患者应用 ACEI 可能发生肾衰竭
- 有报道指出，患者使用高通量聚丙烯腈膜进行血液透析的同时服用 ACEI，过敏反应的发生率升高，故两者应避免合用
- 肾功能不全患者如果使用本药，需要密切监测肾功能

福辛普利钠　Fosinopril sodium

临床应用

血管紧张素转换酶抑制剂（ACEI）
- 治疗高血压
- 治疗心力衰竭

肾功能正常时的剂量

10 ~ 40mg，每日 1 次

药代动力学

分子量（Da）　　　　　585.6
蛋白结合率（%）　　　　95
尿中原型药排泄率（%）　<1
分布容积（L/kg）　　　 0.15
半衰期（h）：正常/ESRF　（11.5 ~ 14）/
　　　　　　　　　　　　 （14 ~ 32）

药物代谢

本药是其活性产物二酸福辛普利拉（diacid fosinoprilat）的前体药物。本药在胃肠道黏膜和肝内迅速且完全地水解为福辛普利拉（fosinoprilat）。福辛普利拉既可从尿液排泄，也可经胆汁从粪便排泄

肾功能（GFR，ml/min）受损时的剂量

20 ~ 50　与肾功能正常时同剂量
10 ~ 20　与肾功能正常时同剂量。从小剂量开始
<10　　　与肾功能正常时同剂量。从小剂量开始

肾脏替代治疗时的剂量

APD/CAPD　不被透析清除。与 GFR< 10ml/min 时同剂量
HD　　　　不被透析清除。与 GFR< 10ml/min 时同剂量
HDF/HFD　可能不被透析清除。与 GFR<10ml/min 时同剂量

CAV/VVHD　可能不被透析清除。与 GFR=10 ~ 20ml/min 时同剂量

重要的药物相互作用

与其他药物合用的潜在风险
- 麻醉药：增强降压作用
- 镇痛药：与非甾体抗炎药（NSAIDs）合用会拮抗降压作用，并增加肾功能受损风险；与酮咯酸（ketorolac）和其他 NSAIDs 合用可致高钾血症
- 抗高血压药：与血管紧张素 AT_1 受体拮抗剂和阿利吉仑（aliskiren）合用会增加高钾血症、低血压和肾衰竭的风险
- 蜂毒提取物（bee venom extract）：合用可能导致严重的过敏反应
- 环孢素（ciclosporin）：增加高钾血症和肾毒性风险
- 细胞毒性药物：与依维莫司（everolimus）合用增加血管性水肿风险
- 利尿药：增强降压作用；与保钾利尿药合用可致高钾血症
- 红细胞生成刺激剂（ESAs）：增加高钾血症风险；拮抗降压作用
- 金（gold）制剂：与金硫丁二钠（sodium aurothiomalate）合用可导致面部潮红和低血压
- 锂（lithium）制剂：减少锂排泄，可能增加锂中毒风险
- 钾盐（potassium salts）：增加高钾血症风险
- 他克莫司（tacrolimus）：增加高钾血症和肾毒性风险

用法

溶液配制　　　-
用法　　　　　口服
输注速度　　　-

其他信息

- 肝胆清除可以代偿肾排泄减少
- 肾功能受损患者用药时，高钾血症和其他副作用更常见
- 肾功能不全患者治疗期间需严密监测肾功能

- 有关报道显示，肾动脉狭窄、肾移植术后和充血性心力衰竭患者应用 ACEI 可能发生肾衰竭
- 有关报道显示，使用高通量聚丙烯腈膜进行血液透析的患者，在应用 ACEI 治疗时，过敏反应的发生率很高，故这些患者应避免联合 ACEI 治疗

马来酸依那普利 Enalapril maleate

临床应用

血管紧张素转换酶抑制剂（ACEI）
- 治疗高血压
- 治疗心力衰竭

肾功能正常时的剂量

每日 2.5～40mg

药代动力学

分子量（Da）	492.5
蛋白结合率（%）	50～60
尿中原型药排泄率（%）	20
分布容积（L/kg）	0.17[1]
半衰期（h）：正常 / ESRF	11/（34～60）

药物代谢

本药口服吸收后，迅速而广泛地水解成依那普利拉（enalaprilat），后者为一种强效 ACEI。依那普利拉的达峰时间出现在口服片剂后 4 小时，其有效半衰期为 11 小时。依那普利拉主要经肾排泄。尿中的主要成分为依那普利拉（约占给药剂量的 40%）及本药原型（约占 20%）

肾功能（GFR，ml/min）受损时的剂量

20～50	与肾功能正常时同剂量
10～20	起始剂量每日 2.5mg，根据药物效应逐渐加量
<10	起始剂量每日 2.5mg，根据药物效应逐渐加量

肾脏替代治疗时的剂量

APD/CAPD	透析可清除。与 GFR<10ml/min 时同剂量
HD	透析可清除。与 GFR<10ml/min 时同剂量
HDF/HFD	透析可清除。与 GFR<10ml/min 时同剂量
CAV/VVHD	透析可清除。与 GFR=10～20ml/min 时同剂量

重要的药物相互作用

与其他药物合用的潜在风险
- 麻醉药：增强降压作用
- 镇痛药：非甾体抗炎药（NSAIDs）能拮抗本药的降压作用及增加肾功能受损风险；与酮咯酸（ketorolac）和其他 NSAIDs 合用可致高钾血症
- 抗高血压药：与血管紧张素 AT_1 受体拮抗剂和阿利吉仑（aliskiren）合用会增加高钾血症、低血压和肾衰竭的风险
- 蜂毒提取物（bee venom extract）：合用可能导致严重的过敏反应
- 环孢素（ciclosporin）：增加高钾血症和肾毒性风险
- 细胞毒性药物：与依维莫司（everolimus）合用增加血管性水肿风险
- 利尿药：增强降压作用；与保钾利尿药合用可致高钾血症
- 红细胞生成刺激剂（ESAs）：增加高钾血症风险；拮抗降压作用
- 金（gold）制剂：与金硫丁二钠（sodium aurothiomalate）合用可导致面部潮红和低血压

- 锂（lithium）制剂：减少锂排泄，可能增加锂中毒风险
- 钾盐（potassium salts）：增加高钾血症风险
- 他克莫司（tacrolimus）：增加高钾血症和肾毒性风险

用法

溶液配制	-
用法	口服
输注速度	-

其他信息

- 肾功能受损时本药副作用（如高钾血症、代谢性酸中毒）更易发生
- 肾功能不全的患者使用本药期间，应密切监测肾功能
- 报道显示，给肾动脉狭窄、肾移植术后和严重充血性心力衰竭患者使用 ACEI 可能引发肾衰竭

- 报道显示，使用高通量聚丙烯腈膜进行血液透析的患者，在应用 ACEI 治疗时，过敏反应的发生率很高，故这些患者应避免联合 ACEI 治疗
- 色甘酸钠吸入剂（sodium cromoglycate inhalers）对 ACEI 引起的咳嗽有用
- 在具名病例的基础上（on a named patient basis）可以获得依那普利拉注射剂

参考文献

[1] Oberg KC, Just VL, Bauman JL, et al. Reduced bioavailability of enalapril inpatients with severe heart failure. J Am CollCardiol. 1994; 23(special issue): 381 A.

雷米普利 Ramipril

临床应用

血管紧张素转换酶抑制剂（ACEI）
- 治疗高血压
- 心肌梗死、中风及心血管死亡的二级预防
- 治疗心力衰竭
- 治疗糖尿病肾病

肾功能正常时的剂量

- 1.25 ~ 10mg，每日 1 次
- 心肌梗死后预防：2.5 ~ 5mg，每日 2 次
- 糖尿病肾病：1.25 ~ 5mg，每日 1 次

药代动力学

分子量（Da）	416.5
蛋白结合率（%）	56（雷米普利拉）
尿中原型药排泄率（%）	<2
分布容积（L/kg）	1.2
半衰期（h）：正常 / ESRF	（13 ~ 17）/［延长（雷米普利拉）］

药物代谢

雷米普利在肝内代谢，生成其活性代谢产物雷米普利拉（ramiprilat）和其他无活性代谢产物。该药主要以雷米普利拉、其他代谢产物和原型从尿液排泄。单次服药后，约 40% 的剂量出现在粪便中，它们是经胆汁排泄和未被吸收的药物

肾功能（GFR，ml/min）受损时的剂量

20 ~ 50	与肾功能正常时同剂量
10 ~ 20	起始剂量每日 1.25mg，根据药物效应增加剂量
<10	起始剂量每日 1.25mg，根据药物效应增加剂量

肾脏替代治疗时的剂量

APD/CAPD	透析清除力不详。与 GFR< 10ml/min 时同剂量
HD	不被透析清除。与 GFR< 10ml/min 时同剂量
HDF/HFD	透析可清除。与 GFR< 10ml/min 时同剂量
CAV/ VVHD	透析可清除。与 GFR= 10 ~ 20ml/min 时同剂量

重要的药物相互作用

与其他药物合用的潜在风险
- 麻醉药：增强降压作用
- 镇痛药：拮抗降压作用，与非甾体抗炎药（NSAIDs）合用增加肾功能受损风险；与酮咯酸（ketorolac）和其他 NSAIDs 合用可导致高钾血症
- 抗高血压药：与血管紧张素 AT_1 受体拮抗剂和阿利吉仑（aliskiren）合用会增加高钾血症、低血压与肾衰竭的风险
- 蜂毒提取物（bee venom extract）：合用时可能导致严重的过敏反应
- 环孢素（ciclosporin）：增加高钾血症和肾毒性风险
- 细胞毒性药物：与依维莫司（everolimus）合用增加血管性水肿风险
- 利尿药：增强降压作用；与保钾利尿药合用可导致高钾血症
- 红细胞生成刺激剂（ESAs）：增加高钾血症风险；拮抗降压作用
- 金（gold）制剂：与金硫丁二钠（sodium aurothiomalate）合用可导致面部潮红和低血压
- 锂（lithium）制剂：减少锂排泄（可能增强锂毒性）

- 钾盐（potassium salts）：增加高钾血症风险
- 他克莫司（tacrolimus）：增加高钾血症和肾毒性风险

用法

溶液配制	-
用法	口服
输注速度	-

其他信息

- 已有报道显示，给肾动脉狭窄、肾移植术后和严重充血性心力衰竭患者使用 ACEI 可能引发肾衰竭

- 报道显示，使用高通量聚丙烯腈膜进行血液透析的患者，在应用 ACEI 治疗时过敏反应的发生率很高，故两者应避免同时使用
- 在肾功能受损患者中，高钾血症及其他副作用更常见
- 对于已知肾功能不全的患者，治疗期间应密切监测肾功能
- 正常剂量已被应用于慢性肾脏病（CKD）5 期患者

赖诺普利 Lisinopril

临床应用

血管紧张素转换酶抑制剂（ACEI）
- 用于高血压、心力衰竭、心肌梗死后血流动力学稳定的患者
- 治疗糖尿病肾病

肾功能正常时的剂量

- 高血压：每日 2.5 ~ 80mg
- 心力衰竭：每日 2.5 ~ 35mg
- 心肌梗死后：每日 2.5 ~ 10mg

药代动力学

分子量（Da）	441.5
蛋白结合率（%）	0
尿中原型药排泄率（%）	80 ~ 90
分布容积（L/kg）	0.44 ~ 0.51
半衰期（h）：正常 / ESRF	12/（40 ~ 50）

药物代谢

赖诺普利在人体内不进行明显代谢，主要以原型从尿液排泄

肾功能（GFR，ml/min）受损时的剂量

20 ~ 50	起始剂量为每日 2.5mg，根据药物效应调整剂量
10 ~ 20	起始剂量为每日 2.5mg，根据药物效应调整剂量
<10	起始剂量为每日 2.5mg，根据药物效应调整剂量

肾脏替代治疗时的剂量

APD/CAPD	透析清除力不详。与 GFR< 10ml/ min 时同剂量
HD	透析可清除。与 GFR< 10ml/min 时同剂量
HDF/HFD	透析可清除。与 GFR< 10ml/min 时同剂量
CAV/ VVHD	透析清除力不详。与 GFR= 10 ~ 20ml/min 时同剂量

重要的药物相互作用

与其他药物合用的潜在风险
- 麻醉药：增强降压作用
- 镇痛药：与非甾体抗炎药（NSAIDs）合用会拮抗降压作用，增加肾功能受损风险；与酮咯酸（ketorolac）和其他 NSAIDs 合用可导致高钾血症
- 抗高血压药：与血管紧张素 AT_1 受体拮抗剂和阿利吉仑（aliskiren）合用增加高钾血症、低血压和肾衰竭的风险
- 蜂毒提取物（bee venom extract）：同时使用可能导致严重的过敏反应
- 环孢素（ciclosporin）：增加高钾血症和肾毒性风险
- 细胞毒性药物：与依维莫司（everolimus）合用增加血管性水肿风险
- 利尿药：增强降压作用；与保钾利尿药合用导致高钾血症
- 红细胞生成刺激剂（ESAs）：增加高钾血症风险；拮抗降压作用
- 金（gold）制剂：与金硫丁二钠（sodium aurothiomalate）合用可导致面部潮红和低血压
- 锂（lithium）制剂：减少锂排泄（可能增强锂毒性）
- 钾盐（potassium salts）：增加高钾血症风险
- 他克莫司（tacrolimus）：增加高钾血症和肾毒性风险

用法

用法	
溶液配制	-
用法	口服
输注速度	-

其他信息

- 肾功能不全患者在治疗期间应密切监测肾功能

- 已有 ACEI 引起肾衰竭的报道，主要发生在严重充血性心力衰竭、肾动脉狭窄及肾移植术后患者
- 使用高通量聚丙烯腈膜进行血液透析的患者，在应用 ACEI 治疗时，过敏反应的发生率很高，应该避免联合治疗
- 肾功能受损患者高钾血症等副作用更常见

喹那普利 *Quinapril*

临床应用

血管紧张素转换酶抑制剂（ACEI）
- 治疗高血压
- 治疗充血性心力衰竭

肾功能正常时的剂量

- 高血压：每日 2.5 ~ 80mg，分 1 ~ 2 次服用
- 充血性心力衰竭：每日 2.5 ~ 40mg，分 1 ~ 2 次服用

药代动力学

分子量（Da）	475（盐酸盐）
蛋白结合率（%）	97
尿中原型药排泄率（%）	30
分布容积（L/kg）	1.5
半衰期（h）：正常 / ESRF	1/（12 ~ 14）

药物代谢

喹那普利是一种前体药物，在肝内代谢为活性形式的喹那普利拉（quinaprilat）和小分子的无活性代谢产物。喹那普利拉主要从肾排泄

肾功能（GFR，ml/min）受损时的剂量

20 ~ 50	小剂量起始，根据药物效应调整剂量
10 ~ 20	小剂量起始，根据药物效应调整剂量
<10	小剂量起始，根据药物效应调整剂量

肾脏替代治疗时的剂量

APD/CAPD	不被透析清除。与 GFR< 10ml/min 时同剂量
HD	25% 可被透析清除。与 GFR<10ml/min 时同剂量
HDF/HFD	透析可清除。与 GFR< 10ml/min 时同剂量
CAV/VVHD	透析清除力不详。与 GFR= 10 ~ 20ml/min 时同剂量

重要的药物相互作用

与其他药物合用的潜在风险
- 麻醉药：增强降压作用
- 镇痛药：与非甾体抗炎药（NSAIDs）合用会拮抗降压作用，增加肾功能受损风险；与酮咯酸（ketorolac）和其他 NSAIDs 合用可导致高钾血症
- 抗高血压药：与血管紧张素 AT_1 受体拮抗剂和阿利吉仑（aliskiren）合用增加高钾血症、低血压和肾衰竭的风险
- 蜂毒提取物（bee venom extract）：合用时可能导致严重的过敏反应
- 环孢素（ciclosporin）：增加高钾血症和肾毒性风险
- 细胞毒性药物：与依维莫司（everolimus）合用增加血管性水肿风险
- 利尿药：增强降压作用；与保钾利尿药合用导致高钾血症
- 红细胞生成刺激剂（ESAs）：增加高钾血症风险；拮抗降压作用
- 金（gold）制剂：与金硫丁二钠（sodium aurothiomalate）合用可导致面部潮红和低血压
- 锂（lithium）制剂：减少锂排泄（可能增强锂毒性）
- 钾盐（potassium salts）：增加高钾血症风险
- 他克莫司（tacrolimus）：增加高钾血症和肾毒性风险

用法

溶液配制	-
用法	口服
输注速度	-

其他信息

- 有应用 ACEI 发生肾衰竭的报道，主要见于合并肾动脉狭窄、肾移植术后和严重充血性心力衰竭的患者
- 有报道，使用高通量聚丙烯腈膜进行血液透析的患者，在应用 ACEI 治疗时，过敏反应的发生率很高，故两者应避免同时使用
- 高钾血症和其他副作用在肾功能受损患者中更为常见
- 肾功能不全患者在用药期间应密切监测肾功能

培哚普利 Perindopril

临床应用

血管紧张素转换酶抑制剂（ACEI）
- 治疗高血压
- 治疗心力衰竭
- 心肌梗死或血运重建后治疗

肾功能正常时的剂量

- 培哚普利特丁胺（perindopril erbumine）：每日 2 ~ 8mg
- 培哚普利精氨酸（perindopril arginine）：每日 2.5 ~ 10mg

药代动力学

分子量（Da）	441.6（培哚普利特丁胺）；542.7（培哚普利精氨酸）
蛋白结合率（%）	60（培哚普利拉为 10 ~ 20）
尿中原型药排泄率（%）	4 ~ 12
分布容积（L/kg）	0.2
半衰期（h）：正常 / ESRF	1/27

药物代谢

培哚普利是一种前体药物。在体内（主要在肝内）进行广泛代谢，生成有活性的培哚普利拉（perindoprilat）和包括葡糖苷酸在内的无活性代谢产物。培哚普利主要以药物原型、培哚普利拉及其他代谢产物形式从尿液排泄

肾功能（GFR，ml/min）受损时的剂量

30 ~ 60	起始剂量每日 2mg（培哚普利特丁胺）；每日 2.5mg（培哚普利精氨酸）。根据药物效应调整剂量
15 ~ 30	起始剂量每日 2mg（培哚普利特丁胺）；每日 2.5mg（培哚普利精氨酸）。根据药物效应调整剂量
<15	起始剂量每日 2mg（培哚普利特丁胺）；隔日 2.5mg（培哚普利精氨酸）。根据药物效应调整剂量

肾脏替代治疗时的剂量

APD/CAPD	透析清除力不详。与 GFR<15ml/ min 时同剂量
HD	透析可清除。与 GFR<15ml/min 时同剂量
HDF/HFD	透析可清除。与 GFR<15ml/min 时同剂量
CAV/ VVHD	透析可清除。与 GFR=15 ~ 30ml/ min 时同剂量

重要的药物相互作用

与其他药物合用的潜在风险
- 麻醉药：增强降压作用
- 镇痛药：与非甾体抗炎药（NSAIDs）合用会拮抗降压作用，并增加肾功能受损的风险；与酮咯酸（ketorolac）及其他 NSAIDs 合用可致高钾血症
- 抗高血压药：与血管紧张素 AT_1 受体拮抗剂和阿利吉仑（aliskiren）合用会增加高钾血症、低血压及肾衰竭风险
- 蜂毒提取物（bee venom extract）：合用可能导致严重的过敏反应
- 环孢素（ciclosporin）：增加高钾血症和肾毒性风险
- 细胞毒性药物：与依维莫司（everolimus）合用会增加血管性水肿的风险
- 利尿药：增强降压作用；与保钾利尿药合用可致高钾血症
- 红细胞生成刺激剂（ESAs）：增加高钾血症风险；拮抗降压作用

- 金（gold）制剂：与金硫丁二钠（sodi-um aurothiomalate）合用可致面部潮红和低血压
- 锂（lithium）制剂：减少锂排泄（可能增强锂毒性）
- 钾盐（potassium salts）：增加高钾血症风险
- 他克莫司（tacrolimus）：增加高钾血症和肾毒性风险

用法

溶液配制	-
用法	口服
输注速度	-

其他信息

- 活性代谢产物培哚普利拉半衰期为 25～30 小时
- 根据药物效应调整剂量；常规剂量已被应用于慢性肾脏病（CKD）5 期患者
- 由于脂溶性低，故其分布容积小
- 肾功能不全患者在用药期间需密切监测肾功能
- 已有报道显示，给肾动脉狭窄、肾移植术后和严重充血性心力衰竭患者使用 ACEI 可能引发肾衰竭
- 有报道显示，使用高通量聚丙烯腈膜进行血液透析的患者，在应用 ACEI 治疗时，过敏反应的发生率很高，故两者应避免同时使用
- 在肾功能受损患者中，高钾血症及其他副作用更常见

盐酸咪达普利 Imidapril hydrochloride

临床应用

血管紧张素转换酶抑制剂（ACEI）
● 治疗高血压

肾功能正常时的剂量

2.5 ~ 20mg，每日 1 次

药代动力学

分子量（Da）	441.9
蛋白结合率（%）	85
尿中原型药排泄率（%）	9（咪达普利拉）
分布容积（L/kg）	无数据
半衰期（h）：正常 /ESRF	2/［延长（咪达普利拉超过 24）］

药物代谢

盐酸咪达普利是一种前体药物，在肝内代谢为其活性代谢产物二酸咪达普利拉（diacid imidaprilat）。口服盐酸咪达普利后，盐酸咪达普利拉的生物利用度约为42%。约 40% 的口服剂量从尿液排泄，其余部分经粪便排泄

肾功能（GFR, ml/min）受损时的剂量

20 ~ 50	以每日 2.5mg 起始，根据药物效应调整剂量
10 ~ 20	以每日 2.5mg 起始，根据药物效应调整剂量
<10	以每日 2.5mg 起始，根据药物效应调整剂量

肾脏替代治疗时的剂量

APD/CAPD	可能被透析清除。与 GFR<10ml/min 时同剂量
HD	透析可清除。与 GFR<10ml/min 时同剂量
HDF/HFD	透析可清除。与 GFR<10ml/min 时同剂量
CAV/VVHD	可能被透析清除。与 GFR=10 ~ 20ml/min 时同剂量

重要的药物相互作用

与其他药物合用的潜在风险
● 麻醉药：增强降压作用
● 镇痛药：与非甾体抗炎药（NSAIDs）合用会拮抗降压作用，并增加肾功能受损的风险；与酮咯酸（ketorolac）和其他 NSAIDs 合用可导致高钾血症
● 抗高血压药：与血管紧张素 AT_1 受体拮抗剂和阿利吉仑（aliskiren）合用时，会增加高钾血症、低血压和肾衰竭的风险
● 蜂毒提取物（bee venom extract）：合用可能导致严重的过敏反应
● 环孢素（ciclosporin）：增加高钾血症和肾毒性风险
● 细胞毒性药物：与依维莫司（everolimus）合用有增加血管性水肿的风险
● 利尿药：增强降压作用；与保钾利尿药合用可致高钾血症
● 红细胞生成刺激剂（ESAs）：增加高钾血症风险；拮抗降压作用
● 金（gold）制剂：与金硫丁二钠（sodium aurothiomalate）合用可致面部潮红和低血压
● 锂（lithium）制剂：减少锂排泄，可能增加锂中毒风险
● 钾盐（potassium salts）：增加高钾血症风险
● 他克莫司（tacrolimus）：增加高钾血症和肾毒性风险

用法

溶液配制	-
用法	口服
输注速度	-

其他信息

- 肾功能受损患者用药时高钾血症和其他副作用更常见

- 肾功能不全的患者治疗期间需严密监测肾功能
- 有报道认为，在肾动脉狭窄、肾移植术后和充血性心力衰竭患者中，ACEI 可能导致肾衰竭
- 使用高通量聚丙烯腈膜进行血液透析的患者，在应用 ACEI 治疗时，过敏反应的发生率很高，因此，应该避免这种联合治疗

群多普利 Trandolapril

临床应用

血管紧张素转换酶抑制剂（ACEI）
- 治疗高血压
- 治疗心力衰竭
- 心肌梗死后治疗

肾功能正常时的剂量

0.5 ~ 4mg，每日 1 次

药代动力学

分子量（Da）	430.5
蛋白结合率（%）	>80（群多普利拉）
尿中原型药排泄率（%）	10 ~ 15
分布容积（L/kg）	18
半衰期（h）： 正常 / ESRF	（16 ~ 24）/- （群多普利拉）

药物代谢

群多普利在肝内代谢生成活性代谢产物群多普利拉（trandolaprilat）及部分无活性的代谢产物。口服后约 33% 的药物主要以群多普利拉的形式从尿液排泄，剩余部分经粪便排泄

肾功能（GFR，ml/min）受损时的剂量

20 ~ 50	与肾功能正常时同剂量
10 ~ 20	与肾功能正常时同剂量
<10	起始剂量 500μg，每日 1 次，根据药物效应逐渐加量

肾脏替代治疗时的剂量

APD/CAPD	透析清除力不详。与 GFR< 10ml/min 时同剂量
HD	透析可清除。与 GFR< 10ml/min 时同剂量
HDF/HFD	透析可清除。与 GFR< 10ml/min 时同剂量
CAV/ VVHD	透析可清除。与 GFR=10 ~ 20ml/min 时同剂量

重要的药物相互作用

与其他药物合用的潜在风险
- 麻醉药：增强降压作用
- 镇痛药：非甾体抗炎药（NSAIDs）能拮抗降压作用且增加肾功能受损风险；与酮咯酸（ketorolac）及其他 NSAIDs 合用增加高钾血症风险
- 抗高血压药：与血管紧张素 AT_1 受体拮抗剂和阿利吉仑（aliskiren）合用，有增加高钾血症、低血压及肾衰竭的风险
- 蜂毒提取物（bee venom extract）：合用可能导致严重的过敏反应
- 环孢素（ciclosporin）：增加高钾血症和肾毒性风险
- 细胞毒性药物：与依维莫司（everolimus）合用增加血管性水肿的风险
- 利尿药：增强降压作用；与保钾利尿药合用增加高钾血症风险
- 红细胞生成刺激剂（ESAs）：增加高钾血症风险；拮抗降压作用
- 金（gold）制剂：与金硫丁二钠（sodium aurothiomalate）合用可导致面部潮红和低血压
- 锂（lithium）制剂：减少锂排泄（可能增强锂毒性）
- 钾盐（potassium salts）：增加高钾血症风险
- 他克莫司（tacrolimus）：增加高钾血症和肾毒性风险

用法

溶液配制	-
用法	口服
输注速度	-

其他信息

- 高钾血症及其他副作用更常见于肾功能受损患者
- 肾功能不全患者应用本药期间需密切监测肾功能
- 已有报道显示，给肾动脉狭窄、肾移植术后和严重充血性心力衰竭患者使用 ACEI 能引发肾衰竭
- 有关报道认为，使用高通量聚丙烯腈膜进行血液透析的患者，在应用 ACEI 治疗时，过敏反应的发生率很高，故两者应避免同时使用
- 慢性肾脏病（CKD）5 期患者可应用正常剂量

盐酸莫西普利 Moexipril hydrochloride

临床应用

血管紧张素转换酶抑制剂（ACEI）
- 治疗高血压

肾功能正常时的剂量

每日 3.75 ~ 30mg

药代动力学

分子量（Da）	535
蛋白结合率（%）	50
尿中原型药排泄率（%）	1
分布容积（L/kg）	183
半衰期（h）：正常 / ESRF	［12（活性代谢产物）］/ 延长

药物代谢

盐酸莫西普利为前体药物，可在胃肠道黏膜和肝内转换为有活性的代谢产物莫西普利拉（moexiprilat）。本药主要以莫西普利拉、盐酸莫西普利原型和其他代谢产物形式从尿液排泄。部分莫西普利拉也可通过粪便排泄

肾功能（GFR，ml/min）受损时的剂量

20 ~ 40	从小剂量开始，根据药物效应调整剂量
10 ~ 20	从小剂量开始，根据药物效应调整剂量
<10	从小剂量开始，根据药物效应调整剂量

肾脏替代治疗时的剂量

APD/CAPD	透析清除力不详。与 GFR<10ml/min 时同剂量
HD	透析清除力不详。与 GFR<10ml/min 时同剂量
HDF/HFD	透析清除力不详。与 GFR<10ml/min 时同剂量
CAV/VVHD	透析清除力不详。与 GFR=10 ~ 20ml/min 时同剂量

重要的药物相互作用

与其他药物合用的潜在风险
- 麻醉药：增强降压作用
- 镇痛药：与非甾体抗炎药（NSAIDs）合用会拮抗降压作用，并增加肾功能受损的风险；与酮咯酸（ketorolac）和其他 NSAIDs 合用有发生高钾血症的风险
- 抗高血压药：与血管紧张素 AT$_1$ 受体拮抗剂和阿利吉仑（aliskiren）合用增加高钾血症、低血压和肾功能受损的风险
- 蜂毒提取物（bee venom extract）：合用可能导致严重的过敏反应
- 环孢素（ciclosporin）：增加高钾血症和肾毒性风险
- 细胞毒性药物：与依维莫司（everolimus）合用增加血管性水肿的风险
- 利尿药：增强降压作用；与保钾利尿药合用有发生高钾血症的风险
- 红细胞生成刺激剂（ESAs）：增加高钾血症风险；拮抗降压作用
- 金（gold）制剂：与金硫丁二钠（sodium aurothiomalate）合用可致面部潮红和低血压
- 锂（lithium）制剂：减少锂排泄（可能增强锂毒性）
- 钾盐（potassium salts）：增加高钾血症风险
- 他克莫司（tacrolimus）：增加高钾血症和肾毒性风险

用法

溶液配制	-
用法	口服
输注速度	-

其他信息

- 肾功能不全患者应用本药治疗时需要严密监测肾功能
- 已有报道显示，给肾动脉狭窄、肾移植术后和严重充血性心力衰竭患者使用 ACEI 能引发肾衰竭

- 有报道，使用高通量聚丙烯腈膜进行血液透析的患者，在应用 ACEI 治疗时，过敏反应的发生率很高，故两者应避免同时使用
- 肾功能受损患者的高钾血症和其他副作用较常见

2. 血管紧张素 AT$_1$ 受体拮抗剂

氯沙坦钾 Losartan potassium

临床应用

血管紧张素 AT$_1$ 受体拮抗剂
- 治疗高血压
- 治疗 2 型糖尿病肾病
- 治疗心力衰竭

肾功能正常时的剂量

- 每日 25～100mg
- 心力衰竭：12.5～150mg，每日 1 次

药代动力学

分子量（Da）	461
蛋白结合率（%）	>98
尿中原型药排泄率(%)	4
分布容积（L/kg）	0.4
半衰期（h）： 正常/ESRF	［1.5～2.5（活性代谢产物为 3～9］/（4～6）

药物代谢

本药经历大量首过代谢后，系统生物利用度约为 33%。本药可被代谢为具有活性的羧酸代谢产物 E-3174（EXP-3174），其具有比本药更强的药理学活性；部分代谢为无活性的产物。代谢主要由 CYP2C9 和 CYP3A4 介导。本药以原型和代谢产物形式从尿液排泄、经胆汁从粪便排泄。单次口服后，约 4% 的药量以原型及约 6% 的药量以活性代谢产物形式从尿液排泄

肾功能（GFR, ml/min）受损时的剂量

20～50	与肾功能正常时同剂量
10～20	起始剂量 25mg，据疗效调整剂量
<10	起始剂量 25mg，据疗效调整剂量

肾脏替代治疗时的剂量

APD/CAPD	不被透析清除。与 GFR<10ml/min 时同剂量
HD	不被透析清除。与 GFR<10ml/min 时同剂量
HDF/HFD	不被透析清除。与 GFR<10ml/min 时同剂量
CAV/VVHD	不被透析清除。与 GFR=10～20ml/min 时同剂量

重要的药物相互作用

与其他药物合用的潜在风险
- 麻醉药：增强降压作用
- 镇痛药：非甾体抗炎药（NSAIDs）能拮抗降压作用并增加肾功能受损的风险；与酮咯酸（ketorolac）和其他 NSAIDs 合用能增加高钾血症风险
- 抗高血压药：与血管紧张素转换酶抑制剂（ACEI）和阿利吉仑（aliskiren）合用会增加高钾血症、低血压和肾功能受损风险
- 环孢素（ciclosporin）：增加高钾血症和肾毒性风险
- 利尿药：增强降压作用；与保钾利尿药合用增加高钾血症风险
- 红细胞生成刺激剂（ESAs）：增加高钾血症风险；拮抗降压作用
- 锂（lithium）制剂：减少锂排泄（可能增加锂中毒风险）
- 钾盐（potassium salts）：增加高钾血症风险
- 他克莫司（tacrolimus）：增加高钾血症和肾毒性风险

用法

溶液配制	-
用法	口服
输注速度	-

其他信息

- 高钾血症和其他副作用在肾功能受损患者中更为常见
- 已有血管紧张素 AT_1 受体拮抗剂用于肾动脉狭窄、肾移植术后和充血性心力衰竭患者导致肾衰竭的报道
- 肾功能不全患者在治疗过程中需密切监测肾功能

缬沙坦　Valsartan

临床应用

血管紧张素 AT_1 受体拮抗剂

- 治疗高血压
- 治疗心力衰竭
- 治疗心肌梗死合并左心室衰竭

肾功能正常时的剂量

- 高血压：每日 40～320mg，分次服用
- 心力衰竭：40～160mg，每日 2 次
- 心肌梗死：20～160mg，每日 2 次

药代动力学

分子量（Da）	435.5
蛋白结合率（%）	94～97
尿中原型药排泄率（%）	13
分布容积（L/kg）	17
半衰期（h）： 　正常 / ESRF	（5～9）/ 不变

药物代谢

缬沙坦代谢程度不高，仅 20% 的给药量转化为代谢产物。本药羟基代谢产物的血浆浓度很低，不足缬沙坦药 - 时曲线下面积（AUC）的 10%，且不具有药理学活性。缬沙坦以原型排泄，主要（约 83%）经胆汁从粪便排泄，小部分（约 13%）经肾从尿液排泄

肾功能（GFR，ml/min）受损时的剂量

20～50	与肾功能正常时同剂量
10～20	起始剂量 40mg；根据药物效应调整剂量
<10	起始剂量 40mg；根据药物效应调整剂量

肾脏替代治疗时的剂量

APD/CAPD	不被透析清除。与 GFR<10ml/min 时同剂量
HD	不被透析清除。与 GFR<10ml/min 时同剂量
HDF/HFD	透析清除力不详。与 GFR<10ml/min 时同剂量
CAV/ VVHD	可能不被透析清除。与 GFR<10ml/min 时同剂量

重要的药物相互作用

与其他药物合用的潜在风险

- 麻醉药：增强降压作用
- 镇痛药：与非甾体抗炎药（NSAIDs）合用会拮抗降压作用，并增加肾功能受损风险；与酮咯酸（ketorolac）和其他 NSAIDs 合用可导致高钾血症
- 抗高血压药：与血管紧张素转换酶抑制剂（ACEI）和阿利吉仑（aliskiren）合用能增加高钾血症、低血压和肾功能受损的风险
- 环孢素（ciclosporin）：增加高钾血症和肾毒性风险
- 利尿药：增强降压作用；与保钾利尿药合用可致高钾血症
- 红细胞生成刺激剂（ESAs）：增加高钾血症风险；拮抗降压作用
- 锂（lithium）制剂：减少锂排泄（可能增加锂中毒风险）
- 钾盐（potassium salts）：增加高钾血症风险
- 他克莫司（tacrolimus）：增加高钾血症和肾毒性风险

用法

溶液配制	-
用法	口服
输注速度	-

其他信息

- 生物利用度为 23%
- 副作用（如高钾血症、代谢性酸中毒）更多见于肾功能受损患者

- 肾功能不全患者在应用本药治疗期间应密切监测肾功能
- 已有报道，肾动脉狭窄、肾移植术后和充血性心力衰竭患者应用血管紧张素 AT_1 受体拮抗剂可能导致肾衰竭

厄贝沙坦　Irbesartan

临床应用

血管紧张素 AT_1 受体拮抗剂

- 治疗高血压
- 治疗糖尿病肾病

肾功能正常时的剂量

每日 75～300mg

药代动力学

分子量（Da）	428.5
蛋白结合率（%）	96
尿中原型药排泄率（%）	<2
分布容积（L/kg）	53～93
半衰期（h）：正常/ESRF（11～15）/不变	

药物代谢

口服或静脉给予 ^{14}C 标记的厄贝沙坦后，血液循环中 80%～85% 的放射性来自厄贝沙坦原型。厄贝沙坦在肝内经过与葡糖苷酸共轭和氧化进行代谢，主要的循环代谢产物为厄贝沙坦葡糖苷酸共轭物（大约占 6%）。体外研究表明厄贝沙坦主要由 CYP2C9 介导进行氧化代谢；同工酶 CYP3A4 几乎没有作用。厄贝沙坦及其代谢产物经胆和肾清除。口服或静脉给予 ^{14}C 标记的厄贝沙坦后，大约 20% 的放射性出现在尿液中，其余经粪便排泄。不足 2% 的药量以原型从尿液排泄

肾功能（GFR，ml/min）受损时的剂量

20～50	与肾功能正常时同剂量
10～20	与肾功能正常时同剂量
<10	与肾功能正常时同剂量

肾脏替代治疗时的剂量

APD/CAPD	不被透析清除。以每日 75mg 开始，可逐渐加量
HD	不被透析清除。以每日 75mg 开始，可逐渐加量
HDF/HFD	透析清除力不详。以每日 75mg 开始，可逐渐加量
CAV/VVHD	透析清除力不详。以每日 75mg 开始，可逐渐加量

重要的药物相互作用

与其他药物合用的潜在风险

- 麻醉药：增强降压作用
- 镇痛药：与非甾体抗炎药（NSAIDs）合用会拮抗降压作用，并增加肾功能受损的风险；与酮咯酸（ketorolac）和其他 NSAIDs 合用可致高钾血症
- 抗高血压药：与血管紧张素转换酶抑制剂（ACEI）和阿利吉仑（aliskiren）合用会增加高钾血症、低血压和肾功能受损的风险
- 环孢素（ciclosporin）：增加高钾血症和肾毒性风险
- 利尿药：增强降压作用；与保钾利尿药合用可致高钾血症
- 红细胞生成刺激剂（ESAs）：拮抗降压作用，增加高钾血症风险
- 锂（lithium）制剂：减少锂排泄，可能增加锂中毒风险
- 钾盐（potassium salts）：增加高钾血症风险
- 他克莫司（tacrolimus）：增加高钾血症和肾毒性风险

用法

溶液配制	-
用法	口服
输注速度	-

其他信息

- 高钾血症和其他副作用在肾功能受损患者中更为常见
- 有报道显示，在肾动脉狭窄、肾移植术后和严重充血性心力衰竭的患者中使用血管紧张素 AT_1 受体拮抗剂能引起肾衰竭
- 肾功能不全患者治疗期间需密切监测肾功能

替米沙坦　Telmisartan

临床应用

血管紧张素 AT$_1$ 受体拮抗剂
- 治疗高血压
- 预防心血管事件

肾功能正常时的剂量

- 高血压：每日 20～80mg
- 预防心血管事件：每日 80mg

药代动力学

分子量（Da）	514.6
蛋白结合率（%）	>99.5
尿中原型药排泄率（%）	1
分布容积（L/kg）	500
半衰期（h）：正常 / ESRF	24/ 不变

药物代谢

替米沙坦通过母体化合物与葡糖苷酸共轭进行代谢，共轭物无药理学活性。本药几乎完全以原型经胆汁随粪便排泄

肾功能（GFR，ml/min）受损时的剂量

20～50	与肾功能正常时同剂量
10～20	与肾功能正常时同剂量
<10	起始剂量为 20mg，根据药物效应调整剂量

肾脏替代治疗时的剂量

APD/CAPD	不被透析清除。与 GFR< 10ml/min 时同剂量
HD	不被透析清除。与 GFR< 10ml/min 时同剂量
HDF/HFD	透析清除力不详。与 GFR< 10ml/min 时同剂量
CAV/ VVHD	可能不被透析清除。与 GFR=10～20ml/min 时同剂量

重要的药物相互作用

与其他药物合用的潜在风险
- 麻醉药：增强降压作用
- 镇痛药：非甾体抗炎药（NSAIDs）能拮抗降压作用，增加肾功能受损风险；与酮咯酸（ketorolac）和其他 NSAIDs 合用可导致高钾血症
- 抗高血压药：与血管紧张素转换酶抑制剂（ACEI）和阿利吉仑（aliskiren）合用会增加高钾血症、低血压及肾功能受损风险
- 强心苷类（cardiac glycosides）：合用会增加地高辛（digoxin）浓度
- 环孢素（ciclosporin）：增加高钾血症和肾毒性风险
- 利尿药：增强降压作用；与保钾利尿药合用可导致高钾血症
- 红细胞生成刺激剂（ESAs）：增加高钾血症风险；拮抗降压作用
- 锂（lithium）制剂：减少锂排泄（可能增强锂毒性）
- 钾盐（potassium salts）：增加高钾血症风险
- 他克莫司（tacrolimus）：增加高钾血症和肾毒性风险

用法

溶液配制	-
用法	口服
输注速度	-

其他信息

- 高钾血症和其他副作用更常见于肾功能受损患者
- 肾功能不全患者用本药时需密切监测肾功能
- 已有报道，肾动脉狭窄、肾移植术后和充血性心力衰竭患者应用血管紧张素 AT$_1$ 受体拮抗剂可能导致肾衰竭
- 本药口服生物利用度为 42%～58%（与剂量相关）

坎地沙坦酯 Candesartan cilexetil

临床应用

血管紧张素 AT_1 受体拮抗剂
- 治疗高血压
- 治疗心力衰竭

肾功能正常时的剂量

每日 2 ~ 32mg

药代动力学

分子量（Da）	610.7
蛋白结合率（%）	>99
尿中原型药排泄率（%）	26
分布容积（L/kg）	0.1
半衰期（h）：正常 / ESRF	9 / 18

药物代谢

本药主要以原型从尿液和胆汁排泄，仅少部分经肝代谢（CYP2C9 介导）后排泄。本药经肾小球滤过和肾小管分泌而从尿液排泄。口服 ^{14}C 标记的本药，接近 26% 以药物原型、7% 以无活性代谢产物形式从尿液排泄，接近 56% 以药物原型、10% 以无活性代谢产物形式从粪便排泄

肾功能（GFR，ml/min）受损时的剂量

20 ~ 50	与肾功能正常时同剂量
10 ~ 20	起始剂量 2mg，根据药物效应逐渐加量
<10	起始剂量 2mg，根据药物效应逐渐加量

肾脏替代治疗时的剂量

APD/CAPD	可能不被透析清除。与 GFR<10ml/min 时同剂量
HD	不被透析清除。与 GFR< 10ml/min 时同剂量
HDF/HFD	不被透析清除。与 GFR< 10ml/min 时同剂量
CAV/VVHD	可能不被透析清除。与 GFR=10 ~ 20ml/min 时同剂量

重要的药物相互作用

与其他药物合用的潜在风险
- 麻醉药：增强降压作用
- 镇痛药：与非甾体抗炎药（NSAIDs）合用拮抗降压作用，增加肾功能受损风险；与酮咯酸（ketorolac）和其他 NSAIDs 合用可致高钾血症
- 抗高血压药：与血管紧张素转换酶抑制剂（ACEI）和阿利吉仑（aliskiren）合用，会增加高钾血症、低血压及肾功能受损的风险
- 环孢素（ciclosporin）：增加高钾血症和肾毒性风险
- 利尿药：增强降压作用；与保钾利尿药合用可致高钾血症
- 红细胞生成刺激剂（ESAs）：增加高钾血症风险；拮抗降压作用
- 锂（lithium）制剂：减少锂排泄，增加锂中毒风险
- 钾盐（potassium salts）：增加高钾血症风险
- 他克莫司（tacrolimus）：增加高钾血症和肾毒性风险

用法

溶液配制	-
用法	口服
输注速度	-

其他信息

- 轻度至中度肾功能受损患者的药峰浓度（C_{max}）和药 - 时曲线下面积（AUC）分别增加 50% 和 70%。重度肾功能受损患者的 C_{max} 和 AUC 分别增加 50% 和 110%

- 在肾功能受损患者中，本药副作用，尤其高钾血症较常见
- 已有报道指出，在肾动脉狭窄、肾移植术后和充血性心力衰竭患者中使用血管紧张素 AT_1 受体拮抗剂可导致肾衰竭
- 肾功能不全患者如果使用本药，需要密切监测肾功能

奥美沙坦酯 Olmesartan medoxomil

临床应用

血管紧张素 AT_1 受体拮抗剂
● 治疗高血压

肾功能正常时的剂量

10 ~ 40mg，每日 1 次

药代动力学

分子量（Da）	558.6
蛋白结合率（%）	99.7
尿中原型药排泄率（%）	35 ~ 50
分布容积（L/kg）	0.24
半衰期（h）：正常 / ESRF（10 ~ 15）/36	

药物代谢

奥美沙坦酯是一个酯类前体药物，在胃肠道吸收过程中被水解为活性的奥美沙坦。本药以奥美沙坦形式从尿液和胆汁排泄；35% ~ 50% 的吸收量从尿液排泄，其余经胆汁排泄

肾功能（GFR，ml/min）受损时的剂量

20 ~ 50	与肾功能正常时同剂量
10 ~ 20	与肾功能正常时同剂量。从小剂量起始
<10	与肾功能正常时同剂量。起始剂量每日 10mg，逐渐加量

肾脏替代治疗时的剂量

APD/CAPD	不被透析清除。与 GFR< 10ml/min 时同剂量
HD	不被透析清除。与 GFR< 10ml/min 时同剂量
HDF/HFD	可能不被透析清除。与 GFR< 10ml/min 时同剂量
CAV/VVHD	透析清除力不详。与 GFR= 10 ~ 20ml/min 时同剂量

重要的药物相互作用

与其他药物合用的潜在风险
● 麻醉药：增强降压作用
● 镇痛药：与非甾体抗炎药（NSAIDs）合用能拮抗降压作用，并增加肾功能受损风险；与酮咯酸（ketorolac）和其他 NSAIDs 合用可导致高钾血症
● 抗高血压药：与血管紧张素转换酶抑制剂（ACEI）和阿利吉仑（aliskiren）合用会增加高钾血症、低血压和肾功能受损风险
● 环孢素（ciclosporin）：增加高钾血症和肾毒性风险
● 利尿药：增强降压作用；与保钾利尿药合用可致高钾血症
● 红细胞生成刺激剂（ESAs）：增加高钾血症风险；拮抗降压作用
● 锂（lithium）制剂：减少锂排泄（可能增强锂毒性）
● 钾盐（potassium salts）：增加高钾血症风险
● 他克莫司（tacrolimus）：增加高钾血症和肾毒性风险

用法

溶液配制	-
用法	口服
输注速度	-

其他信息

● 在肾功能受损患者中，高钾血症和其他副作用更常见
● 已有血管紧张素 AT_1 受体拮抗剂用于肾动脉狭窄、肾移植术后和充血性心力衰竭患者导致肾衰竭的报道
● 在肾功能不全患者的治疗中需密切监测肾功能
● 在轻度、中度和严重肾衰竭患者中应用本药，药 - 时曲线下面积（AUC）分别增加了 62%、82% 和 179%

依普罗沙坦　Eprosartan

临床应用

血管紧张素 AT_1 受体拮抗剂
- 治疗高血压

肾功能正常时的剂量

每日 600mg

药代动力学

分子量（Da）	520.6（甲磺酸盐）
蛋白结合率（%）	98
尿中原型药排泄 率（%）	<2（以代谢产物形式）
分布容积（L/kg）	13
半衰期（h）： 正常 / ESRF	（5～9）/ 不变

药物代谢

给受试者口服和静脉注射 ^{14}C 标记的依普罗沙坦后，依普罗沙坦是唯一在血浆和粪便中发现的与药物相关的化合物。在尿液中，约 20% 的放射性物质为依普罗沙坦酰基葡糖苷酸（acyl glucuronide of eprosartan），剩余的 80% 为依普罗沙坦原型。依普罗沙坦经胆道和肾排泄。静脉注射 ^{14}C 标记的依普罗沙坦后，约 61% 的放射性物质出现在粪便中，约 37% 在尿液中。单次口服 ^{14}C 标记的依普罗沙坦后，约 90% 的放射性物质出现在粪便中，7% 在尿液中

肾功能（GFR，ml/min）受损时的剂量

20～50	与肾功能正常时同剂量
10～20	与肾功能正常时同剂量
<10	与肾功能正常时同剂量。 起始剂量每日 300mg， 根据疗效增加剂量

肾脏替代治疗时的剂量

APD/CAPD	可能不被透析清除。与肾功能正常时同剂量
HD	不被透析清除。与肾功能正常时同剂量
HDF/HFD	不被透析清除。与肾功能正常时同剂量
CAV/VVHD	不被透析清除。与肾功能正常时同剂量

重要的药物相互作用

与其他药物合用的潜在风险
- 麻醉药：增强降压作用
- 镇痛药：非甾体抗炎药（NSAIDs）能拮抗降压作用，增加肾功能受损风险；与酮咯酸（ketorolac）和其他 NSAIDs 合用可致高钾血症
- 抗高血压药：与血管紧张素转换酶抑制剂（ACEI）和阿利吉仑（aliskiren）合用有增加高钾血症、低血压和肾功能受损的风险
- 环孢素（ciclosporin）：增加高钾血症和肾毒性风险
- 利尿药：增强降压作用；与保钾利尿药合用可致高钾血症
- 促红细胞生成素（epoetin）：拮抗降压作用，增加高钾血症风险
- 锂（lithium）制剂：减少锂排泄，可能增加锂中毒风险
- 钾盐（potassium salts）：增加高钾血症风险
- 他克莫司（tacrolimus）：增加高钾血症和肾毒性风险

用法

溶液配制	-
用法	口服
输注速度	-

其他信息

- 本药的副作用（如高钾血症、代谢性酸中毒）在肾功能受损患者中更常见
- 肾功能不全患者使用本药期间需要密切监测肾功能
- 有报道显示，在肾动脉狭窄、肾移植术后和严重充血性心力衰竭患者中使用血管紧张素 AT_1 受体拮抗剂可并发肾衰竭

阿齐沙坦酯　Azilsartan medoxomil

临床应用

血管紧张素 AT$_1$ 受体拮抗剂
● 治疗高血压

肾功能正常时的剂量

20 ~ 80mg，每日 1 次

药代动力学

分子量（Da）	568.5
蛋白结合率（%）	>99
尿中原型药排泄率（%）	15
分布容积（L/kg）	16
半衰期（h）：正常 / ESRF	11/-

药物代谢

本药在肝内由 CYP2C9 催化代谢成 2 种无活性代谢产物，其中主要代谢产物（M1）由 O- 脱烷基化作用形成，次要代谢产物（M2）由脱羧作用形成。用核素标记的本药进行试验，约 55% 的放射性物质出现在粪便中，约 42% 出现于尿液中，其中 15% 以药物原型从尿液排泄

肾功能（GFR，ml/min）受损时的剂量

20 ~ 50	与肾功能正常时同剂量
10 ~ 20	起始剂量为 20mg，根据药物效应增加剂量
<10	起始剂量为 20mg，根据药物效应增加剂量

肾脏替代治疗时的剂量

APD/CAPD	不被透析清除。与 GFR< 10ml/min 时同剂量
HD	不被透析清除。与 GFR< 10ml/min 时同剂量
HDF/HFD	不被透析清除。与 GFR< 10ml/min 时同剂量
CAV/ VVHD	可能不被透析清除。与 GFR=10 ~ 20ml/min 时同剂量

重要的药物相互作用

与其他药物合用的潜在风险
● 麻醉药：增强降压作用
● 镇痛药：与非甾体抗炎药（NSAIDs）合用会拮抗降压作用，增加肾功能受损风险；与酮咯酸（ketorolac）和其他 NSAIDs 合用能增加高钾血症风险
● 抗高血压药：与血管紧张素转换酶抑制剂（ACEI）和阿利吉仑（aliskiren）合用有增加高钾血症和低血压的风险
● 环孢素（ciclosporin）：增加高钾血症和肾毒性风险
● 利尿药：增强降压作用；与保钾利尿药合用可能导致高钾血症
● 红细胞生成刺激剂（ESAs）：增加高钾血症风险；拮抗降压作用
● 锂（lithium）制剂：会减少锂排泄；可能增强锂毒性
● 钾盐（potassium salts）：增加高钾血症风险
● 他克莫司（tacrolimus）：增加高钾血症和肾毒性风险

用法

溶液配制	-
用法	口服
输注速度	-

其他信息

- 口服生物利用度为 60%
- 在轻度、中度和重度肾功能受损患者中，阿齐沙坦的总暴露度（药 - 时曲线下面积，AUC）分别增加 30%、25% 和 95%

- 其副作用，尤其是高钾血症，在肾功能受损患者中更为常见
- 肾动脉狭窄、肾移植术后和充血性心力衰竭患者，用血管紧张素 AT_1 受体拮抗剂有发生肾衰竭的风险
- 给肾功能不全患者用药时，必须密切监测肾功能

3. 钙通道阻滞剂

硝苯地平　Nifedipine

临床应用

钙通道阻滞剂
- 预防和治疗心绞痛
- 治疗高血压
- 治疗雷诺综合征（Raynaud's syndrome）

肾功能正常时的剂量

- 胶囊：5～20mg，每日 3 次
- 片剂：10～40mg，每日 2 次
- 改性释放制剂：每日 20～90mg

药代动力学

分子量（Da）	346.3
蛋白结合率（%）	92～98
尿中原型药排泄率（%）	<1
分布容积（L/kg）	1.4
半衰期（h）： 　正常 / ESRF	［1.4～11（取决 于制剂）］/ 不变

药物代谢

硝苯地平在肠壁代谢，并在肝内经 CYP3A 作用进行氧化，生成无活性的代谢产物。硝苯地平主要以代谢产物形式从肾排泄

肾功能（GFR，ml/min）受损时的剂量

20～50	与肾功能正常同剂量
10～20	与肾功能正常同剂量。从小剂量开始
<10	与肾功能正常同剂量。从小剂量开始

肾脏替代治疗时的剂量

APD/CAPD	不被透析清除。与 GFR<10ml/min 时同剂量
HD	不被透析清除。与 GFR<10ml/min 时同剂量
HDF/HFD	透析清除力不详。与 GFR<10ml/min 时同剂量
CAV/VVHD	透析清除力不详。与 GFR=10～20ml/min 时同剂量

重要的药物相互作用

与其他药物合用的潜在风险
- 氨茶碱（aminophylline）：可能增加氨茶碱的浓度
- 麻醉药：增强降压作用
- 抗心律失常药：合用增加决奈达隆（dronedarone）浓度
- 抗菌药：利福平（rifampicin）能加速本药代谢；克拉霉素（clarithromycin）、红霉素（erythromycin）和泰利霉素（telithromycin）可能抑制本药代谢
- 抗抑郁药：氟西汀（fluoxetine）可能抑制本药代谢；圣约翰草（St John's wort）能降低本药浓度；与单胺氧化酶抑制剂（MAOIs）合用会增强降压作用
- 抗癫痫药：卡马西平（carbamazepine）、巴比妥类（barbiturates）、苯妥英（phenytoin）和扑米酮（primidone）能减弱本药作用
- 抗真菌药：伊曲康唑（itraconazole）和酮康唑（ketoconazole）可能抑制本药代谢；米卡芬净（micafungin）增加本药浓度；与伊曲康唑合用可能增强负性肌力作用
- 抗高血压药：增强降压作用，与 α 受体拮抗药合用增加首剂低血压风险；与 β 受体拮抗药合用偶尔出现严重低血压和心力衰竭

- 抗病毒药：利托那韦（ritonavir）可能增加本药浓度；与特拉匹韦（telaprevir）合用需谨慎
- 强心苷类（cardiac glycosides）：增加地高辛（digoxin）浓度
- 环孢素（ciclosporin）：合用可能增加环孢素浓度，但不影响临床应用，同时也可能增加本药浓度
- 细胞毒性药物：可能抑制长春新碱（vincristine）代谢
- 葡萄柚汁（grapefruit juice）：增加本药浓度，应避免合用
- 镁盐（magnesium salts）：与静脉给药的镁盐合用，会引起严重低血压
- 他克莫司（tacrolimus）：合用增加他克莫司浓度
- 茶碱（theophylline）：合用可能增加茶碱浓度

用法

溶液配制	-
用法	口服
输注速度	-

其他信息

- 严重肾功能受损时蛋白结合率降低
- 有发生急性肾功能受损的报道
- 肾衰竭患者副作用（头痛、面部潮红、眩晕和外周水肿）的发生率增加
- 紧急应用时，可嚼碎胶囊并用 10～15ml 水送服

氨氯地平 Amlodipine

临床应用

钙通道阻滞剂
- 治疗高血压
- 预防心绞痛

肾功能正常时的剂量

每日 5 ~ 10mg

药代动力学

分子量（Da）	567.1（苯磺酸盐）
蛋白结合率（%）	>95
尿中原型药排泄率（%）	<10
分布容积（L/kg）	20
半衰期（h）：正常 / ESRF	（35 ~ 50）/50

药物代谢

氨氯地平在肝内广泛代谢成无活性代谢产物，约10%的母体化合物及60%的代谢产物通过尿液排泄

肾功能（GFR，ml/min）受损时的剂量

20 ~ 50	与肾功能正常时同剂量
10 ~ 20	与肾功能正常时同剂量
<10	与肾功能正常时同剂量

肾脏替代治疗时的剂量

APD/CAPD	不被透析清除。与肾功能正常时同剂量
HD	不被透析清除。与肾功能正常时同剂量
HDF/HFD	可能不被透析清除。与肾功能正常时同剂量
CAV/VVHD	不被透析清除。与肾功能正常时同剂量

重要的药物相互作用

与其他药物合用的潜在风险
- 氨茶碱（aminophylline）和茶碱（theophylline）：合用可能增加氨茶碱和茶碱的浓度
- 麻醉药：增强降压作用
- 抗菌药：克拉霉素（clarithromycin）、红霉素（erythromycin）和泰利霉素（telithromycin）可能抑制本药代谢
- 抗抑郁药：单胺氧化酶抑制剂（MAO-Is）可增强降压作用；圣约翰草（St John's wort）可能降低本药浓度
- 抗癫痫药：苯巴比妥（phenobarbital）和扑米酮（primidone）可能减弱本药的作用
- 抗真菌药：与伊曲康唑（itraconazole）合用，可能增强负性肌力作用
- 抗高血压药：增强降压作用；与 α 受体拮抗药合用，可增加首剂低血压风险
- 抗病毒药：特拉匹韦（telaprevir）能增加本药浓度，利托那韦（ritonavir）也可能增加本药浓度，应减少氨氯地平的用量
- 环孢素（ciclosporin）：能使环孢素浓度增加 40%
- 调节血脂药：可能增加肌病风险，合用时辛伐他汀（simvastatin）剂量不要超过 20mg[1]

用法

溶液配制	-
用法	口服
输注速度	-

参考文献

[1] MHRA. Drug Safety Update. 2012 August; 1(6).

非洛地平　Felodipine

临床应用

钙通道阻滞剂

- 治疗高血压
- 预防和治疗心绞痛

肾功能正常时的剂量

- 高血压：2.5~20mg，每日 1 次
- 心绞痛：每日 2.5~10mg

药代动力学

分子量（Da）	384.3
蛋白结合率（%）	99
尿中原型药排泄率（%）	<0.5
分布容积（L/kg）	10
半衰期（h）：正常 / ESRF	24/ 不变

药物代谢

非洛地平在肝内代谢，其所有的已知代谢产物均无血管扩张活性。约 70% 的给药剂量以代谢产物形式从尿液排泄，10% 经粪便排泄。不足 0.5% 的剂量以原型从尿液排泄

肾功能（GFR，ml/min）受损时的剂量

20~50	与肾功能正常时同剂量
10~20	与肾功能正常时同剂量
<10	与肾功能正常时同剂量

肾脏替代治疗时的剂量

APD/CAPD	不被透析清除。与肾功能正常时同剂量
HD	不被透析清除。与肾功能正常时同剂量
HDF/HFD	不被透析清除。与肾功能正常时同剂量
CAV/VVHD	不被透析清除。与肾功能正常时同剂量

重要的药物相互作用

与其他药物合用的潜在风险

- 氨茶碱（aminophylline）和茶碱（theophylline）：合用可能增加氨茶碱和茶碱的浓度
- 麻醉药：增强降压作用
- 抗菌药：克拉霉素（clarithromycin）、红霉素（erythromycin）和泰利霉素（telithromycin）可能抑制本药代谢
- 抗抑郁药：与单胺氧化酶抑制剂（MAOIs）合用能增强降压作用
- 抗癫痫药：卡马西平（carbamazepine）、苯巴比妥（phenobarbital）、苯妥英（phenytoin）和扑米酮（primidone）能减弱本药作用
- 抗真菌药：伊曲康唑（itraconazole）和酮康唑（ketoconazole）能抑制本药代谢；伊曲康唑可能增强本药的负性肌力作用
- 抗高血压药：增强降压作用；与 α 受体拮抗药合用增加首剂低血压风险
- 抗病毒药：利托那韦（ritonavir）可能增加本药浓度；与特拉匹韦（telaprevir）合用需谨慎
- 葡萄柚汁（grapefruit juice）：能增加本药浓度，应避免合用
- 他克莫司（tacrolimus）：合用可能增加他克莫司浓度

用法

溶液配制	-
用法	口服
输注速度	-

盐酸乐卡地平　Lercanidipine hydrochloride

临床应用

钙通道阻滞剂

● 治疗轻度到中度高血压

肾功能正常时的剂量

每日 10～20mg

药代动力学

分子量（Da）	648.2
蛋白结合率（%）	>98
尿中原型药排泄率（%）	50（作为代谢产物）
分布容积（L/kg）	无数据
半衰期（h）：正常 / ESRF	（8～10）/ 增加

药物代谢

本药经历广泛的首过代谢，主要被 CY-P3A4 介导代谢；在尿液或粪便中均未发现药物原型。其主要转换成无活性代谢产物，约 50% 由尿液排泄，50% 从粪便排泄

肾功能（GFR，ml/min）受损时的剂量

20～50	小剂量使用，根据疗效调整剂量
10～20	小剂量使用，根据疗效调整剂量
<10	小剂量使用，根据疗效调整剂量

肾脏替代治疗时的剂量

APD/CAPD	可能不被透析清除。与 GFR<10ml/min 时同剂量
HD	可能不被透析清除。与 GFR<10ml/min 时同剂量
HDF/HFD	透析清除力不详。与 GFR<10ml/min 时同剂量
CAV/VVHD	可能不被透析清除。与 GFR=10～20ml/min 时同剂量

重要的药物相互作用

与其他药物合用的潜在风险

● 氨茶碱（aminophylline）和茶碱（theophylline）：合用可能增加氨茶碱和茶碱的浓度

● 麻醉药：增强降压作用

● 抗菌药：克拉霉素（clarithromycin）、红霉素（erythromycin）和泰利霉素（telithromycin）可能抑制本药代谢，应避免与红霉素合用

● 抗抑郁药：与单胺氧化酶抑制剂（MAOIs）合用增强降压作用

● 抗癫痫药：卡马西平（carbamazepine）、巴比妥类（barbiturates）、苯妥英（phenytoin）、扑米酮（primidone）能减弱本药作用

● 抗真菌药：伊曲康唑（itraconazole）和酮康唑（ketoconazole）能抑制本药代谢，应避免合用；与伊曲康唑合用可能增强负性肌力作用

● 抗高血压药：增强降压作用，与 α 受体拮抗药合用会增加首剂低血压风险

● 抗病毒药：利托那韦（ritonavir）增加本药浓度，应避免合用

● 强心苷类（cardiac glycosides）：增加地高辛（digoxin）的浓度

● 环孢素（ciclosporin）：合用可能增加两者浓度，应避免合用

● 葡萄柚汁（grapefruit juice）：增加本药浓度，避免合用

用法

溶液配制	-
用法	口服
输注速度	-
注释	餐前服用

其他信息

与其他钙通道阻滞剂相比，较少引起外周水肿

盐酸尼卡地平　Nicardipine hydrochloride

临床应用

钙通道阻滞剂

- 预防和治疗心绞痛
- 治疗轻度到中度高血压
- 治疗急性危及生命的高血压和术后高血压（静脉给药）

肾功能正常时的剂量

- 口服：20~40mg，每日 3 次
- 缓释制剂（SR）：30~60mg，每日 2 次
- 静脉滴注：最初 15 分钟内速度为 3~5mg/h，之后每 15 分钟增加 0.5~1mg/h，最大速度为 15mg/h；在达到目标血压后，即逐渐减量至 2~4mg/h

药代动力学

分子量（Da）	516
蛋白结合率（%）	>99
尿中原型药排泄率（%）	<1
分布容积（L/kg）	0.8
半衰期（h）：正常 / ESRF	8.6/ 不变

药物代谢

本药经历饱和首过代谢（saturable first-pass metabolism）。本药在肝内进行广泛代谢，主要以无活性代谢产物形式从尿液和粪便排泄

肾功能（GFR，ml/min）受损时的剂量

20~50	口服：与肾功能正常时同剂量。静脉滴注：初始为 1~5mg/h，每 30 分钟增加 0.5mg/h，最大为 15mg/h
10~20	口服：与肾功能正常时同剂量，从小剂量开始。静脉滴注：初始为 1~5mg/h，每 30 分钟增加 0.5mg/h，最大为 15mg/h
<10	口服：与肾功能正常时同剂量，从小剂量开始。静脉滴注：初始为 1~5mg/h，每 30 分钟增加 0.5mg/h，最大为 15mg/h

肾脏替代治疗时的剂量

APD/CAPD	可能不被透析清除。与 GFR<10ml/min 时同剂量
HD	不被透析清除。与 GFR<10ml/min 时同剂量
HDF/HFD	透析清除力不详。与 GFR<10ml/min 时同剂量
CAV/VVHD	透析清除力不详。与 GFR=10~20ml/min 时同剂量

重要的药物相互作用

与其他药物合用的潜在风险

- 氨茶碱（aminophylline）：可能增加氨茶碱的浓度
- 麻醉药：增强降压作用
- 抗菌药：利福平（rifampicin）可能加速本药代谢；克拉霉素（clarithromycin）、红霉素（erythromycin）和泰利霉素（telithromycin）可能抑制本药代谢
- 抗抑郁药：单胺氧化酶抑制剂（MAOIs）能增强降压作用
- 抗癫痫药：卡马西平（carbamazepine）、巴比妥类（barbiturates）、苯妥英（phenytoin）和扑米酮（primidone）减弱本药作用

- 抗真菌药：伊曲康唑（itraconazole）和酮康唑（ketoconazole）可能抑制本药代谢；伊曲康唑可能增强负性肌力作用
- 抗高血压药：增强降压作用，与α受体拮抗药合用将增加首剂低血压风险
- 抗病毒药：利托那韦（ritonavir）可能增加本药浓度；与特拉匹韦（telaprevir）合用需谨慎
- 强心苷类（cardiac glycosides）：合用增加地高辛（digoxin）浓度
- 环孢素（ciclosporin）：合用增加环孢素浓度
- 葡萄柚汁（grapefruit juice）：增加本药浓度，应避免合用
- 他克莫司（tacrolimus）：合用可能增加他克莫司浓度
- 茶碱（theophylline）：合用可能增加茶碱浓度

用法

溶液配制	-
用法	口服，静脉滴注
输注速度	持续滴注
注释	尼卡地平于进食时服用可降低生物利用度，并延迟达峰时间
	除非从中心导管滴注，否则均用 5% 葡萄糖溶液将本药浓度稀释至 0.1 ~ 0.25mg/ml

其他信息

- 在一些肾功能受损患者中，尼卡地平的血药浓度也许会升高。所以，应从小剂量开始服药，然后根据血压和治疗效应调整剂量。服药间隔可能也需要延长到 12 小时
- 静脉滴注只能在专科医师监督下应用

拉西地平　Lacidipine

临床应用

钙通道阻滞剂
- 治疗高血压

肾功能正常时的剂量

2 ~ 6mg，每日 1 次

药代动力学

分子量（Da）	455.5
蛋白结合率（%）	95
尿中原型药排泄率（%）	0
分布容积（L/kg）	0.9 ~ 2.3
半衰期（h）：正常 / ESRF	（13 ~ 19）/-

药物代谢

拉西地平在肝内经历广泛的首过代谢。此药主要通过肝代谢清除（累及 CYP3A4）。主要代谢产物几无药物活性。70% 的代谢产物随粪便排泄，其余随尿液排泄

肾功能（GFR，ml/min）受损时的剂量

20 ~ 50	与肾功能正常时同剂量
10 ~ 20	与肾功能正常时同剂量
<10	与肾功能正常时同剂量

肾脏替代治疗时的剂量

APD/CAPD	透析清除力不详。与肾功能正常时同剂量
HD	透析清除力不详。与肾功能正常时同剂量
HDF/HFD	透析清除力不详。与肾功能正常时同剂量
CAV/VVHD	透析清除力不详。与肾功能正常时同剂量

重要的药物相互作用

与其他药物合用的潜在风险
- 氨茶碱（aminophylline）和茶碱（theophylline）：合用可能增加氨茶碱和茶碱的浓度
- 麻醉药：增强降压作用
- 抗菌药：克拉霉素（clarithromycin）、红霉素（erythromycin）和泰利霉素（telithromycin）可能抑制本药代谢
- 抗抑郁药：单胺氧化酶抑制剂（MAOIs）能增强降压作用
- 抗癫痫药：卡马西平（carbamazepine）、巴比妥类（barbiturates）、苯妥英（phenytoin）及扑米酮（primidone）可能降低本药疗效
- 抗真菌药：伊曲康唑（itraconazole）和酮康唑（ketoconazole）可能抑制本药代谢；伊曲康唑可能增强本药的负性肌力作用
- 抗高血压药：能增强降压作用；与 α 受体拮抗药合用，能增加后者的首剂低血压风险
- 抗病毒药：利托那韦（ritonavir）可能增加本药浓度
- 环孢素（ciclosporin）：给 10 例服用环孢素、泼尼松（prednisone）和硫唑嘌呤（azathioprine）治疗的肾移植患者每日 4mg 拉西地平，血清环孢素谷浓度平均增加了 6%，药 - 时曲线下面积（AUC）平均增加了 14%
- 葡萄柚汁（grapefruit juice）：可增加本药浓度，避免合用

用法

溶液配制	-
用法	口服
输注速度	-

伊拉地平 Isradipine

临床应用

钙通道阻滞剂
- 治疗原发性高血压

肾功能正常时的剂量

起始剂量为 2.5mg，每日 2 次，如必要可增加至 10mg，每日 2 次

药代动力学

分子量（Da）	371.4
蛋白结合率（%）	95
尿中原型药排泄率（%）	0
分布容积（L/kg）	3～4
半衰期（h）：	（4～8）/
正常/ESRF	（10～11）

药物代谢

广泛的首过代谢使伊拉地平生物利用度为 15%～24%。伊拉地平部分由 CY-P3A4 介导，在肝内进行广泛代谢。据报道，70% 的口服剂量以代谢产物形式从尿液排泄，其余部分从粪便排泄

肾功能（GFR，ml/min）受损时的剂量

20～50	与肾功能正常时同剂量
10～20	与肾功能正常时同剂量
<10	与肾功能正常时同剂量

肾脏替代治疗时的剂量

APD/CAPD	不被透析清除。与肾功能正常时同剂量
HD	不被透析清除。与肾功能正常时同剂量
HDF/HFD	不被透析清除。与肾功能正常时同剂量
CAV/VVHD	不被透析清除。与肾功能正常时同剂量

重要的药物相互作用

与其他药物合用的潜在风险
- 氨茶碱（aminophylline）和茶碱（theophylline）：合用可能增加氨茶碱和茶碱的浓度
- 麻醉药：增强降压作用
- 抗菌药：利福平（rifampicin）能加速本药代谢；克拉霉素（clarithromycin）、红霉素（erythromycin）和泰利霉素（telithromycin）可能抑制本药代谢
- 抗抑郁药：与单胺氧化酶抑制剂（MAOIs）合用时降压作用增强
- 抗癫痫药：卡马西平（carbamazepine）、苯巴比妥（phenobarbital）、苯妥英（phenytoin）和扑米酮（primidone）能减弱本药作用
- 抗真菌药：伊曲康唑（itraconazole）和酮康唑（ketoconazole）可能抑制本药代谢；伊曲康唑可能增强本药的负性肌力作用
- 抗高血压药：增强降压作用；与 α 受体拮抗药合用增加首剂低血压风险
- 抗病毒药：利托那韦（ritonavir）可能增加本药浓度
- 葡萄柚汁（grapefruit juice）：能增加本药浓度，应避免合用

用法

溶液配制	-
用法	口服
输注速度	-

其他信息

- 老年患者、肝或肾功能受损患者，本药起始剂量应为 12.5mg，每日 2 次
- 根据患者的个体需要增加用药剂量

4. α- 肾上腺素受体拮抗药

哌唑嗪　Prazosin

临床应用

α- 肾上腺素受体拮抗药
- 治疗高血压
- 治疗充血性心力衰竭
- 治疗雷诺综合征（Raynaud's syndrome）
- 治疗良性前列腺增生

肾功能正常时的剂量

- 每日 0.5～20mg，分 2～3 次服用
- 雷诺综合征、良性前列腺增生：0.5～2mg，每日 2 次

药代动力学

分子量（Da）	419.9
蛋白结合率（%）	97
尿中原型药排泄率（%）	<10
分布容积（L/kg）	1.2～1.5
半衰期（h）：正常 / ESRF	（2～4）/ 不变

药物代谢

哌唑嗪主要通过脱甲基作用和共轭作用在肝内进行广泛代谢，某些代谢产物仍具有降压活性。本药主要经胆汁从粪便排泄（以代谢产物形式，5%～11% 以原型），不足 10% 的药物从尿液排泄

肾功能（GFR，ml/min）受损时的剂量

20～50	与肾功能正常时同剂量
10～20	与肾功能正常时同剂量
<10	与肾功能正常时同剂量

肾脏替代治疗时的剂量

APD/CAPD	不被透析清除。与肾功能正常时同剂量
HD	不被透析清除。与肾功能正常时同剂量
HDF/HFD	透析清除力不详。与肾功能正常时同剂量
CAV/VVHD	不被透析清除。与肾功能正常时同剂量

重要的药物相互作用

与其他药物合用的潜在风险
- 麻醉药：增强降压作用
- 抗抑郁药：与单胺氧化酶抑制剂（MAOIs）合用增强降压作用
- 勃起功能障碍治疗药：阿伐那非（avanafil）、伐地那非（vardenafil）、西地那非（sildenafil）和他达拉非（tadalafil）均能增强降压作用，应避免合用
- β 受体拮抗药：增强降压作用，增加首剂低血压风险
- 钙通道阻滞剂：增强降压作用，增加首剂低血压风险
- 利尿药：增强降压作用，增加首剂低血压风险
- 莫西赛利（moxisylyte）：合用可能引起严重的直立性低血压

用法

溶液配制	-
用法	口服
输注速度	-

多沙唑嗪　Doxazosin

临床应用

α- 肾上腺素受体拮抗药
- 治疗高血压
- 治疗良性前列腺增生

肾功能正常时的剂量

- 高血压：每日 1 ~ 16mg
- 延释制剂（XL）：4 ~ 8mg，每日 1 次
- 良性前列腺增生：每日 1 ~ 8mg

药代动力学

分子量（Da）	547.6（甲磺酸盐）
蛋白结合率（%）	98
尿中原型药排泄率（%）	<5
分布容积（L/kg）	1 ~ 1.7
半衰期（h）： 正常 / ESRF	22/ 不变

药物代谢

多沙唑嗪在肝内广泛代谢，以无活性代谢产物（6- 羟基多沙唑嗪）形式和少量的药物原型从粪便排泄

肾功能（GFR，ml/min）受损时的剂量

20 ~ 50	与肾功能正常时同剂量
10 ~ 20	与肾功能正常时同剂量
<10	与肾功能正常时同剂量

肾脏替代治疗时的剂量

APD/CAPD	不被透析清除。与肾功能正常时同剂量
HD	不被透析清除。与肾功能正常时同剂量
HDF/HFD	透析清除力不详。与肾功能正常时同剂量
CAV/VVHD	不被透析清除。与肾功能正常时同剂量

重要的药物相互作用

与其他药物合用的潜在风险
- 麻醉药：增强降压作用
- 抗抑郁药：与单胺氧化酶抑制剂（MAOIs）合用会增强降压作用
- 勃起功能障碍治疗药：阿伐那非（avanafil）、伐地那非（vardenafil）、西地那非（sildenafil）、他达拉非（tadalafil）能增强降压作用，应避免与他达拉非合用，其他药物如需合用，尽可能从最小剂量开始
- β 受体拮抗药：增强降压作用，增加首剂低血压风险
- 钙通道阻滞剂：增强降压作用，增加首剂低血压风险
- 利尿药：增强降压作用，增加首剂低血压风险
- 莫西赛利（moxisylyte）：合用可能导致严重的直立性低血压

用法

溶液配制	-
用法	口服
输注速度	-

吲哚拉明　Indoramin

临床应用

α- 肾上腺素受体拮抗药
- 治疗高血压
- 治疗良性前列腺增生

肾功能正常时的剂量

- 高血压：起始剂量 25mg，每日 2 次，可增加到每日最大剂量 200mg，分 2~3 次服用
- 良性前列腺增生：20mg，每日 2 次，可增加到每日最大剂量 100mg，分次服用

药代动力学

分子量（Da）	383.9（盐酸盐）
蛋白结合率（%）	>90
尿中原型药排泄率（%）	<2
分布容积（L/kg）	7.4
半衰期（h）： 正常 / ESRF	5/［延长 50%（血液透析患者缩短 40%）］

药物代谢

每日给予放射性标记的吲哚拉明 40~60mg，连续 3 日，2 日或 3 日后放射活性的 35% 出现在尿液中，46% 出现于粪便。本药经历广泛的首过代谢。资料表明本药的部分代谢产物仍可能有拮抗 α- 肾上腺素受体的活性

肾功能（GFR，ml/min）受损时的剂量

20~50	与肾功能正常时同剂量
10~20	与肾功能正常时同剂量
<10	与肾功能正常时同剂量。见"其他信息"

肾脏替代治疗时的剂量

APD/CAPD	不被透析清除。与 GFR< 10ml/min 时同剂量
HD	不被透析清除。与 GFR< 10ml/min 时同剂量
HDF/HFD	透析清除力不详。与 GFR< 10ml/min 时同剂量
CAV/VVHD	不被透析清除。与肾功能正常时同剂量

重要的药物相互作用

与其他药物合用的潜在风险
- 麻醉药：增强降压作用
- 非甾体抗炎药（NSAIDs）：拮抗降压作用
- 勃起功能障碍治疗药：与阿伐那非（avanafil）、伐地那非（vardenafil）、西地那非（sildenafil）和他达拉非（tadalafil）合用会增强降压作用，应避免合用
- 抗抑郁药：增强降压作用，特别是与单胺氧化酶抑制剂（MAOIs）和利奈唑胺（linezolid）合用时，应避免合用
- β 受体拮抗药：增强降压作用，增加首剂低血压风险
- 钙通道阻滞剂：增强降压作用，增加首剂低血压风险
- 利尿药：增强降压作用，增加首剂低血压风险
- 莫西赛利（moxisylyte）：与本药合用可能导致严重的直立性低血压

用法

溶液配制	-
用法	口服
输注速度	-

其他信息

- 治疗前列腺增生时，老年人每晚服用本药 20mg 已足够
- 老年人对本药的清除率下降，半衰期会延长 6.6 ~ 32.8 小时，平均半衰期为 14.7 小时

- Seyffart 推荐非透析的重度肾功能受损患者最大用药剂量为 50mg/d。透析患者在透析当日的最大剂量为 100mg/d，非透析日为 50mg/d（译者注：Seyffart 指 "Seyffart's directory of drug dosage in kidney disease"，即 "Seyffart 肾脏病药物剂量目录"）

甲磺酸酚妥拉明　Phentolamine mesilate

临床应用

- α- 肾上腺素受体拮抗药
- 治疗高血压危象

肾功能正常时的剂量

2 ~ 5mg，如需要可重复使用

药代动力学

分子量（Da）	377.5
蛋白结合率（%）	54
尿中原型药排泄率（%）	13
分布容积（L/kg）	无数据
半衰期（min）：正常 / ESRF	19/-

药物代谢

本药经历广泛的代谢。静脉给药时，10% ~ 13% 的药量以原型从尿液排泄，其余药物的代谢途径未明

肾功能（GFR，ml/min）受损时的剂量

20 ~ 50	与肾功能正常时同剂量
10 ~ 20	与肾功能正常时同剂量
<10	与肾功能正常时同剂量。逐渐增加剂量至终点，即出现较低血压

肾脏替代治疗时的剂量

APD/CAPD	透析清除力不详。与肾功能正常时同剂量
HD	透析清除力不详。与肾功能正常时同剂量
HDF/HFD	透析清除力不详。与肾功能正常时同剂量
CAV/ VVHD	透析清除力不详。与肾功能正常时同剂量

重要的药物相互作用

与其他药物合用的潜在风险

- 麻醉药：增强降压作用
- 抗抑郁药：与单胺氧化酶抑制剂（MAOIs）合用会增强降压作用，应避免合用
- 抗高血压药：增强降压作用
- 勃起功能障碍治疗药：阿伐那非（avanafil）、伐地那非（vardenafil）、西地那非（sildenafil）和他达拉非（tadalafil）能增强降压作用，应避免合用
- 利尿药：增强降压作用
- 利奈唑胺（linezolid）：增强降压作用
- 莫西赛利（moxisylyte）：可能出现严重的直立性低血压

用法

溶液配制	-
用法	静脉给药
输注速度	-

其他信息

- 根据药物效应调整剂量
- 由于缺乏研究，在"英国产品特性概述"（UK SPC）中生产商建议对肾功能受损患者使用本药时需谨慎。而"美国数据表"（US data sheet）无减少用药剂量的建议

5. β- 肾上腺素受体拮抗药

盐酸普萘洛尔　Propranolol hydrochloride

临床应用

β- 肾上腺素受体拮抗药
- 治疗高血压
- 治疗嗜铬细胞瘤
- 治疗心绞痛
- 治疗心律失常
- 治疗焦虑
- 预防偏头痛

肾功能正常时的剂量

- 高血压：40～160mg，每日 2 次
- 预防门脉高压导致的食管静脉曲张破裂出血：40～160mg，每日 2 次
- 嗜铬细胞瘤：外科手术前 3 日每日 60mg；若不宜手术则每日 30mg
- 心绞痛：每日 120～240mg，分次服用
- 心律失常、焦虑、肥厚型心肌病、甲状腺毒症：10～40mg，每日 3～4 次
- 出现症状（如心悸）的焦虑症：40mg，每日 1～3 次
- 心肌梗死后预防：40mg，每日 4 次，然后 80mg，每日 2 次
- 特发性震颤（essential tremor）：每日 80～160mg
- 偏头痛：每日 80～240mg，分次服用
- 静脉给药：1mg 缓慢注射超过 1 分钟，2 分钟后可再重复用药，直至最大剂量 10mg（麻醉状态为 5mg）

药代动力学

分子量（Da）	295.8
蛋白结合率（%）	80～95
尿中原型药排泄率（%）	<5
分布容积（L/kg）	4
半衰期（h）：	（2～6）/ 不变
正常 / ESRF	

药物代谢

本药能大量地结合至肝组织并经历首过代谢。本药在肝内代谢生成活性代谢产物 4- 羟基普萘洛尔（4-hydroxypropranolol）及几种无活性代谢产物。这些代谢产物与小部分原型药从尿液排泄

肾功能（GFR，ml/min）受损时的剂量

20～50	与肾功能正常时同剂量
10～20	小剂量起始，根据药物效应加量
<10	小剂量起始，根据药物效应加量

肾脏替代治疗时的剂量

APD/CAPD	不被透析清除。与 GFR< 10ml/min 时同剂量
HD	不被透析清除。与 GFR< 10ml/min 时同剂量
HDF/HFD	透析清除力不详。与 GFR< 10ml/min 时同剂量
CAV/ VVHD	透析清除力不详。与 GFR= 10～20ml/min 时同剂量

重要的药物相互作用

与其他药物合用的潜在风险
- 麻醉药：增强降压作用；增加布比卡因（bupivacaine）毒性风险
- 镇痛药：非甾体抗炎药（NSAIDs）拮抗降压作用
- 抗心律失常药：增加心肌抑制和心动过缓风险；与胺碘酮（amiodarone）合用增加心动过缓、心肌抑制和房室传导阻滞风险；普罗帕酮（propafenone）能增加本药浓度，决奈达隆

（dronedarone）也可能增加本药浓度；与氟卡尼（flecainide）合用增加心肌抑制和心动过缓风险；增加利多卡因（lidocaine）毒性风险

- 抗菌药：利福平（rifampicin）能加速本药代谢
- 抗抑郁药：与单胺氧化酶抑制剂（MAOIs）合用增强降压作用；氟伏沙明（fluvoxamine）能增加本药浓度；本药增加丙米嗪（imipramine）浓度
- 抗高血压药：增强降压作用；与可乐定（clonidine）合用会增加撤药后高血压风险；与α受体拮抗药如哌唑嗪（prazosin）合用会增加首剂低血压风险
- 抗疟药：与甲氟喹（mefloquine）合用增加心动过缓风险
- 抗精神病药：与吩噻嗪类（phenothiazines）合用能增强降压作用；与氯丙嗪（chlorpromazine）合用时，两药浓度均增加
- 钙通道阻滞剂：与地尔硫草（diltiazem）合用会增加心动过缓及房室传导阻滞风险；与硝苯地平（nifedipine）或尼索地平（nisoldipine）合用可能出现低血压与心力衰竭；与维拉帕米（verapamil）合用可致心脏停搏、严重低血压及心力衰竭

- 细胞毒性药物：与克唑替尼（crizotinib）合用可能增加心动过缓风险
- 利尿药：能增强降压作用
- 芬戈莫德（fingolimod）：可能增加心动过缓风险
- 莫西赛利（moxisylyte）：可能导致严重的直立性低血压
- 拟交感神经药：与肾上腺素（adrenaline）或去甲肾上腺素（noradrenaline）合用能导致严重高血压，与多巴酚丁胺（dobutamine）合用可能导致严重高血压

用法

溶液配制	-
用法	口服，静脉给药
输注速度	-

其他信息

- 肾功能受损时，本药的非选择性活性代谢产物会蓄积。可考虑用美托洛尔（metoprolol）或阿替洛尔（atenolol）
- 肾功能严重受损时，本药可能减少肾血流量

阿替洛尔　Atenolol

临床应用

β- 肾上腺素受体拮抗药

- 治疗高血压
- 治疗心绞痛
- 治疗心律失常

肾功能正常时的剂量

口服

- 高血压：每日 25 ~ 50mg
- 心绞痛：每日 100mg，分 1 或 2 次服用
- 心律失常：每日 50 ~ 100mg
- 偏头痛的预防：每日 50 ~ 200mg，分次服用

静脉注射

- 心律失常：2.5mg，以 1mg/min 的速度注射，间隔 5 分钟重复 1 次，直至最大剂量 10mg

静脉滴注

- 150μg/kg，如果需要，每 12 小时重复 1 次

药代动力学

分子量（Da）	266.3
蛋白结合率（%）	3
尿中原型药排泄率（%）	>90
分布容积（L/kg）	1.1
半衰期（h）：	（6 ~ 7）/
正常 / ESRF	（15 ~ 35）

药物代谢

阿替洛尔脂溶性低，可通过胎盘，分布于乳汁，乳汁中的浓度较母体血浆中的浓度高。有报道认为仅少量药物可通过血脑屏障。阿替洛尔很少或者不在肝内代谢，超过 90% 的药物吸收后以原型到达系统循环。此药主要经尿液排泄

肾功能（GFR，ml/min）受损时的剂量

20 ~ 50	与肾功能正常时同剂量
10 ~ 20	与肾功能正常时同剂量
<10	与肾功能正常时同剂量

肾脏替代治疗时的剂量

APD/CAPD	不被透析清除。与肾功能正常时同剂量
HD	透析可清除。与肾功能正常时同剂量
HDF/HFD	透析可清除。与肾功能正常时同剂量
CAV/VVHD	透析可清除。与肾功能正常时同剂量

重要的药物相互作用

与其他药物合用的潜在风险

- 麻醉药：增强降压作用
- 镇痛药：非甾体抗炎药（NSAIDs）拮抗降压作用
- 抗心律失常药：增加心肌抑制和心动过缓风险；与胺碘酮（amiodarone）合用可增加心动过缓、心肌抑制和房室传导阻滞风险；与氟卡尼（flecainide）合用可增加心肌抑制和心动过缓风险
- 抗抑郁药：与单胺氧化酶抑制剂（MAOIs）合用能增强降压作用
- 抗高血压药：可增强降压作用；与可乐定（clonidine）合用，会增加撤药后高血压风险；与 α 受体拮抗药如哌唑嗪（prazosin）合用，可增加首剂低血压风险
- 抗疟药：与甲氟喹（mefloquine）合用可增加心动过缓风险

- 抗精神病药：与吩噻嗪类（phenothi-azines）合用可增强降压作用
- 钙通道阻滞剂：与地尔硫䓬（dilti-azem）合用，增加心动过缓和房室传导阻滞风险；与硝苯地平（nifedipine）或尼索地平（nisoldipine）合用，可能出现低血压和心力衰竭；与维拉帕米（verapamil）合用，可出现心脏停搏、严重低血压和心力衰竭
- 细胞毒性药物：与克唑替尼（crizo-tinib）合用可能增加心动过缓风险
- 利尿药：增强降压作用
- 芬戈莫德（fingolimod）：可能增加心动过缓风险
- 莫西赛利（moxisylyte）：可能出现严重的直立性低血压

- 拟交感神经药：与肾上腺素（adrena-line）或去甲肾上腺素（noradrenaline）合用，可出现严重高血压；与多巴酚丁胺（dobutamine）合用，可能出现严重高血压

用法

溶液配制	-
用法	口服，静脉给药
输注速度	静脉滴注：20 分钟
	静脉注射：1mg/min
注释	用 5% 葡萄糖溶液或 0.9% 氯化钠溶液稀释

其他信息

药品安全委员会（CSM）建议 β 受体拮抗药禁用于有哮喘或有呼吸道阻塞性疾病病史的患者

酒石酸美托洛尔 Metoprolol tartrate

临床应用

β- 肾上腺素受体拮抗药
- 治疗高血压
- 治疗心绞痛
- 治疗心律失常
- 预防偏头痛
- 治疗甲状腺功能亢进

肾功能正常时的剂量

- 口服
  - 高血压：每日 100～400mg，分次服用
    改性释放制剂（MR）：200mg，每日 1 次
  - 心绞痛：50～100mg，每日 2～3 次
    MR：每日 200～400mg
  - 心律失常：每日 100～300mg，分 2～3 次服用
  - 偏头痛：每日 100～200mg，分次服用
    MR：每日 200mg
  - 甲状腺功能亢进：50mg，每日 4 次
- 静脉用药：5mg，间隔 5 分钟后可重复应用，总量为 10～15mg
- 术中用药：2～4mg，缓慢静脉注射，随后根据需要给予 2mg，至最大剂量 10mg

药代动力学

分子量（Da）	684.8
蛋白结合率（%）	10～12
尿中原型药排泄率（%）	5～10
分布容积（L/kg）	5.6
半衰期（h）：	（1～9，平均
正常 / ESRF	3.5）/不变

药物代谢

本药主要被 CYP2D6 介导在肝内进行广泛代谢，包括氧化脱氨化作用、O- 脱烷基化及其后的氧化作用，以及脂肪酸羟基化作用等。代谢产物及很少量的药物原型通过尿液排泄

肾功能（GFR，ml/min）受损时的剂量

20～50	与肾功能正常时同剂量
10～20	从小剂量开始应用，根据药物效应调整剂量
<10	从小剂量开始应用，根据药物效应调整剂量

肾脏替代治疗时的剂量

APD/CAPD	不被透析清除。与 GFR< 10ml/min 时同剂量
HD	不被透析清除。与 GFR< 10ml/min 时同剂量
HDF/HFD	透析可清除。与 GFR< 10ml/min 时同剂量
CAV/VVHD	透析可清除。与 GFR= 10～20ml/min 时同剂量

重要的药物相互作用

与其他药物合用的潜在风险
- 麻醉药：增强降压作用
- 镇痛药：非甾体抗炎药（NSAIDs）拮抗降压作用
- 抗心律失常药：增加心肌抑制及心动过缓风险；与胺碘酮（amiodarone）合用增加心动过缓、心肌抑制和房室传导阻滞风险；与氟卡尼（flecainide）合用增加心肌抑制及心动过缓风险；普罗帕酮（propafenone）及决奈达隆（dronedarone）可增加本药浓度

- 抗菌药：利福平（rifampicin）可降低本药浓度
- 抗抑郁药：与单胺氧化酶抑制剂（MAOIs）合用增强降压作用；西酞普兰（citalopram）、艾司西酞普兰（escitalopram）增加本药浓度，帕罗西汀（paroxetine）可能也有此作用，均应避免使用
- 抗高血压药：增强降压作用；与可乐定（clonidine）合用增加撤药后高血压风险；与α受体拮抗药如哌唑嗪（prazosin）合用增加首剂低血压风险
- 抗疟药：与甲氟喹（mefloquine）合用增加心动过缓风险；避免与蒿甲醚和本芴醇复方制剂（artemether-lumefantrine）合用
- 抗精神病药：与吩噻嗪类（phenothiazines）合用增强降压作用
- 抗病毒药：心力衰竭时应避免与替拉那韦（tipranavir）合用
- 钙通道阻滞剂：与地尔硫䓬（diltiazem）合用增加心动过缓及房室传导阻滞风险；与硝苯地平（nifedipine）或尼索地平（nisoldipine）合用可能导致低血压和心力衰竭；与维拉帕米（verapamil）合用可导致心脏停搏、严重低血压及心力衰竭

- 细胞毒性药物：与克唑替尼（crizotinib）合用可能增加心动过缓风险
- 利尿药：增强降压作用
- 芬戈莫德（fingolimod）：可能增加心动过缓风险
- 莫西赛利（moxisylyte）：可能引起严重的直立性低血压
- 拟交感神经药：与肾上腺素（adrenaline）或去甲肾上腺素（noradrenaline）合用可出现严重高血压；与多巴酚丁胺（dobutamine）合用也有此可能

用法

溶液配制	-
用法	口服，静脉给药
输注速度	以 1～2mg/min 的速度静脉注射，或通过恒速输液泵持续静脉滴注
注释	静脉用药的总量达 10～15mg 通常已足够

其他信息

- 在透析患者中可引起低血糖
- 肾衰竭可引起代谢产物蓄积，但似乎并不引起任何副作用

富马酸比索洛尔 Bisoprolol fumarate

临床应用

β- 肾上腺素受体拮抗药
- 治疗高血压
- 治疗心绞痛
- 心力衰竭的辅助治疗

肾功能正常时的剂量

- 每日 5 ~ 20mg
- 心力衰竭：每日 1.25mg，逐渐增加至每日 10mg

药代动力学

分子量（Da）	767
蛋白结合率（%）	30
尿中原型药排泄率（%）	50
分布容积（L/kg）	3.5
半衰期（h）：正常 / ESRF	（9 ~ 12）/ （18 ~ 24）

药物代谢

本药有 2 条排泄途径：50% 在肝内代谢成无活性的代谢产物经肾排出；剩余 50% 以原型经肾排出

肾功能（GFR, ml/min）受损时的剂量

20 ~ 50	与肾功能正常时同剂量
10 ~ 20	与肾功能正常时同剂量
<10	与肾功能正常时同剂量

肾脏替代治疗时的剂量

APD/CAPD	不被透析清除。与肾功能正常时同剂量
HD	不被透析清除。与肾功能正常时同剂量
HDF/HFD	透析清除力不详。与肾功能正常时同剂量
CAV/VVHD	透析清除力不详。与肾功能正常时同剂量

重要的药物相互作用

与其他药物合用的潜在风险
- 麻醉药：增强降压作用
- 镇痛药：非甾体抗炎药（NSAIDs）拮抗降压作用
- 抗心律失常药：增加心肌抑制和心动过缓风险；与胺碘酮（amiodarone）合用会增加心动过缓、心肌抑制、房室传导阻滞的风险；与氟卡尼（flecainide）合用会增加心肌抑制和心动过缓的风险
- 抗菌药：利福平（rifampicin）可降低本药浓度
- 抗抑郁药：与单胺氧化酶抑制剂（MAOIs）合用会增强降压作用
- 抗高血压药：增强降压作用；与可乐定（clonidine）合用增加撤药后高血压风险；与 α 受体拮抗药如哌唑嗪（prazosin）合用增加首剂低血压风险
- 抗疟药：与甲氟喹（mefloquine）合用会增加心动过缓的风险
- 抗精神病药：与吩噻嗪类（phenothiazines）合用会增强降压作用
- 钙通道阻滞剂：与地尔硫草（diltiazem）合用会增加心动过缓和房室传导阻滞的风险；与硝苯地平（nifedipine）、尼索地平（nisoldipine）合用可能导致低血压及心力衰竭；与维拉帕米（verapamil）合用可致心脏停搏、严重低血压及心力衰竭
- 细胞毒性药物：与克唑替尼（crizotinib）合用可能增加心动过缓的风险
- 利尿药：能增强降压作用

- 芬戈莫德（fingolimod）：可能增加心动过缓的风险
- 莫西赛利（moxisylyte）：可能导致严重的直立性低血压
- 拟交感神经药：与肾上腺素（adrena-line）、去甲肾上腺素（noradrenaline）合用可致严重高血压；与多巴酚丁胺（dobutamine）合用也可能导致严重高血压

用法

溶液配制	-
用法	口服
输注速度	-

其他信息

有慢性呼吸道阻塞性疾病、支气管哮喘或糖尿病的患者应慎用本药

马来酸噻吗洛尔 Timolol maleate

临床应用

β- 肾上腺素受体拮抗药

- 治疗高血压
- 治疗心绞痛
- 治疗青光眼
- 预防偏头痛

肾功能正常时的剂量

- 高血压：每日 10 ~ 60mg，剂量超过 30mg 时应分次服用
- 心绞痛：5 ~ 30mg，每日 2 次
- 心肌梗死后：5 ~ 10mg，每日 2 次
- 偏头痛：每日 10 ~ 20mg，分 1 ~ 2 次服用

药代动力学

分子量（Da）	432.5
蛋白结合率（%）	10
尿中原型药排泄率（%）	5
分布容积（L/kg）	1.7
半衰期（h）：正常 / ESRF	4/ 不变

药物代谢

本药主要经肝代谢，但首过代谢很少。代谢产物与部分原型药从尿液排泄

肾功能（GFR，ml/min）受损时的剂量

20 ~ 50	与肾功能正常时同剂量
10 ~ 20	与肾功能正常时同剂量，从最小剂量开始，根据药物效应调整剂量
<10	与肾功能正常时同剂量，从最小剂量开始，根据药物效应调整剂量

肾脏替代治疗时的剂量

APD/CAPD	不被透析清除。与 GFR< 10ml/min 时同剂量
HD	不被透析清除。与 GFR< 10ml/min 时同剂量
HDF/HFD	透析清除力不详。与 GFR< 10ml/min 时同剂量
CAV/ VVHD	透析清除力不详。与 GFR= 10 ~ 20ml/min 时同剂量

重要的药物相互作用

与其他药物合用的潜在风险

- 麻醉药：增强降压作用
- 镇痛药：非甾体抗炎药（NSAIDs）拮抗降压作用
- 抗心律失常药：增加心肌抑制及心动过缓风险；与胺碘酮（amiodarone）合用增加心动过缓、心肌抑制及房室传导阻滞风险；与氟卡尼（flecainide）合用增加心肌抑制及心动过缓风险
- 抗抑郁药：与单胺氧化酶抑制剂（MAOIs）合用增强降压作用
- 抗高血压药：增强降压作用；与可乐定（clonidine）合用增加撤药后高血压风险；与 α 受体拮抗药如哌唑嗪（prazosin）合用增加首剂低血压风险
- 抗疟药：与甲氟喹（mefloquine）合用增加心动过缓风险
- 抗精神病药：与吩噻嗪类（phenothiazines）合用增强降压作用
- 钙通道阻滞剂：与地尔硫䓬（diltiazem）合用增加心动过缓及房室传导阻滞风险；与硝苯地平（nifedipine）及尼索地平（nisoldipine）合用可能

发生低血压及心力衰竭；与维拉帕米
（verapamil）合用可发生心脏停搏、
严重低血压及心力衰竭

- 细胞毒性药物：与克唑替尼（crizo-tinib）合用可能增加心动过缓风险
- 利尿药：能增强降压作用
- 芬戈莫德（fingolimod）：可能增加心动过缓风险
- 莫西赛利（moxisylyte）：可能导致严重的直立性低血压
- 拟交感神经药：与肾上腺素（adrena-line）、去甲肾上腺素（noradrenaline）合用可发生严重高血压，与多巴酚丁胺（dobutamine）合用也可能有此作用，可能减弱对肾上腺素的反应

用法

溶液配制	-
用法	口服，局部用药
输注速度	-

其他信息

本药的亲水性比亲脂性强

盐酸塞利洛尔　Celiprolol hydrochloride

临床应用

β- 肾上腺素受体拮抗药
● 治疗轻度至中度高血压

肾功能正常时的剂量

每日 200 ~ 400mg

药代动力学

分子量（Da）	416
蛋白结合率（%）	25
尿中原型药排泄率（%）	12 ~ 18
分布容积（L/kg）	4.5
半衰期（h）：正常 / ESRF（5 ~ 6）/ 不变	

药物代谢

本药很少被代谢，主要以原型从尿液（50%）和粪便（50%）排泄（译者注：据译者查证，本药主要以原型排泄，12% ~ 18% 从尿液排泄，其余从粪便排泄）

肾功能（GFR，ml/min）受损时的剂量

20 ~ 50	与肾功能正常时同剂量
10 ~ 20	与肾功能正常时同剂量
<10	小剂量开始使用，根据药物效应调整剂量

肾脏替代治疗时的剂量

APD/CAPD	透析清除力不详。与 GFR< 10ml/min 时同剂量
HD	透析清除力不详。与 GFR< 10ml/min 时同剂量
HDF/HFD	透析清除力不详。与 GFR< 10ml/min 时同剂量
CAV/ VVHD	透析清除力不详。与肾功能正常时同剂量

重要的药物相互作用

与其他药物合用的潜在风险
● 麻醉药：增强降压作用
● 镇痛药：非甾体抗炎药（NSAIDs）可拮抗降压作用
● 抗心律失常药：增加心肌抑制和心动过缓风险；与胺碘酮（amiodarone）合用增加心动过缓、心肌抑制和房室传导阻滞风险；与氟卡尼（flecainide）合用增加心肌抑制和心动过缓风险
● 抗抑郁药：单胺氧化酶抑制剂（MAOIs）会增强本药降压作用
● 抗高血压药：增强降压作用；与可乐定（clonidine）合用能增加撤药后高血压风险；与 α 受体拮抗药如哌唑嗪（prazosin）合用可增加首剂低血压风险
● 抗疟药：与甲氟喹（mefloquine）合用可增加心动过缓风险
● 抗精神病药：吩噻嗪类（phenothiazines）可增强降压作用
● 钙通道阻滞剂：与地尔硫䓬（diltiazem）合用增加心动过缓和房室传导阻滞风险；与硝苯地平（nifedipine）和尼索地平（nisoldipine）合用可能引起低血压和心力衰竭；与维拉帕米（verapamil）合用会导致心脏停搏、严重低血压和心力衰竭
● 细胞毒性药物：克唑替尼（crizotinib）可能增加心动过缓风险
● 利尿药：增强降压作用

- 芬戈莫德（fingolimod）：可能增加心动过缓风险
- 莫西赛利（moxisylyte）：可能引起严重的直立性低血压
- 拟交感神经药：与肾上腺素（adrenaline）和去甲肾上腺素（noradrenaline）合用可引起严重高血压，与多巴酚丁胺（dobutamine）合用也可能引起严重高血压

用法

溶液配制	-
用法	口服
输注速度	-
注释	餐前半小时到 1 小时服用

吲哚洛尔 Pindolol

临床应用

β- 肾上腺素受体拮抗药
- 治疗高血压
- 治疗心绞痛

肾功能正常时的剂量

- 高血压：每日 15～45mg，分次给药（15mg 可作为单剂量给药）
- 心绞痛：2.5～5mg，最多每日 3 次

药代动力学

分子量（Da）	248.3
蛋白结合率（%）	40～60
尿中原型药排泄率（%）	30～40
分布容积（L/kg）	2～3
半衰期（h）：正常/ESRF	（3～4）/延长

药物代谢

少量吲哚洛尔在肝内代谢形成无活性代谢产物，以药物原型和代谢产物形式从尿液排泄

肾功能（GFR，ml/min）受损时的剂量

20～50	与肾功能正常时同剂量
10～20	与肾功能正常时同剂量
<10	与肾功能正常时同剂量

肾脏替代治疗时的剂量

APD/CAPD	不被透析清除。与肾功能正常时同剂量
HD	不被透析清除。与肾功能正常时同剂量
HDF/HFD	透析清除力不详。与肾功能正常时同剂量
CAV/VVHD	不被透析清除。与肾功能正常时同剂量

重要的药物相互作用

与其他药物合用的潜在风险
- 麻醉药：增强降压作用
- 镇痛药：非甾体抗炎药（NSAIDs）能拮抗降压作用
- 抗心律失常药：增加心肌抑制和心动过缓风险；与胺碘酮（amiodarone）合用增加心肌抑制、心动过缓和房室传导阻滞的风险；与氟卡尼（flecainide）合用增加心肌抑制和心动过缓风险
- 抗抑郁药：与单胺氧化酶抑制剂（MAOIs）合用增强降压作用
- 抗高血压药：增强降压作用；与可乐定（clonidine）合用会增加撤药后高血压风险；与 α 受体拮抗药如哌唑嗪（prazosin）合用会增加首剂低血压风险
- 抗疟药：与甲氟喹（mefloquine）合用增加心动过缓风险
- 抗精神病药：与吩噻嗪类（phenothiazines）合用增强降压作用
- 钙通道阻滞剂：与地尔硫草（diltiazem）合用增加心动过缓和房室传导阻滞风险；与硝苯地平（nifedipine）、尼索地平（nisoldipine）合用可能导致低血压及心力衰竭；与维拉帕米（verapamil）合用可致心脏停搏、严重低血压和心力衰竭
- 细胞毒性药物：与克唑替尼（crizotinib）合用可能增加心动过缓风险
- 利尿药：增强降压作用
- 芬戈莫德（fingolimod）：可能增加心动过缓风险
- 莫西赛利（moxisylyte）：可能导致严重的直立性低血压

● 拟交感神经药：肾上腺素（adrenaline）
　及去甲肾上腺素（noradrenaline）可
　引起严重高血压，多巴酚丁胺（dobu-
　tamine）可能引起严重高血压

用法

用法	
溶液配制	-
用法	口服
输注速度	-

纳多洛尔 Nadolol

临床应用

β- 肾上腺素受体拮抗药

- 治疗高血压
- 治疗心绞痛
- 治疗心律失常
- 治疗偏头痛
- 治疗甲状腺毒症

肾功能正常时的剂量

- 高血压：每日 80 ~ 240mg
- 心绞痛、心律失常、偏头痛：每日 40 ~ 160mg
- 甲状腺毒症：每日 80 ~ 160mg

药代动力学

分子量（Da）	309.4
蛋白结合率（%）	30
尿中原型药排泄率（%）	73
分布容积（L/kg）	1.9
半衰期（h）：正常 / ESRF（12 ~ 24）/45	

药物代谢

不同于其他的 β- 肾上腺素受体拮抗药，纳多洛尔不被代谢，主要以药物原型从肾排泄

肾功能（GFR，ml/min）受损时的剂量

20 ~ 50	从小剂量开始，根据药物效应增加剂量
10 ~ 20	从小剂量开始，根据药物效应增加剂量
<10	从小剂量开始，根据药物效应增加剂量

肾脏替代治疗时的剂量

APD/CAPD	透析可清除。与 GFR< 10ml/min 时同剂量
HD	透析可清除。与 GFR< 10ml/min 时同剂量
HDF/HFD	透析可清除。与 GFR< 10ml/min 时同剂量
CAV/VVHD	透析可清除。与 GFR= 10 ~ 20ml/min 时同剂量

重要的药物相互作用

与其他药物合用的潜在风险

- 麻醉药：增强降压作用
- 镇痛药：非甾体抗炎药（NSAIDs）拮抗降压作用
- 抗心律失常药：增加心肌抑制和心动过缓的风险；与胺碘酮（amiodarone）合用增加心动过缓、心肌抑制和房室传导阻滞的风险；与氟卡尼（flecainide）合用增加心肌抑制和心动过缓风险
- 抗抑郁药：与单胺氧化酶抑制剂（MAOIs）合用增强降压作用
- 抗高血压药：增强降压作用；与可乐定（clonidine）合用增加撤药后高血压风险；与 α 受体拮抗药，如哌唑嗪（prazosin）合用增加首剂低血压风险
- 抗疟药：与甲氟喹（mefloquine）合用增加心动过缓风险
- 抗精神病药：与吩噻嗪类（phenothiazines）合用增强降压作用
- 钙通道阻滞剂：与地尔硫䓬（diltiazem）合用增加心动过缓和房室传导阻滞的风险；与硝苯地平（nifedipine）和尼索地平（nisoldipine）合用可能导致低血压和心力衰竭；与维拉帕米（verapamil）合用可导致心脏停搏、严重低血压和心力衰竭
- 细胞毒性药物：与克唑替尼（crizotinib）合用可能增加心动过缓风险
- 利尿药：增强降压作用

- 芬戈莫德（fingolimod）：可能增加心动过缓风险
- 莫西赛利（moxisylyte）：可能引起严重的直立性低血压
- 拟交感神经药：与肾上腺素（adrenaline）和去甲肾上腺素（noradrenaline）合用引起严重的高血压，多巴酚丁胺（dobutamine）可能也有此作用

用法

溶液配制	-
用法	口服
输注速度	-

其他信息

- "产品特性概述"（SPC）建议肾功能受损患者延长服药间隔，但对患者的依从性来讲可能不切实际
- "英国产品特性概述"（UK SPC）对肾功能受损患者未给出指导意见
- "美国数据表"（US data sheets）建议：GFR=31~50ml/min 时，每 24~36 小时给药 1 次；GFR=10~30ml/min 时，每 24~48 小时给药 1 次；GFR<10ml/min 时，每 40~60 小时给药 1 次

奈必洛尔　Nebivolol

临床应用

β- 肾上腺素受体拮抗药
- 治疗原发性高血压
- 心力衰竭的辅助治疗

肾功能正常时的剂量

- 高血压：2.5 ~ 5mg，每日 1 次
- 心力衰竭的辅助治疗：1.25 ~ 10mg，每日 1 次

药代动力学

分子量（Da）	405.4（盐酸盐形式为 441.9）
蛋白结合率（%）	98
尿中原型药排泄率（%）	<0.5
分布容积（L/kg）	11.2
半衰期（h）：正常 /ESRF	（10，羟基化不良时 32 ~ 34）/-

药物代谢

奈必洛尔在肝内进行广泛代谢，包括无环和芳香族（acyclic and aromatic）的羟基化、N- 脱烷基化和葡糖苷酸化。羟基化通过 CYP2D4 介导进行，形成具有活性的羟化代谢产物。本药差不多完全以代谢产物形式从尿液和粪便排泄

肾功能（GFR，ml/min）受损时的剂量

20 ~ 50	起始剂量为 2.5mg，根据药物效应调整剂量
10 ~ 20	起始剂量为 2.5mg，根据药物效应调整剂量
<10	起始剂量为 2.5mg，根据药物效应调整剂量

肾脏替代治疗时的剂量

APD/CAPD	不被透析清除。与 GFR< 10ml/min 时同剂量
HD	不被透析清除。与 GFR< 10ml/min 时同剂量
HDF/HFD	透析清除力不详。与 GFR< 10ml/min 时同剂量
CAV/VVHD	不被透析清除。与 GFR= 10 ~ 20ml/min 时同剂量

重要的药物相互作用

与其他药物合用的潜在风险
- 麻醉药：增强降压作用
- 镇痛药：非甾体抗炎药（NSAIDs）拮抗降压作用
- 抗心律失常药：增加心肌抑制和心动过缓风险；与胺碘酮（amiodarone）合用增加心动过缓、心肌抑制和房室传导阻滞风险；与氟卡尼（flecainide）合用增加心肌抑制和心动过缓风险
- 抗抑郁药：与单胺氧化酶抑制剂（MAOIs）合用增强降压作用
- 抗高血压药：增强降压作用；与可乐定（clonidine）合用增加撤药后高血压风险；与 α 受体拮抗药，如哌唑嗪（prazosin）合用增加首剂低血压风险
- 抗疟药：与甲氟喹（mefloquine）合用增加心动过缓风险
- 抗精神病药：与吩噻嗪类（phenothi-azines）合用增强降压作用
- 钙通道阻滞剂：与地尔硫草（dilti-azem）合用增加心动过缓和房室传导阻滞风险；与硝苯地平（nifedipine）和尼索地平（nisoldipine）合用可能导致低血压和心力衰竭；与维拉帕米（verapamil）合用可导致心脏停搏、严重低血压和心力衰竭

- 细胞毒性药物：与克唑替尼（crizo-tinib）合用可能增加心动过缓风险
- 利尿药：增强降压作用
- 芬戈莫德（fingolimod）：可能增加心动过缓风险
- 莫西赛利（moxisylyte）：可能发生严重的直立性低血压
- 拟交感神经药：与肾上腺素（adrena-line）和去甲肾上腺素（noradrenaline）合用可出现严重高血压；与多巴酚丁胺（dobutamine）合用也有此可能

用法

溶液配制	-
用法	口服
输注速度	-

其他信息

- 38% 的药量将以活性代谢产物形式从尿液排泄
- 一项研究给 10 名肾动脉狭窄患者每日 5mg 奈必洛尔治疗，导致血浆肾素活性显著下降，但是血浆醛固酮水平无明显变化，而且，肾有效血浆流量、肾小球滤过率、肾血流量或肾血管阻力也无改变，肾功能保持良好

盐酸倍他洛尔 Betaxolol hydrochloride

临床应用

β- 肾上腺素受体拮抗药
- 青光眼的局部应用

（译者注：本药口服可用于治疗高血压及心绞痛）

肾功能正常时的剂量

每日 2 次，局部应用

药代动力学

分子量（Da）	343.9
蛋白结合率（%）	50
尿中原型药排泄率（%）	15
分布容积（L/kg）	5 ~ 10
半衰期（h）：正常 /ESRF	（16 ~ 22）/ （30 ~ 35）

药物代谢

本药具有高亲脂性，因此能很好地渗透角膜，在眼内达到高浓度。本药主要经肾清除，而非粪便清除。2 种羧酸代谢产物和药物原型从尿液中排泄（约占给药剂量的 16%）

肾功能（GFR，ml/min）受损时的剂量

20 ~ 50	与肾功能正常时同剂量
10 ~ 20	与肾功能正常时同剂量
<10	与肾功能正常时同剂量

肾脏替代治疗时的剂量

APD/CAPD	不被透析清除。与肾功能正常时同剂量
HD	不被透析清除。与肾功能正常时同剂量
HDF/HFD	透析清除力不详。与肾功能正常时同剂量
CAV/ VVHD	透析清除力不详。与肾功能正常时同剂量

重要的药物相互作用

与其他药物合用的潜在风险
- 麻醉药：增强降压作用
- 镇痛药：非甾体抗炎药（NSAIDs）可拮抗降压作用
- 抗心律失常药：增加心肌抑制和心动过缓的风险；与胺碘酮（amiodarone）合用能增加心动过缓、心肌抑制、房室传导阻滞风险
- 抗抑郁药：与单胺氧化酶抑制剂（MAOIs）合用会增强降压作用
- 抗高血压药：增强降压作用；与可乐定（clonidine）合用增加撤药后高血压风险；增加 α 受体拮抗药如哌唑嗪（prazosin）的首剂低血压风险
- 抗疟药：与甲氟喹（mefloquine）合用增加心动过缓风险
- 抗精神病药：与吩噻嗪类（phenothiazines）合用增强降压作用
- 钙通道阻滞剂：与地尔硫草（diltiazem）合用增加心动过缓和房室传导阻滞风险；与硝苯地平（nifedipine）、尼索地平（nisoldipine）合用可能导致低血压及心力衰竭；与维拉帕米（verapamil）合用可致心脏停搏、严重低血压及心力衰竭
- 细胞毒性药物：与克唑替尼（crizotinib）合用可能增加心动过缓风险
- 利尿药：增强降压作用
- 芬戈莫德（fingolimod）：可能增加心动过缓风险
- 莫西赛利（moxisylyte）：可能导致严重的直立性低血压
- 拟交感神经药：与肾上腺素（adrenaline）、去甲肾上腺素（noradrenaline）合用可致严重高血压；与多巴酚丁胺（dobutamine）合用也可能导致严重高血压

用法

溶液配制	-
用法	局部应用
输注速度	-

其他信息

- 有支气管哮喘、呼吸道阻塞性疾病或糖尿病病史的患者应谨慎使用
- 眼部局部使用时，药物也可被吸收发挥全身作用

醋丁洛尔 Acebutolol

临床应用

β- 肾上腺素受体拮抗药
- 治疗高血压
- 治疗心绞痛
- 治疗心律失常

肾功能正常时的剂量

- 高血压：400mg 每日 1 次或 200mg 每日 2 次，必要时 2 周后增加至 400mg 每日 2 次
- 心绞痛：起始剂量 400mg 每日 1 次或 200mg 每日 2 次，可增至 300mg 每日 3 次。每日最大剂量 1200mg
- 心律失常：每日 400 ～ 1200mg，分 2 ～ 3 次服用

药代动力学

分子量（Da）	336.4（氢氯化物 372.9）
蛋白结合率（%）	26
尿中原型药排泄率（%）	55
分布容积（L/kg）	1.2
半衰期（h）：正常 / ESRF	（3 ～ 4，活性代谢产物为 8 ～ 13）/（增加，活性代谢产物为 32）

药物代谢

口服后，本药在体内迅速转变成等活性的代谢产物双醋洛尔（diacetolol），它具有与醋丁洛尔相似的药理学特性。活性成分（醋丁洛尔和双醋洛尔）的血浆浓度在 2 ～ 4 小时内达到峰值，血浆终末清除半衰期为 8 ～ 10 小时。由于胆汁排泄和直接穿过肠壁从血循环进入肠腔，50% 以上的口服剂量从粪便排泄（其中醋丁洛尔和双醋洛尔约等量），其余部分由尿液排泄（主要是双醋洛尔）

肾功能（GFR，ml/min）受损时的剂量

25 ～ 50	常规剂量的 50%，不超过每日 1 次
10 ～ 25	常规剂量的 50%，不超过每日 1 次
<10	常规剂量的 25% ～ 50%，不超过每日 1 次

肾脏替代治疗时的剂量

APD/CAPD	透析清除力不详。与 GFR< 10ml/min 时同剂量
HD	透析可清除。与 GFR< 10ml/min 时同剂量
HDF/HFD	透析可清除。与 GFR< 10ml/min 时同剂量
CAV/VVHD	透析可清除。与 GFR= 10 ～ 25ml/min 时同剂量

重要的药物相互作用

与其他药物合用的潜在风险
- 麻醉药：增强降压作用
- 镇痛药：非甾体抗炎药（NSAIDs）拮抗降压作用
- 抗心律失常药：增加心肌抑制和心动过缓的风险；与胺碘酮（amiodarone）合用增加心动过缓、心肌抑制和房室传导阻滞风险；与氟卡尼（flecainide）合用增加心肌抑制和心动过缓的风险
- 抗抑郁药：与单胺氧化酶抑制剂（MAOIs）合用增强降压作用
- 抗高血压药：增强降压作用；与可乐定（clonidine）合用增加撤药后高血压风险；与 α 受体拮抗药如哌唑嗪（prazosin）合用增加首剂低血压风险
- 抗疟药：与甲氟喹（mefloquine）合用增加心动过缓风险

- 抗精神病药：与吩噻嗪类（phenothi-azines）合用增强降压作用
- 钙通道阻滞剂：与地尔硫草（dilti-azem）合用增加心动过缓和房室传导阻滞的风险；与硝苯地平（nifedip-ine）和尼索地平（nisoldipine）合用可能导致低血压和心力衰竭；与维拉帕米（verapamil）合用可致心脏停搏、严重低血压和心力衰竭
- 细胞毒性药物：与克唑替尼（crizo-tinib）合用可能增加心动过缓风险
- 利尿药：增强降压作用
- 芬戈莫德（fingolimod）：可能增加心动过缓风险
- 莫西赛利（moxisylyte）：可能发生严重的直立性低血压
- 拟交感神经药：与肾上腺素（adrena-line）和去甲肾上腺素（noradrenaline）合用可出现严重高血压；与多巴酚丁胺（dobutamine）合用也有此可能

用法

溶液配制	-
用法	口服
输注速度	-

其他信息

- 在严重肾衰竭患者中使用，需要警惕药物蓄积
- 药物剂量来自 Sani M. Clinical phar-macology in the ICU. 1994. Section 1: p. 64，以及 Drug Prescribing in Renal Failure, 5th edition, by Aronoff et al
- 肾功能受损患者的服药次数应不超过每日 1 次
- 本药具有一个活性代谢产物——双醋洛尔

盐酸氧烯洛尔　Oxprenolol hydrochloride

临床应用

β_1- 肾上腺素受体拮抗药

- 治疗高血压
- 治疗心绞痛
- 治疗心律失常
- 缓解焦虑

肾功能正常时的剂量

- 高血压、心绞痛：每日 80～160mg，分 2～3 次服用；最大剂量为每日 320mg
- 心律失常：每日 40～240mg，分 2～3 次服用
- 焦虑：每日 40～80mg，分 1～2 次服用

药代动力学

分子量（Da）	301.8
蛋白结合率（%）	70～80
尿中原型药排泄率（%）	<3
分布容积（L/kg）	1.2
半衰期（h）：	（1～2）/ 不变
正常 / ESRF	

药物代谢

本药在肝内进行广泛代谢，直接 O- 葡糖苷酸化为其主要代谢途径，少量经氧化反应代谢。本药主要从尿液排泄（几乎均为无活性的代谢产物）

肾功能（GFR，ml/min）受损时的剂量

20～50	与肾功能正常时同剂量
10～20	与肾功能正常时同剂量
<10	与肾功能正常时同剂量

肾脏替代治疗时的剂量

APD/CAPD	可能不被透析清除。与肾功能正常时同剂量
HD	可能不被透析清除。与肾功能正常时同剂量
HDF/HFD	透析清除力不详。与肾功能正常时同剂量
CAV/ VVHD	透析清除力不详。与肾功能正常时同剂量

重要的药物相互作用

与其他药物合用的潜在风险

- 麻醉药：增强降压作用
- 镇痛药：非甾体抗炎药（NSAIDs）拮抗降压作用
- 抗心律失常药：合用会增加心肌抑制和心动过缓风险；与胺碘酮（amiodarone）合用增加心动过缓、心肌抑制和房室传导阻滞的风险；与氟卡尼（flecainide）合用增加心肌抑制和心动过缓风险
- 抗抑郁药：与单胺氧化酶抑制剂（MAOIs）合用能增强降压作用
- 抗高血压药：增强降压作用；与 α 受体拮抗药如哌唑嗪（prazosin）合用增加首剂低血压风险；与可乐定（clonidine）合用增加撤药后高血压风险
- 钙通道阻滞药：与地尔硫草（diltiazem）合用增加心动过缓和房室传导阻滞风险；与硝苯地平（nifedipine）合用偶可引起严重低血压和心力衰竭；与维拉帕米（verapamil）合用可致心脏停搏、严重低血压和心力衰竭
- 抗疟药：与甲氟喹（mefloquine）合用增加心动过缓风险
- 抗精神病药：与吩噻嗪类（phenothiazines）合用增强降压作用
- 细胞毒性药物：与克唑替尼（crizotinib）合用可能增加心动过缓风险

- 利尿药：能增强降压作用
- 芬戈莫德（fingolimod）：可能增加心动过缓风险
- 莫西赛利（moxisylyte）：可能引起严重的直立性低血压
- 拟交感神经药：与肾上腺素（adrenaline）和去甲肾上腺素（noradrenaline）合用（特别是与非选择性 β 受体拮抗药合用）可引起严重高血压，与多巴胺（dopamine）合用可能也有此作用

用法

溶液配制	-
用法	口服
输注速度	-

其他信息

- 慢性阻塞性呼吸道疾病、哮喘及糖尿病患者慎用本药
- 有关报道显示，本药严重过量时，会导致横纹肌溶解及肌红蛋白尿

6. α、β- 肾上腺素受体拮抗药

盐酸拉贝洛尔　Labetalol hydrochloride

临床应用

β- 肾上腺素受体拮抗药
- 治疗高血压危象、高血压病

（译者注：本药应属于 α、β- 肾上腺素受体拮抗药）

肾功能正常时的剂量

- 口服：50 ~ 400mg，每日 2 次（如果每日超过 800mg，则分 3 ~ 4 次服用）；最大剂量为每日 2.4g
- 静脉滴注：2mg/min，直到疗效满意；通常总剂量为 50 ~ 200mg
- 静脉注射：50mg，注射 1 分钟，每隔 5 分钟重复 1 次，直到总量达 200mg
- 孕期：每小时 20 ~ 160mg
- 心肌梗死后高血压：每小时 15 ~ 120mg

药代动力学

分子量（Da）	364.9
蛋白结合率（%）	50
尿中原型药排泄率（%）	5
分布容积（L/kg）	5.6
半衰期（h）：	（4 ~ 8）/
正常 / ESRF	未改变

药物代谢

本药经历广泛的首过代谢。本药主要在肝内代谢，代谢产物和少量药物原型从尿液排泄；其主要代谢产物并未被发现有显著的 α 或 β 受体拮抗作用。也可经胆汁从粪便排泄

肾功能（GFR，ml/min）受损时的剂量

20 ~ 50	与肾功能正常时同剂量
10 ~ 20	与肾功能正常时同剂量
<10	与肾功能正常时同剂量

肾脏替代治疗时的剂量

APD/CAPD	不被透析清除。与肾功能正常时同剂量
HD	不被透析清除。与肾功能正常时同剂量
HDF/HFD	透析清除力不详。与肾功能正常时同剂量
CAV/VVHD	可能不被透析清除。与肾功能正常时同剂量

重要的药物相互作用

与其他药物合用的潜在风险
- 麻醉药：增强降压作用
- 镇痛药：非甾体抗炎药（NSAIDs）拮抗降压作用
- 抗心律失常药：增加心肌抑制和心动过缓风险；与胺碘酮（amiodarone）合用有增加心动过缓、心肌抑制及房室传导阻滞的风险；与氟卡尼（flecainide）合用有增加心肌抑制及心动过缓的风险
- 抗抑郁药：与单胺氧化酶抑制剂（MAOIs）合用能增强降压作用；合用会增加丙米嗪（imipramine）浓度
- 抗高血压药：增强降压作用；与可乐定（clonidine）合用会增加撤药后高血压风险；与 α 受体拮抗药如哌唑嗪（prazosin）合用会增加首剂低血压风险
- 抗疟药：与甲氟喹（mefloquine）合用增加心动过缓风险
- 抗精神病药：与吩噻嗪类（phenothiazines）合用增强降压作用

- 钙通道阻滞剂：与地尔硫䓬（dilti-azem）合用有增加心动过缓和房室传导阻滞的风险；与硝苯地平（nifedip-ine）和尼索地平（nisoldipine）合用可能导致低血压和心力衰竭；与维拉帕米（verapamil）合用可能发生心脏停搏、严重低血压和心力衰竭
- 细胞毒性药物：与克唑替尼（crizo-tinib）合用可能增加心动过缓风险
- 利尿药：增强降压作用
- 芬戈莫德（fingolimod）：可能增加心动过缓风险
- 莫西赛利（moxisylyte）：可能引起严重的直立性低血压
- 拟交感神经药：与肾上腺素（adrena-line）和去甲肾上腺素（noradrenaline）合用引起严重的高血压，多巴酚丁胺（dobutamine）可能也有此作用

用法

溶液配制	-
用法	口服，静脉给药
输注速度	2mg/min 开始，然后根据疗效调整剂量
注释	200mg 盐酸拉贝洛尔（40ml）加入 200ml 5% 葡萄糖溶液中 也可不稀释使用（UK Critical Care Group, Minimum Infusion Volumes for Fluid Restricted Critically Ill Patients, 3rd edition, 2006）

其他信息

- 对肾功能无不良影响
- 不会加重肾功能受损
- 透析患者用药可导致低血糖
- 长时间使用会出现快速耐受

卡维地洛 Carvedilol

临床应用

α、β- 肾上腺素受体拮抗药
- 治疗高血压
- 治疗心绞痛
- 治疗心力衰竭

肾功能正常时的剂量

- 高血压：每日 12.5 ~ 50mg，单次或分次服用
- 心绞痛：12.5 ~ 25mg，每日 2 次
- 心力衰竭：3.125 ~ 25mg，每日 2 次（如体重超过 85kg，剂量为 50mg，每日 2 次）

药代动力学

分子量（Da）	406.5
蛋白结合率（%）	>98
尿中原型药排泄率（%）	<2
分布容积（L/kg）	2
半衰期（h）：正常 / ESRF	（6 ~ 10）/不变

药物代谢

大量的卡维地洛在肝内经历首过代谢，其绝对生物利用度约为 25%。本药在肝内由 CYP2D6 和 CYP2C9 介导进行广泛代谢，代谢产物主要经胆汁排泄

肾功能（GFR，ml/min）受损时的剂量

20 ~ 50	与肾功能正常时同剂量
10 ~ 20	与肾功能正常时同剂量
<10	与肾功能正常时同剂量

肾脏替代治疗时的剂量

APD/CAPD	可能不被透析清除。与肾功能正常时同剂量。从小剂量开始，据药效调整剂量
HD	不被透析清除。与肾功能正常时同剂量。从小剂量开始，据药效调整剂量
HDF/HFD	透析清除力不详。与肾功能正常时同剂量。从小剂量开始，据药效调整剂量
CAV/VVHD	可能不被透析清除。与肾功能正常时同剂量。从小剂量开始，据药效调整剂量

重要的药物相互作用

与其他药物合用的潜在风险
- 麻醉药：增强降压作用
- 镇痛药：非甾体抗炎药（NSAIDs）拮抗降压作用
- 抗心律失常药：增加心肌抑制和心动过缓风险；与胺碘酮（amiodarone）合用会增加心动过缓、心肌抑制和房室传导阻滞风险；与氟卡尼（flecainide）合用会增加心肌抑制和心动过缓风险
- 抗菌药：利福平（rifampicin）能降低本药浓度
- 抗抑郁药：与单胺氧化酶抑制剂（MAOIs）合用会增强降压作用

- 抗高血压药：增强降压作用；与可乐定（clonidine）合用会增加撤药后高血压风险；与 α 受体拮抗药如哌唑嗪（prazosin）合用会增加首剂低血压风险
- 抗疟药：与甲氟喹（mefloquine）合用会增加心动过缓风险
- 抗精神病药：与吩噻嗪类（phenothiazines）合用能增强降压作用
- 钙通道阻滞剂：与地尔硫䓬（diltiazem）合用会增加心动过缓和房室传导阻滞风险；与硝苯地平（nifedipine）、尼索地平（nisoldipine）合用会增加低血压和心力衰竭风险；与维拉帕米（verapamil）合用可致心脏停搏、严重低血压和心力衰竭
- 环孢素（ciclosporin）：谷浓度增加，出现这种情况时环孢素剂量减少 20%
- 细胞毒性药物：与克唑替尼（crizotinib）合用可能增加心动过缓风险
- 利尿药：增强降压作用
- 芬戈莫德（fingolimod）：可能增加心动过缓风险
- 莫西赛利（moxisylyte）：可能引起严重的直立性低血压
- 拟交感神经药：与肾上腺素（adrenaline）、去甲肾上腺素（noradrenaline）和多巴酚丁胺（dobutamine）合用，可致严重高血压

用法

溶液配制	-
用法	口服
输注速度	-

7. 肾素抑制剂

延胡索酸阿利吉仑 Aliskiren fumarate

临床应用

肾素抑制剂
- 治疗高血压

肾功能正常时的剂量

150~300mg，每日 1 次

药代动力学

分子量（Da）	1219.6
蛋白结合率（%）	47~51
尿中原型药排泄率（%）	0.6
分布容积（L/kg）	135
半衰期（h）：	（34~41）/
正常 / ESRF	不变

药物代谢

口服后，约 1.4% 的药物被 CYP3A4 代谢，约 0.6% 的药物能从尿液中检出。本药主要以原型从粪便排泄（78%）

肾功能（GFR，ml/min）受损时的剂量

20~50	与肾功能正常时同剂量
10~20	与肾功能正常时同剂量
<10	与肾功能正常时同剂量

肾脏替代治疗时的剂量

APD/CAPD	可能不被透析清除。与肾功能正常时同剂量
HD	可能不被透析清除。与肾功能正常时同剂量
HDF/HFD	可能不被透析清除。与肾功能正常时同剂量
CAV/VVHD	可能不被透析清除。与肾功能正常时同剂量

重要的药物相互作用

与其他药物合用的潜在风险
- 其他抗高血压药：增强降压作用；厄贝沙坦（irbesartan）可能降低本药浓度；与血管紧张素转换酶抑制剂（ACEI）或血管紧张素 AT_1 受体拮抗剂合用会增加高钾血症和低血压风险
- 抗真菌药：酮康唑（ketoconazole）及伊曲康唑（itraconazole）均可增加本药浓度，应避免与伊曲康唑合用
- 环孢素（ciclosporin）：可增加本药浓度，应避免合用
- 利尿药：合用可能降低呋塞米（furosemide）浓度；与保钾利尿药合用可诱发高钾血症
- 葡萄柚汁（grapefruit juice）：可降低本药浓度，应避免合用
- 肝素类（heparins）：增加高钾血症风险
- 钾盐（potassium salts）：增加高钾血症风险

用法

溶液配制	-
用法	口服
输注速度	-

其他信息

- 肾功能受损、糖尿病和心力衰竭患者用药需要监测血钾
- 生产商建议，GFR<30ml/min 时应避免用药，在 GFR<60ml/min 时不与 ACEI 或血管紧张素 AT_1 受体拮抗剂联合用药，因有发生高钾血症风险
- 口服生物利用度只有 2%~3%

8. 血管扩张药

硝普钠　Sodium nitroprusside

临床应用

- 治疗高血压危象
- 治疗心力衰竭
- 在外科手术中控制性降压

肾功能正常时的剂量

- 高血压急症：0.3～8μg/（kg·min）
- 维持降压：20～400μg/min
- 心力衰竭：10～200μg/min
- 术中控制性降压：最大剂量为 1.5μg/（kg·min）

药代动力学

分子量（Da）	297.9
蛋白结合率（%）	0
尿中原型药排泄率（%）	<10
分布容积（L/kg）	0.2
半衰期（min）： 正常/ESRF	（2～10）/不变

药物代谢

硝普钠在红细胞和平滑肌中迅速代谢为氰化物，随后释放出活性代谢产物一氧化氮。氰化物在肝内进一步代谢为硫氰酸盐，并从尿液中缓慢排泄

肾功能（GFR，ml/min）受损时的剂量

20～50	与肾功能正常时同剂量
10～20	与肾功能正常时同剂量。避免长时间使用
<10	与肾功能正常时同剂量。避免长时间使用

肾脏替代治疗时的剂量

APD/CAPD	透析可清除。与GFR<10ml/min时同剂量
HD	透析可清除。与GFR<10ml/min时同剂量
HDF/HFD	透析可清除。与GFR<10ml/min时同剂量
CAV/VVHD	透析可清除。与GFR=10～20ml/min时同剂量

重要的药物相互作用

与其他药物合用的潜在风险

- 麻醉药：增强降压作用

用法

溶液配制用法	用2～3ml 5%葡萄糖溶液配制 静脉滴注
输注速度	10～400μg/min，根据药物效应调整剂量
注释	将50mg硝普钠加入250～1000ml 5%葡萄糖溶液中，浓度为50～200μg/ml
	通过中心静脉导管给药的最小容积为1mg/ml (UK Critical Care Group, Minimum Infusion Volumes for Fluid Restricted Critically Ill Patients, 3rd edition, 2006)
	需避光，用箔纸包裹静脉滴注容器和输液管

其他信息

- 肾功能受损患者应避免长时间应用本药，因为硫氰酸盐（透析可清除）蓄积可引起癫痫或昏迷
- 监测硫氰酸盐和氰化物浓度
- 不要突然停止滴注本药，需用10～30分钟逐渐减停

盐酸肼屈嗪 Hydralazine hydrochloride

临床应用

血管舒张药，抗高血压药

肾功能正常时的剂量

- 口服
  - 高血压：25~50mg，每日 2 次；在女性及慢乙酰化者每日最大剂量100mg，在快乙酰化者为 200mg
  - 心力衰竭：25~75mg，每日 3~4 次
- 缓慢静脉注射：5~10mg，20 分钟以上；如临床需要，20~30 分钟后可重复给药
- 静脉滴注：起始剂量 200~300μg/min，减量到 50~150μg/min

药代动力学

分子量（Da）	196.6
蛋白结合率（%）	87
尿中原型药排泄率（%）	2~14
分布容积（L/kg）	0.5~0.9
半衰期（h）：正常/ESRF	（2~4）/16

药物代谢

本药在胃肠道黏膜和肝内经历首过代谢，大量地被乙酰化。代谢速度被遗传因素决定，取决于个体的乙酰化状态。本药在肝内的系统代谢是环系羟基化（hydroxylation of the ring system）和与葡糖苷酸共轭；许多资料表明 N- 乙酰化作用并不是本药全身清除的最主要途径，因此，个体乙酰化状态并不影响本药清除。肼屈嗪主要以代谢产物形式从尿液排泄

肾功能（GFR，ml/min）受损时的剂量

20~50	从小剂量开始，根据药物效应调整剂量
10~20	从小剂量开始，根据药物效应调整剂量
<10	从小剂量开始，根据药物效应调整剂量

肾脏替代治疗时的剂量

APD/CAPD	不被透析清除。与 GFR<10ml/min 时同剂量
HD	不被透析清除。与 GFR<10ml/min 时同剂量
HDF/HFD	不被透析清除。与 GFR<10ml/min 时同剂量
CAV/VVHD	不被透析清除。与 GFR=10~20ml/min 时同剂量

重要的药物相互作用

与其他药物合用的潜在风险

- 麻醉药：增强降压作用

用法

溶液配制	20mg 溶于 1ml 注射用水中，再用 10ml 0.9% 氯化钠溶液稀释供静脉注射，或用 500ml 0.9% 氯化钠溶液稀释供静脉滴注
用法	口服，经外周静脉给药
输注速度	-
注释	60mg 至少配制于 60 ml 溶液中（UK Critical Care Group, Minimum Infusion Volumes for Fluid Restricted Critically Ill Patients, 3rd edition, 2006）

其他信息

由于代谢产物蓄积，严重肾功能不全和透析患者应避免长期使用

米诺地尔　Minoxidil

临床应用

- 治疗严重高血压（联合利尿药和 β 受体拮抗药）
- 治疗男性型秃发

肾功能正常时的剂量

- 起始剂量每日 5mg（老年人 2.5mg），分 1~2 次服用，以后每 3 日或更久增加 5~10mg。最大剂量为每日 100mg
- 男性型秃发：1ml，每日 2 次［译者注：治疗男性型秃发时局部涂抹米诺地尔酊剂 1ml（含本药 50mg），每日 2 次。用此剂量治疗时吸收的药物并不会导致全身反应］

药代动力学

分子量（Da）	209.2
蛋白结合率（%）	0
尿中原型药排泄率（%）	15~20
分布容积（L/kg）	2~3
半衰期（h）：正常 / ESRF	4.2/8.9

药物代谢

米诺地尔在肝内广泛代谢。经硫酸盐化变成活性产物，但其主要代谢产物是葡糖苷酸共轭物。此药主要以代谢产物形式从尿液排泄。米诺地尔及其代谢产物均可被透析清除，但是其药理学作用不可逆

肾功能（GFR，ml/min）受损时的剂量

20~50	从小剂量开始，根据药物效应调整剂量。见"其他信息"
10~20	从小剂量开始，根据药物效应调整剂量。见"其他信息"
<10	从小剂量开始，根据药物效应调整剂量。见"其他信息"

肾脏替代治疗时的剂量

APD/CAPD	透析可清除。与 GFR<10ml/min 时同剂量
HD	透析可清除。与 GFR<10ml/min 时同剂量
HDF/HFD	透析可清除。与 GFR<10ml/min 时同剂量
CAV/VVHD	透析可清除。与 GFR=10~20ml/min 时同剂量

重要的药物相互作用

与其他药物合用的潜在风险
- 麻醉药：增强降压作用

用法

溶液配制	-
用法	口服
输注速度	-

其他信息

- 一项关于米诺地尔在不同程度肾功能受损患者中的药代动力学研究显示，肾功能恶化时米诺地尔的非肾清除也会受损。多次给药治疗时可能发生米诺地尔大量蓄积，因此，推荐肾功能显著受损时本药应从小剂量开始应用或者延长用药间隔
- 米诺地尔具有扩张外周血管的作用，因此应合用利尿药减少水钠潴留，并合用 β 受体拮抗药以控制反射性心动过速。透析患者不需要与利尿药合用
- 局部用药时，0.3%~4.5% 的药量可经未受损的头皮吸收

二氮嗪 Diazoxide

临床应用

- 治疗高血压急症，包括与肾病相关的严重高血压
- 治疗低血糖

肾功能正常时的剂量

- 高血压：静脉给药 1~3mg/kg；最大单次剂量150mg，5~15分钟后重复
- 低血糖：口服 3~5mg/kg，分 2~3 次服用；根据药物效应调整剂量，通常 3~8mg/kg；用药总量不超过 1g

药代动力学

分子量（Da）	230.7
蛋白结合率（%）	>90
尿中原型药排泄率（%）	50
分布容积（L/kg）	0.2~0.3
半衰期（h）：	（20~45）/
正常 / ESRF	（30~60）

药物代谢

二氮嗪部分在肝内代谢，以原型和代谢产物形式从尿液排泄，只有小部分从粪便排泄。二氮嗪的血浆半衰期大大超过其血管活性持续时间

肾功能（GFR，ml/min）受损时的剂量

20~50	与肾功能正常时同剂量
10~20	与肾功能正常时同剂量
<10	从小剂量开始使用，根据药物效应逐渐加量。谨慎使用

肾脏替代治疗时的剂量

APD/CAPD	透析可清除。与 GFR< 10ml/min 时同剂量
HD	透析可清除。与 GFR< 10ml/min 时同剂量
HDF/HFD	透析可清除。与 GFR< 10ml/min 时同剂量
CAV/VVHD	透析清除力不详。与肾功能正常时同剂量

重要的药物相互作用

与其他药物合用的潜在风险

- 抗高血压药和血管扩张剂：增强降压作用
- 单胺氧化酶抑制剂（MAOIs）：开始用二氮嗪前至少应停用 14 日
- 苯妥英（phenytoin）：合用可能降低苯妥英浓度

用法

溶液配制	-
用法	静脉注射，口服
输注速度	少于 30 秒

其他信息

- 单次剂量超过 300mg 与心绞痛、心肌梗死和脑梗死发病有关
- 可引起水钠潴留

9. 中枢性抗高血压药

盐酸可乐定　Clonidine hydrochloride

临床应用

- 治疗高血压
- 治疗偏头痛
- 治疗抽动秽语综合征（Gilles de la To-urette syndrome）
- 治疗更年期潮热

肾功能正常时的剂量

- 高血压：50～100μg，一日 3 次，逐渐加量至每日 1.2mg
- 缓慢静脉给药：150～300μg；24 小时内最大剂量 750μg
- 偏头痛、更年期潮热、抽动秽语综合征：50～75μg，一日 2 次

药代动力学

分子量（Da）	266.6
蛋白结合率（%）	30～40
尿中原型药排泄率（%）	40～60
分布容积（L/kg）	3～6
半衰期（h）：正常 / ESRF（10～20）/41	

药物代谢

约 50% 的本药在肝内代谢。以原型及代谢产物形式从尿液排泄，40%～60% 的药物在口服后 24 小时内以原型从尿液排泄；20% 可能经过肠肝循环，而后从粪便排泄

肾功能（GFR，ml/min）受损时的剂量

20～50	与肾功能正常时同剂量
10～20	与肾功能正常时同剂量
<10	与肾功能正常时同剂量

肾脏替代治疗时的剂量

APD/CAPD	不被透析清除。与肾功能正常时同剂量
HD	不被透析清除。与肾功能正常时同剂量
HDF/HFD	透析清除力不详。与肾功能正常时同剂量
CAV/ VVHD	透析清除力不详。与肾功能正常时同剂量

重要的药物相互作用

与其他药物合用的潜在风险

- 抗抑郁药：三环类抗抑郁药（tricyclic antidepressants）拮抗本药降压作用，并且增加可乐定撤药后高血压风险；与单胺氧化酶抑制剂（MAOIs）合用能增强降压作用；米氮平（mirtazapine）可能减弱本药的降压作用
- β 受体拮抗药：增加停药后的高血压风险
- 环孢素（ciclosporin）：可能增加环孢素浓度
- 拟交感神经药：可能增加肾上腺素（adrenaline）及去甲肾上腺素（nor-adrenaline）的高血压风险；有报道与哌甲酯（methylphenidate）合用会发生严重不良反应

用法

溶液配制	-
用法	口服，静脉给药
输注速度	缓慢静脉注射
注释	最小缓慢静脉注射浓度为 6 ~ 50μg/ml， 溶 于 0.9% 氯化钠溶液或 5% 葡萄糖溶液中（UK Critical Care Group, Minimum Infusion Volumes for Fluid Restricted Critically Ill Patients, 3rd edition, 2006 ）

其他信息

- 肾功能受损时的应用：本药在严重肾功能受损患者中的血药浓度会升高 2 ~ 3 倍，但是血压控制满意，不良反应并未增加
- 突然停药会导致反弹性高血压

甲基多巴　Methyldopa

临床应用

治疗高血压

肾功能正常时的剂量

- 250mg，每日 2~3 次，逐渐增加至最大量每日 3g
- 老年人：125mg，每日 2 次，逐渐增加至最大量每日 2g

药代动力学

分子量（Da）	238.2
蛋白结合率（%）	<15
尿中原型药排泄率（%）	25~40
分布容积（L/kg）	0.5
半衰期（h）：正常 / ESRF	(1.6~2) / (6~16)

药物代谢

甲基多巴在肝内广泛代谢为具有长半衰期的活性代谢产物。主要以药物原型及 O-硫酸盐共轭物形式从尿液排泄

肾功能（GFR，ml/min）受损时的剂量

20~50	与肾功能正常时同剂量。根据药物效应调整剂量
10~20	与肾功能正常时同剂量。根据药物效应调整剂量
<10	与肾功能正常时同剂量。根据药物效应调整剂量

肾脏替代治疗时的剂量

APD/CAPD	透析可清除。与 GFR<10ml/min 时同剂量
HD	透析可清除。与 GFR<10ml/min 时同剂量
HDF/HFD	透析可清除。与 GFR<10ml/min 时同剂量
CAV/VVHD	可能被透析清除。与 GFR=10~20ml/min 时同剂量

重要的药物相互作用

与其他药物合用的潜在风险

- 麻醉药：增强降压作用
- 抗抑郁药：避免与单胺氧化酶抑制剂（MAOIs）合用
- 锂（lithium）制剂：出现神经毒性（并未增加血浆锂浓度）
- 沙丁胺醇（salbutamol）：有报道与静脉滴注的沙丁胺醇合用出现了急性低血压

用法

溶液配制	-
用法	口服
输注速度	-

其他信息

- 能干扰 SCr 测定
- 在肾功能受损患者中，直立性低血压较常见

莫索尼定 Moxonidine

临床应用

抗高血压药（中枢性咪唑啉受体 1 和 α₂-肾上腺素受体激动药）

肾功能正常时的剂量

每日 200 ~ 600μg（剂量超过 400μg 时应分 2 次服用）

药代动力学

分子量（Da）	241.7
蛋白结合率（%）	7
尿中原型药排泄率（%）	50 ~ 75
分布容积（L/kg）	1.8
半衰期（h）:	（2 ~ 3）/
正常 / ESRF	（6.9 ± 3.7）

药物代谢

10% ~ 20% 的本药代谢为 4,5-脱氢莫索尼定（4,5-dehydromoxonidine）和氨甲基脒（aminomethyl amidine）衍生物，两者的活性均明显低于莫索尼定。莫索尼定及其代谢产物几乎完全通过肾排泄。单次剂量的 90% 以上于 24 小时内从尿液排出，约 1% 从粪便排泄

肾功能（GFR，ml/min）受损时的剂量

20 ~ 50	与肾功能正常时同剂量
10 ~ 20	与肾功能正常时同剂量
<10	与肾功能正常时同剂量

肾脏替代治疗时的剂量

APD/CAPD	可能会被清除。与肾功能正常时同剂量
HD	可能会被清除。与肾功能正常时同剂量
HDF/HFD	可能会被清除。与肾功能正常时同剂量
CAV/VVHD	可能会被清除。与肾功能正常时同剂量

重要的药物相互作用

与其他药物合用的潜在风险
- 未知

用法

溶液配制	-
用法	口服
输注速度	-

其他信息

- 中度肾功能受损时（GFR=30 ~ 60ml/min），药-时曲线下面积（AUC）增加 75%，清除率下降 52%，所以应严密监测
- 经验性资料提示莫索尼定可安全地应用于各种程度的肾功能受损患者
- 一篇报道显示，严重肾衰竭的患者可应用莫索尼定进行治疗，剂量为每日 300μg（Kirch W, Hutt HJ, Planitz V. The influence of renal function on clinical pharmacokinetics of moxonidine. Clin Pharmacokinet. 1988; 15: 245-253）

10. 其他抗高血压药

硫酸胍乙啶　Guanethidine monosulphate

临床应用

治疗高血压危象

肾功能正常时的剂量

10～20mg，如病情需要 3 小时后可重复给药

药代动力学

分子量（Da）	296.4
蛋白结合率（%）	<5
尿中原型药排泄率（%）	25～60
分布容积（L/kg）	大
半衰期（h）：正常/ESRF	（120～240）/延长

药物代谢

本药部分在肝内代谢，以代谢产物和原型从尿液排泄

肾功能（GFR，ml/min）受损时的剂量

20～50	每 24 小时给药 1 次
10～20	每 24 小时给药 1 次
<10	每 24～36 小时给药 1 次；需谨慎使用

肾脏替代治疗时的剂量

APD/CAPD	可能不被透析清除。与 GFR<10ml/min 时同剂量
HD	可能不被透析清除。与 GFR<10ml/min 时同剂量
HDF/HFD	可能被透析清除。与 GFR<10ml/min 时同剂量
CAV/VVHD	透析清除力不详。与 GFR=10～20ml/min 时同剂量

重要的药物相互作用

与其他药物合用的潜在风险

- 麻醉药：增强降压作用
- 拟交感神经药：右苯丙胺（dexamfetamine）、麻黄碱（ephedrine）、异美汀（isometheptene）、间羟胺（metaraminol）、利右苯丙胺（lisdexamfetamine）、哌甲酯（methylphenidate）、去甲肾上腺素（noradrenaline）、羟甲唑啉（oxymetazoline）、去氧肾上腺素（phenylephrine）、苯丙醇胺（phenylpropanolamine）、伪麻黄碱（pseudoephedrine）和赛洛唑啉（xylometazoline）能拮抗本药降压作用

用法

溶液配制	-
用法	肌内注射
输注速度	

其他信息

- 血压应在给药后 30 分钟内下降
- 生产商将肾功能受损作为用药禁忌。肾功能受损时的用药剂量来自 Drug Prescribing in Renal Failure, 5th edition, by Aronoff et al

八、抗休克的血管活性药

去甲肾上腺素酒石酸盐 Noradrenaline acid tartrate (Norepinephrine bitartrate)

临床应用

- 治疗低血压
- 心脏停搏急救（拟交感神经药）

肾功能正常时的剂量

剂量均以去甲肾上腺素盐基（noradrenaline base）表示

- 急性低血压：40μg/ml 溶液，起始剂量为 0.16 ~ 0.33ml/min。根据药物效应调整剂量
- 心脏停搏：200μg/ml 溶液，0.5 ~ 0.75ml

药代动力学

分子量（Da）	337.3
蛋白结合率（%）	约 50
尿中原型药排泄率（%）	约 16
分布容积（L/kg）	0.09 ~ 0.4
半衰期（min）:	1/ 不变
正常 / ESRF	

药物代谢

经儿茶酚 -O- 甲基转移酶（catechol-O-methyltransferase，COMT）和单胺氧化酶（monoamine oxidase，MAO）介导进行广泛代谢。单次静脉给药后，约 16% 的药物以原型从尿液排泄，其余为游离及结合形式的甲基化和去氨基化代谢产物

肾功能（GFR，ml/min）受损时的剂量

20 ~ 50	与肾功能正常时同剂量
10 ~ 20	与肾功能正常时同剂量
<10	与肾功能正常时同剂量

肾脏替代治疗时的剂量

APD/CAPD	不被透析清除。与肾功能正常时同剂量
HD	不被透析清除。与肾功能正常时同剂量
HDF/HFD	透析清除力不详。与肾功能正常时同剂量
CAV/VVHD	不被透析清除。与肾功能正常时同剂量

重要的药物相互作用

与其他药物合用的潜在风险

- 肾上腺素能神经元阻滞剂：拮抗降压作用
- 麻醉药：与挥发性全身麻醉药合用增加心律失常风险
- 抗抑郁药：三环类抗抑郁药（tricyclic antidepressants）可能导致高血压和心律失常；单胺氧化酶抑制剂（MAO-Is）和吗氯贝胺（moclobemide）可能导致高血压危象
- β 受体拮抗药：能导致严重高血压
- 可乐定（clonidine）：可能增加高血压的风险
- 多巴胺能类（dopaminergics）：恩他卡朋（entacapone）可能增强本药作用；避免与雷沙吉兰（rasagiline）合用
- 拟交感神经药：多培沙明（dopexamine）可能增强本药作用

用法

溶液配制	-
用法	静脉给药
输注速度	根据药物效应调节

注释　　　　中心途径给药更好（低 pH）

　　　　　　1 ~ 4mg 稀释于 100ml 5%
葡萄糖溶液中

　　　　　　可不稀释给药

其他信息

● 禁止与碱性药物或溶液混合

● 肾病和肝病对去甲肾上腺素的药代动
力学影响不显著

● 1mg 去甲肾上腺素盐基（noradrenaline
base）与 2mg 去甲肾上腺素酒石酸盐
等效

盐酸多巴胺　Dopamine hydrochloride

临床应用

治疗心肌梗死或心脏外科手术导致的心源性休克

肾功能正常时的剂量

起始剂量 2 ~ 5mg /（kg·min）

药代动力学

分子量（Da）	189.6
蛋白结合率（%）	无数据
尿中原型药排泄率（%）	极少
分布容积（L/kg）	无数据
半衰期（min）：正常 / ESRF	2/-

药物代谢

本药是去甲肾上腺素的代谢前体。一定比例的去甲肾上腺素代谢产物被排出体外，其主要代谢产物为 3,4- 二羟基苯乙酸（dihydroxyphenylacetic acid, DOPAC）和 3- 甲氧基 -4- 羟基苯乙酸（3-methoxy-4-hydroxyphenylacetic，HVA），两者均迅速从尿液排泄（译者注：3- 甲氧基 -4- 羟基苯乙酸又名高香草酸）

肾功能（GFR，ml/min）受损时的剂量

20 ~ 50	与肾功能正常时同剂量
10 ~ 20	与肾功能正常时同剂量
<10	与肾功能正常时同剂量

肾脏替代治疗时的剂量

APD/CAPD	不被透析清除。与肾功能正常时同剂量
HD	不被透析清除。与肾功能正常时同剂量
HDF/HFD	不被透析清除。与肾功能正常时同剂量
CAV/VVHD	不被透析清除。与肾功能正常时同剂量

重要的药物相互作用

与其他药物合用的潜在风险

- α 受体拮抗药：避免与妥拉唑林（tolazoline）合用
- 麻醉药：与异氟醚（isoflurane）合用增加室性心律失常风险，应避免合用
- 抗抑郁药：与单胺氧化酶抑制剂（MAOIs）和吗氯贝胺（moclobemide）合用有高血压危象风险
- 环孢素（ciclosporin）：可能减少环孢素肾毒性风险
- 多巴胺能类（dopaminergics）：恩他卡朋（entacapone）可能增强本药作用；避免与雷沙吉兰（rasagiline）合用；与司来吉兰（selegiline）合用存在高血压危象风险

用法

溶液配制	-
用法	可通过外周大静脉给药，但是中心静脉给药更可取（给予正性肌力剂量时宜选用中心静脉）
输注速度	通过恒速输液泵给药
注释	最小稀释比例为 200mg 稀释至 50ml
	与碳酸氢钠不相容，可导致多巴胺迅速失活

其他信息

- 肾 剂 量 是 2 ~ 5mg/（kg·min），但几无证据显示它能改善肾功能［译者注：国内文献认为多巴胺剂量为 0.5 ~ 3mg/（kg·min）时，其主要作用于肾动脉，使肾动脉扩张，肾血流改善，而有利于某些急性肾损伤恢复，但是缺乏证据］
- 正性肌力剂量可导致肾血管收缩
- 建议做心脏和血压监护
- 液体外渗至血管外可导致非常严重的组织损伤

间羟胺　Metaraminol

临床应用

治疗急性低血压

肾功能正常时的剂量

- 15 ~ 100mg，根据血压调整
- 急诊治疗：0.5 ~ 5mg，静脉注射，然后静脉滴注 15 ~ 100mg

药代动力学

分子量（Da）	167.2（酒石酸盐为 317.3）
蛋白结合率（%）	45
尿中原型药排泄率（%）	无数据
分布容积（L/kg）	无数据
半衰期（h）： 正常 / ESRF	无数据

药物代谢

在肝内代谢

肾功能（GFR，ml/min）受损时的剂量

20 ~ 50	与肾功能正常时同剂量
10 ~ 20	与肾功能正常时同剂量
<10	与肾功能正常时同剂量

肾脏替代治疗时的剂量

APD/CAPD	透析清除力不详。与肾功能正常时同剂量
HD	透析清除力不详。与肾功能正常时同剂量
HDF/HFD	透析清除力不详。与肾功能正常时同剂量
CAV/VVHD	透析清除力不详。与肾功能正常时同剂量

重要的药物相互作用

与其他药物合用的潜在风险

- 肾上腺素能神经元阻滞剂：降压作用被本药拮抗
- 麻醉药：与异氟醚（isoflurane）合用有室性心律失常风险，应避免合用
- 抗菌药：与利奈唑胺（linezolid）和特地唑胺（tedizolid）合用有诱发高血压危象风险，应在停用利奈唑胺和特地唑胺 2 周后应用本药
- 抗抑郁药：与单胺氧化酶抑制剂（MAOIs）和吗氯贝胺（moclobemide）合用有诱发高血压危象风险，应在停用单胺氧化酶抑制剂 2 周后应用本药
- 多巴胺能类（dopaminergics）：避免与雷沙吉兰（rasagiline）和司来吉兰（selegiline）合用

用法

溶液配制	-
用法	静脉注射，静脉滴注
输注速度	根据血压调整
注释	加入 500ml 0.9% 氯化钠溶液或 5% 葡萄糖溶液中静脉滴注

其他信息

使用单次剂量的间羟胺，升压作用持续 20 分钟至 1 小时。停药后升压作用逐渐减弱

九、直立性低血压治疗药物

盐酸米多君 Midodrine hydrochloride

临床应用

用于治疗直立性低血压，包括透析相关的低血压

肾功能正常时的剂量

2.5mg，每日 2 次，最大剂量为 10mg，每日 3 次

药代动力学

分子量（Da）	290.7
蛋白结合率（%）	极微
尿中原型药排泄率（%）	2
分布容积（L/kg）	无数据
半衰期（h）：正常/ESRF	（25 分钟，活性代谢产物为 3 小时）/（增加，活性代谢产物为 9 小时）

药物代谢

在体循环中经过酶水解作用生成活性代谢产物脱甘氨酸米多君（desglymidodrine）

肾功能（GFR，ml/min）受损时的剂量

20~50	与肾功能正常时同剂量
10~20	与肾功能正常时同剂量。小剂量开始，根据药物效应调整剂量
<10	与肾功能正常时同剂量。小剂量开始，根据药物效应调整剂量

肾脏替代治疗时的剂量

APD/CAPD	透析可清除。与 GFR<10ml/min 时同剂量
HD	透析可清除，体重低于 70kg 的起始剂量为 2.5mg，体重大于 70kg 的起始剂量为 5mg。见"其他信息"
HDF/HFD	透析可清除，体重低于 70kg 的起始剂量为 2.5mg，体重大于 70kg 的起始剂量为 5mg。见"其他信息"
CAV/VVHD	透析可清除。与 GFR=10~20ml/min 时同剂量

重要的药物相互作用

与其他药物合用的潜在风险

- 肾上腺素能神经元阻滞剂：本药拮抗降压作用
- 麻醉药：与挥发性麻醉药合用有心律失常风险
- 抗抑郁药：与三环类抗抑郁药（tricyclic antidepressants）、单胺氧化酶抑制剂（MAOIs）和吗氯贝胺（moclobemide）合用有心律失常和致高血压风险
- 抗高血压药：拮抗本药升压作用；与 β 受体拮抗药合用有引起重度高血压的风险
- 多巴胺能类（dopaminergics）：避免与雷沙吉兰（rasagiline）及司来吉兰（selegiline）合用
- 其他可升高血压的药物：增强升压作用

用法

溶液配制　-

用法　　　口服

输注速度　-

注释　　　最后一次服药应在睡前至少
　　　　　4 小时

其他信息

● 透析后仅残留 15% 的药物，因此，
透析明显影响药物作用

● 由于药物可被透析清除，故不会出现
透析后高血压

● 给药后 30 分钟达到药峰浓度（活性
代谢产物为 60 分钟），因此，应在透
析前 30 分钟给药。避免应用于活动
性冠状动脉缺血的患者

● 生物利用度为 93%

● 对于血液透析患者，从小剂量开始应
用，可逐渐增加剂量至最大量 30mg；
第二次可在透析中途给药（最大剂量
10mg）

● 严重器质性心脏病、尿潴留、嗜铬细
胞瘤、甲状腺毒症患者禁用本药

第三部分

呼吸系统药物

一、祛痰药

乙酰半胱氨酸　Acetylcysteine

临床应用

- 对乙酰氨基酚（paracetamol）过量的治疗
- 使用对比剂造影时的肾脏保护
- 呼吸道疾病的黏液溶解

肾功能正常时的剂量

- 静脉滴注：根据患者的体重计算。见生产商的说明书
- 肾脏保护作用：见"其他信息"
- 呼吸道疾病的黏液溶解：600mg（口服），每日 1 次

药代动力学

分子量（Da）	163.2
蛋白结合率（%）	50
尿中原型药排泄率（%）	20～30
分布容积（L/kg）	0.33～0.47
半衰期（h）：正常 / ESRF	（2～6）/-

药物代谢

乙酰半胱氨酸在肝内经受转换，在血浆中可能以原型或各种氧化代谢产物（如 N- 乙酰半胱氨酸、N,N- 二乙酰胱氨酸和半胱氨酸）的游离或血浆蛋白结合形式存在。口服生物利用度低（4%～10%），这种低生物利用度可能是肠壁代谢和肝的首过代谢造成的

肾功能（GFR，ml/min）受损时的剂量

20～50	与肾功能正常时同剂量
10～20	与肾功能正常时同剂量
<10	与肾功能正常时同剂量，见"其他信息"

肾脏替代治疗时的剂量

APD/CAPD	可能被透析清除。与肾功能正常时同剂量。
HD	透析可清除。与肾功能正常时同剂量。
HDF/HFD	透析可清除。与肾功能正常时同剂量。
CAV/VVHD	可能被透析清除。与肾功能正常时同剂量。

重要的药物相互作用

与其他药物合用的潜在风险
- 未知

用法

溶液配制	5% 葡萄糖溶液
用法	静脉给药，口服
输注速度	见关于剂量的叙述
注释	使用输液泵从静脉缓慢输注未稀释的或 1∶1 稀释的乙酰半胱氨酸（译者注：国内药品说明书特别注明"本品未经稀释不得进行注射"） 乙酰半胱氨酸的最低稀释范围是 100～250ml (UK Critical Care Group, Minimum Infusion Volumes for Fluid Restricted Critically Ill Patients, 3rd edition, 2006)

其他信息

- 对于严重肾功能受损的患者，Bennett 等[1]建议给予 75% 的剂量；然而，在治疗对乙酰氨基酚中毒时，生产商和国家毒物中心（National Poisons Centre）都不推荐减少剂量
- 一些证据显示，对肾功能受损患者使用对比剂做造影时，乙酰半胱氨酸可能具有肾脏保护作用
- 剂量：造影前一天口服 600mg，一日 2 次；造影当天再服 600mg，一日 2 次，同时还应静脉或口服补液。注射液可以口服，片剂也可从艾奥瓦药品信息服务处（Iowa Drug Information Service，IDIS）获得
- 也可以在造影的前一天将 1g 乙酰半胱氨酸溶解在 500ml 0.9% 氯化钠溶液或 5% 葡萄糖溶液中静脉滴注，造影当天再重复使用一次

参考文献

[1] Bennett WM, Aronoff GR, Morrison G, et al. Drug Prescribing in Renal Failure: Dosing guidelines for adults. 5th ed. American College of Physicians; 2007.

二、镇咳药

磷酸可待因 Codeine phosphate

临床应用

- 镇痛
- 止泻
- 止咳

肾功能正常时的剂量

30~60mg，最多每 4 小时 1 次

药代动力学

分子量（Da）	406.4
蛋白结合率（%）	7
尿中原型药排泄率（%）	0
分布容积（L/kg）	3~4
半衰期（h）：正常 / ESRF（2.5~4）/13	

药物代谢

本药在肝内经 O- 和 N- 去甲基化代谢为吗啡（morphine）、去甲可待因（norcodeine）及其他代谢产物，包括去甲吗啡（normorphine）和氢可酮（hydrocodone）。本药的代谢由具有基因多态性的 CYP2D6 介导。本药及其代谢产物主要以葡糖苷酸共轭物形式经肾排泄

肾功能（GFR，ml/min）受损时的剂量

20~50	与肾功能正常时同剂量
10~20	30mg，最多每 4 小时 1 次。耐受才加量
<10	30mg，最多每 6 小时 1 次。耐受才加量

肾脏替代治疗时的剂量

APD/CAPD	可能不被透析清除。与 GFR<10ml/min 时同剂量
HD	不被透析清除。与 GFR<10ml/min 时同剂量
HDF/HFD	透析清除力不详。与 GFR<10ml/min 时同剂量
CAV/VVHD	不被透析清除。与 GFR=10~20ml/min 时同剂量

重要的药物相互作用

与其他药物合用的潜在风险

- 抗菌药：利福平（rifampicin）能加速本药代谢
- 抗抑郁药：与单胺氧化酶抑制剂（MAOIs）合用可能引起中枢神经系统兴奋或抑制，应避免合用，或于 MAOIs 停药 2 周后使用；与吗氯贝胺（moclobemide）合用可能引起中枢神经系统兴奋或抑制；与三环类抗抑郁药（tricyclic antidepressants）合用会增强镇静作用
- 抗组胺药：与具有镇静作用的抗组胺药合用会增强镇静作用
- 抗精神病药：能增强降压及镇静作用
- 多巴胺能类（dopaminergics）：应避免与司来吉兰（selegiline）合用
- 纳美芬（nalmefene）：避免合用
- 羟丁酸钠（sodium oxybate）：能增强羟丁酸钠作用，应避免合用

用法

溶液配制	-
用法	口服，静脉给药，肌内注射，皮下注射
输注速度	-

其他信息

- 能增加肾衰竭患者大脑敏感性，引起嗜睡
- 增加便秘风险，腹膜透析患者应慎用

酒石酸双氢可待因　Dihydrocodeine tartrate

临床应用

镇痛药，镇咳药

肾功能正常时的剂量

- 口服：30mg，每 4~6 小时 1 次
- 皮下注射或肌内注射：最多 50mg，每 4~6 小时 1 次

药代动力学

分子量（Da）	451.5
蛋白结合率（%）	无数据
尿中原型药排泄率（%）	13~22
分布容积（L/kg）	1.1
半衰期（h）：正常 / ESRF	（3.5~5）/（>6）

药物代谢

本药在肝中通过 CYP2D6 作用代谢生成双氢吗啡（dihydromorphine），其具有强效的镇痛活性，但是本药的镇痛作用仍主要来源于母体药。部分本药可通过 CYP3A4 转化生成去甲双氢可待因（nor-dihydrocodeine）。本药以原型和代谢产物（包括葡糖苷酸共轭物）的形式经尿液排泄

肾功能（GFR，ml/min）受损时的剂量

20~50	与肾功能正常时同剂量
10~20	使用小剂量，根据药物效应调整剂量
<10	使用小剂量，根据药物效应调整剂量

肾脏替代治疗时的剂量

APD/CAPD	透析清除力不详。与 GFR<10ml/min 时同剂量
HD	透析清除力不详。与 GFR<10ml/min 时同剂量
HDF/HFD	透析清除力不详。与 GFR<10ml/min 时同剂量
CAV/VVHD	透析清除力不详。与 GFR=10~20ml/min 时同剂量

重要的药物相互作用

与其他药物合用的潜在风险

- 抗抑郁药：与单胺氧化酶抑制剂（MAOIs）合用可能引起中枢神经系统兴奋或抑制，应避免合用，或于 MAOIs 停药 2 周后使用；与吗氯贝胺（moclobemide）合用可能引起中枢神经系统兴奋或抑制；与三环类抗抑郁药（tricyclic antidepressants）合用会增强镇静作用
- 抗组胺药：与具有镇静作用的抗组胺药合用会增强镇静作用
- 抗精神病药：增强降压和镇静作用
- 多巴胺能类（dopaminergics）：避免与司来吉兰（selegiline）合用
- 纳美芬（nalmefene）：避免合用
- 羟丁酸钠（sodium oxybate）：能增强羟丁酸钠的作用，应避免合用

用法

溶液配制	-
用法	口服，肌内注射，皮下注射
输注速度	-

其他信息

- 肾功能受损时增强和延长本药效应，加重呼吸抑制及便秘
- 肾功能受损时中枢神经系统对本药的敏感性会增加
- 活性代谢产物蓄积可能发生，故应慎用
- 作用能被纳洛酮（naloxone）逆转（译者注：纳洛酮是吗啡受体拮抗剂）

三、平喘药

1. 磷酸二酯酶抑制剂

茶碱 Theophylline

临床应用

- 治疗可逆性呼吸道阻塞
- 治疗急性重度哮喘

肾功能正常时的剂量

根据剂型而定

药代动力学

分子量（Da）	180.2
蛋白结合率（%）	35 ~ 60
尿中原型药排泄率（%）	10
分布容积（L/kg）	0.3 ~ 0.7
半衰期（h）：	（3 ~ 12）/ 不变
正常 / ESRF	

药物代谢

茶碱在肝中代谢生成 1，3- 二甲基尿酸（1,3-dimethyluric acid）、1- 甲基尿酸（1-methyluric acid）及 3- 甲基黄嘌呤（3-methylxanthine）。在 CYP1A2 催化下经去甲基化作用生成 3- 甲基黄嘌呤（也可能生成 1- 甲基黄嘌呤）；在 CYP2E1 和 CYP3A3 催化下经羟基化作用生成 1,3- 二甲基尿酸。茶碱代谢的去甲基化及羟基化途径作用有限（capacity-limit），因此导致非线性消除。代谢产物经尿液排泄。在成人约 10% 的茶碱以原型从尿液排泄

肾功能（GFR，ml/min）受损时的剂量

20 ~ 50	与肾功能正常时同剂量
10 ~ 20	与肾功能正常时同剂量
<10	与肾功能正常时同剂量。见"其他信息"

肾脏替代治疗时的剂量

APD/CAPD	不被透析清除。与 GFR< 10ml/min 时同剂量
HD	透析可清除。与 GFR< 10ml/min 时同剂量
HDF/HFD	透析可清除。与 GFR< 10ml/min 时同剂量
CAV/ VVHD	透析可清除。与肾功能正常时同剂量

重要的药物相互作用

与其他药物合用的潜在风险

- 抗菌药：阿奇霉素（azithromycin）、克拉霉素（clarithromycin）、红霉素（erythromycin）、环丙沙星（ciprofloxacin）、诺氟沙星（norfloxacin）或异烟肼（isoniazid）可增加本药浓度；若红霉素（erythromycin）为口服，则合用能降低其血药浓度；与喹诺酮类（quinolones）合用会增加惊厥风险；利福平（rifampicin）能加速本药代谢

- 抗抑郁药：氟伏沙明（fluvoxamine）能增加本药浓度，应避免合用，或将本药用量减半并监测浓度；圣约翰草（St John's wort）降低本药浓度，应避免合用

- 抗癫痫药：卡马西平（carbamazepine）、苯巴比妥（phenobarbital）和扑米酮（primidone）能加速本药代谢；与磷苯妥英（fosphenytoin）和苯妥英（phenytoin）合用时两药浓度均增加

- 抗真菌药：氟康唑（fluconazole）和酮康唑（ketoconazole）增加本药浓度

- 抗病毒药：利托那韦（ritonavir）能加速本药代谢；阿昔洛韦（aciclovir）可能增加本药浓度
- 钙通道阻滞剂：地尔硫䓬（diltiazem）和维拉帕米（verapamil）能增加本药浓度，其他钙通道阻滞剂也可能有此作用
- 地拉罗司（deferasirox）：能增加本药浓度
- 非布司他（febuxostat）：合用需谨慎
- 干扰素类（interferons）：能抑制本药代谢
- 他克莫司（tacrolimus）：合用可能增加他克莫司浓度

- 促溃疡愈合药：西咪替丁（cimetidine）能抑制本药代谢；硫糖铝（sucralfate）可能减少本药吸收

用法

溶液配制	-
用法	口服
输注速度	-

其他信息

- 本药发挥治疗效应的血药浓度为 10 ~ 20mg/L（55 ~ 110μmol/L）
- 血液透析可清除 50% 的药量
- 有关研究将本药用于预防对比剂肾病，但效果尚存在争议

氨茶碱 Aminophylline

临床应用

- 治疗可逆性呼吸道阻塞
- 治疗急性重度哮喘

肾功能正常时的剂量

- 改性释放制剂（MR）：225～450mg，每日 2 次
- 静脉给药负荷剂量：5mg/kg（250～500mg）
- 维持剂量：0.5～0.7mg/（kg·h），根据血药浓度调整

药代动力学

分子量（Da）	420.4
蛋白结合率（%）	40～60（茶碱）
尿中原型药排泄率（%）	<10%
分布容积（L/kg）	0.4～0.7（茶碱）
半衰期（h）：	（4～12）/不变
正常 / ESRF	（茶碱）

药物代谢

氨茶碱在体内代谢成茶碱（theophylline）。茶碱主要以代谢产物形式从尿液排泄，包括 1,3-二甲基尿酸（1,3-dimethyluric acid）和 3-甲基黄嘌呤（3-methylxanthine），并有 10% 左右以原型排泄

肾功能（GFR，ml/min）受损时的剂量

20～50	与肾功能正常时同剂量，并根据血药浓度调整剂量
10～20	与肾功能正常时同剂量，并根据血药浓度调整剂量
<10	与肾功能正常时同剂量，并根据血药浓度调整剂量

肾脏替代治疗时的剂量

APD/CAPD	不被透析清除。与 GFR<10ml/min 时同剂量。监测血药浓度。见"其他信息"
HD	不被透析清除。与 GFR<10ml/min 时同剂量。监测血药浓度。见"其他信息"
HDF/HFD	透析清除力不详。与 GFR<10ml/min 时同剂量。监测血药浓度。见"其他信息"
CAV/VVHD	不被透析清除。与 GFR= 10～20ml/min 时同剂量。监测血药浓度。见"其他信息"

重要的药物相互作用

与其他药物合用的潜在风险

- 抗菌药：与阿奇霉素（azithromycin）、克拉霉素（clarithromycin）、红霉素（erythromycin）、环丙沙星（ciprofloxacin）、诺氟沙星（norfloxacin）或异烟肼（isoniazid）合用会增加本药浓度；合用会降低口服红霉素（erythromycin）浓度；与喹诺酮类（quinolones）合用会增加惊厥风险；利福平（rifampicin）能加速本药代谢
- 抗抑郁药：氟伏沙明（fluvoxamine）能增加本药浓度，应避免合用，或将本药剂量减半并监测浓度；圣约翰草（St John's wort）能降低本药浓度，应避免合用

- 抗癫痫药：卡马西平（carbamaze-pine）、苯巴比妥（phenobarbital）和扑米酮（primidone）可加速本药代谢；与磷苯妥英（fosphenytoin）和苯妥英（phenytoin）合用时，两药浓度均增加（译者注：有报道与本手册观点不同，认为苯妥英可加速氨茶碱代谢，加快茶碱清除；而茶碱也能干扰苯妥英吸收，因此两药浓度均下降）
- 抗真菌药：氟康唑（fluconazole）和酮康唑（ketoconazole）可增加本药浓度
- 抗病毒药：利托那韦（ritonavir）能加速本药代谢；阿昔洛韦（aciclovir）可能增加本药浓度
- 钙通道阻滞剂：地尔硫䓬（diltiazem）及维拉帕米（verapamil），可能还有其他的钙通道阻滞剂能增加本药浓度
- 地拉罗司（deferasirox）：可增加本药浓度
- 非布司他（febuxostat）：联合使用需谨慎
- 干扰素类（interferons）：抑制本药代谢
- 他克莫司（tacrolimus）：可增加他克莫司浓度
- 促进溃疡愈合药：西咪替丁（cimeti-dine）可抑制本药代谢；硫糖铝（sucral-fate）可能减少本药吸收

用法

溶液配制	-
用法	静脉给药，口服
输注速度	负荷剂量缓慢静脉注射20分钟
注释	可加到5%葡萄糖溶液、0.9%氯化钠溶液和复方乳酸钠溶液中
	最小容量范围为2~25mg/ml，可从中心静脉导管给予浓缩溶液（UK Critical Care Group, Minimum Infusion Volumes for Fluid Restricted Critically Ill Patients, 3rd edition, 2006）

其他信息

- 氨茶碱：80%茶碱（theophylline）加20%乙二胺（ethylenediamine）
- 在体液中，茶碱快速地与乙二胺解离，释放出游离茶碱。由于氨茶碱在体内存留时间太短，以致不被透析清除，而茶碱可被清除
- 茶碱的血药浓度达10~20mg/L（55~110μmol/L）时疗效最佳
- 肾功能受损致血药浓度超过最适范围时，胃肠道和神经系统副作用将增加

2. M 胆碱受体阻滞药

异丙托溴铵 Ipratropium bromide

临床应用

抗胆碱能支气管扩张剂

● 用于可逆性呼吸道阻塞，特别是慢性阻塞性肺疾病（COPD）患者

肾功能正常时的剂量

● 雾化器：250~500μg，每日 3~4 次
● 吸入器：20~80μg，每日 3~4 次

药代动力学

分子量（Da）	430.4
蛋白结合率（%）	<20
尿中原型药排泄率（%）	<1
分布容积（L/kg）	4.6
半衰期（h）：正常 / ESRF	1.6/-

药物代谢

吸入异丙托溴铵（又名溴化异丙托铵）后，10%~30% 的剂量将沉积于肺，发挥治疗作用。只有小量异丙托溴铵进入全身循环。一次给药剂量的大部分被吞咽，但不能经胃肠道吸收。异丙托溴铵及其代谢产物经尿液和粪便清除

肾功能（GFR，ml/min）受损时的剂量

20~50	与肾功能正常时同剂量
10~20	与肾功能正常时同剂量
<10	与肾功能正常时同剂量

肾脏替代治疗时的剂量

APD/CAPD	不被透析清除。与肾功能正常时同剂量
HD	不被透析清除。与肾功能正常时同剂量
HDF/HFD	不被透析清除。与肾功能正常时同剂量
CAV/VVHD	不被透析清除。与肾功能正常时同剂量

重要的药物相互作用

与其他药物合用的潜在风险

● 未知

用法

溶液配制	-
用法	吸入
输注速度	-
注释	雾化器液体需要稀释，以使容积适合雾化吸入
	可用灭菌生理盐水稀释

噻托溴铵　Tiotropium

临床应用

慢性阻塞性肺疾病的维持治疗

肾功能正常时的剂量

- 18μg，每日 1 次
- 雾化吸入器（Respimat）：5μg，每日 1 次（译者注：装有噻托溴铵的药瓶需插入此吸入器，然后通过此雾化吸入器吸入）

药代动力学

分子量（Da）	472.4（溴化物）
蛋白结合率（%）	72
尿中原型药排泄率（%）	14（吸入剂量）
分布容积（L/kg）	32
半衰期（d）： 正常 / ESRF	（5~6）/ 延长

药物代谢

噻托溴铵大部分以原型从尿液排泄，但一部分能通过非酶裂解及 CYP2D6 和 CYP3A4 介导进行代谢

肾功能（GFR，ml/min）受损时的剂量

20 ~ 50	与肾功能正常时同剂量
10 ~ 20	与肾功能正常时同剂量。谨慎应用
<10	与肾功能正常时同剂量。谨慎应用

肾脏替代治疗时的剂量

APD/CAPD	透析清除力不详。与肾功能正常时同剂量。谨慎应用
HD	透析清除力不详。与肾功能正常时同剂量。谨慎应用
HDF/HFD	透析清除力不详。与肾功能正常时同剂量。谨慎应用
CAV/ VVHD	透析清除力不详。与肾功能正常时同剂量。谨慎应用

重要的药物相互作用

与其他药物合用的潜在风险

- 其他抗胆碱能药（anticholinergic drugs）：应避免合用
- 抗心律失常药：与丙吡胺（disopyramide）合用增加抗毒蕈碱副作用

用法

溶液配制	-
用法	吸入
输注速度	-

其他信息

- 生产商建议肾功能受损患者慎用本药，因为肾清除减少。但在临床实践中，肾功能受损患者仍应用正常剂量
- 不用于支气管痉挛急性发作

3. 肾上腺素受体激动药

富马酸福莫特罗　Formoterol fumarate (Eformoterol)

临床应用

长效选择性 β_2- 肾上腺素受体激动药（译者注：本药的主要适应证为支气管哮喘、慢性阻塞性肺疾病）

肾功能正常时的剂量

- 每次 1 ~ 2 喷，每日 2 次
- 干粉吸入器（都保，Turbohaler）：6 ~ 24μg，每日 1 ~ 2 次，必要时增加至每日 72μg

药代动力学

分子量（Da）	804.9
蛋白结合率（%）	61 ~ 64
尿中原型药排泄率（%）	6.4 ~ 8
分布容积（L/kg）	无数据
半衰期（h）：正常 / ESRF	8/-

药物代谢

本药主要经代谢清除，直接与葡糖苷酸共轭是其生物转化的主要途径，另一途径是经 O- 去甲基化后进一步与葡糖苷酸共轭。一小部分本药经脱甲酰基化后与硫酸盐共轭。单次口服本药后，59% ~ 62% 的剂量出现在尿液中，32% ~ 34% 出现在粪便中。6.4% ~ 8% 的给药剂量是以药物原型及（R,R）和（S,S）- 对映异构体（分别占 40% 和 60%）形式从尿液排泄

肾功能（GFR，ml/min）受损时的剂量

20 ~ 50	与肾功能正常时同剂量
10 ~ 20	与肾功能正常时同剂量
<10	与肾功能正常时同剂量

肾脏替代治疗时的剂量

APD/CAPD	不被透析清除。与肾功能正常时同剂量
HD	可能不被透析清除。与肾功能正常时同剂量
HDF/HFD	可能不被透析清除。与肾功能正常时同剂量
CAV/VVHD	不被透析清除。与肾功能正常时同剂量

重要的药物相互作用

与其他药物合用的潜在风险
- 未知

用法

溶液配制	-
用法	吸入
输注速度	-

沙丁胺醇　Salbutamol

临床应用

β_2- 肾上腺素受体激动药

● 治疗可逆性呼吸道阻塞

肾功能正常时的剂量

● 口服：2~4mg，每日 3~4 次
● 皮下注射或肌内注射：500μg，如有必要，每 4 小时重复给药 1 次
● 静脉给药：250μg，缓慢静脉注射，如有必要可重复给药。静脉滴注：5μg/min 起始，根据药物效应调整滴速，通常 3~20μg/min
● 气雾剂：100~200μg（1~2 喷），每日 4 次
● 粉末剂：200~400μg，每日 4 次
● 雾化吸入：2.5~5mg，每日 4 次或更多

药代动力学

分子量（Da）	239.3
蛋白结合率（%）	10
尿中原型药排泄率（%）	51~64
分布容积（L/kg）	2~2.5
半衰期（h）：正常 / ESRF（4~6）/ 不变	

药物代谢

沙丁胺醇在肝内，也可能在肠壁经历首过代谢，但似乎不在肺代谢；主要代谢产物为无活性的硫酸盐共轭物。沙丁胺醇以代谢产物和原型迅速排泄，主要从尿液排泄，少部分从粪便排泄

肾功能（GFR，ml/min）受损时的剂量

20~50	与肾功能正常时同剂量
10~20	与肾功能正常时同剂量
<10	与肾功能正常时同剂量

肾脏替代治疗时的剂量

APD/CAPD	透析清除力不详。与肾功能正常时同剂量
HD	透析清除力不详。与肾功能正常时同剂量
HDF/HFD	透析清除力不详。与肾功能正常时同剂量
CAV/VVHD	透析清除力不详。与肾功能正常时同剂量

重要的药物相互作用

与其他药物合用的潜在风险

● 大剂量的沙丁胺醇与利尿药、茶碱（theophylline）或大剂量糖皮质激素类（corticosteroids）合用时，增加低钾血症风险
● 抗高血压药：沙丁胺醇和甲基多巴（methyldopa）同时静脉滴注可导致血压急剧下降

用法

溶液配制	-
用法	静脉给药，皮下注射，肌内注射，口服，吸入，雾化
输注速度	缓慢静脉注射；静脉滴注 3~20μg/min
注释	静脉滴注：本药 10ml（10mg）加入 0.9% 氯化钠溶液或 5% 葡萄糖溶液稀释至 500ml（20μg/ml） 注射泵给药：本药 10ml（10mg）加入 0.9% 氯化钠溶液或 5% 葡萄糖溶液稀释至 50ml（200μg/ml）

其他信息

● 监测心电图、血压和脉搏
● 雾化型沙丁胺醇可用于急性高钾血症的降钾治疗

硫酸特布他林　Terbutaline sulphate

临床应用

β_2- 肾上腺素受体激动药

- 治疗可逆性呼吸道阻塞

肾功能正常时的剂量

- 口服：2.5 ~ 5mg，一日 3 次
- 皮下或肌内注射或静脉给药：250 ~ 500μg，一日最多 4 次
- 静脉滴注：90 ~ 300μg/h
- 干粉吸入器（都保，Turbohaler）：500μg（1 吸），一日最多 4 次
- 雾化吸入器（Nebulisation）：5 ~ 10mg，一日 2 ~ 4 次，或更频繁

药代动力学

分子量（Da）	548.6
蛋白结合率（%）	15 ~ 25
尿中原型药排泄率（%）	55 ~ 60
分布容积（L/kg）	0.9 ~ 1.5
半衰期（h）：正常 / ESRF	（16 ~ 20）/-

药物代谢

本药在肝和肠壁经历广泛的首过代谢，生成硫酸（和一些葡糖苷酸）共轭物。本药部分以无活性硫酸共轭物形式、部分以药物原型形式从尿液及粪便排泄，二者的比例取决于给药途径

肾功能（GFR，ml/min）受损时的剂量

20 ~ 50	与肾功能正常时同剂量
10 ~ 20	与肾功能正常时同剂量
<10	与肾功能正常时同剂量

肾脏替代治疗时的剂量

APD/CAPD	可能被透析清除。与肾功能正常时同剂量
HD	可能被透析清除。与肾功能正常时同剂量
HDF/HFD	可能被透析清除。与肾功能正常时同剂量
CAV/ VVHD	可能被透析清除。与肾功能正常时同剂量

重要的药物相互作用

与其他药物合用的潜在风险

- β 受体拮抗药：可能减弱本药作用
- 茶碱（theophylline）：增加低钾血症风险

用法

溶液配制	-
用法	静脉给药，皮下注射，肌内注射，口服，干粉吸入，雾化吸入
输注速度	1.5 ~ 5μg/min
注释	静脉滴注：1.5 ~ 2.5mg 加入 500ml 5% 葡萄糖溶液或 0.9% 氯化钠溶液中（本药浓度为 3 ~ 5μg/ml）

4. 肾上腺皮质激素

布地奈德　Budesonide

临床应用

- 治疗哮喘
- 治疗变应性或血管舒缩性鼻炎
- 治疗炎性皮肤病
- 治疗克罗恩病（Crohn's disease）
- 治疗自身免疫性肝炎

（译者注：布地奈德是一个具有高效局部抗炎作用的糖皮质激素药物）

肾功能正常时的剂量

- 吸入器（Inhaler）/ 都宝吸入器（Turbohaler）：每日 200 ~ 1600μg，分次给药（译者注：都宝吸入器内装雾化吸入用粉末）
- 令舒吸入器（Respules）：1 ~ 2mg，每日 2 次；应用半量维持（译者注：令舒吸入器内装雾化吸入用混悬液）
- 鼻喷雾剂：剂量取决于制剂
- 局部用药：每日 1 ~ 2 次

克罗恩病

- 胶囊：3mg，每日 3 次；控释剂（CR）：9mg，每日 1 次
- 灌肠剂：2mg /100ml，睡前

自身免疫性肝炎

- 口服：3mg，每日 3 次，维持治疗 3mg，每日 2 次

药代动力学

分子量（Da）	430.5
蛋白结合率（%）	85 ~ 90
尿中原型药排泄率（%）	0
分布容积（L/kg）	3
半衰期（h）：	（吸入：1.8 ~ 2.2；
正常 / ESRF	口服：3 ~ 4）/-

药物代谢

布地奈德口服后几乎全部被迅速吸收。但在肝内经历了广泛的首过代谢（主要被 CYP3A4 介导），致使其全身生物利用度（systemic availability）低（仅约 10%）。其主要代谢产物 6-β- 羟基布地奈德（6-β-hydroxybudesonide）和 16-α- 羟基泼尼松龙（16-α-hydroxyprednisolone）仅具有不足 1% 布地奈德原型的糖皮质激素活性

肾功能（GFR，ml/min）受损时的剂量

20 ~ 50	与肾功能正常时同剂量
10 ~ 20	与肾功能正常时同剂量
<10	与肾功能正常时同剂量

肾脏替代治疗时的剂量

APD/CAPD	可能不被透析清除。与肾功能正常时同剂量
HD	可能不被透析清除。与肾功能正常时同剂量
HDF/ HFD	可能不被透析清除。与肾功能正常时同剂量
CAV/ VVHD	可能不被透析清除。与肾功能正常时同剂量

重要的药物相互作用

与其他药物合用的潜在风险

- 阿地白介素（aldesleukin）：避免同时使用
- 抗菌药：利福霉素类（rifamycins）能加速本药代谢
- 抗凝血药：香豆素类（coumarins）和苯茚二酮（phenindione）的作用可能被改变

- 抗癫痫药：卡马西平（carbamaze-pine）、磷苯妥英（fosphenytoin）、苯巴比妥（phenobarbital）、苯妥英（phenytoin）及扑米酮（primidone）能加速本药代谢
- 抗真菌药：伊曲康唑（itraconazole）、酮康唑（ketoconazole）可增加吸入及口服布地奈德的血药浓度
- 抗病毒药：利托那韦（ritonavir）可增加吸入、鼻腔和直肠给药的布地奈德的血药浓度
- 可比司他（cobicistat）：可能增加本药浓度，增加肾上腺抑制的风险
- 葡萄柚汁（grapefruit juice）：增加口服布地奈德的浓度，应避免合用

- 疫苗：大剂量的糖皮质激素类能损伤机体对疫苗的免疫反应，避免与活疫苗合用

用法

溶液配制	令舒吸入器：可用 0.9% 氯化钠溶液稀释成 50% 的浓度
用法	吸入，局部给药，口服
输注速度	-

其他信息

非活动性肺结核和呼吸道真菌、病毒感染的患者使用时需特别小心

5. 白三烯受体拮抗剂

孟鲁司特 Montelukast

临床应用

白三烯受体拮抗剂

● 预防哮喘
● 治疗季节性过敏性鼻炎

肾功能正常时的剂量

10mg，睡前服用

药代动力学

分子量（Da）	608.2（钠盐）
蛋白结合率（%）	>99
尿中原型药排泄率（%）	<0.2
分布容积（L/kg）	8 ~ 11
半衰期（h）：正常 / ESRF	（2.7 ~ 5.5）/-

药物代谢

在肝内被 CYP3A4、CYP2A6 和 CYP2C9 介导进行广泛代谢，主要通过胆汁从粪便排泄。代谢产物活性极低

肾功能（GFR，ml/min）受损时的剂量

20 ~ 50	与肾功能正常时同剂量
10 ~ 20	与肾功能正常时同剂量
<10	与肾功能正常时同剂量

肾脏替代治疗时的剂量

APD/CAPD	不被透析清除。与肾功能正常时同剂量
HD	不被透析清除。与肾功能正常时同剂量
HDF/HFD	不被透析清除。与肾功能正常时同剂量
CAV/VVHD	不被透析清除。与肾功能正常时同剂量

重要的药物相互作用

与其他药物合用的潜在风险

● 未知

用法

溶液配制	-
用法	口服
输注速度	-

扎鲁司特　Zafirlukast

临床应用

白三烯受体拮抗剂

- 预防哮喘

肾功能正常时的剂量

20mg，每日 2 次

药代动力学

分子量（Da）	575.7
蛋白结合率（%）	99
尿中原型药排泄率（%）	0（代谢产物为 10%）
分布容积（L/kg）	70
半衰期（h）：正常 / ESRF	10/ 可能不变

药物代谢

扎鲁司特主要被 CYP2C9 催化在肝内进行广泛代谢。给予放射性标记的扎鲁司特后，发现约 10% 的药物从尿液排泄，约 89% 经粪便排泄。标准的体外活性试验（in vitro test of activity）显示，人血浆中可检测到的扎鲁司特代谢产物的活性最多为扎鲁司特的 1/90

肾功能（GFR，ml/min）受损时的剂量

20 ~ 50	与肾功能正常时同剂量
10 ~ 20	与肾功能正常时同剂量，但应谨慎应用
<10	与肾功能正常时同剂量，但应谨慎应用

肾脏替代治疗时的剂量

APD/CAPD	可能不被透析清除。与肾功能正常时同剂量，但需谨慎应用
HD	可能不被透析清除。与肾功能正常时同剂量，但需谨慎应用
HDF/HFD	可能不被透析清除。与肾功能正常时同剂量，但需谨慎应用
CAV/ VVHD	可能不被透析清除。与肾功能正常时同剂量，但需谨慎应用

重要的药物相互作用

与其他药物合用的潜在风险

- 氨茶碱（aminophylline）：可能增加氨茶碱浓度；降低本药浓度
- 镇痛药：阿司匹林（aspirin）能增加本药浓度
- 抗菌药：红霉素（erythromycin）能降低本药浓度
- 抗凝血药：合用可能增强华法林（warfarin）的作用
- 茶碱（theophylline）：合用可能增加茶碱浓度，降低扎鲁司特浓度

用法

溶液配制	-
用法	口服
输注速度	-

其他信息

- 由于缺乏经验，"英国产品特性概述"（UK SPC）建议肾功能受损时慎用本药，但"美国数据表"（US data sheet）及 Drug Prescribing in Renal Failure, 5th edition, by Aronoff et al. 建议不减量
- 食物可降低本药生物利用度，勿进餐时服药

四、其他呼吸系统药物

阿法链道酶　Dornase alfa

临床应用

改善囊性肺纤维化的肺功能

肾功能正常时的剂量

每日 2.5mg（2500U），经雾化器给药，21 岁以上患者可增加至每日 2 次

药代动力学

分子量（Da）	29249.6
蛋白结合率（%）	无数据
尿中原型药排泄率（%）	无数据
分布容积（L/kg）	无数据
半衰期（h）： 正常 / ESRF	［11（数据来自大鼠肺）］/?

药物代谢

阿法链道酶是一种黏液溶解剂，它能将聚集在痰液中的来自腐败中性粒细胞的 DNA 水解。阿法链道酶自身能被存在于体液中的蛋白酶代谢（译者注：阿法链道酶是一种脱氧核糖核酸酶）

肾功能（GFR，ml/min）受损时的剂量

20 ~ 50	与肾功能正常时同剂量
10 ~ 20	与肾功能正常时同剂量
<10	与肾功能正常时同剂量

肾脏替代治疗时的剂量

APD/CAPD	可能不被透析清除。与肾功能正常时同剂量
HD	可能不被透析清除。与肾功能正常时同剂量
HDF/HFD	可能不被透析清除。与肾功能正常时同剂量
CAV/VVHD	可能不被透析清除。与肾功能正常时同剂量

重要的药物相互作用

与其他药物合用的潜在风险

● 未知

用法

溶液配制	-
用法	雾化器给药
输注速度	-
注释	小于 15% 的药量能被全身吸收

其他信息

● 没有可用的药代动力学资料。由于本药几乎不被系统吸收，因此，推测肾功能受损时不会在体内蓄积
● 使用时不稀释，推荐使用射流雾化喷雾器 / 压缩机系统（jet nebuliser/compressor system）给药。可参考产品资料

盐酸伪麻黄碱 Pseudoephedrine hydrochloride

临床应用

鼻腔血管收缩药（减轻鼻腔充血）

肾功能正常时的剂量

60mg，每日 4 次

药代动力学

分子量（Da）	201.7
蛋白结合率（%）	无数据
尿中原型药排泄率（%）	90～98
分布容积（L/kg）	2～3
半衰期（h）: 正常 / ESRF	［5.5（取决于尿液酸碱度）］/-

药物代谢

小部分本药在肝内进行 N- 脱甲基化代谢。本药大部分以药物原型从尿液排泄，少量以肝代谢产物形式排泄

肾功能（GFR，ml/min）受损时的剂量

20～50	与肾功能正常时同剂量
10～20	与肾功能正常时同剂量。慎用
<10	与肾功能正常时同剂量。慎用

肾脏替代治疗时的剂量

APD/CAPD	可能不被透析清除。与肾功能正常时同剂量
HD	不被透析清除。与肾功能正常时同剂量
HDF/HFD	透析清除力不详。与肾功能正常时同剂量
CAV/ VVHD	透析清除力不详。与肾功能正常时同剂量

重要的药物相互作用

与其他药物合用的潜在风险

- 肾上腺素能神经元阻滞剂：拮抗肾上腺素能神经元阻滞剂的降压作用
- 麻醉药：与异氟醚（isoflurane）合用增加室性心律失常风险
- 抗菌药：与利奈唑胺（linezolid）合用有诱发高血压危象的风险
- 抗抑郁药：与单胺氧化酶抑制剂（MAOIs）和吗氯贝胺（moclobemide）合用有诱发高血压危象的风险
- 多巴胺能类（dopaminergics）：避免与司来吉兰（selegiline）及雷沙吉兰（rasagiline）合用

用法

溶液配制	-
用法	口服
输注速度	-

其他信息

- 本药 5%～20% 能被血液透析清除
- GFR<20ml/min 的患者使用本药时，能增加发生高血压的风险
- "英国产品特性概述"（UK SPC）不推荐严重肾功能受损患者使用本药

第四部分

消化系统药物

一、抗酸药

氢氧化铝 Aluminium hydroxide

临床应用

磷结合剂，抗酸药

肾功能正常时的剂量

- 磷结合剂：每日 4~20 粒胶囊，分次服用
- 抗酸药：1 粒胶囊，每日 4 次，餐前和睡前服用

药代动力学

分子量（Da）	78
蛋白结合率（%）	70~90
尿中原型药排泄率（%）	无数据
分布容积（L/kg）	无数据
半衰期（h）：正常 / ESRF	无数据

药物代谢

铝的氢氧化物或氧化物在胃中溶解速度慢，可与盐酸反应生成氯化铝和水。除了生成氯化铝外，碳酸二羟铝钠（dihydroxyaluminium sodium carbonate）和碳酸铝与盐酸反应能生成二氧化碳，磷酸铝与盐酸反应能生成磷酸。肾功能正常的患者生成的氯化铝 17%~30% 将被吸收，并迅速经肾排泄。作为抗酸药的铝制剂也能在肠道里与食物中的磷酸盐结合，形成不能溶解的、不被吸收的磷酸铝，经粪便排出体外

肾功能（GFR，ml/min）受损时的剂量

20~50	与肾功能正常时同剂量
10~20	与肾功能正常时同剂量
<10	与肾功能正常时同剂量

肾脏替代治疗时的剂量

APD/CAPD	透析清除力不详，与肾功能正常时同剂量
HD	透析清除力不详，与肾功能正常时同剂量
HDF/HFD	透析清除力不详，与肾功能正常时同剂量
CAV/VVHD	透析清除力不详，与肾功能正常时同剂量

重要的药物相互作用

与其他药物合用的潜在风险

- 细胞毒性药物：厄洛替尼（erlotinib）的浓度可能被降低，故宜在服用厄洛替尼 4 小时前或 2 小时后服用氢氧化铝

用法

溶液配制	-
用法	口服
输注速度	-
注释	与进餐同时或者临近进餐前服用

其他信息

- K/DOQI 指南提醒，慢性肾脏病（CKD）5 期患者长期使用氢氧化铝可引起铝中毒，故应避免长期使用，但可以短期应用。而碳酸钙（calcium carbonate）、醋酸钙（calcium acetate）、碳酸镧（lanthanum carbonate）或司维拉姆（sevelamer）可以用于长期治疗
- 接受氢氧化铝长期治疗的患者，应该用去铁胺试验（desferrioxamine test，用量 5mg/kg）监测患者体内铝负荷

二、抑制胃酸分泌药

1. H₂ 受体拮抗剂

西咪替丁　Cimetidine

临床应用

H₂ 受体拮抗剂
- 治疗胃酸过多
- 治疗难治性尿毒症瘙痒

肾功能正常时的剂量

- 十二指肠溃疡及胃溃疡：每晚 800mg，或 400mg 每日 2 次；极少情况下用到每日 1.6g。用于预防时，每晚 400mg，或 400mg 每日 2 次
- 预防应激性溃疡：200～400mg，每 4～6 小时 1 次
- 反流性食管炎：400mg，每 6 小时 1 次
- 卓 - 艾综合征（Zollinger-Ellison syndrome）：400mg，每 6 小时 1 次

药代动力学

分子量（Da）	252.3
蛋白结合率（%）	20
尿中原型药排泄率（%）	50～75
分布容积（L/kg）	1～1.3
半衰期（h）：正常 / ESRF	（2～3）/5

药物代谢

口服西咪替丁经历肝首过代谢后生物利用度为 60%～70%。西咪替丁在肝中部分代谢为亚砜（sulfoxide）和羟甲基西咪替丁（hydroxymethyl cimetidine）。约 50% 口服剂量及约 75% 静脉给药剂量能在 24 小时内以药物原型从尿液排泄。口服或非肠道给药 300mg 后，血药浓度可维持在抑制 80% 基础胃酸分泌水平上达 4～5 小时

肾功能（GFR，ml/min）受损时的剂量

30～50	200mg，每日 4 次
15～30	200mg，每日 3 次
<15	200mg，每日 2 次

肾脏替代治疗时的剂量

APD/CAPD	不被透析清除。与 GFR< 15ml/min 时同剂量
HD	透析可清除。与 GFR< 15ml/min 时同剂量
HDF/HFD	透析可清除。与 GFR< 15ml/min 时同剂量
CAV/VVHD	不被透析清除。300mg，每 8 小时 1 次

重要的药物相互作用

与其他药物合用的潜在风险
- α 受体拮抗药：拮抗妥拉唑林（tolazoline）作用
- 氨茶碱（aminophylline）和茶碱（theophylline）：氨茶碱和茶碱的代谢被抑制
- 抗心律失常药：增加胺碘酮（amiodarone）、氟卡尼（flecainide）、利多卡因（lidocaine）、普鲁卡因胺（procainamide）和普罗帕酮（propafenone）的浓度
- 抗凝血药：增强香豆素类（coumarins）的抗凝作用
- 抗癫痫药：抑制卡马西平（carbamazepine）、磷苯妥英（fosphenytoin）、苯妥英（phenytoin）和丙戊酸盐（valproate）的代谢

- 抗真菌药：减少伊曲康唑（itraconazole）和酮康唑（ketoconazole）吸收；降低泊沙康唑（posaconazole）浓度，应避免合用；增加特比萘芬（terbinafine）浓度
- 抗疟药：避免与蒿甲醚和本芴醇复方制剂（artemether-lumefantrine）合用；抑制氯喹（chloroquine）、羟氯喹（hydroxychloroquine）和奎宁（quinine）的代谢。
- 抗精神病药：可能增强氯丙嗪（chlorpromazine）和氯氮平（clozapine）的作用
- 抗病毒药：能降低阿扎那韦（atazanavir）浓度；可能增加拉替拉韦（raltegravir）和沙奎那韦（saquinavir）浓度，应避免合用；在利匹韦林（rilpivirine）用药前 12 小时及用药后 4 小时避免服用本药
- 环孢素（ciclosporin）：可能增加环孢素浓度
- 氯吡格雷（clopidogrel）：可能减弱抗血小板作用

- 细胞毒性药物：可能增强卡莫司汀（carmustine）和洛莫司汀（lomustine）的骨髓抑制；增加表柔比星（epirubicin）和氟尿嘧啶（fluorouracil）的浓度；应避免与达沙替尼（dasatinib）和厄洛替尼（erlotinib）合用；可能减少拉帕替尼（lapatinib）吸收；可能减少帕唑帕尼（pazopanib）吸收，应至少在服用本药 2 小时前或 10 小时后使用
- 麦角生物碱类（ergot alkaloids）：增加麦角中毒风险，应避免合用
- 氨吡啶缓释剂（fampridine）：应避免合用
- 乌利司他（ulipristal）：可能减弱避孕效果，应避免与大剂量乌利司他合用

用法

溶液配制	-
用法	口服
输注速度	-

其他信息

- 抑制肌酐的肾小管分泌
- 尿毒症患者易发生精神错乱

法莫替丁　Famotidine

临床应用

H$_2$ 受体拮抗剂

● 治疗胃酸过多

肾功能正常时的剂量

● 每日 20～80mg

● 卓 - 艾综合征（Zollinger-Ellison syndrome）：80～800mg，每日分次给药

药代动力学

分子量（Da）	337.4
蛋白结合率（%）	15～20
尿中原型药排泄率（%）	25～30
分布容积（L/kg）	1.1～1.4
半衰期（h）：正常 / ESRF	3 /（>20）

药物代谢

法莫替丁主要在肝内代谢，生成无活性的代谢产物硫氧化物，即亚砜（sulfoxide）。口服后，65%～70% 的法莫替丁吸收量从尿液排泄，25%～30% 为原型药。本药的肾清除率为 250～450ml/min，表明存在肾小管分泌。一小部分以亚砜形式排泄

肾功能（GFR，ml/min）受损时的剂量

20～50	常规剂量的 50%，或增加剂量，每 36～48 小时给药 1 次
10～20	常规剂量的 50%，或增加剂量，每 36～48 小时给药 1 次
<10	每晚 20mg（最大剂量），或增加剂量，每 36～48 小时给药 1 次

肾脏替代治疗时的剂量

APD/CAPD	不被透析清除，与 GFR< 10ml/min 时同剂量
HD	不被透析清除，与 GFR< 10ml/min 时同剂量
HDF/HFD	不被透析清除，与 GFR< 10ml/min 时同剂量
CAV/VVHD	不被透析清除，与 GFR= 10～20ml/min 时同剂量

重要的药物相互作用

与其他药物合用的潜在风险

● 抗真菌药：合用会减少伊曲康唑（itraconazole）和酮康唑（ketoconazole）的吸收；可能降低泊沙康唑（posaconazole）浓度，应避免与泊沙康唑混悬液合用

● 抗病毒药：合用会降低阿扎那韦（atazanavir）浓度，两药剂量均需调整；合用可能增加拉替拉韦（raltegravir）浓度，应避免合用；应避免在服用利匹韦林（rilpivirine）前 12 小时内和后 4 小时内服用本药

● 环孢素（ciclosporin）：合用可能增加环孢素浓度

● 细胞毒性药物：合用可能降低达沙替尼（dasatinib）浓度；避免与厄洛替尼（erlotinib）合用；可能减少帕唑帕尼（pazopanib）的吸收，应至少在服用本药 2 小时前或 10 小时后使用；可能减少拉帕替尼（lapatinib）的吸收

● 乌利司他（ulipristal）：可能影响避孕效果，避免与大剂量乌利司他合用

用法

溶液配制	-
用法	口服
输注速度	-

其他信息

- 中度、重度肾功能受损患者服用本药可能引起中枢神经系统反应
- "英国产品特性概述"（UK SPC）将中度、重度肾功能受损作为用药禁忌，而本书的用药剂量来自"美国数据表"（US data sheet）

尼扎替丁 Nizatidine

临床应用

H_2 受体拮抗剂

肾功能正常时的剂量

口服：每日 150 ~ 600mg

药代动力学

分子量（Da）	331.5
蛋白结合率（%）	35
尿中原型药排泄率（%）	60
分布容积（L/kg）	0.8 ~ 1.3
半衰期（h）：	（1 ~ 2）/
正常 / ESRF	（3.5 ~ 11）

药物代谢

少量尼扎替丁在肝内代谢，生成尼扎替丁 N-2- 氧化物、尼扎替丁 S- 氧化物和 N-2- 单去甲基尼扎替丁（N-2-monodesmethyl-nizatidine），后者具有尼扎替丁约 60% 的活性。服药 12 小时内，90% 以上的尼扎替丁从尿液排泄（部分经由肾小管主动分泌），其中约 60% 为药物原型。不足 6% 的药物从粪便排泄

肾功能（GFR，ml/min）受损时的剂量

20 ~ 50	150mg，每 12 ~ 48 小时 1 次
<20	150mg，每 24 ~ 72 小时 1 次

肾脏替代治疗时的剂量

APD/CAPD	不被透析清除。与 GFR< 20ml/min 时同剂量
HD	不被透析清除。与 GFR< 20ml/min 时同剂量
HDF/HFD	透析清除力不详。与 GFR< 20ml/min 时同剂量
CAV/VVHD	透析清除力不详。与 GFR= 20 ~ 50ml/min 时同剂量

重要的药物相互作用

与其他药物合用的潜在风险

- 抗真菌药：减少伊曲康唑（itraconazole）和酮康唑（ketoconazole）的吸收也可能减少泊沙康唑（posaconazole）的吸收，应避免与泊沙康唑混悬液合用
- 抗病毒药：降低阿扎那韦（atazanavir）浓度；可能增加拉替拉韦（raltegravir）浓度，应避免合用；在服用利匹韦林（rilpivirine）前 12 小时和服用后 4 小时应避免服用本药
- 细胞毒性药物：避免与达沙替尼（dasatinib）和厄洛替尼（erlotinib）合用；合用可能减少帕唑帕尼（pazopanib）吸收，应在服用本药 2 小时前或服用 10 小时后服帕唑帕尼；合用可能减少拉帕替尼（lapatinib）吸收
- 乌利司他（ulipristal）：可能减弱避孕效果，应避免与大剂量乌利司他合用

用法

溶液配制	-
用法	口服
输注速度	-

其他信息

- 肾衰竭时服药频率取决于适应证
- 还未证实血液透析对本药的作用，不过尼扎替丁的分布容积大，所以透析不太可能将其有效清除
- 口服生物利用度超过 70%

雷尼替丁   Ranitidine

临床应用

H_2 受体拮抗剂
● 治疗胃酸过多

肾功能正常时的剂量

● 口服：150 ~ 300mg，每日 1 ~ 2 次
● 卓 - 艾综合征（Zollinger-Ellison syndrome）：150mg，每日 3 次，最大剂量为每日 6g
● 肌内注射 / 缓慢静脉注射：50mg，每 6 ~ 8 小时 1 次
● 静脉滴注：25mg/h，滴注 2 小时，每 6 ~ 8 小时 1 次。用于预防应激性溃疡时，每小时 125 ~ 250μg/kg

药代动力学

分子量（Da）	314.4
蛋白结合率（%）	15
尿中原型药排泄率（%）	口服：30 ~ 35；静脉给药：80
分布容积（L/kg）	1.4
半衰期（h）：正常 / ESRF	（2 ~ 3）/（6 ~ 9）

药物代谢

雷尼替丁并不经受广泛代谢。小部分药物在肝内代谢生成 N- 氧化物、S- 氧化物和去甲基雷尼替丁（desmethylranitidine）；N- 氧化物是其主要代谢产物，但仅占药物剂量的 4% ~ 6%。无论口服还是静脉给药，药物转变为代谢产物的比例是相近的。6% 的药物以 N- 氧化物、2% 以 S- 氧化物、2% 以去甲基雷尼替丁及 1% ~ 2% 以糠酸（furoic acid）类似物形式从尿液排泄。粪便中也有少量排泄

肾功能（GFR，ml/min）受损时的剂量

20 ~ 50	与肾功能正常时同剂量
10 ~ 20	与肾功能正常时同剂量
<10	常规剂量的 50% ~ 100%。静脉用药：50mg，每 12 小时 1 次 [1]

肾脏替代治疗时的剂量

APD/CAPD	不被透析清除。与 GFR< 10ml/min 时同剂量
HD	透析可清除。与 GFR< 10ml/min 时同剂量
HDF/HFD	透析可清除。与 GFR< 10ml/min 时同剂量
CAV/ VVHD	透析可清除。静脉给药：50mg，每 8 ~ 12 小时 1 次 [1]；口服：与肾功能正常时同剂量

重要的药物相互作用

与其他药物合用的潜在风险

● α 受体拮抗药：拮抗妥拉唑林（tolazoline）的作用
● 抗真菌药：减少伊曲康唑（itraconazole）和酮康唑（ketoconazole）的吸收；可能降低泊沙康唑（posaconazole）浓度，应避免合用
● 抗病毒药：降低阿扎那韦（atazanavir）浓度；可能升高拉替拉韦（raltegravir）浓度，应避免合用；避免在利匹韦林（rilpivirine）使用前 12 小时和使用后 4 小时内应用本药
● 环孢素（ciclosporin）：可能升高或不改变环孢素浓度；曾有肾毒性、肝毒性及血小板减少症的报道

- 细胞毒性药物：能降低吉非替尼
（gefitinib）浓度；能降低厄洛替尼
（erlotinib）浓度，厄洛替尼应在用
本药 2 小时前或 10 小时后应用；可
能减少帕唑帕尼（pazopanib）的吸
收；降低达沙替尼（dasatinib）的吸
收，应避免合用；可能减少拉帕替尼
（lapatinib）的吸收
- 乌利司他（ulipristal）：可能减弱避
孕效果，应避免与大剂量乌利司他
合用

用法

溶液配制	-
用法	口服，静脉给药，肌内注射（不稀释）
输注速度	静脉注射：50mg 配制成 20ml 溶液，注射超过 2 分钟 间断静脉滴注：50mg 加入 100ml 合适的静脉输液溶液中，滴注超过 2 小时 连续静脉输注：所需剂量加入 250ml 静脉输液溶液中，滴注超过 24 小时
注释	可溶于 0.9% 氯化钠溶液、5% 葡萄糖溶液和其他溶液 加药后的溶液在 24 小时内保持稳定 最小容量：可不经稀释静脉注射，至少注射 2 分钟（UK Critical Care Group, Minimum Infusion Volumes for Fluid Restricted Critically Ill Patients, 3rd edition, 2006）

其他信息

慢性肾脏病（CKD）5 期患者通常每日静脉给药 2 次，口服正常剂量

参考文献

[1] Foster P, Gordon F, Holloway S. Drug dosage adjustment during continuous renal replacement therapy. Br J Intensive Care. April 1996: 120-124.

2. 质子泵抑制剂

奥美拉唑　Omeprazole

临床应用

抑制胃酸

肾功能正常时的剂量

- 口服：每日 10 ~ 120mg
- 静脉给药：40 ~ 60mg，每日 1 次，最多 5 日
- 近期内镜证实有出血的患者：即刻 80mg，之后每小时 8mg，共用 72 小时（英国胃肠病学学会建议）

药代动力学

分子量（Da）	345.4
蛋白结合率（%）	95
尿中原型药排泄率（%）	极少
分布容积（L/kg）	0.3
半衰期（d）：正常 /ESRF（0.5 ~ 3）/ 不变	

药物代谢

奥美拉唑由细胞色素 P_{450} 系统介导，全部在肝内代谢。CYP2C19 催化产生主要代谢产物羟基奥美拉唑（hydroxyomeprazole），CYP3A4 催化产生奥美拉唑砜（omeprazole sulphone）。生成的无活性代谢产物大部分从尿液排泄，少数经胆汁排泄

肾功能（GFR，ml/min）受损时的剂量

20 ~ 50	与肾功能正常时同剂量
10 ~ 20	与肾功能正常时同剂量
<10	与肾功能正常时同剂量

肾脏替代治疗时的剂量

APD/CAPD	可能不被透析清除。与肾功能正常时同剂量
HD	不被透析清除。与肾功能正常时同剂量
HDF/HFD	透析清除力不详。与肾功能正常时同剂量
CAV/VVHD	透析清除力不详。与肾功能正常时同剂量

重要的药物相互作用

与其他药物合用的潜在风险

- 抗凝血药：可能增强香豆素类（coumarins）的抗凝作用
- 抗癫痫药：可能增强苯妥英（phenytoin）的作用
- 抗真菌药：能减少伊曲康唑（itraconazole）、酮康唑（ketoconazole）的吸收；避免与泊沙康唑（posaconazole）合用；伏立康唑（voriconazole）能增加本药浓度
- 抗病毒药：能降低阿扎那韦（atazanavir）浓度，应避免合用；使沙奎那韦（saquinavir）的药 - 时曲线下面积（AUC）增加 82%（毒性风险增加），应避免合用；可能增加拉替拉韦（raltegravir）的浓度，应避免合用；能降低利匹韦林（rilpivirine）浓度，应避免合用；与替拉那韦（tipranavir）合用会降低本药浓度
- 环孢素（ciclosporin）：可产生不同效应，通常增加环孢素浓度

- 西洛他唑（cilostazol）：使西洛他唑浓度增加，合用时应减少西洛他唑剂量
- 氯吡格雷（clopidogrel）：合用会降低氯吡格雷疗效，应避免合用
- 细胞毒性药物：可能减少氨甲蝶呤（methotrexate）排泄；应避免与厄洛替尼（erlotinib）及凡德他尼（vandetanib）合用；可能减少拉帕替尼（lapatinib）吸收；可能减少帕唑帕尼（pazopanib）吸收
- 他克莫司（tacrolimus）：可能增加他克莫司浓度
- 乌利司他（ulipristal）：减弱避孕效果，避免与大剂量乌利司他合用

用法

溶液配制	每瓶 40mg，提供 5ml 溶剂
用法	口服，静脉给药
输注速度	静脉注射：超过 5 分钟
	静脉滴注：40mg 应滴注 20 ~ 30 分钟
	连续静脉滴注：每小时 8mg
注释	加入 100ml 0.9% 氯化钠溶液或 5% 葡萄糖溶液中
	以 0.9% 氯化钠溶液配制的药物稳定性可保持 12 小时，以 5% 葡萄糖溶液配制的药物稳定性可保持 3 小时
	尽快口服
	200mg 溶于 50ml，按 8mg/h 的速度输注（UK Critical Care Group, Minimum Infusion Volumes for Fluid Restricted Critically Ill Patients, 3rd edition, 2006）

其他信息

奥美拉唑的清除不受肾功能影响

兰索拉唑 Lansoprazole

临床应用

抑制胃酸

肾功能正常时的剂量

- 每日晨起服 5 ~ 30mg，服药多久取决于适应证
- 卓 - 艾综合征（Zollinger-Ellison syndrome）：起始剂量每日 60mg；根据疗效调整剂量（如果超过 120mg，分 2 次服药）〔译者注：卓 - 艾综合征是由胃窦分泌胃泌素细胞（G 细胞）增生或分泌胃泌素的肿瘤（gastrinoma）引起，其主要表现为高胃泌素血症伴大量胃酸分泌而引起的上消化道多发性难治性消化性溃疡〕

药代动力学

分子量（Da）	369.4
蛋白结合率（%）	97
尿中原型药排泄率（%）	0（代谢产物为 15 ~ 30）
分布容积（L/kg）	25 ~ 33
半衰期（h）：正常 / ESRF	（1 ~ 2）/ 不变

药物代谢

兰索拉唑在肝内广泛代谢，主要经 CYP2C19 作用形成 5- 羟基兰索拉唑（5-hydroxyl lansoprazole）和经 CYP3A4 作用形成兰索拉唑砜（lansoprazole sulfone）。代谢产物经肾和胆汁途径排泄。一项用 ^{14}C 标记的兰索拉唑研究显示，大约 1/3 的药物从尿液排泄，2/3 出现在粪便中

肾功能（GFR，ml/min）受损时的剂量

20 ~ 50	与肾功能正常时同剂量
10 ~ 20	与肾功能正常时同剂量
<10	与肾功能正常时同剂量

肾脏替代治疗时的剂量

APD/CAPD	可能不被透析清除。与肾功能正常时同剂量
HD	不被透析清除。与肾功能正常时同剂量
HDF/HFD	透析清除力不详。与肾功能正常时同剂量
CAV/VVHD	透析清除力不详，可能不被清除。与肾功能正常时同剂量

重要的药物相互作用

与其他药物合用的潜在风险

- 抗真菌药：合用会减少伊曲康唑（itraconazole）和酮康唑（ketoconazole）的吸收；避免与泊沙康唑（posaconazole）合用
- 抗病毒药：合用会减少阿扎那韦（atazanavir）和利匹韦林（rilpivirine）的浓度，应避免合用；合用可能增加拉替拉韦（raltegravir）和沙奎那韦（saquinavir）的浓度，应避免合用
- 环孢素（ciclosporin）：理论上无相互作用，但是可用资料很少
- 氯吡格雷（clopidogrel）：可能减弱抗血小板作用
- 细胞毒性药物：可能减少氨甲蝶呤（methotrexate）排泄；应避免与达沙替尼（dasatinib）、厄洛替尼（erlotinib）和凡德他尼（vandetanib）合用；合用可能减少拉帕替尼（lapatinib）和帕唑帕尼（pazopanib）的吸收
- 他克莫司（tacrolimus）：合用可能增加他克莫司浓度
- 乌利司他（ulipristal）：减弱避孕效果，避免与大剂量乌利司他合用

用法

溶液配制	-
用法	口服
输注速度	-

泮托拉唑　Pantoprazole

临床应用

抑制胃酸

肾功能正常时的剂量

- 口服：晨起 20 ~ 80mg
- 静脉给药：每日 40 ~ 160mg；超过 80mg 时分成 2 次给药

药代动力学

分子量（Da）	383.4
蛋白结合率（%）	98
尿中原型药排泄率（%）	80（代谢产物）
分布容积（L/kg）	0.15
半衰期（h）：	1/（2 ~ 3）
正常 / ESRF	

药物代谢

泮托拉唑在肝内广泛代谢，主要由 CYP2C19 介导代谢，生成去甲基泮托拉唑；少量由 CYP3A4、CYP2D6 和 CYP2C9 介导代谢。代谢产物主要（大约 80%）从尿液排泄，其余通过胆汁从粪便排泄

肾功能（GFR，ml/min）受损时的剂量

20 ~ 50	与肾功能正常时同剂量
10 ~ 20	与肾功能正常时同剂量
<10	与肾功能正常时同剂量

肾脏替代治疗时的剂量

APD/CAPD	不被透析清除。与肾功能正常时同剂量
HD	不被透析清除。与肾功能正常时同剂量
HDF/HFD	透析清除力不详。与肾功能正常时同剂量
CAV/ VVHD	透析清除力不详。与肾功能正常时同剂量

重要的药物相互作用

与其他药物合用的潜在风险

- 抗凝血药：可能增强香豆素类（coumarins）的抗凝作用
- 抗真菌药：减少伊曲康唑（itraconazole）和酮康唑（ketoconazole）吸收；应避免和泊沙康唑（posaconazole）合用
- 抗病毒药：降低阿扎那韦（atazanavir）和利匹韦林（rilpivirine）浓度，应避免合用；增加拉替拉韦（raltegravir）和沙奎那韦（saquinavir）浓度，应避免合用
- 氯吡格雷（clopidogrel）：可能减弱抗血小板作用
- 细胞毒性药物：可能减少氨甲蝶呤（methotrexate）排泄；避免与厄洛替尼（erlotinib）及凡德他尼（vandetanib）合用；可能减少拉帕替尼（lapatinib）吸收；可能减少帕唑帕尼（pazopanib）吸收
- 乌利司他（ulipristal）：减弱避孕效果，避免与大剂量乌利司他合用

用法

溶液配制	用 10ml 0.9% 氯化钠溶液配制
用法	口服，静脉给药
输注速度	2 ~ 15 分钟
注释	溶液配制好后应于 12 小时内应用
	用 0.9% 氯化钠溶液或 5% 葡萄糖溶液稀释至 100ml

埃索美拉唑　Esomeprazole

临床应用

抑制胃酸

肾功能正常时的剂量

- 口服：每日 20 ~ 40mg
- 卓 - 艾综合征（Zollinger-Ellison syndrome）：每日 80 ~ 160mg（大于 80mg 时可分次服用）
- 静脉给药：每日 20 ~ 40mg
- 严重消化道溃疡出血：80mg 静脉滴注 30 分钟，然后 8mg/h 持续静脉滴注 72 小时

药代动力学

分子量（Da）	345.4
蛋白结合率（%）	97
尿中原型药排泄率（%）	<1
分布容积（L/kg）	0.22
半衰期（h）：正常 / ESRF	1.3/ 不变

药物代谢

埃索美拉唑被细胞色素 P_{450} 系统介导进行代谢。大部分埃索美拉唑依靠多态性的 CYP2C19 进行代谢，生成羟基化和去甲基化代谢产物。剩余部分依靠另一特异性的同工酶 CYP3A4 进行代谢，生成血浆中的主要代谢产物埃索美拉唑砜（esomeprazole sulphone）。埃索美拉唑的主要代谢产物对胃酸分泌并无作用。约 80% 单次口服的埃索美拉唑以代谢产物形式从尿液排泄，其余部分经粪便排泄。尿中的原型药不足 1%

肾功能（GFR，ml/min）受损时的剂量

20 ~ 50	与肾功能正常时同剂量
10 ~ 20	与肾功能正常时同剂量
<10	与肾功能正常时同剂量

肾脏替代治疗时的剂量

APD/CAPD	可能不被透析清除，与肾功能正常时同剂量
HD	不被透析清除，与肾功能正常时同剂量
HDF/HFD	可能不被透析清除，与肾功能正常时同剂量
CAV/VVHD	可能不被透析清除，与肾功能正常时同剂量

重要的药物相互作用

与其他药物合用的潜在风险

- 抗凝血药：可能增强香豆素类（coumarins）的抗凝作用
- 抗癫痫药：增强磷苯妥英（fosphenytoin）和苯妥英（phenytoin）的作用
- 抗真菌药：减少伊曲康唑（itraconazole）和酮康唑（ketoconazole）的吸收；应避免与泊沙康唑（posaconazole）合用；伏立康唑（voriconazole）可能增加本药浓度
- 抗病毒药：能降低阿扎那韦（atazanavir）和利匹韦林（rilpivirine）浓度，应避免合用；可能增加拉替拉韦（raltegravir）和沙奎那韦（saquinavir）浓度，应避免合用；替拉那韦（tipranavir）可降低本药浓度

- 氯吡格雷（clopidogrel）：减弱抗血小板作用
- 细胞毒性药物：可能减少氨甲蝶呤（methotrexate）的排泄；避免与厄洛替尼（erlotinib）和凡德他尼（vandetanib）合用；合用可能减少拉帕替尼（lapatinib）和帕唑帕尼（pazopanib）的吸收
- 乌利司他（ulipristal）：减弱避孕效果，避免与大剂量乌利司他合用

用法

溶液配制	用 5ml 0.9% 氯化钠溶液配制
用法	口服，静脉给药
输注速度	静脉注射：3 分钟以上
	静脉滴注：10～30 分钟
注释	用 100ml 0.9% 氯化钠溶液稀释

其他信息

- 本药可分散于半杯水中（非碳酸饮料），搅拌混匀直到其完全崩解；含药溶液需立即饮用或 30 分钟内饮用。喝完后用水冲洗玻璃杯，并将冲洗后的水也一并饮用
- 不要捣碎或咀嚼
- 由于缺少用药数据，生产商建议严重肾功能受损时慎用本药

雷贝拉唑钠 Rabeprazole sodium

临床应用

抑制胃酸

肾功能正常时的剂量

每日 10 ~ 120mg，剂量超过 100mg 时分 2 次服用

药代动力学

分子量（Da）	381.4
蛋白结合率（%）	97
尿中原型药排泄率（%）	0（代谢产物 90）
分布容积（L/kg）	0.34
半衰期（h）：	（0.7 ~ 1.5）/
正常 / ESRF	不变

药物代谢

本药主要通过非酶还原途径代谢，较少部分通过 CYP2C19 和 CYP3A4 介导代谢。约 90% 的代谢产物从尿液排泄，剩余部分从粪便排泄

肾功能（GFR，ml/min）受损时的剂量

20 ~ 50	与肾功能正常时同剂量
10 ~ 20	与肾功能正常时同剂量
<10	与肾功能正常时同剂量

肾脏替代治疗时的剂量

APD/CAPD	可能不被透析清除。与肾功能正常时同剂量
HD	不被透析清除。与肾功能正常时同剂量
HDF/HFD	可能不被透析清除。与肾功能正常时同剂量
CAV/ VVHD	可能不被透析清除。与肾功能正常时同剂量

重要的药物相互作用

与其他药物合用的潜在风险

- 抗真菌药：合用会减少伊曲康唑（itraconazole）和酮康唑（ketoconazole）的吸收；避免与泊沙康唑（posaconazole）合用
- 抗病毒药：合用会降低阿扎那韦（atazanavir）和利匹韦林（rilpivirine）的浓度，应避免合用；合用可能升高拉替拉韦（raltegravir）和沙奎那韦（saquinavir）的浓度，应避免合用
- 氯吡格雷（clopidogrel）：合用可能减弱其抗血小板作用
- 细胞毒性药物：合用可能减少氨甲蝶呤（methotrexate）的排泄；避免与达沙替尼（dasatinib）、厄洛替尼（erlotinib）和凡德他尼（vandetanib）合用；合用可能减少拉帕替尼（lapatinib）及帕唑帕尼（pazopanib）的吸收
- 乌利司他（ulipristal）：合用会减弱避孕效果，应避免与大剂量乌利司他合用

用法

溶液配制	-
用法	口服
输注速度	-

其他信息

- 本药有引起间质性肾炎的报道
- 口服生物利用度为 52%

三、胃黏膜保护药

硫糖铝（铝蔗糖硫酸盐）Sucralfate (Aluminium sucrose sulphate)

临床应用

- 治疗消化性溃疡和慢性胃炎
- 预防危重患者发生应激性溃疡

肾功能正常时的剂量

- 每日 4g，分 2 ~ 4 次服用
- 预防应激性溃疡：1g，每日 6 次
- 最大剂量为每日 8g

药代动力学

分子量（Da）	2086.7
蛋白结合率（%）	无数据
尿中原型药排泄率（%）	3.5
分布容积（L/kg）	无数据
半衰期（h）：正常 / ESRF	无数据

药物代谢

口服后仅少量硫糖铝从胃肠道吸收。硫糖铝可释放一些铝离子和硫酸蔗糖，而后少量硫酸蔗糖可被吸收并通过尿液排泄；少量铝也可能被吸收

肾功能（GFR，ml/min）受损时的剂量

20 ~ 50	每日 4g
10 ~ 20	每日 2 ~ 4g
<10	每日 2 ~ 4g

肾脏替代治疗时的剂量

APD/CAPD	不被透析清除。与 GFR< 10ml/min 时同剂量
HD	不被透析清除。与 GFR< 10ml/min 时同剂量
HDF/HFD	透析清除力不详。与 GFR< 10ml/min 时同剂量
CAV/ VVHD	不被透析清除。与 GFR= 10 ~ 20ml/min 时同剂量

重要的药物相互作用

与其他药物合用的潜在风险

- 可减少地高辛（digoxin）、四环素类（tetracyclines）、喹诺酮类（quinolones）、香豆素类（coumarins）、磷苯妥英（fosphenytoin）和苯妥英（phenytoin）的吸收，应在服用硫糖铝 2 小时后给药

用法

溶液配制	-
用法	口服
输注速度	-
注释	硫糖铝于溃疡部位发挥治疗作用，仅少量（3% ~ 5%）以硫酸蔗糖的形式从胃肠道吸收
	肾功能正常时，被吸收的铝全部能从尿液排泄
	片剂可分散于 10 ~ 15ml 水中

其他信息

- 肾功能受损时，铝可被吸收并在体内蓄积，需慎用本药
- 严重肾功能受损及接受透析的患者，应用硫糖铝需非常谨慎，且仅能短时应用
- 吸收的铝可与血浆蛋白结合，而不被透析清除
- 硫糖铝与其他含铝制剂同时使用可增加机体铝负荷

四、胃肠解痉药

丁溴东莨菪碱 Hyoscine butylbromide

临床应用

- 缓解由平滑肌痉挛导致的胃肠道和泌尿生殖系统疾病症状
- 治疗肠绞痛
- 治疗呼吸道分泌物过多

肾功能正常时的剂量

- 口服：20mg，每日 4 次
- 肠易激综合征：10mg，每日 3 次，如病情需要可增加至 20mg，每日 4 次
- 静脉给药 / 肌内注射：20mg，如病情需要 30 分钟后可重复给药；每日最大剂量为 100mg
- 肠绞痛：每日 60 ~ 300mg，皮下注射
- 呼吸道分泌物过多：每日 20 ~ 120mg，皮下注射

药代动力学

分子量（Da）	440.4
蛋白结合率（%）	10
尿中原型药排泄率（%）	1 ~ 2
分布容积（L/kg）	无数据
半衰期（h）：正常 / ESRF	8/-

药物代谢

本药的主要代谢途径为酯键的水解裂解。丁溴东莨菪碱口服后从粪便和尿液排泄。人体研究表明，口服本药后 2% ~ 5% 的放射活性、经直肠给药后 0.7% ~ 1.6% 的放射活性经肾清除。口服后约 90% 的放射活性出现于粪便。丁溴东莨菪碱的肾排泄率不足 0.1%。经肾排泄的代谢产物结合毒蕈碱型受体的作用很弱，因此，并不具有药理活性

肾功能（GFR，ml/min）受损时的剂量

20 ~ 50	与肾功能正常时同剂量
10 ~ 20	与肾功能正常时同剂量
<10	与肾功能正常时同剂量

肾脏替代治疗时的剂量

APD/CAPD	透析可清除。与肾功能正常时同剂量
HD	透析可清除。与肾功能正常时同剂量
HDF/HFD	透析可清除。与肾功能正常时同剂量
CAV/VVHD	透析可清除。与肾功能正常时同剂量

重要的药物相互作用

与其他药物合用的潜在风险
- 未知

用法

溶液配制	-
用法	口服，静脉给药，肌内注射，皮下注射
输注速度	-

其他信息

- 口服仅吸收 2% ~ 8%
- 基础心脏病患者有发生不良反应（包括心动过速、低血压和过敏反应）的风险

五、促胃肠动力药

多潘立酮　Domperidone

临床应用

- 治疗急性恶心、呕吐，包括左旋多巴（levodopa）和溴隐停（bromocriptine）引起的呕吐
- 治疗胃食管反流
- 治疗消化不良

肾功能正常时的剂量

- 恶心、呕吐：成人 10~20mg，每日口服 3~4 次，最大剂量每日 80mg
- 直肠给药：60mg，每日 2 次

药代动力学

分子量（Da）	425.9
蛋白结合率（%）	>90
尿中原型药排泄率（%）	<1
分布容积（L/kg）	5.7
半衰期（h）：正常/ESRF	（7~9）/20.8

药物代谢

多潘立酮在肝和肠道经历广泛的首过代谢，并经历迅速而广泛的肝代谢。主要代谢途径是 CYP3A4 介导的 N- 脱烷基化作用，以及 CYP3A4、CYP1A2 和 CYP2E1 介导的羟基化作用。单次口服后，约 30% 的药物在 24 小时内几乎全部以代谢产物形式从尿液排泄，剩余部分在几日内从粪便排泄，约 10% 为药物原型

肾功能（GFR，ml/min）受损时的剂量

20~50	与肾功能正常时同剂量
10~20	与肾功能正常时同剂量
<10	与肾功能正常时同剂量

肾脏替代治疗时的剂量

APD/CAPD	可能不被透析清除。与肾功能正常时同剂量
HD	可能不被透析清除。与肾功能正常时同剂量
HDF/HFD	可能不被透析清除。与肾功能正常时同剂量
CAV/VVHD	透析清除力不详。与肾功能正常时同剂量

重要的药物相互作用

与其他药物合用的潜在风险

- 抗菌药：与克拉霉素（clarithromycin）、迪拉马尼（delamanid）、红霉素（erythromycin）合用可能增加室性心律失常风险，避免与克拉霉素和红霉素合用
- 抗真菌药：与伊曲康唑（itraconazole）、酮康唑（ketoconazole）、伏立康唑（voriconazole）合用可能增加室性心律失常风险，应避免合用
- 抗疟药：与哌喹和青蒿醇复方制剂（piperaquine-artenimol）合用可能增加室性心律失常风险，应避免合用
- 抗病毒药：与波西普韦（boceprevir）合用可能增加室性心律失常风险；与利托那韦（ritonavir）、沙奎那韦（saquinavir）、特拉匹韦（telaprevir）合用可能增加室性心律失常风险，应避免合用
- 阿扑吗啡（apomorphine）：合用可能增加室性心律失常风险
- 可比司他（cobicistat）：合用可能增加室性心律失常风险，应避免合用

- 细胞毒性药物：与博舒替尼（bosutinib）和色瑞替尼（ceritinib）合用可能增加室性心律失常风险，应避免与博舒替尼合用

用法

溶液配制	-
用法	口服，直肠给药
输注速度	-
注释	治疗急性恶心、呕吐：最长治疗时间是 12 周
	治疗消化不良：餐前给药；最长治疗时间是 12 周

其他信息

- 与甲氧氯普胺（metoclopramide）和吩噻嗪类（phenothiazines）相比，多潘立酮较少引起镇静和肌张力障碍等中枢神经系统副作用，因为此药不容易通过血脑屏障

- 由于本药很少从肾清除，为此，在严重肾功能受损时不需要调整剂量，但是需要长期服药时，给药频率可以减少至每日 1~2 次
- 欧洲药品管理局（European Medicines Agency）2014 年 3 月 7 日建议，多潘立酮用于治疗恶心、呕吐时宜短期应用，体重超过 35kg 的患者最大剂量为每日 30mg。此药也不宜用于肝功能受损或心律失常的患者，因为有延长 QT 间期的风险

六、止吐药

盐酸甲氧氯普胺　Metoclopramide hydrochloride

临床应用

恶心和呕吐的治疗

肾功能正常时的剂量

- 10mg，每日 3 次
- 20 岁以下的患者用药应受限制

药代动力学

分子量（Da）	354.3
蛋白结合率（%）	13 ~ 22
尿中原型药排泄率（%）	20 ~ 30
分布容积（L/kg）	3.5
半衰期（h）：正常 / ESRF	（4 ~ 6）/15

药物代谢

本药在肝内经历首过代谢。本药从尿液排泄，单次给药后，约 85% 的药物在 72 小时内被清除，其中 20% 是药物原型，其余是硫酸盐或葡糖苷酸共轭物或代谢产物。约 5% 的药物经胆汁从粪便排泄

肾功能（GFR，ml/min）受损时的剂量

20 ~ 50	与肾功能正常时同剂量
10 ~ 20	与肾功能正常时同剂量
<10	与肾功能正常时同剂量

肾脏替代治疗时的剂量

APD/CAPD	不被透析清除。与肾功能正常时同剂量
HD	透析可清除。与肾功能正常时同剂量
HDF/HFD	透析可清除。与肾功能正常时同剂量
CAV/VVHD	透析可清除。与肾功能正常时同剂量

重要的药物相互作用

与其他药物合用的潜在风险

- 环孢素（ciclosporin）：合用会增加环孢素浓度

用法

溶液配制	-
用法	口服，静脉给药，肌内注射
输注速度	1 ~ 2 分钟

其他信息

- 重度肾功能受损患者发生锥体外系反应的风险增加
- 本药可用于治疗呃逆，剂量 10mg，每日 3 次

昂丹司琼　Ondansetron

临床应用

止吐药

肾功能正常时的剂量

- 口服：每日 4 ~ 32mg，分 2 ~ 3 次
- 静脉给药：每日 8 ~ 32mg
- 直肠给药：化疗前 16mg

药代动力学

分子量（Da）	293.4
蛋白结合率（%）	70 ~ 76
尿中原型药排泄率（%）	<5
分布容积（L/kg）	2
半衰期（h）：正常 / ESRF	（3 ~ 6）/5.4

药物代谢

昂丹司琼在肝内通过多种酶途径代谢；它主要是 CYP3A4 的底物，也是 CYP1A2 及 CYP2D6 的底物。昂丹司琼的代谢产物并无药理活性。不足 5% 的药物以原型从尿液排泄

肾功能（GFR，ml/min）受损时的剂量

20 ~ 50	与肾功能正常时同剂量
10 ~ 20	与肾功能正常时同剂量
<10	与肾功能正常时同剂量

肾脏替代治疗时的剂量

APD/CAPD	可能不被透析清除。与肾功能正常时同剂量
HD	不被透析清除。与肾功能正常时同剂量
HDF/HFD	透析清除力不详。与肾功能正常时同剂量
CAV/VVHD	透析清除力不详。与肾功能正常时同剂量

重要的药物相互作用

与其他药物合用的潜在风险

- 细胞毒性药物：与帕比司他（panobinostat）和凡德他尼（vandetanib）合用可能增加室性心律失常风险
- 多巴胺能类（dopaminergics）：与阿扑吗啡（apomorphine）合用可能增加低血压风险，应避免合用

用法

溶液配制	-
用法	口服，静脉给药，肌内注射，直肠给药
输注速度	静脉注射：超过 3 ~ 5 分钟 静脉滴注：超过 15 分钟 持续静脉滴注：每小时 1mg
注释	可稀释于 50 ~ 100ml 0.9% 氯化钠溶液或 5% 葡萄糖溶液中 治疗 65 岁以上的患者化疗所致的恶心、呕吐，常需将药物稀释后注射

其他信息

- 可用于治疗尿毒症导致的皮肤瘙痒
- 昂丹司琼的肾清除率低
- 由于存在延长 QT 间期的风险，所以英国药品和保健产品管理局（MHRA）建议，为治疗化疗所致的恶心、呕吐，75 岁以上的患者静脉用药的最大剂量为 8mg；而 75 岁以下的患者单次最大剂量为 16mg。所有成人的用药间隔应至少为 4 小时
- 可导致剂量依赖性 QT 间期延长
- MHRA. Drug Safety Update. Ondansetron for intravenous use：dose-dependent QT interval prolongation-new posology. 2013 July; 6(12)

氟哌利多 Droperidol

临床应用

术后恶心和呕吐（PONV）的治疗
（译者注：国内药物说明书的治疗适应证包括以下几方面。①治疗精神分裂症和躁狂症的兴奋状态；②具有神经安定作用，能增强镇痛药的作用，可与芬太尼一同静脉注射，实施"神经安定镇痛术"；③持续性呃逆、呕吐）

肾功能正常时的剂量

- 治疗 PONV：0.625~125mg，每 6 小时 1 次
- 预防阿片类镇痛导致的 PONV：用 15~50μg 本药对应 1mg（最大 5mg）吗啡（morphine）

药代动力学

分子量（Da）	379.4
蛋白结合率（%）	85~90
尿中原型药排泄率（%）	1
分布容积（L/kg）	1.5
半衰期（min）：正常 / ESRF	（121~147）/-

药物代谢

氟哌利多在肝内广泛代谢，通过 CYP1A2、CYP3A4 和 CYP2C19（较小程度）的介导，经历氧化、脱烷基化、脱甲基及羟基化生成无活性的代谢产物。约 75% 的药物经尿液排泄，其中仅 1% 为原型；11% 经粪便排泄

肾功能（GFR，ml/min）受损时的剂量

20~50	与肾功能正常时同剂量
10~20	625μg，每 6 小时 1 次。静脉滴注时减少用量
<10	625μg，每 6 小时 1 次。静脉滴注时减少用量

肾脏替代治疗时的剂量

APD/CAPD	可能不被透析清除。与 GFR<10ml/min 时同剂量
HD	可能不被透析清除。与 GFR<10ml/min 时同剂量
HDF/HFD	透析清除力不详。与 GFR<10ml/min 时同剂量
CAV/VVHD	可能不被透析清除。与 GFR=10~20ml/min 时同剂量

重要的药物相互作用

与其他药物合用的潜在风险

- 麻醉药：增强降压作用，增强硫喷妥钠（thiopental）的作用
- 镇痛药：与美沙酮（methadone）合用增加室性心律失常风险；与曲马多（tramadol）合用增加惊厥风险；与阿片类（opioids）合用增强降压和镇静作用
- 抗心律失常药：与致 QT 间期延长的抗心律失常药，例如普鲁卡因胺（procainamide）、丙吡胺（disopyramide）、决奈达隆（dronedarone）及胺碘酮（amiodarone）合用，能增加室性心律失常风险，应避免与胺碘酮和决奈达隆合用
- 抗菌药：与莫西沙星（moxifloxacin）和大环内酯类（macrolides）合用增加室性心律失常风险，应避免合用；与迪拉马尼（delamanid）合用会增加室性心律失常风险
- 抗抑郁药：与氟西汀（fluoxetine）、氟伏沙明（fluvoxamine）、舍曲林（sertraline）或三环类抗抑郁药（tricyclic antidepressants）合用能增加室性心律失常风险，应避免合用；与沃替西汀（vortioxetine）合用可能增加惊厥风险

- 抗癫痫药：降低惊厥的阈值
- 抗疟药：避免与蒿甲醚和本芴醇复方制剂（artemether-lumefantrine）或哌喹和青蒿醇复方制剂（piperaquine-arten-imol）合用；与氯喹（chloroquine）、羟氯喹（hydroxychloroquine）或奎宁（quinine）合用能增加室性心律失常风险，应避免合用
- 抗精神病药：与氨磺必利（ami-sulp-ride）、匹莫齐特（pimozide）、舒必利（sulpiride）、延长 QT 间期的吩噻嗪类（phenothiazines）或氟哌啶醇（haloperidol）合用会增加室性心律失常风险，应避免合用；与利培酮（risperidone）合用可能增加室性心律失常风险
- 抗病毒药：利托那韦（ritonavir）可能增加本药浓度
- 抗焦虑药和催眠药：副作用增加
- 阿托西汀（atomoxetine）：增加室性心律失常风险
- β受体拮抗药：增强降压作用；与索他洛尔（sotalol）合用增加室性心律失常风险，应避免合用
- 细胞毒性药物：与三氧化二砷（arsenic trioxide）、色瑞替尼（ceritinib）合用可能会增加室性心律失常风险

- 去铁胺（desferrioxamine）：应避免合用
- 利尿药：增强降压作用
- 激素拮抗剂：与他莫昔芬（tamoxifen）合用能增加室性心律失常风险，应避免合用
- 锂（lithium）制剂：合用能增加锥体外系副作用，并可能增加神经毒性
- 喷他脒（pentamidine）：增加室性心律失常风险
- 他克莫司（tacrolimus）：增加室性心律失常风险，应避免合用

用法

溶液配制	-
用法	静脉给药
输注速度	静脉注射或持续静脉滴注
注释	-

其他信息

- 严重肾功能受损患者的中枢神经系统对本药的敏感性增加
- 本药可能导致 QT 间期延长、严重室性心律失常和猝死。2001 年本药被 Janssen- Cilag 公司撤销，但是在英国和美国仍能从其他公司获得此药

格拉司琼 Granisetron

临床应用

预防和治疗化疗、放疗引起的恶心、呕吐，以及术后出现的恶心、呕吐

肾功能正常时的剂量

- 化疗或放疗
  - 口服：开始治疗前 1 小时使用 1 ~ 2mg，然后每日 2mg，分 1 ~ 2 次服用
  - 静脉用药：开始化疗前使用 1 ~ 3mg；24 小时内可追加另外 2 次 3mg，相互间隔应在 10 分钟以上
  - 静脉滴注：开始治疗前滴注 10 ~ 40μg/kg（最大 3mg），根据病情可重复给药 1 次
  - 经皮给药：化疗前 24 ~ 48 小时给 3.1mg 贴膜
- 术后恶心、呕吐：在麻醉诱导前静脉给药 1mg；必要时可追加 1mg（每日最大剂量为 3mg）

药代动力学

分子量（Da）	312.4（盐酸盐形式为 348.9）
蛋白结合率（%）	约 65
尿中原型药排泄率（%）	<20
分布容积（L/kg）	3
半衰期（h）：正常 / ESRF	（4 ~ 5）/ 不变

药物代谢

格拉司琼主要在肝内进行代谢，先被氧化，随后被共轭。主要代谢产物是 7-羟基-格拉司琼（7-OH-granisetron）及其硫酸盐和葡糖苷酸共轭物。尽管 7-羟基-格拉司琼和吲唑 N-去甲基格拉司琼（indazoline N-desmethyl granisetron）都具有止吐作用，但对格拉司琼在人体中的药理活性影响不大。本药主要经过肝代谢清除。平均给药剂量的 12% 以药物原型、47% 以代谢产物形式从尿液排泄，其余部分以代谢产物形式经粪便排泄

肾功能（GFR，ml/min）受损时的剂量

20 ~ 50	与肾功能正常时同剂量
10 ~ 20	与肾功能正常时同剂量
<10	与肾功能正常时同剂量

肾脏替代治疗时的剂量

APD/CAPD	透析清除力不详。与肾功能正常时同剂量
HD	透析清除力不详。与肾功能正常时同剂量。生产商建议给药后 2 小时再开始透析
HDF/HFD	透析清除力不详。与肾功能正常时同剂量。生产商建议给药后 2 小时再开始透析
CAV/VVHD	透析清除力不详。与肾功能正常时同剂量

重要的药物相互作用

与其他药物合用的潜在风险

- 细胞毒性药物：与帕比司他（panobinostat）合用可能增加室性心律失常的风险

用法

溶液配制	-
用法	口服，静脉注射，静脉滴注，经皮给药

输注速度　静脉注射：用 0.9% 氯化钠溶
　　　　　液 5ml 或 15ml 稀释，注射
　　　　　时间不短于 30 秒
　　　　　静脉滴注：20 ~ 50ml，滴注 5
　　　　　分钟以上
注释　　　本药可用 0.9% 氯化钠溶液、
　　　　　0.18% 氯化钠溶液、4% 葡萄
　　　　　糖溶液、5% 葡萄糖溶液、
　　　　　哈特曼液（Hartmann's solu-
　　　　　tion）、乳酸钠溶液、10% 甘
　　　　　露醇溶液配制
　　　　　每日最大剂量为 9mg

其他信息

肾或肝衰竭的患者用药时，无须调整
剂量

帕洛诺司琼　Palonosetron

临床应用

止吐药

● 用于癌症化疗（译者注：帕洛诺司琼是选择性 5-HT$_3$ 受体拮抗剂，临床用于预防化疗引起的急性和迟发性呕吐）

肾功能正常时的剂量

● 静脉给药：250μg，于化疗前约 30 分钟单次给药

● 口服：500μg，于化疗前约 60 分钟单次给药

药代动力学

分子量（Da）	332.9（盐酸盐）
蛋白结合率（%）	62
尿中原型药排泄率（%）	40
分布容积（L/kg）	6.9 ~ 7.9
半衰期（h）： 　正常 / ESRF	40/-

药物代谢

帕洛诺司琼经双通路清除，约 40% 通过肾清除，约 50% 在肝内通过 CYP2D6 同工酶作用（并在较小程度上通过 CYP3A4 和 CYP1A2 同工酶作用）进行代谢，生成 2 个主要代谢产物。这 2 个代谢产物具有不到 1% 的母体药的 5-HT$_3$ 受体拮抗剂活性。静脉给予单剂 ^{14}C 标记的帕洛诺司琼，约 80% 的药量在 144 小时内从尿液排泄，约 40% 的药量以原型排泄

肾功能（GFR，ml/min）受损时的剂量

20 ~ 50	与肾功能正常时同剂量
10 ~ 20	与肾功能正常时同剂量
<10	与肾功能正常时同剂量

肾脏替代治疗时的剂量

APD/CAPD	可能不被透析清除。与肾功能正常时同剂量
HD	可能不被透析清除。与肾功能正常时同剂量
HDF/HFD	透析清除力不详。与肾功能正常时同剂量
CAV/ VVHD	可能不被透析清除。与肾功能正常时同剂量

重要的药物相互作用

与其他药物合用的潜在风险

● 未知

用法

溶液配制	-
用法	静脉注射，口服
输注速度	30 秒

其他信息

慎用于有 QT 间期延长风险的患者

阿瑞吡坦 Aprepitant

临床应用

预防中度或重度致吐性肿瘤化疗药引起的急性或迟发性恶心、呕吐

肾功能正常时的剂量

第 1 日 125mg，随后第 2 日、第 3 日分别给予 80mg

药代动力学

分子量（Da）	534.4
蛋白结合率（%）	>95
尿中原型药排泄率（%）	0
分布容积（L/kg）	66
半衰期（h）：正常/ESRF	（9～13）/不变

药物代谢

阿瑞吡坦在体内经受广泛代谢。单次静脉注射阿瑞吡坦的前体药物、^{14}C 标记的福沙吡坦（fosaprepitant）100mg，72 小时后阿瑞吡坦约占血浆放射性物质的 19%。已证实有 12 种阿瑞吡坦代谢产物存在于血浆中。阿瑞吡坦主要通过 CYP3A4 介导，并在较小程度上通过 CYP1A2 及 CYP2C19 介导进行代谢，使其分子的吗啉环和侧链氧化，形成几乎无活性的代谢产物。这些代谢产物通过尿液（57%）排泄，并经胆汁从粪便（45%）排泄。阿瑞吡坦原型不从尿液排泄

肾功能（GFR，ml/min）受损时的剂量

20～50	与肾功能正常时同剂量
10～20	与肾功能正常时同剂量
<10	与肾功能正常时同剂量

肾脏替代治疗时的剂量

APD/CAPD	不被透析清除。与肾功能正常时同剂量
HD	不被透析清除。与肾功能正常时同剂量
HDF/HFD	可能不被透析清除。与肾功能正常时同剂量
CAV/VVHD	不被透析清除。与肾功能正常时同剂量

重要的药物相互作用

与其他药物合用的潜在风险

- 抗抑郁药：应避免与圣约翰草（St John's wort）合用
- 抗精神病药：应避免与匹莫齐特（pimozide）合用
- 治疗勃起功能障碍药：合用可能增加阿伐那非（avanafil）浓度
- 细胞毒性药物：可能增加博舒替尼（bosutinib）浓度，应避免合用或减少博舒替尼的用量。可能增加依鲁替尼（ibrutinib）浓度，合用时应减少依鲁替尼的用量
- 雌激素类（oestrogens）和孕激素类（progestogens）：合用可能导致避孕失败
- 避孕药：与乌利司他（ulipristal）合用可能减弱避孕效果，应避免合用

用法

溶液配制	-
用法	口服
输注速度	-

其他信息

进行血液透析时，可在透析液中检测到不足 0.2% 的药物

福沙吡坦 Fosaprepitant

临床应用

预防中度至重度致吐性肿瘤化疗药物导致的急性和延迟性恶心、呕吐

肾功能正常时的剂量

化疗周期第 1 日，在给化疗药物前 30 分钟给予 150mg

药代动力学

分子量（Da）	614.4
蛋白结合率（%）	97
尿中原型药排泄率（%）	0
分布容积（L/kg）	82
半衰期（h）：正常 / ESRF	11/ 不变

药物代谢

福沙吡坦是前体药物，能迅速代谢为阿瑞吡坦（aprepitant）。阿瑞吡坦广泛地在肝内代谢，主要通过 CYP3A4 的作用发生氧化，少量经过 CYP1A2 和 CYP2C19 介导进行代谢。其生成的代谢产物活性较低，经尿液和粪便排泄。阿瑞吡坦原型不从尿液排泄

肾功能（GFR，ml/min）受损时的剂量

20 ~ 50	与肾功能正常时同剂量
10 ~ 20	与肾功能正常时同剂量
<10	与肾功能正常时同剂量

肾脏替代治疗时的剂量

APD/CAPD	不被透析清除。与肾功能正常时同剂量
HD	不被透析清除。与肾功能正常时同剂量
HDF/HFD	不被透析清除。与肾功能正常时同剂量
CAV/VVHD	不被透析清除。与肾功能正常时同剂量

重要的药物相互作用

与其他药物合用的潜在风险

- 抗抑郁药：避免与圣约翰草（St John's wort）合用
- 抗精神病药：应避免与匹莫齐特（pimozide）合用
- 细胞毒性药物：合用可能增加博舒替尼（bosutinib）浓度，应避免合用或减少博舒替尼的用量
- 雌激素类（oestrogens）和孕激素类（progestogens）：可能导致避孕失败

用法

溶液配制	用 5ml 0.9% 氯化钠溶液配制
用法	静脉滴注
输注速度	20 ~ 30 分钟
注释	加至 145ml 0.9% 氯化钠溶液中

其他信息

少于 0.2% 的剂量能被透析清除

大麻隆　Nabilone

临床应用

人工合成的大麻素
● 治疗化疗引起的恶心和呕吐

肾功能正常时的剂量

● 1~2mg，每日 2 次
● 最大剂量：每日 6mg，分 3 次服用

药代动力学

分子量（Da）	372.5
蛋白结合率（%）	高
尿中原型药排泄率（%）	25
分布容积（L/kg）	12.5
半衰期（h）： 正常 / ESRF	2（代谢产物 35）/-

药物代谢

大麻隆在肝内代谢，主要途径可能是大麻隆直接氧化生成羟基和羧基类似物，其中一种或多种代谢产物仍具有活性。当甲醇代谢产物（carbinol metabolites）被提取出后，这些活性产物仍保持了血浆放射活性。本药主要经胆汁排泄，超过 60% 随粪便排泄，约 20% 经尿液排泄

肾功能（GFR，ml/min）受损时的剂量

20 ~ 50	与肾功能正常时同剂量
10 ~ 20	与肾功能正常时同剂量
<10	与肾功能正常时同剂量

肾脏替代治疗时的剂量

APD/CAPD	透析清除力不详。与肾功能正常时同剂量
HD	透析清除力不详。与肾功能正常时同剂量
HDF/HFD	透析清除力不详。与肾功能正常时同剂量
CAV/VVHD	透析清除力不详。与肾功能正常时同剂量

重要的药物相互作用

与其他药物合用的潜在风险
● 与其他作用于精神方面的药物（psychoactive medication）或中枢神经系统（CNS）抑制剂合用需谨慎

用法

溶液配制	-
用法	口服
输注速度	-

七、泻药

比沙可啶　Bisacodyl

临床应用

缓泻药

肾功能正常时的剂量

- 口服：睡前 5 ~ 10mg
- 直肠给药：清晨 10mg
- 肠道排空：手术前 1 日清晨 10mg 口服，睡前 10mg 口服，次日清晨 10mg 栓剂

药代动力学

分子量（Da）	361.4
蛋白结合率（%）	微量
尿中原型药排泄率（%）	30
分布容积（L/kg）	见"其他信息"
半衰期（h）：	见"其他信息"
正常 / ESRF	

药物代谢

比沙可啶主要在小肠黏膜代谢，被酯酶迅速水解，产生有效成分双 -（对 - 羟苯基）- 吡啶基 -2- 甲烷 [bis-(p-hydroxy-phenyl)-pyridyl-2-methane, BHPM]。经口服或直肠给药后，本药只有很少一部分被吸收，绝大多数于肠壁和肝共轭形成无活性的 BHPM 葡糖苷酸。在口服比沙可啶肠溶片后，约 51.8% 的药物以游离 BHPM 形式从粪便排泄，10.5% 以 BHPM 葡糖苷酸形式从尿液排泄。使用栓剂后，所给剂量的 3.1% 以 BHPM 葡糖苷酸形式从尿液排泄。绝大多数 BHPM（约占总排泄的 90%）和少量的比沙可啶原型从粪便排泄

肾功能（GFR，ml/min）受损时的剂量

20 ~ 50	与肾功能正常时同剂量
10 ~ 20	与肾功能正常时同剂量
<10	与肾功能正常时同剂量

肾脏替代治疗时的剂量

APD/CAPD	透析清除力不详。与肾功能正常时同剂量
HD	透析清除力不详。与肾功能正常时同剂量
HDF/HFD	透析清除力不详。与肾功能正常时同剂量
CAV/VVHD	透析清除力不详。与肾功能正常时同剂量

重要的药物相互作用

与其他药物合用的潜在风险
- 未知

用法

溶液配制	-
用法	口服，直肠给药
输注速度	-

其他信息

口服或直肠给药吸收率低于 5%

乳果糖　Lactulose

临床应用

- 治疗便秘
- 治疗肝性脑病

肾功能正常时的剂量

- 便秘：起始剂量 15ml，每日 2 次；根据需要调整剂量
- 肝性脑病：30~50ml，每日 3 次，调整剂量至每日排 2~3 次软便

药代动力学

分子量（Da）	342.3
蛋白结合率（%）	无数据
尿中原型药排泄率（%）	<3
分布容积（L/kg）	不适用（因不被吸收）
半衰期（h）： 正常 / ESRF	无数据

药物代谢

乳果糖口服后不被吸收，以原型到达大肠，继而被蔗糖分解细菌代谢，生成简单的有机酸，主要是乳酸和少量的醋酸和甲酸。少量被吸收的乳果糖以原型从尿液排泄

肾功能（GFR，ml/min）受损时的剂量

20~50	与肾功能正常时同剂量
10~20	与肾功能正常时同剂量
<10	与肾功能正常时同剂量

肾脏替代治疗时的剂量

APD/CAPD	不被透析清除。与肾功能正常时同剂量
HD	不被透析清除。与肾功能正常时同剂量
HDF/HFD	不被透析清除。与肾功能正常时同剂量
CAV/VVHD	不被透析清除。与肾功能正常时同剂量

重要的药物相互作用

与其他药物合用的潜在风险
- 未知

用法

溶液配制	-
用法	口服
输注速度	-

其他信息

- 可能需要 72 小时起效
- 胃肠道无明显吸收
- 糖尿病患者适用（乳果糖在肠道中转化为乳酸、甲酸和醋酸）
- 渗透性和膨胀性作用

默维可（活性成分为渗透性泻药聚乙二醇）

Movicol (Osmotic laxative polyethylene glycol)

临床应用

泻药

肾功能正常时的剂量

- 每日 1~3 袋，溶于 125ml 水中分次服用
- 维持剂量：每日 1~2 袋
- 粪便嵌塞：第一天 4 袋，可渐增加至每日 8 袋

药代动力学

分子量（Da）	3350
蛋白结合率（%）	不吸收
尿中原型药排泄率（%）	不吸收
分布容积（L/kg）	不吸收
半衰期（h）：正常 / ESRF	不吸收

药物代谢

不被吸收

肾功能（GFR，ml/min）受损时的剂量

20~50	与肾功能正常时同剂量
10~20	与肾功能正常时同剂量
<10	与肾功能正常时同剂量

肾脏替代治疗时的剂量

APD/CAPD	不被透析清除。与肾功能正常时同剂量
HD	不被透析清除。与肾功能正常时同剂量
HDF/HFD	不被透析清除。与肾功能正常时同剂量
CAV/VVHD	不被透析清除。与肾功能正常时同剂量

重要的药物相互作用

与其他药物合用的潜在风险

- 未知

用法

溶液配制	-
用法	口服
输注速度	-

其他信息

- 默维可包含聚乙二醇、氯化钠、氯化钾和碳酸氢钠。一袋药物溶于 125ml 水中，其所含电解质浓度如下：钠 65mmol/L；氯 53mmol/L；钾 5.4mmol/L；碳酸氢盐 17mmol/L
- 每袋药物的配方能保证服药后不引起钠、钾和水分的净增加或丢失

番泻叶　Senna

临床应用

治疗便秘

肾功能正常时的剂量

- 片剂：15 ~ 30mg（2 ~ 4 片），晚上服用
- 颗粒：5 ~ 10ml 溶解到至少 150ml 水、果汁、牛奶或热饮中，晚上服用
- 糖浆：10 ~ 20ml，晚上服用

药代动力学

分子量（Da）	862.7
蛋白结合率（%）	系统生物利用度小于 5%
尿中原型药排泄率（%）	无数据
分布容积（L/kg）	无数据
半衰期（h）： 正常 / ESRF	无数据

药物代谢

被吸收的番泻叶在肝内代谢。未吸收的番泻叶可在结肠被细菌水解，释放出具有活性的游离蒽醌类（anthraquinones）物质

肾功能（GFR，ml/min）受损时的剂量

20 ~ 50	与肾功能正常时同剂量
10 ~ 20	与肾功能正常时同剂量
<10	与肾功能正常时同剂量

肾脏替代治疗时的剂量

APD/CAPD	透析清除力不详。与肾功能正常时同剂量
HD	透析清除力不详。与肾功能正常时同剂量
HDF/HFD	透析清除力不详。与肾功能正常时同剂量
CAV/ VVHD	透析清除力不详。与肾功能正常时同剂量

重要的药物相互作用

与其他药物合用的潜在风险

- 未知

用法

溶液配制	-
用法	口服
输注速度	-

其他信息

- 在 8 ~ 12 小时内发挥作用
- 糖浆 5ml 相当于片剂 1 片
- 颗粒一匙 5ml，相当于片剂 2 片
- 糖尿病患者应服用片剂，因为含糖量极少

卵叶车前子壳　Ispaghula husk

临床应用

容积性泻药（bulk-forming laxative）

肾功能正常时的剂量

- Fibrelief（产品名）：每日 1~6 袋，溶于水中，分 1~3 次服用
- Fybogel（产品名）：1 袋（3.5g）溶于水中，每日 2 次
- Isogel（产品名）：2 汤匙量溶于水中，每日 1~2 次（治疗便秘）或每日 3 次（导泻）
- Regulan（产品名）：1 袋溶于水中，每日 1~3 次

药代动力学

分子量（Da）	-
蛋白结合率（%）	0
尿中原型药排泄率（%）	0
分布容积（L/kg）	不吸收
半衰期（h）：正常 / ESRF	不吸收

药物代谢

容积性泻药起效是靠物理性作用，并非吸收进入全身循环而起效

肾功能（GFR，ml/min）受损时的剂量

20~50	与肾功能正常时同剂量
10~20	与肾功能正常时同剂量
<10	与肾功能正常时同剂量

肾脏替代治疗时的剂量

APD/CAPD	不被透析清除。与肾功能正常时同剂量
HD	不被透析清除。与肾功能正常时同剂量
HDF/HFD	不被透析清除。与肾功能正常时同剂量
CAV/VVHD	不被透析清除。与肾功能正常时同剂量

重要的药物相互作用

与其他药物合用的潜在风险

- 未知

用法

溶液配制	-
用法	口服
输注速度	-
注释	Fybogel 和 Regulan 加至 150ml 水中搅拌后尽快喝掉，宜餐后服用
	应维持额外的液体摄入

其他信息

- Fybogel 含钠和钾少，每袋含钠约 0.4mmol，含钾约 0.7mmol。它不含糖和麸质，含阿斯巴甜（有助于苯丙氨酸的摄取，可能会影响苯丙酮尿症的控制）
- 橙子和柠檬 / 酸橙口味的 Regulan 每袋含有 3.4g 卵叶车前子壳（《英国药典》）、0.23mmol 钠、少于 1mmol 钾，不含糖和麸质，含阿斯巴甜
- Fibrelief 含阿斯巴甜
- 限制液体摄入的血液透析患者不宜服用此药治疗

八、止泻药

盐酸洛哌丁胺　Loperamide hydrochloride

临床应用

止泻

肾功能正常时的剂量

4mg，即刻，之后每次稀便后服用 2mg；每日最大剂量为 16mg

药代动力学

分子量（Da）	513.5
蛋白结合率（%）	80
尿中原型药排泄率（%）	<10
分布容积（L/kg）	无数据
半衰期（h）：正常 / ESRF	（9 ~ 14）/-

药物代谢

本药在肝内经历广泛的首过代谢，代谢为无活性的代谢产物，在胆汁中共轭并排泄。氧化 N- 去甲基化（oxidative N-demethylation）是本药的主要代谢途径，主要由 CYP3A4 和 CYP2C8 介导。本药原型和代谢产物主要通过粪便排泄

肾功能（GFR，ml/min）受损时的剂量

20 ~ 50	与肾功能正常时同剂量
10 ~ 20	与肾功能正常时同剂量
<10	与肾功能正常时同剂量。见"其他信息"

肾脏替代治疗时的剂量

APD/CAPD	可能不被透析清除。与 GFR<10ml/min 时同剂量
HD	可能不被透析清除。与 GFR< 10ml/min 时同剂量
HDF/HFD	透析清除力不详。与 GFR< 10ml/min 时同剂量
CAV/VVHD	可能不被透析清除。与肾功能正常时同剂量

重要的药物相互作用

与其他药物合用的潜在风险
● 未知

用法

溶液配制	-
用法	口服
输注速度	-

其他信息

慢性肾脏病（CKD）5 期患者应用正常剂量时，可能导致严重嗜睡

消旋卡多曲　Racecadotril

临床应用

治疗急性腹泻

肾功能正常时的剂量

100mg，每日 3 次，餐前服用较好

药代动力学

分子量（Da）	385.5
蛋白结合率（%）	90（活性代谢产物，其主要与白蛋白结合）
尿中原型药排泄率（%）	81.4（以活性和无活性代谢产物形式）
分布容积（L/kg）	66.4
半衰期（h）：正常 / ESRF	3/ 延长

药物代谢

本药在体内迅速水解代谢为活性代谢产物塞奥芬（thiorphan）。消旋卡多曲以活性和无活性代谢产物形式被清除，主要（81.4%）通过肾清除，较少部分（约8%）通过粪便清除，微量（不足 1%）经肺清除

肾功能（GFR，ml/min）受损时的剂量

20 ~ 50	与肾功能正常时同剂量。谨慎使用
10 ~ 20	与肾功能正常时同剂量。谨慎使用
<10	与肾功能正常时同剂量。谨慎使用

肾脏替代治疗时的剂量

APD/CAPD	透析清除力不详。与 GFR< 10ml/min 时同剂量
HD	透析清除力不详。与 GFR< 10ml/min 时同剂量
HDF/HFD	透析清除力不详。与 GFR< 10ml/min 时同剂量
CAV/ VVHD	透析清除力不详。与 GFR= 10 ~ 20ml/min 时同剂量

重要的药物相互作用

与其他药物合用的潜在风险
● 未知

用法

溶液配制	-
用法	口服
输注速度	-

其他信息

与健康志愿者（CCr >70ml/min）相比，重度肾功能受损患者（CCr=11 ~ 30ml/min）的消旋卡多曲活性代谢产物呈现较低的药峰浓度（C_{max}，-49%），较大的药 - 时曲线下面积（AUC，+16%）及较长的半衰期

艾沙度林　Eluxadoline

临床应用

μ- 阿片受体、κ- 阿片受体和 δ- 阿片受体激动剂

● 治疗伴有腹泻的肠易激综合征

肾功能正常时的剂量

75 ~ 100mg，每日 2 次

药代动力学

分子量（Da）	569.7
蛋白结合率（%）	81
尿中原型药排泄率（%）	<1
分布容积（L/kg）	27100
半衰期（h）：	（3.7 ~ 6）/ 不变
正常 / ESRF	

药物代谢

艾沙度林主要通过粪便排泄，部分为肠道未吸收的活性药物，部分是由胆道排入肠道的药物。肾对本药的清除作用甚微

肾功能（GFR，ml/min）受损时的剂量

20 ~ 50	与肾功能正常时同剂量
10 ~ 20	与肾功能正常时同剂量
<10	与肾功能正常时同剂量

肾脏替代治疗时的剂量

APD/CAPD	可能不被透析清除。与肾功能正常时同剂量
HD	可能不被透析清除。与肾功能正常时同剂量
HDF/HFD	可能不被透析清除。与肾功能正常时同剂量
CAV/VVHD	可能不被透析清除。与肾功能正常时同剂量

重要的药物相互作用

与其他药物合用的潜在风险

● 抗细菌药：利福平（rifampicin）可能增加本药浓度，应避免合用

● 抗病毒药：阿扎那韦（atazanavir）、洛匹那韦（lopinavir）、利托那韦（ritonavir）、沙奎那韦（saquinavir）和替拉那韦（tipranavir）可能增加本药浓度，应避免合用

● 环孢素（ciclosporin）：会增加本药浓度，应避免合用

● 调节血脂药：吉非贝齐（gemfibrozil）可能增加本药浓度，应避免合用

用法

溶液配制	-
用法	口服
输注速度	-

其他信息

● 本药尚无肾功能受损时安全性及药代动力学的研究，但是由于肾排泄率低，因此生产商建议仍可使用正常剂量

● 系统吸收低，因此生物利用度低

九、助消化药

胰酶 Pancreatin

临床应用

胰酶替代药

肾功能正常时的剂量

1～10个胶囊（取决于制剂）随餐服用，根据药物效应调整剂量（如使用强效制剂，随餐服用1～2个胶囊）

药代动力学

分子量（Da）	无数据
蛋白结合率（%）	无数据
尿中原型药排泄率（%）	无数据
分布容积（L/kg）	无数据
半衰期（h）：正常 / ESRF	无数据

药物代谢

由于胰酶在胃肠道局部已发挥作用，其药代动力学数据无法获得。胰酶在发挥作用后，其在肠道内被自我消化

肾功能（GFR，ml/min）受损时的剂量

20～50	与肾功能正常时同剂量
10～20	与肾功能正常时同剂量
<10	与肾功能正常时同剂量

肾脏替代治疗时的剂量

APD/CAPD	可能不被透析清除。与肾功能正常时同剂量
HD	可能不被透析清除。与肾功能正常时同剂量
HDF/HFD	可能不被透析清除。与肾功能正常时同剂量
CAV/ VVHD	可能不被透析清除。与肾功能正常时同剂量

重要的药物相互作用

与其他药物合用的潜在风险

● 未知

用法

溶液配制	-
用法	口服
输注速度	-

其他信息

胃肠道不吸收

十、利胆药

熊去氧胆酸　Ursodeoxycholic acid

临床应用

- 溶解胆结石
- 治疗原发性胆汁性肝硬化

肾功能正常时的剂量

- 溶解胆结石：每日 8～12mg/kg，分 1～2 次服用
- 原发性胆汁性肝硬化：每日 12～16mg/kg，分 3 次服用

药代动力学

分子量（Da）	392.6
蛋白结合率（%）	96～98
尿中原型药排泄率（%）	0
分布容积（L/kg）	无数据
半衰期（h）：正常 / ESRF	无数据

药物代谢

熊去氧胆酸由胃肠道吸收并经历肠肝循环。部分熊去氧胆酸在排入胆汁前在肝内被共轭。游离型及共轭型的熊去氧胆酸在肠道细菌作用下经 7α- 脱羟基作用转变为石胆酸（lithocholic acid），部分石胆酸直接从粪便排出，剩余部分被吸收，在肝内被共轭及硫酸盐化，随后从粪便排泄

肾功能（GFR，ml/min）受损时的剂量

20～50	与肾功能正常时同剂量
10～20	与肾功能正常时同剂量
<10	与肾功能正常时同剂量

肾脏替代治疗时的剂量

APD/CAPD	透析清除力不详。与肾功能正常时同剂量
HD	透析清除力不详。与肾功能正常时同剂量
HDF/HFD	透析清除力不详。与肾功能正常时同剂量
CAV/ VVHD	透析清除力不详。与肾功能正常时同剂量

重要的药物相互作用

与其他药物合用的潜在风险

- 环孢素（ciclosporin）：在某些患者，环孢素的吸收会不可预测地增加

用法

溶液配制	-
用法	口服
输注速度	-

十一、溃疡性结肠炎治疗药

巴柳氮钠　Balsalazide sodium

临床应用

轻度到中度溃疡性结肠炎的治疗和维持缓解

肾功能正常时的剂量

- 急性期：2.25g，每日 3 次
- 维持期：1.5g，每日 2 次，最大剂量每日 6g

药代动力学

分子量（Da）	437.3
蛋白结合率（%）	40，与美沙拉秦（mesalazine）相似；乙酰化代谢产物（NASA）为 80%
尿中原型药排泄率（%）	25（以代谢产物形式）
分布容积（L/kg）	无数据
半衰期（h）：正常 / ESRF	无数据（NASA 半衰期为 6~9）

药物代谢

口服后上消化道仅吸收极少量本药，几乎所有的本药均到达其作用部位结肠，经结肠菌群裂解产生活性成分 5- 氨基水杨酸（5-aminosalicylic acid，即美沙拉秦）及无活性载体 4- 氨基苯甲酰丙氨酸（4-aminobenzoylalanine）。本药代谢产物大多数经粪便排泄，但约 25% 从本药释放的 5- 氨基水杨酸能被吸收，并被乙酰化。少部分 4- 氨基苯甲酰丙氨酸在肝内经历首过代谢时，也被吸收和乙酰化。乙酰化的代谢产物将从尿液排泄

肾功能（GFR，ml/min）受损时的剂量

20~50	与肾功能正常时同剂量
10~20	必要时谨慎应用
<10	小剂量开始，密切监测

肾脏替代治疗时的剂量

APD/CAPD	可能不被透析清除。与 GFR<10ml/min 时同剂量
HD	可能不被透析清除。与 GFR<10ml/min 时同剂量
HDF/HFD	可能不被透析清除。与 GFR<10ml/min 时同剂量
CAV/VVHD	透析清除力不详。与 GFR=10~20ml/min 时同剂量

重要的药物相互作用

与其他药物合用的潜在风险

- 未知

用法

溶液配制	-
用法	口服
输注速度	-

其他信息

- 本药为美沙拉秦（5- 氨基水杨酸）的前体药物
- 生产商建议，中度、重度肾功能受损患者应避免用本药
- 肾功能受损患者最好不用美沙拉秦，如必须用需谨慎，并严密监测
- 有报道使用美沙拉秦可导致血恶液质（blood dyscrasias），需密切监测全血细胞计数

柳氮磺胺吡啶 Sulfasalazine (Sulphasalazine)

临床应用

- 治疗溃疡性结肠炎
- 治疗克罗恩病（Crohn's disease）
- 治疗类风湿关节炎

肾功能正常时的剂量

- 口服：1~2g，每日 4 次，减至 0.5g，每日 4 次
- 栓剂：0.5~1g，每日 2 次
- 类风湿关节炎：0.5g，每日 1 次，增至 1.5g，每日 2 次

药代动力学

分子量（Da）	398.4
蛋白结合率（%）	95~99
尿中原型药排泄率（%）	10~15
分布容积（L/kg）	5.9~9.1
半衰期（h）：正常 / ESRF	18/-

药物代谢

柳氮磺胺吡啶裂解后 60%~80% 的药物可被吸收，在肝内经乙酰化、羟基化及葡糖苷酸化作用被广泛代谢。柳氮磺胺吡啶大部分从尿液排泄。其中原型药约占原剂量（original dose）的 15%，柳氮磺胺吡啶和其代谢产物占 60%，5- 氨基水杨酸及其代谢产物占 20%~33%

肾功能（GFR，ml/min）受损时的剂量

20~50	与肾功能正常时同剂量。谨慎使用
10~20	与肾功能正常时同剂量。谨慎使用
<10	初始用非常小的剂量，并密切监测。谨慎使用

肾脏替代治疗时的剂量

APD/CAPD	可能不被透析清除。与 GFR<10ml/min 时同剂量
HD	可能不被透析清除。与 GFR<10ml/min 时同剂量
HDF/HFD	可能不被透析清除。与 GFR<10ml/min 时同剂量
CAV/ VVHD	透析清除力不详。与 GFR= 10~20ml/min 时同剂量

重要的药物相互作用

与其他药物合用的潜在风险

- 环孢素（ciclosporin）：可降低环孢素浓度

用法

溶液配制	-
用法	口服，直肠给药
输注速度	-

其他信息

- 15% 的柳氮磺胺吡啶在小肠被吸收，并与血浆蛋白紧密结合。剩余部分被结肠细菌分解为磺胺吡啶和 5- 氨基水杨酸；前者可在结肠迅速吸收，而后者不易被吸收
- 未被吸收的药物随粪便排泄
- 对于中度至重度肾功能受损患者，药物毒性包括结晶尿风险会增加，为减轻副作用，需要保证患者摄入足量液体

奥沙拉秦钠　Olsalazine sodium

临床应用

溃疡性结肠炎的诱导和维持治疗

肾功能正常时的剂量

- 每日 1～3g
- 维持剂量：500mg，每日 2 次

药代动力学

分子量（Da）	346.2
蛋白结合率（%）	>99
尿中原型药排泄率（%）	1～2
分布容积（L/kg）	6
半衰期（h）： 　正常 / ESRF	1/ 不变

药物代谢

本药在结肠被菌群分解成两个 5- 氨基水杨酸（5-aminosalicylic acid），即美沙拉秦（mesalazine）分子。少量（1%～2%的剂量或更少）被吸收的完整的本药从尿液排泄。大约 0.1% 的本药在肝内代谢，生成奥沙拉秦 -O- 硫酸盐（olsalazine-O- sulfate），即奥沙拉秦 -S（olsalazine-S），其半衰期长达 7 日

肾功能（GFR，ml/min）受损时的剂量

20～50	慎用（仅在必要时使用）；从小剂量起始，根据药物效应增加剂量
10～20	慎用（仅在必要时使用）；从小剂量起始，根据药物效应增加剂量
<10	慎用（仅在必要时使用）；从小剂量起始，根据药物效应增加剂量

肾脏替代治疗时的剂量

APD/CAPD	可能不被透析清除。与 GFR<10ml/min 时同剂量
HD	可能不被透析清除。与 GFR<10ml/min 时同剂量
HDF/HFD	可能不被透析清除。与 GFR<10ml/min 时同剂量
CAV/VVHD	透析清除力不详。与 GFR= 10～20ml/min 时同剂量

重要的药物相互作用

与其他药物合用的潜在风险

- 未知

用法

溶液配制	-
用法	口服
输注速度	-

其他信息

- 其肾毒性可能来自 5- 氨基水杨酸成分。5- 氨基水杨酸及其乙酰化代谢产物迅速从尿液排泄
- 不到 3% 的口服剂量在药物到达结肠前已被吸收
- 肾功能不全可能不会对药代动力学产生重要影响
- 因为缺乏应用经验，"英国产品特性概述"（UK SPC）建议明显肾功能受损时应禁用本药
- "美国产品特性概述"（US SPC）仅建议密切监测

美沙拉秦 Mesalazine

临床应用

溃疡性结肠炎的诱导和维持治疗

肾功能正常时的剂量

剂量取决于剂型

药代动力学

分子量（Da）	153.1
蛋白结合率（%）	40 ~ 50
尿中原型药排泄率（%）	无数据
分布容积（L/kg）	无数据
半衰期（h）：正常 / ESRF	0.6/-

药物代谢

被吸收的美沙拉秦在肠壁及肝内几乎完全乙酰化，生成乙酰基 -5- 氨基水杨酸（acetyl-5- aminosalicylic acid）。此乙酰化代谢产物主要通过肾小管分泌从尿液排泄，而尿液中也有微量的药物原型

肾功能（GFR，ml/min）受损时的剂量

20 ~ 50	慎用，仅必需时才用。从小剂量开始，根据疗效逐渐加量
10 ~ 20	慎用，仅必需时才用。从小剂量开始，并密切监测
<10	慎用，仅必需时才用。从小剂量开始，并密切监测

肾脏替代治疗时的剂量

APD/CAPD	可能不被透析清除。与 GFR< 10ml/min 时同剂量
HD	可能不被透析清除。与 GFR< 10ml/min 时同剂量
HDF/HFD	透析清除力不详。与 GFR< 10ml/min 时同剂量
CAV/VVHD	透析清除力不详。与 GFR= 10 ~ 20ml/min 时同剂量

重要的药物相互作用

与其他药物合用的潜在风险
● 未知

用法

溶液配制	-
用法	口服，直肠给药
输注速度	-

其他信息

● 生产商建议 GFR<20ml/min 时禁用本药
● 已有肾毒性的报道
● 美沙拉秦最好不在肾功能受损患者中应用，若必须用，则应谨慎使用并对患者进行严密监测

维多珠单抗　Vedolizumab

临床应用

单克隆抗体
- 治疗溃疡性结肠炎和克罗恩病（Crohn's disease）

肾功能正常时的剂量

- 300mg，在最开始、第 2 周、第 6 周及以后每 8 周给药 1 次
- 300mg，每 4 周给药 1 次，可用于某些患者

药代动力学

分子量（Da）	147000
蛋白结合率（%）	0
尿中原型药排泄率（%）	微量
分布容积（L/kg）	5
半衰期（d）：正常 / ESRF	25/ -

药物代谢

维多珠单抗通过蛋白水解代谢为小分子肽和单个氨基酸，并通过受体介导途径清除。维多珠单抗的排泄途径尚不清楚，但肾清除似可忽略不计

肾功能（GFR，ml/min）受损时的剂量

20 ~ 50	谨慎使用，见"其他信息"
10 ~ 20	谨慎使用，见"其他信息"
<10	谨慎使用，见"其他信息"

肾脏替代治疗时的剂量

APD/CAPD	可能不被透析清除。谨慎使用。见"其他信息"
HD	可能不被透析清除。谨慎使用。见"其他信息"
HDF/HFD	可能不被透析清除。谨慎使用。见"其他信息"
CAV/ VVHD	可能不被透析清除。谨慎使用。见"其他信息"

重要的药物相互作用

与其他药物合用的潜在风险
- 活疫苗：合用有全身感染风险，应避免合用

用法

溶液配制	用 4.8 ml 注射用水溶解
用法	静脉滴注
输注速度	超过 30 分钟
注释	加入 250ml 0.9% 氯化钠溶液

其他信息

由于缺乏肾功能受损数据，生产商未能提供在肾功能受损时的用药剂量

十二、其他消化系统药物

米索前列醇 Misoprostol

临床应用

- 治疗良性胃溃疡、十二指肠溃疡及非甾体抗炎药（NSAIDs）相关溃疡
- 预防 NSAIDs 引起的溃疡

肾功能正常时的剂量

- 治疗：每日 800μg，分 2 次或 4 次服用
- 预防：200μg，每日 2～4 次

药代动力学

分子量（Da）	382.5
蛋白结合率（%）	<90（米索前列醇酸）
尿中原型药排泄率（%）	<1
分布容积（L/kg）	858
半衰期（h）： 正常 / ESRF	（20～40）/（40～80）（米索前列醇酸）

药物代谢

米索前列醇口服后迅速代谢成其活性形式米索前列醇酸（misoprostol acid）。米索前列醇酸可进一步在多个器官中被氧化代谢，主要从尿液排泄

肾功能（GFR，ml/min）受损时的剂量

20～50	与肾功能正常时同剂量
10～20	与肾功能正常时同剂量
<10	与肾功能正常时同剂量

肾脏替代治疗时的剂量

APD/CAPD	可能不被透析清除。与肾功能正常时同剂量
HD	可能不被透析清除。与肾功能正常时同剂量
HDF/HFD	透析清除力不详。与肾功能正常时同剂量
CAV/VVHD	可能不被透析清除。与肾功能正常时同剂量

重要的药物相互作用

与其他药物合用的潜在风险
- 未知

用法

溶液配制	-
用法	口服
输注速度	-

其他信息

- 由于米索前列醇在体内迅速代谢转化为米索前列醇酸，因此，米索前列醇的血清浓度通常检测不到
- 不同程度的肾功能受损患者均不需调整剂量，尽管其药物半衰期、药峰浓度（C_{max}）及药 - 时曲线下面积（AUC）可能翻倍。如果肾病患者不能耐受，应减少剂量

刻见清　Klean-Prep

临床应用

用于肠道检查前的结肠灌洗，或外科手术前的结肠清洁

肾功能正常时的剂量

4 包，每包溶于 1L 水中，每 10 ~ 15 分钟服用 250ml

药代动力学

分子量（Da）	3350（聚乙二醇）
蛋白结合率（%）	不适用
尿中原型药排泄率（%）	不适用
分布容积（L/kg）	不适用
半衰期（h）：	不适用
正常 / ESRF	

药物代谢

本药中的聚乙二醇 3350 以原型通过肠道，不被胃肠道吸收。任何被吸收的聚乙二醇 3350 会从尿液排泄

肾功能（GFR，ml/min）受损时的剂量

20 ~ 50	与肾功能正常时同剂量
10 ~ 20	与肾功能正常时同剂量
<10	与肾功能正常时同剂量

肾脏替代治疗时的剂量

APD/CAPD	不被吸收。与肾功能正常时同剂量
HD	不被吸收。与肾功能正常时同剂量
HDF/HFD	不被吸收。与肾功能正常时同剂量
CAV/VVHD	不被吸收。与肾功能正常时同剂量

重要的药物相互作用

与其他药物合用的潜在风险

- 未知

用法

溶液配制	每包溶于 1L 水中
用法	口服
输注速度	每 15 ~ 30 分钟服用 250ml 若经鼻胃管给药，速度为 20 ~ 30ml/min
注释	刻见清被配制成高渗溶液，以将水分吸收至肠道，此药不会被吸收进入全身

其他信息

- 每包刻见清含量如下
  - 聚乙二醇 3350：59g
  - 无水硫酸钠：5.685g
  - 碳酸氢钠：1.685g
  - 氯化钠：1.465g
  - 氯化钾：0.7425g
- 用水将每包配制成 1L 溶液时，电解质含量如下
  - 钠：125mmol
  - 硫酸盐：40mmol
  - 氯：35mmol
  - 碳酸氢盐：20mmol
  - 钾：10mmol

第五部分

血液系统药物

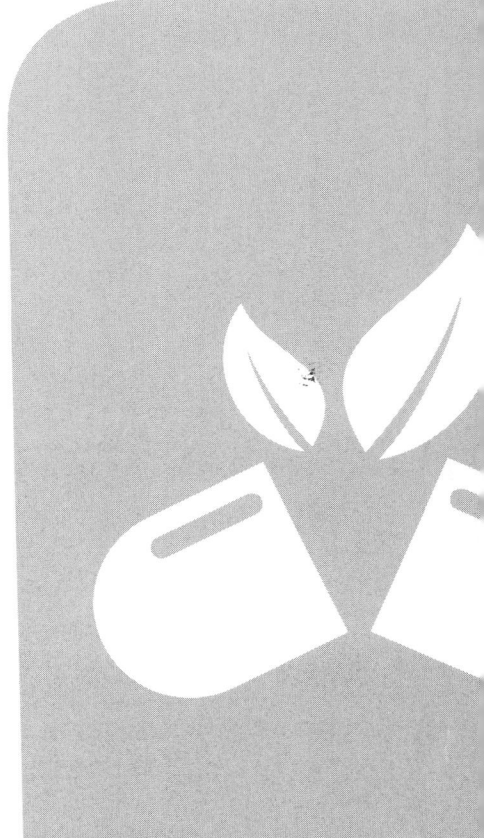

一、抗贫血药

1. 红细胞生成原料药及铁过载治疗药

硫酸亚铁 Ferrous sulphate

临床应用

治疗缺铁性贫血

肾功能正常时的剂量

- 预防：每日 200mg
- 治疗：200mg，每日 2~3 次
- 改性释放制剂：每日 1~2 片（或胶囊）

药代动力学

分子量（Da）	278
蛋白结合率（%）	-
尿中原型药排泄率（%）	
分布容积（L/kg）	
半衰期（h）：正常 / ESRF	-

药物代谢

人体吸收的铁大部分与转铁蛋白结合，然后转运至骨髓参与血红蛋白合成；剩余部分储存于铁蛋白、含铁血黄素及肌红蛋白中，也有一小部分存在于含血红素的酶（haem-containing enzymes）中或结合到血浆转铁蛋白上。仅极微量的铁被排泄，因为血红蛋白破坏后释放的铁又被再吸收利用

肾功能（GFR，ml/min）受损时的剂量

20~50	与肾功能正常时同剂量
10~20	与肾功能正常时同剂量
<10	与肾功能正常时同剂量

肾脏替代治疗时的剂量

APD/CAPD	不被透析清除。与肾功能正常时同剂量
HD	不被透析清除。与肾功能正常时同剂量
HDF/HFD	不被透析清除。与肾功能正常时同剂量
CAV/VVHD	不被透析清除。与肾功能正常时同剂量

重要的药物相互作用

与其他药物合用的潜在风险

- 抗菌药：能减少喹诺酮类（quinolones）和四环素类（tetracyclines）药物的吸收
- 二巯基丙醇（dimercaprol）：应避免合用
- 麦考酚酯（mycophenolate）：可显著减少麦考酚酯的吸收

用法

溶液配制	-
用法	口服
输注速度	-

其他信息

- 一片 200mg 硫酸亚铁含 65mg 铁
- 与抗坏血酸（ascorbic acid）同时服用，可能增加铁吸收
- 磷结合剂，如碳酸钙（calcium carbonate）或碳酸镁（magnesium carbonate），能减少肠道铁吸收
- 由于慢性肾脏病（CKD）患者的铁调素（hepcidin）水平上调，故能减少口服铁吸收，此时可考虑应用静脉铁剂
- 应监测血清铁、转铁蛋白饱和度和铁蛋白水平

富马酸亚铁　Ferrous fumarate

临床应用

治疗缺铁性贫血

肾功能正常时的剂量

剂量因制剂而异

药代动力学

分子量（Da）	169.9
蛋白结合率（%）	-
尿中原型药排泄率（%）	-
分布容积（L/kg）	-
半衰期（h）：正常 / ESRF	-

药物代谢

人体吸收的铁大部分与转铁蛋白结合，然后转运至骨髓参与血红蛋白合成；剩余部分储存于铁蛋白、含铁血黄素及肌红蛋白中，也有一小部分存在于含血红素的酶（haem-containing enzymes）中或结合到血浆转铁蛋白上。仅极微量的铁被排泄，因为血红蛋白分子破坏后释放的铁又被再吸收利用

肾功能（GFR，ml/min）受损时的剂量

20 ~ 50	与肾功能正常时同剂量
10 ~ 20	与肾功能正常时同剂量
<10	与肾功能正常时同剂量

肾脏替代治疗时的剂量

APD/CAPD	不被透析清除。与肾功能正常时同剂量
HD	不被透析清除。与肾功能正常时同剂量
HDF/HFD	不被透析清除。与肾功能正常时同剂量
CAV/VVHD	不被透析清除。与肾功能正常时同剂量

重要的药物相互作用

与其他药物合用的潜在风险

- 抗菌药：能减少喹诺酮类（quinolones）和四环素类（tetracyclines）药物的吸收
- 二巯基丙醇（dimercaprol）：应避免合用
- 麦考酚酯（mycophenolate）：可显著减少麦考酚酯的吸收

用法

溶液配制	-
用法	口服
输注速度	-

其他信息

- 与抗坏血酸（ascorbic acid）同时服用，可能增加铁吸收
- 磷结合剂，如碳酸钙（calcium carbonate）或碳酸镁（magnesium carbonate），能减少肠道铁吸收
- 由于慢性肾脏病（CKD）患者的铁调素（hepcidin）水平上调，故能减少口服铁吸收，此时可考虑应用静脉铁剂
- 应监测血清铁、转铁蛋白饱和度和铁蛋白水平

葡萄糖酸亚铁 Ferrous gluconate

临床应用

治疗缺铁性贫血

肾功能正常时的剂量

- 预防剂量：每日 2 片
- 治疗剂量：每日 4 ~ 6 片，分次服用

药代动力学

分子量（Da）	482.2
蛋白结合率（%）	-
尿中原型药排泄率（%）	-
分布容积（L/kg）	-
半衰期（h）：正常 / ESRF	-

药物代谢

人体吸收的铁大部分与转铁蛋白结合，然后转运至骨髓参与血红蛋白合成；剩余部分储存于铁蛋白、含铁血黄素及肌红蛋白中，也有一小部分存在于含血红素 的 酶（haem-containing enzymes） 中或结合到血浆转铁蛋白上。仅极微量的铁被排泄，因为血红蛋白分子破坏后释放的铁又被再吸收利用

肾功能（GFR，ml/min）受损时的剂量

20 ~ 50	与肾功能正常时同剂量
10 ~ 20	与肾功能正常时同剂量
<10	与肾功能正常时同剂量

肾脏替代治疗时的剂量

APD/CAPD	不被透析清除。与肾功能正常时同剂量
HD	不被透析清除。与肾功能正常时同剂量
HDF/HFD	不被透析清除。与肾功能正常时同剂量
CAV/VVHD	不被透析清除。与肾功能正常时同剂量

重要的药物相互作用

与其他药物合用的潜在风险

- 抗菌药：能减少喹诺酮类（quinolones）和四环素类（tetracyclines）药物的吸收
- 二巯基丙醇（dimercaprol）：应避免合用
- 麦考酚酯（mycophenolate）：可显著地减少麦考酚酯的吸收

用法

溶液配制	-
用法	口服
输注速度	-

其他信息

- 一片 300mg 的葡萄糖酸亚铁含 35mg 铁
- 最好餐前服用，有助于本药吸收
- 磷结合剂，如碳酸钙（calcium carbonate）或碳酸镁（magnesium carbonate），能减少肠道铁吸收
- 由于慢性肾脏病（CKD）患者的铁调素（hepcidin）水平上调，故能减少口服铁吸收，此时可考虑应用静脉铁剂
- 应监测血清铁、转铁蛋白饱和度和铁蛋白水平

5% 右旋糖酐铁溶液　Iron dextran 5% solution

临床应用

- 预防缺铁性贫血（当口服治疗无效或禁忌时）
- 治疗在红细胞生成刺激剂（ESAs）治疗过程中出现的铁缺乏，特别是血清铁蛋白极低（<50ng/ml）的情况

肾功能正常时的剂量

- 静脉滴注铁剂的总剂量可用下列公式估算：右旋糖酐铁剂量（mg）= 体重（kg）×[目标血红蛋白（g/L）-实际血红蛋白（g/L）]×0.24 + 500mg，用于补充铁储存（如体重 >35kg）。单次剂量 20mg/kg（译者注：单次剂量 20mg/kg 仅适用于体重低于50kg 的患者）
- 每次 100～200mg，每周 2～3 次，取决于血红蛋白水平，直至达到目标值（肾病患者为 110g/L）
- 首次用药时应该先做过敏试验。静脉滴注铁剂 0.5ml 或 25mg，滴注 15 分钟以上，观察 60 分钟（小剂量静脉注射时可为 15 分钟），看患者有无过敏现象出现。需要备好急救设备和药物，如肾上腺素（adrenaline）、马来酸氯苯那敏（chlorphenamine）、氢化可的松（hydrocortisone）

药代动力学

分子量（Da）	165000
蛋白结合率（%）	0
尿中原型药排泄率（%）	<0.2
分布容积（L/kg）	0.031～0.055
半衰期（h）:	（5～20）/-
正常 / ESRF	

药物代谢

静脉滴注后，右旋糖酐铁被网状内皮细胞摄取（特别是在肝和脾）。在网状内皮细胞中，铁逐渐从右旋糖酐铁中分离。人体吸收的铁，大部分与转铁蛋白结合后转运至骨髓，参与血红蛋白合成；剩余部分以铁蛋白、含铁血黄素及肌红蛋白的形式储存，也有一小部分存在于含血红素的酶中或者与血浆中的转铁蛋白结合。仅极微量的铁被排泄，因为绝大部分血红蛋白分子破坏后释放的铁都能被再利用

肾功能（GFR，ml/min）受损时的剂量

20～50	与肾功能正常时同剂量
10～20	与肾功能正常时同剂量
<10	与肾功能正常时同剂量

肾脏替代治疗时的剂量

APD/CAPD	不被透析清除。与肾功能正常时同剂量
HD	不被透析清除。与肾功能正常时同剂量
HDF/HFD	不被透析清除。与肾功能正常时同剂量
CAV/VVHD	不被透析清除。与肾功能正常时同剂量

重要的药物相互作用

与其他药物合用的潜在风险

- 二巯基丙醇（dimercaprol）：应避免合用
- 口服铁剂（oral iron）：合用会减少口服铁剂的吸收

用法

溶液配制	-
用法	静脉给药，肌内注射
输注速度	静脉滴注：100mg，30 分钟以上
	静脉注射：每分钟 10mg
注释	总剂量滴注：4~6 小时；可加快滴注速度至 45~60 滴 / 分
	静脉滴注：100~200mg 溶于 0.9% 氯化钠溶液或 5% 葡萄糖溶液 100ml 中
	静脉注射：用 0.9% 氯化钠溶液或 5% 葡萄糖溶液 10~20ml 配制
	总剂量滴注：溶于 500ml 0.9% 氯化钠溶液或 5% 葡萄糖溶液中
	滴注过程中及滴注结束后 1 小时均需严密观察患者情况

其他信息

- 有哮喘病史的患者禁用本药
- 有过敏史的患者需用本药时，用药前应投给足量抗组胺药
- 右旋糖酐铁给药的剂量范围广泛，从每次透析 100mg，共 6~10 次，到一次性给药 0.5~1g 不等（译者注：现在临床上已很少用右旋糖酐铁 0.5~1g 一次性输注，若用，则应将其稀释至 0.9% 氯化钠溶液或 5% 葡萄糖溶液 500ml 中，缓慢滴注 4 小时以上）
- 科莫非（Cosmofer）品牌的右旋糖酐铁与另一老品牌 Imferon 比较，过敏反应发生率显著降低，这与前者络合铁的右旋糖酐糖链比后者短相关［译者注：Imferon 是 1954 年在美国首先上市的高分子右旋糖酐铁，而科莫非（Cosmofer）是 2002 年在欧洲首先上市的低分子右旋糖酐铁］

蔗糖铁 Iron sucrose

临床应用

● 预防缺铁性贫血（当口服治疗无效或禁忌时）
● 治疗在红细胞生成刺激剂（ESAs）治疗过程中出现的铁缺乏，特别是血清铁蛋白极低（<50ng/ml）的情况

肾功能正常时的剂量

参考当地治疗方案。见"其他信息"

药代动力学

分子量（Da）	34000~60000
蛋白结合率（%）	无数据
尿中原型药排泄率（%）	<5
分布容积（L/kg）	8
半衰期（h）：正常/ESRF	6/-

药物代谢

静脉滴注后，蔗糖铁被网状内皮细胞摄取（特别是在肝和脾）。在网状内皮细胞中，铁逐渐从铁-蔗糖复合物中分离。人体吸收的铁，大部分与转铁蛋白结合后转运至骨髓，参与血红蛋白合成；剩余部分以铁蛋白、含铁血黄素及肌红蛋白形式储存，也有小部分存在于含血红素的酶中或者在血浆中与转铁蛋白结合。仅极微量的铁被排泄，因为绝大部分血红蛋白分子破坏后释放的铁都能被再利用

肾功能（GFR，ml/min）受损时的剂量

20~50	与肾功能正常时同剂量
10~20	与肾功能正常时同剂量
<10	与肾功能正常时同剂量

肾脏替代治疗时的剂量

APD/CAPD	不被透析清除。与肾功能正常时同剂量
HD	不被透析清除。与肾功能正常时同剂量
HDF/HFD	不被透析清除。与肾功能正常时同剂量
CAV/VVHD	不被透析清除。与肾功能正常时同剂量

重要的药物相互作用

与其他药物合用的潜在风险

● 二巯基丙醇（dimercaprol）：避免合用
● 不要与口服铁剂同时使用

用法

溶液配制	-
用法	静脉给药
输注速度	静脉注射：10ml/min
	静脉滴注：溶于0.9%氯化钠溶液，稀释成1mg/ml，每100mg滴注20~30分钟
注释	可从血液透析管路的静脉端给药
	滴注过程中及滴注结束后半小时均需对患者进行严密观察
	室温下可保存24小时

其他信息

● 部分给药方案如下
 - 50~300mg，每周1次
 - 100mg，每月1次或2次
 - 20~40mg，每次透析时
● 口服铁可在静脉用药疗程结束5日后开始给药

羧基麦芽糖铁 Ferric carboxymaltose

临床应用

羧基麦芽糖铁复合物

- 治疗缺铁性贫血（当口服治疗无效或禁忌时）

肾功能正常时的剂量

根据体重计算剂量

药代动力学

分子量（Da）	大约 150000
蛋白结合率（%）	无数据
尿中原型药排泄率（%）	0.0005[1]
分布容积（L/kg）	3
半衰期（h）：正常 / ESRF	（7～12）/-

药物代谢

人体吸收的铁大部分与转铁蛋白结合，然后转运至骨髓参与血红蛋白合成；剩余部分以储存形式存在，包括铁蛋白、含铁血黄素及肌红蛋白，也有一小部分存在于含血红素的酶中或在血浆中与转铁蛋白结合。仅极微量的铁被排泄，因为血红蛋白分子破坏后释放的铁绝大部分均已被再利用

肾功能（GFR，ml/min）受损时的剂量

20～50	与肾功能正常时同剂量
10～20	与肾功能正常时同剂量
<10	与肾功能正常时同剂量

肾脏替代治疗时的剂量

APD/CAPD	不被透析清除。与肾功能正常时同剂量
HD	不被透析清除。与肾功能正常时同剂量
HDF/HFD	不被透析清除。与肾功能正常时同剂量
CAV/VVHD	不被透析清除。与肾功能正常时同剂量

重要的药物相互作用

与其他药物合用的潜在风险

- 二巯基丙醇（dimercaprol）：应避免合用
- 口服铁剂（oral iron）：合用时减少口服铁剂的吸收

用法

溶液配制	-
用法	静脉给药
输注速度	静脉注射（未稀释）：速度为 100mg/min，共 200～500mg 剂量大于 500mg 时应超过 15 分钟
注释	剂量 100～200mg 能加到最多 50ml 0.9% 氯化钠溶液中 剂量 200～500mg 能加到最多 100ml 0.9% 氯化钠溶液中 剂量大于 500mg 能加到最多 250ml 0.9% 氯化钠溶液中 在给药时及给药后 30 分钟内应密切观察患者

其他信息

一次性静脉注射铁剂100mg（$n=6$），注射时间超过1分钟，血清铁浓度平均在15分钟时达峰值。500mg、800mg或1000mg铁剂溶于0.9%氯化钠溶液静脉滴注（每个剂量$n=6$），滴注时间超过15分钟，血清铁浓度分别于20分钟、1小时和1.2小时时达峰值（www.medsafe.govt.nz/profs/datasheet/f/ferinjectinj.pdf）

参考文献

[1] Geisser P, Banké-Bochita J. Pharmaco-kinetics, safety and tolerability of intravenous ferricarboxymaltose: a dose-escalation study in volunteers with mild iron deficiency anaemia. Arzneimittelforschung. 2010; 60(6a):362-372.

异麦芽糖酐铁 1000　Iron isomaltoside 1000

临床应用

三价铁和异麦芽糖酐的复合物

● 治疗缺铁性贫血（当口服治疗无效或禁忌时）

肾功能正常时的剂量

根据体重计算剂量

药代动力学

分子量（Da）	1000
蛋白结合率（%）	无数据
尿中原型药排泄率（%）	0
分布容积（L/kg）	无数据
半衰期（h）：正常 / ESRF	5/-

药物代谢

人体吸收的铁大部分与转铁蛋白结合，然后转运至骨髓参与血红蛋白合成；剩余部分以铁蛋白、含铁血黄素及肌红蛋白形式储存，也有小部分存在于含血红素的酶中或在血浆中与转铁蛋白结合。仅极微量的铁被排泄，因为血红蛋白分子破坏后释放的铁绝大部分都能被再利用

肾功能（GFR，ml/min）受损时的剂量

20 ~ 50	与肾功能正常时同剂量
10 ~ 20	与肾功能正常时同剂量
<10	与肾功能正常时同剂量

肾脏替代治疗时的剂量

APD/CAPD	不被透析清除。与肾功能正常时同剂量
HD	不被透析清除。与肾功能正常时同剂量
HDF/HFD	不被透析清除。与肾功能正常时同剂量
CAV/VVHD	不被透析清除。与肾功能正常时同剂量

重要的药物相互作用

与其他药物合用的潜在风险

● 二巯基丙醇（dimercaprol）：避免合用
● 不要与口服铁剂同时使用

用法

溶液配制	-
用法	静脉给药
输注速度	静脉注射：最大 500mg，速度 50mg/min
	静脉滴注：最大 1000mg，滴注 30 分钟以上
	剂量超过 20mg/kg 时应分成 2 次给药，并至少间隔 1 周
注释	滴注过程及滴注结束后半小时，均应对患者进行严密观察

甲磺酸去铁胺　Desferrioxamine mesilate

临床应用

络合剂
- 治疗急性铁中毒
- 治疗慢性铁或铝过度负荷

肾功能正常时的剂量

- 皮下注射或静脉给药：首次500mg，然后20~60mg/（kg·d），每周3~7次。确切剂量应个体化决定
- 肌内注射：0.5~2g，即刻，维持剂量应根据每次给药疗效决定
- 口服：急性铁中毒时5~10g溶于50~100ml水中服用
- 血液透析患者铝过载的治疗：在血液透析最后1小时静脉给药，每周5mg/kg
- 腹膜透析：在最后一次交换腹膜透析液前给药，可皮下注射、肌内注射、静脉给药或腹腔内给药，每周5mg/kg

药代动力学

分子量（Da）	656.8
蛋白结合率（%）	<10
尿中原型药排泄率（%）	22
分布容积（L/kg）	2~2.5
半衰期（h）：正常/ESRF	6/-

药物代谢

胃肠道外给药时，去铁胺可分别与铁及铝离子络合形成铁胺（ferrioxamine）及铝铵（aluminoxamine）络合物。这些络合物将从尿液和经胆汁从粪便排泄。去铁胺主要在血液中被代谢。从铁负荷过度的患者尿液中可分离出4种去铁胺的代谢产物。去铁胺会发生如下生物转化反应：转氨基作用和氧化作用生成一种酸性代谢产物，b-氧化作用也生成一种酸性代谢产物，而脱羧作用和N-羟化作用生成中性代谢产物

肾功能（GFR，ml/min）受损时的剂量

20~50	与肾功能正常时同剂量。见"其他信息"
10~20	见"其他信息"
<10	见"其他信息"

肾脏替代治疗时的剂量

APD/CAPD	透析可清除。治疗铝负荷过度：1g，每周1~2次，在最后一次交换腹膜透析液前给药，可静脉滴注、肌内注射、皮下注射或腹腔内给药
HD	透析可清除。治疗铝负荷过度：1g，每周1次，在血液透析最后1小时通过缓慢静脉滴注给药
HDF/HFD	透析可清除。治疗铝负荷过度：1g，每周1次，在血液透析最后1小时通过缓慢静脉滴注给药
CAV/VVHD	透析可清除。给药剂量未知。金属络合物将被透析清除

重要的药物相互作用

与其他药物合用的潜在风险
- 避免与丙氯吡嗪（prochlorperazine）及左美丙嗪（levomepromazine）合用（延长无意识状态）
- 本药要在输血间期静脉滴注，不能直接加入血袋

用法

溶液配制　每小瓶500mg用5ml注射用水配制（浓度10%）。如果静脉给药，可用0.9%氯化钠溶液、5%葡萄糖溶液或葡萄糖盐水进一步稀释

| 用法 | 静脉给药，皮下给药（注射或持续输液），肌内注射，腹腔注射，口服 |

输注速度　静脉滴注（急性过量）：最大量 15mg /（kg·h）；4~6 小时后开始减量，总量不超过 80mg /（kg·d）

皮下注射：持续输注 8~24 小时，可能出现局部刺激

注释　严重铁中毒患者接受去铁胺治疗时，尿液可能呈现橘色或红色

皮下注射给药与静脉给药在 90% 的患者中效果一致。用去铁胺治疗输血相关铁过载时，皮下注射已成为一个常规给药途径

肌内注射效果比皮下给药差

其他信息

- 研究表明，血液透析时只有一小部分血浆中的去铁胺能通过透析膜

- 由于金属复合物通过肾排泄，生产商建议肾功能受损时（除非已接受透析）应该慎用本药
- Drug Prescribing in Renal Failure., 5th edition, by Aronoff et al. 建议：GFR= 10~50ml/min 的患者使用 25%~50% 的剂量；GFR<10ml/min 的患者避免使用
- 100mg 甲磺酸去铁胺可结合 4.1mg 铝离子（Al^{3+}）
- 去铁胺可能导致耶尔森菌属（*Yersinia species*）感染
- 透析后接受去铁胺治疗的血液透析患者，透析间期的药物半衰期可延长至 19 小时
- 据报道，逐步加大剂量至 2g 每周 3 次，可成功地治疗血液透析患者的铁负荷过度
- 治疗急性铁中毒时，治疗的有效性依赖于足够的尿量。如果已出现少尿或无尿，则需行腹膜透析或血液透析

去铁酮　Deferiprone

临床应用

口服络合剂

- 治疗铁过载（由频繁输血或输静脉铁剂引起）

肾功能正常时的剂量

25mg/kg，每日3次。最大剂量为100mg/kg，每日1次

药代动力学

分子量（Da）	139.2
蛋白结合率（%）	无数据
尿中原型药排泄率（%）	15（见"其他信息"）
分布容积（L/kg）	1.55～1.73
半衰期（h）：正常/ESRF（2～3）/未知	

药物代谢

去铁酮在肝内代谢为无活性的葡糖苷酸代谢产物，主要以代谢产物和铁-去铁酮络合物形式从尿液排泄，少部分以原型从尿液排泄

肾功能（GFR，ml/min）受损时的剂量

20～50	与肾功能正常时同剂量
15～20	与肾功能正常时同剂量。需谨慎使用
<15	需谨慎使用

肾脏替代治疗时的剂量

APD/CAPD 透析清除力不详。与GFR<15ml/min 时同剂量

HD　　　透析可清除。与GFR<15ml/min 时同剂量

HDF/HFD 透析可清除。与GFR<15ml/min 时同剂量

CAV/VVHD 透析可清除。与GFR=15～20ml/min 时同剂量

重要的药物相互作用

与其他药物合用的潜在风险

- 未知

用法

溶液配制	-
用法	口服
输注速度	-

其他信息

- 由于缺乏研究，生产商建议慎用本药。因为去铁酮主要通过肾清除，故肾功能受损时患者发生并发症的风险会增加
- "美国数据表"（US data sheet）建议在肾功能正常时使用
- 一项药代动力学研究发现，尽管在肾功能受损时本药的清除率下降，但是总体暴露量并未增加，故认为服用正常剂量安全［Fradette C, Pichette V, Sicard E, et al. Effects of renal impairment on the pharmacokinetics of orally administered deferiprone. Br J Clin Pharmacol. 2016; 82(4): 994-1001］
- 副作用包括可逆性中性粒细胞减少症、粒细胞缺乏症、肌肉骨骼和关节疼痛，及亚临床性耳毒，并有引起系统性血管炎和致命性系统性红斑狼疮的病例报道
- 可导致血清锌降低（低于正常）

- 据报道，在接受去铁酮治疗的地中海贫血患者中，约 40% 的患者尿液变为红棕色
- 46 例慢性血液透析患者（这些患者的血清铝水平均超过 80mg/ml）血标本中的铝，在体外被去铁酮移除。与去铁胺相比，去铁酮从较高分子量的蛋白质中移除铝会更快、更有效〔Canteros-Piccotto MA, Fernández-Martin JL, Cannata-OrtizMJ, et al. Effectiveness of deferiprone (L1) releasing the aluminium bound to plasma proteins in chronic renal failure. Nephrol Dial Transplant. 1996; 11(7): 1488-1489〕

地拉罗司　Deferasirox

临床应用

治疗铁过载

肾功能正常时的剂量

- 分散片：10~30mg/kg，每日1次（可将此剂量取舍到最接近整片数服用），最大量为40mg/kg，每日1次。非输血依赖的地中海贫血综合征：起始剂量10mg/kg，每日1次，根据铁蛋白浓度，每3~6个月调整剂量5~10mg/kg，最大量为20mg/kg，每日1次
- 薄膜包衣片：7~21mg/kg，每日1次；最大量为28mg/kg，每日1次。非输血依赖的地中海贫血综合征：起始剂量7~14mg/kg，每日1次，而后根据铁蛋白浓度进行调整

药代动力学

分子量（Da）	373.4
蛋白结合率（%）	99
尿中原型药排泄率（%）	8
分布容积（L/kg）	14
半衰期（h）：正常/ESRF	（8~16）/-

药物代谢

地拉罗司主要在尿苷二磷酸-葡糖苷酸基转移酶（UGT）作用下，通过葡糖苷酸化途径进行代谢，细胞色素P_{450}同工酶介导的代谢作用似乎很小。在肠道和随后的肠肝循环中，葡糖苷酸化产物（glucuronidates）可能发生去共轭（deconjugation）。此药主要以原型及代谢产物形式经过胆汁从粪便排泄，约8%从尿液排泄

肾功能（GFR，ml/min）受损时的剂量

40~60	常规剂量的50%。见"其他信息"
10~40	避免应用。见"其他信息"
<10	避免应用。见"其他信息"

肾脏替代治疗时的剂量

APD/CAPD	可能不被透析清除。避免应用
HD	透析可清除。避免应用
HDF/HFD	透析可清除。避免应用
CAV/VVHD	透析可清除。避免应用

重要的药物相互作用

与其他药物合用的潜在风险

- 含铝抗酸药：应避免合用
- 氨茶碱（aminophylline）和茶碱（theophylline）：能增加氨茶碱和茶碱浓度，合用时考虑减少氨茶碱和茶碱剂量
- 其他肾毒性药物：应避免合用

用法

溶液配制	-
用法	口服
输注速度	-
注释	空腹服用 可将药物溶于一杯水、橙汁或苹果汁中服用

其他信息

- 薄膜包衣片比分散片的生物利用度高36%

- 由于缺乏数据，英国生产商建议中度、重度肾功能受损患者避免应用本药。前文的肾功能受损时剂量来自"美国数据表"（US data sheet），而"新西兰数据表"（New Zealand data sheet）建议在 GFR=40～60ml/min 时可以小心应用正常剂量。"美国数据表"（US data sheet）建议在 GFR=40～60ml/min 时可以小心地应用正常剂量

- 在晚期血液病患者中应用本药，会增加致命性肾衰竭和血细胞减少的潜在风险（www.medscape.com/viewarticle/557118）

- 在临床试验中，有 36% 的患者连续 2 次观察到血肌酐上升超过 33%（有时超过正常范围的上限），血肌酐升高呈剂量依赖性。地拉罗司上市后，已有发生急性肾衰竭的报道

- 原有肾病或正在使用可能损伤肾功能药物的患者，发生并发症的风险会增加

- 应每月检测尿蛋白，肾小管损伤的标志物（如肾性尿糖、低血钾、低血磷、低血镁、低尿酸、磷酸盐尿和氨基酸尿）也应检测

- 如果已经减少剂量或停用本药，血肌酐仍持续上升，其他肾功能受损标志物（如蛋白尿、范科尼综合征）也持续存在，患者应到肾内科就诊，必要时做进一步检查（如肾活检）

- 若患者正在服用其他可能诱发消化道溃疡的药物（如非甾体抗炎药），应予以密切监测

叶酸　Folic acid

临床应用

- 治疗叶酸缺乏性巨幼红细胞性贫血
- 治疗血液透析患者的补充添加物

肾功能正常时的剂量

- 每日 5mg，连用 4 个月，然后每周根据病情调整
- 维持剂量：每 1～7 日 5mg（译者注：叶酸的用法及用量取决于治疗适应证）

药代动力学

分子量（Da）	441.4
蛋白结合率（%）	70
尿中原型药排泄率（%）	随每日剂量改变
分布容积（L/kg）	无数据
半衰期（h）：正常 / ESRF	2.5/-

药物代谢

叶酸给药后主要以原型进入门脉循环，是二氢叶酸还原酶（dihydrofolate reductase）较弱的底物。叶酸在血浆和肝内转化为其活性代谢产物 5- 甲基四氢叶酸（5-methyltetrahydrofolate）。叶酸经历肠肝循环。叶酸代谢产物从尿液排泄，叶酸超过机体需要量时也以原型从尿液排泄

肾功能（GFR，ml/min）受损时的剂量

20～50	与肾功能正常时同剂量
10～20	与肾功能正常时同剂量
<10	与肾功能正常时同剂量

肾脏替代治疗时的剂量

APD/CAPD	透析可清除。与肾功能正常时同剂量
HD	透析可清除。与肾功能正常时同剂量
HDF/HFD	透析可清除。与肾功能正常时同剂量
CAV/VVHD	透析可清除。与肾功能正常时同剂量

重要的药物相互作用

与其他药物合用的潜在风险

- 抗癫痫药：合用能降低苯妥英（phenytoin）、扑米酮（primidone）和苯巴比妥（phenobarbital）浓度
- 细胞毒性药物：应避免与雷替曲塞（raltitrexed）合用

用法

溶液配制	-
用法	口服
输注速度	-

其他信息

- 如果叶酸严重缺乏，可 10mg/d，用药一个月，然后减至 5mg/d
- 对于吸收不良的病例，每日用药剂量可增至 15mg
- 大多数营养学家推荐 HD 或 CAPD 患者每日使用叶酸剂量 0.5～1mg；尿毒症患者服用本药可能造成药物蓄积
- 透析时的用药剂量为每日 5mg 到每周 5mg 不等

2. 促红细胞生成刺激剂

阿法依泊汀 *Epoetin alfa (Eprex)*

临床应用

- 治疗透析前及透析患者的肾性贫血
- 治疗癌症化疗患者的贫血
- 增加自体造血能力

肾功能正常时的剂量

- 肾病
  - 矫正期：将血红蛋白浓度升至目标水平。50U/kg，每周 2 ~ 3 次；根据疗效可每隔 4 周增加 25U/kg，每周 3 次。血红蛋白的增长速度不宜超过每月 20g/L（理想增长速度为每月 10g/L，可避免高血压）。目标血红蛋白浓度为 100 ~ 120g/L
  - 维持期：将血红蛋白浓度维持于目标水平。通常剂量为每周 75 ~ 300U/kg，分 1 ~ 3 次给药
- 肿瘤：起始剂量 150U/kg，每周 3 次，根据药物效应调整剂量
- 自体血液回收：手术前 3 周给药，600U/kg 静脉给药，每周 1 ~ 2 次

药代动力学

分子量（Da）	30400
蛋白结合率（%）	无相关数据
尿中原型药排泄率（%）	无相关数据
分布容积（L/kg）	0.03 ~ 0.05
半衰期（h）：	静脉给药：4/5
正常 / ESRF	皮下注射：
	约 24/ 不变

药物代谢

内源性和重组促红细胞生成素的代谢尚未完全明确。目前来自动物研究的证据表明，仅有很小量的完整促红细胞生成素能经肝代谢，但是去唾液酸的促红细胞生成素（去除了末端唾液酸基团）能大量地通过代谢和（或）结合从肝清除。促红细胞生成素的去唾液酸和（或）去寡糖侧链反应主要发生在肝；骨髓也在促红细胞生成素的分解代谢中发挥作用。去唾液酸的促红细胞生成素主要经肾、骨髓清除，也可经脾清除；动物研究结果提示，近端肾小管的分泌作用也参与了本药的肾清除

肾功能（GFR，ml/min）受损时的剂量

20 ~ 50	与肾功能正常时同剂量
10 ~ 20	与肾功能正常时同剂量
<10	与肾功能正常时同剂量

肾脏替代治疗时的剂量

APD/CAPD	不被透析清除。与肾功能正常时同剂量
HD	不被透析清除。与肾功能正常时同剂量
HDF/HFD	不被透析清除。与肾功能正常时同剂量
CAV/VVHD	不被透析清除。与肾功能正常时同剂量

重要的药物相互作用

与其他药物合用的潜在风险

● 与血管紧张素转换酶抑制剂（ACEI）和血管紧张素 AT_1 受体拮抗剂合用增加高钾血症风险

用法

溶液配制	-
用法	静脉给药，皮下注射（每个注射部位不超过 1ml）
输注速度	1～5 分钟
注释	静脉给药时，达到所需治疗效果需要更大剂量

其他信息

● 曾有报道促红细胞生成素的治疗与纯红细胞再生障碍性贫血（PRCA）的发生相关。这是一种非常罕见的情况，是由骨髓中红细胞前体生成障碍导致的重度贫血。这可能是人体对促红细胞生成素的蛋白骨架（protein backbone）产生免疫反应导致。抗体产生后患者对所有的促红细胞生成素类药和达依泊汀（darbepoetin）的治疗均无反应

● 治疗前应检测并恰当地纠正可能存在的铁、叶酸和维生素 B_{12} 缺乏，及感染、炎症或铝中毒，以保证最佳的治疗效果

● 应同时给予铁剂治疗（每日口服含 200～300mg 铁）。血清铁蛋白非常低（<100ng/ml）的患者可能需要应用静脉铁剂

● 血液透析期间用药可能需要增加肝素（heparin）剂量

倍他依泊汀（罗可曼） Epoetin beta (Neorecormon)

临床应用

- 治疗透析前及透析患者的肾性贫血
- 治疗癌症化疗患者的贫血

肾功能正常时的剂量

- 肾病
  - 矫正期：将血红蛋白浓度升至目标水平。20U/kg 皮下注射或 40U/kg 静脉注射，每周 3 次，共 4 周；根据疗效可每隔 1 个月增加 20U/kg，每周 3 次。最大剂量为每周 720U/kg。目标血红蛋白浓度为 100 ~ 120g/L
  - 维持期：将血红蛋白浓度维持于目标水平。通常为矫正期治疗剂量的一半，每隔 1 ~ 2 周根据疗效调整剂量
- 肿瘤：起始剂量每周 450U/kg，分成 3 ~ 7 次给药，根据药物效应调整剂量

药代动力学

分子量（Da）	30400
蛋白结合率（%）	无相关数据
尿中原型药排泄率（%）	无相关数据
分布容积（L/kg）	0.03 ~ 0.05
半衰期（h）： 正常 / ESRF	静脉给药：（4 ~ 12）/ 不变 皮下注射：（3 ~ 28）/ 不变

药物代谢

内源性和重组促红细胞生成素的代谢尚未完全明确。目前来自动物研究的证据表明，仅有很小量的完整促红细胞生成素能经肝代谢，但是去唾液酸的促红细胞生成素（去除了末端唾液酸基团）能大量地通过代谢和（或）结合从肝清除。促红细胞生成素的去唾液酸和（或）去寡糖侧链反应主要发生于肝；骨髓也在促红细胞生成素的分解代谢中发挥作用。去唾液酸的促红细胞生成素主要经肾、骨髓清除，也可经脾清除；动物研究结果提示，近端肾小管的分泌作用也参与了本药的肾清除

肾功能（GFR，ml/min）受损时的剂量

20 ~ 50	与肾功能正常时同剂量
10 ~ 20	与肾功能正常时同剂量
<10	与肾功能正常时同剂量

肾脏替代治疗时的剂量

APD/CAPD	不被透析清除。与肾功能正常时同剂量
HD	不被透析清除。与肾功能正常时同剂量
HDF/HFD	不被透析清除。与肾功能正常时同剂量
CAV/VVHD	不被透析清除。与肾功能正常时同剂量

重要的药物相互作用

与其他药物合用的潜在风险

- 与血管紧张素转换酶抑制剂（ACEI）和血管紧张素 AT_1 受体拮抗剂合用增加高钾血症风险

用法

溶液配制	用提供的稀释剂配制
用法	静脉给药，皮下注射
输注速度	2 分钟
注释	也可以静脉注射，但要达到所需疗效需要更大剂量

其他信息

- 治疗前应检测并恰当地纠正可能存在的铁、叶酸和维生素 B_{12} 缺乏，及感染、炎症或铝中毒，以保证最佳的治疗效果

- 应同时给予铁剂治疗（每日口服含 200～300mg 铁）。血清铁蛋白非常低（<100ng/ml）的患者可能需要应用静脉铁剂

- 血液透析期间应用本药可能需要增加肝素（heparin）剂量

- 曾有报道促红细胞生成素的治疗与纯红细胞再生障碍性贫血（PRCA）的发生相关。这是一种非常罕见的情况，是由骨髓中红细胞前体生成障碍导致的重度贫血。这可能是人体对促红细胞生成素的蛋白骨架（protein backbone）产生免疫反应导致。抗体产生后患者对所有的促红细胞生成素类药和达依泊汀（darbepoetin）的治疗均无反应

达依泊汀 -α（达贝波亭 -α） Darbepoetin alfa

临床应用

治疗慢性肾衰竭相关贫血，及成人非血液系统恶性肿瘤化疗相关贫血（译者注：达依泊汀 -α 是一种长效红细胞刺激蛋白）

肾功能正常时的剂量

- 肾衰竭：0.45μg/kg，每周 1 次；用药剂量可根据药物效应每 4 周调整 25%；维持治疗时每 1～2 周 1 次
- 未接受透析的患者：0.75μg/kg，每 2 周 1 次；维持治疗时每 1～4 周 1 次
- 化疗相关性贫血：2.25μg/kg 每周 1 次，或 6.75μg/kg 每 3 周 1 次；用药剂量可根据药物效应每 4 周调整 50%

药代动力学

分子量（Da）	30000～37000
蛋白结合率（%）	无数据
尿中原型药排泄率(%)	无数据
分布容积（L/kg）	0.05
半衰期（h）：	静脉给药：21/ 不变
正常 / ESRF	皮下注射：73/ 不变

药物代谢

内源性及重组促红细胞生成素的体内代谢尚未完全明确。从动物实验获得的信息表明，肝代谢在清除完整的促红细胞生成素上作用甚微，但是促红细胞生成素去唾液酸化（即末端唾液酸组被移除）后即能通过代谢和（或）共轭而大量地被肝清除。促红细胞生成素的去唾液酸和（或）去寡糖侧链反应主要在肝内进行；骨髓也可能在促红细胞生成素的分解代谢中起一定作用。去唾液酸化的药物（desialylated drug）能被肝及骨髓清除，也可能被脾清除；动物实验结果显示，近端肾小管分泌可能参与了肾清除。临床前研究（preclinical studies）揭示肾清除达依泊汀极少（约占总清除的 2%）

肾功能（GFR，ml/min）受损时的剂量

20～50	与肾功能正常时同剂量
10～20	与肾功能正常时同剂量
<10	与肾功能正常时同剂量

肾脏替代治疗时的剂量

APD/CAPD	不被透析清除。与肾功能正常时同剂量
HD	不被透析清除。与肾功能正常时同剂量
HDF/HFD	不被透析清除。与肾功能正常时同剂量
CAV/VVHD	不被透析清除。与肾功能正常时同剂量

重要的药物相互作用

与其他药物合用的潜在风险

- 环孢素（ciclosporin）和他克莫司（tacrolimus）：监测环孢素和他克莫司浓度；由于这些药物都能结合到红细胞上，因此有潜在的药物相互作用风险，可能导致血红蛋白浓度升高
- 血管紧张素转换酶抑制剂（ACEI）和血管紧张素 AT$_1$ 受体拮抗剂：增加高钾血症风险

用法

溶液配制	-
用法	皮下注射，静脉给药
输注速度	-

其他信息

- 将促红细胞生成素改成达依泊汀 -α 注射时，可将每周促红细胞生成素的总用量除以 200 来作为达依泊汀 -α 用量（这可能略微高估了一点达依泊汀 -α 用量）

- 同样剂量可以经皮下注射给药或者静脉给药，需监测治疗效应
- 有癫痫发作史的患者应慎用此药，已有报道慢性肾脏病（CKD）患者用此药后出现惊厥
- 一旦预充笔从冰箱中取出放置室温中，则必须在 7 日内使用完毕
- 铁、叶酸和维生素 B_{12} 缺乏、感染、炎症或铝中毒都需要在用达依泊汀 -α 前进行检测，并给予适当治疗校正，以使达依泊汀 -α 治疗产生最佳效果
- 需要同时进行铁剂治疗（每日口服 200～300mg 铁）。血清铁蛋白极低（<100ng/ml）的患者可能需要应用静脉铁剂

- 进行血液透析时，对肝素的需求可能增加
- 有报道用促红细胞生成素治疗的患者可能发生纯红细胞再生障碍性贫血（PRCA），这是一种十分罕见的情况，是由骨髓中的红细胞前体生成障碍导致的重度贫血。这可能是机体对促红细胞生成素的蛋白骨架产生了免疫反应，此抗体可使患者对所有的促红细胞生成素和达依泊汀 -α 治疗无反应（译者注：达依泊汀 -α 也可能导致 PRCA，2005 年年底加拿大卫生部已发布警示）

美信罗 Mircera

临床应用

治疗透析前及透析患者的肾性贫血〔译者注：Mircera 是罗氏制药公司生产的一种持续性促红细胞生成刺激剂（continuous erythropoietin receptor activator, CERA）的商品名〕

肾功能正常时的剂量

- 首次应用红细胞生成刺激剂（ESAs）的患者：每 2 周 0.6μg/kg，或每 4 周 1.2μg/kg，根据药物效应调整 25% 的剂量；一旦稳定，调整为每月 1 次注射
- 血红蛋白目标值通常为 100 ~ 120g/L
- 此前已开始用 ESA 的患者：每 4 周 120 ~ 360μg，取决于此前的 ESA 剂量，并根据药物效应进行剂量调整

药代动力学

分子量（Da）	60000
蛋白结合率（%）	无数据
尿中原型药排泄率（%）	无数据
分布容积（L/kg）	3 ~ 5.4
半衰期（h）：正常 / ESRF	静脉给药：134/不变
	皮下注射：139（如果不透析为 142）/ 不变

药物代谢

内源性和重组促红细胞生成素在体内的代谢尚未完全明确。目前动物实验研究提示，肝对完整的促红细胞生成素的清除微乎其微，但是去唾液酸的促红细胞生成素（即脱掉末端唾液酸基团）则会在肝内经过代谢和（或）共轭被大量清除。促红细胞生成素的去唾液酸和（或）脱掉寡糖侧链似乎主要发生在肝内。骨髓同样也可能参与促红细胞生成素的分解代谢。去唾液酸的促红细胞生成素也可能从肾、骨髓及脾清除。动物实验结果显示近端肾小管分泌可能参与了肾清除过程

肾功能（GFR，ml/min）受损时的剂量

20 ~ 50	与肾功能正常时同剂量
10 ~ 20	与肾功能正常时同剂量
<10	与肾功能正常时同剂量

肾脏替代治疗时的剂量

APD/CAPD	不被透析清除。与肾功能正常时同剂量
HD	不被透析清除。与肾功能正常时同剂量
HDF/HFD	不被透析清除。与肾功能正常时同剂量
CAV/VVHD	不被透析清除。与肾功能正常时同剂量

重要的药物相互作用

与其他药物合用的潜在风险

- 与血管紧张素转换酶抑制剂（ACEI）及血管紧张素 AT_1 受体拮抗剂合用增加高钾血症的风险

用法

溶液配制	-
用法	皮下注射，静脉给药
输注速度	-

其他信息

- 治疗前应检查有无铁、叶酸及维生素 B_{12} 缺乏、感染、炎症及铝中毒，若存在则应予矫正或治疗，只有这样才能获得最佳疗效

- 应配伍铁剂治疗，每日给予200～300mg铁口服。血清铁蛋白非常低（<100ng/ml）的患者可能需要应用静脉铁剂
- 透析时可能需要增加肝素用量

- 已有罕见报道称促红细胞生成素治疗可导致纯红细胞再生障碍性贫血（PRCA），这是骨髓中红细胞前体生成障碍导致的重度贫血。可能的原因是人体对促红细胞生成素的蛋白骨架产生了免疫反应，产生的抗体使得机体对所有促红细胞生成素［包括达依泊汀（darbepoetin）］无治疗效果

二、促白细胞生成药

非格司亭　Filgrastim

临床应用

重组人粒细胞集落刺激因子（rhG-CSF）
● 治疗中性粒细胞减少症

肾功能正常时的剂量

0.5 ~ 1.2MU /（kg·d），取决于患者的治疗反应

药代动力学

分子量（Da）	18800
蛋白结合率（%）	非常高
尿中原型药排泄率（%）	0
分布容积（L/kg）	0.15
半衰期（h）：正常 / ESRF	3.5/-

药物代谢

非格司亭主要通过肾和中性粒细胞或中性粒细胞前体清除；后者可能是通过生长因子与细胞表面的 G-CSF 受体结合，然后生长因子 - 受体复合物通过胞吞作用内在化，最后在细胞内降解

肾功能（GFR，ml/min）受损时的剂量

20 ~ 50	与肾功能正常时同剂量。根据药物效应调整
10 ~ 20	与肾功能正常时同剂量。根据药物效应调整
<10	与肾功能正常时同剂量。根据药物效应调整

肾脏替代治疗时的剂量

APD/CAPD	不被透析清除。与 GFR< 10ml/min 时同剂量
HD	不被透析清除。与 GFR< 10ml/min 时同剂量
HDF/HFD	不被透析清除。与 GFR< 10ml/min 时同剂量
CAV/VVHD	不被透析清除。与 GFR= 10 ~ 20ml/min 时同剂量

重要的药物相互作用

与其他药物合用的潜在风险
● 细胞毒性药物：与卡培他滨（capecitabine）、氟尿嘧啶（fluorouracil）和替加氟（tegafur）合用可能加重中性粒细胞减少

用法

溶液配制	-
用法	静脉给药，皮下注射
输注速度	静脉滴注：超过 30 分钟，或持续静脉滴注超过 24 小时
	皮下注射：能持续皮下滴注超过 24 小时
注释	只能用 5% 葡萄糖溶液稀释；最小浓度 0.2MU/ml；如浓度小于 1.5MU/ml 应加入人血清白蛋白
	皮下滴注（SC infusion）：用 20ml 5% 葡萄糖溶液稀释
	稀释后的非格司亭可能会被吸附到玻璃或塑料物质上，应根据说明书稀释

其他信息

一个小型研究（2 ~ 3 个患者）显示，非格司亭在体内的清除不受任何程度肾功能损伤的影响

利培非格司亭　Lipegfilgrastim

临床应用

糖聚乙二醇化的重组人粒细胞集落刺激因子（rhG-CSF）

● 治疗中性粒细胞减少症

［译者注：利培非格司亭是一种新颖的、聚乙二醇化、糖基化的长效型非格司亭（filgrastim），此药于 2013 年 7 月获得欧洲药品管理局（EMA）批准上市，商品名为 Lonquex®］

肾功能正常时的剂量

每个化疗周期 6mg，化疗后约 24 小时给药

药代动力学

分子量（Da）	18800
蛋白结合率（%）	极高
尿中原型药排泄率(%)	0
分布容积（L/kg）	0.15
半衰期（h）：	（28 ~ 62）/
正常 / ESRF	不变

药物代谢

利培非格司亭在细胞内或细胞外被蛋白水解酶降解代谢。它被中性粒细胞内化（非线性过程），然后在细胞内被内源性蛋白水解酶降解。线性途径可能是由中性粒细胞弹性蛋白酶（neutrophil elastase）和其他血浆蛋白酶介导的细胞外蛋白降解引起

肾功能（GFR，ml/min）受损时的剂量

20 ~ 50	与肾功能正常时同剂量
10 ~ 20	与肾功能正常时同剂量
<10	与肾功能正常时同剂量

肾脏替代治疗时的剂量

APD/CAPD	不被透析清除。与肾功能正常时同剂量
HD	不被透析清除。与肾功能正常时同剂量
HDF/HFD	不被透析清除。与肾功能正常时同剂量
CAV/VVHD	不被透析清除。与肾功能正常时同剂量

重要的药物相互作用

与其他药物合用的潜在风险

● 细胞毒性药物：与卡培他滨（capecitabine）、氟尿嘧啶（fluorouracil）和替加氟（tegafur）合用可能使中性粒细胞减少症恶化

用法

溶液配制	-
用法	皮下注射
输注速度	-

其他信息

● 有应用 G-CSF 或其衍生物后发生毛细血管渗漏综合征的报道，该病主要表现为低血压、低血浆白蛋白、水肿和血液浓缩。毛细血管渗漏综合征患者应该密切监测病情并予以对症治疗，这其中也包括重症监护

● 有发生低钾血症的报道

培非司亭　Pegfilgrastim

临床应用

聚乙二醇化的重组人粒细胞集落刺激因子（rhG-CSF）

● 缓解中性粒细胞减少（慢性髓性白血病与骨髓异常增生综合征除外）

肾功能正常时的剂量

6mg，化疗后约 24 小时给药

药代动力学

分子量（Da）	39000
蛋白结合率（%）	非常高（非格司亭）〔译者注：非格司亭（filgrastim）为重组人粒细胞集落刺激因子，培非司亭为聚乙二醇化的非格司亭〕
尿中原型药排泄率（%）	微量
分布容积（L/kg）	0.15（非格司亭）
半衰期（h）：正常 / ESRF	（15～80）/ 不变

药物代谢

本药被中性粒细胞介导途径清除

肾功能（GFR，ml/min）受损时的剂量

20～50	与肾功能正常时同剂量
10～20	与肾功能正常时同剂量
<10	与肾功能正常时同剂量

肾脏替代治疗时的剂量

APD/CAPD	不被透析清除。与肾功能正常时同剂量
HD	不被透析清除。与肾功能正常时同剂量
HDF/HFD	可能不被透析清除。与肾功能正常时同剂量
CAV/ VVHD	不被透析清除。与肾功能正常时同剂量

重要的药物相互作用

与其他药物合用的潜在风险

● 细胞毒性药物：与卡培他滨（capecitabine）、氟尿嘧啶（fluorouracil）和替加氟（tegafur）合用可能使中性粒细胞减少加重

用法

溶液配制	-
用法	皮下注射
输注速度	-
注释	与氯化钠溶液不相容本药若在室温下放置 72 小时，即应弃用

其他信息

培非司亭是非格司亭的缓释形式

来格司亭 Lenograstim

临床应用

重组人粒细胞集落刺激因子（rhG-CSF）
- 缩短中性粒细胞减少的持续时间

肾功能正常时的剂量

- 细胞毒性中性粒细胞减少症：每日 150μg/m² （19.2MIU/m²），皮下注射
- 动员外周血祖细胞：每日 10μg /kg （1.28MIU/kg）
- 骨髓移植：每日 150μg/m² （19.2MIU/m²），静脉滴注或皮下注射

药代动力学

分子量（Da）	20000
蛋白结合率（%）	无数据
尿中原型药排泄率（%）	<1
分布容积（L/kg）	1
半衰期（h）：正常 / ESRF	（3～4）/?

药物代谢

来格司亭主要经过肾和中性粒细胞或中性粒细胞前体消除；后者的清除作用可能包括细胞表面的 G-CSF 受体与生长因子结合，生长因子 - 受体复合物通过胞吞作用进入细胞内，随后在细胞内降解。在化疗引起的中性粒细胞减少中，来格司亭的清除显著降低，浓度可持续到中性粒细胞的恢复开始时

肾功能（GFR，ml/min）受损时的剂量

20～50	与肾功能正常时同剂量
10～20	与肾功能正常时同剂量
<10	与肾功能正常时同剂量

肾脏替代治疗时的剂量

APD/CAPD	不被透析清除。与肾功能正常时同剂量
HD	不被透析清除。与肾功能正常时同剂量
HDF/HFD	可能不被透析清除。与肾功能正常时同剂量
CAV/VVHD	不被透析清除。与肾功能正常时同剂量

重要的药物相互作用

与其他药物合用的潜在风险
- 未知

用法

溶液配制	用注射用水（1ml）配制
用法	皮下注射，静脉滴注
输注速度	30 分钟
注释	来格司亭 1340 万单位稀释到 0.9% 氯化钠溶液 50ml 中 来格司亭 3360 万单位稀释到 0.9% 氯化钠溶液 100ml 中

三、促血小板增生药

艾曲波帕　Eltrombopag

临床应用

促血小板生成素（TPO）受体激动剂

- 治疗慢性特发性血小板减少性紫癜（ITP）
- 治疗慢性丙型肝炎相关性血小板减少症（HCT）
- 治疗严重的再生障碍性贫血

肾功能正常时的剂量

- 治疗 ITP：每日 25 ~ 75mg
- 治疗 HCT：每日 25 ~ 100mg
- 再生障碍性贫血：每日 25 ~ 150mg

药代动力学

分子量（Da）	442.5（乙醇胺 564.6）
蛋白结合率（%）	>99.9
尿中原型药排泄率（%）	0（31% 为代谢产物）
分布容积（L/kg）	8.72[1]
半衰期（h）：正常 / ESRF	（21 ~ 32）/-

药物代谢

艾曲波帕主要在肝内代谢，通过 CYP1A2 和 CYP2C8 作用发生分解及氧化，并与葡糖醛酸、谷胱甘肽或半胱氨酸共轭。约 31% 的药物以代谢产物形式经尿液排泄，约 59% 经粪便排泄（20% 为原型）

肾功能（GFR，ml/min）受损时的剂量

20 ~ 50	与肾功能正常时同剂量
10 ~ 20	与肾功能正常时同剂量
<10	与肾功能正常时同剂量。需谨慎使用

肾脏替代治疗时的剂量

APD/CAPD	不被透析清除。与 GFR< 10ml/min 时同剂量
HD	不被透析清除。与 GFR< 10ml/min 时同剂量
HDF/HFD	不被透析清除。与 GFR< 10ml/min 时同剂量
CAV/VVHD	不被透析清除。与肾功能正常时同剂量

重要的药物相互作用

与其他药物合用的潜在风险

- 环孢素（ciclosporin）：合用会降低本药浓度
- 他汀类：升高瑞舒伐他汀（rosuvastatin）浓度，合用时可能需要减少瑞舒伐他汀剂量

用法

溶液配制	-
用法	口服
输注速度	-
注释	服用抗酸药、奶制品（或其他含钙食物）及含多价阳离子的矿物质补品（如铁、钙、镁、铝、硒、锌）都需要与本药间隔至少 4 小时

其他信息

- 肾功能受损患者需要慎用此药并密切监测，如检验血肌酐和（或）尿液

- 在用药前和每次调整药物剂量后 2 周都需检查肝功能；一旦剂量确定后，即可每月检查一次肝功能。如果发现异常，则应在 3～5 日内复查，并且以后每周检验。如果谷丙转氨酶升高至正常上限的 3 倍及以上，且不断进展或维持于高水平 4 周及以上，或伴随胆红素升高、肝损伤征象或肝功能失代偿，均应停药
- 最常见的严重不良反应是出血
- 一次性用药 50mg 时，与健康受试者相比，轻度至中度肾功能受损者的药 - 时曲线下面积（$AUC_{0\sim\infty}$）降低 32%～36%，严重肾功能受损患者的 $AUC_{0\sim\infty}$ 降低 60%

- 某些东亚裔患者（如日本人、中国人和韩国人）的血浆药物暴露（plasma-eltrombopag exposure）高出白种人患者约 70%，所以，推荐他们从小剂量开始用药

参考文献

[1] Page 18 (2009) Abstr 1494 [www.page-meeting.org/?abstract=1494] – poster presentation, Abstracts of the Annual-Meeting of the Population Approach Groupin Europe.

罗米司亭 Romiplostim

临床应用

Fc- 肽融合蛋白

● 治疗慢性特发性血小板减少性紫癜（ITP）

肾功能正常时的剂量

起始剂量：1μg/kg，每周 1 次，根据需要滴定剂量，最大剂量为 10μg/kg

药代动力学

分子量（Da）	59000
蛋白结合率（%）	无数据
尿中原型药排泄率（%）	无数据
分布容积（L/kg）	0.048~0.122
半衰期（d）：	（1~34，平均
正常 / ESRF	3.5）/-

药物代谢

主要经肾清除

肾功能（GFR，ml/min）受损时的剂量

20 ~ 50	与肾功能正常时同剂量
10 ~ 20	与肾功能正常时同剂量。慎用
<10	与肾功能正常时同剂量。慎用

肾脏替代治疗时的剂量

APD/CAPD	可能不被透析清除。与GFR<10ml/min 时同剂量
HD	可能不被透析清除。与GFR<10ml/min 时同剂量
HDF/HFD	可能不被透析清除。与GFR<10ml/min 时同剂量
CAV/ VVHD	可能不被透析清除。与GFR=15~20ml/min 时同剂量

重要的药物相互作用

与其他药物合用的潜在风险

● 未知

用法

溶液配制	用提供的稀释剂配制
用法	皮下注射
输注速度	-

其他信息

● 由于缺乏研究，生产商建议肾功能受损时慎用本药

● 已有报道血液透析患者以正常剂量应用罗米司亭效果良好

● 有 1 例血液透析患者使用罗米司亭 2.5 ~ 5μg/kg 剂量治疗特发性血小板减少性紫癜获得良好效果，且无副作用［Al-JafarH, Giagounidis A, El-Rashaid K, et al. Use of romiplostim in a hemodialysis patient with primary immune thrombocytopenia. Ann Pharmacother.2012；46(11): e31］

四、抗血小板药

双嘧达莫 Dipyridamole

临床应用

- 抗血小板（口服）
- 心肌显像（静脉给药）

肾功能正常时的剂量

- 口服：100~200mg，每日 3 次
- 口服改性释放制剂（MR）：200mg，每日 2 次
- 静脉给药：0.142mg/（kg·min）（总共 0.567mg/kg）滴注 4 分钟

药代动力学

分子量（Da）	504.6
蛋白结合率（%）	97~99
尿中原型药排泄率（%）	1~5
分布容积（L/kg）	1.33~3.53
半衰期（h）：	（9~12）/
正常 / ESRF	不变

药物代谢

双嘧达莫在肝内代谢。原型药的肾清除可以忽略（<0.5%），葡糖苷酸代谢产物的肾清除也很少（5%），主要（约95%）以代谢产物形式经胆汁从粪便排泄。存在肠肝循环

肾功能（GFR，ml/min）受损时的剂量

20~50	与肾功能正常时同剂量
10~20	与肾功能正常时同剂量
<10	与肾功能正常时同剂量

肾脏替代治疗时的剂量

APD/CAPD	不被透析清除。与肾功能正常时同剂量
HD	不被透析清除。与肾功能正常时同剂量
HDF/HFD	不被透析清除。与肾功能正常时同剂量
CAV/VVHD	不被透析清除。与肾功能正常时同剂量

重要的药物相互作用

与其他药物合用的潜在风险

- 抗心律失常药：增强和延长腺苷（adenosine）的作用
- 抗凝血药：增强香豆素类（coumarins）、苯茚二酮（phenindione）和肝素（heparin）的抗凝作用

用法

溶液配制	-
用法	口服，静脉滴注
输注速度	静脉滴注 4 分钟以上

依前列醇（前列环素） Epoprostenol (Prostacyclin)

临床应用

- 扩张血管，抑制血小板聚集，且不延长出血时间
- 血液透析时替代肝素
- 治疗外周血管疾病和肺动脉高压

肾功能正常时的剂量

- $2 \sim 50$ng/（kg·min），根据疗效调整剂量
- 透析抗凝：4ng/（kg·min），透析前10~15分钟开始给药，透析期间通过动脉管路维持给药，根据药物效应调整剂量，范围为 $0.5 \sim 12$ng/（kg·min）

药代动力学

分子量（Da）	352.5
蛋白结合率（%）	无数据
尿中原型药排泄率（%）	<5（药物加代谢产物为 40~90）
分布容积（L/kg）	0.357~1.015
半衰期（min）：正常 / ESRF	（2~6）/ -

药物代谢

经静脉给药后依前列醇可迅速水解为更稳定但生物活性较低的 6- 酮 - 前列腺素 F1α（6-keto-prostaglandin F1α），又称 6- 氧代 - 前列腺素 F1α（6-oxo-prostaglandin F1α）。经过酶降解作用生成第二个代谢产物 6，15- 二酮 -13，14- 二氢前列素 F1α（6，15-diketo-13，14-dihydro-prostaglandin F1α）。给人放射性标记的依前列醇后进行追踪，发现至少存在 16 种代谢产物，其中 10 种结构已明确。与其他前列腺素不同，依前列醇经过肺循环时并不代谢。尿液和粪便中的放射性物质分别为 82% 和 4%

肾功能（GFR，ml/min）受损时的剂量

20~50	与肾功能正常时同剂量
10~20	与肾功能正常时同剂量
<10	与肾功能正常时同剂量

肾脏替代治疗时的剂量

APD/CAPD	透析清除力不详。与肾功能正常时同剂量
HD	透析清除力不详。与肾功能正常时同剂量
HDF/HFD	透析清除力不详。与肾功能正常时同剂量
CAV/VVHD	透析清除力不详。与肾功能正常时同剂量

重要的药物相互作用

与其他药物合用的潜在风险

- 增加醋酸盐透析液透析时的低血压风险

用法

溶液配制	每瓶 500μg，用随药提供的稀释液稀释至 10μg/ml。还可以进一步稀释
用法	静脉给药，或经血液透析管路给药
输注速度注释	通过恒速输液泵（CRIP）输注给药剂量方案复杂，需要仔细计算 现有 2 种不同的配方可供选择，必须注意确保药物稀释和输注速度正确。在用药时，请务必查看产品说明书

其他信息

- 监测血压和心率。如果发生低血压，需减药量。停止输注 30 分钟后心血管效应消失
- 有些患者可能对溶解该药的缓冲液出现过敏反应
- 稀释 12 小时后，溶液仅保持 90% 的药物效力
- 浓缩的溶液需要用随药提供的过滤器过滤后再用

西洛他唑　Cilostazol

临床应用

治疗间歇性跛行

肾功能正常时的剂量

每次 100mg，每日 2 次，餐前 30 分钟或餐后 2 小时服用

药代动力学

分子量（Da）	369.5
蛋白结合率（%）	95 ~ 98
尿中原型药排泄率(%)	脱氢西洛他唑 <2（代谢产物为 74%）
分布容积（L/kg）	无数据
半衰期（h）：正常 / ESRF	（10.5 ~ 13）/ 不变

药物代谢

西洛他唑在肝内被细胞色素 P_{450} 同工酶广泛代谢，主要通过 CYP3A4、少部分通过 CYP2C19 代谢为具有活性和无活性的代谢产物；它们主要经尿液排泄（74%），少部分经粪便排泄（20%）。活性代谢产物的清除半衰期为 11 ~ 13 小时

肾功能（GFR，ml/min）受损时的剂量

25 ~ 50	与肾功能正常时同剂量
10 ~ 25	与肾功能正常时同剂量。需谨慎使用。见"其他信息"
<10	与肾功能正常时同剂量。需谨慎使用。见"其他信息"

肾脏替代治疗时的剂量

APD/CAPD	不被透析清除。与 GFR< 10ml/min 时同剂量
HD	不被透析清除。与 GFR< 10ml/min 时同剂量
HDF/HFD	透析清除力不详。与 GFR< 10ml/min 时同剂量
CAV/VVHD	可能不被透析清除。与 GFR=10 ~ 25ml/min 时同剂量

重要的药物相互作用

与其他药物合用的潜在风险

- 阿那格雷（anagrelide）：避免合用
- 抗菌药：克拉霉素（clarithromycin）和红霉素（erythromycin）提高本药浓度，合用时考虑减少本药剂量
- 抗真菌药：酮康唑（ketoconazole）和伊曲康唑（itraconazole）可能提高本药浓度，合用时考虑减少本药剂量
- 抗病毒药：波西普韦（boceprevir）、利托那韦（ritonavir）和特拉匹韦（telaprevir）可能提高本药浓度，合用时将本药减量到 50mg，每日 2 次
- 钙通道阻滞剂：地尔硫草（diltiazem）提高本药浓度，合用时考虑减少本药剂量
- 溃疡愈合药：奥美拉唑（omeprazole）提高本药浓度，合用时考虑减少本药剂量

用法

溶液配制	-
用法	口服
输注速度	-

其他信息

- 西洛他唑有 2 种主要的代谢产物，分别是脱氢西洛他唑和 4'- 反式 - 羟基西洛他唑，它们具有相似的半衰期。脱氢代谢产物的抗血小板聚集活性是母体化合物的 4 ~ 7 倍，而 4'- 反式 - 羟基代谢产物的抗血小板聚集活性仅为母体化合物的 1/5

- 一项对严重肾功能受损患者的研究显示，西洛他唑的血清游离部分（free fraction）高于肾功能正常者 27%，而药峰浓度（C_{max}）和药 - 时曲线下面积（AUC）则分别低于肾功能正常者 29% 和 39%。严重肾功能受损患者的脱氢西洛他唑 C_{max} 和 AUC 分别低于肾功能正常者 41% 和 47%；严重肾功能受损患者的 4'- 反式 - 羟基西洛他唑 C_{max} 和 AUC 却分别高于肾功能正常者 173% 和 209%。肌酐清除率小于 25ml/min 的患者用药时应非常谨慎

- 心力衰竭患者禁用
- 当 GFR<25ml/min 时，英国生产商建议禁用此药，而"美国数据表"（US data sheet）建议谨慎使用
- 冠状动脉内支架植入术后使用西洛他唑的抗血小板疗效正在研究中
- 如果同时应用能影响该药清除的药物，本药可减量至 50mg，每日 2 次

依替巴肽　Eptifibatide

临床应用

抗血小板药

- 预防早期心肌梗死，用于不稳定型心绞痛、非 ST 段抬高型心肌梗死和最近一次胸痛发生在 24 小时内的患者

肾功能正常时的剂量

静脉注射 180μg/kg，然后静脉滴注 2μg/（kg·min），维持 72 ~ 96 小时

药代动力学

分子量（Da）	832
蛋白结合率（%）	25
尿中原型药排泄率（%）	50
分布容积（L/kg）	0.185 ~ 0.26
半衰期（h）：正常 / ESRF	2.5/ 延长

药物代谢

依替巴肽的肾清除量约占全身总清除量的 50%；约 50% 以原型从尿液排泄

肾功能（GFR，ml/min）受损时的剂量

30 ~ 50	静脉注射正常剂量，而后静脉滴注量减为 1μg/（kg·min）。由于经验有限，需谨慎使用
10 ~ 30	静脉注射正常剂量，而后静脉滴注量减为 1μg/（kg·min）。由于经验有限，需谨慎使用
<10	静脉注射正常剂量，而后静脉滴注量减为 1μg/（kg·min）。由于经验有限，需谨慎使用

肾脏替代治疗时的剂量

APD/CAPD	透析清除力不详。与 GFR< 10ml/min 时同剂量
HD	透析可清除。与 GFR< 10ml/min 时同剂量
HDF/HFD	透析可清除。与 GFR< 10ml/min 时同剂量
CAV/VVHD	透析清除力不详。与 GFR= 10 ~ 30ml/min 时同剂量

重要的药物相互作用

与其他药物合用的潜在风险

- 伊洛前列素（iloprost）：增加出血风险

用法

溶液配制	-
用法	静脉注射，静脉滴注
输注速度	1 ~ 2μg/（kg·min），根据肾功能调整

其他信息

- 停止滴注后，本药的抗血小板作用能持续约 4 小时
- 主要的副作用是出血
- GFR<50ml/min 的患者用药时，药物清除率减半，而血药浓度翻倍
- "英国产品特性概述"（UK SPC）指出 GFR<30ml/min 的患者禁用此药，而"美国数据表"（US data sheet）却无此禁忌。但"美国数据表"指出依赖透析的患者禁用此药

替罗非班　Tirofiban

临床应用

抗血小板药

- 用于不稳定型心绞痛、非 ST 段抬高型心肌梗死及胸痛发作 12 小时内的患者，以预防早期心肌梗死（译者注：后一个心肌梗死可以理解为 ST 段抬高型心肌梗死）

肾功能正常时的剂量

- 诊断后 4～48 小时内计划行血管造影者：起始剂量 0.4μg/（kg·min），持续 30 分钟；然后 0.1μg/（kg·min），至少持续 48 小时
- 诊断后 4 小时内行血管造影者：25μg/kg 滴注 3 分钟以上；然后 0.15μg/（kg·min）持续滴注 12～24 小时。最长 48 小时

药代动力学

分子量（Da）	495.1
蛋白结合率（%）	65
尿中原型药排泄率（%）	66
分布容积（L/kg）	22～42
半衰期（h）：正常/ESRF	（1.5～2）/延长

药物代谢

替罗非班大部分以原型经尿液清除，也有部分经胆汁从粪便排泄

肾功能（GFR，ml/min）受损时的剂量

30～50	与肾功能正常时同剂量
10～30	常规剂量的 50%
<10	常规剂量的 50%

肾脏替代治疗时的剂量

APD/CAPD	透析清除力不详。与 GFR<10ml/min 时同剂量
HD	透析可清除。与 GFR<10ml/min 时同剂量
HDF/HFD	透析可清除。与 GFR<10ml/min 时同剂量
CAV/VVHD	透析清除力不详。与 GFR=10～30ml/min 时同剂量

重要的药物相互作用

与其他药物合用的潜在风险

- 伊洛前列素（iloprost）：增加出血风险
- 肝素（heparin）：增加出血风险

用法

溶液配制	-
用法	静脉滴注
输注速度	0.1～0.4μg/(kg·min)
注释	将 50ml 本药（250μg/ml）加入 250ml（先从袋里移出 50ml）0.9% 氯化钠溶液或 5% 葡萄糖溶液中，终浓度为 50μg/ml

其他信息

- 停止滴注后，本药的抗血小板作用仍可持续 4～8 小时
- 主要的副作用为出血
- 一旦肾功能下降至 GFR<60ml/min，出血风险将增加，需密切监测

氯吡格雷 Clopidogrel

临床应用

抗血小板药

肾功能正常时的剂量

- 每日 75mg
- 急性冠脉综合征及心肌梗死后：300mg 负荷剂量，此后每日 75mg（与阿司匹林每日 75 ~ 325mg 合用）
- 尚未服用氯吡格雷的患者 PCI 术中动脉粥样硬化血栓事件的预防（阿司匹林作为辅助）：术前负荷剂量 300 ~ 600mg（译者注：PCI 即经皮冠脉介入术）

药代动力学

分子量（Da）	419.9（硫酸氢盐）
蛋白结合率（%）	98
尿中原型药排泄率（%）	50
分布容积（L/kg）	无数据
半衰期（h）： 正常 / ESRF	8（活性代谢产物）/-

药物代谢

氯吡格雷是一种前体药物，在肝内进行广泛代谢，其主要代谢产物为无活性的羧酸衍生物；药物代谢主要由细胞色素 P_{450} 同工酶介导，包括 CYP3A4、CYP2B6、CYP1A2、CYP1A1 和 CYP2C19。其活性代谢产物是一种硫醇衍生物。氯吡格雷及其代谢产物从尿液及粪便排泄，约 50% 从尿液排泄，约 46% 经粪便排泄

肾功能（GFR，ml/min）受损时的剂量

20 ~ 50	与肾功能正常时同剂量
10 ~ 20	与肾功能正常时同剂量
<10	与肾功能正常时同剂量

肾脏替代治疗时的剂量

APD/CAPD	可能不被透析清除。与肾功能正常时同剂量
HD	可能不被透析清除。与肾功能正常时同剂量
HDF/HFD	透析清除力不详。与肾功能正常时同剂量
CAV/VVHD	可能不被透析清除。与肾功能正常时同剂量

重要的药物相互作用

与其他药物合用的潜在风险

- 抗菌药：红霉素（erythromycin）可减弱本药的抗血小板作用
- 抗凝血药：与香豆素类（coumarins）、苯茚二酮（phenindione）合用可能增强抗凝作用。生产商建议避免与华法林（warfarin）合用
- 肝素 (heparin)：增加出血风险
- 抗抑郁药：氟西汀（fluoxetine）、氟伏沙明（fluvoxamine）和吗氯贝胺（moclobemide）可能减弱本药的抗血小板作用
- 抗糖尿病药：尽可能避免与瑞格列奈（repaglinide）合用，因为合用能使瑞格列奈药物暴露量增加
- 抗癫痫药：卡马西平 (carbamazepine) 和奥卡西平 (oxcarbazepine) 可能减弱本药的抗血小板作用
- 抗真菌药：氟康唑 (fluconazole)、伊曲康唑 (itraconazole)、酮康唑 (ketoconazole) 和伏立康唑 (voriconazole) 可能减弱本药的抗血小板作用
- 抗病毒药：依曲韦林 (etravirine) 可能减弱本药的抗血小板作用

- 他汀类：合用会升高瑞舒伐他汀（rosu-vastatin）浓度，合用时瑞舒伐他汀的最大剂量应为 20mg
- 促溃疡愈合药：与西咪替丁（cimeti-dine）、兰索拉唑（lansoprazole）、泮托拉唑（pantoprazole）和雷贝拉唑（ra-beprazole）合用可能减弱本药的抗血小板作用；与奥美拉唑（omeprazole）和埃索美拉唑（esomeprazole）合用会减弱本药的抗血小板作用，应避免合用

用法

溶液配制	-
用法	口服
输注速度	-

普拉格雷 Prasugrel

临床应用

抗血小板药

肾功能正常时的剂量

负荷剂量 60mg，然后每日 10mg（体重 <60kg 或年龄 >75 岁的患者，予每日 5mg）

药代动力学

分子量（Da）	409.9（盐酸盐）
蛋白结合率（%）	98（活性代谢产物）
尿中原型药排泄率（%）	0（68% 为活性代谢产物）
分布容积（L/kg）	44～68
半衰期（h）：正常 / ESRF	［2～15（活性代谢产物）］/ 不变

药物代谢

普拉格雷是一种前体药物，在肝内经多种细胞色素 P_{450} 同工酶催化迅速代谢成一种活性代谢产物及多种无活性代谢产物。活性代谢产物进一步代谢生成 2 种无活性化合物，而后自尿液与粪便排出；单次给药后，约 68% 的药物从尿液排泄，约 27% 的药物从粪便排泄

肾功能（GFR，ml/min）受损时的剂量

20～50	与肾功能正常时同剂量。慎用
10～20	与肾功能正常时同剂量。慎用
<10	与肾功能正常时同剂量。慎用

肾脏替代治疗时的剂量

APD/CAPD	可能不被透析清除。与 GFR<10ml/min 时同剂量
HD	可能不被透析清除。与 GFR<10ml/min 时同剂量
HDF/HFD	可能不被透析清除。与 GFR<10ml/min 时同剂量
CAV/ VVHD	可能不被透析清除。与 GFR=10～20ml/min 时同剂量

重要的药物相互作用

与其他药物合用的潜在风险

● 抗凝血药：与香豆素类（coumarins）或苯茚二酮（phenindione）合用增强抗凝作用

用法

溶液配制	-
用法	口服
输注速度	-

其他信息

● 由于使用经验有限，且有增加出血并发症的风险，所以肾功能受损患者慎用本药
● 慢性肾脏病（CKD）5 期患者使用本药时，本药活性代谢产物的药峰浓度（C_{max}）与药 - 时曲线下面积（AUC）会分别下降 51% 与 42%

替格瑞洛　Ticagrelor

临床应用

抗血小板药

肾功能正常时的剂量

负荷剂量 180mg，然后 60 ~ 90mg，一日 2 次，与阿司匹林（aspirin）合用

药代动力学

分子量（Da）	522.6
蛋白结合率（%）	>99
尿中原型药排泄率（%）	<1
分布容积（L/kg）	87.5
半衰期（h）：正常 / ESRF	7/-

药物代谢

CYP3A4 是主要参与本药代谢及形成活性代谢产物的酶，替格瑞洛与 CYP3A 诱导剂与抑制剂之间存在药物相互作用。活性代谢产物的系统暴露量为母体药的 30% ~ 40%。本药主要经肝代谢清除。活性代谢产物很可能经胆汁分泌清除

肾功能（GFR，ml/min）受损时的剂量

20 ~ 50	与肾功能正常时同剂量
10 ~ 20	与肾功能正常时同剂量
<10	与肾功能正常时同剂量

肾脏替代治疗时的剂量

APD/CAPD	不被透析清除。与肾功能正常时同剂量
HD	不被透析清除。与肾功能正常时同剂量
HDF/HFD	可能不被透析清除。与肾功能正常时同剂量
CAV/ VVHD	可能不被透析清除。与肾功能正常时同剂量

重要的药物相互作用

与其他药物合用的潜在风险

- 抗菌药：克拉霉素（clarithromycin）可能增加本药浓度，应避免合用；红霉素（erythromycin）可能增加本药浓度；利福平（rifampicin）能降低本药浓度
- 抗凝血药：合用能增加达比加群（dabigatran）浓度
- 抗真菌药：酮康唑（ketoconazole）能增加本药浓度，应避免合用
- 抗病毒药：阿扎那韦（atazanavir）及利托那韦（ritonavir）可能增加本药浓度，应避免合用
- 强心苷类（cardiac glycosides）：合用能增加地高辛（digoxin）浓度
- 环孢素（ciclosporin）：合用可能增加环孢素浓度
- 麦角生物碱类（ergot alkaloids）：合用可能增加麦角生物碱类的浓度
- 调节血脂药：合用能增加辛伐他汀（simvastatin）浓度，增加毒性风险

用法

溶液配制	-
用法	口服
输注速度	-

其他信息

- 因缺乏数据，生产商不推荐将本药用于透析患者
- 口服生物利用度为 36%

坎格雷洛　Cangrelor

临床应用

直接作用的血小板 P2Y12 受体拮抗剂
- 实施经皮冠脉介入术（PCI）时的抗血小板治疗

肾功能正常时的剂量

首 剂 30μg/kg，静 脉 注 射，续 以 4μg/（kg·min）静脉滴注

药代动力学

分子量（Da）	776.3
蛋白结合率（%）	97 ~ 98
尿中原型药排泄率（%）	58
分布容积（L/kg）	3.9
半衰期（min）：正常 / ESRF	（3 ~ 6）/-

药物代谢

坎格雷洛在血浆中迅速去磷酸化而失活，形成其主要代谢产物核苷（nucleoside）。静脉滴注 ^3H 标记的坎格雷洛 2μg/（kg·min）后，其 58% 出现于尿液，35% 出现于粪便（可能通过胆汁排泄）

肾功能（GFR，ml/min）受损时的剂量

20 ~ 50	与肾功能正常时同剂量
10 ~ 20	与肾功能正常时同剂量
<10	与肾功能正常时同剂量

肾脏替代治疗时的剂量

APD/CAPD	可能不被透析清除。与肾功能正常时同剂量
HD	可能不被透析清除。与肾功能正常时同剂量
HDF/HFD	可能不被透析清除。与肾功能正常时同剂量
CAV/VVHD	可能不被透析清除。与肾功能正常时同剂量

重要的药物相互作用

与其他药物合用的潜在风险
- 未知

用法

溶液配制	每小瓶 50mg 用 5ml 注射用水配制
用法	静脉注射，静脉滴注
输注速度	静脉注射：少于 1 分钟；静脉滴注：4μg/（kg·min）
注释	溶液配制后稀释到 250ml 0.9% 氯化钠溶液或 5% 葡萄糖溶液中

其他信息

- 血小板功能在停止滴注后 60 分钟内恢复
- 在实施 PCI 并应用坎格雷洛的重要研究中，观察到 0.1% 的急性肾衰竭、0.1% 的肾衰竭和 0.2% 的血清肌酐升高事件发生。在重度肾功能受损（CCr=15 ~ 30ml/min）时，坎格雷洛组的肾功能恶化率（3.2%）高于氯吡格雷（clopidogrel）组（1.4%）。此外，中度出血（被 GUSTO 危险评分评定）的发生率在坎格雷洛组（6.7%）也高于氯吡格雷组（1.4%）。这些患者应该慎用坎格雷洛（译者注：GUSTO 系英文 Global Use of Strategies to Open Occluded Arteries 的缩写，中文译名为"开通闭塞动脉的全球应用策略"）

阿昔单抗　Abciximab

临床应用

抗血小板药

- 预防经皮冠脉介入术（PCI）的缺血性心脏并发症
- 治疗无效或等待 PCI 治疗的不稳定型心绞痛患者，短期用药预防心肌梗死

肾功能正常时的剂量

静脉注射 250μg/kg，然后静脉滴注 0.125μg/（kg·min）维持 12 小时（最大维持剂量 10μg/min）

药代动力学

分子量（Da）	47455.4
蛋白结合率（%）	与血小板结合
尿中原型药排泄率（%）	微量（分解代谢与其他蛋白质类似）
分布容积（L/kg）	0.118[1]
半衰期（min）：正常 / ESRF	（<10）/ 不变

药物代谢

静脉给药后，阿昔单抗迅速与血小板的 GPⅡb/Ⅲa 受体结合，在循环中能以此血小板结合状态保持至少 15 日。本药通过蛋白水解而降解

肾功能（GFR，ml/min）受损时的剂量

20 ~ 50	与肾功能正常时同剂量
10 ~ 20	与肾功能正常时同剂量，需谨慎使用
<10	与肾功能正常时同剂量，需谨慎使用，见"其他信息"

肾脏替代治疗时的剂量

APD/CAPD	可能不被透析清除。与 GFR< 10ml/min 时同剂量
HD	可能不被透析清除。与 GFR< 10ml/min 时同剂量
HDF/HFD	可能不被透析清除。与 GFR< 10ml/min 时同剂量
CAV/VVHD	可能不被透析清除。与肾功能正常时同剂量

重要的药物相互作用

与其他药物合用的潜在风险

- 与肝素、抗凝血药、抗血小板药和溶栓药合用会增加出血风险

用法

溶液配制	-
用法	静脉注射，静脉滴注
输注速度	静脉注射 1 分钟；静脉滴注 0.125μg/（kg·min），最大量 10μg/min
注释	0.9% 氯化钠溶液或 5% 葡萄糖溶液稀释。经过一个无致热原的低蛋白结合过滤器（孔径 0.2μm、0.22μm 或 5μm）给药

其他信息

- 慢性肾脏病（CKD）5 期患者用药会增加出血风险，并可能使阿昔单抗的疗效减弱
- 在英国，药物许可证注明严重肾病患者应慎用，因为会增加出血风险而减少获益；同时也建议血液透析（用肝素抗凝）患者避免使用此药，因为出血风险增加。但是在美国，本药能按肾功能正常时的剂量使用

- 5.8% 的患者可能在用药 2～4 周后产生阿昔单抗抗体，若再次用药，需监测超敏反应
- 阿昔单抗能与血小板结合，在体内至少保留 15 日
- 一旦停止输注，阿昔单抗的浓度将在 6 小时内迅速下降，而后以较慢的速度继续降低

参考文献

[1] Mager DE, Mascelli MA, Kleiman NS, et al. Simultaneous modelling of abciximab plasma concentrations and ex vivo pharmacodynamics in patients undergoing coronary angioplasty. J Pharmacol Exp Thera. 2003; 307(3): 969-976.

五、促凝血药

氨甲环酸　Tranexamic acid

临床应用

止血药

肾功能正常时的剂量

- 口服：1~1.5g，每8~12小时1次
  （15~25mg/kg，每8~12小时1次）
- 静脉给药：0.5~1g，每8小时1次
  （每日25~50mg/kg，分次给药）
- 剂量取决于适应证

药代动力学

分子量（Da）	157.2
蛋白结合率（%）	3
尿中原型药排泄率（%）	90
分布容积（L/kg）	1
半衰期（h）：正常 / ESRF	2/-

药物代谢

氨甲环酸主要通过肾小球滤过以原型从尿液排泄

肾功能（GFR，ml/min）受损时的剂量

20~50	静脉给药：10mg/kg，每12小时1次
	口服：25mg/kg，每12小时1次
10~20	静脉给药：10mg/kg，每24小时1次
	口服：25mg/kg，每12~24小时1次
<10	静脉给药：5mg/kg，每24小时1次
	口服：12.5mg/kg，每24小时1次

肾脏替代治疗时的剂量

APD/CAPD	可能被透析清除。与GFR<10ml/min时同剂量
HD	可能被透析清除。与GFR<10ml/min时同剂量
HDF/HFD	可能被透析清除。与GFR<10ml/min时同剂量
CAV/ VVHD	可能被透析清除。与GFR=10~20ml/min时同剂量

重要的药物相互作用

与其他药物合用的潜在风险

- 未知

用法

溶液配制	-
用法	静脉给药，口服
输注速度	缓慢注射（100mg/min），或溶于5%葡萄糖溶液或0.9%氯化钠溶液中持续静脉滴注

其他信息

- 一家英国生产商建议严重肾功能受损患者禁用本药，因为药物蓄积及血栓形成风险增加
- 本药静脉制剂与注射用水混合可配制成5%局部外用溶液。此溶液可作为漱口液用于牙科术后止血；当传统止血措施无效时，还可用棉签蘸取此药液置于瘘或其他出血部位上帮助止血
- 生物利用度为45%

酚磺乙胺 Etamsylate

临床应用

- 短期治疗月经期失血过多
- 预防外科手术出血

肾功能正常时的剂量

- 月经过多：经期服用，500mg，每日4次
- 预防手术出血：1～1.5g，每日1次，或250～500mg，每4～6小时1次

药代动力学

分子量（Da）	263.3
蛋白结合率（%）	>90
尿中原型药排泄率（%）	72～80
分布容积（L/kg）	无数据
半衰期（h）：正常/ESRF	（3.7～8）/-

药物代谢

酚磺乙胺主要以原型从尿液排泄

肾功能（GFR，ml/min）受损时的剂量

20～50	与肾功能正常时同剂量
10～20	与肾功能正常时同剂量
<10	与肾功能正常时同剂量

肾脏替代治疗时的剂量

APD/CAPD	可能不被透析清除。与肾功能正常时同剂量
HD	可能不被透析清除。与肾功能正常时同剂量
HDF/HFD	透析清除力不详。与肾功能正常时同剂量
CAV/VVHD	可能不被透析清除。与肾功能正常时同剂量

重要的药物相互作用

与其他药物合用的潜在风险

- 未知

用法

溶液配制	-
用法	口服
输注速度	-

六、抗凝血药

1. 肝素类抗凝血药及拮抗剂

肝素　Heparin

临床应用

抗凝血药

肾功能正常时的剂量

- 治疗深静脉血栓形成（DVT）和肺栓塞（PE）
  - 静脉用药：负荷剂量为 5000 ～ 10000U，然后按 18U /（kg·h）持续静脉滴注
- 治疗深静脉血栓形成
  - 皮下注射：15000U，每 12 小时 1 次，根据化验结果进行调整
- 预防用药：5000U，每 8 ～ 12 小时 1 次，或参考当地治疗方案

药代动力学

分子量（Da）	3000 ～ 40000
蛋白结合率（%）	>90
尿中原型药排泄率（%）	0（大剂量使用时升至 50%）
分布容积（L/kg）	0.06 ～ 0.1
半衰期（h）：正常 / ESRF	（1 ～ 6）/ 轻微延长（半衰期随剂量增加而延长）

药物代谢

肝素被网状内皮系统摄取，主要以代谢产物形式从尿液排泄，但在大剂量用药时，高达 50% 的药量以原型排泄

肾功能（GFR，ml/min）受损时的剂量

20 ～ 50	与肾功能正常时同剂量
10 ～ 20	与肾功能正常时同剂量
<10	与肾功能正常时同剂量

肾脏替代治疗时的剂量

APD/CAPD	不被透析清除。与肾功能正常时同剂量
HD	不被透析清除。与肾功能正常时同剂量
HDF/HFD	不被透析清除。与肾功能正常时同剂量
CAV/VVHD	不被透析清除。与肾功能正常时同剂量

重要的药物相互作用

与其他药物合用的潜在风险

- 镇痛药：与非甾体抗炎药（NSAIDs）合用增加出血风险，应避免与静脉用双氯芬酸（diclofenac）合用；与酮咯酸（ketorolac）合用能增加出血风险，应避免合用
- 硝酸盐类（nitrates）：输脉滴注的硝酸甘油（glyceryl trinitrate）能够减弱本药的抗凝作用
- 在接受口服抗凝血药、抗血小板聚集药 [如阿司匹林（aspirin）或右旋糖酐（dextran）] 治疗的患者，使用本药要小心

用法

溶液配制	-
用法	静脉滴注，静脉注射，皮下注射
输注速度	18U /（kg·h），或参考当地治疗方案

其他信息

- 血液透析患者静脉给药后半衰期轻微延长
- 本药可用于维持心肺旁路搭桥和血液透析患者的体外通路
- 100U 肝素需要 1mg 鱼精蛋白（protamine）中和；缓慢给药 10 分钟以上，并且总剂量不能超过 50mg
- 为减少或预防腹膜透析患者腹膜透析液中纤维蛋白的形成，肝素可加到腹膜透析液中，浓度为 1000U/L

依诺肝素钠（低分子量肝素）Enoxaparin sodium (LMWH)

临床应用

- 预防静脉来源的血栓栓塞性疾病
- 治疗深静脉血栓形成（DVT）和肺栓塞（PE）
- 血液透析过程中的体外循环管路抗凝
- 治疗急性冠脉综合征

肾功能正常时的剂量

- 预防深静脉血栓形成
  - 中危风险手术：20mg，每日 1 次
  - 高危风险手术：40mg，每日 1 次
- 治疗深静脉血栓形成和肺栓塞：1.5mg/kg，每 24 小时 1 次
- 用于体外循环管路的抗凝：见"其他信息"
- 急性冠脉综合征：1mg/kg，每 12 小时 1 次

药代动力学

分子量（Da）	平均 4500
蛋白结合率（%）	无相关数据
尿中原型药排泄率（%）	10
分布容积（L/kg）	5
半衰期（h）：正常 /ESRF（4 ~ 5）/ 延长	

药物代谢

本药也能在肝内经脱硫作用（desulphation）和解聚作用（depolymerisation）代谢后被清除

肾功能（GFR，ml/min）受损时的剂量

30 ~ 80	与肾功能正常时同剂量
15 ~ 30	预防剂量：每日 20mg；治疗剂量：每日 1mg/kg；对患 ST 段抬高型心肌梗死且小于 75 岁的患者，即刻给予 30mg
<15	预防剂量：每日 20mg，见"其他信息"；治疗剂量：每日 1mg/kg。对患 ST 段抬高型心肌梗死且小于 75 岁的患者，即刻给予 30mg

肾脏替代治疗时的剂量

APD/CAPD	不被透析清除。与 GFR< 15ml/min 时同剂量
HD	不被透析清除。与 GFR< 15ml/min 时同剂量
HDF/HFD	透析可清除。与 GFR< 15ml/min 时同剂量
CAV/VVHD	不被透析清除。与 GFR= 15 ~ 30ml/min 时同剂量

重要的药物相互作用

与其他药物合用的潜在风险

- 镇痛药：与非甾体抗炎药（NSAIDs）合用增加出血风险，应避免与静脉用双氯芬酸（diclofenac）合用；与酮咯酸（ketorolac）合用增加出血风险，应避免合用
- 硝酸盐类（nitrates）：同时静脉滴注硝酸甘油（glyceryl trinitrate）可减弱本药的抗凝作用
- 在接受口服抗凝血药、抗血小板聚集药［如阿司匹林（aspirin）或右旋糖酐（dextran）］治疗的患者中应用本药要格外小心

用法

溶液配制	-
用法	皮下注射
输注速度	-

其他信息

- 自 2016 年 12 月起，生产商已根据欧洲指南修改了严重肾功能受损时应用本药的指征。现在除了用于血液透析抗凝外，所有重症肾功能受损患者均禁用本药
- 在药物稳态时，抗 Xa 因子的血浆清除与肌酐清除存在线性关系，这表明依诺肝素钠在肾功能减退的患者中清除会减少。给重度肾功能受损（CCr<30ml/min）患者每日皮下注射依诺肝素钠 40mg，重复给药达到药物稳态时，其药 - 时曲线下面积（AUC）平均增加了 65%
- 为维持血液透析患者的体外循环抗凝，透析开始时先从管路动脉端以 1mg/kg 剂量注入本药，此剂量通常能有效维持 4 小时抗凝。如果管路有纤维蛋白索条出现，则需追加本药 0.5 ~ 1mg/kg
- 对于有出血高危风险的患者，本药应减量，双血管通路者减至 0.5mg/kg，单血管通路者减至 0.75mg/kg
- 用来中和依诺肝素钠作用的鱼精蛋白剂量应与依诺肝素钠剂量等效，即用 50 抗肝素单位的鱼精蛋白中和 1mg 依诺肝素钠产生的抗凝血因子 Xa 活性〔译者注：用鱼精蛋白中和依诺肝素钠过量出血的用法如下。在注射依诺肝素钠后 8 小时内，用鱼精蛋白 100 抗肝素单位去中和依诺肝素钠 100 抗凝血因子 Xa 活性单位（AXaIU）；在注射依诺肝素钠 8 小时后，则用鱼精蛋白 50 抗肝素单位去中和依诺肝素钠 100AXaIU。依诺肝素钠注射液的剂量常为 1mg（0.01ml）=100AXaIU，而鱼精蛋白注射液剂量常为 1mg（0.01ml）=100 抗肝素单位〕
- 生产商建议，肾功能受损患者应用治疗剂量时，都应监测抗凝血因子 Xa 活性。他们还建议长时间应用预防剂量也要监测
- 低分子量肝素经肾排泄，因此，严重肾功能受损时会出现药物蓄积。ESRF 患者对预防深静脉血栓形成和预防体外循环凝血的推荐剂量常能很好地耐受，但是应用治疗深静脉血栓形成和肺栓塞的推荐剂量却可能诱发严重的，甚至是致命的出血事件。因此，在这种情况下宜优先选用普通肝素
- 如果低分子量肝素用于 HDF 抗凝，可能需要增加剂量

达肝素钠（低分子量肝素）　Dalteparin sodium (LMWH)

临床应用

- 外科围手术期、术后预防血栓，以及内科疾病预防血栓
- 在体外循环中预防凝血
- 治疗深静脉血栓形成（DVT）
- 治疗急性冠脉综合征

肾功能正常时的剂量

- 剂量需根据血栓风险而定
  中度风险：每日 2500U
  高风险：每日 5000U
- 透析时间超过 4 小时：静脉注射 30~40U/kg，然后静脉滴注 10~15U/（kg·h）
  透析时间不足 4 小时：同上，或者单次静脉注射 5000U
  如存在出血风险：静脉注射 5~10U/kg，然后静脉滴注 4~5U/（kg·h）。见"其他信息"
- 每日 200U/kg（单次最大剂量为 18000U），或 100U/kg，每日 2 次
- 120U/kg，每 12 小时 1 次，最大剂量为 10000U，每日 2 次，持续 5~8 日

药代动力学

分子量（Da）	平均 6000
蛋白结合率（%）	无数据
尿中原型药排泄率（%）	无数据
分布容积（L/kg）	0.04~0.06
半衰期（h）：	（静脉给药 2；
正常/ESRF	皮下注射 3.5~4）/延长

药物代谢

达肝素钠在肝和网状内皮系统中进行生物转化，经过脱硫和解聚作用进行部分代谢。达肝素钠主要（动物研究显示约占 70%）经肾排泄

肾功能（GFR，ml/min）受损时的剂量

20~50	与肾功能正常时同剂量
10~20	与肾功能正常时同剂量，只作为预防用。见"其他信息"
<10	与肾功能正常时同剂量，只作为预防用。见"其他信息"

肾脏替代治疗时的剂量

APD/CAPD	不被透析清除。与 GFR<10ml/min 时同剂量
HD	不被透析清除。与 GFR<10ml/min 时同剂量
HDF/HFD	透析可清除。与 GFR<10ml/min 时同剂量
CAV/VVHD	不被透析清除。与 GFR=10~20ml/min 时同剂量

重要的药物相互作用

与其他药物合用的潜在风险

- 镇痛药：与非甾体抗炎药（NSAIDs）合用会增加出血风险，应避免与静脉用双氯芬酸（diclofenac）合用；与酮咯酸（ketorolac）合用会增加出血风险，应避免合用
- 硝酸盐类（nitrates）：静脉滴注硝酸甘油（glyceryl trinitrate）会减弱本药的抗凝作用
- 正在接受口服抗凝血药、抗血小板聚集药［如阿司匹林（aspirin）或右旋糖酐（dextran）］治疗的患者，需慎用本药

用法

溶液配制	-
用法	腹壁皮下注射（预充式注射器）
	静脉注射，静脉滴注（安瓿）

输注速度　-

注释　　　达肝素钠（安瓿）可溶于 0.9% 氯化钠溶液和 5% 葡萄糖溶液中，供静脉注射或滴注

其他信息

- 治疗深静脉血栓形成（DVT）、肺栓塞（PE）和急性冠脉综合征（ACS）时剂量减少 20%
- 低分子量肝素经肾代谢，因此，严重肾功能受损时可致其蓄积。肾衰竭患者能很好地耐受上述预防深静脉血栓和预防体外循环凝血的推荐剂量。但是，治疗深静脉血栓形成（DVT）和肺栓塞（PE）的推荐剂量，对某些患者却能诱发严重的、有时是致命的出血事件，因此，在这种情况下用普通肝素似更可取
- 在 GFR≤30ml/min 的患者中，推荐监测血液抗 Xa 因子水平，以便确定合适的达肝素钠剂量。抗 Xa 因子的靶目标范围是 0.5~1.5U/ml。给这些患者监测抗 Xa 因子时，应在用药后 4~6 小时留取样本，并只为用药 3~4 次的患者检测
- 对于新血液透析患者，在血液透析第一周里，应规律地监测血液抗 Xa 因子水平；而后，低频率的监测仍然需要。可参阅生产商的相关资料

- 应用低分子量肝素对 HDF 进行抗凝时，可能需要追加给药
- 可能出现出血，特别是应用大剂量达肝素钠及抗 Xa 因子水平高于 1.5U/ml 时
- 达肝素钠引起的活化部分凝血活酶时间（APTT）延长能完全被鱼精蛋白（protamine）中和，但是抗 Xa 因子活性只能被中和 25%~50%
- 1mg 鱼精蛋白可抑制 100U（抗 Xa 因子）达肝素钠的作用
- 肝素能抑制肾上腺分泌醛固酮（aldosterone）而导致高钾血症，慢性肾脏病（CKD）和糖尿病患者尤易发生
- 血液透析患者可在透析开始时于动脉管端单次注入达肝素钠 70U/kg；对于正在使用华法林（warfarin）的患者剂量可能需要大幅减少。在血液透析 4 小时后，抗 Xa 因子水平仍超过 0.4U/ml，即提示仍能有意义地抗凝（Sagedal S, Hartmann A, Sundstrom K, et al. A single dose of dalteparin effectively prevents clotting during haemodialysis. Nephrol Dial Transplant. 1999; 14: 1943-1947）

亭扎肝素钠（低分子量肝素） Tinzaparin sodium (LMWH)

临床应用

- 预防围手术期及术后血栓形成
- 治疗深静脉血栓形成和肺栓塞
- 预防血液透析期间体外循环的血栓形成

肾功能正常时的剂量

- 普通手术（低、中危）：每日 3500U
- 整形手术（高危）：每日 50U/kg，或每日 4500U
- 深静脉血栓形成和肺栓塞：175U/kg，每日 1 次，至少连续 6 日，直到足量的口服抗凝起效

药代动力学

分子量（Da）	5500 ~ 7500（平均 6500）
蛋白结合率（%）	14
尿中原型药排泄率(%)	80 ~ 90
分布容积（L/kg）	3.1 ~ 5
半衰期（h）：正常 / ESRF	1.5/5.2（可检测到的抗 Xa 因子活性持续 24 小时）

药物代谢

低分子量肝素通过脱硫及解聚作用进行部分代谢。亭扎肝素钠主要（约 70%）经肾排泄（基于动物实验）

肾功能（GFR，ml/min）受损时的剂量

20 ~ 50	与肾功能正常时同剂量。见"其他信息"
<20	酌情减量。见"其他信息"

肾脏替代治疗时的剂量

APD/CAPD	不被透析清除。与 GFR< 20ml/min 时同剂量
HD	不被透析清除。与 GFR< 20ml/min 时同剂量
HDF/HFD	透析可清除。与 GFR< 20ml/min 时同剂量
CAV/ VVHD	不被透析清除。与 GFR= 20 ~ 50 ml/min 时同剂量

重要的药物相互作用

与其他药物合用的潜在风险

- 镇痛药：与非甾体抗炎药（NSAIDs）合用增加出血风险，应避免与静脉用双氯芬酸（diclofenac）合用；与酮咯酸（ketorolac）合用增加出血风险，应避免合用
- 硝酸盐类（nitrates）：静脉滴注硝酸甘油（glyceryl trinitrate）会减弱本药的抗凝作用
- 抗凝血药及抗血小板药：与口服抗凝血药、抗血小板聚集药［如阿司匹林（aspirin）或右旋糖酐（dextran）］合用时需谨慎

用法

溶液配制	-
用法	皮下注射，静脉注射，静脉滴注
输注速度	见"其他信息"

其他信息

- 亭扎肝素钠也可用于预防血液透析期间体外循环凝血
  - 透析时间超过 4 小时：静脉注射（入透析器的动脉端或静脉内注射）3500～4500U
  - 透析时间不足 4 小时：静脉注射 2500U
- 如果血液透析期间输注浓缩红细胞或全血，或延长透析时间，可能需额外增加亭扎肝素钠 500～1000U
- 血液透析期间可通过测定血浆抗 Xa 因子水平来调整亭扎肝素钠剂量；给药 1 小时后血浆抗 Xa 因子水平应在 0.4～0.5U/ml 范围内
- 如果在间歇性血液透析滤过（HDF）中使用低分子量肝素抗凝可能需要额外增加剂量
- 肝素可抑制肾上腺分泌醛固酮，导致高钾血症，特别是在慢性肾损伤和糖尿病患者中
- 低分子量肝素通过肾排泄，因此严重肾功能受损患者可出现药物蓄积。尽管慢性肾脏病（CKD）5 期患者能很好地耐受预防肾静脉血栓及体外循环血栓形成的推荐剂量，但治疗肾静脉血栓及肺栓塞的推荐剂量仍未被证实安全。对于这些患者，低分子量肝素可能引起严重的、有时是致命性的出血，因此，在这些患者中宜优先选用普通肝素

- 利奥制药公司（Leo Pharma）的研究表明，对于 GFR>20ml/min 的老年患者，亭扎肝素钠可安全地连续应用 10 日，无药物蓄积［Nagge J, Crowther M, Hirsh J. Is impaired renal function a contraindication to the use of low-molecular weight heparin? Arch Intern Med. 2002; 162(22)：2605-2609；Siguret V, Pautas E, Fevrier M, et al. Elderly patients treated with tinzaparin (Innohep) administered once daily (175 anti-Xa IU/kg)：anti-Xa and anti-IIa activities over 10 days. Thromb Haemostat. 2000; 84(5): 800-804］
- 对于 GFR<20ml/min 且需要充分抗凝的患者，一些医疗单位通常给予每千克体重 125U 抗凝血因子 Xa
- 每 100U 抗凝血因子 Xa 的亭扎肝素钠需 1mg 鱼精蛋白中和。如果凝血酶原时间在 2～4 小时后仍然延长，给予鱼精蛋白 0.5mg/kg 滴注

达那肝素钠　Danaparoid sodium

临床应用

- 预防深静脉血栓形成（DVT）和肺栓塞（PE）
- 伴肝素诱导血小板减少症的血栓栓塞疾病患者进行胃肠道外抗凝治疗
- 血液透析的抗凝

肾功能正常时的剂量

- 预防深静脉血栓形成和肺栓塞：750U，每日2次，共7～10日（皮下注射）
- 肝素诱导血小板减少症患者的血栓栓塞疾病治疗：静脉注射2500U（体重低于55kg时1250U；超过90kg时3750U），然后静脉滴注每小时400U共2小时，每小时300U共2小时，最后每小时200U共5日
- 血液透析：见"其他信息"

药代动力学

分子量（Da）	约6500
蛋白结合率（%）	无数据
尿中原型药排泄率（%）	40～50
分布容积（L/kg）	8～9
半衰期（h）：正常/ESRF	25/（>31）

药物代谢

达那肝素钠主要经肾排泄清除，动物实验显示肝不参与此药代谢

肾功能（GFR，ml/min）受损时的剂量

20～50	与肾功能正常时同剂量
10～20	谨慎使用
<10	谨慎使用。预防血栓栓塞时，第二次及其后的用药剂量应减少

肾脏替代治疗时的剂量

APD/CAPD	不被透析清除。与GFR<10ml/min时同剂量
HD	不被透析清除。与GFR<10ml/min时同剂量
HDF/HFD	透析清除力不详。与GFR<10 ml/min时同剂量
CAV/VVHD	不被透析清除。与GFR=10～20ml/min时同剂量

重要的药物相互作用

与其他药物合用的潜在风险

- 镇痛药：与静脉用双氯芬酸（diclofenac）合用可增加出血风险，应避免合用
- 抗凝血药：可增强口服抗凝血药的作用
- 干扰凝血酶原时间的实验室检查，密切监测抗凝血药作用

用法

溶液配制	用5%葡萄糖溶液或0.9%氯化钠溶液配制
用法	皮下注射，静脉注射，静脉滴注
输注速度	与给药剂量相关

其他信息

- 生产商禁止在严重肾功能受损患者中应用此药，除非有肝素诱导血小板减少症且无其他药物可应用时
- 药代动力学信息来自 Pharmacy Update. 1997 Nov/Dec; www.cc.nih.gov/phar/updates/ 97novdec.html
- 体重超过90kg和肾功能受损的患者应监测抗Xa因子活性

此药同样可以应用于血液透析抗凝

- 每周透析 2 ~ 3 次
  - 第 1 次和第 2 次透析：透析前静脉注射 3750U；若患者体重低于 55kg，则给予 2500U
  - 随后的透析：透析前静脉注射 3000U，只要气泡室中没有纤维蛋白索条出现。若患者体重低于 55kg，则给予 2000U
- 每日透析
  - 第 1 次透析：透析前静脉注射 3750U；若患者体重低于 55kg，则给予 2500U
  - 第 2 次透析：透析前静脉注射 2500U；若患者体重低于 55kg，则给予 2000U
  - 在第 2 次和随后透析前，都应留取血样本检测抗 Xa 因子水平（用于确定第 3 次和随后透析时的用药剂量）
- 透析前抗 Xa 因子范围
  - 若血浆抗 Xa 因子水平低于 0.3U/ml，则第 3 次或随后透析前都应静脉注射 3000U。体重低于 55kg 的患者给予 2000U
  - 若血浆抗 Xa 因子水平在 0.3 ~ 0.35U/ml，则第 3 次或随后透析前都应静脉注射 2500U。体重低于 55kg 的患者给予 1500U
  - 若血浆抗 Xa 因子水平在 0.35 ~ 0.4U/ml，则第 3 次或随后透析前都应静脉注射 2000U。体重低于 55kg 的患者则给予 1500U
  - 若血浆抗 -Xa 因子水平高于 0.4U/ml，则在透析前不给任何剂量的达那肝素钠。但是，若气泡室中出现纤维蛋白索条，仍给静脉注射 1500U（不管患者体重情况）

- 在透析期间，血浆抗 Xa 因子水平应维持在 0.5 ~ 0.8U/ml
- 如果需要，在每次透析前和透析 30 分钟及 4 小时时，可取血样本
- 鱼精蛋白（protamine）并非出血并发症的解药。如果不能检测血浆抗 Xa 因子，则在第 1 ~ 4 次透析前，分别静脉注射达那肝素钠 3750U、3750U、3000U 和 2500U，而在其后的透析前静脉注射 2500U。在第 4 次和第 7 次透析前，应取血样本检验，以确保无药物累积
- 用药后 24 ~ 36 小时有可能出现穿刺部位渗血
- 血液滤过
  - 体重 55 ~ 90kg：静脉注射 2500U，随后静脉滴注每小时 600U 共 4 小时，之后每小时 400U 共 4 小时，最后每小时 200 ~ 600U 以维持足够的抗 Xa 因子水平
  - 体重低于 55kg：静脉注射 2000U，随后每小时 400U，共 4 小时，最后每小时 150 ~ 400U 以维持足够的抗 Xa 因子水平（Drug Information Handbook, 22nd ed. American Pharmacists Association. Lexicomp）
- 连续性静脉 - 静脉血液滤过：起始静脉注射 750U，然后静脉滴注每小时每千克体重 0.7 ~ 2U [Wester JPJ. Guidelines for anticoagulation with danaparoid sodium and lepirudin in continuous venovenoushemofiltration. Neth J Crit Care. 2004;8(4)：293-301]。尽管存在不同的用药方案，但是上述方案应用达那肝素钠的剂量最小

硫酸鱼精蛋白　Protamine sulphate

临床应用

中和肝素（heparin）的抗凝作用

肾功能正常时的剂量

取决于肝素静脉给药或皮下注射的停药时间及肝素用量

药代动力学

分子量（Da）	约 4500
蛋白结合率（%）	1
尿中原型药排泄率（%）	无数据
分布容积（L/kg）	12.3
半衰期（min）：正常 / ESRF	7.4/-

药物代谢

肝素 - 鱼精蛋白复合物的代谢尚未被阐明。据推测，该复合物可能被部分代谢，或可能被纤溶酶溶解，从而使肝素释放

肾功能（GFR，ml/min）受损时的剂量

20 ~ 50	与肾功能正常时同剂量
10 ~ 20	与肾功能正常时同剂量
<10	与肾功能正常时同剂量

肾脏替代治疗时的剂量

APD/CAPD	透析清除力不详。与肾功能正常时同剂量
HD	透析清除力不详。与肾功能正常时同剂量
HDF/HFD	透析清除力不详。与肾功能正常时同剂量
CAV/ VVHD	透析清除力不详。与肾功能正常时同剂量

重要的药物相互作用

与其他药物合用的潜在风险

- 未知

用法

溶液配制	-
用法	静脉给药
输注速度	5mg/min

其他信息

- 在体外肝素化治疗时中和肝素的剂量为：每 100U 肝素需约 1.5mg 鱼精蛋白
- 大多数临床医师推荐：每 1 ~ 1.5mg 硫酸鱼精蛋白中和 100U 肝素，这取决于肝素用药时间的长短
- 本药也许能局部用于出血性瘘管（bleeding fistulae）的止血

2. 双香豆素类抗凝血药及拮抗剂

华法林钠　Warfarin sodium

临床应用

抗凝血药

肾功能正常时的剂量

据国际标准化比值（INR）调整剂量

药代动力学

分子量（Da）	330.3
蛋白结合率（%）	99
尿中原型药排泄率（%）	0
分布容积（L/kg）	0.14
半衰期（h）：正常 / ESRF	37/ 不变

药物代谢

本药 R- 及 S- 异构体均在肝内代谢。两异构体均经 CYP2C9（具有遗传多态性）介导进行代谢，S- 异构体代谢速度较 R- 异构体快。R- 异构体的代谢还有其他同工酶参与。华法林钠几乎无或完全无抗凝活性的代谢产物从胆汁重吸收后随尿液排泄。

肾功能（GFR，ml/min）受损时的剂量

20 ~ 50	与肾功能正常时同剂量
10 ~ 20	与肾功能正常时同剂量
<10	与肾功能正常时同剂量

肾脏替代治疗时的剂量

APD/CAPD	不被透析清除。与肾功能正常时同剂量
HD	不被透析清除。与肾功能正常时同剂量
HDF/HFD	透析清除力不详。与肾功能正常时同剂量
CAV/ VVHD	不被透析清除。与肾功能正常时同剂量

重要的药物相互作用

与其他药物合用的潜在风险（许多药物与华法林钠存在相互作用，有下列药物时开处方需谨慎）

● 增强抗凝作用：乙醇（alcohol）、胺碘酮（amiodarone）、促蛋白合成类固醇类（anabolic steroids）、阿司匹林（aspirin）、氨曲南（aztreonam）、比卡鲁胺（bicalutamide）、头孢菌素类（cephalosporins）、氯霉素（chloramphenicol）、西咪替丁（cimetidine）、环丙沙星（ciprofloxacin）、氯吡格雷（clopidogrel）、蔓越莓汁（cranberry juice）、达那唑（danazol）、丹参（danshen）、双嘧达莫（dipyridamole）、决奈达隆（dronedarone）、双硫仑（disulfiram）、恩他卡朋（entacapone）、埃索美拉唑（esomeprazole）、艾塞那肽（exenatide）、依折麦布（ezetimibe）、贝特类（fibrates）、氟康唑（fluconazole）、氟他胺（flutamide）、氟伐他汀（fluvastatin）、氨基葡萄糖（glucosamine）、葡萄柚汁（grapefruit juice）、伊曲康唑（itraconazole）、酮康唑（ketoconazole）、左旋咪唑（levamisole）、左氧氟沙星（levofloxacin）、大环内酯类（macrolides）、哌甲酯（methylphenidate）、甲硝唑（metronidazole）、咪康唑（miconazole）、米氮平（mirtazapine）、萘啶酸（nalidixic acid）、新霉素（neomycin）、诺氟沙星（norfloxacin）、非甾体抗炎药（NSAIDs）、氧氟沙星（ofloxacin）、奥美拉唑（omeprazole）、泮托拉唑（pantoprazole）、对乙酰氨基酚（paracetamol）、

青霉素类（penicillins）、氯胍（proguanil）、普罗帕酮（propafenone）、利托那韦（ritonavir）、瑞舒伐他汀（rosuvastatin）、沙奎那韦（saquinavir）、选择性 5-HT 再摄取抑制剂（SSRIs）、辛伐他汀（simvastatin）、苯磺唑酮（sulfinpyrazone）、磺胺类（sulphonamides）、他莫昔芬（tamoxifen）、替加氟（tegafur）、睾酮（testosterone）、四环素类（tetracyclines）、甲状腺激素类（thyroid hormones）、替加环素（tigecycline）、托瑞米芬（toremifene）、曲马多（tramadol）、甲氧苄啶（trimethoprim）、丙戊酸盐（valproate）、文拉法辛（venlafaxine）、维生素 E（vitamin E）、伏立康唑（voriconazole）

- 减弱抗凝作用：阿维 A（acitretin）、阿托伐他汀（atorvastatin）、硫唑嘌呤（azathioprine）、巴比妥类（barbiturates）、卡马西平（carbamazepine）、肠内营养剂（enteral feeds）、艾司利卡西平（eslicarbazepine）、恩杂鲁胺（enzalutamide）、磷苯妥英（fosphenytoin）、人参（ginseng）、灰黄霉素（griseofulvin）、口服避孕药（oral contraceptives）、苯巴比妥（phenobarbital）、苯妥英（phenytoin）、扑米酮（primidone）、利福霉素类（rifamycins）、圣约翰草（St John's wort，应避免合用）、硫糖铝（sucralfate）、维生素 K（vitamin K）
- 增强或减弱抗凝作用：阴离子交换树脂（anion exchange resins）、阿扎那韦（atazanavir）、糖皮质激素类（corticosteroids）、饮食变化、丙吡胺（disopyramide）、依非韦伦（efavirenz）、呋山那韦（fosamprenavir）、奈韦拉平（nevirapine）、利托那韦（ritonavir）、特拉匹韦（telaprevir）、三环类抗抑郁药（tricyclic antidepressants）、曲唑酮（trazodone）

- 镇痛药：静脉用双氯芬酸（diclofenac）及酮咯酸（ketorolac）可增加出血风险，应避免合用
- 抗凝血药：与阿哌沙班（apixaban）、达比加群（dabigatran）、依度沙班（edoxaban）及利伐沙班（rivaroxaban）合用增加出血风险，应避免合用
- 抗糖尿病药：与磺脲类（sulphonylureas）合用增强降血糖作用，也可能改变抗凝作用
- 甘菊（camomile）：增强抗凝作用
- 环孢素（ciclosporin）：少量报道显示环孢素能改变本药抗凝作用，且偶有报道称本药可降低环孢素浓度
- 细胞毒性药物：与厄洛替尼（erlotinib）、伊马替尼（imatinib）和瑞格非尼（regorafenib）合用会增加出血风险；卡培他滨（capecitabine）、依托泊苷（etoposide）、氟尿嘧啶（fluorouracil）、异环磷酰胺（ifosfamide）、吉非替尼（gefitinib）、吉西他滨（gemcitabine）、索拉非尼（sorafenib）及威罗非尼（vemurafenib）可增强本药作用；巯嘌呤（mercaptopurine）及米托坦（mitotane）可减弱本药作用
- 褪黑激素（melatonin）：可能升高 INR

用法

溶液配制	-
用法	口服
输注速度	-

其他信息

肾功能受损时本药的蛋白结合率下降

醋硝香豆素（尼科马龙）Acenocoumarol (Nicoumalone)

临床应用

抗凝血药

肾功能正常时的剂量

- 起始剂量：如果未予负荷剂量，第一日 2~4mg
- 负荷剂量：第一日 6mg，第二日 4mg
- 维持剂量：通常每日 1~8mg，根据国际标准化比值（INR）进行调整

药代动力学

分子量（Da）	353.3
蛋白结合率（%）	>98
尿中原型药排泄率（%）	<0.2
分布容积（L/kg）	0.16 ~ 0.18 R（+）对映异构体；0.22 ~ 0.34 S（-）对映异构体
半衰期（h）：正常/ESRF（8 ~ 11）/可能不变	

药物代谢

醋硝香豆素在体内广泛代谢，但其代谢产物似乎对人类无药理活性。其中29%从粪便排泄，60%从尿液排泄。少于0.2% 以原型排泄

肾功能（GFR，ml/min）受损时的剂量

20 ~ 50	与肾功能正常时同剂量
10 ~ 20	与肾功能正常时同剂量
<10	与肾功能正常时同剂量

肾脏替代治疗时的剂量

APD/CAPD	透析清除力不详，与肾功能正常时同剂量
HD	透析清除力不详，与肾功能正常时同剂量
HDF/HFD	透析清除力不详，与肾功能正常时同剂量
CAV/ VVHD	透析清除力不详，与肾功能正常时同剂量

重要的药物相互作用

与其他药物合用的潜在风险（香豆素类药物与其他类药物有显著的相互作用，与以下药物合用需要谨慎处方）

- 增强抗凝作用：乙醇（alcohol）、胺碘酮（amiodarone）、促蛋白合成类固醇类（anabolic steroids）、阿司匹林（aspirin）、氨曲南（aztreonam）、比卡鲁胺（bicalutamide）、头孢菌素类（cephalosporins）、氯霉素（chloramphenicol）、西咪替丁（cimetidine）、环丙沙星（ciprofloxacin）、贝特类（fibrates）、氯吡格雷（clopidogrel）、蔓越莓汁（cranberry juice）、达那唑（danazol）、双嘧达莫（dipyridamole）、双硫仑（disulfiram）、决奈达隆（dronedarone）、埃索美拉唑（esomeprazole）、依折麦布（ezetimibe）、氟康唑（fluconazole）、氟他胺（flutamide）、氟伐他汀（fluvastatin）、葡萄柚汁（grapefruit juice）、伊曲康唑（itraconazole）、酮康唑（ketoconazole）、左旋咪唑（levamisole）、

左氧氟沙星（levofloxacin）、大环内酯类（macrolides）、哌甲酯（methyl-phenidate）、甲硝唑（metronidazole）、咪康唑（miconazole）、萘啶酸（nali-dixic acid）、新霉素（neomycin）、诺氟沙星（norfloxacin）、非甾体抗炎药（NSAIDs）、氧氟沙星（ofloxacin）、奥美拉唑（omeprazole）、泮托拉唑（pantoprazole）、对乙酰氨基酚（parac-etamol）、青霉素类（penicillins）、普罗帕酮（propafenone）、利托那韦（ri-tonavir）、瑞舒伐他汀（rosuvastatin）、选择性 5-HT 再摄取抑制剂（SSRIs）、辛伐他汀（simvastatin）、苯磺唑酮（sulfin-pyrazone）、磺胺类（sulphonamides）、他莫昔芬（tamoxifen）、睾酮（testos-terone）、四环素类（tetracyclines）、甲状腺激素类（thyroid hormones）、替加环素（tigecycline）、托瑞米芬（toremifene）、曲马多（tramadol）、甲氧苄啶（trimethoprim）、丙戊酸盐（valproate）、维生素 E（vitamin E）、伏立康唑（voriconazole）

- 减弱抗凝作用：阿维 A（acitretin）、硫唑嘌呤（azathioprine）、卡马西平（carbamazepine）、肠内营养剂（enter-al feeds）、恩杂鲁胺（enzalutamide）、磷苯妥英（fosphenytoin）、灰黄霉素（griseofulvin）、口服避孕药（oral contraceptives）、苯巴比妥（pheno-barbital）、苯妥英（phenytoin）、利福霉素类（rifamycins）、圣约翰草（St John's wort，避免同时使用）、硫糖铝（sucralfate）、维生素 K（vitamin K）
- 增强或减弱抗凝作用：阴离子交换树脂（anion exchange resins）、糖皮质激素类（corticosteroids）、饮食变化、依非韦伦（efavirenz）、呋山那韦（fosamprenavir）、三环类抗抑郁药（tricyclic antidepressants）

- 镇痛药：静脉用双氯芬酸（diclofenac）和酮咯酸（ketorolac）能增加出血风险，应避免合用
- 抗凝血药：与阿哌沙班（apixaban）、达比加群（dabigatran）、依度沙班（edoxaban）和利伐沙班（rivaroxaban）合用会增加出血风险，应避免合用
- 抗糖尿病药：与磺脲类（sulphony-lureas）合用增强降血糖作用，也可能影响抗凝作用
- 环孢素（ciclosporin）：有个别报道认为环孢素能改变本药抗凝作用，另外，合用也可能降低环孢素浓度
- 细胞毒性药物：厄洛替尼（erlotinib）能增加出血风险；卡培他滨（capecit-abine）、依托泊苷（etoposide）、氟尿嘧啶（fluorouracil）、异环磷酰胺（ifosfamide）、索拉非尼（sorafenib）和替加氟（tegafur）能增强本药的抗凝作用；巯嘌呤（mercaptopurine）和米托坦（mitotane）能减弱本药的作用

用法

溶液配制	-
用法	口服
输注速度	-

其他信息

- 醋硝香豆素延长凝血活酶时间 36～72 小时
- 尿毒症时蛋白结合率下降
- 用药剂量根据 INR 调整
- 生产商建议，严重肾病患者应避免使用本药，因为出血风险大于获益

植物甲萘醌（维生素 K） Phytomenadione (Vitamin K)

临床应用

- 治疗维生素 K 缺乏症
- 口服抗凝血药的解毒剂

肾功能正常时的剂量

每日 5 ~ 40mg，分次给药

药代动力学

分子量（Da）	450.7
蛋白结合率（%）	90
尿中原型药排泄率（%）	<10
分布容积（L/kg）	0.05 ~ 0.13
半衰期（h）： 正常 / ESRF	（1.5 ~ 3）/ 不变

药物代谢

维生素 K 迅速代谢为更具极性的代谢产物，并以葡糖苷酸和硫酸盐共轭物形式从胆汁和尿液排泄

肾功能（GFR，ml/min）受损时的剂量

20 ~ 50	与肾功能正常时同剂量
10 ~ 20	与肾功能正常时同剂量
<10	与肾功能正常时同剂量

肾脏替代治疗时的剂量

APD/CAPD	可能不被透析清除。与肾功能正常时同剂量
HD	可能不被透析清除。与肾功能正常时同剂量
HDF/HFD	透析可清除。与肾功能正常时同剂量
CAV/VVHD	可能不被透析清除。与肾功能正常时同剂量

重要的药物相互作用

与其他药物合用的潜在风险

- 拮抗香豆素类（coumarins）、苯茚二酮（phenindione）的抗凝作用

用法

溶液配制	-
用法	静脉给药，肌内注射，口服
输注速度	Konakion®：静脉注射应非常缓慢（1mg/min）
	Konakion MM®： 每 10mg 稀释于 55ml 5% 葡萄糖溶液中，缓慢静脉滴注（滴注 15 ~ 30 分钟）
	［译者注：Konakion® 不含胶束（micelle）， 而 Konakion MM® 含有胶束］
注释	静脉注射过快时有出现过敏反应的风险
	避光滴注
	Konakion® 使用时不应被稀释
	只有 Konakion MM Paediatric® 能肌内注射或口服

其他信息

- 严重出血患者推荐使用 Konakion MM®
- 抗凝血药解毒：在 Konakion® 给药 8 ~ 12 小时后，或 Konakion MM® 给药 3 小时后，应复查凝血酶原时间，如剂量不足，可重复给药
- 梗阻性黄疸患者需要口服维生素 K 时，可给水溶性制剂二磷酸甲萘氢醌钠（menadiol sodium diphosphate），剂量范围相似

3. 凝血酶抑制剂及拮抗剂

阿加曲班　Argatroban

临床应用

抗凝血药
- 肝素诱发血小板减少症（HIT）时，用本药预防及治疗血栓
- 给有 HIT 风险的患者做经皮冠脉介入术时，用本药辅助抗凝

肾功能正常时的剂量

- 用于预防或治疗血栓：每分钟静脉滴注 2μg/kg；根据药物效应（监测活化部分凝血活酶时间，APTT）调整剂量；最大剂量为每分钟 10μg/kg
- 用于经皮冠脉介入术：初始通过大口径静脉管路注射 350μg/kg，3～5 分钟注射完，而后以每分钟 25μg/kg 的速度静脉滴注。如需要，可再次静脉注射 150μg/kg，随后调整至每分钟 15～40μg/kg 静脉滴注
- 血液透析抗凝：初始静脉注射 250μg/kg，之后连续静脉滴注 2μg/（kg·min）。透析结束前 1 小时停止静脉滴注。维持活化凝血时间（ACT）在 170～220 秒

药代动力学

分子量（Da）	508.6
蛋白结合率（%）	54
尿中原型药排泄率（%）	16
分布容积（L/kg）	0.17
半衰期（min）：	（39～51）/
正常 / ESRF	不变

药物代谢

阿加曲班的体内代谢尚未完全明确。已知的代谢产物（M1、M2 和 M3）是由 3- 甲基四氢喹啉环（3- methyltetrahydroquinoline ring）羟基化和芳构化（aromatisation）形成，此反应主要在肝内进行。初级代谢产物 M1 的抗凝血酶作用为阿加曲班的 1/40。代谢产物 M1、M2 和 M3 可在尿液中测到，而 M1 还可在血浆和粪便中测到。阿加曲班主要从粪便排泄，推测可能是通过胆汁分泌进入肠道。静脉滴注 ^{14}C 标记的阿加曲班后，（21.8 ± 5.8）% 的药物从尿液排泄，（65.4 ± 7.1）% 的药物从粪便排泄

肾功能（GFR，ml/min）受损时的剂量

20～50	与肾功能正常时同剂量
10～20	与肾功能正常时同剂量
<10	与肾功能正常时同剂量

肾脏替代治疗时的剂量

APD/CAPD	可能不被透析清除。与肾功能正常时同剂量
HD	不被透析清除。与肾功能正常时同剂量
HDF/HFD	不被透析清除。与肾功能正常时同剂量
CAV/VVHD	不被透析清除。与肾功能正常时同剂量

重要的药物相互作用

与其他药物合用的潜在风险
- 镇痛药：应避免与静脉用双氯芬酸（diclofenac）和酮咯酸（ketorolac）合用，可增加出血风险
- 抗血小板药和抗凝血药：可能增加出血风险
- 肝素（heparin）：应避免合用
- 尿激酶（urokinase）：可能增加出血风险
- 溶栓药：可能增加出血风险；增强阿加曲班的作用

用法

溶液配制	-
用法	静脉给药
输注速度	静脉注射：持续 3 ~ 5 分钟
	静脉滴注：每分钟 2 ~ 25μg/kg
注释	若在冷藏或控制室温条件下避光保存，其理化稳定性可达 96 小时
	用 0.9% 氯化钠溶液、5% 葡萄糖溶液或乳酸盐林格液将本药稀释成 1mg/ml，例如，250mg（2.5ml）稀释到 250ml 液体中。溶液必须翻转混合 1 分钟

其他信息

- 也可用于血液透析抗凝。先静脉注射 0.1mg/kg，随后以每小时 0.1 ~ 0.2mg/kg 的速度持续滴注，调整剂量以维持 APTT 达正常值的 1.5 ~ 3 倍
- 用于 CVVHD 抗凝时，建议以每分钟 0.5 ~ 1μg/kg 的速度滴注，调整剂量以维持 APTT 在正常值的 1.5 ~ 2 倍［O Shea SI, Ortel TL, Kovalik EC. Alternative methods of anticoagulation for dialysis-dependent patients with heparin induced thrombocytopenia. Seminars in Dialysis. 2003. 16(1): 61-67］
- 4 小时的血液透析可清除 20% 的阿加曲班
- 无特效解毒药
- 有明显出血的患者禁用此药

比伐卢定　Bivalirudin

临床应用

抗凝血药

- 经皮冠脉介入术（PCI）
- 治疗不稳定型心绞痛或非 ST 段抬高型心肌梗死

肾功能正常时的剂量

- PCI：起始静脉注射 750μg/kg，之后以 1.75mg/（kg·h）静脉滴注
- 不稳定型心绞痛或非 ST 段抬高型心肌梗死：静脉注射 100μg/kg，之后以 250μg/（kg·h）静脉滴注。见产品说明书

药代动力学

分子量（Da）	2180.3
蛋白结合率（%）	0
尿中原型药排泄率（%）	20
分布容积（L/kg）	0.1
半衰期（h）： 正常 / ESRF	（13~37）/ 57 （血液透析患者非透析日310）

药物代谢

作为一种多肽，比伐卢定能被代谢成氨基酸，然后参与体内氨基酸循环利用。比伐卢定通过蛋白酶（包括凝血酶）作用代谢。凝血酶裂解了其分子 N- 末端序列精氨酸（Arg_3）和脯氨酸（Pro_4）之间的肽键，致其对凝血酶催化活性位点亲和力丧失，从而失活

肾功能（GFR，ml/min）受损时的剂量

30~59	静脉注射剂量与肾功能正常时相同。静脉滴注剂量减少到 1.4mg/（kg·h）
<30	首次静脉注射剂量与肾功能正常时相同，之后静脉滴注剂量减少到 1mg/（kg·h）。见"其他信息"

肾脏替代治疗时的剂量

APD/CAPD	透析清除力不详。慎用
HD	透析可清除。首次静脉注射剂量与肾功能正常时相同，之后静脉滴注剂量减少到 0.25mg/（kg·h）
HDF/HFD	透析可清除。首次静脉注射剂量与肾功能正常时相同，之后静脉滴注剂量减少到 0.25mg/（kg·h）
CAV/ VVHD	透析清除力不详。与 GFR< 30ml/min 时同剂量

重要的药物相互作用

与其他药物合用的潜在风险

- 镇痛药：与静脉用双氯芬酸（diclofenac）和酮咯酸（ketorolac）合用，会增加出血风险
- 抗血小板药和抗凝血药：合用会增加出血风险
- 溶栓药：合用可能增加出血风险；增强本药作用

用法

溶液配制	每小瓶 250mg 用 5ml 注射用水配制
用法	静脉给药
输注速度	1.75mg/（kg·h）
注释	如静脉滴注，可用 0.9% 氯化钠溶液或 5% 葡萄糖溶液进一步稀释成 50ml 溶液室温下可稳定存放 24 小时

其他信息

- 肾功能受损时应监测活化凝血时间（ACT）
- 比伐卢定可在停用普通肝素 30 分钟或低分子量肝素 8 小时后开始使用
- 目前尚无解药（药物过量致出血时尚无药可拮抗）
- "英国产品特性概述"（UK SPC）认为 GFR<30ml/min 的患者应禁用本药，而"美国数据表"（US data sheet）认为严重肾功能受损患者和透析患者才需禁用本药

- 按照 Lobo BL 的意见（Lobo BL. Use of newer anticoagulants in patients with chronic kidney disease. Am J Health-Syst Pharm. 2007 Oct 1; 64:2017-2026），肾功能受损时本药的用量如下
  - GFR=30 ~ 50ml/min：
    用量为 1.75mg/（kg·h）
  - GFR<30ml/min：
    用量为 1.0mg/（kg·h）
  - 血液透析患者：
    用量为 0.25mg/（kg·h）

地西卢定　Desirudin

临床应用

矫形外科手术患者深静脉血栓形成（DVT）的预防（译者注：地西卢定为重组水蛭素衍生物，能抑制凝血酶起抗凝作用）

肾功能正常时的剂量

15mg，术前 5～15 分钟注射，随后 15mg，每日 2 次，持续 9～12 日或直至可以活动

药代动力学

分子量（Da）	6963.4
蛋白结合率（%）	无数据
尿中原型药排泄率（%）	40～50
分布容积（L/kg）	0.25
半衰期（h）：正常 / ESRF	（2～3）/-

药物代谢

地西卢定经肾代谢和排泄，40%～50% 以药物原型从尿液排泄

肾功能（GFR，ml/min）受损时的剂量

31～60	初始 5mg，每日 2 次，目标是活化部分凝血活酶时间（APTT）少于 0.85 秒
<31	初始 1.7mg，每日 2 次，监测 APTT

肾脏替代治疗时的剂量

APD/CAPD	不被透析清除。与 GFR<31ml/min 时同剂量
HD	不被透析清除。与 GFR<31ml/min 时同剂量
HDF/HFD	透析清除力不详。与 GFR<31ml/min 时同剂量
CAV/VVHD	不被透析清除。与 GFR<31ml/min 时同剂量

重要的药物相互作用

与其他药物合用的潜在风险

● 与抗凝血药、抗血小板药、磺达肝癸钠（fondaparinux）、非甾体抗炎药（NSAIDs）、肝素（heparin）和右旋糖酐（dextran）合用，均增加出血风险

用法

溶液配制	用提供的稀释剂配制
用法	皮下注射
输注速度	-

其他信息

● 用药剂量来自 Drug Information Hand book, 22nd ed. American Pharmacists Association. Lexicomp
● 此药作用的可逆性差
● APTT 水平可以通过静脉应用去氨加压素（DDAVP）降低
● 本药可在具名病例的基础上（on a named patient basis）从安万特制药公司（Aventis Pharma）获得
● 药物剂量的 7% 经肾代谢

达比加群酯　Dabigatran etexilate

临床应用

直接凝血酶抑制剂

- 预防成人选择性髋关节或膝关节置换术的静脉血栓栓塞（VTE）并发症
- 预防心房颤动（AF）患者脑卒中和全身性栓塞
- 成人深静脉血栓形成（DVT）和肺栓塞（PE）的治疗，以及成人复发的 DVT 和 PE 的预防

肾功能正常时的剂量

- VTE：术后 1~4 小时内 110mg，随后每日 220mg（疗程长短取决于手术类型）

  老年人或正在接受 CYP 抑制剂如胺碘酮（amiodarone）或维拉帕米（verapamil）治疗的患者：75mg，每日 1 次，然后每日 150mg
- AF：150mg，每日 2 次

  老年人或正在接受维拉帕米治疗，或高出血风险患者：110mg，每日 2 次
- 治疗和预防复发性 DVT 和 PE：150mg，每日 2 次

  老年人或正在接受维拉帕米治疗，或高出血风险患者：110mg，每日 2 次

药代动力学

分子量（Da）	627.7
蛋白结合率（%）	34~35
尿中原型药排泄率（%）	85
分布容积（L/kg）	60~70
半衰期（h）： 　正常 / ESRF	（12~14，骨科术后 14~17）/ （24~28）

药物代谢

达比加群酯是一种前体药物，不具备任何药理活性。该药口服后迅速吸收，并在血浆和肝内由酯酶催化水解成达比加群。达比加群是一种高效的竞争性可逆性直接凝血酶抑制剂，是本药在血浆中的主要活性成分，主要（85%）经尿液排泄，6% 经粪便排泄

肾功能（GFR，ml/min）受损时的剂量

30~50	VTE：术后 1~4 小时内 75mg，随后每日 150mg；若同时使用 CYP 抑制剂，则用 75mg AF/DVT/PE：110~150mg，每日 2 次
10~30	避免使用。见"其他信息"
<10	避免使用。见"其他信息"

肾脏替代治疗时的剂量

APD/CAPD	透析可清除。与 GFR<10ml/min 时同剂量
HD	透析可清除。与 GFR<10ml/min 时同剂量
HDF/HFD	透析可清除。与 GFR<10ml/min 时同剂量
CAV/VVHD	透析可清除。与 GFR=10~30ml/min 时同剂量

重要的药物相互作用

与其他药物合用的潜在风险

- 镇痛药：与非甾体抗炎药（NSAIDs）合用可能增加出血风险；与酮咯酸（ketorolac）或静脉用双氯芬酸（diclofenac）合用增加出血风险，应避免合用

- 抗心律失常药：胺碘酮（amiodarone）可增加本药浓度，合用时应减少本药剂量；决奈达隆（dronedarone）可增加本药浓度，应避免合用
- 抗菌药：利福平（rifampicin）可减少本药浓度，应避免合用；与克拉霉素（clarithromycin）合用可能增加出血风险
- 抗凝血药：与其他抗凝血药合用可增加出血风险，应避免合用
- 抗抑郁药：与选择性 5-HT 再摄取抑制剂（SSRIs）合用可能增加出血风险；圣约翰草（St John's wort）可能减少本药浓度，应避免合用
- 抗真菌药：酮康唑（ketoconazole）可能增加本药浓度，伊曲康唑（itraconazole）可能增加本药浓度，均应避免合用
- 环孢素（ciclosporin）：可能增加本药浓度，应避免合用
- 苯磺唑酮（sulfinpyrazone）：可能增加出血风险
- 他克莫司（tacrolimus）：可能增加本药浓度，应避免合用
- 替格瑞洛（ticagrelor）：可增加本药浓度
- 维拉帕米（verapamil）：合用时本药剂量应减至 150mg/d，GFR=30～50ml/min 时应减至 75mg/d

用法

溶液配制	-
用法	口服
输注速度	-

其他信息

- 口服生物利用度为 6.5%
- 当血液透析的透析液流速为 700ml/min，血液流速为 200ml/min 或 350～390ml/min 时，4 小时透析可清除 50%～60% 的达比加群酯
- 生产商禁止在肾衰竭时使用本药，因能增加出血风险
- "美国数据表"（US data sheet）建议，肾功能受损时治疗心房颤动的药物剂量如下：GFR>30ml/min 时，药物剂量与肾功能正常时相同；GFR=15～30ml/min 时，给予 75mg，每日 2 次。如果患者正在使用 CYP 抑制剂，则应避免使用本药
- 与肾功能正常者相比，GFR=30～50ml/min 的患者和 GFR=10～30ml/min 的患者本药的药-时曲线下面积（AUC）分别上升了约 2.7 倍和 6 倍
- 建议最后一次使用本药 12 小时后，再转换至其他肠外抗凝血药

伊达赛珠单抗　Idarucizumab

临床应用

人源化单克隆抗体片段

- 快速逆转达比加群（dabigatran）的抗凝作用

肾功能正常时的剂量

- 5g，即刻
- 在特定情况下，可以再次给药

药代动力学

分子量（Da）	47766
蛋白结合率（%）	无数据
尿中原型药排泄率（%）	32.1
分布容积（L/kg）	8.9
半衰期（h）：正常 / ESRF	10.3/-

药物代谢

抗体代谢存在几种途径，所有这些途径均包含抗体经生物降解为小分子，如小分子肽或氨基酸，然后被重吸收并进入一般蛋白质的合成代谢中

肾功能（GFR，ml/min）受损时的剂量

20～50	与肾功能正常时同剂量
10～20	与肾功能正常时同剂量
<10	与肾功能正常时同剂量

肾脏替代治疗时的剂量

APD/CAPD	不被透析清除，与肾功能正常时同剂量
HD	不被透析清除，与肾功能正常时同剂量
HDF/HFD	不被透析清除，与肾功能正常时同剂量
CAV/VVHD	不被透析清除，与肾功能正常时同剂量

重要的药物相互作用

与其他药物合用的潜在风险

- 疫苗：避免与活疫苗合用

用法

溶液配制	-
用法	静脉滴注，静脉注射
输注速度	每 5～10 分钟静脉滴注 2.5g

其他信息

伊达赛珠单抗可引起一过性蛋白尿，通常在给药 4 小时后达到顶峰，在 12～24 小时内恢复正常。这和肾蛋白溢出（renal protein overflow）相关，并不代表肾功能受损

4. Xa 因子抑制剂

利伐沙班　Rivaroxaban

临床应用

Xa 因子抑制剂

- 用于择期行髋关节或膝关节置换术的成年患者，预防静脉血栓栓塞
- 治疗深静脉血栓形成（DVT）或肺栓塞（PE）
- 预防心房颤动（AF）患者脑卒中
- 预防急性冠脉综合征（ACS）的动脉粥样硬化血栓事件

肾功能正常时的剂量

- 手术：每日 10mg
- DVT 或 PE 治疗：15mg，每日 2 次，治疗 21 日，随后 20mg，每日 1 次
- AF：20mg，每日 1 次
- ACS：2.5mg，每日 2 次

药代动力学

分子量（Da）	435.9
蛋白结合率（%）	92 ~ 95
尿中原型药排泄率（%）	36
分布容积（L/kg）	50
半衰期（h）：正常 / ESRF	（7 ~ 11）/ 延长

药物代谢

利伐沙班由 CYP3A4 和 CYP2J2 及其他机制介导进行代谢。约 2/3 的口服药被代谢，代谢产物等量地从尿液和粪便排泄；剩余的 1/3 以原型通过肾小管主动分泌从尿液排泄

肾功能（GFR，ml/min）受损时的剂量

30 ~ 50	AF：15mg，每日 1 次。DVT 或 PE：15mg，每日 2 次，治疗 21 日；随后 15 ~ 20mg，每日 1 次
15 ~ 29	谨慎使用。AF：15mg，每日 1 次。DVT 或 PE：15mg，每日 2 次，治疗 21 日；随后 15 ~ 20mg，每日 1 次
<15	避免使用

肾脏替代治疗时的剂量

APD/CAPD	不被透析清除。避免使用
HD	不被透析清除。避免使用
HDF/HFD	不被透析清除。避免使用
CAV/ VVHD	不被透析清除。与 GFR= 15 ~ 29ml/min 时同剂量

重要的药物相互作用

与其他药物合用的潜在风险

- 镇痛药：与静脉用双氯芬酸（diclofenac）和酮咯酸（ketorolac）合用，能增加出血风险，应避免合用
- 抗菌药：利福平（rifampicin）降低本药浓度
- 抗凝血药：与其他抗凝血药合用增加出血风险，应避免合用
- 抗抑郁药：圣约翰草（St John's wort）可能降低本药浓度
- 抗癫痫药：卡马西平（carbamazepine）、磷苯妥英（fosphenytoin）、苯巴比妥（phenobarbital）、苯妥英（phenytoin）及扑米酮（primidone）可能降低本药浓度

- 抗真菌药：酮康唑（ketoconazole）能升高本药浓度，应避免合用；避免与伊曲康唑（itraconazole）、泊沙康唑（posaconazole）和伏立康唑（voriconazole）合用
- 抗病毒药：避免与阿扎那韦（atazanavir）、达芦那韦（darunavir）、呋山那韦（fosamprenavir）、茚地那韦（indinavir）、洛匹那韦（lopinavir）、沙奎那韦（saquinavir）和替拉那韦（tipranavir）合用；利托那韦（ritonavir）能升高本药浓度，应避免合用
- 可比司他（cobicistat）：可能增强可比司他的作用，应避免合用

用法

溶液配制	-
用法	口服
输注速度	-

其他信息

- 生物利用度为 80% ~ 100%
- GFR=30 ~ 50ml/min 和 GFR=15 ~ 29ml/min 时，药-时曲线下面积（AUC）分别增加 1.5 倍和 1.6 倍，会导致出血风险增加
- 鱼精蛋白（protamine）和维生素 K 对利伐沙班的抗凝活性无影响

阿哌沙班　Apixaban

临床应用

Xa 因子抑制剂

- 成人患者髋关节或膝关节置换术后预防静脉血栓形成
- 预防心房颤动引起的脑卒中和系统性栓塞
- 治疗及预防深静脉血栓形成（DVT）和肺栓塞（PE）

肾功能正常时的剂量

- 手术：2.5mg，每日 2 次
- 心房颤动：2.5 ~ 5mg，每日 2 次（根据体重和年龄决定）
- 治疗深静脉血栓形成和肺栓塞：10mg，每日 2 次，共 7 日；然后，5mg，每日 2 次
- 预防深静脉血栓形成和肺栓塞：2.5mg，每日 2 次

药代动力学

分子量（Da）	459.5
蛋白结合率（%）	87
尿中原型药排泄率（%）	27
分布容积（L/kg）	21
半衰期（h）：正常 / ESRF	12/-

药物代谢

阿哌沙班主要在肝内通过 CYP3A4 和 CYP3A5 的作用进行代谢。阿哌沙班能经多种途径清除。人体中约 25% 的药物以代谢产物形式主要经粪便排泄。肾清除约占清除总量的 27%，也可通过胆汁或直接从肠道清除

肾功能（GFR，ml/min）受损时的剂量

30 ~ 50	与肾功能正常时同剂量。慎用
15 ~ 30	与肾功能正常时同剂量。慎用
<15	慎用。心房颤动：2.5mg，每日 2 次。见"其他信息"

肾脏替代治疗时的剂量

APD/CAPD	可能不被透析清除。与 GFR<15ml/min 时同剂量
HD	不被透析清除。与 GFR< 15ml/min 时同剂量
HDF/HFD	透析清除力不详。与 GFR<15ml/min 时同剂量
CAV/VVHD	透析清除力不详。与 GFR=15 ~ 30ml/min 时同剂量

重要的药物相互作用

与其他药物合用的潜在风险

- 镇痛药：应避免与静脉用双氯芬酸（diclofenac）和酮咯酸（ketorolac）合用，可增加出血风险
- 抗菌药：避免与克拉霉素（clarithromycin）和泰利霉素（telithromycin）合用；利福平（rifampicin）可能降低本药浓度，治疗深静脉血栓和肺栓塞时避免合用
- 抗凝血药：避免与其他抗凝血药合用，可增加出血风险
- 抗抑郁药：圣约翰草（St John's wort）可能降低本药浓度，治疗深静脉血栓形成和肺栓塞时避免合用
- 抗癫痫药：卡马西平（carbamazepine）、苯巴比妥（phenobarbital）、磷苯妥英（fosphenytoin）、苯妥英（phenytoin）和扑米酮（primidone）可能降低本药浓度，治疗深静脉血栓形成和肺栓塞时应避免与卡马西平合用
- 抗真菌药：酮康唑（ketoconazole）能增加本药浓度，应避免合用；应避免与伊曲康唑（itraconazole）、泊沙康唑（posaconazole）和伏立康唑（voriconazole）合用

- 抗病毒药：应避免与阿扎那韦（ataza-navir）、波西普韦（boceprevir）、达芦那韦（darunavir）、呋山那韦（fos-amprenavir）、茚地那韦（indinavir）、洛匹那韦（lopinavir）、利托那韦（ritonavir）、沙奎那韦（saquinavir）、特拉匹韦（telaprevir）和替拉那韦（tipranavir）同时使用
- 可比司他（cobicistat）：应避免合用

用法

溶液配制　-
用法　　　口服
输注速度　-
注释　　　可以压碎并悬浮在水或 5% 葡萄糖溶液，或苹果汁中，或者混合于苹果泥中，立即口服。也可以压碎并悬浮在 60ml 水或 5% 葡萄糖溶液中，立即通过鼻饲管给药

　　　　　在水或 5% 葡萄糖溶液，或苹果汁，或苹果泥中能稳定 4 小时

其他信息

- 口服生物利用度为 50%
- 由于缺乏资料及潜在出血风险，生产商不建议在严重肾功能受损时应用此药
- 美国心脏协会（ADA）及美国卒中协会（ASA）并不推荐在严重肾功能受损患者中应用此药预防脑卒中及栓塞
- 血液透析能使药 - 时曲线下面积（AUC）减少 14%
- 肾功能受损对阿哌沙班的药峰浓度无影响。肾功能下降会增加阿哌沙班的系统暴露量。与内生肌酐清除率（CCr）正常的个体相比，轻度（CCr=50～80ml/min）、中度（CCr=30～50ml/min）和重度（CCr=15～30ml/min）肾功能受损的患者，阿哌沙班的药 - 时曲线下面积（AUC）分别增加了 16%、29% 和 44%。但是，肾功能受损并不影响阿哌沙班血药浓度与抗 Xa 因子活性的关系

依度沙班对甲苯磺酸盐　Edoxaban tosilate

临床应用

选择性 Xa 因子抑制剂

- 成人非瓣膜病心房颤动患者预防卒中及系统栓塞
- 治疗及预防深静脉血栓形成（DVT）和肺栓塞（PE）

肾功能正常时的剂量

- 60mg，每日 1 次
- 体重低于 60kg，或与 P- 糖蛋白（P-gp）抑制剂合用时，宜减量至 30mg，每日 1 次

药代动力学

分子量（Da）	720.3
蛋白结合率（%）	约 55
尿中原型药排泄率（%）	35
分布容积（L/kg）	107
半衰期（h）：正常 / ESRF	（10~14）/-

药物代谢

依度沙班原型是本药在血浆中的主要存在形式。依度沙班可通过水解（由羧酸酯酶 1 介导）、共轭或氧化（通过 CYP3A4/5 介导）进行代谢（<10%），共产生 3 种活性代谢产物，主要代谢产物为通过水解形成的 M4，在健康受试者中其暴露量接近母体化合物的 10%，其他代谢产物的暴露量低于母体化合物的 5%。依度沙班是外排转运蛋白 P- 糖蛋白（P-gp）的底物，但不是摄取转运蛋白（如有机阴离子转运蛋白多肽 OATP-1B1、有机阴离子转运蛋白 OAT1 或 OAT3，或有机阳离子转运蛋白 OCT2）的底物。依度沙班的活性代谢产物是 OATP1B1 的底物。约 35% 的给药剂量从肾清除，剩余部分是靠代谢和胆道或肠道排泄清除

肾功能（GFR，ml/min）受损时的剂量

15 ~ 50	30mg，每日 1 次
<15	15mg，每日 1 次 [1]

肾脏替代治疗时的剂量

APD/CAPD	不被透析清除。与 GFR<15ml/min 时同剂量
HD	9% 可被透析清除。与 GFR<15ml/min 时同剂量
HDF/HFD	透析清除力不详。与 GFR<15ml/min 时同剂量
CAV/VVHD	透析清除力不详。与 GFR=15~50ml/min 时同剂量

重要的药物相互作用

与其他药物合用的潜在风险

- 镇痛药：与非甾体抗炎药（NSAIDs）和大剂量阿司匹林（aspirin）合用可增加出血风险；与静脉用双氯芬酸（diclofenac）和酮咯酸（ketorolac）合用可增加出血风险，应避免合用
- 抗心律失常药：决奈达隆（dronedarone）可增加本药浓度，合用时需减少本药剂量
- 抗菌药：红霉素（erythromycin）可增加本药浓度，合用时需减少本药剂量；利福平（rifampicin）可降低本药浓度
- 抗凝血药：与其他抗凝血药合用可增加出血风险，应避免合用
- 抗抑郁药：圣约翰草（St John's wort）可降低本药浓度
- 抗癫痫药：卡马西平（carbamazepine）、磷苯妥英（fosphenytoin）、苯巴比妥（phenobarbital）、苯妥英（phenytoin）和扑米酮（primidone）可能会降低本药浓度

- 抗真菌药：酮康唑（ketoconazole）可增加本药浓度，合用时需减少本药剂量
- 环孢素（ciclosporin）：可增加本药浓度，合用时需减少本药剂量

用法

溶液配制	-
用法	口服
输注速度	-

其他信息

- 与健康受试者比较，轻度（CCr =50～80ml/min）、中度（CCr=30～49ml/min）及重度（CCr < 30ml/min，但尚未透析）肾功能受损患者的药-时曲线下面积（AUC）分别增加了 32%、74% 和 72%
- 本药的生物利用度为 62%
- 血液透析治疗 4 小时可去除本药 9%

参考文献

[1] Bounameaux H, Camm AJ. Edoxaban: an update on the new oral direct factor Xa inhibitor. Drugs. 2014; 74 (11):1209-1231.

磺达肝癸钠　*Fondaparinux sodium*

临床应用

- 预防深静脉血栓形成（DVT）
- 深静脉血栓形成、肺栓塞、不稳定型心绞痛和心肌梗死后抗凝治疗

肾功能正常时的剂量

- 预防深静脉血栓形成
  - 外科：术后 6 小时 2.5mg，然后每日 2.5mg
  - 内科：每日 2.5mg
- 治疗浅静脉血栓：每日 2.5mg（如体重＞50kg）
- 治疗不稳定型心绞痛和心肌梗死：每日 2.5mg
- 治疗深静脉血栓形成和肺栓塞
  - 体重低于 50kg：每日 5mg
  - 体重 50～100kg：每日 7.5mg
  - 体重大于 100kg：每日 10mg

药代动力学

分子量（Da）	1728
蛋白结合率（%）	97～98.6（与抗凝血酶结合）
尿中原型药排泄率（%）	64～77
分布容积（L/kg）	0.1～0.12
半衰期（h）：正常/ESRF	（17～21）/72

药物代谢

虽然研究还不充分，但至今尚未发现磺达肝癸钠在体内进行代谢，并无活性代谢产物形成证据。64%～77% 的磺达肝癸钠以原型从肾排泄

肾功能（GFR，ml/min）受损时的剂量

20～50	每日 1.5mg。见"其他信息"
10～20	减少剂量。见"其他信息"
＜10	减少剂量。见"其他信息"

肾脏替代治疗时的剂量

APD/CAPD	可能不被透析清除。与 GFR＜10ml/min 时同剂量
HD	透析可清除。与 GFR＜10ml/min 时同剂量
HDF/HFD	透析可清除。与 GFR＜10ml/min 时同剂量
CAV/VVHD	透析清除力不详。与 GFR=10～20ml/min 时同剂量

重要的药物相互作用

与其他药物合用的潜在风险

- 与其他任何影响凝血的药物合用会增加出血风险

用法

溶液配制	-
用法	皮下注射
输注速度	-

其他信息

- GFR=30～50ml/min 且体重＞100kg 的患者治疗深静脉血栓形成时，给予起始剂量 10mg，然后减量至每日 7.5mg。谨慎用药
- 严重肾功能受损患者使用本药会增加出血风险，因此生产商建议避免使用
- 血液透析期间磺达肝癸钠的清除率增加 20%
- 本药 2.5mg，每 48 小时给药 1 次，已成功地用于联合治疗深静脉血栓形成和透析抗凝，用药 10 周，未见任何不良反应［Haase M, Bellomo R, Rocktaeschel J, et al. Use of fondaparinux (arixtra) in a dialysis patient with symptomatic heparin-induced thrombocytopenia type Ⅱ. Nephrol Dial Transplant. 2005 Feb；20(2): 444-446］

- 本药 2.5mg 已被成功地用于 4 小时低通量透析器的血液透析抗凝，不过在下一次透析前患者抗 Xa 因子水平仍然升高，有增加出血风险的可能［Sombolos KI, Fragia TK, Gionanlis LC, et al. Use of fondaparinux as an anticoagulant during hemodialysis: a preliminary study. Int J Clin Pharmacol Ther. 2008 Apr; 46(4): 198-203］

- 一些医疗单位于透析前给患者注射 2.5 ~ 5mg 磺达肝癸钠进行抗凝，做血液透析滤过治疗
- 如下研究推荐透析前给予本药起始剂量 0.03mg/kg 进行抗凝［Mahieu E, Claes K, Jacquemin M, et al. Anticoagulation with fondaparinux for hemodiafiltration in patients with heparin- induced thrombocytopenia：dose-finding study and safety evaluation. Arti f Organs. 2013 May; 37(5): 482-487］

5. 茚二酮类抗凝血药

苯茚二酮　Phenindione

临床应用

抗凝血药

肾功能正常时的剂量

- 第 1 日：200mg
- 第 2 日：100mg
- 维持剂量：每日 50 ~ 150mg，取决于国际标准化比值（INR）水平

药代动力学

分子量（Da）	222.2
蛋白结合率（%）	>97
尿中原型药排泄率（%）	无数据
分布容积（L/kg）	无数据
半衰期（h）：正常 / ESRF	(5 ~ 6) /-

药物代谢

肝内代谢。苯茚二酮代谢产物经常使尿液呈粉色或橙色

肾功能（GFR，ml/min）受损时的剂量

20 ~ 50	与肾功能正常时同剂量
10 ~ 20	与肾功能正常时同剂量
<10	与肾功能正常时同剂量

肾脏替代治疗时的剂量

APD/CAPD	透析清除力不详。与肾功能正常时同剂量
HD	透析清除力不详。与肾功能正常时同剂量
HDF/HFD	透析清除力不详。与肾功能正常时同剂量
CAV/ VVHD	透析清除力不详。与肾功能正常时同剂量

重要的药物相互作用

与其他药物合用的潜在风险

香豆素类（coumarins）存在许多重要的药物相互作用，处方时需认真关注以下内容

- 抗凝作用能被以下药物增强：乙醇（alcohol）、胺碘酮（amiodarone）、促蛋白合成类固醇类（anabolic steroids）、阿司匹林（aspirin）、氨曲南（aztreonam）、比卡鲁胺（bicalutamide）、头孢菌素类（cephalosporins）、氯霉素（chloramphenicol）、西咪替丁（cimetidine）、环丙沙星（ciprofloxacin）、氯吡格雷（clopidogrel）、蔓越莓汁（cranberry juice）、达那唑（danazol）、双嘧达莫（dipyridamole）、双硫仑（disulfiram）、决奈达隆（dronedarone）、贝特类（fibrates）、葡萄柚汁（grapefruit juice）、左氧氟沙星（levofloxacin）、大环内酯类（macrolides）、甲硝唑（metronidazole）、萘啶酸（nalidixic acid）、新霉素（neomycin）、诺氟沙星（norfloxacin）、非甾体抗炎药（NSAIDs）、氧氟沙星（ofloxacin）、对乙酰氨基酚（paracetamol）、青霉素类（penicillins）、利托那韦（ritonavir）、瑞舒伐他汀（rosuvastatin）、磺胺类（sulphonamides）、甲状腺激素类（thyroid hormones）、睾酮（testosterone）、四环素类（tetracyclines）、替加环素（tigecycline）、曲马多（tramadol）、甲氧苄啶（trimethoprim）

- 抗凝作用能被以下药物减弱：口服避孕药（oral contraceptives），利福霉素类（rifamycins），维生素 K（vitamin K）
- 抗凝作用能被以下药物增强或减弱：阴离子交换树脂类（anion exchange resins），糖皮质激素类（corticosteroids），饮食变化
- 镇痛药：静脉用双氯芬酸（diclofenac）和酮咯酸（ketorolac）能增加出血风险，应避免合用
- 抗凝血药：与阿哌沙班（apixaban）、达比加群（dabigatran）、依度沙班（edoxaban）和利伐沙班（rivaroxaban）合用能增加出血风险，应避免合用

- 环孢素（ciclosporin）：有个案报道环孢素能改变本药抗凝作用；也偶见环孢素浓度降低

用法

溶液配制	-
用法	口服
输注速度	-

其他信息

- 生产商建议严重肾功能受损时禁用此药
- 根据 INR 调整剂量
- 肾功能受损时，由于蛋白结合率下降，本药抗凝作用增强

七、纤维蛋白溶解药

尿激酶　Urokinase

临床应用

纤维蛋白溶解药
- 溶解动静脉瘘及静脉导管血栓
- 治疗血栓栓塞性血管疾病，如深静脉血栓形成（DVT）、肺栓塞（PE）及外周血管闭塞性疾病

肾功能正常时的剂量

- 导管内给药（夹闭导管）：5000~250000U，0.5~2小时
- 静脉滴注：5000~250000U，滴注0.5~48小时（取决于当地治疗方案）
- 治疗血栓栓塞性血管疾病：据制剂及血栓栓塞部位决定剂量
- 查阅产品文献可获得更多信息

药代动力学

分子量（Da）	33000~54000
蛋白结合率（%）	无数据
尿中原型药排泄率（%）	低
分布容积（L/kg）	无数据
半衰期（min）：正常/ESRF	20/延长

药物代谢

尿激酶可经肝从循环中快速清除。无活性的降解产物主要经肾排泄，部分经胆汁排泄

肾功能（GFR，ml/min）受损时的剂量

20~50	与肾功能正常时同剂量
10~20	与肾功能正常时同剂量
<10	与肾功能正常时同剂量

肾脏替代治疗时的剂量

APD/CAPD	不被透析清除。与肾功能正常时同剂量
HD	不被透析清除。与肾功能正常时同剂量
HDF/HFD	透析清除力不详。与肾功能正常时同剂量
CAV/VVHD	不被透析清除。与肾功能正常时同剂量

重要的药物相互作用

与其他药物合用的潜在风险
- 未知

用法

溶液配制	溶于2ml 0.9%氯化钠溶液中
用法	-
输注速度	多样

其他信息

- 用药剂量来自 Kumwenda M, Cornall A, Corner L, et al. Urokinase for dysfunctional haemodialysis catheters. Br J Renal Med. 2005, 10(3): 10-11
- 透析期间也可应用本药
- 有尿毒症凝血功能障碍或出血倾向的患者用药需谨慎
- 某些医疗单位将5000U本药与浓度为1000U/ml的肝素1.5ml混合应用

链激酶　Streptokinase

临床应用

纤维蛋白溶解药

- 对深静脉血栓形成、肺栓塞、急性动脉血栓栓塞、急性心肌梗死、动静脉内瘘血栓形成进行溶栓治疗

肾功能正常时的剂量

- 负荷剂量：首剂 25 万单位，然后每小时 10 万单位持续 12 ~ 72 小时（参考 "产品特性概述"）
- 心肌梗死：150 万单位，随后服用阿司匹林
- HD 瘘管血栓形成：10 ~ 25000 单位封闭在瘘管中，30 ~ 45 分钟后重复

药代动力学

分子量（Da）	47408
蛋白结合率（%）	无数据
尿中原型药排泄率（%）	0
分布容积（L/kg）	0.02 ~ 0.08
半衰期（min）：正常 / ESRF	18/-

药物代谢

少量链激酶与抗链激酶抗体结合并被代谢，半衰期为 18 分钟；大部分药物形成链激酶 - 纤溶酶原激活物复合体并被生物转化，半衰期约为 80 分钟

肾功能（GFR，ml/min）受损时的剂量

20 ~ 50	与肾功能正常时同剂量
10 ~ 20	与肾功能正常时同剂量
<10	与肾功能正常时同剂量

肾脏替代治疗时的剂量

APD/CAPD	不被透析清除。与肾功能正常时同剂量
HD	不被透析清除。与肾功能正常时同剂量
HDF/HFD	可能不被透析清除。与肾功能正常时同剂量
CAV/ VVHD	不被透析清除。与肾功能正常时同剂量

重要的药物相互作用

与其他药物合用的潜在风险

- 链激酶不应与抗凝血药合用
- 静脉滴注肝素需停用 4 小时后才能静脉输注链激酶。如果停用肝素不足 4 小时即需用链激酶，用硫酸鱼精蛋白中和肝素；静脉滴注链激酶 4 小时后，即可开始静脉输注肝素，随后口服抗凝血药

用法

溶液配制	详见生产商的说明书
用法	静脉滴注
输注速度	将负荷剂量 25 万单位溶解至 100ml 液体中静脉滴注，滴注 30 分钟以上，随后给予适量液体输注维持剂量
	治疗急性心肌梗死，将 150 万单位本药溶解至 50 ~ 200ml 液体中静脉滴注，滴注 1 小时以上
注释	处理闭塞的 HD 瘘管，将 10 万单位本药加入 100ml 0.9% 氯化钠溶液中，取 10 ~ 25ml 注入瘘管内血栓形成处

其他信息

- 肾功能不全患者的药代动力学无明显改变，因此无须减量
- 生产商建议只有经评估认为获益大于风险时，才对严重肾功能受损患者应用本药

阿替普酶（重组人组织型纤溶酶原激活剂）

Alteplase (recombinant human tissue-type plasminogen activator, rt-PA)

临床应用

纤维蛋白溶解药
- 治疗急性心肌梗死
- 治疗肺栓塞
- 治疗急性缺血性脑卒中
- 疏通透析管路（译者注：透析管路通过溶栓来疏通）

肾功能正常时的剂量

- 急性心肌梗死：应用加速给药方案
  - 于发病 6 小时内开始治疗：静脉注射 15mg，随后静脉滴注 50mg，30 分钟滴完，再静脉滴注 35mg，1 小时滴完（总量 100mg）
  - 于发病 6 ~ 12 小时内开始治疗：静脉注射 10mg，1 ~ 2 分钟注射完，随后静脉滴注 50mg，1 小时滴完，之后再给药 4 次，每次静脉滴注 10mg，30 分钟滴完（总剂量 100mg，超过 3 小时）
  - 体重不足 65kg 的患者需要减量
- 肺栓塞：静脉注射 10mg，1 ~ 2 分钟注射完，随后静脉滴注 90mg，2 小时滴完。体重不足 65kg 的患者，总剂量不超过 1.5mg/kg
- 急性缺血性脑卒中：0.9mg/kg 静脉滴注，60 分钟滴完，开始时先静脉注射上述总量的 10%，最大剂量 90mg。必须在症状发生后 4.5 小时内开始治疗
- 疏通透析管路：2mg。见"其他信息"

药代动力学

分子量（Da）	65000（非糖基化蛋白）
蛋白结合率（%）	无数据
尿中原型药排泄率（%）	极少
分布容积（L/kg）	0.1

半衰期（min）：

正常 / ESRF　（α：4 ~ 5；β：40）/?
[译者注：本药的相对血浆半衰期（α）为 4 ~ 5 分钟，深室（deep compartment）残留量的半衰期（β）约为 40 分钟]

药物代谢

阿替普酶似乎主要在肝内代谢，随后释放降解产物入血。阿替普酶的排泄特点和降解产物并未完全清楚。有限的证据显示，健康成人接受放射性标记的外源性人黑色素瘤细胞组织型纤溶酶原激活剂后，其主要从尿液排泄，约 80% 的放射性物质在 18 小时内被清除

肾功能（GFR，ml/min）受损时的剂量

20 ~ 50	与肾功能正常时同剂量
10 ~ 20	与肾功能正常时同剂量
<10	与肾功能正常时同剂量

肾脏替代治疗时的剂量

APD/CAPD	不被透析清除。与肾功能正常时同剂量
HD	不被透析清除。与肾功能正常时同剂量
HDF/HFD	透析清除力不详。与肾功能正常时同剂量
CAV/VVHD	不被透析清除。与肾功能正常时同剂量

重要的药物相互作用

与其他药物合用的潜在风险

- 与香豆素衍生物（coumarin derivatives）、抗血小板聚集药、肝素（heparin）和其他抗凝血药合用会增加出血风险

用法

溶液配制	50mg 包装：溶解在 50ml 注射用水中
	20mg 包装：溶解在 20ml 注射用水中
	上面配制的溶液可以用 0.9% 灭菌氯化钠进一步稀释（最小浓度为 0.2mg/ml）
用法	静脉给药

输注速度注释	见 "肾功能正常时的剂量"
	注射用水和葡萄糖溶液不能用于稀释
	每小瓶 50mg 相当于 2900 万单位
	每小瓶 20mg 相当于 1160 万单位

其他信息

- 体重不足 65kg 的患者给药总量为 1.5mg/kg
- 与链激酶（streptokinase）相比，阿替普酶的过敏反应发生率较低，而且可以重复给药
- 50mg 包装的阿替普酶中含 1.7g 精氨酸，20mg 包装中含 0.7g 精氨酸，在肾衰竭时应用可能导致高钾血症
- 用药期间应注意潜在的出血
- 疏通透析管路时，可将此药 2mg 溶解成 2ml，分别注入每个管腔中，保留 60 分钟以上或保留至下次血液透析
- 疏通透析管路的其他给药方法：给每个管腔滴注 20mg，超过 20 小时滴完；或滴注 50mg，超过 12 小时滴完；或滴注 8mg，超过 4 小时滴完

瑞替普酶　Reteplase

临床应用

溶栓药
- 用于急性心肌梗死

肾功能正常时的剂量

10U，注射 2 分钟以上；30 分钟后再次给予 10U

药代动力学

分子量（Da）	39571.1
蛋白结合率（%）	无数据
尿中原型药排泄率（%）	可忽略
分布容积（L）	
半衰期：正常 /ESRF	$6 \sim 6.5$ 纤溶半衰期为 1.6 小时 / 延长 优势半衰期（$t_{1/2\alpha}$）（dominant haft-life）为 14.6 ± 6.7 分钟 终末半衰期（$t_{1/2\beta}$）（terminal haft-life）为 1.6 小时 ±39 分钟 [译者注：有论著将 $t_{1/2\alpha}$ 称为初始半衰期（initial half-life），参见 Drugs, 1996, 52 (4)：589-605]

药物代谢

主要经肝和肾清除

肾功能（GFR，ml/min）受损时的剂量

20 ~ 50	与肾功能正常时同剂量
10 ~ 20	与肾功能正常时同剂量
<10	与肾功能正常时同剂量。谨慎使用

肾脏替代治疗时的剂量

APD/CAPD	透析清除力不详。与 GFR< 10ml/min 时同剂量
HD	透析清除力不详。与 GFR< 10ml/min 时同剂量
HDF/HFD	透析清除力不详。与 GFR< 10ml/min 时同剂量
CAV/VVHD	透析清除力不详。与肾功能正常时同剂量

重要的药物相互作用

与其他药物合用的潜在风险
- 抗血小板药、肝素（heparin）、维生素 K 拮抗剂：增加出血风险

用法

溶液配制	溶于所提供的稀释液
用法	缓慢静脉给药
输注速度	2 分钟以上
注释	配制好后立刻使用 不能与肝素在同一静脉通路内混合给药

其他信息

- 在瑞替普酶治疗前后，应给予肝素和阿司匹林（aspirin），以降低再次形成血栓的风险，但可能增加出血风险
- 在严重肾衰竭的动物模型中，瑞替普酶的半衰期延长
- 严重肾功能受损时，发生出血并发症的风险可能增加
- 由于出血风险增加，"英国产品特性概述"（UK SPC）将严重肾功能受损作为用药禁忌证，但是"美国数据表"（US data sheet）仅建议慎用。

替奈普酶　Tenecteplase

临床应用

溶栓药

● 用于急性心肌梗死

肾功能正常时的剂量

30 ~ 50mg，取决于体重（500 ~ 600µg/kg）

药代动力学

分子量（Da）	70000
蛋白结合率（%）	无数据
尿中原型药排泄率（%）	微量
分布容积（L/kg）	6.1 ~ 9.1[1]（与体重和剂量相关）
半衰期（min）：正常 / ESRF	（90 ~ 130）/ 不变

药物代谢

替奈普酶通过与肝特异性受体结合而分解为短肽，最终从循环中清除

肾功能（GFR，ml/min）受损时的剂量

20 ~ 50	与肾功能正常时同剂量
10 ~ 20	与肾功能正常时同剂量
<10	与肾功能正常时同剂量

肾脏替代治疗时的剂量

APD/CAPD	可能不被透析清除。与肾功能正常时同剂量
HD	可能不被透析清除。与肾功能正常时同剂量
HDF/HFD	透析清除力不详。与肾功能正常时同剂量
CAV/ VVHD	透析清除力不详。与肾功能正常时同剂量

重要的药物相互作用

与其他药物合用的潜在风险

● 影响凝血或血小板功能的药物：增加出血风险

用法

溶液配制	用注射用水配制
用法	静脉给药
输注速度	大于 10 秒
注释	与葡萄糖不相容

其他信息

● 初始半衰期为 20 ~ 24 分钟
● 主要通过肝代谢清除
● 因缺乏临床经验，故不推荐重复给药

参考文献

[1] Tanswell P. Modi N, Combs D, et al. Pharmacokinetics and pharmacodynamics of tenecteplase in fibrinolytic therapy of acute myocardial infarction. Clin Pharmacokinet. 2002; 41(15): 1229-1245.

八、其他血液系统药物

普乐沙福　Plerixafor

临床应用

趋化因子受体拮抗剂

- 增强造血干细胞向外周血动员，以收集用于淋巴瘤或多发骨髓瘤患者的自体干细胞移植（此类患者干细胞动员能力差）

肾功能正常时的剂量

- 体重 <83kg：固定剂量 20mg 或 0.24mg/（kg·d）
- 体重 >83kg：0.24mg/（kg·d）
- 每日最大剂量 40mg
- 与粒细胞集落刺激因子合用

药代动力学

分子量（Da）	502.8
蛋白结合率（%）	58
尿中原型药排泄率（%）	70
分布容积（L/kg）	0.3
半衰期（h）：正常 / ESRF（3~5）/ 延长	

药物代谢

本药不被代谢。约 70% 的药物在服药后 24 小时内从尿液排泄

肾功能（GFR，ml/min）受损时的剂量

20~50	0.16mg/(kg·d)。每日最大剂量为 27mg
10~20	0.16mg/(kg·d)。每日最大剂量为 27mg
<10	0.16mg/(kg·d)。每日最大剂量为 27mg

肾脏替代治疗时的剂量

APD/CAPD	透析可清除。与 GFR<10ml/min 时同剂量
HD	透析可清除。与 GFR<10ml/min 时同剂量
HDF/HFD	透析可清除。与 GFR<10ml/min 时同剂量
CAV/ VVHD	透析可清除。与 GFR=10~20ml/min 时同剂量

重要的药物相互作用

与其他药物合用的潜在风险

- 未知

用法

溶液配制	-
用法	皮下注射
输注速度	-

其他信息

- 由于缺乏应用经验，在"英国产品特性概述"（UK SPC）中生产商没有给出 GFR<20ml/min 时的用药建议，但"美国数据表"（US data sheet）建议此时用药剂量与 GFR<50ml/min 时相同
- 单次给予 0.24mg/kg 本药后，肾功能受损患者的药物清除率均降低，且与 CCr 呈正相关。与肾功能正常的健康受试者相比，轻度（CCr=50~80ml/min）、中度（CCr=30~50ml/min）及重度（CCr<30ml/min）肾功能受损患者的 0~24 小时平均药 - 时曲线下面积（AUC_{0-24h}）分别增加 7%、32%、39%。但是，肾功能受损对药峰浓度（C_{max}）无影响

阿那格雷 Anagrelide

临床应用

治疗血小板增多症

肾功能正常时的剂量

每日 1~10mg，分次服用；最大单次剂量为 2.5mg；每日常用剂量为 1~3mg

药代动力学

分子量（Da）	292.5（氢氯化物）
蛋白结合率（%）	无数据
尿中原型药排泄率（%）	<1
分布容积（L/kg）	12
半衰期（h）：正常/ESRF	1.3/-

药物代谢

阿那格雷主要经 CYP1A2 介导代谢；低于 1% 的阿那格雷以原型从尿液排泄。2 个有药理学活性的主要代谢产物已被确定，即 2- 氨基 -5，6- 二氯 -3，4 二氢喹唑啉（2-amino-5，6-dichloro-3，4-di-hydroquinazoline）和 3- 羟基 - 阿那格雷（3-hydroxy anagrelide）。18%~35% 的药量将以 2- 氨基 -5，6- 二氯 -3，4 二氢喹唑啉的形式从尿液排泄

肾功能（GFR，ml/min）受损时的剂量

30~50	与肾功能正常时同剂量
10~30	与肾功能正常时同剂量，但需慎用，并尽可能应用最小剂量
<10	与肾功能正常时同剂量，但需慎用，并尽可能应用最小剂量

肾脏替代治疗时的剂量

APD/CAPD	透析清除力不详。与 GFR<10ml/min 时同剂量
HD	透析清除力不详。与 GFR<10ml/min 时同剂量
HDF/HFD	透析清除力不详。与 GFR<10ml/min 时同剂量
CAV/VVHD	透析清除力不详。与 GFR=10~30ml/min 时同剂量

重要的药物相互作用

与其他药物合用的潜在风险

- 阿司匹林（aspirin）：合用将增强抗血小板作用，合用前需认真评估潜在风险与获益
- 西洛他唑（cilostazol）：避免合用
- 葡萄柚汁（grapefruit juice）：可能减少阿那格雷的清除
- 磷酸二酯酶抑制剂（phosphodiesterase inhibitors）：避免与米力农（milrinone）和依诺昔酮（enoximone）合用

用法

溶液配制	-
用法	口服
输注速度	-

其他信息

- 生产商尚无肾功能受损时应用此药的资料，故需谨慎使用
- 可能引起水潴留、心动过速和各种心脏并发症
- 极少引起肌酐水平升高
- 大剂量可引起血压下降

鲁索利替尼　Ruxolitinib

临床应用

酪氨酸激酶抑制剂

● 治疗与脾大相关的疾病，以及原发性骨髓纤维化（MF）、真性红细胞增多症（PV）所致骨髓纤维化或原发性血小板增多症所致骨髓纤维化患者的相关症状［译者注：鲁索利替尼是一个选择性 Janus 相关激酶（Janus associate kinases，JAKs，为一类非受体酪氨酸激酶）抑制剂，能通过选择性地强效抑制 JAK1 和 JAK2 而治疗骨髓纤维化，是世界上第一个被批准用于治疗骨髓纤维化的药物（2011 年首先被美国 FDA 批准）］

肾功能正常时的剂量

5 ~ 25mg，每日 2 次。剂量取决于血小板计数

药代动力学

分子量（Da）	404.4（磷酸盐）
蛋白结合率（%）	97（大部分结合白蛋白）
尿中原型药排泄率（%）	<1
分布容积（L/kg）	53 ~ 65
半衰期（h）：正常 / ESRF	3（代谢产物 5.8）/-

药物代谢

鲁索利替尼主要经 CYP3A4（>50%）、部分经 CYP2C9 介导进行代谢，生成 2 种主要的活性代谢产物。约 74% 的药物从尿液排泄，约 22% 经粪便排泄

肾功能（GFR，ml/min）受损时的剂量

30 ~ 50	与肾功能正常时同剂量
15 ~ 30	MF：减量的 50%，每日 2 次给药；PV：起始剂量 5mg，每日 2 次
<15	避免使用

肾脏替代治疗时的剂量

APD/CAPD	不被透析清除。谨慎使用
HD	不被透析清除。MF：透析后 15 ~ 20mg，或在透析日透析后 10mg，每 12 小时 1 次。血小板计数在 100000 ~ 200000/m³：15mg，透析后即刻 1 次。血小板计数 >200000/m³：透析后 20mg，或在透析日透析后 10mg，每 12 小时 1 次。PV：单次 10mg，或在透析日 5mg，每 12 小时 1 次。见"其他信息"
HDF/HFD	不被透析清除。MF：透析后 15 ~ 20mg，或在透析日透析后 10mg，每 12 小时 1 次。血小板计数在 100000 ~ 200000/m³：15mg，透析后即刻 1 次。血小板计数 >200000/m³：透析后 20mg，或在透析日透析后 10mg，每 12 小时 1 次。PV：单次 10mg，或在透析日 5mg，每 12 小时 1 次。见"其他信息"
CAV/ VVHD	不被透析清除。与 GFR= 15 ~ 30ml/min 时同剂量。谨慎使用

重要的药物相互作用

与其他药物合用的潜在风险

- 抗菌药：克拉霉素（clarithromycin）和泰利霉素（telithromycin）能升高本药浓度，合用需减少本药用量；利福平（rifampicin）能降低本药浓度
- 抗真菌药：与氟康唑（fluconazole）、伊曲康唑（itraconazole）、酮康唑（ketoconazole）、泊沙康唑（posaconazole）和伏立康唑（voriconazole）合用时，需减少本药用量
- 抗精神病药：避免与氯氮平（clozapine）合用，存在诱发粒细胞缺乏症风险
- 抗病毒药：与波西普韦（boceprevir）、茚地那韦（indinavir）、洛匹那韦（lopinavir）、利托那韦（ritonavir）、沙奎那韦（saquinavir）和特拉匹韦（telaprevir）合用时，需减少本药用量

用法

溶液配制	-
用法	口服
输注速度	-

其他信息

- 透析患者的治疗：推荐剂量仅来自有限的数据。其他给药方案从疗效角度看可能更有效，然而，由于代谢产物蓄积，且此产物蓄积对安全性的影响知之甚少，因此，患者在调整剂量后，应个体化地严密监测药物安全性和有效性
- 对于行腹膜透析（PD）和连续性静脉 - 静脉血液滤过（CVVH）患者的药物用量，目前尚无可用数据
- 单次给予鲁索利替尼 25mg 后，其在不同程度肾功能受损患者中的药物暴露量与肾功能正常者相近。然而，鲁索利替尼代谢产物的血浆药 - 时曲线下面积（AUC）却随肾功能受损程度增加而上升，严重肾功能受损患者的 AUC 值上升最明显。代谢产物暴露的增加是否会对安全性造成影响目前尚未知。对于严重肾功能受损和终末期肾病（ESRD）患者，推荐调整药物用量。仅透析日给药能够减少代谢产物暴露，但同时也会降低药效，尤其会降低透析间期的药物疗效

司妥昔单抗　Siltuximab

临床应用

嵌合型（人 - 鼠）免疫球蛋白 G1κ（Ig-G1κ）单克隆抗体

- 治疗多中心型巨大淋巴细胞增生症（Multicentric Castleman's disease，MCD）

肾功能正常时的剂量

11mg/kg，每 3 周 1 次

药代动力学

分子量（Da）	145000
蛋白结合率（%）	无数据
尿中原型药排泄率（%）	无数据
分布容积（L/kg）	4.5
半衰期（d）： 正常 / ESRF	（12.1～20.5）/?

药物代谢

司妥昔单抗是一种单克隆抗体，推测它能被蛋白水解降解为小分子肽及单个氨基酸，经过受体介导清除

肾功能（GFR，ml/min）受损时的剂量

20～50	与肾功能正常时同剂量
12～20	与肾功能正常时同剂量
<12	与肾功能正常时同剂量。慎用

肾脏替代治疗时的剂量

APD/CAPD	可能不被透析清除。与 GFR<12ml/min 时同剂量
HD	可能不被透析清除。与 GFR<12ml/min 时同剂量
HDF/HFD	可能不被透析清除。与 GFR<12ml/min 时同剂量
CAV/ VVHD	可能不被透析清除。与肾功能正常时同剂量

重要的药物相互作用

与其他药物合用的潜在风险

- 活疫苗：增加全身性感染的风险，应避免合用
- 环孢素（ciclosporin）和他克莫司（tacrolimus）：在开始和终止应用司妥昔单抗时，应监测环孢素和他克莫司浓度，因为本药可能降低细胞色素 P_{450} 的活性

用法

溶液配制	-
用法	静脉滴注
输注速度	超过 60 分钟
注释	用 5% 葡萄糖溶液将总量稀释至 250ml
	使用内衬聚氯乙烯（PVC）或聚氨酯（PU）或聚乙烯（PE）的输液管路，并通过孔径 0.2μm 的聚醚砜（PES）过滤器进行静脉滴注

其他信息

- 由于缺乏研究，生产商建议在肾功能受损时慎用本药
- 基于人口药代动力学的临床试验资料分析，司妥昔单抗的清除在肾功能受损（CCr ≥ 12ml/min）患者与肾功能正常患者间并无差异

第六部分

内分泌系统药物

一、垂体激素及相关药

特利加压素　Terlipressin

临床应用

治疗食管静脉曲张出血

肾功能正常时的剂量

- 2mg，立即给药，若需要，随后每 4~6 小时再予 1~2mg（直至出血被控制），最长可用 72 小时
- 剂量以醋酸盐表示

药代动力学

分子量（Da）	1227.4（醋酸盐形式为 1437.6）
蛋白结合率（%）	约为 30
尿中原型药排泄率（%）	<2
分布容积（L/kg）	0.6~0.9
半衰期（min）：正常 / ESRF	（50~70）/-

药物代谢

特利加压素几乎全部在肾及肝经组织肽酶介导进行代谢，缓慢释放出其代谢产物赖氨酸加压素（lypressin）。不足 1% 的特利加压素及不足 0.1% 的赖氨酸加压素从尿液排泄

肾功能（GFR，ml/min）受损时的剂量

20~50	与肾功能正常时同剂量
10~20	与肾功能正常时同剂量。需谨慎使用
<10	与肾功能正常时同剂量。需谨慎使用

肾脏替代治疗时的剂量

APD/CAPD	透析清除力不详。与 GFR<10ml/min 时同剂量
HD	可能不被透析清除。与 GFR<10ml/min 时同剂量
HDF/HFD	透析清除力不详。与 GFR<10ml/min 时同剂量
CAV/ VVHD	透析清除力不详。与 GFR=10~20ml/min 时同剂量

重要的药物相互作用

与其他药物合用的潜在风险

- 未知

用法

溶液配制	用提供的溶剂配制
用法	静脉给药
输注速度	-
注释	新配制的溶液应储存于冰箱中，放置超过 12 小时应弃用

其他信息

- 1mg 醋酸特利加压素与 0.85mg 特利加压素等效
- 本药达峰时间为 1~2 小时，作用持续时间 4~6 小时
- 给药后 25~40 分钟起效，可持续 2~10 小时

● 下列信息来自马丁代尔制药公司
（Martindale Pharma）：某些研究发现
本药可改善肝肾综合征患者的肾功
能，每 6 小时给药 1mg，若 3 日后肌
酐下降不足 30%，只要患者无心血管
疾病还可加量至每 6 小时给药 2mg

● 可能引起高血压
● 有引起横纹肌溶解的个案报道

去氨加压素　Desmopressin (DDAVP)

临床应用

- 治疗尿崩症
- 治疗夜间遗尿
- 治疗由特发性夜间多尿导致的夜尿症
- 治疗组织活检后出血
- 组织活检前预防出血

肾功能正常时的剂量

- 尿崩症
  - 口服：每日 0.2 ~ 1.2mg，分 3 次服用
  - 静脉给药：每日 1 ~ 4μg
  - 吸入：10 ~ 40μg，1 次或分 2 次应用
  - 舌下：每日 120 ~ 720μg
- 夜间遗尿：口服，睡前 200 ~ 400μg；舌下，睡前 120 ~ 240μg
- 由多发性硬化所致的夜尿症（经鼻给药）：睡前 10 ~ 20μg
- 由特发性夜间多尿导致的夜尿症（舌下）：女性 25μg，男性 50μg，睡前 1 小时应用
- 活检：男性 16μg；女性 12μg，或 300 ~ 400ng/kg
- 尿毒症患者活检前预防出血：20μg 静脉给药（滴注 30 分钟以上）

药代动力学

分子量（Da）	1069.2（醋酸盐形式为 1129.3）
蛋白结合率（%）	0
尿中原型药排泄率（%）	45
分布容积（L/kg）	0.2 ~ 0.41
半衰期：	（吸入：55 分钟；口服：2.8 小时）/8.7 小时；
正常 / ESRF	静脉给药：51 ~ 158 分钟 /-

药物代谢

去氨加压素的体内代谢尚未清。它不受肝微粒体细胞色素 P_{450} 同工酶的影响。作为一个肽，去氨加压素应在体内分解成氨基酸，而后被再循环利用

肾功能（GFR，ml/min）受损时的剂量

20 ~ 50	与肾功能正常时同剂量
10 ~ 20	与肾功能正常时同剂量
<10	与肾功能正常时同剂量

肾脏替代治疗时的剂量

APD/CAPD	可能不被透析清除。与 GFR< 10ml/min 时同剂量
HD	可能不被透析清除。与 GFR< 10ml/min 时同剂量
HDF/HFD	透析清除力不详。与 GFR< 10ml/min 时同剂量
CAV/VVHD	可能不被透析清除。与 GFR= 10 ~ 20ml/min 时同剂量

重要的药物相互作用

与其他药物合用的潜在风险

- 未知

用法

溶液配制 -

用法　静脉给药，经鼻吸入，口服，皮下注射，肌内注射，舌下

输注速度 20 ~ 60 分钟

注释　　用 0.9% 氯化钠稀释至 50ml

注射速度不宜太快，否则产生快速耐受（tachyphylaxis）的风险会增加［译者注：有些药物快速注射（尤其是短时间内重复注射）可使机体反应减弱，即使增加剂量也达不到原来的反应水平，这即被称为药物快速耐受或急性耐受］

缺血性心脏病的患者应用时，静脉滴注的速度宜慢，否则会增加急性缺血事件风险

其他信息

● 正常治疗无效的广泛出血的急救处理：0.1 ~ 0.5μg/kg，一日 4 次，并配合应用共轭雌激素（conjugated oestrogens）0.6mg /（kg·d）静脉给药，最多用 5 日

● 去氨加压素通过刺激Ⅷ因子产生，可作为止血剂

● 起效时间小于 1 小时，持续作用时间 4 ~ 8 小时

托伐普坦　Tolvaptan

临床应用

选择性血管加压素 V_2 受体拮抗剂

- 治疗抗利尿激素分泌异常综合征（SI-ADH）导致的低钠血症
- 延缓成人型多囊肾病（ADPKD）的进展

［译者注：血管加压素 V_2 受体拮抗剂（包括托伐普坦）也已被批准应用于等容性或高容性的低钠血症治疗，以及伴上述低钠血症的心力衰竭水肿及肝硬化腹腔积液治疗］

肾功能正常时的剂量

- SIADH：15 ~ 60mg，每日 1 次
- ADPKD：每日 60 ~ 120mg，分 2 次服用，间隔 8 小时

药代动力学

分子量（Da）	448.9
蛋白结合率（%）	98
尿中原型药排泄率（%）	<1
分布容积（L/kg）	3
半衰期（h）：正常 / ESRF	12/-

药物代谢

本药主要经 CYP3A4 介导进行代谢，主要从粪便排泄

肾功能（GFR，ml/min）受损时的剂量

20 ~ 50	与肾功能正常时同剂量
10 ~ 20	与肾功能正常时同剂量
<10	谨慎应用。见"其他信息"

肾脏替代治疗时的剂量

APD/CAPD	可能不被透析清除。与 GFR<10ml/min 时同剂量
HD	可能不被透析清除。与 GFR<10ml/min 时同剂量
HDF/HFD	可能不被透析清除。与 GFR<10ml/min 时同剂量
CAV/ VVHD	可能不被透析清除。与 GFR=10 ~ 20ml/min 时同剂量

重要的药物相互作用

与其他药物合用的潜在风险

- 葡萄柚汁（grapefruit juice）：避免合用，可使本药暴露量增加 1.8 倍
- 用于治疗 ADPKD 时，与 CYP3A4 抑制剂合用需减少本药剂量

用法

溶液配制	-
用法	口服
输注速度	-

其他信息

- 无尿患者禁用。因缺乏研究，严重肾功能受损患者不建议应用本药
- 对限制入量的患者应用托伐普坦，需注意防止脱水
- 托伐普坦可能导致血钠快速上升
- 生物利用度为 56%
- 用较大剂量托伐普坦治疗成人型多囊肾病时，已有发生严重肝衰竭的报道

兰瑞肽　Lanreotide

临床应用

治疗神经内分泌肿瘤和甲状腺肿瘤，以及肢端肥大症

肾功能正常时的剂量

- 兰瑞肽注射液
  - 神经内分泌肿瘤和肢端肥大症：30mg，每 14 日 1 次，根据药物效应可增加至每 7～10 日 1 次
  - 甲状腺肿瘤：30mg，每 14 日 1 次，根据药物效应可增加至每 10 日 1 次
- Autogel
  - 肢端肥大症：60mg，每 28 日 1 次，根据药物效应调整剂量
  - 神经内分泌肿瘤：60～120mg，每 28 日 1 次，根据药物效应调整剂量

（译者注：兰瑞肽是一种生长抑素类似物，Autogel 为兰瑞肽储库型控释注射液）

药代动力学

分子量（Da）	1096.3
蛋白结合率（%）	未知
尿中原型药排泄率（%）	<5
分布容积（L/kg）	16.1
半衰期（h）：正常 / ESRF	2.5（储库型 5～30 日）/ 5（储库型 10～60 日）

药物代谢

无数据

肾功能（GFR，ml/min）受损时的剂量

20～50	与肾功能正常时同剂量
10～20	与肾功能正常时同剂量
<10	与肾功能正常时同剂量

肾脏替代治疗时的剂量

APD/CAPD	透析清除力不详。与肾功能正常时同剂量
HD	透析可清除。与肾功能正常时同剂量
HDF/HFD	透析可清除。与肾功能正常时同剂量
CAV/VVHD	透析可清除。与肾功能正常时同剂量

重要的药物相互作用

与其他药物合用的潜在风险

- 环孢素（ciclosporin）：降低环孢素浓度

用法

溶液配制	-
用法	兰瑞肽注射液：肌内注射；Autogel：皮下注射
输注速度	-

其他信息

- 由于本药的治疗窗较宽，肾功能受损时清除率虽有下降，但醋酸兰瑞肽仍可从正常剂量开始治疗，然后根据疗效调整剂量
- 生物利用度可达 55%～80%，取决于产品

帕瑞肽　Pasireotide

临床应用

- 治疗不能通过手术治疗或手术治疗失败的库欣病［门冬氨酸帕瑞肽（pasireotide diaspartate）］
- 治疗肢端肥大症［双羟萘酸帕瑞肽（pasireotide pamoate）］

肾功能正常时的剂量

- 库欣病：600～900μg，每日 2 次
- 肢端肥大症：每 4 周 20～60mg

药代动力学

分子量（Da）	1047.2（门冬氨酸盐：1313.4；双羟萘酸盐：1435.6）
蛋白结合率（%）	88
尿中原型药排泄率（%）	8
分布容积（L/kg）	>100
半衰期（h）：正常 / ESRF	（9～12）/-

药物代谢

帕瑞肽的药物代谢高度稳定，体外试验表明，此药不是 CYP 主要酶的底物、抑制剂或诱导剂。在健康受试者中，本药以原型存在于血浆、尿液和粪便中。帕瑞肽主要通过肝清除，以原型出现于粪便（占 48%）和尿液中

肾功能（GFR，ml/min）受损时的剂量

20～50	与肾功能正常时同剂量
10～20	与肾功能正常时同剂量
<10	与肾功能正常时同剂量

肾脏替代治疗时的剂量

APD/CAPD	可能不被透析清除。与肾功能正常时同剂量
HD	可能不被透析清除。与肾功能正常时同剂量
HDF/HFD	可能不被透析清除。与肾功能正常时同剂量
CAV/ VVHD	可能不被透析清除。与肾功能正常时同剂量

重要的药物相互作用

与其他药物合用的潜在风险

- 抗真菌药：避免与酮康唑（ketoconazole）合用
- 环孢素（ciclosporin）：合用可能降低环孢素浓度

用法

溶液配制	双羟萘酸帕瑞肽以生产商提供的 2ml 溶剂配制
用法	皮下注射（门冬氨酸帕瑞肽），肌内注射（双羟萘酸帕瑞肽）
输注速度	-

其他信息

- 肾对于帕瑞肽的清除作用较小。一项临床研究给轻度、中度或重度肾功能受损患者或终末期肾病（ESRD）患者单次皮下注射 900μg 帕瑞肽，结果显示对帕瑞肽的血浆暴露量并无显著影响。与对照组相比，非结合形式帕瑞肽的血浆暴露量（药 - 时曲线下面积，即 $AUC_{inf,u}$）在肾功能受损患者中分别增加了 33%（轻度）、25%（中度）、99%（重度）和 143%（终末期肾病）
- 尽管生产商未建议肾病时减少本药剂量，但由于非结合形式本药暴露量的增加，严重肾功能受损或终末期肾病（ESRD）患者仍应慎用本药

奥曲肽 Octreotide

临床应用

缓解胃肠胰内分泌肿瘤和肢端肥大症的症状

肾功能正常时的剂量

- 每日 50μg ~ 1.5mg
- 长效剂型：10 ~ 30mg，每 4 周 1 次

药代动力学

分子量（Da）	1019.2（醋酸盐）
蛋白结合率（%）	65
尿中原型药排泄率（%）	32
分布容积（L/kg）	0.27
半衰期（h）：正常 / ESRF	1.5/ 增加

药物代谢

在肝内广泛代谢[1]

肾功能（GFR，ml/min）受损时的剂量

20 ~ 50	与肾功能正常时同剂量
10 ~ 20	与肾功能正常时同剂量
<10	与肾功能正常时同剂量

肾脏替代治疗时的剂量

APD/CAPD	透析清除力不详。与肾功能正常时同剂量
HD	透析可清除。与肾功能正常时同剂量
HDF/HFD	透析可清除。与肾功能正常时同剂量
CAV/VVHD	透析可清除。与肾功能正常时同剂量

重要的药物相互作用

与其他药物合用的潜在风险

- 环孢素（ciclosporin）：降低环孢素浓度

用法

溶液配制	-
用法	皮下注射，静脉给药
输注速度	心电图监护下静脉注射
注释	静脉用药：用 0.9% 氯化钠溶液按 1：（1~9）稀释

其他信息

- 皮下注射时为减轻注射局部的不适，于注射前将本药复温至室温
- 多次注射时，需注射于不同部位
- 肾功能降低的患者药物清除率降低（75ml/min 与 175ml/min 相比）

参考文献

[1] Chanson P, Timsit J, Harris AG. Clinical pharmacokinetics of octreotide. Therapeutic applications in patients with pituitary tumours. Clin Pharmacokinet. 1993 Nov; 25(5): 375-391.

喹高利特 Quinagolide

临床应用

治疗高泌乳素血症

肾功能正常时的剂量

每日 75 ~ 150μg

药代动力学

分子量（Da）	432（盐酸盐）
蛋白结合率（%）	90
尿中原型药排泄率（%）	很少
分布容积（L/kg）	100
半衰期（h）：正常 / ESRF	17/?

药物代谢

喹高利特在体内广泛代谢。喹高利特及其 N- 去乙基类似物（N-desethyl analogue）是其生物活性成分。无活性的硫酸盐或葡糖苷酸共轭物是其主要的循环代谢产物。用 ^{3}H 标记喹高利特进行示踪发现，超过 95% 的药物以代谢产物形式排泄。在粪便和尿液中测出了大致相等的放射性

肾功能（GFR，ml/min）受损时的剂量

20 ~ 50	谨慎使用。小剂量起始，根据药物效应调整剂量
10 ~ 20	谨慎使用。小剂量起始，根据药物效应调整剂量
<10	谨慎使用。小剂量起始，根据药物效应调整剂量

肾脏替代治疗时的剂量

APD/CAPD	透析清除力不详。与 GFR<10ml/min 时同剂量
HD	透析清除力不详。与 GFR<10ml/min 时同剂量
HDF/HFD	透析清除力不详。与 GFR<10ml/min 时同剂量
CAV/ VVHD	透析清除力不详。与 GFR=10 ~ 20ml/min 时同剂量

重要的药物相互作用

与其他药物合用的潜在风险
● 未知

用法

溶液配制	-
用法	口服
输注速度	-

其他信息

由于缺乏数据，生产商建议肾功能受损时避免使用本药

二、甲状腺用药

1. 甲状腺功能亢进治疗药

卡比马唑　Carbimazole

临床应用

治疗甲状腺功能亢进

肾功能正常时的剂量

每日 5 ~ 60mg

药代动力学

分子量（Da）	186.2
蛋白结合率（%）	非结合［甲巯咪唑（methimazole）为 5%］
尿中原型药排泄率（%）	<12（甲巯咪唑）
分布容积（L/kg）	0.5（甲巯咪唑）
半衰期（h）：正常 / ESRF	［3 ~ 6.4（甲巯咪唑）］/ 增加

药物代谢

卡比马唑迅速被代谢成甲巯咪唑，在甲状腺中浓集。超过 90% 的口服卡比马唑以甲巯咪唑或其代谢产物形式从尿液排泄，剩余部分从粪便排泄。10% 经受肠肝循环。甲巯咪唑可在肝内代谢，经尿液排泄。不足 12% 的甲巯咪唑可能以原型排泄

肾功能（GFR，ml/min）受损时的剂量

20 ~ 50	与肾功能正常时同剂量
10 ~ 20	与肾功能正常时同剂量
<10	与肾功能正常时同剂量

肾脏替代治疗时的剂量

APD/CAPD	不被透析清除。与肾功能正常时同剂量
HD	不被透析清除。与肾功能正常时同剂量
HDF/HFD	透析清除力不详。与肾功能正常时同剂量
CAV/VVHD	透析清除力不详。与肾功能正常时同剂量

重要的药物相互作用

与其他药物合用的潜在风险
- 未知

用法

溶液配制	-
用法	口服
输注速度	-

其他信息

已有报道，硫脲类抗甲状腺药物与抗中性粒细胞胞质抗体（ANCA）相关性肾小球肾炎的发病有关

丙硫氧嘧啶　Propylthiouracil

临床应用

治疗甲状腺功能亢进

肾功能正常时的剂量

- 起始剂量：每日 200～400mg
- 维持剂量：每日 50～150mg

药代动力学

分子量（Da）	170.2
蛋白结合率（%）	80
尿中原型药排泄率（%）	<2
分布容积（L/kg）	0.3～0.4
半衰期（h）：正常 / ESRF	（1～2）/8.5

药物代谢

丙硫氧嘧啶在肝内经历快速的首过代谢，大部分以葡糖苷酸共轭物形式从尿液排泄，极少部分以药物原型排泄

肾功能（GFR，ml/min）受损时的剂量

20～50	与肾功能正常时同剂量
10～20	常规剂量的 75%，根据药物效应调整剂量。见"其他信息"
<10	常规剂量的 50%，根据药物效应调整剂量。见"其他信息"

肾脏替代治疗时的剂量

APD/CAPD	透析清除力不详。与 GFR<10ml/min 时同剂量
HD	不被透析清除。与 GFR<10ml/min 时同剂量
HDF/HFD	透析清除力不详。与 GFR<10ml/min 时同剂量
CAV/ VVHD	透析清除力不详。与 GFR=10～20ml/min 时同剂量

重要的药物相互作用

与其他药物合用的潜在风险
- 未知

用法

溶液配制	-
用法	口服
输注速度	

其他信息

- 肾功能受损患者使用本药时，出现心脏毒性及白细胞减少症的风险高
- 英国生产商建议 GFR<50ml/min 时应减少本药用量，而"美国产品特性概述"（US SPC）却未建议减量
- Drug Prescribing in Renal Failure, 5th edition, by Aronoff et al. 建议本药不减量

2. 甲状腺功能减退治疗药

左甲状腺素钠（左甲状腺素）Levothyroxine sodium (Thyroxine)

临床应用

治疗甲状腺功能减退

肾功能正常时的剂量

每日 25 ~ 300μg，取决于甲状腺激素水平

药代动力学

分子量（Da）	798.9
蛋白结合率（%）	99.97
尿中原型药排泄率（%）	30 ~ 55
分布容积（L/kg）	8.7 ~ 9.7
半衰期（d）：正常 /ESRF	（6 ~ 7）/ 不变

药物代谢

左甲状腺素主要在肝和肾代谢，生成三碘甲状腺原氨酸（triiodothyronine 或 liothyronine）和约 40% 无活性的反三碘甲状腺原氨酸（reverse triiodothyronine，反 T_3），这两者经过脱碘作用生成无活性的代谢产物，并能经共轭和脱羧反应进一步代谢，四碘甲腺乙酸（tetraiodothyroacetic acid）就是代谢产物之一。共轭物的进一步水解可释放出游离激素，其可被肠道吸收并经历肠肝循环。一些共轭物以原型到达结肠，然后进行水解，以游离激素形式从粪便排泄。左甲状腺素主要以游离药物、脱碘代谢产物或共轭物形式从肾排泄

肾功能（GFR，ml/min）受损时的剂量

20 ~ 50	与肾功能正常时同剂量
10 ~ 20	与肾功能正常时同剂量
<10	与肾功能正常时同剂量

肾脏替代治疗时的剂量

APD/CAPD	不被透析清除。与肾功能正常时同剂量
HD	不被透析清除。与肾功能正常时同剂量
HDF/HFD	不被透析清除。与肾功能正常时同剂量
CAV/VVHD	不被透析清除。与肾功能正常时同剂量

重要的药物相互作用

与其他药物合用的潜在风险

- 抗凝血药：合用会增强香豆素类（coumarins）和苯茚二酮（phenindione）的抗凝作用
- 镧（lanthanum）制剂：镧可减少本药吸收，服药至少间隔 2 小时
- 司维拉姆（sevelamer）：司维拉姆可减少本药吸收

用法

溶液配制	-
用法	口服
输注速度	-

其他信息

尿毒症毒素可能抑制促左甲状腺素转换成三碘甲状腺原氨酸的相关酶

三碘甲状腺原氨酸钠 Liothyronine sodium (Triiodothyronine)

临床应用

治疗甲状腺功能减退

肾功能正常时的剂量

- 口服：每日 10～20μg，可增加至每日 60μg，分 2～3 次服用
- 静脉给药：5～20μg，每 4～12 小时 1 次，或首次剂量 50μg，而后 25μg，每 8 小时 1 次，再减少到 25μg，每日 2 次

药代动力学

分子量（Da）	673
蛋白结合率（%）	<99
尿中原型药排泄率（%）	2.5
分布容积（L/kg）	0.1～0.2
半衰期（h）：正常 / ESRF	（24～48）/-

药物代谢

三碘甲状腺原氨酸钠通过脱碘作用代谢为无活性的二碘甲状腺原氨酸（diiodothyronine）及单碘甲状腺原氨酸（monoiodothyronine）。由脱碘作用释放的碘大部分被甲状腺细胞重复利用。代谢产物还能通过共轭及脱羧反应进行进一步代谢，三碘甲腺乙酸即是其中一种代谢产物

肾功能（GFR，ml/min）受损时的剂量

20～50	与肾功能正常时同剂量
10～20	与肾功能正常时同剂量
<10	与肾功能正常时同剂量

肾脏替代治疗时的剂量

APD/CAPD	不被透析清除。与肾功能正常时同剂量
HD	不被透析清除。与肾功能正常时同剂量
HDF/HFD	不被透析清除。与肾功能正常时同剂量
CAV/VVHD	不被透析清除。与肾功能正常时同剂量

重要的药物相互作用

与其他药物合用的潜在风险

- 抗凝血药：合用能增强香豆素类（coumarins）和苯茚二酮（phenindione）的作用

用法

溶液配制	溶解于 1～2ml 注射用水
用法	静脉给药，口服
输注速度	缓慢静推
注释	为碱性溶液，肌内注射可能引起刺激反应

其他信息

- 20μg 三碘甲状腺原氨酸与 100μg 左甲状腺素（levothyroxine）等效
- 蛋白丢失状态（如肾病综合征）能导致总三碘甲状腺原氨酸（TT_3）和总甲状腺素（TT_4）水平降低（译者注：这与甲状腺素结合球蛋白丢失相关）
- 甲状腺素钠片（thyroxine，T_4）是甲状腺功能减退时可选用的药物，而 T_3 也可以选用且起效快［译者注：药物 T_3 片剂商品名碘塞罗宁（liothyronine）］
- 老年患者的起始剂量应较小

三、甲状旁腺、钙磷及骨代谢调节药

1. 甲状旁腺功能亢进治疗药

骨化三醇　Calcitriol

临床应用

维生素 D 类似物
- 促进肠钙吸收
- 抑制甲状旁腺激素（PTH）产生及释放

肾功能正常时的剂量

口服：每日或隔日 0.25μg，如需要可增加剂量，每 2 ~ 4 周增加 0.25μg。常用剂量为每日 0.5 ~ 1μg

药代动力学

分子量（Da）	416.6
蛋白结合率（%）	99.9
尿中原型药排泄率（%）	7 ~ 10
分布容积（L/kg）	无数据
半衰期（h）：正常 / ESRF	（9 ~ 10）/（18 ~ 20）

药物代谢

以生理浓度于血中转运时，骨化三醇主要与特异性维生素 D 结合蛋白（DBP）结合，也有少部分与脂蛋白和白蛋白结合。高浓度的骨化三醇与 DBP 结合饱和时，与脂蛋白和白蛋白的结合将增加。骨化三醇在肾和胃肠道灭活，形成多种无活性的中间体，包括 1,24,25- 三羟衍生物。主要经胆汁和粪便排泄，并经历肠肝循环

肾功能（GFR，ml/min）受损时的剂量

20 ~ 50	与肾功能正常时同剂量。可根据药物效应逐渐加量
10 ~ 20	与肾功能正常时同剂量。可根据药物效应逐渐加量
<10	与肾功能正常时同剂量。可根据药物效应逐渐加量

肾脏替代治疗时的剂量

APD/CAPD	可能不被透析清除。与肾功能正常时同剂量
HD	可能不被透析清除。与肾功能正常时同剂量
HDF/HFD	可能不被透析清除。与肾功能正常时同剂量
CAV/VVHD	透析清除力不详。与肾功能正常时同剂量

重要的药物相互作用

与其他药物合用的潜在风险
- 抗癫痫药：服用巴比妥类（barbiturates）或抗惊厥药物的患者维生素 D 的作用可能降低
- 利尿药：与噻嗪类利尿药合用会增加高钙血症风险
- 司维拉姆（sevelamer）：可能减少本药吸收

用法

溶液配制	-
用法	口服
输注速度	-

其他信息

- 静脉制剂可从艾奥瓦药品信息服务处（IDIS）获得
- 定期监测血钙浓度（开始时每周监测）

- 因为本药可影响胃肠道和骨的磷转运，故磷结合剂的剂量可能需要调整
- 高血钙和高尿钙是本药的主要副作用，如出现，提示剂量过大

阿法骨化醇　Alfacalcidol

临床应用

维生素 D 类似物
- 增加血清钙水平
- 抑制甲状旁腺激素产生

肾功能正常时的剂量

每日 0.25 ~ 1μg，根据药物效应决定剂量；也可以增加到 4μg，每周 3 次

药代动力学

分子量（Da）	400.6
蛋白结合率（%）	高
尿中原型药排泄率（%）	13
分布容积（L/kg）	无数据
半衰期（h）：正常 / ESRF	（<3）/-

药物代谢

阿法骨化醇在肝内经 25- 羟化酶作用羟化为具有活性的 1,25- 二羟胆钙化醇（骨化三醇）。骨化三醇在肾和肠道内灭活，其间形成许多中间体，包括 1,24,25- 三羟衍生物。维生素 D 及其代谢产物主要经胆汁和粪便排泄，只有少量通过尿液排泄；部分参与肠肝循环，但对维生素 D 水平的影响极小

肾功能（GFR，ml/min）受损时的剂量

20 ~ 50	与肾功能正常时同剂量
10 ~ 20	与肾功能正常时同剂量
<10	与肾功能正常时同剂量

肾脏替代治疗时的剂量

APD/CAPD	不被透析清除。与肾功能正常时同剂量
HD	不被透析清除。与肾功能正常时同剂量
HDF/HFD	不被透析清除。与肾功能正常时同剂量
CAV/VVHD	不被透析清除。与肾功能正常时同剂量

重要的药物相互作用

与其他药物合用的潜在风险
- 与 卡 马 西 平（carbamazepine）、磷 苯 妥 英（fosphenytoin）、苯 妥 英（phenytoin）、苯巴比妥（phenobarbital）和扑米酮（primidone）合用，可能会增加阿法骨化醇的代谢，此时阿法骨化醇常需增大剂量才能获得满意疗效

用法

溶液配制	-
用法	口服，静脉给药
输注速度	超过 30 秒

其他信息

- 根据药物效应调整剂量。血清钙（总钙）的参考值范围为 2.1 ~ 2.6mmol/L
- 有静脉制剂（2μg/ml）和口服溶液（2μg/ml）供临床应用
- 做甲状旁腺切除术前，需给患者阿法骨化醇每日 1μg，连续 5 日，或在术前即刻给 5μg 一次
- One-Alfa（Leo）胶囊含有芝麻油

帕立骨化醇 Paricalcitol

临床应用

维生素 D 类似物

- 治疗和预防慢性肾衰竭导致的继发性甲状旁腺功能亢进

肾功能正常时的剂量

- 静脉给药：隔日或透析后给药；剂量取决于甲状旁腺激素（PTH）水平。详见"产品特性概述"（SPC）
- 口服：1～4μg，隔日 1 次或每周 3 次，取决于 PTH 水平

药代动力学

分子量（Da）	416.6
蛋白结合率（%）	>99
尿中原型药排泄率（%）	0（16% 代谢产物）
分布容积（L/kg）	17～25（血液透析患者为 6）
半衰期（h）：正常 / ESRF	［15（口服 5～7）］/ 不变

药物代谢

本药通过肝及非肝途径进行广泛代谢，生成 2 种相对无活性的代谢产物。口服 ^3H 标记的帕立骨化醇后发现，仅 2% 的药量以原型从粪便清除，未发现母体药出现于尿液中。约 70% 的放射性物质从粪便排泄，18% 从尿液排泄。大部分的系统暴露来自母体药

肾功能（GFR，ml/min）受损时的剂量

20～50	与肾功能正常时同剂量
10～20	与肾功能正常时同剂量
<10	与肾功能正常时同剂量

肾脏替代治疗时的剂量

APD/CAPD	不被透析清除。与肾功能正常时同剂量
HD	不被透析清除。与肾功能正常时同剂量
HDF/HFD	透析清除力不详。与肾功能正常时同剂量
CAV/ VVHD	不被透析清除。与肾功能正常时同剂量

重要的药物相互作用

与其他药物合用的潜在风险

- 未知

用法

溶液配制	-
用法	静脉给药，口服
输注速度	不少于 30 秒

其他信息

- 至少每月监测钙、磷水平，调整剂量期间应更频繁地检测
- 帕立骨化醇注射液含 30%（容积比率）的丙二醇作为赋形剂，已有孤立的个案报道称，大剂量丙二醇可能引起中枢神经系统抑制、溶血及乳酸性酸中毒等毒性反应
- 帕立骨化醇注射液含 20%（容积比率）的乙醇（酒精），每剂可能含乙醇 1.3g，这对于酒精中毒的患者有害

西那卡塞　Cinacalcet

临床应用

拟钙剂

- 治疗慢性肾脏病（CKD）5 期透析患者的继发性甲状旁腺功能亢进
- 治疗原发性甲状旁腺功能亢进
- 治疗甲状旁腺癌患者的高钙血症

肾功能正常时的剂量

- 继发性甲状旁腺功能亢进：30 ~ 180mg，每日 1 次
- 甲状旁腺癌和原发性甲状旁腺功能亢进：30mg，每日 2 次，可增至最大剂量（90mg，每日 4 次）

药代动力学

分子量（Da）	393.9（盐酸盐）
蛋白结合率（%）	93 ~ 97
尿中原型药排泄率（%）	80
分布容积（L/kg）	1000
半衰期（h）：	（30 ~ 40）/
正常 / ESRF	不变

药物代谢

西那卡塞迅速广泛地被 CYP3A4、CYP1A2 介导代谢，并被氧化及随后的共轭作用代谢。循环中的主要代谢产物并无活性，将通过肾排泄，80% 的药物从尿液排泄，15% 从粪便排泄

肾功能（GFR，ml/min）受损时的剂量

20 ~ 50	与肾功能正常时同剂量
10 ~ 20	与肾功能正常时同剂量
<10	与肾功能正常时同剂量

肾脏替代治疗时的剂量

APD/CAPD	不被透析清除。与肾功能正常时同剂量
HD	不被透析清除。与肾功能正常时同剂量
HDF/HFD	可能不被透析清除。与肾功能正常时同剂量
CAV/VVHD	不被透析清除。与肾功能正常时同剂量

重要的药物相互作用

与其他药物合用的潜在风险

- 抗真菌药：酮康唑（ketoconazole）抑制本药代谢
- 激素拮抗剂：抑制他莫昔芬（tamoxifen）代谢成活性代谢产物，应避免合用
- 烟草：烟草加速本药代谢

用法

溶液配制	-
用法	口服
输注速度	-
注释	随餐服用或餐后立即服用

其他信息

- 根据疗效调整剂量
- 监测血钙浓度，防止低钙血症
- 可与维生素 D 类似物和磷结合剂合用
- 7 日后达到稳态

依特卡肽　Etelcalcetide

临床应用

合成肽类拟钙剂

● 治疗血液透析患者继发性甲状旁腺功能亢进

［译者注：拟钙剂（calcimimetic agent）又称为钙敏感受体激动剂，具有调节甲状旁腺主细胞表面钙敏感受体分泌甲状旁腺的作用，治疗慢性肾衰竭所致继发性甲状旁腺功能亢进］

肾功能正常时的剂量

不适用，仅用于血液透析患者

药代动力学

分子量（Da）	1048.3
蛋白结合率（%）	低（主要与白蛋白结合）
尿中原型药排泄率（%）	7
分布容积（L/kg）	796
半衰期（d）： 正常 / ESRF	（3 ~ 5）/ ?

药物代谢

依特卡肽在血中通过与内源性巯醇（thiols）进行可逆性二硫化物（disulphide）交换，及其后与血清白蛋白共轭而发生生物转化

肾功能（GFR，ml/min）受损时的剂量

20 ~ 50	不适用。仅用于血液透析患者
10 ~ 20	不适用。仅用于血液透析患者
<10	不适用。仅用于血液透析患者

肾脏替代治疗时的剂量

APD/CAPD	不适用
HD	透析可清除。2.5 ~ 15mg，每周 3 次，透析后给药
HDF/HFD	透析可清除。2.5 ~ 15mg，每周 3 次，透析后给药
CAV/VVHD	不适用

重要的药物相互作用

与其他药物合用的潜在风险

● 应避免与西那卡塞（cinacalcet）合用

用法

溶液配制	-
用法	静脉注射
输注速度	-
注释	血液透析结束时，可以在回血过程中通过静脉端透析回路给药或在回血后从静脉注射给药。如在回血过程中给药，给药后需用不少于 150ml 的液体冲洗回路；如在回血后从静脉给药，静脉注射完后需再用至少 10ml 0.9% 氯化钠溶液冲洗

其他信息

● 若已用西那卡塞，则需在停药 7 日后，且血清校正钙浓度高于或等于正常值低限时，才能换用依特卡肽
● 血液透析可清除约 60% 的本药
● 在随机临床试验中，治疗最初 8 周内本药和西那卡塞的恶心发生率并无显著性差异
● 本药可引起 QT 间期延长、肌肉痉挛及心力衰竭加重，它们可能继发于低钙血症

2. 甲状旁腺功能减退治疗药

甲状旁腺激素　Parathyroid hormone

临床应用

治疗慢性甲状旁腺功能减退症

肾功能正常时的剂量

- 起始剂量：每日 25～50μg，根据血钙水平调整剂量
- 最大剂量：每日 100μg

药代动力学

分子量（Da）	9420
蛋白结合率（%）	无数据
尿中原型药排泄率（%）	0（全部分解为小片段）
分布容积（L/kg）	5.4
半衰期（h）：正常 / ESRF	3/-

药物代谢

甲状旁腺激素在肝、小部分在肾代谢。甲状旁腺激素不以完整形式从体内排泄。循环中的羧基末端片段能从肾小球滤过，并随后在肾小管重吸收过程中被分解为更小的片段。甲状旁腺激素通过受体介导过程在肝内被分解成小的肽片段，从而有效地从血液中清除。来自氨基末端的片段在细胞内进一步降解，而来自羧基末端的片段则被释放回血液从肾清除。这些羧基末端片段被认为在调节甲状旁腺激素活性中发挥作用

肾功能（GFR，ml/min）受损时的剂量

30～50	与肾功能正常时同剂量
10～30	避免使用
<10	避免使用

肾脏替代治疗时的剂量

APD/CAPD	可能不被透析清除。与 GFR<10ml/min 时同剂量
HD	可能不被透析清除。与 GFR<10ml/min 时同剂量
HDF/HFD	可能不被透析清除。与 GFR<10ml/min 时同剂量
CAV/ VVHD	可能不被透析清除。与 GFR=10～30ml/min 时同剂量

重要的药物相互作用

与其他药物合用的潜在风险

- 双膦酸盐：与阿仑膦酸盐（alendronate）合用减弱保钙作用，应避免合用

用法

溶液配制	-
用法	皮下注射
输注速度	-

其他信息

- 没有重度肾功能受损（CCr<30ml/min）时使用本药的相关资料，因此，生产商建议慎用本药
- 一些甲状旁腺激素的作用机制（如将 25- 羟维生素 D 转化为 1,25- 二羟维生素 D）需依赖肾功能
- 生物利用度为 53%
- 给 16 个肾功能正常的受试者与 16 个肾功能受损的受试者皮下注射甲状旁腺激素 100μg，评估药代动力学。轻度至中度肾功能受损者（CCr = 30～80 ml/min）的甲状旁腺激素平均药峰浓度

（C_{max}）约高于肾功能正常者23%；以药-时曲线下面积（$AUC_{0\sim last}$）和基线校正的 $AUC_{0\sim last}$ 来测量药物暴露量，轻度至中度肾功能受损者分别高于肾功能正常者约3.9%和2.5%

- 高钙血症和高钙尿症在甲状旁腺激素治疗中是非常普遍的，若出现持续的高钙血症，可能需要减少剂量或中断治疗

3. 血磷调节药

醋酸钙 *Calcium acetate*

临床应用

磷结合剂

肾功能正常时的剂量

1～4 片，每日 3 次

药代动力学

分子量（Da）	158.2
蛋白结合率（%）	-
尿中原型药排泄率（%）	-
分布容积（L/kg）	-
半衰期（h）：正常 / ESRF	-

药物代谢

未与磷结合的钙可被吸收。钙是通过主动转运和被动扩散两种形式在小肠吸收。约 1/3 的摄入钙能被吸收，其吸收量受饮食因素和小肠状态影响。1,25- 二羟胆钙化醇（骨化三醇）为维生素 D 的活性代谢产物，可以增强小肠钙吸收。过量的钙主要经肾排泄。未吸收的钙与分泌入胆汁及胰液的钙一起从粪便排泄。汗液、皮肤、头发和指甲也能丢失微量的钙

肾功能（GFR，ml/min）受损时的剂量

20～50	与肾功能正常时同剂量。根据药物效应调整剂量
10～20	与肾功能正常时同剂量。根据药物效应调整剂量
<10	与肾功能正常时同剂量。根据药物效应调整剂量

肾脏替代治疗时的剂量

APD/CAPD	透析清除力不详。与肾功能正常时同剂量
HD	透析清除力不详。与肾功能正常时同剂量
HDF/HFD	透析清除力不详。与肾功能正常时同剂量
CAV/VVHD	透析清除力不详。与肾功能正常时同剂量

重要的药物相互作用

与其他药物合用的潜在风险

● 影响某些药物，如铁剂、环丙沙星（ciprofloxacin）的吸收

用法

溶液配制	-
用法	口服
输注速度	-
注释	进餐时服用

其他信息

● Phosex：每片钙含量为 250mg（6.2mmol）
● PhosLo：每片钙含量为 169mg（4.2mmol）
● Renacet：两种规格，每片钙含量为 120.25mg（3mmol），或每片钙含量为 240.5mg（6mmol）
（译者注：Phosex、PhosLo 及 Renacet 为 3 种醋酸钙片的英文商品名）

碳酸钙 Calcium carbonate

临床应用

磷结合剂，钙补充剂

肾功能正常时的剂量

根据血清磷和钙水平进行剂量调整

药代动力学

分子量（Da）	100.1
蛋白结合率（%）	40
尿中原型药排泄率（%）	-
分布容积（L/kg）	-
半衰期（h）：正常 / ESRF	-

药物代谢

所有的碳酸根在胃酸作用下转化为二氧化碳和水。钙通过主动转运和被动扩散两种形式在小肠被吸收。约 1/3 的摄入钙能被吸收，其吸收量受饮食因素和小肠状态影响。1,25- 二羟胆钙化醇（骨化三醇）为维生素 D 的活性代谢产物，可增强小肠钙吸收。过量的钙主要经肾排泄。未吸收钙与分泌入胆汁及胰液的钙一起从粪便排泄。汗液、皮肤、头发和指甲也能丢失微量的钙

肾功能（GFR，ml/min）受损时的剂量

20 ~ 50	与肾功能正常时同剂量。根据药物效应调整剂量
10 ~ 20	与肾功能正常时同剂量。根据药物效应调整剂量
<10	与肾功能正常时同剂量。根据药物效应调整剂量

肾脏替代治疗时的剂量

APD/CAPD	透析清除力不详。与肾功能正常时同剂量
HD	透析清除力不详。与肾功能正常时同剂量
HDF/HFD	透析清除力不详。与肾功能正常时同剂量
CAV/VVHD	透析清除力不详。与肾功能正常时同剂量

重要的药物相互作用

与其他药物合用的潜在风险
- 影响某些药物，如铁剂、环丙沙星（ciprofloxacin）的吸收

用法

溶液配制	-
用法	口服
输注速度	-
注释	与餐同服或餐前即刻服用

其他信息

- 如患者同时服用阿法骨化醇（alfacalcidol），应密切监测，谨防高钙血症
- Calcichew 含 1250mg 碳酸钙（500mg 钙）
- 钙 500（Calcium 500）含 1250mg 碳酸钙（500mg 钙）
- Cacit 含 1250mg 碳酸钙（500mg 钙）
- Adcal 含 1500mg 碳酸钙（600mg 元钙）（译者注：Calcichew，Cacit 及 Adcal 为碳酸钙片的英文商品名）

司维拉姆　Sevelamer

临床应用

磷结合剂

肾功能正常时的剂量

- 1~5 片（平均 3~5 片），每日 3 次，随餐服用；据血磷水平调整剂量
- 碳酸司维拉姆薄膜衣片：2.4g，每日 3 次，随餐服用

药代动力学

分子量（Da）	大
蛋白结合率（%）	无数据
尿中原型药排泄率（%）	无数据
分布容积（L/kg）	无数据
半衰期（h）：正常 / ESRF	无数据

药物代谢

司维拉姆在体内不被吸收

肾功能（GFR，ml/min）受损时的剂量

20~50	与肾功能正常时同剂量
10~20	与肾功能正常时同剂量
<10	与肾功能正常时同剂量

肾脏替代治疗时的剂量

APD/CAPD	可能不被透析清除。与肾功能正常时同剂量
HD	可能不被透析清除。与肾功能正常时同剂量
HDF/HFD	可能不被透析清除。与肾功能正常时同剂量
CAV/ VVHD	可能不被透析清除。与肾功能正常时同剂量

重要的药物相互作用

与其他药物合用的潜在风险

- 抗菌药：合用会降低环丙沙星（ciprofloxacin）的生物利用度
- 环孢素（ciclosporin）：合用可能降低环孢素浓度
- 骨化三醇（calcitriol）：合用可能影响骨化三醇吸收
- 麦考酚酯（mycophenolate）：合用可能降低麦考酚酯水平
- 他克莫司（tacrolimus）：合用可能降低他克莫司浓度
- 甲状腺激素：合用可能降低左甲状腺素（levothyroxine）浓度

用法

溶液配制	-
用法	口服
输注速度	-

其他信息

- 患者如果存在吞咽困难，或存在未经治疗或严重的胃瘫，则不能应用本药
- 目前有 2 种产品：盐酸司维拉姆和碳酸司维拉姆
- 1 片 =800mg 聚丙烯胺盐酸盐或碳酸盐聚合物
- 如果患者无法服用片剂，可将雷诺捷片分散至 4% 碳酸氢钠注射液 10ml 中［此信息来自格拉斯哥约克山皇家儿童医院（Royal Hospital for Sick Children, Yorkhill, Glasgow）］
- 诺维乐薄膜衣片也可分散到 60ml 水中服用

碳酸镧 Lanthanum carbonate

临床应用

磷结合剂
- 治疗慢性肾脏病（CKD）5 期

肾功能正常时的剂量

通常 500~1000mg，每日 3 次，餐中服用，最大剂量每日 3750mg

药代动力学

分子量（Da）	457.8
蛋白结合率（%）	>99.7
尿中原型药排泄率（%）	可忽略
分布容积（L/kg）	不吸收
半衰期（h）：正常 / ESRF	36/-

药物代谢

碳酸镧很少从胃肠道吸收，口服绝对生物利用度小于 1%。被吸收的少量药物99% 与血浆蛋白结合，并广泛分布到组织中，特别是骨、肝和胃肠道。镧不被代谢。碳酸镧主要从粪便排泄，给健康受试者单次服药，仅约 0.000031% 剂量从尿液排泄（肾清除率约 1ml/min，提示总血浆清除率低于 2%）

肾功能（GFR，ml/min）受损时的剂量

20~50	与肾功能正常时同剂量
10~20	与肾功能正常时同剂量
<10	与肾功能正常时同剂量

肾脏替代治疗时的剂量

APD/CAPD	不被透析清除。与肾功能正常时同剂量
HD	不被透析清除。与肾功能正常时同剂量
HDF/HFD	不被透析清除。与肾功能正常时同剂量
CAV/VVHD	不被透析清除。与肾功能正常时同剂量

重要的药物相互作用

与其他药物合用的潜在风险
- 抗菌药：可能减少喹诺酮类（quinolones）的吸收，应在口服碳酸镧的 2 小时前或 4 小时后给药
- 抗真菌药：减少酮康唑（ketoconazole）吸收，给药应至少相隔 2 小时
- 抗疟药：可能减少氯喹（chloroquine）和羟氯喹（hydroxychloroquine）的吸收，给药应至少相隔 2 小时
- 甲状腺激素类药：减少左甲状腺素（levothyroxine）吸收，给药应至少相隔 2 小时

用法

溶液配制	-
用法	口服
输注速度	-
注释	必须随食物嚼碎服用；不可餐前服用

其他信息

- 服药后，碳酸镧在胃肠道转换为不溶性磷酸镧，后者不容易吸收入血
- 药片可以压碎后从鼻胃管给药［Kitajima Y, Takahashi T, Sato Y, et al. Efficacy of crushed lanthanum carbonate for hyperphosphataemia in hemodialysis patients undergoing tube feeding. Nephrol Dial Transplant. 2011; 4(4): 253-255］
- 同时服用的药物因与碳酸镧结合，可能导致生物利用度降低
- 很少被吸收
- 如果不随食物服药，可能会导致呕吐

羟氧化糖铁　Sucroferric oxyhydroxide (Velphoro)

临床应用

磷结合剂

肾功能正常时的剂量

500 ~ 1000mg，每日 3 次，与餐同服

药代动力学

分子量（Da）	866.5
蛋白结合率（%）	无数据
尿中原型药排泄率（%）	0
分布容积（L/kg）	不吸收
半衰期（h）：正常 / ESRF	无数据

药物代谢

羟氧化糖铁的活性部分 pn-FeOOH 并不被代谢。而羟氧化糖铁的降解产物单核铁类（mononuclear iron species）能从羟氧化 - 多核铁Ⅲ（polynuclear iron Ⅲ -oxyhydroxide）表面释放并被吸收。全部通过粪便排泄

肾功能（GFR，ml/min）受损时的剂量

20 ~ 50	与肾功能正常时同剂量
10 ~ 20	与肾功能正常时同剂量
<10	与肾功能正常时同剂量

肾脏替代治疗时的剂量

APD/CAPD	不被透析清除。与肾功能正常时同剂量
HD	不被透析清除。与肾功能正常时同剂量
HDF/HFD	不被透析清除。与肾功能正常时同剂量
CAV/ VVHD	不被透析清除。与肾功能正常时同剂量

重要的药物相互作用

与其他药物合用的潜在风险

- 抗菌药：减少喹诺酮类（quinolones）和四环素类（tetracyclines）的吸收
- 二巯基丙醇（dimercaprol）：应避免合用
- 麦考酚酯（mycophenolate）：合用可能显著降低麦考酚酯的吸收

用法

溶液配制	-
用法	口服
输注速度	-

其他信息

- 两个 Ⅰ 期临床研究显示健康受试者的铁超载可能性极小，且没有剂量依赖性反应
- 吸收的剂量不足 1%
- 羟氧化糖铁不影响愈创木脂（guaiac）方法（隐血检测试纸）或免疫学方法（iColo Rectal and Hexagon Obti）的粪便隐血试验

磷酸盐补充剂 Phosphate supplements

临床应用

治疗低磷血症

肾功能正常时的剂量

- 口服：每日 4 ~ 6 片
- 静脉给药：每日 9 ~ 50mmol（病情危重患者最大用量为 500μmol/kg）
- 见"其他信息"

药代动力学

分子量（Da）	94 ~ 97（磷酸盐）
蛋白结合率（%）	无数据
尿中原型药排泄率（%）	高
分布容积（L/kg）	无数据
半衰期（h）：	无数据
正常 / ESRF	

药物代谢

摄入的磷酸盐约 2/3 由胃肠道吸收；大部分吸收的磷酸盐随后由肾小球滤过，并能在肾小管被重吸收

肾功能（GFR，ml/min）受损时的剂量

20 ~ 50	与肾功能正常时同剂量
10 ~ 20	与肾功能正常时同剂量
<10	与肾功能正常时同剂量

肾脏替代治疗时的剂量

APD/CAPD	透析可清除。与肾功能正常时同剂量
HD	透析可清除。与肾功能正常时同剂量
HDF/HFD	透析可清除。与肾功能正常时同剂量
CAV/ VVHD	透析可清除。与肾功能正常时同剂量

重要的药物相互作用

与其他药物合用的潜在风险

- 避免不溶性的不相容（insoluble incompatibilities）物质，如钙盐

用法

溶液配制	-
用法	静脉给药，口服
输注速度	通常超过 6 ~ 12 小时
注释	Phosphate polyfusor：用未稀释药物从外周静脉滴注（滴注超过 24 小时）
	Addiphos：每瓶 20ml 用 5% 葡萄糖溶液稀释至 250 ~ 500ml，从外周静脉滴注（滴注 6 ~ 12 小时或以上）；或每瓶 20ml 用 5% 葡萄糖溶液稀释至 60ml，通过输液泵从中心静脉给药（时间 6 ~ 8 小时或以上）
	Glycophos：每瓶 20ml 用 5% 葡萄糖溶液稀释至 500ml，从外周静脉滴注（滴注超过 12 小时）
	（译者注：Phosphate polyfusor、Addiphos 及 Glycophos 是几种静脉用磷酸盐制剂的商品名）

其他信息

- 口服药：Phosphate Sandoz 每片包含 16.1mmol 磷酸盐、20.4mmol 钠及 3.1mmol 钾（译者注：Phosphate Sandoz 是一种磷酸盐口服制剂的商品名）

- 静脉用药：Phosphate polyfusor（500ml）包含50mmol磷酸盐、81mmol钠及9.5mmol钾；Addiphos（20ml）包含40mmol磷酸盐、30mmol钠及30mmol钾；Glycophos（20ml）包含20mmol磷酸盐、40mmol钠
- 有的单位在透析前后使用Phosphate polyfusor治疗低磷血症
- 可将Fleet phosphate enema加到透析液中，为进行血液透析的低磷血症患者补磷（Su WS, Lekas P, Carlisle EJ, et al. Management of hypophosphatemia in nocturnal hemodialysis with phosphate containing enema：A technical study. Hemodial Int. 2011; 15: 219-225）（译者注：Fleet phosphate enema是一种由磷酸二氢钠及磷酸氢二钠组成的液体）
- 接受全胃肠外营养（total parenteral nutrition, TPN）的血液透析患者，每日的TPN需含磷酸盐15～20mmol
- CAV/VVHD患者通常每日需要磷酸盐30～40mmol
- 在静脉磷酸盐治疗期间，应每6～12小时监测血清钙、钾和磷一次。如果血磷没有达到足够水平，在24小时内可以重复给药。也应监测患者尿量
- 经验用药：2小时给予15mmol，最多每日3次
- 过量的磷酸盐可导致低钙血症和转移性钙化

4. 血钙调节药

葡萄糖酸钙　Calcium gluconate

临床应用

治疗低钙血症

肾功能正常时的剂量

- 取决于适应证
- 急性低钙血症：10% 葡萄糖酸钙 10 ~ 20ml（2.25 ~ 4.5mmol 钙）缓慢静脉注射，持续 3 ~ 10 分钟
- 口服：根据需求量决定剂量

药代动力学

分子量（Da）	448.4
蛋白结合率（%）	-
尿中原型药排泄率（%）	-
分布容积（L/kg）	-
半衰期（h）：正常 / ESRF	-

药物代谢

钙是通过主动转运和被动扩散两种形式在小肠被吸收。摄入的钙约 1/3 能被吸收，其吸收量受饮食因素和小肠状态影响。1,25- 二羟胆钙化醇（骨化三醇）为维生素 D 的活性代谢产物，可增强小肠对钙的吸收。过量的钙主要经肾排泄。未吸收的钙与分泌入胆汁及胰液的钙一起从粪便排泄。汗液、皮肤、头发和指甲也能丢失微量的钙

肾功能（GFR，ml/min）受损时的剂量

20 ~ 50	与肾功能正常时同剂量。根据药物效应调整剂量
10 ~ 20	与肾功能正常时同剂量。根据药物效应调整剂量
<10	与肾功能正常时同剂量。根据药物效应调整剂量

肾脏替代治疗时的剂量

APD/CAPD	透析可清除。与肾功能正常时同剂量
HD	透析可清除。与肾功能正常时同剂量
HDF/HFD	透析可清除。与肾功能正常时同剂量
CAV/VVHD	透析可清除。与肾功能正常时同剂量

重要的药物相互作用

与其他药物合用的潜在风险

- 可能影响某些药物的吸收，如铁剂、环丙沙星（ciprofloxacin）

用法

溶液配制	-
用法	口服，静脉给药，肌内注射
输注速度	静脉给药：10ml（2.25mmol 钙）缓慢注射 3 ~ 4 分钟；如持续静脉滴注不要超过 20mmol/h
注释	可加到 5% 葡萄糖溶液或 0.9% 氯化钠溶液中 静脉给药：可以不稀释即用于持续或间断静脉滴注（UK Critical Care Group, Minimum Infusion Volumes for Fluid Restricted Critically Ill Patients, 3rd edition, 2006）

其他信息

- 检测患者血镁水平
- 监测血钙和血磷水平
- Sandocal 1000 泡腾片：
  每片含 25mmol 钙

- Calcium Sandoz 糖浆：
  5ml 含 2.7mmol 钙
- 只有血镁水平正常，血钙才能被纠正
  （译 者 注：Sandocal 1000 和 Calcium
  Sandoz 是葡萄糖酸钙与其他钙盐的复
  方制剂）

胆钙化醇　Colecalciferol

临床应用

维生素 D_3

- 用于维生素 D 缺乏症的预防、治疗及维持治疗

肾功能正常时的剂量

大剂量

- 治疗剂量：每周 40000U，共 7 周
- 维持剂量：每月 1～3 次，每次 20000U
- 预防剂量：每月 20000U
- 一些高危人群需要更大剂量

小剂量

- 治疗剂量：每日 800～4000U，共 10 周
- 维持剂量：每日 400～1600U

药代动力学

分子量（Da）	384.6
蛋白结合率（%）	50～80
尿中原型药排泄率（%）	微量
分布容积（L/kg）	无资料
半衰期（d）：正常 / ESRF	50

药物代谢

在肝内，胆钙化醇经过 25- 羟化酶作用羟化为骨化二醇（calcidiol，即 25- 羟胆钙化醇）。之后在肾内，骨化二醇作为 1α- 羟化酶的底物，生成骨化三醇（calcitriol，即 1,25- 二羟胆钙化醇）。骨化三醇是具有生物活性的维生素 D_3。胆钙化醇及其代谢产物主要通过胆汁及粪便排泄

肾功能（GFR，ml/min）受损时的剂量

30～50	与肾功能正常时同剂量
10～30	与肾功能正常时同剂量。见"其他信息"
<10	与肾功能正常时同剂量。见"其他信息"

肾脏替代治疗时的剂量

APD/CAPD	可能被透析清除。与 GFR< 10ml/min 时同剂量
HD	可能被透析清除。与 GFR< 10ml/min 时同剂量
HDF/HFD	可能被透析清除。与 GFR< 10ml/min 时同剂量
CAV/VVHD	可能被透析清除。与 GFR= 10～30ml/min 时同剂量

重要的药物相互作用

与其他药物合用的潜在风险

- 抗癫痫药：巴比妥类（barbiturates）或抗惊厥药可能会降低本药的作用
- 利尿药：与噻嗪类利尿药合用可增加高钙血症的风险
- 司维拉姆：与司维拉姆（sevelamer）合用可能减少本药的吸收

用法

溶液配制	-
用法	口服
输注速度	-

其他信息

- 由于存在软组织钙化和代谢异常的风险，生产商建议严重肾功能受损患者禁用
- 仅在高年资肾内科医师指导下，才给中度、重度肾功能受损患者服用大剂量本药
- 对有形成含钙肾结石倾向的患者不应应用本药

降钙素（鲑鱼，鲑降钙素） Calcitonin (salmon, Salcatonin)

临床应用

- 治疗恶性肿瘤所致高钙血症
- 治疗佩吉特病（Paget's disease）（译者注：此病又称为变形性骨炎）
- 治疗绝经后骨质疏松
- 预防由突然制动所致的急性骨丢失

肾功能正常时的剂量

- 恶性肿瘤所致高钙血症：100~400U，每6~8小时1次（皮下注射/肌内注射）；重症或急症可予10U/kg静脉滴注
- 佩吉特病：从50U每周3次，至100U每日1次（皮下注射/肌内注射）
- 预防由突然制动所致的急性骨丢失：每日100U，分1~2次应用，连续用2~4周；然后减量为每日50U，直至完全恢复运动（皮下注射/肌内注射）

药代动力学

分子量（Da）	3431.9
蛋白结合率（%）	30~40
尿中原型药排泄率（%）	极少量
分布容积（L/kg）	9.9
半衰期（min）：正常/ESRF	［50~90（胃肠外）；16~43（鼻腔内）］/增加

药物代谢

动物实验研究发现，经胃肠外给药后，降钙素主要在肾被蛋白水解酶代谢。代谢产物缺乏降钙素的特异性生物学活性。降钙素几乎全部在肾降解，生成无药理学活性的片段。因此，终末期肾病（ESRD）患者的代谢清除远比健康受试者少。不过，这个发现的临床相关性并不清楚

肾功能（GFR，ml/min）受损时的剂量

20~50	与肾功能正常时同剂量
10~20	与肾功能正常时同剂量
<10	与肾功能正常时同剂量

肾脏替代治疗时的剂量

APD/CAPD	可能不被透析清除。与肾功能正常时同剂量
HD	可能不被透析清除。与肾功能正常时同剂量
HDF/HFD	可能不被透析清除。与肾功能正常时同剂量
CAV/VVHD	可能不被透析清除。与肾功能正常时同剂量

重要的药物相互作用

与其他药物合用的潜在风险

- 未知

用法

溶液配制	-
用法	肌内注射，静脉滴注，皮下注射（译者注：喷鼻剂还能鼻腔给药）
输注速度	至少6小时
注释	用500ml 0.9%氯化钠溶液稀释，稀释后立即给药；稀释可能导致药效减弱

其他信息

- 胃肠外途径给药后15~25分钟达药峰浓度
- 主要副作用为胃肠道副作用

5. 双膦酸盐类

氯屈膦酸钠　Sodium clodronate

临床应用

双膦酸盐

- 治疗溶骨性病变、高钙血症、乳腺癌骨骼转移或多发性骨髓瘤所致骨痛

肾功能正常时的剂量

- 每日 1.6～3.2g，1 次或分成 2 次给药
- Loron-520：每日 2～4 片（译者注：Loron-520 是氯屈膦酸盐片剂的商品名）

药代动力学

分子量（Da）	360.9（二钠盐）
蛋白结合率（%）	36
尿中原型药排泄率（%）	>70
分布容积（L/kg）	0.3
半衰期（h）：正常 / ESRF	（Ⅰ相为 2，Ⅱ相为 13）/51

药物代谢

氯屈膦酸钠在体内不被代谢。静脉给药后 24 小时内超过 70% 的药物以原型从尿液排泄，剩余部分沉积于骨组织中。与骨组织结合的药物排泄比较缓慢，肾清除率为血浆清除率的 75%

肾功能（GFR，ml/min）受损时的剂量

30～50	Loron：与肾功能正常时同剂量；Bonefos：每日 120mg（译者注：Bonefos 是氯屈膦酸钠胶囊的商品名）
10～30	Loron：常规剂量的 50%；Bonefos：每日 800mg
<10	避免使用

肾脏替代治疗时的剂量

APD/CAPD	不被透析清除。与 GFR<10ml/min 时同剂量
HD	透析可清除。与 GFR<10ml/min 时同剂量
HDF/HFD	透析可清除。与 GFR<10ml/min 时同剂量
CAV/VVHD	透析清除力不详。与 GFR=10～30ml/min 时同剂量

重要的药物相互作用

与其他药物合用的潜在风险

- 细胞毒性药物：合用能增加雌莫司汀（estramustine）浓度

用法

溶液配制	-
用法	口服
输注速度	-

其他信息

- 有报道称本药能引起可逆性的血肌酐升高，治疗期间需监测肾功能
- 口服时，服药前、后 1 小时避免进食，特别是含钙食物；也需避免服用铁剂、矿物质增补剂和抗酸药

帕米膦酸二钠　Disodium pamidronate

临床应用

双膦酸盐

- 治疗高钙血症
- 治疗骨痛
- 治疗佩吉特病（Paget's disease）

肾功能正常时的剂量

- 高钙血症：15~90mg，单次或分次给药，取决于血钙浓度
- 骨痛：90mg，每4周1次
- 佩吉特病：每周30mg，用药6周，或首次30mg，然后隔周60mg

药代动力学

分子量（Da）	369.1
蛋白结合率（%）	54
尿中原型药排泄率（%）	20~55
分布容积（L/kg）	0.5~0.6
半衰期（h）：正常/ESRF	（0.8~27）/不变

药物代谢

帕米膦酸二钠不被代谢，20%~55%的口服剂量在72小时内以原型从尿液排泄；剩余部分主要沉积在骨骼，然后非常缓慢地清除

肾功能（GFR，ml/min）受损时的剂量

20~50	与肾功能正常时同剂量
10~20	与肾功能正常时同剂量
<10	血钙 >4.0mmol/L，给予60mg 血钙 <4.0mmol/L，给予30mg

肾脏替代治疗时的剂量

APD/CAPD	透析清除力不详。与GFR<10ml/min 时同剂量
HD	透析可清除。与GFR<10ml/min 时同剂量
HDF/HFD	透析可清除。与GFR<10ml/min 时同剂量
CAV/VVHD	透析清除力不详。与肾功能正常时同剂量

重要的药物相互作用

与其他药物合用的潜在风险

- 未知

用法

溶液配制	15mg溶于5ml注射用水 30mg或90mg溶于10ml注射用水 终浓度在125ml 0.9%氯化钠溶液中不超过30mg
用法	静脉给药
输注速度	肾功能受损时最大输注速度为每小时20mg

其他信息

- 急性肾衰竭的发生率是9.3%，并可导致局灶节段肾小球硬化，尤其在使用大剂量时［Markowitz GS, Appel GB, Fine PL, et al. Collapsing focal segmental glomerulosclerosis following treatment with high-dose pamidronate. J Am SocNephrol. 2001; 12(6):1164-1172］
- 如果帕米膦酸二钠不能充分排泄，则可能形成肾结石。透析患者应用90mg本药，可能增加无症状性低钙血症风险（逸事证据）

阿仑膦酸 Alendronic acid

临床应用

双膦酸盐

● 治疗和预防骨质疏松

肾功能正常时的剂量

每日10mg，或每周70mg

药代动力学

分子量（Da）	249.1（钠盐形式为325.1）
蛋白结合率（%）	78
尿中原型药排泄率（%）	约50
分布容积（L/kg）	28
半衰期（a）：正常/ESRF（>10）/增加	

药物代谢

阿仑膦酸先短暂分布在软组织中，然后迅速重新分布至骨组织，或者随尿液排出体外。尚无此药在动物或人体的代谢的研究资料。单剂静脉注射同位素 ^{14}C 标记的阿仑膦酸，发现约50%的放射性物质在72小时内随尿液排出，而粪便无或仅有很少的放射性物质

肾功能（GFR，ml/min）受损时的剂量

35～50	与肾功能正常时同剂量
<35	避免使用。见"其他信息"

肾脏替代治疗时的剂量

APD/CAPD	可能不被透析清除。与 GFR<35ml/min 时同剂量
HD	不被透析清除。与 GFR<35ml/min 时同剂量
HDF/HFD	透析清除力不详。与 GFR<35ml/min 时同剂量
CAV/VVHD	可能不被透析清除。与 GFR<35ml/min 时同剂量

重要的药物相互作用

与其他药物合用的潜在风险

● 钙盐（calcium salts）：可减少阿仑膦酸的吸收

用法

溶液配制	-
用法	口服
输注速度	-

其他信息

● 空腹时用一杯水将整片药吞服，服药30分钟后才能进早餐及服其他药

● 吞服药片后，患者应站立或坐直30分钟以上

● 血液透析患者并发继发性甲状旁腺功能亢进时，用阿仑膦酸10mg联合静脉骨化三醇（calcitriol）2μg进行治疗，能减少患者甲状旁腺激素（PTH）水平（McCarthy JT, Kao PC, Demick DS, et al. Combination therapy with alendronate and intravenous calcitriol for the treatment of secondary hyperparathyroidism in hemodialysis patients. J Am Soc Nephrol. 1999; 10 Program, 81A–82A）

● 由于缺乏资料，生产商不推荐对严重肾功能受损患者应用阿仑膦酸

- 一篇论文复习了全部可用资料，认为终末期肾病（ESRD）患者应用50%的推荐剂量也许可行，但是仍需今后更多试验验证，而且必须排除骨软化症和无动力骨病患者［Miller PD. Treatment of osteoporosis in chronic kidney disease and end-stage renal disease. Curr Osteoporos Rep. 2005; 3(1):5-12］

- 有报道，给慢性肾脏病（CKD）3、4和5期患者每周70mg阿仑膦酸治疗或标准剂量治疗，均能获得良好疗效
- 终末期肾病（ESRD）患者应用此药，需保证患者PTH水平足够，即至少达到正常上限的3倍

利塞膦酸钠　Risedronate sodium

临床应用

双膦酸盐

- 用于骨质疏松的治疗与预防（包括糖皮质激素所致）
- 治疗佩吉特病（Paget's disease）

肾功能正常时的剂量

- 骨质疏松：每日 5mg，或每周 35mg
- 佩吉特病：每日 30mg，治疗 2 个月

药代动力学

分子量（Da）	305.1
蛋白结合率（%）	24
尿中原型药排泄率（%）	50
分布容积（L/kg）	6.3
半衰期（h）：正常 / ESRF	480/ 延长

药物代谢

利塞膦酸钠在空腹状态下的平均生物利用度为 0.63%，没有利塞膦酸钠在体内代谢的证据。被吸收的部分药物约一半在 24 小时内从尿液排泄，剩余的药物会长时间地存留于骨中。未吸收的药物以原型从粪便清除

肾功能（GFR，ml/min）受损时的剂量

30～50	与肾功能正常时同剂量
10～30	见"其他信息"
<10	见"其他信息"

肾脏替代治疗时的剂量

APD/CAPD	透析清除力不详。与 GFR< 10ml/min 时同剂量
HD	透析清除力不详。与 GFR< 10ml/min 时同剂量
HDF/HFD	透析清除力不详。与 GFR< 10ml/min 时同剂量
CAV/ VVHD	透析清除力不详。与 GFR= 10～30ml/min 时同剂量

重要的药物相互作用

与其他药物合用的潜在风险

- 含钙物质：用药前和用药后 2 小时内避免应用此类药物

用法

溶液配制	-
用法	口服
输注速度	-

其他信息

- 进食前 30 分钟用水整片吞下，服药后需坐直或站立 30 分钟
- 在 CCr<30ml/min 的患者中，本药的肾清除会减少 70%
- GFR<20ml/min 的患者应用本药尚缺资料，但有一篇文献建议减量使用［Mitchell DY, St Peter JV, Eusebio RA, et al. Effect of renal function on risedronate pharmacokinetics after a single oral dose. Br J ClinPharmacol. 2000; 49(3)：215-222］
- 一篇文献回顾了所有可获得的信息后认为，ESRF 患者使用 50% 的推荐剂量是可能的，但是需要更多临床试验验证，并且骨软化症和无动力型骨病患者必须排除［Miller PD. Treatment of osteoporosis in chronic kidney disease and end-stage renal disease. Curr Osteoporos Rep. 2005; 3(1)：5-12］
- 其他单位用此药于 HD 患者的示例：5mg，每周 1 次
- 如果该药用于终末期肾病（ESRD）患者，需确保患者甲状旁腺激素（PTH）水平足够，比如至少应达到正常水平上限的 3 倍

伊班膦酸　Ibandronic acid

临床应用

双膦酸盐

- 在乳腺癌骨转移时减少骨质破坏
- 治疗恶性肿瘤导致的高钙血症
- 治疗绝经后骨质疏松

肾功能正常时的剂量

- 口服：每日 50mg
- 静脉给药：6mg，每 3 ~ 4 周 1 次
- 恶性肿瘤时血钙过多：单次剂量 2 ~ 4mg，根据血清钙水平重复给药
- 绝经后骨质疏松：150mg，每月 1 次（口服）；3mg，3 个月 1 次（静脉注射）

药代动力学

分子量（Da）	319.2（伊班膦酸钠 359.2）
蛋白结合率（%）	87
尿中原型药排泄率（%）	50 ~ 60
	90
分布容积（L/kg）	（10 ~ 72）/ 无明显延长[1]
半衰期（h）：正常 / ESRF	

药物代谢

伊班膦酸进入人体后，迅速与骨结合或随尿液排泄。目前尚无证据显示本药会在动物或人体内进行代谢。被吸收的伊班膦酸系经过骨吸收而从循环中移出（绝经后女性占 40% ~ 50%），剩余部分以原型从肾清除。未吸收的伊班膦酸以药物原型经粪便排泄。肾清除率占总清除率的 50% ~ 60%，并且与肌酐清除率相关。总清除率和肾清除率的差值反映了骨骼吸收量

肾功能（GFR，ml/min）受损时的剂量

30 ~ 50	口服：50mg，每 2 日 1 次。静脉给药：4mg，每 3 ~ 4 周 1 次。见"其他信息"
10 ~ 30	口服：50mg，每周 1 次。静脉给药：2mg，每 3 ~ 4 周 1 次。见"其他信息"
<10	口服：50mg，每周 1 次。静脉给药：2mg，每 3 ~ 4 周 1 次。见"其他信息"

肾脏替代治疗时的剂量

APD/CAPD	透析清除力不详。与 GFR<10ml/min 时同剂量
HD	透析可清除[2]。与 GFR<10ml/min 时同剂量
HDF/HFD	透析可清除[2]。与 GFR<10ml/min 时同剂量
CAV/VVHD	透析可清除。与 GFR=10 ~ 30ml/min 时同剂量

重要的药物相互作用

与其他药物合用的潜在风险

- 未知

用法

溶液配制	-
用法	口服，静脉滴注，静脉注射
输注速度	静脉滴注：15 分钟至 2 小时（取决于适应证及肾功能）静脉注射：约 15 ~ 30 秒
注释	用 500ml 5% 葡萄糖溶液或 0.9% 氯化钠溶液稀释（取决于适应证及肾功能）

其他信息

- 口服生物利用度低于 1%
- 在早餐前或服用其他药物前至少 30 分钟空腹服药，用一杯水吞服整个药片
- 服药后应站立或坐直 60 分钟以上
- 如 CCr<50ml/min，静脉滴注时间不应少于 15 分钟；宜加入 500ml 液体中，可滴注 1 小时
- 由于缺少研究数据，GFR<30ml/min 时禁止静脉注射给药
- 一项研究显示，给不同程度肾功能受损的患者静脉滴注本药 6mg，超过 30 分钟滴完，并无肾功能恶化出现 [1]
- 严重肾功能受损患者应用本药时，药物清除会减少
- 由于伊班膦酸的骨结合率高，血液透析患者每月 1 次用药 2mg 即等效于肾功能正常患者用药 4 ~ 5mg [3]
- 与其他双膦酸盐类似，可能引起下颌骨的骨坏死

参考文献

[1] Bergner R, Henrich DM, Hoffmann M, et al. Renal safety and pharmacokinetics of ibandronate in multiple myeloma patients with or without impaired renal function. J Clin Pharmacol. 2007; 47(8): 942-950.

[2] Bergner R, Dill K, Boerner D, et al. Elimination of intravenously administered ibandronate in patients on haemodialysis：a monocentre open study. Nephrol Dial Transplant. 2002 Jul; 17(7): 1281-1285.

[3] Bergner R, Henrich D, Hoffman M, et al. High bone-binding capacity of ibandronate in hemodialysis patients. Int J Clin PharmacolRes. 2005; 25(3): 123-131.

唑来膦酸　Zoledronic acid

临床应用

- 治疗恶性肿瘤导致的高钙血症
- 减少晚期恶性肿瘤导致的骨质损害
- 治疗佩吉特病（Paget's disease）
- 治疗骨质疏松

肾功能正常时的剂量

- Zometa
  - 恶性肿瘤导致的高钙血症：4mg，单次给药
  - 减少晚期恶性肿瘤导致的骨质损害：4mg，每 3 ~ 4 周 1 次
- Aclasta
  - 佩吉特病（Paget's disease）：5mg，单次给药
  - 骨质疏松：5mg，每年 1 次

［译者注：Zometa 及 Aclasta 均是瑞士诺华（Novartis）制药公司生产的唑来膦酸注射液］

药代动力学

分子量（Da）	272.1
蛋白结合率（%）	56
尿中原型药排泄率（%）	39 ± 16
分布容积（L/kg）	6.1 ~ 10.8
半衰期（h）：正常 / ESRF	146/ 延长

药物代谢

唑来膦酸不被代谢，以原型经肾排泄。在给药后的第一个 24 小时，（39 ± 16）% 的剂量从尿液排泄，剩余部分主要与骨组织结合

肾功能（GFR，ml/min）受损时的剂量

>60	与肾功能正常时同剂量
50 ~ 60	Zometa：3.5mg；Aclasta：与肾功能正常时同剂量
40 ~ 49	Zometa：3.3mg；Aclasta：与肾功能正常时同剂量
30 ~ 39	Zometa：3mg；Aclasta：GFR<35ml/min 时避免应用
<29	避免应用，除非利大于弊

肾脏替代治疗时的剂量

APD/CAPD	透析清除力不详。与 GFR<29ml/ min 时同剂量
HD	透析清除力不详。与 GFR<29ml/ min 时同剂量
HDF/HFD	透析清除力不详。与 GFR<29ml/ min 时同剂量
CAV/ VVHD	透析清除力不详。与 GFR=30 ~ 39ml/min 时同剂量

重要的药物相互作用

与其他药物合用的潜在风险

- 其他肾毒性药物：可增加肾毒性，应慎用

用法

溶液配制	加 5ml 注射用水至本药 4mg 小瓶中
用法	静脉给药
输注速度	15 分钟
注释	加入 100ml 0.9% 氯化钠溶液或 5% 葡萄糖溶液中 配制好的药物在室温下可稳定保存 24 小时

其他信息

- 对于近期发生髋部骨折的患者，应同时补充钙剂 500mg/d，及维生素 D 400U/d（与 Zometa 合用时）或维生素 D 50000～125000U（与 Aclasta 合用时）。据报道，应用 Aclasta 可诱发肾损害，尤其是原已有肾损害的患者。其他的危险因素包括：高龄，反复应用双膦酸盐类（bisphosphonates），与肾毒性药物合用，利尿治疗，或在应用 Aclasta 后发生脱水

- 据报道，少数患者应用本药后发生肾衰竭，需进行透析，或直接导致死亡

- 老年、吸烟、曾用过帕米膦酸（pamidronate）治疗或已发生肾衰竭的患者，应用本药后肾损害风险会增加 [Oh WK, Proctor K, Nakabayashi M. The risk of renal impairment in hormone-refractory prostate cancer patients with bone metastases treated with zoledronic acid. Cancer. 2007 Mar 15; 109(6): 1090-1096]

- 急性肾损伤的发生率为 10.7%，通常表现为急性肾小管坏死 [Chang JT, Green L, Beitz J. Renal failure with the use of zoledronic acid. N Engl J Med. 2003; 349(17): 1679-1679]

- 可能导致下颌骨坏死

6. 治疗骨质疏松的其他药

雷尼酸锶　Strontium ranelate

临床应用

治疗绝经后骨质疏松和骨折风险高的男性骨质疏松

肾功能正常时的剂量

2g，每日 1 次

药代动力学

分子量（Da）	513.5
蛋白结合率（%）	25
尿中原型药排泄率（%）	66
分布容积（L/kg）	1
半衰期（h）：正常 / ESRF	60/ 延长

药物代谢

雷尼酸锶对骨组织具有高亲和性。本药在体内不代谢，通过肾和胃肠道排泄

肾功能（GFR，ml/min）受损时的剂量

30 ~ 50	与肾功能正常时同剂量
10 ~ 30	详见"其他信息"
<10	详见"其他信息"

肾脏替代治疗时的剂量

APD/CAPD	透析清除力不详。与 GFR< 10ml/min 时同剂量
HD	透析清除力不详。与 GFR< 10ml/min 时同剂量
HDF/HFD	透析清除力不详。与 GFR< 10ml/min 时同剂量
CAV/ VVHD	透析清除力不详。与 GFR= 10 ~ 30ml/min 时同剂量

重要的药物相互作用

与其他药物合用的潜在风险

- 含钙化合物：分开给药，至少间隔 2 小时

- 抗酸药：分开给药，至少间隔 2 小时
- 抗菌药：合用会降低口服四环素（tetracycline）与喹诺酮类（quinolones）的吸收，应用上述抗菌药治疗期间需暂停本药治疗

用法

溶液配制	一杯水
用法	口服
输注速度	-

其他信息

- 由于缺乏骨安全性研究，生产商建议严重肾功能受损患者慎用本药
- 由于食物和奶制品可减少锶的吸收，需在两餐之间服药
- 能干扰比色法检测血钙和尿钙浓度
- 宜与钙和维生素 D 联合治疗
- 与肾功能正常的患者相比，GFR< 25ml/min 的患者锶的稳态水平高出约 50%。并未在肾功能受损患者中见到特殊治疗效应 [Cohen-Solal ME, Augry F, Mauras Y, et al. Fluoride and strontium accumulation in bone does not correlate with osteoid tissue in dialysis patients. Nephrol Dial Transplant. 2002; 17(3): 449-454]
- 另一项研究表明，有骨软化症的血液透析患者用药后出现高水平骨锶 [D'Haese PC, Schrooten I, Goodman WG, et al. Increased bone strontium levels in hemodialysis patients with osteomalacia. Kidney Int. 2000 Mar; 57(3): 1107-1114]

- 并无证据表明透析患者的高水平骨锶与骨软化症相关〔此资料来自施维雅。Meunier PJ, Roux C, Seeman E, et al. The effects of strontium ranelate on the risk of vertebral fracture in women with post-menopausal osteoporosis. NEJM. 2004; 350(5): 459-468〕
- 口服生物利用度约 25%

- 在严重肾功能受损患者（GFR< 25ml/min）中，神经系统疾病的发病率增加。严重肾功能受损患者，锶的稳态浓度增加 50%。应用此药时需权衡风险和获益〔UKMI. Is strontium ranelate safe to use for patients with renal impairment? Clinical Pharmacist. September 2013. 5(7): 204〕（译者注：UKMI 是 UK Medicines Information 的简称，即"英国药品信息"）

盐酸雷洛昔芬　Raloxifene hydrochloride

临床应用

用于绝经后骨质疏松的治疗与预防

肾功能正常时的剂量

每日 60mg

药代动力学

分子量（Da）	510
蛋白结合率（%）	98 ~ 99
尿中原型药排泄率（%）	<0.2
分布容积（L/kg）	2348
半衰期（h）：正常 / ESRF	27.7/ 不变

药物代谢

本药经历广泛的首过代谢，生成葡糖苷酸共轭物，包括雷洛昔芬 -4'- 葡糖苷酸（raloxifene- 4'-glucuronide）、雷洛昔芬 -6- 葡糖苷酸（raloxifene-6-glucuronide）和雷洛昔芬 -6,4'- 二葡糖苷酸（raloxifene-4',6-diglucuronide）。本药经历肠肝循环，几乎全部从粪便排泄，不足 6% 从尿液排泄

肾功能（GFR，ml/min）受损时的剂量

20 ~ 50	与肾功能正常时同剂量
10 ~ 20	与肾功能正常时同剂量
<10	与肾功能正常时同剂量

肾脏替代治疗时的剂量

APD/CAPD	可能不被透析清除。与肾功能正常时同剂量
HD	可能不被透析清除。与肾功能正常时同剂量
HDF/HFD	可能不被透析清除。与肾功能正常时同剂量
CAV/ VVHD	可能不被透析清除。与肾功能正常时同剂量

重要的药物相互作用

与其他药物合用的潜在风险

- 抗凝血药：拮抗香豆素类（coumarins）的抗凝作用
- 考来烯胺（cholestyramine）：减少本药吸收，应避免合用

用法

溶液配制	-
用法	口服
输注速度	-

其他信息

- 有病例报道称，本药对绝经期女性血液透析患者的骨代谢有益，且能改善血脂［Hernandez E, Valera R, Alonzo E, et al. Effects of raloxifene on bone metabolism and serum lipids in postmenopausal women on chronic haemodialysis. Kidney Int. 2003; 63(6): 2269-2274］
- 研究表明，虽然绝经后慢性肾脏病（CKD）女性患者使用本药更易出现副作用，但是椎骨骨折的发生率能减少（Ishani A, Blackwell T, Jamal SA, et al. The effect of raloxifene treatment in postmenopausal women with CKD. J Am SocNephrol. 2008; 19: 1430-1438）
- "英国产品特性概述"（UK SPC）建议在严重肾功能受损时禁用此药，这是由于缺乏数据，而非已知毒性。"美国数据表"（US data sheet）则建议谨慎使用

特立帕肽 Teriparatide

临床应用

内源性人甲状旁腺激素的活性片段（1~34）

- 治疗绝经后骨质疏松和骨折风险高的男性骨质疏松
- 治疗糖皮质激素诱导的骨质疏松

肾功能正常时的剂量

每日 20μg

药代动力学

分子量（Da）	4117.8
蛋白结合率（%）	无数据
尿中原型药排泄率（%）	以代谢产物形式
分布容积（L/kg）	1.7
半衰期（h）：正常/ESRF	1/延长77%

药物代谢

目前尚无关于本药代谢及排泄的研究，推测甲状旁腺激素的外周代谢（peripheral metabolism）是通过肝中的非特异性酶机制进行，然后从肾排泄。本药可使24小时尿钙排泄减少15%（无重要临床意义）

肾功能（GFR，ml/min）受损时的剂量

30~50	与肾功能正常时同剂量
10~30	与肾功能正常时同剂量。需谨慎使用
<10	与肾功能正常时同剂量。需谨慎使用

肾脏替代治疗时的剂量

APD/CAPD	可能不被透析清除。与GFR<10ml/min时同剂量
HD	可能不被透析清除。与GFR<10ml/min时同剂量
HDF/HFD	可能不被透析清除。与GFR<10ml/min时同剂量
CAV/VVHD	可能不被透析清除。与GFR=10~30ml/min时同剂量

重要的药物相互作用

与其他药物合用的潜在风险

- 未知

用法

溶液配制	-
用法	皮下注射
输注速度	-

其他信息

- 英国生产商建议严重肾功能受损患者禁用本药
- 肾功能受损患者使用本药需谨慎，因为此时血钙及尿钙对本药的反应已减弱
- 本药生物利用度为95%
- 给予单剂特立帕肽后观察药代动力学变化，结果显示11例轻度至中度肾功能受损（CCr=30~72ml/min）患者并无改变，而5例重度肾功能受损（CCr<30ml/min）患者的药-时曲线下面积（AUC）及半衰期分别增加了73%和77%，仅药峰浓度（C_{max}）无改变。尚无透析患者应用本药的研究

狄诺塞麦　Denosumab

临床应用

人源化 IgG_2 单克隆抗体

- 治疗存在骨折风险的骨质疏松（指女性绝经后和男性前列腺癌激素消融治疗后的骨质疏松）［译者注：在手术或放疗前应用激素来减小肿瘤大小的治疗称为激素消融（hormone ablation）］
- 减少实体瘤骨转移患者的骨损伤

肾功能正常时的剂量

- 骨质疏松：60mg，每 6 个月 1 次
- 减少骨损伤：120mg，每 4 周 1 次

药代动力学

分子量（Da）	144700
蛋白结合率（%）	无数据
尿中原型药排泄率（%）	无数据
分布容积（L/kg）	无数据
半衰期（h）：	（14~55）/
正常 / ESRF	不变

药物代谢

预期本药代谢和清除途径与其他免疫球蛋白相同，降解成小肽和单个氨基酸

肾功能（GFR，ml/min）受损时的剂量

30~50	与肾功能正常时同剂量
10~30	与肾功能正常时同剂量。见"其他信息"
<10	与肾功能正常时同剂量。见"其他信息"

肾脏替代治疗时的剂量

APD/CAPD	可能不被透析清除，与 GFR<10ml/min 时同剂量
HD	可能不被透析清除，与 GFR<10ml/min 时同剂量
HDF/HFD	可能不被透析清除，与 GFR<10ml/min 时同剂量
CAV/VVHD	可能不被透析清除，与 GFR=10~30ml/min 时同剂量

重要的药物相互作用

与其他药物合用的潜在风险

- 未知

用法

溶液配制	-
用法	皮下注射
输注速度	-

其他信息

- 生产商提供的每月给药资料有限，因此需要慎用
- 如果 GFR<30ml/min，低钙血症是一个主要风险
- 钙和维生素 D 必须补充
- 已有少数发生颌骨坏死的报道

四、肾上腺皮质激素

醋酸氢化可的松 Hydrocortisone acetate

临床应用

糖皮质激素

● 治疗关节和软组织局部炎症

肾功能正常时的剂量

5~50mg，根据关节大小决定剂量

药代动力学

分子量（Da）	404.5
蛋白结合率（%）	>90
尿中原型药排泄率（%）	极少
分布容积（L/kg）	0.4~0.7
半衰期（min）：	约100/不变
正常/ESRF	

药物代谢

本药在肝和机体大部分组织中代谢，生成氢化和降解形式产物，如四氢可的松（tetrahydrocortisone）和四氢皮质醇（tetrahydrocortisol）。大部分代谢产物与葡糖苷酸结合后经尿液排泄，也有极少量以药物原型排泄

肾功能（GFR，ml/min）受损时的剂量

20~50	与肾功能正常时同剂量
10~20	与肾功能正常时同剂量
<10	与肾功能正常时同剂量

肾脏替代治疗时的剂量

APD/CAPD	可能不被透析清除。与肾功能正常时同剂量
HD	可能不被透析清除。与肾功能正常时同剂量
HDF/HFD	可能不被透析清除。与肾功能正常时同剂量
CAV/VVHD	可能不被透析清除。与肾功能正常时同剂量

重要的药物相互作用

与其他药物合用的潜在风险

● 阿地白介素（aldesleukin）：避免合用
● 抗菌药：利福平（rifampicin）能加速本药代谢；红霉素（erythromycin）可能抑制本药代谢；合用可能降低异烟肼（isoniazid）的浓度
● 抗凝血药：合用可能改变香豆素类（coumarins）和苯茚二酮（phenindione）的药效
● 抗癫痫药：卡马西平（carbamazepine）、苯巴比妥（phenobarbital）、磷苯妥英（fosphenytoin）、苯妥英（phenytoin）和扑米酮（primidone）能加速本药代谢
● 抗真菌药：与两性霉素B合用增加低钾血症风险，应避免合用；伊曲康唑（itraconazole）和酮康唑（ketoconazole）可能抑制本药代谢
● 抗病毒药：利托那韦（ritonavir）可能增加本药浓度
● 环孢素（ciclosporin）：个案报道称环孢素与大剂量糖皮质激素合用时患者发生了惊厥
● 可比司他（cobicistat）：合用可能增加本药浓度，增加肾上腺抑制风险
● 利尿药：乙酰唑胺（acetazolamide）、袢利尿药和噻嗪类利尿药能增加低钾血症风险
● 疫苗：大剂量糖皮质激素会减弱机体对疫苗的免疫反应，应避免与活疫苗同时使用

用法

溶液配制	-
用法	关节腔内，关节周围
输注速度	-

其他信息

局部用药，全身吸收缓慢

氢化可的松琥珀酸钠　Hydrocortisone sodium succinate

临床应用

糖皮质激素

- 抗炎，用于呼吸道、胃肠道、内分泌疾病和过敏状态
- 休克的治疗

肾功能正常时的剂量

- 口服：用于肾上腺皮质功能减退的替代治疗，每日 20 ~ 30mg，分次服用
- 改性释放制剂（MR）：20 ~ 30mg，晨起顿服
- 静脉给药或肌内注射：100 ~ 500mg，每 24 小时 3 ~ 4 次，或根据病情决定

药代动力学

分子量（Da）	484.5（磷酸钠形式为 486.4）
蛋白结合率（%）	>90
尿中原型药排泄率（%）	极少
分布容积（L/kg）	0.4 ~ 0.7
半衰期（min）：正常 / ESRF	约 100 / 不变

药物代谢

本药在肝和机体大部分组织中代谢，生成氢化和降解形式产物，如四氢可的松（tetrahydrocortisone）和四氢皮质醇（tetrahydrocortisol）。大部分代谢产物与葡糖苷酸结合后经尿液排泄，也有极少量以药物原型排泄

肾功能（GFR，ml/min）受损时的剂量

20 ~ 50	与肾功能正常时同剂量
10 ~ 20	与肾功能正常时同剂量
<10	与肾功能正常时同剂量

肾脏替代治疗时的剂量

APD/CAPD	可能不被透析清除。与肾功能正常时同剂量
HD	可能不被透析清除。与肾功能正常时同剂量
HDF/HFD	可能不被透析清除。与肾功能正常时同剂量
CAV/VVHD	可能不被透析清除。与肾功能正常时同剂量

重要的药物相互作用

与其他药物合用的潜在风险

- 阿地白介素（aldesleukin）：避免合用
- 抗菌药：利福平（rifampicin）能加速本药代谢；红霉素（erythromycin）可能抑制本药代谢；合用可能降低异烟肼（isoniazid）的浓度
- 抗凝血药：合用可能改变香豆素类（coumarins）和苯茚二酮（phenindione）的药效
- 抗癫痫药：卡马西平（carbamazepine）、磷苯妥英（fosphenytoin）、苯巴比妥（phenobarbital）、苯妥英（phenytoin）和扑米酮（primidone）能加速本药代谢
- 抗真菌药：与两性霉素 B 合用能增加低钾血症风险，应避免合用；伊曲康唑（itraconazole）和酮康唑（ketoconazole）可能抑制本药代谢
- 抗病毒药：利托那韦（ritonavir）可能增加本药浓度
- 环孢素（ciclosporin）：个案报道称环孢素与大剂量糖皮质激素合用时患者发生了惊厥
- 可比司他（cobicistat）：合用可能增加本药浓度，增加肾上腺抑制风险

- 利尿药：乙酰唑胺（acetazolamide）、袢利尿药和噻嗪类利尿药能增加低钾血症风险
- 疫苗：大剂量糖皮质激素会减弱机体对疫苗的免疫反应，应避免与活疫苗同时使用

用法

溶液配制　静脉注射，肌内注射：用2ml注射用水稀释

静脉滴注：用少于2ml的注射用水配制，然后溶至100~1000ml（不少于100ml）5%葡萄糖溶液或0.9%氯化钠溶液中

用法　　　静脉注射，静脉滴注，肌内注射

输注速度　静脉注射：2~3分钟

注释　　　100mg至少用50ml溶液配制（UK Critical Care Group, Minimum Infusion Volumes for Fluid Restricted Critically Ill Patients, 3rd edition, 2006）

其他信息

- 未与血浆蛋白结合的氢化可的松可被HD清除
- 一项研究显示，透析期间氢化可的松的血浆清除率较透析后高30%~63%。不推荐因此而改变原有剂量

地塞米松 Dexamethasone

临床应用

糖皮质激素

- 治疗脑水肿
- 治疗细菌性脑膜炎
- 抑制炎症和过敏性疾病
- 治疗风湿性疾病
- 治疗先天性肾上腺皮质增生症
- 止吐

肾功能正常时的剂量

- 脑水肿、细菌性脑膜炎：取决于制剂
- 风湿性疾病
  - 关节腔内、滑膜内：根据关节大小和制剂确定剂量
  - 软组织浸润：1.7 ~ 5mg
- 口服：每日 0.5 ~ 10mg；静脉用药或肌内注射：0.4 ~ 20mg

药代动力学

分子量（Da）	392.5（磷酸盐形式为 472.4）
蛋白结合率（%）	77
尿中原型药排泄率（%）	65
分布容积（L/kg）	0.8 ~ 1
半衰期（h）：正常 / ESRF	（3.5 ~ 4.5）/-

药物代谢

糖皮质激素主要在肝内代谢，但也可在其他组织中代谢，经尿液排泄。与天然糖皮质激素比较，合成糖皮质激素的效力较强，这可能与其代谢较慢及蛋白结合亲和力较低相关。单次给药后 24 小时内，约 65% 的地塞米松从尿液排泄

肾功能（GFR，ml/min）受损时的剂量

20 ~ 50	与肾功能正常时同剂量
10 ~ 20	与肾功能正常时同剂量
<10	与肾功能正常时同剂量

肾脏替代治疗时的剂量

APD/CAPD	不被透析清除。与肾功能正常时同剂量
HD	不被透析清除。与肾功能正常时同剂量
HDF/HFD	透析清除力不详。与肾功能正常时同剂量
CAV/VVHD	不太可能被清除。与肾功能正常时同剂量

重要的药物相互作用

与其他药物合用的潜在风险

- 阿地白介素（aldesleukin）：应避免合用
- 抗菌药：利福平（rifampicin）可加速本药代谢；红霉素（erythromycin）可能抑制本药代谢；合用可能降低异烟肼（isoniazid）浓度
- 抗凝血药：香豆素类（coumarins）和苯茚二酮（phenindione）的药效可能被改变
- 抗癫痫药：卡马西平（carbamazepine）、苯巴比妥（phenobarbital）和苯妥英（phenytoin）可加速本药代谢
- 抗真菌药：与两性霉素 B 合用可增加低钾血症风险，应避免合用；酮康唑（ketoconazole）和伊曲康唑（itraconazole）可能抑制本药代谢；合用可能减少卡泊芬净（caspofungin）浓度（可能需要增加卡泊芬净剂量）

- 抗病毒药：合用可能减少茚地那韦
  （indinavir）、沙奎那韦（saquinavir）、
  洛匹那韦（lopinavir）和特拉匹韦
  （telaprevir）的浓度；应避免与利匹
  韦林（rilpivirine）合用；利托那韦
  （ritonavir）可能增加本药浓度
- 环孢素（ciclosporin）：偶有报道环
  孢素与大剂量糖皮质激素合用可出
  现惊厥
- 可比司他（cobicistat）：可比司他可
  增加本药浓度
- 细胞毒性药物：可能降低阿昔替尼
  （axitinib）浓度，合用时需增加阿昔
  替尼剂量
- 利尿药：能增强乙酰唑胺（acetazol-
  amide）、袢利尿药和噻嗪类利尿药导
  致低钾血症的作用
- 奈妥吡坦（netupitant）：合用可增加
  地塞米松剂量，地塞米松剂量应减半
- 疫苗：大剂量糖皮质激素可影响疫
  苗的免疫应答，应避免与活疫苗同
  时使用

用法

溶液配制	-
用法	口服，静脉给药，肌内注射，关节腔内给药，滑膜内给药
输注速度	静脉给药需慢，不少于 5 分钟。如果有心脏疾病，建议静脉滴注时间应比 20～30 分钟更长
注释	1.3mg 地塞米松磷酸钠与 1mg 地塞米松等效
	750μg 地塞米松与 5mg 泼尼松龙等效
	注射液可以口服或经鼻胃管给药
	片剂能分散于水中

泼尼松龙 Prednisolone

临床应用

糖皮质激素
- 免疫抑制
- 抗炎

肾功能正常时的剂量

- 口服：剂量据具体病情决定
- 肌内注射：25～100mg，每周1~2次（为醋酸泼尼松龙）

药代动力学

分子量（Da）	360.4
蛋白结合率（%）	70～95（饱和状态）
尿中原型药排泄率（%）	11～30
分布容积（L/kg）	1.3～1.7
半衰期（h）：正常/ESRF（2~4）/延长	

药物代谢

泼尼松龙在肝内代谢，而后以硫酸盐、葡糖苷酸共轭物形式及一定比例的药物原型从尿液排泄

肾功能（GFR，ml/min）受损时的剂量

20～50	与肾功能正常时同剂量
10～20	与肾功能正常时同剂量
<10	与肾功能正常时同剂量

肾脏替代治疗时的剂量

APD/CAPD	不被透析清除。与肾功能正常时同剂量
HD	不被透析清除。与肾功能正常时同剂量
HDF/HFD	不被透析清除。与肾功能正常时同剂量
CAV/ VVHD	透析清除力不详。与肾功能正常时同剂量

重要的药物相互作用

与其他药物合用的潜在风险
- 阿地白介素（aldesleukin）：应避免合用
- 抗菌药：利福平（rifampicin）与利福霉素类（rifamycins）能加速本药代谢；红霉素（erythromycin）可能抑制本药代谢；本药可能降低异烟肼（isoniazid）浓度
- 抗凝血药：本药可能改变香豆素类（coumarins）与苯茚二酮（phenindione）的药效
- 抗癫痫药：卡马西平（carbamazepine）、磷苯妥英（fosphenytoin）、苯巴比妥（phenobarbital）、苯妥英（phenytoin）与扑米酮（primidone）能加速本药代谢速度
- 抗真菌药：与两性霉素B合用会增加低钾血症风险，应避免合用；伊曲康唑（itraconazole）与酮康唑（ketoconazole）可能抑制本药代谢
- 抗病毒药：利托那韦（ritonavir）可能增加本药浓度
- 环孢素（ciclosporin）：罕有报道称，环孢素与大剂量糖皮质激素合用会引起惊厥；环孢素能增加本药浓度；而本药也可能使环孢素浓度升高
- 利尿药：增加乙酰唑胺（acetazolamide）、袢利尿药及噻嗪类利尿药的低钾血症风险
- 疫苗：大剂量糖皮质激素能够损伤机体对疫苗的免疫反应，应避免合用

用法

溶液配制　-
用法　　　口服，肌内注射，直肠给药
输注速度　-

其他信息

有关证据表明，本药肠溶衣片（enteric coated tablets）的生物利用度不可预测，如可能，应避免使用

甲泼尼龙 Methylprednisolone

临床应用

糖皮质激素

- 抑制炎症及过敏性疾病
- 免疫抑制
- 治疗风湿性疾病
- 治疗脑水肿

肾功能正常时的剂量

- 口服：每日 2 ~ 360mg
- 肌内注射或静脉给药：10 ~ 500mg
- 移植物排斥：每日 1g，最多 3 日。见"其他信息"
- 长效制剂（储库型）肌内注射：臀大肌肌内注射 40 ~ 120mg，如果病情需要，2 ~ 3 周后重复

药代动力学

分子量（Da）	375
蛋白结合率（%）	40 ~ 60
尿中原型药排泄率（%）	<10
分布容积（L/kg）	1.2 ~ 1.5
半衰期（h）：正常 /ESRF	（2.4 ~ 3.5）/不变

药物代谢

甲泼尼龙在肝内主要通过 CYP3A4 酶作用代谢为无活性的代谢产物，随尿液排泄

肾功能（GFR，ml/min）受损时的剂量

20 ~ 50	与肾功能正常时同剂量
10 ~ 20	与肾功能正常时同剂量
<10	与肾功能正常时同剂量

肾脏替代治疗时的剂量

APD/CAPD	透析可清除。与肾功能正常时同剂量
HD	透析可清除。与肾功能正常时同剂量
HDF/HFD	透析可清除。与肾功能正常时同剂量
CAV/VVHD	透析可清除。与肾功能正常时同剂量

重要的药物相互作用

与其他药物合用的潜在风险

- 阿地白介素（aldesleukin）：应避免合用
- 抗菌药：利福平（rifampicin）可加速本药代谢；红霉素（erythromycin）抑制本药代谢；克拉霉素（clarithromycin）可能也抑制本药代谢；本药可能降低异烟肼（isoniazid）浓度
- 抗凝血药：香豆素类（coumarins）和苯茚二酮（phenindione）的作用可能会改变
- 抗癫痫药：卡马西平（carbamazepine）、磷苯妥英（fosphenytoin）、苯巴比妥（phenobarbital）、苯妥英（phenytoin）和扑米酮（primidone）可加速本药代谢
- 抗真菌药：与两性霉素 B 合用会增加低钾血症风险，应避免合用；酮康唑（ketoconazole）能抑制本药代谢，伊曲康唑（itraconazole）可能也有此作用
- 抗病毒药：利托那韦（ritonavir）可能增加本药浓度
- 环孢素（ciclosporin）：偶有报道环孢素与大剂量糖皮质激素合用能引起惊厥；大剂量甲泼尼龙可增加环孢素水平

- 可比司他（cobicistat）：可能增加本药浓度
- 利尿药：合用能增强乙酰唑胺（acetazolamide）、袢利尿药及噻嗪类利尿药的降血钾作用
- 疫苗：大剂量糖皮质激素可减弱机体对疫苗的免疫反应，应避免与活疫苗合用

用法

溶液配制　使用提供的溶剂溶解，或参见生产商的推荐

用法　　　口服，肌内注射，外周或中心静脉给药

输注速度　30 分钟

注释　　　注意：快速静脉注射可能引起心律失常或心血管性虚脱

其他信息

- 单次给药 0.5 ~ 1g 通常用于移植患者
- 每日 0.5 ~ 1g，应用 3 日，通常作为逆转急性排斥反应的一线治疗（一些医疗单位每日给予 300 ~ 500mg，应用 3 日）
- 甲泼尼龙的盐皮质激素活性较同等剂量的泼尼松龙低

倍他米松　Betamethasone

临床应用

糖皮质激素

- 抗炎和抗过敏
- 治疗先天性肾上腺皮质增生症

肾功能正常时的剂量

- 口服：每日 0.5~5mg
- 注射：4~20mg，24 小时内最多可重复 4 次

药代动力学

分子量（Da）	392.5
蛋白结合率（%）	65
尿中原型药排泄率（%）	5
分布容积（L/kg）	1.4
半衰期（h）：正常 / ESRF	5.5/-

药物代谢

糖皮质激素主要在肝内代谢，也可在其他组织中代谢，最终从尿液排泄。与天然糖皮质激素比较，合成的糖皮质激素代谢较慢，蛋白结合亲和力较低，因此作用更强

肾功能（GFR，ml/min）受损时的剂量

20~50	与肾功能正常时同剂量
10~20	与肾功能正常时同剂量
<10	与肾功能正常时同剂量

肾脏替代治疗时的剂量

APD/CAPD	透析清除力不详。与肾功能正常时同剂量
HD	透析清除力不详。与肾功能正常时同剂量
HDF/HFD	透析清除力不详。与肾功能正常时同剂量
CAV/VVHD	透析清除力不详。与肾功能正常时同剂量

重要的药物相互作用

与其他药物合用的潜在风险

- 阿地白介素（aldesleukin）：应避免合用
- 抗菌药：利福平（rifampicin）可加速本药代谢；红霉素（erythromycin）可能抑制本药代谢；本药可降低异烟肼（isoniazid）浓度
- 抗凝血药：可能使香豆素类（coumarins）和苯茚二酮（phenindione）的药效发生改变
- 抗癫痫药：卡马西平（carbamazepine）、苯巴比妥（phenobarbital）和苯妥英（phenytoin）能加速本药代谢
- 抗真菌药：与两性霉素 B 合用会增加低钾血症风险，应避免合用；伊曲康唑（itraconazole）及酮康唑（ketoconazole）可能抑制本药代谢
- 抗病毒药：利托那韦（ritonavir）可能增加本药浓度
- 环孢素（ciclosporin）：罕有报道环孢素与大剂量糖皮质激素合用，患者出现惊厥
- 可比司他（cobicistat）：可能增加倍他米松的浓度
- 利尿药：与乙酰唑胺（acetazolamide）、袢利尿药及噻嗪类利尿药合用可增加低钾血症风险
- 疫苗：大剂量糖皮质激素可抑制机体对疫苗的免疫反应，应避免与活疫苗合用

用法

溶液配制	-
用法	口服，静脉注射，肌内注射，局部应用
输注速度	静脉注射，0.5～1分钟注射完毕
注释	可溶于5%葡萄糖溶液或0.9%氯化钠溶液中

其他信息

- 750μg倍他米松与5mg泼尼松龙（prednisolone）等效
- 当局部使用时，糖皮质激素也可能在局部被吸收而发挥全身作用
- 倍他米松的水钠潴留作用比泼尼松龙弱，与地塞米松（dexamethasone）类似

曲安西龙　Triamcinolone

临床应用

糖皮质激素〔译者注：曲安西龙（triamcinolone）与曲安奈德（triamcinolone acetonide，在本文中被简写为 acetonide）都是糖皮质激素类药物，但是实为两种药，本书将它们放在一起讲述〕

肾功能正常时的剂量

- 肌内注射：曲安奈德（acetonide）40mg；最大单次剂量 100mg
- 关节腔内注射：曲安奈德 2.5 ~ 40mg，最大总剂量 80mg
- 皮下注射：2 ~ 3mg，任一部位的最大剂量 5mg，最大总剂量 30mg

药代动力学

分子量（Da）	394.4（曲安奈德为 434.5）
蛋白结合率（%）	低
尿中原型药排泄率（%）	<1
分布容积（L/kg）	1.4 ~ 2.1
半衰期（h）：正常 / ESRF	（2 ~ 5）/ 不变

药物代谢

曲安西龙大部分经肝代谢，也经肾代谢，从尿液排泄。它主要通过 6-β- 羟基化作用代谢。没有明显的水解裂解参与曲安奈德代谢

肾功能（GFR，ml/min）受损时的剂量

20 ~ 50	与肾功能正常时同剂量
10 ~ 20	与肾功能正常时同剂量
<10	与肾功能正常时同剂量

肾脏替代治疗时的剂量

APD/CAPD	透析清除力不详。与肾功能正常时同剂量
HD	透析清除力不详。与肾功能正常时同剂量
HDF/HFD	透析清除力不详。与肾功能正常时同剂量
CAV/ VVHD	透析清除力不详。与肾功能正常时同剂量

重要的药物相互作用

与其他药物合用的潜在风险

- 阿地白介素（aldesleukin）：应避免合用
- 抗菌药：利福平（rifampicin）可加速本药代谢；红霉素（erythromycin）可能抑制本药代谢；本药可能降低异烟肼（isoniazid）浓度
- 抗凝血药：可能改变香豆素类（coumarins）和苯茚二酮（phenindione）的药效
- 抗癫痫药：卡马西平（carbamazepine）、磷苯妥英（fosphenytoin）、苯巴比妥（phenobarbital）、苯妥英（phenytoin）及扑米酮（primidone）可加速本药代谢
- 抗真菌药：两性霉素 B 可增加低钾血症风险，应避免合用；伊曲康唑（itraconazole）及酮康唑（ketoconazole）可能抑制本药代谢
- 抗病毒药：利托那韦（ritonavir）可能增加本药浓度
- 环孢素（ciclosporin）：偶有报道环孢素与大剂量糖皮质激素合用会出现惊厥

- 可比司他（cobicistat）：可能增加曲安西龙浓度
- 利尿药：与乙酰唑胺（acetazolamide）、袢利尿药及噻嗪类利尿药合用能增加低钾血症风险
- 疫苗：大剂量糖皮质激素可损害机体对疫苗的免疫应答；应避免与活疫苗合用

用法

溶液配制	-
用法	肌内注射，关节腔内注射，局部用药，鼻腔给药，皮下注射
输注速度	-

其他信息

- 严重肾功能受损时应慎用本药，因可能导致水钠潴留
- 4mg 本药与 5mg 泼尼松龙等效

地夫可特 Deflazacort

临床应用

糖皮质激素
- 抑制炎症和过敏

肾功能正常时的剂量

每日服 3 ~ 18mg（针对急性病变起始给药的最大剂量可达每日 120mg）

药代动力学

分子量（Da）	441.5
蛋白结合率（%）	40
尿中原型药排泄率（%）	70
分布容积（L/kg）	1.2
半衰期（h）：	（1.1 ~ 1.9）/
正常 / ESRF	不变

药物代谢

地夫可特可迅速被血浆酯酶转换为具有活性的代谢产物 21- 羟基地夫可特（D_{21}-OH）。40% 的 D_{21}-OH 与蛋白结合，但与糖皮质激素结合球蛋白（transcortin）无亲和性。药物主要通过肾清除。70% 的药物经尿液排泄，剩余的 30% 通过粪便排泄。D_{21}-OH 的代谢很广泛，只有 18% 的尿排泄物是 D_{21}-OH。1/3 的尿排泄物是 D_{21}-OH 的代谢产物 6-β- 羟基地夫可特（deflazacort 6-β-OH）

肾功能（GFR，ml/min）受损时的剂量

20 ~ 50	与肾功能正常时同剂量
10 ~ 20	与肾功能正常时同剂量
<10	与肾功能正常时同剂量

肾脏替代治疗时的剂量

APD/CAPD	可能不被透析清除。与肾功能正常时同剂量
HD	不被透析清除。与肾功能正常时同剂量
HDF/HFD	透析清除力不详。与肾功能正常时同剂量
CAV/VVHD	可能不被透析清除。与肾功能正常时同剂量

重要的药物相互作用

与其他药物合用的潜在风险
- 阿地白介素（aldesleukin）：应避免合用
- 抗菌药：利福平（rifampicin）可加速本药代谢；红霉素（erythromycin）可能会抑制本药代谢；合用可能降低异烟肼（isoniazid）浓度
- 抗凝血药：香豆素类（coumarins）和苯茚二酮（phenindione）的药效可能被改变
- 抗癫痫药：卡马西平（carbamazepine）、磷苯妥英（fosphenytoin）、苯巴比妥（phenobarbital）、苯妥英（phenytoin）和扑米酮（primidone）可加速本药代谢
- 抗真菌药：与两性霉素 B 合用可增加低钾血症风险，应避免合用。伊曲康唑（itraconazole）和酮康唑（ketoconazole）可能抑制本药代谢
- 抗病毒药：利托那韦（ritonavir）可能增加本药浓度
- 环孢素（ciclosporin）：偶有报道环孢素与大剂量糖皮质激素类合用可出现惊厥；环孢素可延长本药半衰期

- 可比司他（cobicistat）：可比司他可增加本药血药浓度，应避免合用
- 利尿药：与乙酰唑胺（acetazol-amide）、袢利尿药和噻嗪类利尿药合用将增加低钾血症风险
- 疫苗：大剂量糖皮质激素类可影响疫苗引起的免疫应答；应避免与活疫苗合用

用法

溶液配制	-
用法	口服
输注速度	-

其他信息

6mg 地夫可特与 5mg 泼尼松龙（prednis-olone）等效

醋酸氟氢可的松　Fludrocortisone acetate

临床应用

肾上腺功能不全时的替代治疗

肾功能正常时的剂量

每日 50～300μg

药代动力学

分子量（Da）	422.5
蛋白结合率（%）	70～80
尿中原型药排泄率（%）	80（以代谢产物的形式）
分布容积（L/kg）	广泛分布
半衰期（h）:正常 / ESRF	［3.5, 生物半衰期 18～36）］/-

药物代谢

本药被水解生成非酯化乙醇。在健康受试者中，约 80% 的药量从尿液排泄，约 20% 从其他途径排泄。本药可能与其他类固醇的代谢类似，经胆汁排泄与肠道重吸收之间保持着平衡，部分随粪便排泄

肾功能（GFR，ml/min）受损时的剂量

30～70	与肾功能正常时同剂量
10～30	与肾功能正常时同剂量
<10	与肾功能正常时同剂量

肾脏替代治疗时的剂量

APD/CAPD	透析清除力不详。与肾功能正常时同剂量
HD	透析清除力不详。与肾功能正常时同剂量
HDF/HFD	透析清除力不详。与肾功能正常时同剂量
CAV/VVHD	透析清除力不详。与肾功能正常时同剂量

重要的药物相互作用

与其他药物合用的潜在风险

- 阿地白介素（aldesleukin）：应避免合用
- 抗菌药：利福平（rifampicin）加速本药代谢；红霉素（erythromycin）可能抑制本药代谢；合用可能降低异烟肼（isoniazid）浓度
- 抗凝血药：合用可能改变香豆素类（coumarins）和苯茚二酮（phenindione）的抗凝作用
- 抗癫痫药：卡马西平（carbamazepine）、磷苯妥英（fosphenytoin）、苯巴比妥（phenobarbital）、苯妥英（phenytoin）和扑米酮（primidone）能加速本药代谢
- 抗真菌药：与两性霉素 B 合用增加低钾血症风险，应避免合用；伊曲康唑（itraconazole）和酮康唑（ketoconazole）可能抑制本药代谢
- 抗病毒药：利托那韦（ritonavir）可能增加本药浓度
- 可比司他（cobicistat）：合用会增加本药浓度
- 疫苗：大剂量糖皮质激素会减弱机体对疫苗的免疫反应，应避免与活疫苗同时使用

用法

溶液配制	-
用法	口服
输注速度	-
注释	尽可能短期地应用最小剂量治疗

第七部分

代谢性疾病治疗药物

一、抗糖尿病药

1. 胰岛素

可溶性胰岛素　Insulin-soluble (Actrapid, Humulin S)

临床应用

- 降血糖，控制糖尿病
- 高钾血症的紧急处理

肾功能正常时的剂量

剂量可变

药代动力学

分子量（Da）	5808
蛋白结合率（%）	5
尿中原型药排泄率（%）	0
分布容积（L/kg）	0.15
半衰期（h）：正常/ESRF	（2~5）/13

药物代谢

胰岛素主要在肝内迅速代谢，也可在肾和肌肉组织内代谢。胰岛素在肾内被近端肾小管重吸收后回到静脉或被代谢，只有小部分以原型从尿液排泄

肾功能（GFR，ml/min）受损时的剂量

20~50	剂量可变
10~20	剂量可变
<10	剂量可变

肾脏替代治疗时的剂量

APD/CAPD	不被透析清除。根据疗效调整剂量
HD	不被透析清除。根据疗效调整剂量
HDF/HFD	不被透析清除。根据疗效调整剂量
CAV/VVHD	不被透析清除。根据疗效调整剂量

重要的药物相互作用

与其他药物合用的潜在风险

- 调节血脂药：与贝特类（fibrates）合用可改善糖耐量；与胰岛素合用有增效作用

用法

溶液配制	-
用法	皮下注射，静脉用药，通过恒速输液泵给药
输注速度	3分钟以上，或据病情需要决定
注释	在50ml 50%葡萄糖溶液中加入15~25单位胰岛素治疗高钾血症
	在500ml 10%葡萄糖溶液中加入50单位胰岛素，用作维持性输液或可调性输液（sliding scale infusion），根据血糖水平调整输液速度
	以10ml/h的速度持续输注胰岛素-葡萄糖溶液以控制高钾血症，并根据血钾水平调节输液速度（译者注：国内常按3~5g葡萄糖与1单位胰岛素的比例静脉滴注胰岛素）

其他信息

- 使用时监测血糖

● 给予胰岛素 - 葡萄糖滴注治疗高钾血症前，先静脉注射 20ml 10% 葡萄糖酸钙（calcium gluconate）保护心肌，再静脉滴注 50 ~ 100ml 8.4% 碳酸氢钠（sodium bicarbonate）纠正酸中毒。治疗高钾血症还应配合服用聚苯乙烯磺酸钙（calcium resonium）15g，每日 4 次（译者注：聚苯乙烯磺酸钙为口服降钾树脂，促进粪便排钾）

● 胰岛素经肾代谢，因此，肾衰竭患者所需剂量可能会减少

2. 磺脲类

甲苯磺丁脲 Tolbutamide

临床应用

用于非胰岛素依赖型糖尿病患者的降血糖治疗（译者注："非胰岛素依赖型糖尿病"现称为"2 型糖尿病"）

肾功能正常时的剂量

每日 0.5 ~ 2g，分次服用

药代动力学

分子量（Da）	270.3
蛋白结合率（%）	95 ~ 97
尿中原型药排泄率（%）	0
分布容积（L/kg）	0.1 ~ 0.15
半衰期（h）： 　正常 / ESRF	（4 ~ 7）/ 不变

药物代谢

甲苯磺丁脲在肝内经 CYP2C9 介导进行羟基化代谢。主要以无活性代谢产物形式从尿液排泄

肾功能（GFR，ml/min）受损时的剂量

20 ~ 50	与肾功能正常时同剂量。谨慎应用
10 ~ 20	与肾功能正常时同剂量。谨慎应用
<10	与肾功能正常时同剂量。谨慎应用

肾脏替代治疗时的剂量

APD/CAPD	可能不被透析清除。与 GFR<10ml/min 时同剂量
HD	不被透析清除。与 GFR<10ml/min 时同剂量
HDF/HFD	可能不被透析清除。与 GFR<10ml/min 时同剂量
CAV/ VVHD	不被透析清除。与 GFR=10 ~ 20ml/min 时同剂量

重要的药物相互作用

与其他药物合用的潜在风险

- 镇痛药：非甾体抗炎药（NSAIDs）增强本药作用，应避免与阿扎丙宗（azapropazone）合用
- 抗菌药：氯霉素（chloramphenicol）、磺胺类（sulphonamides）、四环素类（tetracyclines）及甲氧苄啶（trimethoprim）增强本药作用；利福霉素类（rifamycins）减弱本药作用
- 抗凝血药：香豆素类（coumarins）可能增强本药作用；合用也可能改变国际标准化比值（INR）
- 抗真菌药：氟康唑（fluconazole）及咪康唑（miconazole）能增加本药浓度，伏立康唑（voriconazole）可能也有此作用
- 调节血脂药：与贝特类（fibrates）合用可能增强降血糖作用
- 苯磺唑酮（sulfinpyrazone）：能增强磺脲类（sulphonylureas）的作用

用法

溶液配制	-
用法	口服
输注速度	-

其他信息

- 甲苯磺丁脲不能被透析清除。本药禁用于重度肾功能受损患者，轻度至中度肾功能受损患者用药也应从小剂量开始，因为存在低血糖风险

- Drug Prescribing in Renal Failure，5th edition, by Aronoff et al. 建议肾功能不全无须调整剂量（译者注：甲苯磺丁脲为第一代磺脲类口服降糖药，目前临床上已较少应用。此药在肝内代谢，主要经肾排泄，所以肝、肾功能不全时其可能蓄积而诱发低血糖。译者认为肾功能不全时不调整剂量不妥）

格列本脲 Glibenclamide

临床应用

治疗 2 型糖尿病

肾功能正常时的剂量

起始剂量每日 5mg（老年患者避免使用），根据药物效应调整剂量。最大剂量为每日 15mg

药代动力学

分子量（Da）	494
蛋白结合率（%）	97
尿中原型药排泄率（%）	<5
分布容积（L/kg）	0.125

半衰期（h）：正常/ESRF（2.1~10）/-

药物代谢

格列本脲几乎完全在肝内代谢，其主要代谢产物仅具有微弱的药理活性。约50%的给药剂量从尿液排泄，约50%经胆汁从粪便排泄

肾功能（GFR，ml/min）受损时的剂量

20~50	起始剂量 1.25~2.5mg，每日 1 次。需严密监测
10~20	起始剂量 1.25~2.5mg，每日 1 次。需严密监测
<10	起始剂量 1.25~2.5mg，每日 1 次。需谨慎使用，连续监测

肾脏替代治疗时的剂量

APD/CAPD	不被透析清除。与 GFR< 10ml/min 时同剂量
HD	透析清除力低。与 GFR< 10ml/min 时同剂量
HDF/HFD	透析清除力不详。与 GFR< 10ml/min 时同剂量
CAV/VVHD	透析清除力不详。与 GFR= 10~20ml/min 时同剂量

重要的药物相互作用

与其他药物合用的潜在风险

- 镇痛药：非甾体抗炎药（NSAIDs）可能增强本药作用
- 抗菌药：氯霉素（chloramphenicol）、磺胺类（sulphonamides）、四环素类（tetracyclines）和甲氧苄啶（trimethoprim）能增强本药作用；环丙沙星（ciprofloxacin）和诺氟沙星（norfloxacin）可能增强本药作用；利福霉素类（rifamycins）能减弱本药作用
- 抗凝血药：与香豆素类（coumarins）合用可能增强本药作用，也可能改变国际标准化比值（INR）
- 抗真菌药：氟康唑（fluconazole）、咪康唑（miconazole）能增加本药浓度，伏立康唑（voriconazole）也可能增加本药浓度
- 波生坦（bosentan）：合用会增加肝毒性风险，应避免合用
- 环孢素（ciclosporin）：可能增加环孢素浓度
- 调节血脂药：考来维仑（colesevelam）能减少本药吸收；氟伐他汀（fluvastatin）可能增加本药浓度；与贝特类（fibrates）合用可能增强降血糖作用
- 苯磺唑酮（sulfinpyrazone）：增强磺脲类（sulphonylureas）的降糖作用

用法

溶液配制	-
用法	口服
输注速度	-
注释	与早餐同服

其他信息

- 格列本脲的代谢产物只有很弱的降糖作用，对肝、肾功能正常的患者并无临床意义。但是 CCr<10ml/min 时，代谢产物和原型药蓄积于血浆中，可能延长低血糖反应

- 药物信息指出，重度肾功能受损为用药禁忌
- 肾功能受损时的用药剂量来自 Drug Dosage in Renal Insufficiency, by Seyffart G
- 肾功能受损时本药可经胆汁从粪便代偿性增加排泄

格列美脲 Glimepiride

临床应用

治疗 2 型糖尿病

肾功能正常时的剂量

每日 1～4mg；最大剂量为每日 6mg，在每日早餐前服用或与餐同服

药代动力学

分子量（Da）	490.6
蛋白结合率（%）	>99
尿中原型药排泄率（%）	0（58～60 为代谢产物）
分布容积（L/kg）	0.113
半衰期（h）：正常 /ESRF（5～9）/ 不变	

药物代谢

格列美脲在肝内广泛代谢，生成 2 种主要代谢产物。CYP2C9 参与羟基衍生物的生成，而后在胞质酶的作用下进一步代谢为羧基衍生物。约 60% 的药物从尿液清除，40% 经粪便清除

肾功能（GFR，ml/min）受损时的剂量

20～50	与肾功能正常时同剂量
10～20	起始剂量 1mg，严密监测
<10	起始剂量 1mg，严密监测

肾脏替代治疗时的剂量

APD/CAPD	可能不被透析清除。与 GFR<10ml/min 时同剂量
HD	可能不被透析清除。与 GFR<10ml/min 时同剂量
HDF/HFD	可能不被透析清除。与 GFR<10ml/min 时同剂量
CAV/VVHD	可能不被透析清除。与 GFR=10～20ml/min 时同剂量

重要的药物相互作用

与其他药物合用的潜在风险

- 镇痛药：非甾体抗炎药（NSAIDs）能增强本药作用
- 抗菌药：氯霉素（chloramphenicol）、磺胺类（sulphonamides）、四环素类（tetracyclines）和甲氧苄啶（trimethoprim）能增强本药作用；利福霉素类（rifamycins）能减弱本药作用
- 抗凝血药：与香豆素类（coumarins）合用可能增强本药作用，也可能改变国际标准化比值（INR）
- 抗真菌药：氟康唑（fluconazole）、咪康唑（miconazole）能增加本药浓度，伏立康唑（voriconazole）也可能增加本药浓度
- 调节血脂药：与贝特类（fibrates）合用可能增强降血糖作用
- 苯磺唑酮（sulfinpyrazone）：能增强磺脲类（sulphonylureas）的降糖作用

用法

溶液配制	-
用法	口服
输注速度	-

其他信息

英国生产商将重度肾功能受损作为用药禁忌，肾功能受损时的用药剂量来自"美国数据表"（US data sheet）

格列齐特　Gliclazide

临床应用

治疗 2 型糖尿病

肾功能正常时的剂量

起始剂量 40~80mg，每日与早餐同服。根据疗效可增加至单次最大剂量 160mg；更大剂量需分次服用，最大为每日 320mg

药代动力学

分子量（Da）	323.4
蛋白结合率（%）	大约 95
尿中原型药排泄率（%）	<5
分布容积（L/kg）	0.24
半衰期（h）： 　正常 / ESRF	（10~12，改性释放制剂 12~20）/ 延长

药物代谢

格列齐特广泛地在肝内代谢，其代谢产物并无明显的降血糖活性。本药的代谢产物和少量药物原型从尿液排泄

肾功能（GFR，ml/min）受损时的剂量

20~50	起始剂量每日 20~40mg。需谨慎使用并严密监测。见"其他信息"
10~20	起始剂量每日 20~40mg。需谨慎使用并严密监测。见"其他信息"
<10	起始剂量每日 20~40mg。需谨慎使用并严密监测。见"其他信息"

肾脏替代治疗时的剂量

APD/CAPD	可能不被透析清除。与 GFR<10ml/min 时同剂量
HD	可能不被透析清除。与 GFR<10ml/min 时同剂量
HDF/HFD	可能不被透析清除。与 GFR<10ml/min 时同剂量
CAV/VVHD	可能不被透析清除。与 GFR=10~20ml/min 时同剂量

重要的药物相互作用

与其他药物合用的潜在风险

- 镇痛药：非甾体抗炎药（NSAIDs）可能增强本药作用
- 抗菌药：氯霉素（chloramphenicol）、磺胺类（sulphonamides）、四环素类（tetracyclines）和甲氧苄啶（trimethoprim）能增强本药作用；利福霉素类（rifamycins）能减弱本药作用
- 抗凝血药：与香豆素类（coumarins）合用可能增强本药作用，也可能改变国际标准化比值（INR）
- 抗真菌药：氟康唑（fluconazole）、咪康唑（miconazole）能增加本药浓度，伏立康唑（voriconazole）也可能增加本药浓度，避免与咪康唑合用
- 调节血脂药：与贝特类（fibrates）合用可能增强降血糖作用
- 苯磺唑酮（sulfinpyrazone）：合用能增强磺脲类（sulphonylureas）的降糖作用

用法

溶液配制	-
用法	口服
输注速度	-

其他信息

● 肝功能和（或）肾功能受损的患者用
　药需要小心，应从小剂量开始服药并
　密切监测

● 生产商的药物信息指出，重度肾功能
　受损（即 CCr<30ml/min）是服用达
　美康（diamicron，格列齐特的商品
　名）的禁忌
● 通过药代动力学参数评估来确定用药
　剂量，中度至重度肾功能受损患者需
　慎用本药

格列吡嗪 Glipizide

临床应用

治疗 2 型糖尿病

肾功能正常时的剂量

起始剂量每日 2.5 ~ 5mg，根据药物效应进行调整；最大剂量为每日 20mg；小于 15mg 时可早餐前单次服用；更大剂量则需分次服用

药代动力学

分子量（Da）	445.5
蛋白结合率（%）	98 ~ 99
尿中原型药排泄率（%）	<10
分布容积（L/kg）	0.13 ~ 0.16
半衰期（h）：正常 / ESRF	（2 ~ 4）/-

药物代谢

格列吡嗪主要在肝内广泛代谢，主要代谢产物是无活性的羟基化产物和极性共轭物，主要从尿液排泄。不足 10% 的格列吡嗪以原型出现在尿液中

肾功能（GFR，ml/min）受损时的剂量

20 ~ 50	从每日 2.5mg 起始。根据疗效调整剂量
10 ~ 20	从每日 2.5mg 起始。根据疗效调整剂量
<10	从每日 2.5mg 起始。根据疗效调整剂量

肾脏替代治疗时的剂量

APD/CAPD	可能不被透析清除。与 GFR<10ml/min 时同剂量
HD	可能不被透析清除。与 GFR<10ml/min 时同剂量
HDF/HFD	可能不被透析清除。与 GFR<10ml/min 时同剂量
CAV/VVHD	可能不被透析清除。与 GFR=10 ~ 20ml/min 时同剂量

重要的药物相互作用

与其他药物合用的潜在风险

- 镇痛药：非甾体抗炎药（NSAIDs）可能增强本药作用
- 抗菌药：氯霉素（chloramphenicol）、磺胺类（sulphonamides）、四环素类（tetracyclines）和甲氧苄啶（trimethoprim）能增强本药作用；利福霉素类（rifamycins）能减弱本药作用
- 抗凝血药：与香豆素类（coumarins）合用可能增强本药作用，也可能改变国际标准化比值（INR）
- 抗真菌药：氟康唑（fluconazole）、泊沙康唑（posaconazole）、咪康唑（miconazole）能增加本药浓度，伏立康唑（voriconazole）也可能增加本药浓度，避免与咪康唑合用
- 环孢素（ciclosporin）：能增加环孢素浓度
- 调节血脂药：与贝特类（fibrates）合用可能增强降血糖作用
- 苯磺唑酮（sulfinpyrazone）：能增强磺脲类（sulphonylureas）的降糖作用

用法

溶液配制	-
用法	口服
输注速度	-

其他信息

- "英国产品特性概述"（UK SPC）不推荐重度肾功能不全患者应用格列吡嗪
- 用药剂量来自"美国数据表"（US data sheet）和 Drug Prescribing in Renal Failure, 5th edition, by Aronoff et al
- 肾或肝功能不全可能导致格列吡嗪浓度升高（增加严重低血糖反应风险）

3. 双胍类

盐酸二甲双胍 Metformin hydrochloride

临床应用

- 治疗 2 型糖尿病
- 治疗多囊卵巢综合征

肾功能正常时的剂量

- 0.5g，每日 3 次；最大剂量为每日 3g，分次服用
- 多囊卵巢综合征：每日 1.5～1.7g，分 2～3 次服用
- 改性释放制剂（MR）：每日 0.5～2g，分 1～2 次服用

药代动力学

分子量（Da）	165.6
蛋白结合率（%）	极微
尿中原型药排泄率（%）	100
分布容积（L/kg）	1～4
半衰期（h）：	（2～6）/
正常 / ESRF	延长

药物代谢

本药在体内不代谢，全部以原型从尿液排泄

肾功能（GFR，ml/min）受损时的剂量

45～59	常规剂量的 25%～50%。最大剂量：2g，分 2～3 次服用
10～45	常规剂量的 25%。见"其他信息"
<10	避免使用。见"其他信息"

肾脏替代治疗时的剂量

APD/CAPD	透析清除力不详。避免应用
HD	透析可清除。避免应用
HDF/HFD	透析可清除。避免应用
CAV/VVHD	可能被透析清除。避免应用

重要的药物相互作用

与其他药物合用的潜在风险

- 乙醇（alcohol）：增加乳酸性酸中毒风险
- 西咪替丁（cimetidine）：抑制肾排泄二甲双胍

用法

溶液配制	-
用法	口服
输注速度	-

其他信息

- 肾功能受损时的剂量来自 Drug Prescribing in Renal Failure, 5th edition, by Aronoff et al
- 乳酸性酸中毒是一种少见但是很严重的代谢并发症，是由于二甲双胍的蓄积导致的。报道的病例主要发生于伴有显著肾功能受损的糖尿病患者
- 生产商推荐在 GFR<30ml/min 时禁用本药。GFR=30～40ml/min 时，每日最大剂量为 1g
- 有论文讨论了二甲双胍在肾病中应用的安全性，作者调查了二甲双胍引起乳酸性酸中毒的资料，认为 GFR>30ml/min 时在严格监测下可应用二甲双胍（Herrington WG, Levy JB. Metformin：effective and safe in renal disease? Urol Nephrol. 2008；40：411-417）
- 因为二甲双胍经肾排泄，因此，在开始用药前及治疗后均应规律地监测 GFR

- 肾功能正常的患者，应每年至少检测 1 次
- GFR 值在正常低限的患者和老年人，应每年至少检测 2~4 次

● 老年人，特别是处于肾功能可能受损的情况下（如同时使用抗高血压药、利尿药或非甾体抗炎药），应用二甲双胍必须格外谨慎

4. 格列奈类

瑞格列奈 Repaglinide

临床应用

治疗 2 型糖尿病

肾功能正常时的剂量

- 每日 0.5 ~ 16mg，餐前 15 ~ 30 分钟给药；单次给药最大剂量为 4mg
- 不推荐用于 75 岁以上的患者

药代动力学

分子量（Da）	452.6
蛋白结合率（%）	>98
尿中原型药排泄率（%）	<8（主要为代谢产物）
分布容积（L/kg）	30
半衰期（h）：正常 / ESRF	1/2

药物代谢

瑞格列奈经有机阴离子转运蛋白 OAT-P1B1 介导被肝主动摄取，然后在肝内通过 CYP2C8 和 CYP3A4 作用进行代谢。目前认为，瑞格列奈的葡糖苷酸化有尿苷二磷酸 - 葡糖苷酸基转移酶（uridine diphosphate glucuronosyltransferase，UGT）参与，尤其是 UGT1A1。瑞格列奈的代谢产物无活性，经胆汁排泄

肾功能（GFR，ml/min）受损时的剂量

20 ~ 50	与肾功能正常时同剂量
10 ~ 20	小剂量起始，根据药物效应逐渐加量
<10	小剂量起始，根据药物效应逐渐加量

肾脏替代治疗时的剂量

APD/CAPD	可能不被透析清除。与 GFR<10ml/min 时同剂量
HD	不被透析清除。与 GFR<10ml/min 时同剂量
HDF/HFD	不被透析清除。与 GFR<10ml/min 时同剂量
CAV/ VVHD	可能不被透析清除。与 GFR=10 ~ 20ml/min 时同剂量

重要的药物相互作用

与其他药物合用的潜在风险

- 抗菌药：克拉霉素（clarithromycin）能增强本药效应，甲氧苄啶（trimethoprim）也可能有此作用，应避免与甲氧苄啶合用；利福平（rifampicin）能拮抗本药的降糖作用
- 抗真菌药：伊曲康唑（itraconazole）可能增强本药作用
- 环孢素（ciclosporin）：可能升高本药浓度，增强降糖作用
- 氯吡格雷（clopidogrel）：可能增加本药暴露量，如果可能，应避免合用
- 细胞毒性药物：应避免与拉帕替尼（lapatinib）合用
- 调节血脂药：与吉非贝齐（gemfibrozil）合用会增加严重低血糖风险，应避免合用

用法

溶液配制	-
用法	口服
输注速度	-

那格列奈　Nateglinide

临床应用

与二甲双胍合用治疗 2 型糖尿病

肾功能正常时的剂量

60 ~ 180mg，每日 3 次

药代动力学

分子量（Da）	317.4
蛋白结合率（%）	97 ~ 99
尿中原型药排泄率（%）	6 ~ 16
分布容积（L/kg）	0.17 ~ 0.2
半衰期（h）：正常 / ESRF	1.5/ 不变

药物代谢

那格列奈在肝内主要通过 CYP2C9 介导，较少通过 CYP3A4 介导进行代谢。主要代谢产物的活性较那格列奈弱。母体药和代谢产物主要从尿液排泄，约 10% 从粪便排泄

肾功能（GFR，ml/min）受损时的剂量

30 ~ 50	与肾功能正常时同剂量
15 ~ 30	与肾功能正常时同剂量
<15	从小剂量开始，根据药物效应增加剂量

肾脏替代治疗时的剂量

APD/CAPD	不被透析清除。与 GFR<15ml/min 时同剂量
HD	不被透析清除。与 GFR<15ml/min 时同剂量
HDF/HFD	不被透析清除。与 GFR<15ml/min 时同剂量
CAV/VVHD	不被透析清除。与肾功能正常时同剂量

重要的药物相互作用

与其他药物合用的潜在风险

- 抗菌药：利福平（rifampicin）降低本药浓度
- 抗真菌药：氟康唑（fluconazole）可能增强降糖作用
- 调节血脂药：吉非贝齐（gemfibrozil）可能增强降糖作用

用法

溶液配制	-
用法	口服
输注速度	-

其他信息

- 透析患者的那格列奈药峰浓度（C_{max}）降低了 49%，但是在中度、重度肾功能受损（CCr=15 ~ 50ml/min）的糖尿病患者中，那格列奈的系统可用性（systemic availability）和半衰期均介于血液透析患者和健康受试者之间。尽管在这些患者中应用那格列奈的安全性并未下降，但是由于药峰浓度降低，仍可能需要调整剂量
- 透析可清除代谢产物

5. 二肽基肽酶 –4 抑制剂

西格列汀 Sitagliptin

临床应用

与二甲双胍（metformin）或一种噻唑烷二酮类（thiazolidinedione）联合治疗 2 型糖尿病

肾功能正常时的剂量

100mg，每日 1 次

药代动力学

分子量（Da）	523.3（磷酸盐）
蛋白结合率（%）	38
尿中原型药排泄率（%）	79
分布容积（L/kg）	198
半衰期（h）： 正常 / ESRF	12.4/ 可能增加

药物代谢

西格列汀在体内极少代谢，此代谢主要由 CYP3A4 介导，少部分通过 CYP2C8 介导进行。西格列汀是有机阴离子转运蛋白 -3（OAT-3）和 P- 糖蛋白（P-gp）的底物

肾功能（GFR，ml/min）受损时的剂量

30 ~ 50	50mg，每日 1 次
<30	25mg，每日 1 次

肾脏替代治疗时的剂量

APD/CAPD	不被透析清除。与 GFR<30ml/min 时同剂量
HD	不被透析清除。与 GFR<30ml/min 时同剂量
HDF/HFD	透析可清除。与 GFR<30ml/min 时同剂量
CAV/ VVHD	透析清除力不详。与 GFR<30ml/min 时同剂量

重要的药物相互作用

与其他药物合用的潜在风险
● 未知

用法

溶液配制	-
用法	口服
输注速度	-

其他信息

● 血液透析 3 ~ 4 小时可清除 13.5% 的本药
● 严重肾功能受损（GFR<30ml/min）患者的药 - 时曲线下面积（AUC）会增加 4 倍

沙格列汀　Saxagliptin

临床应用

二肽基肽酶 4（dipeptidyl peptidase 4，DPP4）抑制剂
- 治疗 2 型糖尿病

肾功能正常时的剂量

每日 5mg

药代动力学

分子量（Da）	315.4（盐酸盐形式为 351.9）
蛋白结合率（%）	可忽略
尿中原型药排泄率（%）	24
分布容积（L/kg）	$1.3 \sim 5.2^{[1]}$
半衰期（h）：正常 / ESRF	（2.5，代谢产物3.1）/-

药物代谢

沙格列汀主要通过 CYP3A4/5 代谢，其主要代谢产物 5- 羟沙格列汀（5-hydroxy saxagliptin）也是一种选择性、竞争性的 DPP4 可逆性抑制剂，作用强度为沙格列汀的一半。沙格列汀和 5- 羟沙格列汀从尿液排泄；部分原型可能是由肾小管主动分泌而从肾排泄。也有一部分从粪便清除

肾功能（GFR，ml/min）受损时的剂量

20 ~ 50	每日 2.5mg
10 ~ 20	每日 2.5mg
<10	每日 2.5mg

肾脏替代治疗时的剂量

APD/CAPD	透析可清除。与 GFR<10ml/min 时同剂量
HD	透析可清除。与 GFR<10ml/min 时同剂量
HDF/HFD	透析可清除。与 GFR<10ml/min 时同剂量
CAV/VVHD	透析可清除。与 GFR=10 ~ 20ml/min 时同剂量

重要的药物相互作用

与其他药物合用的潜在风险
- 未知

用法

溶液配制	-
用法	口服
输注速度	-

其他信息

- 由于缺乏相关研究，英国生产商建议中度、重度肾功能受损患者慎用本药
- 重度肾功能受损及终末期肾病（ESRD）时应用本药的剂量来自"美国数据表"（US data sheet）
- 血液透析可清除沙格列汀及其主要代谢产物（透析 4 小时能清除 23% 的药量）
- 中度和重度肾功能受损患者，沙格列汀及其活性代谢产物的药 - 时曲线下面积（AUC）分别比肾功能正常者高 2.1 倍和 4.5 倍

参考文献

[1] Fura A, Khanna A, Vyas V, et al. Pharmacokinetics of the dipeptidyl peptidase 4 inhibitor saxagliptin in rats, dogs, and monkeys and clinical projections. Drug Metab Dispos. 2009 Jun; 37(6): 1164-1171.

维格列汀　Vildagliptin

临床应用

二肽基肽酶 4（DPP4）抑制剂
● 与其他降糖药联合治疗 2 型糖尿病

肾功能正常时的剂量

● 50mg，每日 2 次
● 与磺脲类（sulphonylureas）合用：50mg，晨起服用

药代动力学

分子量（Da）	303.4
蛋白结合率（%）	9.3
尿中原型药排泄率（%）	23
分布容积（L/kg）	71
半衰期（h）：正常 / ESRF	3/ 延长

药物代谢

约 69% 的维格列汀被代谢，主要在肾内水解为无活性的代谢产物。约 85% 的剂量从尿液排泄（23% 为药物原型），15% 经粪便排泄

肾功能（GFR，ml/min）受损时的剂量

20 ~ 50	每日 50mg
10 ~ 20	每日 50mg
<10	每日 50mg

肾脏替代治疗时的剂量

APD/CAPD	不被透析清除。与 GFR< 10ml/min 时同剂量
HD	不被透析清除。与 GFR< 10ml/min 时同剂量
HDF/HFD	不被透析清除。与 GFR< 10ml/min 时同剂量
CAV/ VVHD	不被透析清除。与 GFR= 10 ~ 20ml/min 时同剂量

重要的药物相互作用

与其他药物合用的潜在风险
● 未知

用法

溶液配制	-
用法	口服
输注速度	-

其他信息

● 偶有引起肝功能异常的报道
● 在终末期肾病（ESRD）患者中应用本药的经验有限，因此应慎用
● 口服生物利用度为 85%
● 与健康受试者相比，轻度、中度及重度肾功能受损时维格列汀的药 - 时曲线下面积（AUC）会分别增加 1.4 倍、1.7 倍及 2 倍，代谢产物 LAY151（主要代谢产物）及 BQS867 的 AUC 会分别增加 1.5 倍、3 倍及 7 倍。严重肾功能受损时 LAY151 的浓度会增加 2 ~ 3 倍
● 3 ~ 4 小时的血液透析可清除 3% 的维格列汀
● 其主要代谢产物（LAY151）也可被血液透析清除

利格列汀　Linagliptin

临床应用

治疗 2 型糖尿病

肾功能正常时的剂量

5mg，每日 1 次

药代动力学

分子量（Da）	472.6
蛋白结合率（%）	75 ~ 99（浓度
尿中原型药排泄率（%）	依赖）
分布容积（L/kg）	5
半衰期（h）：	1110
正常 / ESRF	12/-

药物代谢

本药极少量代谢为无活性代谢产物。约 80% 从粪便排泄，5% 从尿液排泄

肾功能（GFR，ml/min）受损时的剂量

20 ~ 50	与肾功能正常时同剂量
10 ~ 20	与肾功能正常时同剂量
<10	与肾功能正常时同剂量

肾脏替代治疗时的剂量

APD/CAPD	不被透析清除。与肾功能正常时同剂量
HD	不被透析清除。与肾功能正常时同剂量
HDF/HFD	不被透析清除。与肾功能正常时同剂量
CAV/VVHD	不被透析清除。与肾功能正常时同剂量

重要的药物相互作用

与其他药物合用的潜在风险

● 抗菌药：利福平（rifampicin）可能减弱本药作用

用法

溶液配制	-
用法	口服
输注速度	-

其他信息

● 生物利用度为 30%
● 与对照组比较，中度肾功能受损患者的利格列汀的药物暴露量增加程度中等（增加约 1.7 倍）。与肾功能正常的 2 型糖尿病患者比较，严重肾衰竭的 2 型糖尿病患者利格列汀的药物暴露量增加了约 1.4 倍。对利格列汀的药 - 时曲线下面积（AUC）进行稳态预测（steady-state predictions）显示，终末期肾病（ESRD）患者的利格列汀药物暴露量与中度或重度肾功能受损患者相当

阿格列汀 *Alogliptin*

临床应用

二肽基肽酶 4（DPP4）抑制剂
- 与其他降糖药联合治疗 2 型糖尿病

肾功能正常时的剂量

25mg，每日 1 次

药代动力学

分子量（Da）	461.5（苯甲酸盐）
蛋白结合率（%）	20 ~ 30
尿中原型药排泄率（%）	60 ~ 70
分布容积（L/kg）	417
半衰期（h）：正常 / ESRF	21/-

药物代谢

阿格列汀不经受广泛代谢。通过口服 ^{14}C 标记的阿格列汀检测到两种少量代谢产物：N- 脱甲基阿格列汀（N-demethylatedalogliptin），即 M1（<1% 母体化合物）；N- 乙酰化阿格列汀（N-acetylated alogliptin），即 M2（<6% 母体化合物）。M1 是一种活性代谢产物，其对 DPP4 的高度选择抑制作用与阿格列汀相似，而 M2 不具备任何抑制 DPP4 或其他 DPP 相关酶的活性。体外研究表明，CYP2D6 与 CYP3A4 对阿格列汀代谢能发挥有限的作用

肾功能（GFR，ml/min）受损时的剂量

30 ~ 50	12.5mg，每日 1 次
10 ~ 30	6.25mg，每日 1 次
<10	6.25mg，每日 1 次

肾脏替代治疗时的剂量

APD/CAPD	不被透析清除。与 GFR< 10ml/min 时同剂量
HD	不被透析清除。与 GFR< 10ml/min 时同剂量
HDF/HFD	不被透析清除。与 GFR< 10ml/min 时同剂量
CAV/VVHD	不被透析清除。与 GFR= 10 ~ 30ml/min 时同剂量

重要的药物相互作用

与其他药物合用的潜在风险
- 未知

用法

溶液配制	-
用法	口服
输注速度	-

其他信息

- 生物利用度为 100%
- 阿格列汀的平均肾清除率（170ml/min）要大于平均肾小球滤过率（约 120ml/min），提示肾对其尚有分泌作用
- 根据"产品特性概述"（SPC）资料，3 小时血液透析中仅 7% 的阿格列汀被清除。没有其他的透析信息可用
- 在中度、重度肾功能受损患者及终末期肾病（ESRD）进行血液透析的患者中，阿格列汀的系统暴露量会分别增加约 2 倍及 4 倍
- 已有口服阿格列汀出现致命性及非致命性肝衰竭的报道。肝功能试验异常的患者需慎用本药，如出现有症状性肝损害及持续性肝功能异常时应中断本药治疗

6. 噻唑烷二酮类

吡格列酮　Pioglitazone

临床应用

治疗 2 型糖尿病

肾功能正常时的剂量

15～45mg，每日 1 次

药代动力学

分子量（Da）	392.9（盐酸盐）
蛋白结合率（%）	>99
尿中原型药排泄率（%）	<1
分布容积（L/kg）	0.25
半衰期（h）：正常/ESRF	（5～6，活性代谢产物 16～23）/不变

药物代谢

吡格列酮在肝内进行广泛代谢，由 CYP2C8 介导进行羟基化反应，生成活性及无活性代谢产物。在已知的 6 种代谢产物中，有 3 种是活性代谢产物（M2、M3 和 M4）。口服放射性标记的吡格列酮显示，本药主要经粪便排泄（55%），其次从尿液排泄（45%）

肾功能（GFR，ml/min）受损时的剂量

20～50	与肾功能正常时同剂量
10～20	与肾功能正常时同剂量
<10	与肾功能正常时同剂量

肾脏替代治疗时的剂量

APD/CAPD	可能不被透析清除。与肾功能正常时同剂量，需严密监测
HD	可能不被透析清除。与肾功能正常时同剂量，需严密监测
HDF/HFD	可能不被透析清除。与肾功能正常时同剂量，需严密监测
CAV/VVHD	可能不被透析清除。与肾功能正常时同剂量，需严密监测

重要的药物相互作用

与其他药物合用的潜在风险
- 未知

用法

溶液配制	-
用法	口服
输注速度	-

其他信息

- 由于缺乏研究，生产商不建议透析患者使用本药
- 有报道 1 例患者在应用本药治疗 6 个月后出现了横纹肌溶解〔Slim R, Salem CB, Zami M, et al. Pioglitazone-induced acute rhabdomolysis. Diabetes Care. 2009; 32(7): 84〕
- 开始本药治疗前应检测肝功能，治疗后的第一年应每 2 个月复查一次，并在随后的治疗过程中规律复查
- 吡格列酮不应用于心力衰竭或有心力衰竭病史的患者；吡格列酮与胰岛素（insulin）合用会增加患者心力衰竭的风险。患者应被密切监测，看有无心力衰竭征象

7. α 葡萄糖苷酶抑制剂

阿卡波糖　Acarbose

临床应用

治疗糖尿病

肾功能正常时的剂量

50~200mg，每日 3 次

药代动力学

分子量（Da）	645.6
蛋白结合率（%）	15
尿中原型药排泄率（%）	1.7（包括无活性代谢产物为 35%）
分布容积（L/kg）	0.32
半衰期（h）：正常 / ESRF	（3~9）/ 增加

药物代谢

本药口服生物利用度为 1%~2%。口服 ^{14}C 标记的本药显示，平均占总量 35% 的放射性物质在 96 小时内由肾排出。尿中的药物排泄比例为给药剂量的 1.7%。50% 的活性代谢产物在 96 小时内由粪便清除

肾功能（GFR，ml/min）受损时的剂量

25~50	与肾功能正常时同剂量
10~25	避免使用
<10	避免使用

肾脏替代治疗时的剂量

APD/CAPD	透析清除力不详。避免使用
HD	透析清除力不详。避免使用，见"其他信息"
HDF/HFD	透析清除力不详。避免使用，见"其他信息"
CAV/ VVHD	透析清除力不详。避免使用

重要的药物相互作用

与其他药物合用的潜在风险

- 抗菌药：新霉素（neomycin）可能增强降血糖作用，并增加胃肠道副作用
- 调节血脂药：考来烯胺（cholestyramine）可能增强降血糖作用

用法

溶液配制	-
用法	口服
输注速度	-

其他信息

- 仅 1%~2% 的活性药物被吸收
- 肾功能受损患者的药峰浓度较普通人高 5 倍，药 - 时曲线下面积（AUC）较普通人高 6 倍
- 由于缺乏相关研究，生产商建议 GFR<25ml/min 的患者避免应用此药
- 有个例报道，给已行全胃切除术的血液透析患者服用阿卡波糖（剂量 100mg，餐前服药）治疗氧应激性高血糖症（oxyhyperglycaemia）[Teno S, Nakajima-Uto Y, Nagai K, et al. Treatment with α-glucosidase inhibitor for severe reactive hypoglycemia. A case report. Endocr J. 2000; 47(4):437-442]

8. 胰高血糖素样肽 -1 受体激动剂

艾塞那肽　Exenatide

临床应用

辅助治疗 2 型糖尿病

肾功能正常时的剂量

- 5 ~ 10μg，每日 2 次，在早餐及晚餐前 60 分钟内注射
- 改性释放制剂（MR）：2mg，每周注射一次［译者注：阿斯利康（Astra Zeneca）制药公司产品艾塞那肽缓释混悬注射液（商品名 Bydureon ®Pen，2mg 装入预充式笔型注射器）已于 2014 年被美国 FDA 批准上市治疗 2 型糖尿病］

药代动力学

分子量（Da）	4186.6
蛋白结合率（%）	无数据
尿中原型药排泄率（%）	大多数
分布容积（L/kg）	28
半衰期（h）：正常 / ESRF	2.4/6[1]

药物代谢

艾塞那肽经蛋白水解后，由肾小球滤过，从肾排泄

肾功能（GFR，ml/min）受损时的剂量

30 ~ 50	可谨慎增加至 10μg。避免使用 MR
10 ~ 30	避免使用。见"其他信息"
<10	避免使用。见"其他信息"

肾脏替代治疗时的剂量

APD/CAPD	透析清除力不详。与 GFR< 10ml/min 时同剂量
HD	透析清除力不详。与 GFR< 10ml/min 时同剂量
HDF/HFD	透析清除力不详。与 GFR< 10ml/min 时同剂量
CAV/VVHD	透析清除力不详。与 GFR= 10 ~ 30ml/min 时同剂量

重要的药物相互作用

与其他药物合用的潜在风险

- 抗凝血药：可能增强华法林（warfarin）的抗凝作用
- 其他肾毒性药物：避免同时使用

用法

溶液配制	-
用法	皮下注射
输注速度	-

其他信息

- 肾衰竭患者用药时，药物清除率下降 84%
- "美国数据表"（US data sheet）提示，重度肾功能受损患者和透析患者用药时，胃肠道副作用增加
- 本药可能导致肾衰竭，包括蛋白尿。避免用于已有肾功能受损的患者

参考文献

[1] Linnebjerg H, Kothare PA, Park S, et al. Effect of renal impairment on the pharmacokinetics of exenatide. Br J Clin Pharmacol. 2007; 64(3): 317-327.

利拉鲁肽 Liraglutide

临床应用

胰高血糖素样肽 -1 类似物

- 与其他抗糖尿病药联合治疗 2 型糖尿病

肾功能正常时的剂量

每日 0.6 ~ 1.8mg

药代动力学

分子量（Da）	3751.3
蛋白结合率（%）	>98
尿中原型药排泄率（%）	极少（代谢产物为 6%）
分布容积（L/kg）	0.07
半衰期（h）： 正常 /ESRF	13/-

药物代谢

利拉鲁肽与大分子蛋白质的代谢途径相似，但是还没有明确其主要清除途径的器官。目前仅有 2 种较少的代谢产物被识别

肾功能（GFR，ml/min）受损时的剂量

20 ~ 60	与肾功能正常时同剂量。见"其他信息"[1-2]
10 ~ 20	与肾功能正常时同剂量。见"其他信息"[1-2]
<10	与肾功能正常时同剂量。见"其他信息"[1-2]

肾脏替代治疗时的剂量

APD/CAPD	不被透析清除。与肾功能正常时同剂量
HD	不被透析清除。与肾功能正常时同剂量
HDF/HFD	可能不被透析清除。与肾功能正常时同剂量
CAV/VVHD	可能不被透析清除。与肾功能正常时同剂量

重要的药物相互作用

与其他药物合用的潜在风险

- 未知

用法

溶液配制	-
用法	皮下注射
输注速度	-
注释	可以在一天的任何时间给药，与进食无关
	与磺脲类（sulphonylureas）合用时，磺脲类的剂量可能需要减少

其他信息

- 由于缺乏经验，英国生产商不推荐在 GFR<30ml/min 时应用本药
- 在给药后 8 ~ 12 小时血药浓度达峰值
- 生物利用度为 55%
- 在轻度（GFR=50 ~ 80ml/min）、中度（GFR=30 ~ 50ml/min）及重度（GFR <30ml/min）肾功能受损患者和透析患者中，利拉鲁肽的药物暴露量会分别降低 33%、14%、27% 和 28%
- 利拉鲁肽可引起急性肾损伤，需要血液透析，所以需谨慎使用

参考文献

[1] Liraglutide. Trial ID: NN2211-1329. Clinical Trial Report. Report Synopsis. Novo Nordisk 28/1/2008.

[2] Thong KY, Walton C, Ryder REJ. Liraglutide is safe and effective in mild or moderate renal impairment：the Associationof British Clinical Diabetologists (ABCD) Nationwide Liraglutide Audit. Presented at the American Diabetes Association, 8-12 June 2012, Philadelphia, PA, USA.

阿必鲁肽　Albiglutide

临床应用

胰高血糖素样肽 -1（GLP-1）受体激动剂

● 治疗 2 型糖尿病

肾功能正常时的剂量

30 ~ 50mg，每周 1 次

药代动力学

分子量（Da）	72971.3
蛋白结合率（%）	无数据
尿中原型药排泄率（%）	微量
分布容积（L/kg）	11
半衰期（d）：正常 / ESRF	5 /-

药物代谢

阿必鲁肽是一种蛋白质。据推测，它的代谢途径是通过广泛存在的蛋白水解酶降解成小分子肽类与单个氨基酸

肾功能（GFR，ml/min）受损时的剂量

30 ~ 50　与肾功能正常时同剂量

15 ~ 30　与肾功能正常时同剂量。慎用

<15　　与肾功能正常时同剂量。慎用

肾脏替代治疗时的剂量

APD/CAPD	不被透析清除。与 GFR< 15ml/min 时同剂量
HD	不被透析清除。与 GFR< 15ml/min 时同剂量
HDF/HFD	不被透析清除。与 GFR< 15ml/min 时同剂量
CAV/VVHD	不被透析清除。与 GFR= 15 ~ 30ml/min 时同剂量

重要的药物相互作用

与其他药物合用的潜在风险

● 未知

用法

溶液配制	已装于预充笔式注射器
用法	皮下注射
输注速度	-

其他信息

● 由于缺乏数据，"英国产品特性概述"（UK SPC）不推荐用于 GFR< 30ml/min 的患者。"美国数据表"（US data sheet）不推荐用于重度肾功能受损患者

● 肾功能受损患者在开始用药及调整剂量时需要密切监测

● 与轻度或中度肾功能受损患者相比，重度肾功能受损患者应用本药更容易出现腹泻、恶心与呕吐。这可能导致一些患者发生急性肾损伤

● 与肾功能正常者相比，重度肾功能受损患者应用本药后药物暴露量会增加 30% ~ 40%。此外，一项临床药理学研究表明，相对于肾功能正常患者，中度至重度肾功能受损或血液透析患者具有与上相似的药物暴露量增加。但是，这些差异被认为与临床无关

● 一项试验研究了本药在不同程度肾功能受损及血液透析患者中的药代动力学与安全性。eGFR 降低患者更易出现血糖下降。与轻度或中度肾功能受损患者比较，重度肾功能受损患者更容易出现胃肠道反应（如腹泻、便秘、恶心与呕吐）和低血糖反应（与磺脲类合用时）。该研究建议重度肾功能受损患者慎用本药 [Young MA, Wald JA, Matthews JE, et al. Effect of renal impairment on the pharmacokinetics, efficacy, and safety of albiglutide. Postgrad Med. 2014; 126(3):35-46]

杜拉鲁肽　Dulaglutide

临床应用

长效胰高血糖素样肽 -1（GLP-1）受体激动剂

● 治疗 2 型糖尿病

肾功能正常时的剂量

● 单药治疗：每周 1 次，每次 0.75mg
● 联合治疗：每周 1 次，每次 0.75 ~ 1.5mg

药代动力学

分子量（Da）	59670
蛋白结合率（%）	无资料
尿中原型药排泄率（%）	微量
分布容积（L/kg）	17.4 ~ 19.2
半衰期（h）：正常 / ESRF	［4.5 ~ 4.7（取决于剂量）］/ 不变

药物代谢

推测杜拉鲁肽通过蛋白质分解代谢途径被降解成相应的氨基酸

肾功能（GFR，ml/min）受损时的剂量

30 ~ 50	与肾功能正常时同剂量
10 ~ 30	与肾功能正常时同剂量。谨慎使用
<10	与肾功能正常时同剂量。谨慎使用

肾脏替代治疗时的剂量

APD/CAPD	可能不被透析清除。与 GFR<10ml/min 时同剂量
HD	可能不被透析清除。与 GFR<10ml/min 时同剂量
HDF/HFD	可能不被透析清除。与 GFR<10ml/min 时同剂量
CAV/VVHD	可能不被透析清除。与 GFR=10~30ml/min 时同剂量

重要的药物相互作用

与其他药物合用的潜在风险

● 未知

用法

溶液配制	-
用法	口服
输注速度	-

其他信息

● 由于缺乏资料，英国生产商不推荐 GFR<30ml/min 的患者使用本药，然而美国准许使用且不减少剂量
● 杜拉鲁肽的药代动力学结果，在健康受试者与轻度至重度肾功能受损（CCr<30ml/min）患者［包括终末期肾病（ESRD）及需要透析治疗的患者］之间十分相似
● 与肾功能正常的受试者相比，轻度、中度、重度和终末期肾病组杜拉鲁肽的暴露量分别增加了 20%、28%、14% 和 12%，药峰浓度（C_{max}）分别增加了 13%、23%、20% 和 11%
● 在接受 GLP-1 受体激动剂治疗的患者中，有服药后发生急性肾损伤（AKI）及致慢性肾衰竭（CRF）恶化的报道，有时可能需要进行肾脏替代治疗（RRT）。大多数上述肾损害发生在原已有恶心、呕吐、腹泻或脱水的患者中
● 单次服用本药 1.5mg 或 0.75mg 的生物利用度分别为 47% 和 65%

利西拉肽　Lixisenatide

临床应用

胰高血糖素样肽 -1 类似物
● 治疗 2 型糖尿病

肾功能正常时的剂量

10 ~ 20μg，每日 1 次

药代动力学

分子量（Da）	4858.6
蛋白结合率（%）	55
尿中原型药排泄率（%）	0
分布容积（L/kg）	100
半衰期（h）：正常 / ESRF	30/-

药物代谢

利西拉肽为肽类，通过肾小球滤过清除，而且能被肾小管重吸收，随后代谢降解为小肽类和氨基酸，重新进入蛋白代谢

肾功能（GFR，ml/min）受损时的剂量

30 ~ 50	与肾功能正常时同剂量。慎用
10 ~ 30	小剂量谨慎应用 [1]
<10	小剂量谨慎应用 [1]

肾脏替代治疗时的剂量

APD/CAPD	不被透析清除。与 GFR< 10ml/min 时同剂量
HD	不被透析清除。与 GFR< 10ml/min 时同剂量
HDF/HFD	不被透析清除。与 GFR< 10ml/min 时同剂量
CAV/VVHD	不被透析清除。与 GFR= 10 ~ 30ml/min 时同剂量

重要的药物相互作用

与其他药物合用的潜在风险
● 镇痛药：如果在应用对乙酰氨基酚（paracetamol）前 1 ~ 4 小时给药，有可能减少对乙酰氨基酚的吸收

用法

溶液配制	-
用法	皮下注射
输注速度	-

其他信息

● 在中度肾功能受损（CCr=30 ~ 50ml/min）的受试者中，药 - 时曲线下面积（AUC）增加 24%；在重度肾功能受损（CCr =15 ~ 30ml/min）的受试者中，AUC 增加 46%
● 由于缺乏研究，生产商建议在 CCr< 30ml/min 时避免应用本药
● 在重度肾功能受损（CCr<30ml/min）时，由于药物暴露量增加，也许需要调整剂量

参考文献

[1] Barnett AH. Lixisenatide: evidence for its potential use in the treatment of type 2 diabetes. Core Evid. 2011; 6:67-79.

替度鲁肽　Teduglutide

临床应用

人源性胰高血糖素样肽 -2（GLP-2）

● 治疗短肠综合征（short bowel syndrome）

肾功能正常时的剂量

0.05mg/kg，每日 1 次

药代动力学

分子量（Da）	3752.1
蛋白结合率（%）	无数据
尿中原型药排泄率（%）	多数
分布容积（L/kg）	0.103
半衰期（h）：正常 / ESRF	（2～6）/-

药物代谢

替度鲁肽的代谢还不完全清楚。由于替度鲁肽是一种肽，它可能遵循肽代谢的主要机制。见"其他信息"

肾功能（GFR，ml/min）受损时的剂量

20～50	剂量减少 50%
10～20	剂量减少 50%
<10	剂量减少 50%

肾脏替代治疗时的剂量

APD/CAPD	可能不被透析清除。与 GFR<10 ml/min 时同剂量
HD	可能不被透析清除。与 GFR<10 ml/min 时同剂量
HDF/HFD	可能不被透析清除。与 GFR<10 ml/min 时同剂量
CAV/ VVHD	可能不被透析清除。与 GFR=10～20ml/min 时同剂量

重要的药物相互作用

与其他药物合用的潜在风险

● 能潜在地增加一些药物的吸收，应该对治疗指数小（narrow therapeutic index）的药物进行仔细监测

用法

溶液配制	用提供的 0.5ml 溶剂配制
用法	皮下注射
输注速度	-

其他信息

● 生物利用度为 88%

● 容量超负荷是已在临床试验中观察到的副作用

● I 期临床试验已研究了肾功能受损对替度鲁肽药代动力学的影响。与健康受试者相比，皮下注射替度鲁肽 10mg 后，肾功能受损患者（包括进展至终末期肾病的患者）替度鲁肽的主要药代动力学参数药 - 时曲线下面积（AUC_{inf}）和药峰浓度（C_{max}）分别增加了 2.6 倍和 2.1 倍

● 静脉给药后替度鲁肽的血浆清除率约为 127ml/（h·kg），相当于肾小球滤过率。替度鲁肽的肾排泄已在一项对肾功能受损患者进行的药代动力学研究中得到证实。重复皮下给药未观察到替度鲁肽蓄积

9. 钠－葡萄糖共转运蛋白 2 抑制剂

达格列净 Dapagliflozin

临床应用

选择性和可逆性钠 - 葡萄糖共转运蛋白 2（SGLT2）抑制剂
● 治疗 2 型糖尿病

肾功能正常时的剂量

10mg，每日 1 次

药代动力学

分子量（Da）	408.9
蛋白结合率（%）	91
尿中原型药排泄率（%）	<2
分布容积（L/kg）	118
半衰期（h）：正常 / ESRF	12.9 / -

药物代谢

达格列净被广泛代谢，主要代谢产物为达格列净 3-O- 葡糖苷酸，它是一种无活性代谢产物。达格列净 3-O- 葡糖苷酸是由尿苷二磷酸 - 葡糖苷酸基转移酶 UGT1A9（存在于肝及肾中）介导生成，细胞色素介导的代谢在清除达格列净上作用很小。约 75% 的药物从尿液排泄，21% 从粪便排泄

肾功能（GFR，ml/min）受损时的剂量

20 ~ 60	避免使用
10 ~ 20	避免使用
<10	避免使用

肾脏替代治疗时的剂量

APD/CAPD	避免使用
HD	避免使用
HDF/HFD	避免使用
CAV/VVHD	避免使用

重要的药物相互作用

与其他药物合用的潜在风险
● 未知

用法

溶液配制	-
用法	口服
输注速度	-

其他信息

● 在 GFR<60 ml/min 时，由于副作用增加及药效减弱，生产商不建议应用
● 与安慰剂组比较，中度肾功能受损［CCr<60ml/min 或 eGFR<60ml/（min·1.73m^2）］的受试者在接受达格列净治疗后，有较高比例的个体出现了血清肌酐、血磷和甲状旁腺激素升高，以及低血压
● 口服生物利用度为 78%
● 其疗效随肾功能下降而减弱

卡格列净 Canagliflozin

临床应用

钠 - 葡萄糖共转运蛋白 2 抑制剂
● 治疗 2 型糖尿病

肾功能正常时的剂量

100 ~ 300mg，每日 1 次

药代动力学

分子量（Da）	453.5（作为半水合物形式）
蛋白结合率（%）	99
尿中原型药排泄率（%）	<1
分布容积（L/kg）	85
半衰期（h）：正常 / ESRF	［8.5 ~ 12.7（100mg），9.8 ~ 16.3（300mg）］/-

药物代谢

卡格列净主要通过尿苷二磷酸 - 葡糖苷酸基转移酶 UGT1A9 和 UGT2B4 介导的 O- 葡糖苷酸化（O-glucuronidation）生成两种无活性代谢产物。而 CYP3A4 介导的卡格列净（氧化）代谢在人体中的作用很小（约 7%）

肾功能（GFR，ml/min）受损时的剂量

>60	与肾功能正常时同剂量
45 ~ 60	见"其他信息"
<45	避免应用

肾脏替代治疗时的剂量

APD/CAPD	不被透析清除。避免应用。无效
HD	不被透析清除。避免应用。无效
HDF/HFD	不被透析清除。避免应用。无效
CAV/VVHD	不被透析清除。避免应用。无效

重要的药物相互作用

与其他药物合用的潜在风险
● 抗菌药：利福平（rifampicin）降低本药浓度
● 调节血脂药：应避免在服胆汁酸螯合剂前 1 小时内或其后 4~6 小时内服用卡格列净

用法

溶液配制	-
用法	口服
输注速度	-

其他信息

● eGFR<60ml/（min·1.73m^2）的患者不要使用本药进行治疗，若已服用并且耐受，可以减量至每日 100mg 续服。eGFR<45ml/（min·1.73m^2）的患者应避免应用本药。生产商认为卡格列净对终末期肾病（ESRD）患者无效

- 口服生物利用度为 65%
- 一项单剂量开放性研究评估了 200mg 卡格列净在不同程度肾功能受损（基于 Cockroft-Gault 公式计算的肌酐清除率进行分组）患者中的药代动力学变化，并与健康受试者进行了比较，包括 8 例 CCr ≥ 80ml/min 的受试者、8 例 CCr = 50 ~ 80ml/min（轻度）的受试者、8 例 CCr = 30 ~ 50ml/min（中度）的受试者、8 例 CCr <30ml/min 的（重度）受试者和 8 例血液透析的终末期肾病（ESRD）患者。在轻度、中度和重度肾衰竭受试者中，卡格列净的药峰浓度（C_{max}）分别增加了 13%、29% 和 29%，但在血液透析受试者中未增加。与健康受试者相比，在轻度、中度和重度肾衰竭受试者中，卡格列净的血浆药 - 时曲线下面积（AUC）分别增加约 17%、63% 和 50%，但是终末期肾病（ESRD）受试者与健康受试者相似
- FDA 2016 年 6 月 14 日报道，可能引起急性肾损伤

恩格列净 Empagliflozin

临床应用

选择性和可逆性钠 - 葡萄糖共转运蛋白 2 抑制剂

● 治疗 2 型糖尿病

肾功能正常时的剂量

10 ~ 25mg，每日 1 次

药代动力学

分子量（Da）	5450.9
蛋白结合率（%）	86
尿中原型药排泄率（%）	54.4
分布容积（L/kg）	73.8
半衰期（h）：正常 / ESRF	12.4/27.9

药物代谢

体外研究表明，本药的主要代谢途径是由尿苷二磷酸 - 葡糖苷酸基转移酶 UGT2B7、UGT1A3、UGT1A8 和 UGT1A9 介导的葡糖苷酸化。给健康受试者服用 ^{14}C 标记的恩格列净溶液后，大约 96% 的药物相关放射性物质从粪便（41%）及尿液（约 54%）排泄。经粪便排泄的大部分药物及经尿液排泄的约一半药物是原型

肾功能（GFR，ml/min）受损时的剂量

45 ~ 60	10mg，每日 1 次。见"其他信息"
<45	避免使用。见"其他信息"

肾脏替代治疗时的剂量

APD/CAPD	可能不被透析清除。避免使用
HD	可能不被透析清除。避免使用
HDF/HFD	可能不被透析清除。避免使用。
CAV/VVHD	可能不被透析清除。避免使用

重要的药物相互作用

与其他药物合用的潜在风险

● 未知

用法

溶液配制	-
用法	口服
输注速度	-

其他信息

● 若 eGFR<60ml/（min·1.73m^2），则不应使用恩格列净。但 eGFR 持续低于 60ml/（min·1.73m^2）的患者若能耐受恩格列净，则恩格列净的用量应调整并维持在 10mg/d。当患者的 eGFR 持续低于 45ml/（min·1.73m^2）时，则应停用恩格列净

● 与肾功能正常的受试者比较，轻度和重度肾功能受损患者的恩格列净峰浓度约升高 20%

● 如果 eGFR<45ml/（min·1.73m^2），恩格列净则不太可能起效

● 日本的两项单剂量研究探讨了本药的安全性和药代动力学，结论是日本的终末期肾病（ESRD）患者使用常规剂量的恩格列净是安全的。在第一项研究中，终末期肾病（ESRD）组的 8 名患者均非 2 型糖尿病患者，结果显示尽管终末期肾病（ESRD）患者的药物暴露量增加，但是副作用并未增多。第二项研究纳入的是慢性肾脏病（CKD）4 期的 2 型糖尿病患者（n=8），研究结果与其他研究相反，与肾功能正常的患者比较，并未发现慢性肾脏病（CKD）4 期患者的本药半衰期大幅增加[1-2]

参考文献

[1] Macha S, Mattheus M, Halabi A, et al. Pharmacokinetics, pharmacodynamics and safety of empagliflozin, a sodium glucose cotransporter 2 (SGLT2) inhibitor, in subjects with renal impairment. Diabetes Obes Metab. 2014; 16 (3): 215-222.

[2] Sarashina A, Ueki K, Sasaki T, et al. Effect of renal impairment on the pharmacokinetics, pharmacodynamics, and safety of empagliflozin, a sodium glucose cotransporter 2 inhibitor, in Japanese patients with type 2 diabetes mellitus. Clin Ther. 2014; 36 (11): 1606-1615.

二、血脂调节药

1. 主要治疗高胆固醇血症的药物

辛伐他汀　Simvastatin

临床应用

羟甲基戊二酰辅酶 A（HMG-CoA）还原酶抑制剂

● 治疗原发性高胆固醇血症

肾功能正常时的剂量

5 ~ 80mg，晚间服用

药代动力学

分子量（Da）	418.6
蛋白结合率（%）	>95
尿中原型药排泄率（%）	13
分布容积（L/kg）	54
半衰期（h）：正常 / ESRF	1.9/-

药物代谢

辛伐他汀从胃肠道吸收，而后水解生成具有活性的 β 羟基酸（β-hydroxyacid）产物。也可检测到其他活性代谢产物和数个无活性代谢产物。辛伐他汀是 CYP3A4 的作用底物，它在肝内经历广泛的首过代谢，肝是其主要作用部位。据报道，不足 5% 的口服剂量能以活性代谢产物形式进入循环。辛伐他汀主要以代谢产物形式经胆汁从粪便排泄。10% ~ 15% 以无活性代谢产物的形式通过尿液排泄

肾功能（GFR，ml/min）受损时的剂量

30 ~ 50	与肾功能正常时同剂量
10 ~ 30	与肾功能正常时同剂量
<10	剂量 >10mg 时需谨慎应用（最大量可达 40mg）

肾脏替代治疗时的剂量

APD/CAPD	可能不被透析清除。与 GFR<10ml/min 时同剂量
HD	可能不被透析清除。与 GFR<10ml/min 时同剂量
HDF/HFD	透析清除力不详。与 GFR<10ml/min 时同剂量
CAV/ VVHD	透析清除力不详。与肾功能正常时同剂量

重要的药物相互作用

与其他药物合用的潜在风险

● 抗心律失常药：与胺碘酮（amiodarone）合用增加肌病风险，合用时本药用量不应超过 20mg[1]；与决奈达隆（dronedarone）合用增加肌病风险

● 抗菌药：与克拉霉素（clarithromycin）、达托霉素（daptomycin）、红霉素（erythromycin）和夫西地酸（fusidic acid）合用增加肌病风险，应避免合用。与阿奇霉素（azithromycin）合用可能增加肌病风险。利福平（rifampicin）可能降低本药浓度

● 抗凝血药：能增强香豆素类（coumarins）的抗凝作用

● 抗癫痫药：卡马西平（carbamazepine）和艾司利卡西平（eslicarbazepine）可降低本药浓度

- 抗真菌药：与氟康唑（fluconazole）、伊曲康唑（itraconazole）、泊沙康唑（posaconazole）、酮康唑（keto-conazole）、伏立康唑（voriconazole）合用会增加肌病风险，与咪康唑（miconazole）合用也可能增加此副作用，均应避免合用；与咪唑类（imid-azoles）合用可能增加肌病风险

- 抗病毒药：与阿扎那韦（atazana-vir）、茚地那韦（indinavir）、洛匹那韦（lopinavir）、利托那韦（ritonavir）或沙奎那韦（saquinavir）合用会增加肌病风险，与呋山那韦（fosamprena-vir）或替拉那韦（tipranavir）合用也可能增加此副作用，均应避免合用；依非韦伦（efavirenz）可降低本药浓度；避免与波西普韦（boceprevir）、达沙布韦（dasabuvir）、奥比他韦（ombitasvir）、帕利瑞韦（paritaprevir和特拉匹韦（telaprevir）合用；与雷迪帕韦（ledipasvir）合用可能增加肌病风险，应减少本药剂量；西咪匹韦（simeprevir）能增加本药浓度，合用时可考虑减少本药剂量

- 钙通道阻滞剂：与维拉帕米（verapam-il）、地尔硫䓬（diltiazem）和氨氯地平（amlodipine）合用能增加肌病风险，合用时本药用量不应超过20mg[1]

- 环孢素（ciclosporin）：能增加肌病风险，应避免合用[1]

- 可比司他（cobicistat）：应避免合用

- 秋水仙碱（colchicine）：可能增加肌病风险

- 葡萄柚汁（grapefruit juice）：能增加肌病风险，应避免合用

- 激素拮抗剂：与达那唑（danazol）合用可能增加肌病风险，应避免合用[1]

- 调节血脂药：与贝特类（fibrates）合用增加肌病风险，除非诺贝特（feno-fibrate）外，本药与其他贝特类合用剂量均不应超过10mg；避免与吉非贝齐（gemfibrozil）合用；洛美他派（lomitapide）能增加本药浓度，合用时本药用量不应超过40mg；与烟酸（nicotinic acid）合用会增加肌病风险

- 雷诺嗪（ranolazine）：能增加本药浓度，合用时本药最大剂量为20mg

- 替格瑞洛（ticagrelor）：能增加本药浓度，合用时本药最大剂量为40mg

用法

溶液配制	-
用法	口服
输注速度	-

其他信息

Drug Prescribing in Renal Failure, 5th edi-tion, by Aronoff et al. 建议辛伐他汀可用至40mg

参考文献

[1] MHRA. Drug Safety Update. Statins：interactions and updated advice. 2012 August; 6(1): 2-4.

普伐他汀钠 Pravastatin sodium

临床应用

羟甲基戊二酰辅酶 A 还原酶抑制剂
● 治疗高胆固醇血症

肾功能正常时的剂量

每日 10～40mg，晚间服用

药代动力学

分子量（Da）	446.5
蛋白结合率（%）	约 50
尿中原型药排泄率（%）	20
分布容积（L/kg）	0.5
半衰期（h）： 正常 /ESRF	（1.5～2）/ 不变

药物代谢

本药在肝内进行广泛代谢，生成相对无活性的代谢产物。单次口服本药后，约70% 的药物（为未吸收的药物和经胆汁排泄的药物）从粪便排泄

肾功能（GFR，ml/min）受损时的剂量

20～50	与肾功能正常时同剂量
10～20	与肾功能正常时同剂量
<10	与肾功能正常时同剂量

肾脏替代治疗时的剂量

APD/CAPD	可能不被透析清除。与肾功能正常时同剂量
HD	不被透析清除。与肾功能正常时同剂量
HDF/HFD	透析清除力不详。与肾功能正常时同剂量
CAV/ VVHD	可能不被透析清除。与肾功能正常时同剂量

重要的药物相互作用

与其他药物合用的潜在风险

● 抗菌药：与达托霉素（daptomycin）、夫西地酸（fusidic acid）和泰利霉素（telithromycin）合用能增加肌病风险，应避免与夫西地酸合用；克拉霉素（clarithromycin）与红霉素（erythromycin）能增加本药浓度

● 抗病毒药：与阿扎那韦（atazanavir）和波西普韦（boceprevir）合用能增加肌病风险；达芦那韦（darunavir）可能增加本药浓度；依非韦伦（efavirenz）能降低本药浓度

● 环孢素（ciclosporin）：能增加肌病风险

● 秋水仙碱（colchicine）：可能增加肌病风险

● 调节血脂药：与贝特类（fibrates）、吉非贝齐（gemfibrozil）和烟酸（nicotinic acid）合用能增加肌病风险，应避免与吉非贝齐合用

用法

溶液配制	-
用法	口服
输注速度	-

其他信息

● 已有报道，本药可导致横纹肌溶解、肌红蛋白血症及急性肾衰竭

● 非活性极性代谢产物蓄积时，血液透析很易将其清除

氟伐他汀 Fluvastatin

临床应用

羟甲基戊二酰辅酶 A 还原酶抑制剂
- 治疗原发性高胆固醇血症
- 延缓动脉粥样硬化进展
- 经皮冠脉介入术后冠脉事件的二级预防

肾功能正常时的剂量

- 每日 20 ~ 80mg，晚间服用
- 延释制剂（XL）：每日 80mg

药代动力学

分子量（Da）	433.4（钠盐）
蛋白结合率（%）	>98
尿中原型药排泄率（%）	6
分布容积（L/kg）	0.35
半衰期（h）： 正常 / ESRF	（1.4 ~ 3.2）/ 不变

药物代谢

氟伐他汀在胃肠道迅速、完全地被吸收，在肝内经历广泛的首过代谢。本药主要通过 CYP2C9 介导，仅小部分通过 CYP3A4 介导进行代谢。血循环中的主要成分为氟伐他汀原型及不具有药理活性的代谢产物 N- 去异丙基 - 丙酸（N-desisopropyl-propionic acid）。其羟基化代谢产物具有活性，但不进入循环系统。约 93% 的药物主要以代谢产物形式从粪便排泄，仅 6% 从尿液排泄

肾功能（GFR，ml/min）受损时的剂量

30 ~ 50	与肾功能正常时同剂量
10 ~ 30	与肾功能正常时同剂量。见"其他信息"
<10	与肾功能正常时同剂量。见"其他信息"

肾脏替代治疗时的剂量

APD/CAPD	可能不被透析清除。与 GFR<10ml/min 时同剂量
HD	可能不被透析清除。与 GFR<10ml/min 时同剂量
HDF/HFD	可能不被透析清除。与 GFR<10ml/min 时同剂量
CAV/VVHD	可能不被透析清除。与 GFR=10 ~ 30ml/min 时同剂量

重要的药物相互作用

与其他药物合用的潜在风险
- 抗菌药：利福平（rifampicin）能加速本药代谢；与达托霉素（daptomycin）合用会增加肌病风险；在停用夫西地酸（fusidic acid）7 日内避免使用本药
- 抗凝血药：合用增强抗凝作用
- 抗癫痫药：与磷苯妥英（fosphenytoin）、苯妥英（phenytoin）合用时，可能增加其中一种或两种药物的浓度
- 抗真菌药：氟康唑（fluconazole）可能增加本药浓度，增加肌病风险
- 抗病毒药：与雷迪帕韦（ledipasvir）合用可能增加肌病风险，应减少本药用量；应避免与帕利瑞韦（paritaprevir）合用
- 环孢素（ciclosporin）：合用可能增加肌病风险
- 秋水仙碱（colchicine）：有个例报道称合用能增加肌病风险
- 调节血脂药：与吉非贝齐（gemfibrozil）、贝特类（fibrates）和烟酸（nicotinic acid）合用时，肌病风险将增加，应避免与吉非贝齐合用

用法

溶液配制	-
用法	口服
输注速度	-

其他信息

- 药品安全委员会（CSM）认为与调节血脂药如贝特类（fibrates）和他汀类（statins）相关的横纹肌溶解症极少发生（每年每 10 万例治疗病例中约 1 例），但其发生率在肾功能受损患者中增加，在甲状腺功能减退患者中可能增加

- 由于缺少数据资料，生产商建议 GFR< 30ml/min 的患者用药剂量在 40mg 以上时需谨慎
- Drug Prescribing in Renal Failure, 5th edition, by Aronoff et al. 建议肾衰竭患者按正常剂量用药

瑞舒伐他汀　Rosuvastatin

临床应用

羟甲基戊二酰辅酶 A 还原酶抑制剂
- 治疗高脂血症

肾功能正常时的剂量

- 每日 5~40mg
- 亚洲人、老年人及肌病高危人群，以及与贝特类（fibrates）联合应用时：每日 5~20mg

药代动力学

分子量（Da）	1001.1（钙盐）
蛋白结合率（%）	90
尿中原型药排泄率（%）	5
分布容积（L/kg）	134
半衰期（h）：正常 / ESRF	19/ 延长

药物代谢

瑞舒伐他汀在肝内由 CYP2C9 催化进行有限的代谢（约 10%）。约 90% 的瑞舒伐他汀以原型从粪便排泄（包括吸收的和未吸收的活性物质），剩余部分从尿液排泄

肾功能（GFR，ml/min）受损时的剂量

30~60	每日 5~20mg
10~30	每日 5~10mg。谨慎使用
<10	每日 5~10mg。谨慎使用

肾脏替代治疗时的剂量

APD/CAPD	可能不被透析清除。与 GFR<10ml/min 时同剂量
HD	不被透析清除。与 GFR<10ml/min 时同剂量
HDF/HFD	透析清除力不详。与 GFR<10ml/min 时同剂量
CAV/ VVHD	透析清除力不详。与 GFR=10~30ml/min 时同剂量

重要的药物相互作用

与其他药物合用的潜在风险

- 抗心律失常药：决奈达隆（dronedarone）可能升高本药浓度，合用时需减少本药用量
- 抗菌药：红霉素（erythromycin）能降低本药浓度；与达托霉素（daptomycin）和夫西地酸（fusidic acid）合用会增加肌病风险，应避免合用
- 抗凝血药：增强香豆素类（coumarins）和苯茚二酮（phenindione）的抗凝作用
- 抗病毒药：与阿扎那韦（atazanavir）、达芦那韦（darunavir）、达沙布韦（dasabuvir）、呋山那韦（fosamprenavir）、茚地那韦（indinavir）、雷迪帕韦（ledipasvir）、洛匹那韦（lopinavir）、帕利瑞韦（paritaprevir）、利托那韦（ritonavir）、沙奎那韦（saquinavir）和替拉那韦（tipranavir）合用会增加肌病风险，合用时应减少本药用量，应避免与呋山那韦、茚地那韦、雷迪帕韦、利托那韦与沙奎那韦合用
- 环孢素（ciclosporin）：增加肌病风险，应避免合用
- 氯吡格雷（clopidogrel）：合用会增加本药浓度，肾功能正常时合用的瑞舒伐他汀最大剂量为 20mg
- 秋水仙碱（colchicine）：可能增加肌病风险

- 细胞毒性药物：艾曲波帕（eltrom-bopag）能增加本药浓度，合用时需减少本药用量
- 调节血脂药：与依折麦布（ezeti-mibe）、贝特类（fibrates）、吉非贝齐（gemfibrozil）和烟酸（nicotinic acid）合用会增加肌病风险，合用时应减少本药用量
- 特立氟胺（teriflunomide）：特立氟胺能增加本药浓度，合用时需减少本药用量

用法

溶液配制	-
用法	口服
输注速度	-

其他信息

- 严重肾功能受损能致本药血浆浓度升高 3 倍、代谢产物浓度升高 9 倍，因此，"英国产品特性概述"（UK SPC）将严重肾功能受损列为用药禁忌。肾功能受损时的剂量推荐来自"美国数据表"（US data sheet）
- 肾功能受损患者的本药用量不应超过 20mg，因为存在发生肌病的风险
- 应从 5mg 剂量开始服用
- 40mg 剂量仅能在专家指导下使用
- 用量超过 40mg 时蛋白尿风险增加
- 格拉斯哥（Glasgow）的病例研究显示，糖尿病患者同时应用他汀类及夫西地酸，能增加肌病发生的风险

阿托伐他汀　Atorvastatin

临床应用

治疗高脂血症和高胆固醇血症

肾功能正常时的剂量

每日 10~80mg

药代动力学

分子量（Da）	558.6（钙盐为1209.4）
蛋白结合率（%）	>98
尿中原型药排泄率（%）	可忽略
分布容积（L/kg）	381
半衰期（h）：	（14，活性代谢产物
正常/ESRF	20~30）/不变

药物代谢

阿托伐他汀在进入循环前即经历了广泛的清除，包括胃肠黏膜清除和（或）肝首过代谢。阿托伐他汀被 CYP3A4 代谢成邻位及对位羟基化衍生物和各种 β 氧化产物。这些产物将通过葡糖苷酸化作用进一步代谢。循环中约 70% 的羟甲基戊二酰辅酶 A（HMG-CoA）还原酶抑制活性是来自活性代谢产物。阿托伐他汀在肝和（或）肝外代谢后，以活性代谢产物形式从胆汁清除，似乎并不存在明显的肠肝循环

肾功能（GFR，ml/min）受损时的剂量

20~50	与肾功能正常时同剂量
10~20	与肾功能正常时同剂量
<10	与肾功能正常时同剂量

肾脏替代治疗时的剂量

APD/CAPD	不被透析清除。与肾功能正常时同剂量
HD	不被透析清除。与肾功能正常时同剂量
HDF/HFD	透析清除力不详。与肾功能正常时同剂量
CAV/VVHD	不被透析清除。与肾功能正常时同剂量

重要的药物相互作用

与其他药物合用的潜在风险

- 抗心律失常药：决奈达隆（dronedarone）可能增加本药浓度
- 抗菌药：红霉素（erythromycin）、克拉霉素（clarithromycin）或夫西地酸（fusidic acid）可能增加肌病风险；克拉霉素（clarithromycin）可能增加本药浓度，如果合用，本药剂量不要超过 20mg[1]；避免与泰利霉素（telithromycin）合用；与达托霉素（daptomycin）合用可增加肌病风险；利福平（rifampicin）可能降低本药浓度
- 抗凝血药：可能暂时减弱华法林（warfarin）的抗凝作用
- 抗真菌药：与伊曲康唑（itraconazole）合用可增加肌病风险，如果合用，本药剂量不应超过 40mg[1]；避免与泊沙康唑（posaconazole）及其他咪唑类（imidazoles），以及三唑类（triazoles）合用
- 抗病毒药：与阿扎那韦（atazanavir）、波西普韦（boceprevir）合用会增加肌病风险，与波西普韦合用需减少本药剂量；与达芦那韦（darunavir）、呋山那韦（fosamprenavir）、茚地那韦（indinavir）、洛匹那韦（lopinavir）、利托那韦（ritonavir）、沙奎那韦（saquinavir）或替拉那韦（tipranavir）合用可能增加肌病风险，与替拉那韦合用时本药的最大剂量应为 10mg；依非韦伦（efavirenz）可降低本药

浓度；依曲韦林（etravirine）可能降低本药浓度；避免与达沙布韦（dasabuvir）、奥比他韦（ombitasvir）、帕利瑞韦（paritaprevir）和特拉匹韦（telaprevir）合用；与雷迪帕韦（ledipasvir）合用可能增加肌病风险，合用时需减少本药用量；西咪匹韦（simeprevir）能增加本药浓度，合用时需减少本药用量

- 钙通道阻滞剂：地尔硫草（diltiazem）可能增加本药浓度，并增加肌病风险
- 环孢素（ciclosporin）：可增加肌病风险，如果合用，本药剂量不应超过10mg[1]
- 秋水仙碱（colchicine）：可能增加肌病风险
- 葡萄柚汁（grapefruit juice）：本药浓度可能会增加

- 调节血脂药：与贝特类（fibrates）、吉非贝齐（gemfibrozil）和烟酸（nicotinic acid）合用时会增加肌病风险，应避免与吉非贝齐合用

用法

溶液配制	-
用法	口服
输注速度	-

其他信息

已有报道，其他他汀类能引起横纹肌溶解，并由肌红蛋白血症导致肾功能受损

参考文献

[1] MHRA. Drug Safety Update. Statins：interactions and updated advice. 2012 August; 6 (1):2-4.

依折麦布 Ezetimibe

临床应用

治疗高胆固醇血症，与他汀类联合应用或单独治疗

肾功能正常时的剂量

每日 10mg

药代动力学

分子量（Da）	409.4
蛋白结合率（%）	99.7
尿中原型药排泄率（%）	11
分布容积（L/kg）	无数据
半衰期（h）：正常/ESRF	22/-

药物代谢

依折麦布能被迅速吸收，并进行广泛的共轭形成具有药理活性的酚醛葡糖苷酸（phenolic glucuronide），又称依折麦布-葡糖苷酸。依折麦布主要在小肠和肝经过葡糖苷酸共轭反应（一种 II 相反应）而代谢，而后从胆汁排泄。依折麦布和依折麦布-葡糖苷酸是血浆中可检测到的主要药物成分，分别占血浆中总药量的 10%~20% 和 80%~90%。依折麦布和依折麦布-葡糖苷酸都经历肠肝循环，而后缓慢地从血浆中清除。给受试者口服 ^{14}C 标记的依折麦布 20mg 后进行追踪观察，可见总依折麦布占血浆总放射活性的 93%。经过 10 日的收集期（collection period），约 78% 和 11% 的放射活性分别出现在粪便和尿液中。48 小时后血浆检测不到放射活性

肾功能（GFR，ml/min）受损时的剂量

20~50	与肾功能正常时同剂量
10~20	与肾功能正常时同剂量
<10	与肾功能正常时同剂量

肾脏替代治疗时的剂量

APD/CAPD	可能不被透析清除。与肾功能正常时同剂量
HD	可能不被透析清除。与肾功能正常时同剂量
HDF/HFD	可能不被透析清除。与肾功能正常时同剂量
CAV/VVHD	可能不被透析清除。与肾功能正常时同剂量

重要的药物相互作用

与其他药物合用的潜在风险

- 环孢素（ciclosporin）：合用后两药浓度都可能增加
- 调节血脂药：应避免与贝特类（fibrates）药物合用；与瑞舒伐他汀（rosuvastatin）合用时浓度增加，应减少瑞舒伐他汀的剂量

用法

溶液配制	-
用法	口服
输注速度	-

其他信息

- 与他汀类（statins）合用时，需在开始治疗前及用药后定期检测肝功能
- GFR<30ml/min 时，依折麦布的药-时曲线下面积（AUC）会增加 1.5 倍，但不必调整剂量
- 有发生横纹肌溶解的病例报道，但极罕见。如果怀疑发生肌病，应立即停止用药

考来烯胺 Colestyramine (Cholestyramine)

临床应用

- 治疗高脂血症
- 治疗部分胆道梗阻及原发性胆汁性肝硬化引起的瘙痒症
- 治疗腹泻

肾功能正常时的剂量

- 降脂：每日 12～24g（1 次顿服或最多分成 4 次服用），最大剂量每日 36g
- 瘙痒：每日 4～8g
- 腹泻：每日 12～24g，最大剂量每日 36g

药代动力学

分子量（Da）	-
蛋白结合率（%）	0
尿中原型药排泄率（%）	0
分布容积（L/kg）	不吸收
半衰期（h）：正常 / ESRF	不吸收

药物代谢

本药不能被消化道吸收

肾功能（GFR，ml/min）受损时的剂量

20～50	与肾功能正常时同剂量
10～20	与肾功能正常时同剂量
<10	与肾功能正常时同剂量

肾脏替代治疗时的剂量

APD/CAPD	不被透析清除。与肾功能正常时同剂量
HD	不被透析清除。与肾功能正常时同剂量
HDF/HFD	不被透析清除。与肾功能正常时同剂量
CAV/VVHD	不被透析清除。与肾功能正常时同剂量

重要的药物相互作用

与其他药物合用的潜在风险

- 抗凝血药：可增强或减弱香豆素类（coumarins）和苯茚二酮（phenindione）的抗凝作用
- 环孢素（ciclosporin）：与环孢素同时服用不可预知其相互反应，故宜在服用本药前 1 小时或 4～6 小时后再服用环孢素，以避免干扰药物吸收
- 来氟米特（leflunomide）：避免合用
- 雷洛昔芬（raloxifene）、甲状腺激素类（thyroid hormones）、胆汁酸（bile acids）、丙戊酸盐（valproate）、强心苷类（cardiac glycosides）和吗替麦考酚酯（mycophenolate mofetil）：使药物吸收减少

用法

溶液配制	可与水或其他液体如果汁混合，然后搅拌均匀
	也可与脱脂牛奶、清汤或苹果酱等混合
用法	口服
输注速度	-
注释	不可干服
	至少在服用此药 1 小时前或 4～6 小时后再服用其他药物
	服用前即刻配制

其他信息

- 有报道称长期服用可导致高氯性酸中毒
- 长期使用可能导致维生素 K 缺乏，增加出血倾向

盐酸考来维仑　Colesevelam hydrochloride

临床应用

治疗高脂血症

肾功能正常时的剂量

- 单药治疗：每日 3.75g，分 1～2 次服用。最大剂量为每日 4.375g
- 联合治疗：每日 2.5～3.75g，分 1～2 次服用

药代动力学

分子量（Da）	小
蛋白结合率（%）	0
尿中原型药排泄率（%）	0.05
分布容积（L/kg）	不吸收
半衰期（h）：正常 / ESRF	不吸收

药物代谢

本药不被吸收

肾功能（GFR，ml/min）受损时的剂量

20～50	与肾功能正常时同剂量
10～20	与肾功能正常时同剂量
<10	与肾功能正常时同剂量

肾脏替代治疗时的剂量

APD/CAPD	不被透析清除。与肾功能正常时同剂量
HD	不被透析清除。与肾功能正常时同剂量
HDF/HFD	不被透析清除。与肾功能正常时同剂量
CAV/VVHD	不被透析清除。与肾功能正常时同剂量

重要的药物相互作用

与其他药物合用的潜在风险

- 抗糖尿病药：合用会使格列吡嗪（glipizide）、格列本脲（glibenclamide）和格列美脲（glimepiride）的吸收减少，故这些药至少应在服用考来维仑前 4 小时服用；合用时二甲双胍（metformin）的释放延长，药物暴露量增加，需仔细监测
- 环孢素（ciclosporin）：可能减少环孢素吸收
- 奥美沙坦（olmesartan）：合用会使奥美沙坦吸收减少，故奥美沙坦应至少在服用考来维仑前 4 小时服用

用法

溶液配制	-
用法	口服
输注速度	-
注释	在服用考来维仑之前或之后至少 4 小时再服用其他药物

盐酸考来替泊 Colestipol hydrochloride

临床应用

治疗高脂血症，尤其 IIa 型

肾功能正常时的剂量

5g，每日 1~2 次；如有必要，间隔 1~2 个月可加量，最大剂量每日 30g

药代动力学

分子量（Da）	-
蛋白结合率（%）	0
尿中原型药排泄率（%）	0
分布容积（L/kg）	不吸收
半衰期（h）：正常 / ESRF	不吸收

药物代谢

本药不被吸收

肾功能（GFR，ml/min）受损时的剂量

20~50	与肾功能正常时同剂量
10~20	与肾功能正常时同剂量
<10	与肾功能正常时同剂量

肾脏替代治疗时的剂量

APD/CAPD	不被透析清除。与肾功能正常时同剂量
HD	不被透析清除。与肾功能正常时同剂量
HDF/HFD	不被透析清除。与肾功能正常时同剂量
CAV/VVHD	不被透析清除。与肾功能正常时同剂量

重要的药物相互作用

与其他药物合用的潜在风险

- 抗凝血药：可能增强或减弱香豆素类（coumarins）、苯茚二酮（phenindione）的抗凝作用
- 环孢素（ciclosporin）：无相互作用报道；但两者同时使用时，本药可能干扰环孢素的吸收，故需密切监测环孢素浓度

用法

溶液配制	-
用法	口服
输注速度	-
注释	为避免干扰吸收，其他药物应至少在服用本药 1 小时之前或 4~6 小时之后服用 考来替泊颗粒可以悬浮于水中或调味剂中服用 橙味考来替泊每小袋含有 32.5mg 阿斯巴甜（aspartame）（含 18.2mg 苯丙氨酸）

其他信息

本药可能干扰脂溶性维生素的吸收

烟酸　Nicotinic acid

临床应用

治疗高脂血症

肾功能正常时的剂量

375mg～2g，每日睡前服用（仅可购自特殊生产商）

药代动力学

分子量（Da）	123.1
蛋白结合率（%）	高
尿中原型药排泄率（%）	12
分布容积（L/kg）	很高
半衰期（h）：正常 / ESRF（1～5）/-	

药物代谢

烟酸的主要代谢途径是转换为 N- 甲基烟酰胺（N-methylnicotinamide），以及 2- 吡啶酮和 4- 吡啶酮衍生物（2-pyridone and 4-pyridone derivatives）；也形成烟尿酸（nicotinuric acid）。少量烟酸以原型从尿液排泄

肾功能（GFR，ml/min）受损时的剂量

30～50	常规剂量的50%，根据药物效应增加剂量
15～30	常规剂量的50%，根据药物效应增加剂量
<15	常规剂量的25%，根据药物效应增加剂量

肾脏替代治疗时的剂量

APD/CAPD	透析可清除。与 GFR<15ml/min 时同剂量
HD	透析可清除。与 GFR<15ml/min 时同剂量
HDF/HFD	透析可清除。与 GFR<15ml/min 时同剂量
CAV/VVHD	透析可清除。与 GFR=15～30ml/min 时同剂量

重要的药物相互作用

与其他药物合用的潜在风险

- 调节血脂药：与他汀类（statins）合用会增加肌病风险
- 阿司匹林（aspirin）：增加面部潮红概率

用法

溶液配制	-
用法	口服
输注速度	-

其他信息

- 剂量来自 K/DOQI 指南，见 Nation Kidney Foundation Inc. American Journal of Kidney Disease. 2003; 41(4)Suppl. 3: S1-S91
- 肾衰竭患者应慎用，因为横纹肌溶解风险增加
- 慢性肾脏病（CKD）5 期患者常见毒性反应
- 烟酸及其代谢产物经由肾排泄，部分烟酸的副作用来自代谢产物
- 一项研究显示，GFR<60ml/min（平均 61ml/min）的患者每日 1 次口服烟酸是安全和有效的［McGovern ME, Stanek E, Malott C, et al. Once-daily niacin extended-release is effective and safe for treatment of dyslipidaemia associated with chronic kidney disease. J Am Coll Cardiol. 2004; 43(5)Suppl. 2: A487: 820-826］

肌醇烟酸酯　Inositol nicotinate

临床应用

- 治疗周围血管性疾病
- 治疗高脂血症

肾功能正常时的剂量

每日 3g，分 2~3 次服用，最大剂量为每日 4g

药代动力学

分子量（Da）	810.7
蛋白结合率（%）	高
尿中原型药排泄率（%）	无数据
分布容积（L/kg）	无数据
半衰期（h）：正常 / ESRF	24/-

药物代谢

肌醇烟酸酯在体内缓慢水解为烟酸，随后再转化为 N- 甲基烟酰胺（N -methyl-nicotinamide）及 2- 吡啶酮和 4- 吡啶酮的衍生物；也可生成烟尿酸（nicotinuric acid）。一小部分烟酸以原型从尿液排泄

肾功能（GFR，ml/min）受损时的剂量

20~50	与肾功能正常时同剂量
10~20	与肾功能正常时同剂量
<10	与肾功能正常时同剂量

肾脏替代治疗时的剂量

APD/CAPD	透析清除力不详。与肾功能正常时同剂量
HD	透析清除力不详。与肾功能正常时同剂量
HDF/HFD	透析清除力不详。与肾功能正常时同剂量
CAV/VVHD	透析清除力不详。与肾功能正常时同剂量

重要的药物相互作用

与其他药物合用的潜在风险

- 他汀类：合用会增加肌病风险

用法

溶液配制	-
用法	口服
输注速度	-

洛美他派　Lomitapide

临床应用

纯合子型家族性高胆固醇血症的辅助治疗

肾功能正常时的剂量

5～60mg，每日 1 次

药代动力学

分子量（Da）	693.7（甲磺酸盐为 789.8）
蛋白结合率（%）	99.8
尿中原型药排泄率（%）	52.9～59.5
分布容积（L/kg）	985～1292
半衰期（h）：正常 / ESRF	39.7/79.4

药物代谢

洛美他派在肝内通过氧化、氧化 N- 脱烷基化、与葡糖苷酸共轭和哌啶环（piperidine ring）开环来进行广泛代谢。经 CYP3A4 介导，洛美他派分子由氧化 N- 脱烷基化途径分解为 M1 和 M3，二者均可在血浆中发现。体外试验显示，M1 保留了洛美他派的哌啶环部分，而 M3 保留了洛美他派分子的其余部分。CYP1A2、CYP2B6、CYP2C8 和 CYP2C19 也可将小部分洛美他派代谢为 M1。M1 和 M3 在体外并不抑制微粒体甘油三酯转运蛋白的活性。超过 1/2 的药量从尿液排泄，约 1/3 的药量从粪便排泄

肾功能（GFR，ml/min）受损时的剂量

20～50	与肾功能正常时同剂量。慎用
10～20	与肾功能正常时同剂量。慎用
<10	每日最大剂量为 40mg

肾脏替代治疗时的剂量

APD/CAPD	可能不被透析清除，与 GFR<10ml/min 时同剂量
HD	可能不被透析清除，与 GFR<10ml/min 时同剂量
HDF/HFD	可能不被透析清除，与 GFR<10ml/min 时同剂量
CAV/VVHD	可能不被透析清除，与 GFR=10～20ml/min 时同剂量

重要的药物相互作用

与其他药物合用的潜在风险

- 抗心律失常药：决奈达隆（dronedarone）可能增加本药浓度，应避免合用
- 抗菌药：克拉霉素（clarithromycin）和红霉素（erythromycin）可能增加本药浓度，应避免合用
- 抗凝血药：增加华法林（warfarin）的浓度
- 抗真菌药：酮康唑（ketoconazole）和三唑类（triazoles）可能增加本药浓度，应避免合用
- 抗病毒药：达芦那韦（darunavir）、呋山那韦（fosamprenavir）、茚地那韦（indinavir）、洛匹那韦（lopinavir）、利托那韦（ritonavir）、沙奎那韦（saquinavir）、特拉匹韦（telaprevir）和替拉那韦（tipranavir）可能增加本药浓度，应避免合用
- 比卡鲁胺（bicalutamide）：应间隔 12 小时分别服用洛美他派和比卡鲁胺
- 钙通道阻滞剂：地尔硫草（diltiazem）和维拉帕米（verapamil）可能增加本药浓度，应避免合用
- 调节血脂药：若与辛伐他汀（simvastatin）合用，需将辛伐他汀的剂量减少 50%

用法

溶液配制	-
用法	口服
输注速度	-
注释	晚餐后至少 2 小时服药，因食物可以增加本药的胃肠道副作用

其他信息

- 由于缺乏研究，肾功能受损时应慎用本药
- 可引起肝功能受损
- 肾功能受损时药物暴露量会增加 50%
- 口服生物利用度约为 7%

依洛尤单抗 Evolocumab

临床应用

IgG$_2$单克隆抗体

● 治疗高胆固醇血症、混合型血脂异常和纯合子家族性高胆固醇血症

肾功能正常时的剂量

● 高胆固醇血症和混合型血脂异常：140mg，每两周1次；或者420mg，每月1次
● 纯合子家族性高胆固醇血症：420mg，每月1次，逐渐增加至420mg，每两周1次

药代动力学

分子量（Da）	141800
蛋白结合率（%）	无数据
尿中原型药排泄率（%）	微量
分布容积（L/kg）	0.5
半衰期（d）：正常/ESRF	（11~17）/不变

药物代谢

依洛尤单抗是由氨基酸和碳水化合物组成的天然免疫球蛋白，可能不通过肝代谢清除。推测它的代谢和清除途径与一般免疫球蛋白相同，最终降解为小肽和单个氨基酸

肾功能（GFR，ml/min）受损时的剂量

30~50	与肾功能正常时同剂量
10~30	与肾功能正常时同剂量。慎用
<10	与肾功能正常时同剂量。慎用

肾脏替代治疗时的剂量

APD/CAPD	可能不被透析清除。与GFR<10ml/min时同剂量
HD	可能不被透析清除。与GFR<10ml/min时同剂量
HDF/HFD	可能不被透析清除。与GFR<10ml/min时同剂量
CAV/VVHD	可能不被透析清除。与GFR=10~30ml/min时同剂量

重要的药物相互作用

与其他药物合用的潜在风险

● 抗精神病药：避免与氯氮平（clozapine）合用，有增加粒细胞缺乏的症风险
● 疫苗：避免与活疫苗合用

用法

溶液配制	-
用法	皮下注射
输注速度	-

其他信息

由于缺乏研究，生产商建议在严重肾功能受损时慎用

2. 主要治疗高甘油三酯血症的药物

非诺贝特　Fenofibrate

临床应用

治疗Ⅱa，Ⅱb，Ⅲ，Ⅳ和Ⅴ型高脂血症

肾功能正常时的剂量

取决于制剂（译者注：非诺贝特有片剂、胶囊、缓释胶囊、微粒化片、微粒化胶囊、咀嚼片等诸多制剂，且剂量各异）

药代动力学

分子量（Da）	360.8
蛋白结合率（%）	99
尿中原型药排泄率（%）	0
分布容积（L/kg）	0.89
半衰期（h）： 正常 / ESRF	20/（140～360）

药物代谢

口服后，非诺贝特迅速被酯酶水解成活性代谢产物非诺贝特酸（fenofibric acid）。血浆中检测不到非诺贝特原型。非诺贝特酸主要以葡糖苷酸共轭物形式从尿液排泄，但是也能以非诺贝特酸还原物及葡糖苷酸共轭物形式从尿液排泄。几乎全部药物都将在 6 日内从体内清除

肾功能（GFR，ml/min）受损时的剂量

20～60	每日 134mg
15～20	每日 67mg
<15	避免使用

肾脏替代治疗时的剂量

APD/CAPD	可能不被透析清除。避免使用
HD	不被透析清除。避免使用
HDF/HFD	可能不被透析清除。避免使用
CAV/VVHD	可能不被透析清除。与 GFR= 15～20ml/min 时同剂量

重要的药物相互作用

与其他药物合用的潜在风险

- 抗菌药：与达托霉素（daptomycin）合用增加肌病风险，应尽量避免合用
- 抗凝血药：能增强香豆素类（coumarins）和苯茚二酮（phenindione）的抗凝作用，合用时抗凝血药用量需减少50%，并根据国际标准化比值（INR）的监测结果做调整
- 抗糖尿病药：可能改善糖耐量；合用能增强胰岛素（insulin）或磺脲类（sulphonylureas）的降糖作用
- 环孢素（ciclosporin）：环孢素浓度似乎不受影响；但合用可能升高血肌酐水平，故仍建议避免合用
- 秋水仙碱（colchicine）：合用可能增加肌病风险
- 调节血脂药：与他汀类（statins）（瑞舒伐他汀最大剂量 20mg）和依折麦布（ezetimibe）合用有增加肌病的风险；与依折麦布合用有增加胆石症及胆囊疾病的风险，应避免合用

用法

溶液配制	-
用法	口服
输注速度	-

其他信息

● 某些研究已发现，给肾移植患者使用第二代贝特类（fibrates）时，患者的血肌酐经常升高，因此用药受限

● GFR<10ml/min 的患者应避免使用本药，因为出现横纹肌溶解症的风险增加

● 生产商认为 eGFR<30ml/($min \cdot 1.73m^2$) 时应禁用本药，而 eGFR 为 30 ~ 59ml/($min \cdot 1.73m^2$) 时建议本药用量为 67mg，每日 1 次

苯扎贝特　Bezafibrate

临床应用

治疗高脂血症

肾功能正常时的剂量

- 200mg，每日 3 次
- 改性释放制剂（modified-release preparation, MR）：每日 400mg

药代动力学

分子量（Da）	361.8
蛋白结合率（%）	95
尿中原型药排泄率（%）	50
分布容积（L/kg）	0.24 ~ 0.35
半衰期（h）： 　正常 /ESRF	［1 ~ 2（MR： 　3.4）］/ （7.8 ~ 20）

药物代谢

苯扎贝特口服剂量的 50% 以原型从尿液排泄，20% 以葡糖苷酸的形式从尿液排泄。本药几乎全部经肾清除，而且清除迅速。48 小时内 95% 的 ^{14}C 标记的药物从尿液排泄，3% 经粪便排泄

肾功能（GFR，ml/min）受损时的剂量

40 ~ 60	每日 400mg
15 ~ 40	200mg，每 24 ~ 48 小时 1 次
<15	避免应用

肾脏替代治疗时的剂量

APD/CAPD	不被透析清除。200mg， 　每 72 小时 1 次
HD	不被透析清除。200mg， 　每 72 小时 1 次
HDF/ HFD	透析清除力不详。200mg， 　每 72 小时 1 次
CAV/ VVHD	透析清除力不详。与 GFR= 　15 ~ 40ml/min 时同剂量

重要的药物相互作用

与其他药物合用的潜在风险

- 抗菌药：与达托霉素（daptomycin）合用增加肌病风险，应尽量避免合用
- 抗凝血药：增强香豆素类（coumarins）和苯茚二酮（phenindione）的抗凝作用，合用时抗凝血药剂量应减少 50%，并通过监测国际标准化比值（INR）来调整剂量
- 抗糖尿病药：可能改善糖耐量，与胰岛素（insulin）或磺脲类（sulphonylureas）合用会产生累加效应（additive effect）
- 环孢素（ciclosporin）：可能增加肾毒性和增加环孢素浓度
- 秋水仙碱（colchicine）：可能增加发生肌病的风险
- 调节血脂药：与他汀类（statins）和依折麦布（ezetimibe）合用会增加发生肌病的风险，应避免与依折麦布合用；与辛伐他汀（simvastatin）合用时辛伐他汀剂量不要超过 10mg；与瑞舒伐他汀（rosuvastatin）合用时瑞舒伐他汀剂量不要超过 20mg[1]

用法

溶液配制	-
用法	口服
输注速度	-

其他信息

- 餐中或餐后服用
- 肾病综合征禁用
- 离子交换树脂（ion exchange resin）
  与苯扎贝特需间隔 2 小时服用
- 改性释放制剂不适用于肾功能受损者

参考文献

[1] MHRA. Drug Safety Update. 2012 August; 1(6).

环丙贝特 Ciprofibrate

临床应用

治疗高脂血症

肾功能正常时的剂量

每日 100mg

药代动力学

分子量（Da）	289.2
蛋白结合率（%）	95 ~ 99
尿中原型药排泄率（%）	20 ~ 25
分布容积（L/kg）	12
半衰期（h）：正常 / ESRF	（38 ~ 86）/ 171.9

药物代谢

志愿者单次口服环丙贝特后 30% ~ 75% 的药物在 72 小时内从尿液排泄，以药物原型（占总排泄量的 20% ~ 25%）或葡糖苷酸共轭物形式排泄。中度肾功能受损的患者在口服环丙贝特 96 小时后约 7% 的药量以原型从尿液排泄，而肾功能正常的受试者为 6.9%。严重肾功能不全的受试者则降低至 4.7%

肾功能（GFR，ml/min）受损时的剂量

20 ~ 50	与肾功能正常时同剂量
10 ~ 20	100mg，每 48 小时 1 次
<10	避免使用。见"其他信息"

肾脏替代治疗时的剂量

APD/CAPD	不被透析清除。避免使用
HD	不被透析清除。避免使用
HDF/HFD	透析清除力不详。避免使用
CAV/VVHD	透析清除力不详。与 GFR= 10 ~ 20ml/min 时同剂量

重要的药物相互作用

与其他药物合用的潜在风险

- 抗菌药：与达托霉素（daptomycin）合用增加肌病风险，应尽量避免合用
- 抗凝血药：增强香豆素类（coumarins）和苯茚二酮（phenindione）的抗凝作用，抗凝血药剂量应减少 50%，并依据国际标准化比值（INR）监测结果调整剂量
- 抗糖尿病药：可能改善糖耐量；与胰岛素（insulin）或磺脲类（sulphonylureas）合用会产生累加效应
- 秋水仙碱（colchicine）：可能增加肌病风险
- 调节血脂药：与他汀类（statins）和依折麦布（ezetimibe）合用会增加肌病风险，合用时辛伐他汀（simvastatin）剂量不超过 10mg，瑞舒伐他汀（rosuvastatin）不超过 20mg[1]，应避免与依折麦布合用

用法

溶液配制	-
用法	口服
输注速度	-

其他信息

口服剂量为 200mg 及以上时会增加肌溶解风险

参考文献

[1] MHRA. Drug Safety Update. Statins：interactions and updated advice. 2012 August; 6(1): 2-4.

吉非贝齐　Gemfibrozil

临床应用

治疗Ⅱa，Ⅱb，Ⅲ，Ⅳ和Ⅴ型高脂血症

肾功能正常时的剂量

每日 1.2g，通常分 2 次服用；用药剂量
为每日 0.9 ~ 1.2g

药代动力学

分子量（Da）	250.3
蛋白结合率（%）	>97
尿中原型药排泄率（%）	<6
分布容积（L/kg）	9 ~ 13
半衰期（h）：正常 / ESRF	（1.3 ~ 1.5）/ 不变

药物代谢

吉非贝齐的环甲基（ring methyl group）
经受氧化后相继生成羟甲基和羧基代谢
产物（其主要代谢产物）。此代谢产物
较母体化合物吉非贝齐的活性低，清除
半衰期约为 20 小时。吉非贝齐主要经
代谢而清除。约 70% 药量以吉非贝齐及
其代谢产物的共轭物形式从尿液排泄，
不足 6% 以药物原型从尿液排泄；6%
出现在粪便中

肾功能（GFR，ml/min）受损时的剂量

20 ~ 50	起始剂量每日 900mg
10 ~ 20	起始剂量每日 900mg。严密监测下使用
<10	起始剂量每日 900mg。严密监测下使用

肾脏替代治疗时的剂量

APD/CAPD	不被透析清除。与 GFR<10ml/min 时同剂量
HD	不被透析清除。与 GFR<10ml/min 时同剂量
HDF/HFD	不被透析清除。与 GFR<10ml/min 时同剂量
CAV/VVHD	不被透析清除。与 GFR=10 ~ 20ml/min 时同剂量

重要的药物相互作用

与其他药物合用的潜在风险

- 抗菌药：与达托霉素（daptomycin）合用增加肌病风险，应尽量避免合用
- 抗凝血药：增强香豆素类（coumarins）与苯茚二酮（phenindione）的抗凝作用；抗凝血药的用量需要减少50%，并根据国际标准化比值（INR）监测结果进行调整
- 抗糖尿病药：能改善糖耐量，合用能增强胰岛素（insulin）或磺脲类（sulphonylureas）的降糖作用；合用能增加罗格列酮（rosiglitazone）浓度，可能需要减少罗格列酮用量；合用可能增强那格列奈（nateglinide）的作用；与瑞格列奈（repaglinide）合用会增加发生严重低血糖的风险，应避免合用
- 环孢素（ciclosporin）：派德（Parke-Davis）制药公司报道，环孢素与本药具有相互作用，环孢素的浓度会降低。没有观察到对肌肉的作用
- 秋水仙碱（colchicine）：合用时可能增加肌病风险
- 细胞毒性药物：合用时贝沙罗汀（bexarotene）的浓度增加，应避免合用；合用会增加恩杂鲁胺（enzalutamide）浓度，应避免合用或合用时恩杂鲁胺的剂量减半
- 调节血脂药：与他汀类（statins）和依折麦布（ezetimibe）合用能增加肌病风险，应避免合用

用法

溶液配制	-
用法	口服
输注速度	-

其他信息

- 生产商建议重度肾功能受损患者禁用此药
- 重度肾功能受损时的用药剂量来自 Drug Prescribing in Renal Failure, 5th edition, by Aronoff et al

- 尚无肾病患者用药后发生副作用的报道，但是这类患者应从每日 900mg 开始服用本药，在仔细评估疗效和肾功能之后也许可以增加用量
- 肾功能受损患者用药时横纹肌溶解症的发生率增加
- 吉非贝齐单用可能引起肌肉酸痛和肌炎，但与他汀类（statins）合用时这种副作用的发生会更频繁且更严重，因此，不推荐这两类药合用

ω-3 酸乙酯 Omega-3-acid ethyl esters

临床应用

- 辅助饮食和他汀类治疗高甘油三酯血症
- 辅助心肌梗死后的二级预防

肾功能正常时的剂量

- 高甘油三酯血症：每日 2 粒
- 心肌梗死后：每日 1 粒

药代动力学

分子量（Da）	二十碳五烯酸（EPA）：330.5；二十二碳六烯酸（DHA）：356.6
蛋白结合率（%）	无数据
尿中原型药排泄率（%）	无数据
分布容积（L/kg）	EPA：82
半衰期（h）：正常 / ESRF	（EPA：39 ~ 67；DHA：20）/?

药物代谢

DHA 和 EPA 在肝中代谢和氧化，肝是 n-3 脂肪酸中间体生物合成的场所，合成极低密度脂蛋白（VLDL），VLDL 将血浆中的脂肪酸转运到组织

肾功能（GFR，ml/min）受损时的剂量

20 ~ 50	与肾功能正常时同剂量
10 ~ 20	与肾功能正常时同剂量
<10	与肾功能正常时同剂量。见"其他信息"

肾脏替代治疗时的剂量

APD/CAPD	透析清除力不详。与 GFR< 10ml/min 时同剂量
HD	透析清除力不详。与 GFR< 10ml/min 时同剂量
HDF/HFD	透析清除力不详。与 GFR< 10ml/min 时同剂量
CAV/VVHD	透析清除力不详。与 GFR= 10 ~ 20ml/min 时同剂量

重要的药物相互作用

与其他药物合用的潜在风险

- 抗凝血药：合用可延长出血时间

用法

溶液配制	-
用法	口服
输注速度	-

其他信息

- 本药已被用于治疗尿毒症瘙痒 [Panahi Y, Dashti-Khavidaki S, Farnood F, et al. Therapeutic effects of omega-3 fatty acids on chronic kidney disease-associated pruritus: a literature review. Adv Pharm Bull. 2016；6(4): 509-514]
- 一篇文献综述表明鱼油可能对慢性肾脏病（CKD）患者有益。尽管发生严重副作用的可能性很小，但仍有潜在风险，如胃肠道不适、出血时间延长及维生素 A 中毒 [Vergili-Nelsen JM. Benefits of fish oil supplementation for hemodialysis patients. J Am Diet Assoc. 2003；103(9): 1174-1177]

3. 治疗混合型高脂血症的药物

阿昔莫司　*Acipimox*

临床应用

治疗高脂血症（译者注：阿昔莫司是一种烟酸类衍生物，适用于高甘油三酯血症、高胆固醇血症及混合型高脂血症的治疗）

肾功能正常时的剂量

250mg，每日 2 ~ 3 次

药代动力学

分子量（Da）	154.1
蛋白结合率（%）	0
尿中原型药排泄率（%）	86 ~ 90
分布容积（L/kg）	0.3 ~ 0.4
半衰期（h）：正常 / ESRF	2/ 延长

药物代谢

阿昔莫司很少被代谢，以原型从尿液排泄

肾功能（GFR，ml/min）受损时的剂量

40 ~ 80	每日 250mg
20 ~ 40	隔日 250mg，见"其他信息"
<20	见"其他信息"

肾脏替代治疗时的剂量

APD/CAPD	可能被透析清除。与 GFR< 20ml/min 时同剂量
HD	透析可清除。与 GFR< 20ml/min 时同剂量
HDF/HFD	透析可清除。与 GFR< 20ml/min 时同剂量
CAV/VVHD	透析可清除。与 GFR= 20 ~ 40ml/min 时同剂量

重要的药物相互作用

与其他药物合用的潜在风险

● 未知

用法

溶液配制	-
用法	口服
输注速度	-
注释	餐中或餐后服用

其他信息

● 女性的副作用可能是男性的 2 倍，如面部潮红、瘙痒和皮疹
● 当 GFR<30ml/min 时，生产商建议避免使用本药
● 1200mg 以下的剂量长期服用是安全的
● 5 小时的血液透析能清除 70% 的阿昔莫司
● MICROMEDEX 给出如下建议

GFR（ml/min）	服药剂量
30 ~ 60	150mg，每日 2 次
10 ~ 30	150mg，每日 1 次
<10	150mg，隔日 1 次

（译者注：MICROMEDEX 是一个综述型事实数据库，其内容涉及医药行业的各个领域）

阿利库单抗　Alirocumab

临床应用

人源化 IgG_1 单克隆抗体

● 治疗原发性高胆固醇血症与混合性脂质代谢异常

肾功能正常时的剂量

75 ~ 150mg，每 2 周 1 次

药代动力学

分子量（Da）	146000
蛋白结合率（%）	无数据
尿中原型药排泄率（%）	微量
分布容积（L/kg）	0.04 ~ 0.05
半衰期（d）：	（17 ~ 20）/-
正常 / ESRF	

药物代谢

由于阿利库单抗是一种蛋白质，据推测，其可降解成小分子肽类与单个氨基酸。本药低浓度时，主要通过与靶物质（前蛋白转化酶枯草溶菌素 9，PCSK9）饱和性结合清除；而高浓度时，其清除主要通过非饱和性蛋白水解途径

肾功能（GFR，ml/min）受损时的剂量

30 ~ 50	与肾功能正常时同剂量
10 ~ 30	与肾功能正常时同剂量。慎用。以小剂量起始
<10	与肾功能正常时同剂量。慎用。以小剂量起始

肾脏替代治疗时的剂量

APD/CAPD	不被透析清除。与 GFR< 10ml/min 时同剂量
HD	不被透析清除。与 GFR< 10ml/min 时同剂量
HDF/HFD	不被透析清除。与 GFR< 10ml/min 时同剂量
CAV/VVHD	不被透析清除。与 GFR= 10 ~ 30ml/min 时同剂量

重要的药物相互作用

与其他药物合用的潜在风险

● 活疫苗：增加全身感染的风险，应避免联合应用

用法

溶液配制	-
用法	皮下注射
输注速度	-

其他信息

● 由于资料有限，生产商建议重度肾功能受损 [eGFR<30ml/（min·1.73m^2）] 患者慎用本药

● 已知单克隆抗体不通过肾清除，因此推测肾功能不影响阿利库单抗的药代动力学

● 重度肾功能受损患者的用药资料有限，初步显示，此时阿利库单抗的药物暴露量是肾功能正常者的 2 倍

三、高尿酸血症及痛风治疗药物

别嘌醇 Allopurinol

临床应用

- 预防痛风
- 治疗高尿酸血症

肾功能正常时的剂量

每日 100 ~ 900mg（常用每日 300mg）。剂量大于 300mg 时应分次服用

药代动力学

分子量（Da）	136.1
蛋白结合率（%）	<5
尿中原型药排泄率（%）	<10
分布容积（L/kg）	1.6
半衰期（h）：正常 / ESRF	（1 ~ 2）/ 延长

药物代谢

摄入的别嘌醇主要通过黄嘌呤氧化酶和醛氧化酶作用代谢成奥昔嘌醇（oxipurinol），从尿液排泄。不到 10% 的别嘌醇以原型从尿液排泄，另有大约 20% 的别嘌醇从粪便排泄。奥昔嘌醇对黄嘌呤氧化酶的抑制作用较别嘌醇弱，但其血浆半衰期远较别嘌醇长，男性为 13 ~ 30 小时。因此，每日服用别嘌醇 1 次，对黄嘌呤氧化酶的抑制作用能维持 24 小时以上。奥昔嘌醇随尿液排泄，但是清除半衰期长，因为它能被肾小管重吸收

肾功能（GFR，ml/min）受损时的剂量

20 ~ 50	每日 200 ~ 300mg
10 ~ 20	每日 100 ~ 200mg
<10	每日 100mg，或隔日 100mg

肾脏替代治疗时的剂量

APD/CAPD	透析可清除。与 GFR< 10ml/min 时同剂量
HD	透析可清除。与 GFR< 10ml/min 时同剂量，或在透析日于透析后服用 300 ~ 400mg
HDF/HFD	透析可清除。与 GFR< 10ml/min 时同剂量
CAV/VVHD	透析可清除。与 GFR= 10 ~ 20ml/min 时同剂量

重要的药物相互作用

与其他药物合用的潜在风险

- 血管紧张素转换酶抑制剂（ACEI）：合用能增加卡托普利（captopril）毒性风险
- 抗病毒药：合用可增加去羟肌苷（didanosine）浓度，应避免合用
- 环孢素（ciclosporin）：偶有报道可增加环孢素浓度（肾毒性风险）
- 细胞毒性药物：别嘌醇能增强硫唑嘌呤（azathioprine）和巯嘌呤（mercaptopurine）的作用及毒性；应避免与卡培他滨（capecitabine）和硫唑嘌呤合用

用法

溶液配制	-
用法	口服
输注速度	-
注释	在肾功能受损的所有阶段，起始剂量均推荐为100mg/d，如果降低血和（或）尿的尿酸盐水平不满意，可以加量。而某些患者的剂量仅需小于100mg/d
	每日服用 1 次，餐后服用较好

其他信息

- 葛兰素威康（Glaxo Wellcom）公司有一种非口服制剂已在具名病例的基础上（on a named patient basis）应用
- 血液透析患者可在透析后服用 300mg，亦可隔日服用 300mg
- 肾功能受损患者的皮疹发病率会增加
- 有效的透析常可控制血清尿酸水平
- 如果一个患者需同时应用硫唑嘌呤或 6- 巯嘌呤，硫唑嘌呤或 6- 巯嘌呤应减量 66%～75%。最好避免同时应用
- 主要活性代谢产物奥昔嘌醇经肾排泄；血浆蛋白结合率为 17%；肾功能正常时的半衰期为 13～30 小时，终末期肾衰竭（ESRF）时的半衰期为 125 小时以上，甚至可达 1 周

非布司他　Febuxostat

临床应用

黄嘌呤氧化酶抑制剂
- 治疗慢性痛风
- 预防和治疗化疗时的急性高尿酸血症

肾功能正常时的剂量

每日 80 ~ 120mg

药代动力学

分子量（Da）	316.4
蛋白结合率（%）	99.2
尿中原型药排泄率（%）	3（49% 作为代谢产物）
分布容积（L/kg）	29 ~ 75
半衰期（h）： 正常 / ESRF	（5 ~ 8）/ 延长

药物代谢

本药在体内广泛代谢，通过尿苷二磷酸 - 葡糖苷酸基转移酶（UGT）系统的共轭反应，以及细胞色素 P_{450} 系统的氧化反应，生成活性代谢产物。约49%的剂量从尿液排泄，45%经粪便排泄（12% 为药物原型）

肾功能（GFR，ml/min）受损时的剂量

30 ~ 50	与肾功能正常时同剂量
10 ~ 30	按每日 40mg 起始，严密监控，见"其他信息"
<10	按每日 40mg 起始，严密监控，见"其他信息"

肾脏替代治疗时的剂量

APD/CAPD	可能不被透析清除，与 GFR<10ml/min 时同剂量
HD	可能不被透析清除，与 GFR<10ml/min 时同剂量
HDF/HFD	可能不被透析清除，与 GFR<10ml/min 时同剂量
CAV/VVHD	可能不被透析清除，与 GFR=10 ~ 30ml/min 时同剂量

重要的药物相互作用

与其他药物合用的潜在风险
- 硫唑嘌呤（azathioprine）：合用增加中性粒细胞减少风险，应避免合用
- 细胞毒性药物：应避免与巯嘌呤（mercaptopurine）合用
- 茶碱（theophylline）：合用应谨慎

用法

溶液配制	-
用法	口服
输注速度	-

其他信息

- 由于缺少数据资料，"英国产品特性概述"（UK SPC）不推荐重度肾功能受损患者使用本药
- "美国数据表"（US data sheet）建议重度肾功能受损患者谨慎用药，中度肾功能受损患者起始剂量为 40mg

- 虽然重度肾功能受损患者（GFR=10 ~ 30ml/min）的非布司他平均药 - 时曲线下面积（AUC）增加了 1.8 倍，但其药峰浓度与肾功能正常者相比并无改变
- 一项研究发现，虽然非布司他及其代谢产物的暴露量随受试者肾功能受损程度的加重而升高，但是无论肾功能如何，本药降尿酸的效果相近 [1]
- 不推荐缺血性心脏病和充血性心力衰竭患者使用本药
- 有报道称，2 例血液透析患者使用非布司他后发生了中性粒细胞减少症 [2]
- 有一系列来自日本的病例资料称血液透析患者每日用药 10 ~ 20mg 能取得良好疗效 [3]
- 已有个例报道，终末期肾病（ESRD）患者每日服用非布司他 40mg 后出现粒细胞缺乏症 [4]

参考文献

[1] Mayer MD, et al. Pharmacokinetics and pharmacodynamics of febuxostat, a new nonpurine selective inhibitor of xanthine oxidasein subjects with renal impairment. Am J Ther. 2005; 12:22-34.

[2] Kobayashi S, Ogura M, Hosoya T. Acuteneutropenia associated with initiation of febuxostat therapy for hyperuricaemia in patients with chronic kidney disease. J Clin Pharm Ther. 2013 Jun; 38(3): 258-261.

[3] Horikoshi R, Akimoto T, Inoue M, et al. Febuxostat for hyperuricemia: experience with patients on chronic hemodialysis treatment. Clin Exp Nephrol. February 2013; 17(1):149-150.

[4] Poh XE, Lee CT, Pei SN. Febuxostat-induced agranulocytosis in an end-stage renal disease patient. A case report. Medicine (Baltimore). 2017; 96(2): e 5863.

苯溴马隆 Benzbromarone

临床应用

高尿酸血症、慢性痛风和痛风石的治疗

肾功能正常时的剂量

每日 50~200mg（常规剂量每日 50~100mg）

药代动力学

分子量（Da）	424.1
蛋白结合率（%）	>99
尿中原型药排泄率（%）	6~18（以代谢产物的形式）
分布容积（L/kg）	19
半衰期（h）：正常/ESRF	（2~4）/-

药物代谢

苯溴马隆在肝内被代谢为 1-羟基苯溴马隆和 6-羟基苯溴马隆。6-羟基苯溴马隆进一步代谢成 5，6-二羟基苯溴马隆。苯溴马隆及其代谢产物主要从粪便排泄，少部分从尿液排泄

肾功能（GFR，ml/min）受损时的剂量

40~60	50~200mg/日 [1]
20~40	50~100mg/日 [1]
<20	避免使用。无效

肾脏替代治疗时的剂量

APD/CAPD	避免使用。无效
HD	避免使用。无效
HDF/HFD	避免使用。无效
CAV/VVHD	透析清除力不详。慎用。与 GFR=20~40ml/min 时同剂量

重要的药物相互作用

与其他药物合用的潜在风险

● 阿司匹林（aspirin）和水杨酸盐类（salicylates）：拮抗本药的促尿酸排泄作用

● 抗凝血药：可能增强华法林（warfarin）的抗凝作用

● 肝毒性药物：增强肝毒性

● 吡嗪酰胺（pyrazinamide）、苯磺唑酮（sulfinpyrazone）和噻嗪类利尿药（thiazide diuretics）：拮抗本药的促尿酸排泄作用

用法

溶液配制	-
用法	口服
输注速度	-

其他信息

● 因为苯溴马隆可导致暴发性肝衰竭，使用苯溴马隆时应监测肝功能

● 因为肝毒性作用，苯溴马隆在一些国家已退出市场

● 与其他促尿酸排泄药物一样，苯溴马隆不应该在急性痛风发作时开始应用

● 保证足够的液体摄入，以降低形成尿酸性肾结石的风险

● 100mg 苯溴马隆的生物学作用等同于 1.5g 丙磺舒（probenecid），大于 300mg 别嘌醇（allopurinol）(Masbernard A. Ten years' experience with benzbromarone in the management of gout and hyperuricaemia. SAMJ. 1981 May 9; 701-706.)

● 在急性卟啉症患者中使用苯溴马隆不安全

参考文献

[1] Perez-Ruiz F. Treatment of chronic gout in patients with renal function impairment. J Clin Rheumatol. 1999; 5: 49-55.

苯磺唑酮　Sulfinpyrazone

临床应用

- 预防痛风
- 治疗高尿酸血症

肾功能正常时的剂量

每日 100~200mg，随食物（或牛奶）服用；最大剂量为每日 600~800mg

药代动力学

分子量（Da）	404.5
蛋白结合率（%）	98
尿中原型药排泄率（%）	22~42
分布容积（L/kg）	0.06
半衰期（h）：正常/ESRF	（2~4）/不变

药物代谢

苯磺唑酮部分在肝内代谢，一些代谢产物仍具有活性。长期治疗时，苯磺唑酮可诱导其自身代谢。原型和代谢产物主要从尿液排泄

肾功能（GFR，ml/min）受损时的剂量

20~50	起始剂量为常规剂量的50%。使用较小剂量范围
10~20	起始剂量为常规剂量的50%。使用较小剂量范围
<10	避免使用

肾脏替代治疗时的剂量

APD/CAPD	不被透析清除。避免使用。详见"其他信息"
HD	不被透析清除。避免使用。详见"其他信息"
HDF/HFD	透析清除力不详。避免使用。详见"其他信息"
CAV/VVHD	不被透析清除。与GFR=10~20ml/min 时同剂量

重要的药物相互作用

与其他药物合用的潜在风险

- 抗凝血药：与阿哌沙班（apixaban）合用增加出血风险；与香豆素类（coumarins）合用增强抗凝作用；与达比加群（dabigatran）合用可能增加出血风险
- 抗糖尿病药：增强磺脲类（sulphonylureas）作用
- 抗癫痫药：增加磷苯妥英（fosphenytoin）、苯妥英（phenytoin）浓度
- 环孢素（ciclosporin）：可降低环孢素浓度

用法

溶液配制	-
用法	口服
输注速度	-

其他信息

- 每日应摄入 2~3L 液体，以降低尿酸性肾结石风险
- GFR<10ml/min 时，本药将失去促尿酸排泄作用
- 可能发生可逆性的急性肾衰竭，尤其应用高起始剂量时
- 可引起盐和水潴留
- 与阿司匹林（aspirin）合用，已显示可减少血液透析患者血管通路的血栓形成，但是会增加胃肠道出血的发生［Domoto DT, Bauman JE, Joist JH. Combined aspirin and sulfinpyrazone in the prevention of recurrent hemodialysis vascular access thrombosis. Throm Res. 1991, 15; 62(6)：737-743］
- 肾功能受损时的用药剂量来自 Drug Prescribing in Renal Failure, 5th edition, by Aronoff et al

拉布立酶 Rasburicase

临床应用
预防和治疗血液恶性肿瘤化疗导致的急性高尿酸血症

肾功能正常时的剂量
200μg/kg，每日 1 次，最多使用 7 日

药代动力学

分子量（Da）	34000
蛋白结合率（%）	0
尿中原型药排泄率（%）	0
分布容积（L/kg）	0.11～0.127
半衰期（h）：正常 / ESRF	19/-

药物代谢
拉布立酶是一种蛋白质，推测其代谢降解途径与其他蛋白质相同，即进行肽水解

肾功能（GFR，ml/min）受损时的剂量

20～50	与肾功能正常时同剂量
10～20	与肾功能正常时同剂量
<10	与肾功能正常时同剂量

肾脏替代治疗时的剂量

APD/CAPD	可能不被透析清除。与肾功能正常时同剂量
HD	可能不被透析清除。与肾功能正常时同剂量
HDF/HFD	可能不被透析清除。与肾功能正常时同剂量
CAV/ VVHD	可能不被透析清除。与肾功能正常时同剂量

重要的药物相互作用
与其他药物合用的潜在风险
- 未知

用法

溶液配制	用提供的溶剂溶解
用法	静脉滴注
输注速度	超过 30 分钟
注释	将适量药物加入 50ml 0.9% 氯化钠溶液中

其他信息
- 肾清除在拉布立酶的清除途径中作用较小
- 静脉滴注拉布立酶 0.2mg/（kg·d）后，血药浓度在第 2～3 日达到稳态

秋水仙碱　Colchicine

临床应用

- 急性痛风的治疗
- 在别嘌醇（allopurinol）和排尿酸药初始治疗时做短期预防
- 家族性地中海热的预防

肾功能正常时的剂量

- 急性痛风治疗：500μg，每日 2 ~ 4 次，直到疼痛减轻或出现呕吐、腹泻。每疗程最大剂量为 6mg，治疗结束后 3 日内不要开始下一疗程
- 短期预防：500μg，每日 2 次
- 家族性地中海热预防：每日 0.5 ~ 2mg

药代动力学

分子量（Da）	399.4
蛋白结合率（%）	30 ~ 50
尿中原型药排泄率（%）	5 ~ 20
分布容积（L/kg）	1 ~ 2
半衰期（h）：正常 / ESRF	4.4/18.8

药物代谢

秋水仙碱在胃肠道的吸收被认为受到 P- 糖蛋白（P-gp）限制（秋水仙碱为其底物）。在肝中，秋水仙碱在 CYP3A4 作用下，去甲基化生成两个主要代谢产物 2-O- 去甲基秋水仙碱（2-O-demethylcolchicine）和 3-O- 去甲基秋水仙碱（3-O-demethylcolchicine），以及一个小代谢产物 10-O- 去甲基秋水仙碱（10-O-demethylcolchicine），又称为秋水仙酰胺（colchiceine）。本药存在肠肝循环，主要排泄途径是经肝胆从粪便排泄。肾功能正常时 10% ~ 20% 的秋水仙碱经肾排泄

肾功能（GFR，ml/min）受损时的剂量

20 ~ 50	用药剂量减少 50%，或用药间隔延长 50%
10 ~ 20	用药剂量减少 50%，或用药间隔延长 50%
<10	500μg，每日 3 ~ 4 次；每日最大剂量 3mg

肾脏替代治疗时的剂量

APD/CAPD	不被透析清除。与 GFR<10ml/min 时同剂量
HD	不被透析清除。与 GFR<10ml/min 时同剂量
HDF/HFD	透析清除力不详。与 GFR<10ml/min 时同剂量
CAV/VVHD	透析清除力不详。与 GFR=10 ~ 20ml/min 时同剂量

重要的药物相互作用

与其他药物合用的潜在风险

- 抗心律失常药：胺碘酮（amiodarone）可能增加本药毒性风险
- 抗菌药：与阿奇霉素（azithromycin）、克拉霉素（clarithromycin）、红霉素（erythromycin）、泰利霉素（telithromycin）合用可能增加药物毒性风险，应停用或减少本药剂量，肾衰竭或肝衰竭时应避免合用
- 抗真菌药：与伊曲康唑（itraconazole）和酮康唑（ketoconazole）合用可能增加药物毒性风险，应停用或减少本药剂量，肾衰竭或肝衰竭时应避免合用
- 抗病毒药：与阿扎那韦（atazanavir）、茚地那韦（indinavir）、利托那韦（ritonavir）和特拉匹韦（telaprevir）合用可能增加药物毒性风险，应停用或减少本药剂量，肾衰竭或肝衰竭时应避免合用

- 钙通道阻滞剂：与地尔硫䓬（diltiazem）和维拉帕米（verapamil）合用可能增加药物毒性风险，应停用或减少本药剂量，肾衰竭或肝衰竭时应避免合用
- 强心苷类（cardiac glycosides）：与地高辛（digoxin）合用可增加肌病风险
- 环孢素（ciclosporin）：有诱发肌病和横纹肌溶解症的风险，也增加环孢素浓度和肾毒性，应停用或减少本药剂量，肾衰竭或肝衰竭时应避免合用
- 葡萄柚汁（grapefruit juice）：可能增加毒性风险
- 调节血脂药：与贝特类（fibrates）和他汀类（statins）合用可增加肌病风险

用法

溶液配制	-
用法	口服
输注速度	-

其他信息

- 秋水仙碱的治疗窗狭窄，过量时毒性极大，甚至能致命。肾功能或肝功能受损患者、胃肠道疾病或心脏疾病患者，以及年龄很大或很小的患者毒性风险尤大
- 用药过量的症状可能延迟发生
- 如果出现恶心、呕吐或腹泻时应停止治疗
- 生产商建议在 GFR<10ml/min 时禁用秋水仙碱，但在实践中，严重肾功能受损的痛风患者仍常规地以小剂量服用本药
- 肾功能受损时的用药剂量来自 Drug Prescribing in Renal Failure, 5th edition, by Aronoff et al., 以及 Drug Dosage in Renal Insufficiency, by Seyffart G
- 可以同时给慢性肾脏病（CKD）5 期患者秋水仙碱和别嘌醇，但需寻求专家指导

四、减肥药

奥利司他　Orlistat

临床应用

用于肥胖症的辅助治疗

肾功能正常时的剂量

每餐 120mg，于餐前即刻、餐中或餐后 1 小时服用；每日最大剂量 360mg

药代动力学

分子量（Da）	495.7
蛋白结合率（%）	>99
尿中原型药排泄率（%）	0 ~ 4
分布容积（L/kg）	无数据
半衰期（h）：正常 / ESRF	（1 ~ 2）/ 不变

药物代谢

奥利司他极少被吸收，且无确切的系统性药代动力学资料。奥利司他主要在胃肠壁内代谢，形成 2 种无活性的主要代谢产物：M1（4-环内酯环水解产物，4-member lactone ring hydrolysed）及 M3（M1 附着 N-甲酰基亮氨酸裂解产物，M1 with N-formyl leucine moiety cleaved）。未吸收的药物从粪便排泄，这是药物的主要清除途径。接近 97% 的药物从粪便排泄，其中 83% 为药物原型

肾功能（GFR，ml/min）受损时的剂量

20 ~ 50	与肾功能正常时同剂量
10 ~ 20	与肾功能正常时同剂量
<10	与肾功能正常时同剂量

肾脏替代治疗时的剂量

APD/CAPD	可能不被透析清除。与肾功能正常时同剂量
HD	可能不被透析清除。与肾功能正常时同剂量
HDF/HFD	可能不被透析清除。与肾功能正常时同剂量
CAV/VVHD	可能不被透析清除。与肾功能正常时同剂量

重要的药物相互作用

与其他药物合用的潜在风险

● 阿卡波糖（acarbose）：避免合用
● 胺碘酮（amiodarone）：其吸收可能轻微减少[1]
● 抗凝血药：需更频繁地监测国际标准化比值（INR）（由于维生素 K 的吸收减少）[1]
● 抗癫痫药：可能增加惊厥风险
● 抗病毒药：合用可能减少阿巴卡韦（abacavir）、阿扎那韦（atazanavir）、达芦那韦（darunavir）、去羟肌苷（didanosine）、依非韦伦（efavirenz）、埃替拉韦（elvitegravir）、恩曲他滨（emtricitabine）、恩夫韦肽（enfuvirtide）、依曲韦林（etravirine）、呋山那韦（fosamprenavir）、茚地那韦（indinavir）、拉米夫定（lamivudine）、洛匹那韦（lopinavir）、马拉韦罗（maraviroc）、奈韦拉平（nevirapine）、拉替拉韦（raltegravir）、利匹韦林（rilpivirine）、利托那韦（ritonavir）、沙奎那韦（saquinavir）、司他夫定（stavudine）、替诺福韦（tenofovir）、替拉那韦（tipranavir）和齐多夫定（zidovudine）的吸收
● 环孢素（ciclosporin）：可能减少环孢素的吸收

- 他克莫司（tacrolimus）：可能减少他克莫司的吸收[1]
- 甲状腺素：与左甲状腺素（levothyroxine）合用可能增加甲状腺功能减退风险
- 维生素：可能减少脂溶性维生素吸收

用法

溶液配制	-
用法	口服
输注速度	-

其他信息

- 若饮食中不含任何脂肪，勿用奥利司他
- 奥利司他吸收差，生物利用度低于 5%
- 已有服药引起肾衰竭及肝炎死亡的报道

参考文献

[1] Baxter K, Sharp J. Orlistat and possible drug interactions that can affect over-the counter sales. Pharm J. 1May 2010; 284:431.

五、其他代谢性疾病治疗药物

α- 阿加糖酶　Agalsidase alfa (Replagal)

临床应用

治疗法布里病（Fabry disease），仅能由本病的专家中心（specialist centres）开具处方（译者注：Replagal 是爱尔兰 Shire Human Genetic Therapies inc 公司生产的基因重组 α- 阿加糖酶，于 21 世纪初被批准用于法布里病的酶替代治疗）

肾功能正常时的剂量

0.2mg/kg，每 2 周 1 次。此药每瓶剂量 3.5mg，实际用量宜尽可能接近整瓶瓶装量

药代动力学

分子量（Da）	51200
蛋白结合率（%）	0（该药为一种蛋白质）
尿中原型药排泄率（%）	无数据
分布容积（L/kg）	0.17
半衰期（min）：	（61 ~ 125）/
正常 /ESRF	不变

药物代谢

本药的代谢降解途径与其他蛋白质相似

肾功能（GFR，ml/min）受损时的剂量

30 ~ 50	与肾功能正常时同剂量
10 ~ 30	与肾功能正常时同剂量
<10	与肾功能正常时同剂量

肾脏替代治疗时的剂量

APD/CAPD	可能不被透析清除。与肾功能正常时同剂量
HD	可能不被透析清除。与肾功能正常时同剂量
HDF/HFD	可能不被透析清除。与肾功能正常时同剂量
CAV/ VVHD	可能不被透析清除。与肾功能正常时同剂量

重要的药物相互作用

与其他药物合用的潜在风险

- 由于理论上氯喹（chloroquine）、胺碘酮（amiodarone）、对苄氧酚（benoquin）及庆大霉素（gentamicin）有抑制细胞内 α- 阿加糖酶活性的作用，故应避免合用

用法

溶液配制	-
用法	静脉滴注
输注速度	通常超过 40 分钟，若曾发生过输液反应则滴注可以更慢
注释	配制前约 30 分钟从冰箱内取出本药
	用 100ml 0.9% 氯化钠溶液稀释整瓶药物

其他信息

- 研究表明，本药应用于血液透析患者既安全又有效。血液透析患者应用本药，需在透析结束前 40 分钟给药，如果患者曾有输液反应，则需缓慢滴注，可以延长滴注时间

- 输液反应可发生于治疗的任何时候，已见到应用本药治疗多年的患者出现输液反应。输液反应可按当地处理过敏反应的方案治疗，应用退热药、抗组胺药，必要时应用类固醇激素。也需立即停止静脉滴注。如果临床上能够安全地处理上述输液反应，与遗传代谢病中心专科医师协商后，可以用更慢的速度重新进行静脉滴注

- 某些患者可在静脉滴注本药前 1~24 小时给予抗组胺药和（或）糖皮质激素做预防处理
- 肾功能受损可能限制肾对本药的反应

β- 阿加糖酶　Agalsidase beta (Fabrazyme)

临床应用

治疗法布里病，仅能由本病的专家中心（specialist centres）开具处方（译者注：Fabrazyme 是美国 Genzyme Corporation 生产的基因重组 β- 阿加糖酶，于 21 世纪初被批准用于法布里病的酶替代治疗）

肾功能正常时的剂量

1mg/kg，每 2 周 1 次。此药每瓶剂量 5mg 或 35mg，实际用量宜尽可能接近整瓶瓶装量

药代动力学

分子量（Da）	100000
蛋白结合率（%）	0（该药自身为一种蛋白质）
尿中原型药排泄率（%）	可忽略
分布容积（L/kg）	8.3 ~ 40.8
半衰期（min）：正常 / ESRF	（45 ~ 100）/ 无数据

药物代谢

本药的代谢降解途径与其他蛋白质相似

肾功能（GFR，ml/min）受损时的剂量

30 ~ 50	与肾功能正常时同剂量
10 ~ 30	与肾功能正常时同剂量
<10	与肾功能正常时同剂量

肾脏替代治疗时的剂量

APD/CAPD	可能不被透析清除。与肾功能正常时同剂量
HD	可能不被透析清除。与肾功能正常时同剂量
HDF/HFD	可能不被透析清除。与肾功能正常时同剂量
CAV/VVHD	可能不被透析清除。与肾功能正常时同剂量

重要的药物相互作用

与其他药物合用的潜在风险

- 由于理论上氯喹（chloroquine）、胺碘酮（amiodarone）、对苄氧酚（benoquin）及庆大霉素（gentamicin）有抑制细胞内 β- 阿加糖酶活性的作用，故应避免合用

用法

溶液配制　5mg 瓶装的药物溶于 1.1ml 注射用水
35mg 瓶装的药物溶于 7.2ml 注射用水
逐滴加入注射用水溶解本药。不要震荡或颠倒药瓶，以免产生气泡。最终配制成 5mg/ml 溶液
（译者注：上面配制好的本药原液均为 5mg/ml）

用法　静脉滴注
输注速度　最初治疗时，请参考下列静脉滴注速度

用药次数	静滴速度	静滴持续时间
第 1 次用药	第 1 个小时 20ml/h，而后 36ml/h 直至滴完	3 小时 15 分钟
第 2 次用药	50ml/h	2 小时
第 3 次用药	66.6ml/h	90 分钟

血液透析患者开始应用本药时，可以 66.6ml/min 的速度滴注，至少滴注 90 分钟。若患者曾有输液反应，需要缓慢滴注，可以延长滴注时间

注释 配制前约 30 分钟从冰箱内取出本药

若肾功能正常，本药可溶于 500ml 0.9% 氯化钠溶液中

在加入配制好的本药原液前，先从 100ml 0.9% 氯化钠溶液袋中抽出与将加入的本药原液等容量的氯化钠溶液，故最终用于输液的液体容量仍为 100ml

通过孔径 0.2μm 的低蛋白结合过滤器给药

其他信息

- 已表明，该药应用于血液透析患者既安全又有效。若血液透析时给药，需在透析结束前至少 90 分钟给药

- 输液反应可发生于治疗的任何时候，已见到应用本药治疗多年的患者出现输液反应。输液反应可按当地处理过敏反应的方案治疗，应用退热药、抗组胺药，必要时应用类固醇激素。也需立即停止静脉滴注。如果临床上能够安全地处理上述输液反应，与遗传代谢病中心专科医师协商后，可以用更慢的速度重新进行静脉滴注

- 某些患者可在静脉滴注本药前 1~24 小时给予抗组胺药和（或）糖皮质激素做预防处理

- 肾功能受损可能限制肾对本药的反应

第八部分

泌尿系统药物

一、利尿药

1. 袢利尿药

呋塞米 Furosemide (Frusemide)

临床应用

袢利尿药

肾功能正常时的剂量

- 口服：每日 20mg ～ 1g
- 静脉给药：每日 20mg ～ 1.5g
- 根据药物效应调整剂量

药代动力学

分子量（Da）	330.7
蛋白结合率（%）	91 ～ 99
尿中原型药排泄率（%）	80 ～ 90
分布容积（L/kg）	0.07 ～ 0.2
半衰期（h）：正常 / ESRF（0.5 ～ 2）/9.7	

药物代谢

呋塞米几乎不发生生物转化。本药主要经肾清除（80% ～ 90%）；仅小部分药物从胆汁清除，10% ～ 15% 出现在粪便中

肾功能（GFR，ml/min）受损时的剂量

20 ～ 50	与肾功能正常时同剂量
10 ～ 20	与肾功能正常时同剂量；可能需要增加剂量
<10	与肾功能正常时同剂量；可能需要增加剂量

肾脏替代治疗时的剂量

APD/CAPD	不被透析清除。与 GFR<10ml/min 时同剂量
HD	不被透析清除。与 GFR<10ml/min 时同剂量
HDF/HFD	不被透析清除。与 GFR<10ml/min 时同剂量
CAV/VVHD	不被透析清除。与 GFR=10 ～ 20ml/min 时同剂量

重要的药物相互作用

与其他药物合用的潜在风险

- 镇痛药：与非甾体抗炎药（NSAIDs）合用有增加肾毒性的风险；NSAIDs 拮抗本药的利尿作用
- 抗心律失常药：如果发生低钾血症，与抗心律失常药合用有增加心脏毒性的风险；合用会拮抗利多卡因（lidocaine）和美西律（mexiletine）的作用
- 抗菌药：与氨基糖苷类（aminoglycosides）、多黏菌素类（polymyxins）和万古霉素（vancomycin）合用有增加耳毒性的风险；应避免与赖甲环素（lymecycline）合用
- 抗抑郁药：与瑞波西汀（reboxetine）合用会增加低钾血症风险；与单胺氧化酶抑制剂（MAOIs）合用会增强降压作用；与三环类抗抑郁药（tricyclic antidepressants）合用会增加直立性低血压风险
- 抗癫痫药：与卡马西平（carbamazepine）合用会增加低钠血症风险；苯妥英（phenytoin）能拮抗本药作用
- 抗真菌药：与两性霉素 B 合用会增加低钾血症风险
- 抗高血压药：增强降压作用；与 α 受体拮抗药合用会增加首剂低血压风险；如果发生低钾血症，与索他洛尔（sotalol）合用将增加室性心律失常风险

- 抗精神病药：如果发生低钾血症，与氨磺必利（amisulpride）或匹莫齐特（pimozide）合用会增加室性心律失常风险，应避免与匹莫齐特合用；吩噻嗪类（phenothiazines）会增强降压作用
- 阿托西汀（atomoxetine）：如果发生低钾血症，会增加室性心律失常风险
- 强心苷类（cardiac glycosides）：如果发生低钾血症，会增加药物毒性
- 环孢素（ciclosporin）：不同的报道显示，合用会增加环孢素的肾毒性、耳毒性和肝毒性
- 细胞毒性药物：与达沙布韦（dasabuvir）、奥比他韦（ombitasvir）和帕利瑞韦（paritaprevir）合用会增加呋塞米浓度，应减少呋塞米剂量；与三氧化二砷（arsenic trioxide）合用时，如发生低钾血症，会增加室性心律失常风险；与铂化合物（platinum compounds）合用会增加肾毒性和耳毒性
- 锂（lithium）制剂：合用将增加毒性风险

用法

溶液配制	-
用法	外周或中心静脉给药，肌内注射，口服
输注速度	1 小时；速度不超过 4mg/min
注释	250mg 溶于 50ml 0.9% 氯化钠溶液中滴注，或者不稀释用恒速输液泵输注
	输注速度超过 4mg/min 可增加耳毒性和肾毒性风险
	避光保存

其他信息

- 口服 500mg 与静脉用药 250mg 等效
- 本药经肾小管分泌，重度肾功能受损（GFR=5～10ml/min）时，由于有功能的肾单位数量减少，因此需要更大剂量
- 呋塞米在口服 1 小时内起效（静脉用药 30 分钟内药效达峰值），利尿作用持续 6 小时

托拉塞米 Torasemide

临床应用

袢利尿药

- 治疗高血压
- 治疗水肿

肾功能正常时的剂量

- 2.5 ~ 40mg，每日 1 次（根据适应证调整）
- 最大剂量：每日 200mg，用于肾疾病所致顽固性水肿

药代动力学

分子量（Da）	348.4
蛋白结合率（%）	>99
尿中原型药排泄率（%）	25
分布容积（L/kg）	0.09 ~ 0.33[1]
半衰期（h）：	（3 ~ 4）/ 不变
正常 / ESRF	

药物代谢

托拉塞米被 CYP2C9 介导进行代谢，通过逐步的氧化、羟基化或环羟基化（ring hydroxylation）作用生成 3 种无活性代谢产物 M1、M3 及 M5。这些无活性代谢产物从尿液排泄

肾功能（GFR，ml/min）受损时的剂量

20 ~ 50	与肾功能正常时同剂量
10 ~ 20	与肾功能正常时同剂量
<10	与肾功能正常时同剂量

肾脏替代治疗时的剂量

APD/CAPD	可能不被透析清除。与肾功能正常时同剂量
HD	不被透析清除。与肾功能正常时同剂量
HDF/HFD	可能不被透析清除。与肾功能正常时同剂量
CAV/ VVHD	不被透析清除。与肾功能正常时同剂量

重要的药物相互作用

与其他药物合用的潜在风险

- 镇痛药：非甾体抗炎药（NSAIDs）能拮抗利尿作用，并增加肾毒性风险
- 抗心律失常药：若发生低钾血症，合用能增加心脏毒性风险；合用会拮抗利多卡因（lidocaine）及美西律（mexiletine）的作用
- 抗菌药：与氨基糖苷类（aminoglycosides）、多黏菌素类（polymyxins）及万古霉素（vancomycin）合用会增加耳毒性风险；避免与赖甲环素（lymecycline）合用
- 抗抑郁药：与瑞波西汀（reboxetine）合用会增加低钾血症风险；与单胺氧化酶抑制剂（MAOIs）合用能增强降压作用；与三环类抗抑郁药（tricyclic antidepressants）合用会增加直立性低血压风险
- 抗癫痫药：与卡马西平（carbamazepine）合用会增加低钠血症风险
- 抗真菌药：与两性霉素 B 合用会增加低钾血症风险
- 抗高血压药：增强降压作用；与 α 受体拮抗药合用会增加首剂低血压风险；若发生低钾血症，与索他洛尔（sotalol）合用会增加室性心律失常风险
- 抗精神病药：若发生低钾血症，与氨磺必利（amisulpride）或匹莫齐特（pimozide）合用会增加室性心律失常风险（应避免与匹莫齐特合用）；与吩噻嗪类（phenothiazines）合用能增强降压作用
- 阿托西汀（atomoxetine）：若发生低钾血症，合用会增加室性心律失常风险

- 强心苷类（cardiac glycosides）：发生低钾血症时强心苷类毒性增加
- 细胞毒性药物：若发生低钾血症，与三氧化二砷（arsenic trioxide）合用会增加室性心律失常风险；与铂化合物（platinum compounds）合用会增加肾毒性及耳毒性风险
- 锂（lithium）制剂：合用能增加锂毒性风险

用法

溶液配制	-
用法	口服
输注速度	-

其他信息

- 10mg 托拉塞米与 20～40mg 呋塞米等效
- 肾衰竭时本药肾清除减少，但总血浆清除无明显改变
- 约 80% 以母体药及代谢产物形式从肾排泄

参考文献

[1] Dunn CJ, Fitton A, Brogden RN. Torasemide. An update of its pharmacological properties and therapeutic efficacy. Drugs. 1995; 49(1): 121-142.

布美他尼 Bumetanide

临床应用

袢利尿药

肾功能正常时的剂量

- 口服：每日 1 ~ 10mg，可分 2 次给药
- 注射：静脉注射 1 ~ 2mg，20 分钟后可重复；如果需要肌内注射，给予 1mg，然后根据药物效应调整剂量
- 静脉滴注：2 ~ 5mg，30 ~ 60 分钟滴注完

药代动力学

分子量（Da）	364.4
蛋白结合率（%）	95
尿中原型药排泄率（%）	50
分布容积（L/kg）	0.2 ~ 0.5
半衰期（h）：	（0.75 ~ 2.6）/1.5
正常 / ESRF	

药物代谢

80% 的布美他尼从尿液排泄（约 50% 为药物原型），另外 10% ~ 20% 从粪便排泄。已知布美他尼的代谢产物无活性。慢性肾衰竭时，肝对本药的排泄将会增加，故其体内作用时间并无明显延长

肾功能（GFR，ml/min）受损时的剂量

20 ~ 50	与肾功能正常时同剂量
10 ~ 20	与肾功能正常时同剂量
<10	与肾功能正常时同剂量

肾脏替代治疗时的剂量

APD/CAPD	不被透析清除。与肾功能正常时同剂量
HD	不被透析清除。与肾功能正常时同剂量
HDF/HFD	透析清除力不详。与肾功能正常时同剂量
CAV/VVHD	不被透析清除。与肾功能正常时同剂量

重要的药物相互作用

与其他药物合用的潜在风险

- 镇痛药：与非甾体抗炎药（NSAIDs）合用会增加肾毒性风险，并减弱布美他尼的利尿作用
- 抗心律失常药：如发生低钾血症，可增强抗心律失常药的心脏毒性；布美他尼可拮抗利多卡因（lidocaine）、美西律（mexiletine）的作用
- 抗菌药：与氨基糖苷类（aminoglycosides）、多黏菌素类（polymyxins）及万古霉素（vancomycin）合用，能增强耳毒性；应避免与赖甲环素（lymecycline）合用
- 抗抑郁药：与瑞波西汀（reboxetine）合用能增加低钾血症风险；与单胺氧化酶抑制剂（MAOIs）合用会增强降压作用；与三环类抗抑郁药（tricyclic antidepressants）合用会增加直立性低血压风险
- 抗癫痫药：与卡马西平（carbamazepine）合用会增加低钠血症风险
- 抗真菌药：与两性霉素 B 合用会增加低钾血症风险
- 抗高血压药：增强降压作用；与 α 受体拮抗药合用会增加首剂低血压风险；与索他洛尔（sotalol）合用时，若发生低钾血症，将增加室性心律失常的风险

- 抗精神病药：与氨磺必利（amisulpride）、匹莫齐特（pimozide）合用，如发生低钾血症，将增加室性心律失常的风险，避免与匹莫齐特合用；与吩噻嗪类（phenothiazines）合用会增强降压作用
- 阿托西汀（atomoxetine）：如发生低钾血症，会增加室性心律失常风险
- 强心苷类（cardiac glycosides）：如发生低钾血症，会增强强心苷类的毒性作用
- 细胞毒性药物：与三氧化二砷（arsenic trioxide）合用时，若发生低钾血症，会增加室性心律失常的风险；与铂化合物（platinum compounds）合用将增强肾毒性和耳毒性
- 锂（lithium）制剂：增加毒性作用风险

用法

溶液配制	-
用法	口服，静脉给药，肌内注射
输注速度	静脉滴注：2~5mg溶于500ml液体中，滴注30~60分钟 静脉注射：1~2mg，注射3~4分钟
注释	可溶于5%葡萄糖溶液或0.9%氯化钠溶液中

其他信息

- 小剂量时1mg布美他尼与40mg呋塞米等效，但是大剂量时不宜按此比例进行效价换算
- 给严重慢性肾衰竭患者应用大剂量布美他尼，有发生肌肉骨骼疼痛和肌痉挛的报道
- 口服：给药后30分钟内开始利尿，1~2小时后达峰值，作用持续3小时
- 静脉给药：给药后数分钟内开始利尿，2小时后作用消失
- 对正在接受具有肾毒性或耳毒性的药物治疗的患者，需慎用本药
- 对老年人和肝硬化患者，小剂量（500µg）即可充分起效
- 若大剂量使用，可每日2次给药

2. 噻嗪类及噻嗪样利尿药

苄氟噻嗪 Bendroflumethiazide

临床应用

噻嗪类利尿药
- 治疗高血压
- 治疗水肿

肾功能正常时的剂量

- 水肿：消肿期每日或隔日早晨服 5～10mg；维持期 5～10mg，每周服 1～3 次
- 高血压：2.5mg，每日服 1 次

药代动力学

分子量（Da）	421.4
蛋白结合率（%）	94
尿中原型药排泄率（%）	30
分布容积（L/kg）	1.2～1.5
半衰期（h）：正常 / ESRF	（3～9）/ -

药物代谢

苄氟噻嗪在体内被广泛代谢。约 30% 以原型、其余以代谢产物形式从尿液排泄

肾功能（GFR，ml/min）受损时的剂量

30～50	与肾功能正常时同剂量
10～30	与肾功能正常时同剂量
<10	可能不起作用

肾脏替代治疗时的剂量

APD/CAPD	可能不被透析清除。可能不起作用
HD	不被透析清除。可能不起作用
HDF/HFD	透析清除力不详。可能不起作用
CAV/VVHD	很可能不被透析清除。可能不起作用

重要的药物相互作用

与其他药物合用的潜在风险
- 镇痛药：与非甾体抗炎药（NSAIDs）合用增强肾毒性；拮抗利尿作用
- 抗心律失常药：若诱发低钾血症会增强心脏毒性；合用会拮抗利多卡因（lidocaine）和美西律（mexiletine）的作用
- 抗菌药：应避免与赖甲环素（lymecycline）合用
- 抗抑郁药：与瑞波西汀（reboxetine）合用会增加低钾血症风险；与单胺氧化酶抑制剂（MAOIs）合用会增强降压作用；与三环类抗抑郁药（tricyclic antidepressants）合用增加直立性低血压风险
- 抗癫痫药：与卡马西平（carbamazepine）合用会增加低钠血症风险
- 抗真菌药：与两性霉素 B 合用会增加低钾血症风险
- 抗高血压药：增强降压作用；与 α 受体拮抗药如哌唑嗪（prazosin）合用会增加首剂低血压风险；与索他洛尔（sotalol）合用时，若出现低钾血症，会增加室性心律失常风险
- 抗精神病药：与氨磺必利（amisulpride）合用时，若出现低钾血症，可增加室性心律失常风险；与吩噻嗪类（phenothiazines）合用能增强降压作用；与匹莫齐特（pimozide）合用时，若出现低钾血症，可增加室性心律失常风险
- 阿托西汀（atomoxetine）：若出现低钾血症，会增加室性心律失常风险

- 强心苷类（cardiac glycosides）：如发生低钾血症，会增加药物毒性作用
- 环孢素（ciclosporin）：增加肾毒性和发生低镁血症的风险
- 细胞毒性药物：与三氧化二砷（arsenic trioxide）合用，会增加由低钾血症引起室性心律失常的风险；与铂化合物（platinum compounds）合用能增强肾毒性及耳毒性
- 锂（lithium）制剂：使锂排泄减少，毒性增加

用法

溶液配制	-
用法	口服
输注速度	-

其他信息

- 监测血钾
- 生产商建议，在严重肾功能受损时避免使用本药
- GFR<30ml/min 时，噻嗪类利尿药可能不起作用
- 有个例报道，用苄氟噻嗪与袢利尿药联合治疗耐药性水肿，两药能发挥协同利尿效应

环戊甲噻嗪　Cyclopenthiazide

临床应用

噻嗪类利尿药

- 治疗高血压
- 治疗心力衰竭
- 治疗水肿

肾功能正常时的剂量

- 高血压：250～500μg，每日1次
- 心力衰竭：250μg～1mg，每日1次
- 水肿：最多500μg，每日1次

药代动力学

分子量（Da）	379.9
蛋白结合率（%）	无数据
尿中原型药排泄率（%）	100
分布容积（L/kg）	无数据
半衰期（h）：正常/ESRF	12/延长

药物代谢

本药似乎全部以原型从尿液排泄

肾功能（GFR，ml/min）受损时的剂量

30～50	与肾功能正常时同剂量
10～30	可能无效
<10	可能无效

肾脏替代治疗时的剂量

APD/CAPD	透析清除力不详。可能无效
HD	透析清除力不详。可能无效
HDF/HFD	透析清除力不详。可能无效
CAV/VVHD	透析清除力不详。可能无效

重要的药物相互作用

与其他药物合用的潜在风险

- 镇痛药：与非甾体抗炎药（NSAIDs）合用增加肾毒性风险，拮抗利尿作用
- 抗心律失常药：若出现低钾血症将会增加心脏毒性；利多卡因（lidocaine）和美西律（mexiletime）的作用被拮抗

- 抗菌药：应避免与赖甲环素（lymecycline）合用
- 抗抑郁药：与瑞波西汀（reboxetine）合用增加低钾血症风险；与单胺氧化酶抑制剂（MAOIs）合用增强降压作用；与三环类抗抑郁药（tricyclic antidepressants）合用增加直立性低血压风险
- 抗癫痫药：与卡马西平（carbamazepine）合用增加低钠血症风险
- 抗真菌药：与两性霉素B合用增加低钾血症风险
- 抗高血压药：增强降压作用；与α受体拮抗药如哌唑嗪（prazosin）合用增加首剂低血压风险；与索他洛尔（sotalol）合用时，若出现低钾血症，将增加室性心律失常风险
- 抗精神病药：与氨磺必利（amisulpride）合用时，若出现低钾血症，将增加室性心律失常风险；与吩噻嗪类（phenothiazines）合用增强降压作用；与匹莫齐特（pimozide）合用时，若出现低钾血症，将增加室性心律失常风险，应避免合用
- 阿托西汀（atomoxetine）：若出现低钾血症，将增加室性心律失常风险
- 强心苷类（cardiac glycosides）：若出现低钾血症，将增加药物毒性
- 环孢素（ciclosporin）：增加肾毒性风险，并可能出现低镁血症
- 细胞毒性药物：与三氧化二砷（arsenic trioxide）合用时，若出现低钾血症，将增加室性心律失常风险；与铂化合物（platinum compounds）合用会增加肾毒性和耳毒性风险
- 锂（lithium）制剂：使锂排泄减少，毒性增加

用法

溶液配制	-
用法	口服
输注速度	-

其他信息

- 监测血钾水平，谨防低钾血症
- 1~3 小时内起效，4~8 小时达到峰值，持续达 12 小时

氯噻酮 Chlortalidone (Chlorthalidone)

临床应用

噻嗪样利尿药

- 治疗高血压
- 治疗腹腔积液
- 治疗水肿
- 治疗尿崩症
- 治疗轻度到中度心力衰竭

肾功能正常时的剂量

- 高血压：每日 25 ~ 50mg
- 水肿：起始剂量每日 50mg
- 尿崩症：起始剂量 100mg，每 12 小时 1 次，如可能，减至每日 50mg
- 心力衰竭：从每日 25 ~ 50mg 增加到每日 100 ~ 200mg

药代动力学

分子量（Da）	338.8
蛋白结合率（%）	76
尿中原型药排泄率（%）	50
分布容积（L/kg）	3.9
半衰期（h）：正常 / ESRF	（40 ~ 60）/ 不变

药物代谢

氯噻酮与红细胞高度结合；该药结合的受体已被证实为碳酸酐酶。该药与血浆蛋白结合能力很弱。氯噻酮主要以原型从尿液排泄

肾功能（GFR，ml/min）受损时的剂量

30 ~ 50	与肾功能正常时同剂量
<30	避免使用。见"其他信息"

肾脏替代治疗时的剂量

APD/CAPD	可能不被透析清除。避免使用
HD	不被透析清除。避免使用
HDF/HFD	透析清除力不详。避免使用
CAV/VVHD	透析清除力不详。与肾功能正常时同剂量

重要的药物相互作用

与其他药物合用的潜在风险

- 镇痛药：与非甾体抗炎药（NSAIDs）合用能增加肾毒性风险；拮抗利尿作用
- 抗心律失常药：若诱发低钾血症会导致心脏毒性增加；能拮抗利多卡因（lidocaine）和美西律（mexiletine）的作用
- 抗菌药：避免与赖甲环素（lymecycline）合用
- 抗抑郁药：与瑞波西汀（reboxetine）合用会增加低钾血症风险；与单胺氧化酶抑制剂（MAOIs）合用会增强降压作用；与三环类抗抑郁药（tricyclic antidepressants）合用会增加直立性低血压风险
- 抗癫痫药：与卡马西平（carbamazepine）合用会增加低钠血症风险
- 抗真菌药：与两性霉素 B 合用会增加低钾血症风险
- 抗高血压药：增强降压作用；与 α 受体拮抗药如哌唑嗪（prazosin）合用会增加首剂低血压风险；与索他洛尔（sotalol）合用时，若发生低钾血症，将增加室性心律失常风险

- 抗精神病药：与氨磺必利（amisul-pride）合用时，若发生低钾血症，将增加室性心律失常风险；与吩噻嗪类（phenothiazines）合用可增强降压作用；与匹莫齐特（pimozide）合用时，若发生低钾血症，将增加室性心律失常风险，应避免合用
- 阿托西汀（atomoxetine）：发生低钾血症时增加室性心律失常风险
- 强心苷类（cardiac glycosides）：发生低钾血症时毒性增加
- 环孢素 (ciclosporin)：增加肾毒性和低镁血症风险
- 细胞毒性药物：与三氧化二砷（rasenic trioxide）合用时，若发生低钾血症，将增加室性心律失常风险；与铂化合物（platinum compounds）合用会增加肾毒性与耳毒性风险
- 锂（lithium）制剂：使锂排泄减少，毒性增加

用法

溶液配制	-
用法	口服
输注速度	-
注释	推荐在早餐时单次服用

其他信息

- 可以诱发糖尿病和痛风，引起严重电解质紊乱，使血脂升高
- GFR<30ml/min 时，噻嗪类利尿药将不起作用

吲达帕胺 Indapamide

临床应用

噻嗪样利尿药

● 治疗原发性高血压

肾功能正常时的剂量

● 2.5mg，每日晨起服用
● 改性释放制剂（MR）：1.5mg，每日晨起服用

药代动力学

分子量（Da）	365.8
蛋白结合率（%）	79
尿中原型药排泄率（%）	5~7
分布容积（L/kg）	0.3~1.3
半衰期（h）：正常/ESRF	（14~24）/不变

药物代谢

吲达帕胺与红细胞紧密结合，由于其脂溶性高，可被血管壁的血管平滑肌细胞摄取。单次服药后，60%~70%的药物将从肾排泄，23%经胃肠道清除。吲达帕胺经历广泛代谢，给药后48小时内5%~7%的药量以原型出现在尿液中。16%~23%出现于粪便

肾功能（GFR，ml/min）受损时的剂量

20~50	与肾功能正常时同剂量
10~20	与肾功能正常时同剂量
<10	与肾功能正常时同剂量。见"其他信息"

肾脏替代治疗时的剂量

APD/CAPD	不被透析清除。与GFR<10ml/min时同剂量
HD	不被透析清除。与GFR<10ml/min时同剂量
HDF/HFD	不被透析清除。与GFR<10ml/min时同剂量
CAV/VVHD	不被透析清除。与肾功能正常时同剂量

重要的药物相互作用

与其他药物合用的潜在风险

● 镇痛药：非甾体抗炎药（NSAIDs）能增加肾毒性，并拮抗本药的利尿作用
● 抗心律失常药：如果发生低钾血症，与抗心律失常药合用将增加心脏毒性；能拮抗利多卡因（lidocaine）和美西律（mexiletine）的作用
● 抗菌药：避免与赖甲环素（lymecycline）合用
● 抗抑郁药：瑞波西汀（reboxetine）能增加低钾血症风险；与单胺氧化酶抑制剂（MAOIs）合用能增强降压作用；与三环类抗抑郁药（tricyclic antidepressants）合用增加直立性低血压风险
● 抗癫痫药：与卡马西平（carbamazepine）合用增加低钠血症风险
● 抗真菌药：与两性霉素B合用增加低钾血症风险
● 抗高血压药：增强降压作用；与α受体拮抗药如哌唑嗪（prazosin）合用会增加首剂低血压风险；若发生低钾血症，与索他洛尔（sotalol）合用会增加室性心律失常风险
● 抗精神病药：若发生低钾血症，与氨磺必利（amisulpride）合用会增加室性心律失常风险；与吩噻嗪类（phenothiazines）合用能增强降压作用；若发生低钾血症，与匹莫齐特（pimozide）合用会增加室性心律失常风险，应避免合用
● 阿托西汀（atomoxetine）：发生低钾血症时，增加室性心律失常风险

- 强心苷类（cardiac glycosides）：发生低钾血症时，毒性将增加
- 环孢素（ciclosporin）：增加肾毒性风险，并可能导致低镁血症
- 细胞毒性药物：若发生低钾血症，与三氧化二砷（arsenic trioxide）合用会增加室性心律失常风险；铂化合物（platinum compounds）能增加肾毒性和耳毒性风险
- 锂（lithium）制剂：使锂排泄减少，毒性增加

用法

溶液配制	-
用法	口服
输注速度	-

其他信息

- 原有肾功能不全的患者使用本药可能加重肾功能受损，若发生则应停用吲达帕胺
- 不推荐每日药量超过 2.5mg
- 如果发生低钾血症，应慎用本药
- 肾衰竭患者使用本药无效
- 尽管吲达帕胺不能被透析清除，但是一项为期 1 个月对肾无功能的慢性血液透析患者进行的用药观察，并未发现药物蓄积
- 在"英国产品特性概述"（UK SPC）中，生产商将重度肾功能受损作为用药禁忌，而美国并无此禁忌

希帕胺　Xipamide

临床应用

噻嗪类利尿药
- 治疗高血压
- 治疗水肿

肾功能正常时的剂量

- 水肿：40～80mg，晨起服用
- 维持治疗：20mg，晨起服用
- 高血压：20mg，晨起服用

药代动力学

分子量（Da）	354.8
蛋白结合率（%）	99
尿中原型药排泄率（%）	50
分布容积（L/kg）	10～21
半衰期（h）：正常/ESRF	（5～8）/（9～32）

药物代谢

希帕胺以原型或葡糖苷酸代谢产物形式从尿液排泄。肾功能受损时胆汁排泄将会增加

肾功能（GFR，ml/min）受损时的剂量

20～50	与肾功能正常时同剂量
10～20	与肾功能正常时同剂量
<10	与肾功能正常时同剂量

肾脏替代治疗时的剂量

APD/CAPD	透析清除力不详。与肾功能正常时同剂量
HD	透析可清除。与肾功能正常时同剂量
HDF/HFD	透析可清除。与肾功能正常时同剂量
CAV/VVHD	透析清除力不详。与肾功能正常时同剂量

重要的药物相互作用

与其他药物合用的潜在风险
- 镇痛药：与非甾体抗炎药（NSAIDs）合用会增加肾毒性风险，并拮抗利尿作用
- 抗心律失常药：诱发低钾血症时心脏毒性增加；能拮抗利多卡因（lidocaine）和美西律（mexiletine）的作用
- 抗菌药：应避免与赖甲环素（lymecycline）合用
- 抗抑郁药：与瑞波西汀（reboxetine）合用会增加低钾血症风险；与单胺氧化酶抑制剂（MAOIs）合用会增强降压作用；与三环类抗抑郁药（tricyclic antidepressants）合用增加发生直立性低血压风险
- 抗癫痫药：与卡马西平（carbamazepine）合用会增加低钠血症风险
- 抗真菌药：与两性霉素 B 合用会增加低钾血症风险
- 抗高血压药：增强降压作用；与 α 受体拮抗药如哌唑嗪（prazosin）合用增加首剂低血压风险；与索他洛尔（sotalol）合用诱发低钾血症时，会增加室性心律失常风险
- 抗精神病药：与氨磺必利（amisulpride）合用诱发低钾血症时，会增加室性心律失常风险。与吩噻嗪类（phenothiazines）合用增强降压作用；与匹莫齐特（pimozide）合用诱发低钾血症时，会增加室性心律失常风险，应避免合用
- 阿托西汀（atomoxetine）：若诱发低钾血症会增加室性心律失常风险
- 强心苷类（cardiac glycosides）：若诱发低钾血症，强心苷类的毒性会增加

- 环孢素（ciclosporin）：增加肾毒性风险，可能增加低镁血症风险
- 细胞毒性药物：与三氧化二砷（arsenic trioxide）合用诱发低钾血症时，会增加室性心律失常风险；与铂化合物（platinum compounds）合用会增加肾毒性及耳毒性风险
- 锂（lithium）制剂：使锂排泄减少，毒性增加

用法

溶液配制	-
用法	口服
输注速度	-

其他信息

- 监测血钾，警惕低钾血症发生
- 利尿作用在给药后 1~2 小时出现，4~6 小时达峰值，持续近 24 小时
- 严重肾功能受损时本药清除减少，生产商建议避免服用本药
- 严重肾功能受损时的用药剂量来自 Knauf H, Mutschler E. Pharmacodynamics and pharmacokinetics of xipamide in patients with normal and impaired kidney function. Eur J Clin Pharmacol. 1984; 26:513-520

美托拉宗 Metolazone

临床应用

噻嗪类利尿药，与袢利尿药合用发挥协同作用

- 治疗水肿
- 治疗高血压

肾功能正常时的剂量

- 水肿：5~10mg，逐渐增加至每日 20mg；最大剂量为每日 80mg
- 高血压：起始剂量为5mg；维持剂量为隔日5mg

药代动力学

分子量（Da）	365.8
蛋白结合率（%）	95
尿中原型药排泄率（%）	80~95
分布容积（L/kg）	1.6
半衰期（h）：正常/ESRF	（8~10）/-

药物代谢

美托拉宗在肾内进行少量代谢。70%~80%被吸收的美托拉宗从尿液排泄，其中80%~95%为药物原型。其余部分则通过胆汁排泄。已有报道本药具有一定程度的肠肝循环

肾功能（GFR，ml/min）受损时的剂量

20~50	与肾功能正常时同剂量
10~20	与肾功能正常时同剂量
<10	与肾功能正常时同剂量

肾脏替代治疗时的剂量

APD/CAPD	可能不被透析清除。与肾功能正常时同剂量
HD	不被透析清除。与肾功能正常时同剂量
HDF/HFD	透析清除力不详。与肾功能正常时同剂量
CAV/VVHD	不被透析清除。与肾功能正常时同剂量

重要的药物相互作用

与其他药物合用的潜在风险

- 镇痛药：与非甾体抗炎药（NSAIDs）合用会增加肾毒性风险；拮抗利尿作用
- 抗心律失常药：若发生低钾血症，则会增加心肌毒性；能拮抗利多卡因（lidocaine）和美西律（mexiletine）的作用
- 抗菌药：避免与赖甲环素（lymecycline）合用
- 抗抑郁药：与瑞波西汀（reboxetine）合用增加低钾血症风险；与单胺氧化酶抑制剂（MAOIs）合用能增强降压作用；与三环类抗抑郁药（tricyclic antidepressants）合用会增加直立性低血压风险
- 抗癫痫药：与卡马西平B合用增加低钠血症风险
- 抗真菌药：与两性霉素B合用增加低钾血症风险
- 抗高血压药：增强降压作用；与α受体拮抗药如哌唑嗪（prazosin）合用能增加首剂低血压风险；与索他洛尔（sotalol）合用时，若发生低钾血症将增加室性心律失常风险
- 抗精神病药：与氨磺必利（amisulpride）合用时，若发生低钾血症将增加室性心律失常风险；与吩噻嗪类（phenothiazines）合用能增强降压作用；与匹莫齐特（pimozide）合用时，若发生低钾血症将增加室性心律失常风险，应避免合用
- 阿托西汀（atomoxetine）：若发生低钾血症将增加室性心律失常风险
- 强心苷类（cardiac glycosides）：若发生低钾血症将增加强心苷类的毒性

- 环孢素（ciclosporin）：增加肾毒性风险，并可能发生低镁血症
- 细胞毒性药物：与三氧化二砷（arsenic trioxide）合用时，若发生低钾血症将增加室性心律失常风险；与铂化合物（platinum compounds）合用将增加肾毒性及耳毒性风险
- 锂（lithium）制剂：使锂排泄减少，毒性增加

用法

溶液配制	-
用法	口服
输注速度	-

其他信息

- 可引起显著利尿，需密切监测患者的体液平衡
- 监测血钾
- 在 CCr<50ml/min 的患者中未发现药物蓄积的临床证据

3. 保钾利尿药

螺内酯　Spironolactone

临床应用

醛固酮拮抗剂，利尿药
- 治疗水肿
- 治疗心力衰竭
- 治疗肝病和恶性肝硬化所致腹腔积液
- 治疗难治性高血压
- 治疗原发性醛固酮增多症

肾功能正常时的剂量

每日 25～400mg，治疗剂量因治疗适应证不同而不同

药代动力学

分子量（Da）	416.6
蛋白结合率（%）	90
尿中原型药排泄率（%）	0（代谢产物47～57）
分布容积（L/kg）	无数据
半衰期（h）： 正常 / ESRF	（1.3～1.4）/不变

药物代谢

螺内酯被广泛代谢生成数种代谢产物，包括具有药理学活性的代谢产物坎利酮（canrenone）和 7α- 硫甲基螺内酯（7α-thiomethylspirolactone），后者为主要代谢产物。螺内酯的作用在多大程度上取决于母体化合物或其代谢产物尚未确定。螺内酯主要以代谢产物形式从尿液排泄，也从粪便排泄

肾功能（GFR，ml/min）受损时的剂量

20～50	常规剂量的 50%[1]
10～20	常规剂量的 50%[1]
<10	谨慎使用。详见"其他信息"

肾脏替代治疗时的剂量

APD/CAPD	不被透析清除，与 GFR<10ml/min 时同剂量
HD	不被透析清除，与 GFR<10ml/min 时同剂量
HDF/HFD	透析清除力不详，与 GFR<10ml/min 时同剂量
CAV/ VVHD	不被透析清除，与 GFR=10～20ml/min 时同剂量

重要的药物相互作用

与其他药物合用的潜在风险
- 血管紧张素转换酶抑制剂（ACEI）或血管紧张素 AT_1 受体拮抗剂：增强降压作用；有发生严重高钾血症风险
- 抗菌药：避免与赖甲环素（lymecycline）合用
- 抗抑郁药：与三环类抗抑郁药（tricyclic antidepressants）合用增加直立性低血压风险
- 抗高血压药：增强降压作用；与 α 受体拮抗药合用增加首剂低血压风险
- 强心苷类（cardiac glycosides）：增加地高辛（digoxin）浓度
- 环孢素（ciclosporin）：增加高钾血症风险
- 细胞毒性药物：避免和米托坦（mitotane）合用；与铂化合物（platinum compounds）合用增加肾毒性和耳毒性风险
- 锂（lithium）制剂：减少锂排泄
- 非甾体抗炎药（NSAIDs）：增加高钾血症风险，尤其与吲哚美辛（indometacin）合用时；增加肾毒性风险；阿司匹林（aspirin）拮抗本药利尿作用

- 钾盐（potassium salts）：增加高钾血症风险
- 他克莫司（tacrolimus）：增加高钾血症风险

用法

溶液配制　　-
用法　　　　口服
输注速度　　-

其他信息

- 生产商将严重肾功能受损列为禁忌证
- 本药可应用于肾病患者，但发生高钾血症的风险会增加，因此需谨慎使用。本药的活性代谢产物具有长半衰期

- 小型研究显示，螺内酯25mg、每周3次的剂量可以安全地应用于血液透析患者，尽管此剂量治疗效果尚未知。用药期间应密切监测血钾［Sauden P, Mach F, Perneger T, et al. Safety of low-dose spironolactone administrationin chronic haemodialysis patients. Nephrol Dial Transplant. 2003; 18(11):2359-2363］
- 另一个小型研究曾给血液透析患者每日25mg螺内酯的治疗，并每周检测血钾浓度3次［Hussain S, Dreyfuss, DE, Marcus RJ, et al. Is spironolactone safe for dialysis patients? Nephrol Dial Transplant. 2003; 18(11)：2364-2368］

参考文献

[1] Sani M. Clinical Pharmacology in the ICU. 1994. Section 1, p. 66.

依普利酮 Eplerenone

临床应用

醛固酮拮抗剂
- 治疗左心室功能不全和心力衰竭

肾功能正常时的剂量

每日 25 ~ 50mg

药代动力学

分子量（Da）	414.5
蛋白结合率（%）	50
尿中原型药排泄率（%）	<5
分布容积（L/kg）	43 ~ 57
半衰期（h）：	（3 ~ 6）/ 不变
正常 / ESRF	

药物代谢

依普利酮主要经 CYP3A4 介导进行代谢。目前在人血浆中未发现任何依普利酮的活性代谢产物。不足 5% 的依普利酮以原型从尿液及粪便排泄。单次服用放射性标记的依普利酮，可发现约 32% 的给药剂量从粪便排泄，约 67% 经尿液排泄

肾功能（GFR, ml/min）受损时的剂量

20 ~ 50	与肾功能正常时同剂量[1]
10 ~ 20	与肾功能正常时同剂量[1]
<10	与肾功能正常时同剂量[1]

肾脏替代治疗时的剂量

APD/CAPD	透析清除力不详。与 GFR<10ml/min 时同剂量
HD	10% 可被透析清除[1]。与 GFR<10ml/min 时同剂量[2]
HDF/HFD	透析清除力不详。与 GFR<10ml/min 时同剂量[2]
CAV/VVHD	透析清除力不详。与 GFR=10 ~ 20ml/min 时同剂量

重要的药物相互作用

与其他药物合用的潜在风险
- 血管紧张素转换酶抑制剂（ACEI）或血管紧张素 AT_1 受体拮抗剂：增强降压作用；增加严重高钾血症的风险
- 抗心律失常药：胺碘酮（amiodarone）增加本药浓度，合用时需减少本药剂量
- 抗菌药：克拉霉素（clarithromycin）、泰利霉素（telithromycin）增加本药浓度，应避免合用；红霉素（erythromycin）增加本药浓度，合用时需减少本药剂量；利福平（rifampicin）降低本药浓度，应避免合用；避免与赖甲环素（lymecycline）合用；甲氧苄啶（trimethoprim）会增加高钾血症风险
- 抗抑郁药：圣约翰草（St John's wort）降低本药浓度，应避免合用；与三环类抗抑郁药（tricyclic antidepressants）合用增加直立性低血压风险；与单胺氧化酶抑制剂（MAOIs）合用降压作用增强
- 抗癫痫药：卡马西平（carbamazepine）、磷苯妥英（fosphenytoin）、苯妥英（phenytoin）、苯巴比妥（phenobarbital）和扑米酮（primidone）降低本药浓度，应避免合用
- 抗真菌药：伊曲康唑（itraconazole）和酮康唑（ketoconazole）增加本药浓度，应避免合用；氟康唑（fluconazole）增加本药浓度，合用时应减少本药剂量
- 抗高血压药：增强降压作用，与 α 受体拮抗药合用会增加首剂低血压风险

- 抗病毒药：利托那韦（ritonavir）增加本药浓度，应避免合用；沙奎那韦（saquinavir）增加本药浓度，合用时需减少本药剂量
- 环孢素（ciclosporin）：增加高钾血症和肾毒性风险
- 细胞毒性药物：与铂化合物（platinum compounds）合用，增加肾毒性和耳毒性风险
- 非甾体抗炎药（NSAIDs）：增加高钾血症风险，特别是与吲哚美辛（indometacin）合用时；增加肾毒性风险；拮抗利尿作用
- 钾盐（potassium salts）：增加高钾血症风险
- 锂（lithium）制剂：减少锂排泄，应避免合用
- 他克莫司（tacrolimus）：增加高钾血症和肾毒性风险
- CYP3A4抑制剂：依普利酮的剂量不要超过每日25mg
- CYP3A4诱导剂：能降低依普利酮浓度，应避免合用

用法

溶液配制	-
用法	口服
输注速度	-

其他信息

- 肾功能受损患者用药时，应定期监测血钾水平
- 生产商建议，严重肾功能受损患者因存在高钾血症风险，故禁用本药
- 从个人经验看，严重肾功能受损患者在密切监测血钾的情况下，能小心使用本药

参考文献

[1] Ravis WR, Reid S, Sica DA, et al. Pharmacokinetics of eplerenone after single and multiple dosing in subjects with and without renal impairment. J Clin Pharmacol.2005; 45:810-821.

[2] Walsh W, Manns B, Garg X, et al. The safety ofeplerenone in hemodialysis patients: a noninferiority randomized controlled trial. Clin J Am Soc Nephrol. 2015; 10 (9); 1602-1608.

氨苯蝶啶 Triamterene

临床应用

保钾利尿药

肾功能正常时的剂量

每日 150～250mg，分次服用；1 周后减至隔日服用

药代动力学

分子量（Da）	253
蛋白结合率（%）	60
尿中原型药排泄率（%）	5～10
分布容积（L/kg）	2.2～3.7
半衰期（h）：正常 / ESRF	2/10

药物代谢

氨苯蝶啶通过 CYP1A2 介导进行广泛代谢。该药的代谢产物及部分原型药主要从尿液排泄，部分经胆汁排泄

肾功能（GFR，ml/min）受损时的剂量

20～50	与肾功能正常时同剂量
10～20	避免应用。见"其他信息"
<10	避免应用。见"其他信息"

肾脏替代治疗时的剂量

APD/CAPD	透析清除力不详。避免应用
HD	透析清除力不详。避免应用
HDF/HFD	透析清除力不详。避免应用
CAV/ VVHD	透析清除力不详。避免应用

重要的药物相互作用

与其他药物合用的潜在风险

- 血管紧张素转换酶抑制剂（ACEI）及血管紧张素 AT_1 受体拮抗剂：增强降压作用（增加严重高钾血症风险）
- 镇痛药：与非甾体抗炎药（NSAIDs）合用增加肾毒性风险；增加高钾血症风险，尤其与吲哚美辛（indometacin）合用时；拮抗降压作用
- 抗菌药：避免与赖甲环素（lymecycline）合用
- 抗抑郁药：与单胺氧化酶抑制剂（MAOIs）合用增强降压作用；与三环类抗抑郁药（tricyclic antidepressants）合用增加直立性低血压风险
- 抗精神病药：与吩噻嗪类（phenothiazines）合用增强降压作用
- 抗高血压药：增强降压作用；与 α 受体拮抗药如哌唑嗪（prazosin）合用会增加首剂低血压风险
- 环孢素（ciclosporin）：增加高钾血症风险
- 细胞毒性药物：与铂化合物（platinum compounds）合用增加肾毒性及耳毒性风险
- 锂（lithium）制剂：减少锂的排泄（增加锂中毒风险）
- 钾盐（potassium salts）：增加高钾血症风险
- 他克莫司（tacrolimus）：增加高钾血症风险

用法

溶液配制	-
用法	口服
输注速度	-

其他信息

- GFR<30ml/min 时，高钾血症常见。可能导致急性肾功能受损
- 保钾利尿药利尿作用弱，且对中度至重度肾衰竭患者无效
- 生物利用度为 50%

盐酸阿米洛利　Amiloride hydrochloride

临床应用

- 治疗水肿
- 与噻嗪类利尿药和袢利尿药合用时有保钾作用

肾功能正常时的剂量

每日 5 ~ 10mg；最大剂量每日 20mg

药代动力学

分子量（Da）	302.1
蛋白结合率（%）	30 ~ 40
尿中原型药排泄率（%）	50
分布容积（L/kg）	5
半衰期（h）：正常 / ESRF	（6 ~ 20）/100

药物代谢

盐酸阿米洛利以原型从尿液排泄。有 2 项研究表明，给予单剂量 ^{14}C 标记的盐酸阿米洛利，72 小时内约 50% 的药物出现于尿液中、40% 出现于粪便中

肾功能（GFR，ml/min）受损时的剂量

20 ~ 50	常规剂量的 50%
10 ~ 20	常规剂量的 50%
<10	避免应用

肾脏替代治疗时的剂量

APD/CAPD	不适用。避免应用
HD	不适用。避免应用
HDF/HFD	不适用。避免应用
CAV/VVHD	透析清除力不详。与 GFR= 10 ~ 20ml/min 时同剂量

重要的药物相互作用

与其他药物合用的潜在风险

- 血管紧张素转换酶抑制剂（ACEI）和血管紧张素 AT_1 受体拮抗剂：增加高钾血症和低血压风险
- 抗菌药：应避免与赖甲环素（lymecycline）合用
- 抗抑郁药：与三环类抗抑郁药（tricyclic antidepressants）合用会增加直立性低血压风险；与单胺氧化酶抑制剂（MAOIs）合用能增强降压作用
- 抗高血压药：增强降压作用
- 环孢素（ciclosporin）：增加高钾血症和肾毒性风险
- 细胞毒性药物：与铂化合物（platinum compounds）合用会增加肾毒性和耳毒性风险
- 锂（lithium）制剂：减少锂排泄
- 非甾体抗炎药（NSAIDs）：增加高钾血症风险；增加肾毒性风险；拮抗利尿作用
- 钾盐（potassium salts）：增加高钾血症风险
- 他克莫司（tacrolimus）：增加高钾血症风险

用法

溶液配制	-
用法	口服
输注速度	-

其他信息

- 监测高钾血症
- GFR<30ml/min 时，高钾血症风险大大增加，特别是糖尿病患者
- GFR 降低时，高氯性代谢性酸中毒风险增加
- 生物利用度为 50%，餐中服药能使其降低
- GFR<50ml/min 时，促尿钠排泄作用减弱
- 服药后 2 小时开始出现利尿作用，6 ~ 10 小时达峰值，持续至 24 小时

4. 碳酸酐酶抑制剂

乙酰唑胺 Acetazolamide

临床应用

碳酸酐酶抑制剂
- 治疗青光眼
- 利尿
- 治疗癫痫

肾功能正常时的剂量

- 青光眼 / 癫痫：每日 0.25 ~ 1g，分次服用
- 利尿：每日 250 ~ 375mg

药代动力学

分子量（Da）	222.2
蛋白结合率（%）	70 ~ 90
尿中原型药排泄率（%）	100
分布容积（L/kg）	0.2
半衰期（h）：正常 / ESRF	（3 ~ 6）/26

药物代谢

乙酰唑胺与碳酸酐酶紧密结合而蓄积在富含碳酸酐酶的组织中，特别是红细胞和肾皮质。本药也与血浆蛋白结合。本药以原型从尿液排泄，碱性尿将增加其清除

肾功能（GFR，ml/min）受损时的剂量

20 ~ 50	250mg，每日 2 次
10 ~ 20	250mg，每日 2 次
<10	避免应用，见"其他信息"

肾脏替代治疗时的剂量

APD/CAPD	不被透析清除。与 GFR< 10ml/min 时同剂量
HD	可能不被透析清除。与 GFR< 10ml/min 时同剂量
HDF/HFD	透析清除力不详。与 GFR< 10ml/min 时同剂量
CAV/VVHD	透析清除力不详。与 GFR= 10 ~ 20ml/min 时同剂量

重要的药物相互作用

与其他药物合用的潜在风险
- 镇痛药：大剂量阿司匹林（aspirin）减少本药排泄（增加毒性风险）
- 抗心律失常药：如果诱发低钾血症，将增加抗心律失常药毒性
- 抗菌药：拮抗乌洛托品（methenamine）的作用
- 抗癫痫药：与苯妥英（phenytoin）和苯巴比妥（phenobarbital）合用能增加骨软化症风险；合用会增加卡马西平（carbamazepine）浓度，也可能增加苯妥英浓度
- 抗高血压药：增强降压作用
- 抗精神病药：如果发生低钾血症，会增加室性心律失常风险
- 阿托西汀（atomoxetine）：如果发生低钾血症，会增加室性心律失常风险
- β 受体拮抗药：如果发生低钾血症，与索他洛尔（sotalol）合用增加室性心律失常风险
- 强心苷类（cardiac glycosides）：如果发生低钾血症，将增加强心苷类的毒性
- 环孢素（ciclosporin）：可能增加环孢素浓度
- 细胞毒性药物：碱性尿将增加氨甲蝶呤（methotrexate）排泄；如果发生低钾血症，与三氧化二砷（arsenic trioxide）合用会增加室性心律失常风险；与铂化合物（platinum compounds）合用会增加肾毒性与耳毒性风险
- 锂（lithium）制剂：增加锂排泄

用法

溶液配制	用至少 5ml 注射用水配制
用法	口服，肌内注射，静脉给药
输注速度	缓慢静脉给药
注释	由于药液呈碱性，避免肌内注射；给药期间，监测药物血管外渗和皮肤坏死征象

其他信息

- 生产商建议在严重肾衰竭时避免应用
- 肾功能受损时的用药剂量来自 Drug Prescribing in Renal Failure, 5th edition, by Aronoff et al
- 肠外用药乙酰唑胺钠（acetazolamide sodium，即 diamox）每小瓶含钠 2.36mmol
- 老年人和肾功能减退的患者用药可能发生严重的代谢性酸中毒
- 透析患者用药可能引起神经系统副作用

二、尿频、尿急、尿失禁治疗药物

盐酸奥昔布宁　Oxybutynin hydrochloride

临床应用

- 治疗尿频、尿急、尿失禁
- 治疗不稳定性神经源性膀胱和夜间遗尿症

肾功能正常时的剂量

- 2.5 ~ 5mg，每日 2 ~ 3 次；最大剂量为 5mg，每日 4 次
- 延释制剂（XL）：5 ~ 20mg，每日 1 次
- 贴剂：1 贴（36mg），每周 2 次

药代动力学

分子量（Da）	393.9
蛋白结合率（%）	83 ~ 85
尿中原型药排泄率（%）	<0.1
分布容积（L/kg）	193
半衰期（h）： 正常 / ESRF	[1.1 ~ 3（XL： 12 ~ 13 ）] /-

药物代谢

盐酸奥昔布宁在细胞色素 P_{450} 同工酶，特别是 CYP3A4 的作用下经历广泛的首过代谢。其代谢产物 N- 去乙基奥昔布宁（N-desethyloxybutynin）具有药理活性。盐酸奥昔布宁及其代谢产物从尿液和粪便排泄

肾功能（GFR，ml/min）受损时的剂量

20 ~ 50	与肾功能正常时同剂量
10 ~ 20	与肾功能正常时同剂量
<10	与肾功能正常时同剂量

肾脏替代治疗时的剂量

APD/CAPD	透析可清除。与肾功能正常时同剂量
HD	透析可清除。与肾功能正常时同剂量
HDF/HFD	透析可清除。与肾功能正常时同剂量
CAV/ VVHD	透析可清除。与肾功能正常时同剂量

重要的药物相互作用

与其他药物合用的潜在风险

- 抗心律失常药：与丙吡胺（disopyramide）合用会增加抗毒蕈碱副作用的风险
- 其他抗毒蕈碱类：增强抗毒蕈碱作用

用法

溶液配制	-
用法	口服，局部用药
输注速度	-

其他信息

老年患者及肾功能受损患者从小剂量起始，根据药物效应增加剂量

酒石酸托特罗定　Tolterodine tartrate

临床应用

治疗尿频、尿急及尿失禁

肾功能正常时的剂量

- 1~2mg，每日 2 次
- 改性释放制剂（MR）：每日 4mg

药代动力学

分子量（Da）	475.6
蛋白结合率（%）	96
尿中原型药排泄率（%）	<1
分布容积（L/kg）	0.9~1.6
半衰期（h）：	（2~3，弱代谢
正常 / ESRF	者为 10）]/-
	MR：6/-

药物代谢

本药主要在肝内经 CYP2D6 介导进行代谢，生成具有活性的 5- 羟甲基衍生物（5-hydroxymethyl derivative）；在少部分弱代谢者中，本药经 CYP3A4 介导进行代谢，转化为无活性 N- 脱烷烃衍生物（N-dealkylated derivative）。本药主要从尿液排泄，约 17% 从粪便排泄；不足 1% 以原型排泄

肾功能（GFR，ml/min）受损时的剂量

30~50	与肾功能正常时同剂量。谨慎应用
10~30	1mg，每日 2 次。谨慎应用
<10	1mg，每日 2 次。谨慎应用

肾脏替代治疗时的剂量

APD/CAPD	可能不被透析清除。与 GFR<10ml/min 时同剂量
HD	可能不被透析清除。与 GFR<10ml/min 时同剂量
HDF/HFD	可能不被透析清除。与 GFR<10ml/min 时同剂量
CAV/ VVHD	可能不被透析清除。与 GFR=10~30ml/min 时同剂量

重要的药物相互作用

与其他药物合用的潜在风险

- 抗心律失常药：与胺碘酮（amiodarone）、丙吡胺（disopyramide）及氟卡尼（flecainide）合用会增加室性心律失常风险；与丙吡胺合用会增加抗毒蕈碱副作用的风险
- 抗真菌药：应避免与伊曲康唑（itraconazole）及酮康唑（ketoconazole）合用
- 抗病毒药：应避免与呋山那韦（fosamprenavir）、茚地那韦（indinavir）、洛匹那韦（lopinavir）、利托那韦（ritonavir）及沙奎那韦（saquinavir）合用
- β 受体拮抗药：与索他洛尔（sotalol）合用会增加室性心律失常风险

用法

溶液配制	-
用法	口服
输注速度	-

其他信息

- 肾衰竭时活性代谢产物可能蓄积
- 生物利用度为 17%
- 有发生 QT 间期延长风险的患者应谨慎使用本药

达非那新 Darifenacin

临床应用

尿失禁、尿频或尿急的对症治疗

肾功能正常时的剂量

7.5 ~ 15mg，每日 1 次

药代动力学

分子量（Da）	426.6（氢溴酸盐为 507.5）
蛋白结合率（%）	98
尿中原型药排泄率（%）	3
分布容积（L/kg）	163
半衰期（h）：正常 / ESRF（13 ~ 19）/ 不变	

药物代谢

口服后，达非那新将经历广泛的首过代谢，生物利用度为 15% ~ 19%。达非那新在肝内通过 CYP2D6 和 CYP3A4 作用代谢。药物的绝大部分作为代谢产物从尿液和粪便排泄

肾功能（GFR，ml/min）受损时的剂量

20 ~ 50	与肾功能正常时同剂量
10 ~ 20	与肾功能正常时同剂量
<10	与肾功能正常时同剂量

肾脏替代治疗时的剂量

APD/CAPD	可能不被透析清除。与肾功能正常时同剂量
HD	可能不被透析清除。与肾功能正常时同剂量
HDF/HFD	可能不被透析清除。与肾功能正常时同剂量
CAV/VVHD	可能不被透析清除。与肾功能正常时同剂量

重要的药物相互作用

与其他药物合用的潜在风险

- 抗心律失常药：与丙吡胺（disopyramide）合用会增加抗毒蕈碱副作用的风险
- 抗真菌药：酮康唑（ketoconazole）能升高本药浓度，应避免合用；避免与伊曲康唑（itraconazole）合用
- 抗病毒药：避免与呋山那韦（fosamprenavir）、阿扎那韦（atazanavir）、茚地那韦（indinavir）、洛匹那韦（lopinavir）、利托那韦（ritonavir）、沙奎那韦（saquinavir）及替拉那韦（tipranavir）合用
- 钙通道阻滞剂：避免与维拉帕米（verapamil）合用
- 环孢素（ciclosporin）：应避免合用

用法

溶液配制	-
用法	口服
输注速度	

富马酸弗斯特罗定　Fesoterodine fumarate

临床应用

抗毒蕈碱类药

● 尿失禁、尿频、尿急的对症治疗

肾功能正常时的剂量

4 ~ 8mg，每日 1 次

药代动力学

分子量（Da）	527.7
蛋白结合率（%）	50（代谢产物）
尿中原型药排泄率（%）	70（以代谢产物形式）
分布容积（L/kg）	169
半衰期（h）：正常 /ESRF	7/-

药物代谢

本药迅速而广泛地水解为其活性代谢产物。活性代谢产物进一步在肝内通过 CYP2D6 和 CYP3A4 两条主要代谢途径，生成羧基化（carboxy）、羧基 -N- 去异丙基化（carboxy-N- desisopropyl）和 N- 去异丙基化（N-desisopropyl）代谢产物。这些代谢产物并不具有本药的抗毒蕈碱活性。本药约 70% 的单次口服剂量以代谢产物形式从尿液排泄，少量经粪便排泄

肾功能（GFR，ml/min）受损时的剂量

50 ~ 80	与肾功能正常时同剂量
30 ~ 50	与肾功能正常时同剂量。见"其他信息"
<30	每日 4mg。见"其他信息"

肾脏替代治疗时的剂量

APD/CAPD	可能被透析清除。与 GFR< 30ml/min 时同剂量
HD	可能被透析清除。与 GFR< 30ml/min 时同剂量
HDF/HFD	可能被透析清除。与 GFR< 30ml/min 时同剂量
CAV/VVHD	可能被透析清除。与 GFR= 30 ~ 50ml/min 时同剂量

重要的药物相互作用

与其他药物合用的潜在风险

● 抗心律失常药：与丙吡胺（disopyramide）合用会增加抗毒蕈碱副作用的风险

● 抗真菌药：与伊曲康唑（itraconazole）和酮康唑（ketoconazole）合用时要减少本药剂量

● 抗病毒药：与阿扎那韦（atazanavir）、茚地那韦（indinavir）、利托那韦（ritonavir）和沙奎那韦（saquinavir）合用时要减少本药剂量

● CYP3A4 诱导剂：诱导 CYP3A4 可能降低本药浓度至亚治疗水平。不推荐与 CYP3A4 诱导剂，如卡马西平（carbamazepine）、利福平（rifampicin）、苯巴比妥（phenobarbital）、苯妥英（phenytoin）、圣约翰草（St John's wort）合用

● CYP2D6 抑制剂：与强效的 CYP2D6 抑制剂合用，可能导致药物暴露量及副作用增加。可能需要将本药剂量减少至 4mg

● 请参阅"其他信息"

用法

溶液配制	-
用法	口服
输注速度	-

其他信息

- 本药活性代谢产物的生物利用度为52%
- "英国许可证产品信息"（UK licensed product information）指出 GFR=30 ~ 80ml/min 的患者应谨慎增加本药用量；对于同时服用中效 CYP3A4 抑制剂的患者，本药的口服剂量不应超过 4mg 每日 1 次，不推荐与强效 CYP3A4 抑制剂同时服用。对 GFR<30ml/min 且同时服用中效或强效 CYP3A4 抑制剂的患者，建议不用本药
- GFR=30 ~ 80ml/min 的患者用药时，活性代谢产物的最大浓度（C_{max}）和药-时曲线下面积（AUC）分别较健康受试者增加 1.5 倍和 1.8 倍。GFR<30ml/min 的患者用药时，C_{max} 和 AUC 分别较健康受试者增加 2 倍和 2.3 倍

盐酸丙哌维林　Propiverine hydrochloride

临床应用

- 治疗尿频、尿急及尿失禁
- 治疗神经源性膀胱

肾功能正常时的剂量

- 15mg，每日 1 ~ 3 次
- 延释制剂（XL）：30mg，每日 1 次

药代动力学

分子量（Da）	403.9
蛋白结合率（%）	90 ~ 95
尿中原型药排泄率（%）	<1
分布容积（L/kg）	125 ~ 473（平均为 279）
半衰期（h）：正常 / ESRF	20/-

药物代谢

本药经肠道酶与肝酶催化进行广泛代谢。尿中已发现 4 种代谢产物，其中 2 种具有药理学活性，可能发挥治疗效应。本药及其代谢产物从尿液、胆汁及粪便排泄

肾功能（GFR，ml/min）受损时的剂量

30 ~ 50　与肾功能正常时同剂量

10 ~ 30　与肾功能正常时同剂量。最大剂量为每日 30mg

<10　与肾功能正常时同剂量。最大剂量为每日 30mg

肾脏替代治疗时的剂量

APD/CAPD	透析清除力不详。与 GFR< 10ml/ min 时同剂量
HD	透析清除力不详。与 GFR< 10ml/min 时同剂量
HDF/HFD	透析清除力不详。与 GFR< 10ml/min 时同剂量
CAV/ VVHD	透析清除力不详。与 GFR= 10 ~ 30ml/min 时同剂量

重要的药物相互作用

与其他药物合用的潜在风险

- 抗心律失常药：与丙吡胺（disopyramide）合用会增加抗毒蕈碱副作用的风险

用法

溶液配制	-
用法	口服
输注速度	-

琥珀酸索利那辛 Solifenacin succinate

临床应用

选择性 M_3 毒蕈碱受体拮抗剂

● 治疗急迫性尿失禁（urge incontinence）和（或）尿频、尿急症状

肾功能正常时的剂量

5 ~ 10mg，每日 1 次

药代动力学

分子量（Da）	480.6
蛋白结合率（%）	98
尿中原型药排泄率（%）	11
分布容积（L/kg）	600
半衰期（h）：正常 / ESRF（45 ~ 68）/ 增加 60%	

药物代谢

本药主要在肝内经 CYP3A4 介导进行广泛代谢。主要以代谢产物形式从尿液及粪便排泄

肾功能（GFR，ml/min）受损时的剂量

30 ~ 50	与肾功能正常时同剂量
10 ~ 30	5mg，每日 1 次
<10	5mg，每日 1 次

肾脏替代治疗时的剂量

APD/CAPD	可能不被透析清除。与 GFR<10ml/min时同剂量。谨慎应用
HD	可能不被透析清除。与 GFR<10ml/min时同剂量。谨慎应用
HDF/HFD	透析清除力不详。与 GFR= 10ml/min 时同剂量
CAV/ VVHD	透析清除力不详。与 GFR= 10 ~ 30ml/min 时同剂量

重要的药物相互作用

与其他药物合用的潜在风险

● 抗真菌及抗病毒药：GFR<30ml/min 时，避免与伊曲康唑（itraconazole）、酮康唑（ketoconazole）或利托那韦（ritonavir）合用

● 抗心律失常药：与丙吡胺（disopyramide）合用会增加抗毒蕈碱副作用的风险

用法

溶液配制	-
用法	口服
输注速度	-

其他信息

● 由于缺乏资料，生产商建议血液透析患者禁用本药

● 生物利用度为 90%

● 重度肾功能受损（CCr< 30ml/min）患者的本药暴露量较对照明显升高，药峰浓度（C_{max}）升高约 30%，药 - 时曲线下面积（AUC）增大超出 100%，半衰期（$t_{1/2}$）延长 60% 以上。CCr 和本药清除率间具有统计学相关关系

曲司氯铵　Trospium chloride

临床应用

抗毒蕈碱类药
- 尿失禁、尿频及尿急的对症治疗

肾功能正常时的剂量

- 20mg，每日 2 次
- 延释制剂（XL）：60mg，每日 1 次

药代动力学

分子量（Da）	428
蛋白结合率（%）	50 ~ 80
尿中原型药排泄率（%）	5.8
分布容积（L/kg）	395（XL：>600）
半衰期（h）：正常 / ESRF	[10 ~ 20（XL：38.5）] /[20 ~ 40（XL：77）]

药物代谢

曲司氯铵在人体内的代谢途径尚未完全明确。口服后，约 10% 的剂量被吸收，代谢产物约占排泄量的 40%。据推测，本药主要代谢途径是酯水解（ester hydrolysis）及其后与苯酸（benzylic acid）共轭，形成氮杂螺旋托品醇（azoniaspironortropanol）和葡糖醛酸（glucuronic acid）。本药的平均肾清除率（29L/h）为平均肾小球滤过率的 4 倍，提示肾小管主动分泌是本药的主要排泄途径。本药与其他经肾排泄的药物之间可能存在竞争排泄

肾功能（GFR，ml/min）受损时的剂量

30 ~ 50	与肾功能正常时同剂量
10 ~ 30	20mg 每日或隔日服用。见"其他信息"
<10	20mg 每日或隔日服用。见"其他信息"

肾脏替代治疗时的剂量

APD/CAPD	可能被透析清除。与 GFR< 10ml/min 时同剂量
HD	可能被透析清除。与 GFR< 10ml/min 时同剂量
HDF/HFD	可能被透析清除。与 GFR< 10ml/min 时同剂量
CAV/ VVHD	可能被透析清除。与 GFR= 10 ~ 30ml/min 时同剂量

重要的药物相互作用

与其他药物合用的潜在风险
- 抗心律失常药：与丙吡胺（disopyramide）合用会增加抗毒蕈碱副作用的风险

用法

溶液配制	-
用法	口服
输注速度	-

其他信息

- 口服生物利用度低于 10%
- 一项对 CCr=8 ~ 32ml/min 的患者进行的研究显示，本药平均药 - 时曲线下面积（AUC）增加了 4 倍，药峰浓度（C_{max}）增加了 2 倍
- 因缺乏调整剂量的研究，GFR< 30ml/min 的患者应避免使用本药 XL

米拉贝隆 Mirabegron

临床应用

强效的选择性 β₃- 肾上腺素受体激动药
- 治疗尿频、尿急及尿失禁

肾功能正常时的剂量

每日 50mg

药代动力学

分子量（Da）	396.5
蛋白结合率（%）	71
尿中原型药排泄率（%）	25
分布容积（L/kg）	1670
半衰期（h）：正常 / ESRF	50/ 增加

药物代谢

本药通过多种途径代谢，包括脱烷基化、氧化、（直接）葡糖苷酸化及酰胺水解。米拉贝隆在肾内的清除主要是通过肾小管主动分泌及肾小球滤过

肾功能（GFR，ml/min）受损时的剂量

30 ~ 60	与肾功能正常时同剂量。与 CYP3A 抑制剂合用时为 25mg
15 ~ 29	每日 25mg。避免与 CYP3A 抑制剂合用
<15	每日 25mg。避免与 CYP3A 抑制剂合用。见"其他信息"

肾脏替代治疗时的剂量

APD/CAPD	可能不被透析清除。与 GFR<15ml/min 时同剂量
HD	可能不被透析清除。与 GFR<15ml/min 时同剂量
HDF/HFD	可能不被透析清除。与 GFR<15ml/min 时同剂量
CAV/VVHD	可能不被透析清除。与 GFR=15 ~ 29ml/min 时同剂量

重要的药物相互作用

与其他药物合用的潜在风险
- 未知

用法

溶液配制	-
用法	口服
输注速度	-

其他信息

- 因缺乏资料，生产商不推荐严重肾功能受损患者应用本药
- 口服利用度为 29% ~ 35%，取决于药物剂量
- 与肾功能正常的健康受试者比较，严重肾功能受损患者［eGFR=15 ~ 29ml/（min·1.73m²）］的平均药峰浓度（C_{max}）及药-时曲线下面积（AUC）分别增加了 92% 及 118%

第九部分

生殖系统药物

一、男性生殖系统药物

1. 良性前列腺增生治疗药

非那雄胺　Finasteride

临床应用

- 治疗良性前列腺增生（BPH）
- 治疗男性型秃发

肾功能正常时的剂量

- 良性前列腺增生：每日 5mg
- 男性型秃发：每日 1mg

药代动力学

分子量（Da）	372.5
蛋白结合率（%）	约 93
尿中原型药排泄率（%）	<0.05
分布容积（L/kg）	1.07
半衰期（h）：正常 / ESRF	（6~8）/ 不变

药物代谢

非那雄胺主要通过 CYP3A4 亚家族代谢。单次口服 ^{14}C 标记的非那雄胺后追踪，已明确有两个代谢产物生成，它们仅具有很弱的非那雄胺 5α- 还原酶抑制活性。39% 的给药剂量以代谢产物形式从尿液排泄（尿中几乎不含药物原型），57% 从粪便排泄

肾功能（GFR，ml/min）受损时的剂量

20~50	与肾功能正常时同剂量
10~20	与肾功能正常时同剂量
<10	与肾功能正常时同剂量

肾脏替代治疗时的剂量

APD/CAPD	可能不被透析清除。与肾功能正常时同剂量
HD	可能不被透析清除。与肾功能正常时同剂量
HDF/HFD	透析清除力不详。与肾功能正常时同剂量
CAV/VVHD	可能不被透析清除。与肾功能正常时同剂量

重要的药物相互作用

与其他药物合用的潜在风险

- 未知

用法

溶液配制	-
用法	口服
输注速度	-

其他信息

"数据表"（data sheet）指出，CCr 低至 9ml/min 的肾功能受损患者，无须调整用药剂量。CCr<9ml/min 的患者目前尚无研究资料

度他雄胺　Dutasteride

临床应用

睾酮 5α 还原酶抑制剂
- 治疗良性前列腺增生

肾功能正常时的剂量

每日 500μg

药代动力学

分子量（Da）	528.5
蛋白结合率（%）	>99.5
尿中原型药排泄率（%）	0.1
分布容积（L/kg）	300 ~ 500
半衰期：正常 / ESRF	（3~5周）/不变

药物代谢

度他雄胺通过 CYP3A4 和 CYP3A5 介导进行代谢，多数药物以代谢产物形式经粪便排泄

肾功能（GFR，ml/min）受损时的剂量

20 ~ 50	与肾功能正常时同剂量
10 ~ 20	与肾功能正常时同剂量
<10	与肾功能正常时同剂量

肾脏替代治疗时的剂量

APD/CAPD	可能不被透析清除。与肾功能正常时同剂量
HD	可能不被透析清除。与肾功能正常时同剂量
HDF/HFD	可能不被透析清除。与肾功能正常时同剂量
CAV/VVHD	可能不被透析清除。与肾功能正常时同剂量

重要的药物相互作用

与其他药物合用的潜在风险
- 未知

用法

溶液配制	-
用法	口服
输注速度	-
注释	-

其他信息

口服生物利用度接近 60%

盐酸坦洛新　Tamsulosin hydrochloride

临床应用

治疗良性前列腺增生

肾功能正常时的剂量

400μg，早餐后服用

药代动力学

分子量（Da）	445
蛋白结合率（%）	99
尿中原型药排泄率（%）	9
分布容积（L/kg）	0.2
半衰期（h）： 　正常 / ESRF	［4～5.5，改性释放制剂（MR）10～15］/ 延长

药物代谢

本药在肝内主要经 CYP2D6 和 CYP3A4 介导进行缓慢代谢；本药主要以代谢产物形式和少量原型从尿液排泄

肾功能（GFR，ml/min）受损时的剂量

20～50	与肾功能正常时同剂量
10～20	与肾功能正常时同剂量
<10	与肾功能正常时同剂量。谨慎使用

肾脏替代治疗时的剂量

APD/CAPD	不被透析清除。与 GFR<10ml/min 时同剂量
HD	不被透析清除。与 GFR<10ml/min 时同剂量
HDF/HFD	透析清除力不详。与 GFR<10ml/min 时同剂量
CAV/ VVHD	不被透析清除。与 GFR=10～20ml/min 时同剂量

重要的药物相互作用

与其他药物合用的潜在风险

- 麻醉药：增强降压作用
- 抗抑郁药：与单胺氧化酶抑制剂（MAOIs）合用增强降压作用
- 抗真菌药：酮康唑（ketoconazole）可增加本药浓度
- 阿伐那非（avanafil）、伐地那非（vardenafil）、西地那非（sildenafil）和他达拉非（tadalafil）：能增强降压作用，应避免合用
- β 受体拮抗药：增强降压作用；增加首剂低血压风险
- 钙通道阻滞剂：增强降压作用；增加首剂低血压风险
- 利尿药：增强降压作用；增加首剂低血压风险
- 莫西赛利（moxisylyte）：可能出现严重直立性低血压
- 勃起功能障碍治疗药：伐地那非（vardenafil）、西地那非（sildenafil）和他达拉非（tadalafil）能增强降压作用，应避免合用

用法

溶液配制	-
用法	口服
输注速度	-

其他信息

- 由于缺乏相关研究，生产商建议 GFR<10ml/min 的患者慎用本药
- 于坐位或者站立姿势下，用 150ml 水吞服本药
- 肾功能受损时，本药的蛋白结合率增加

特拉唑嗪　Terazosin

临床应用

α- 肾上腺素受体拮抗药

- 治疗高血压
- 治疗良性前列腺增生

肾功能正常时的剂量

- 高血压：1 ~ 20mg，每日 1 次
- 良性前列腺增生：1 ~ 10mg，每日 1 次

药代动力学

分子量（Da）	459.9
蛋白结合率（%）	90 ~ 94
尿中原型药排泄率（%）	10
分布容积（L/kg）	0.5 ~ 0.9
半衰期（h）：正常 / ESRF	（9 ~ 12）/ 不变

药物代谢

特拉唑嗪在肝内代谢，其中一种代谢产物具有降压活性。特拉唑嗪以原型及代谢产物形式经胆汁从粪便排泄，并从尿液排泄

肾功能（GFR，ml/min）受损时的剂量

20 ~ 50	与肾功能正常时同剂量
10 ~ 20	与肾功能正常时同剂量
<10	与肾功能正常时同剂量

肾脏替代治疗时的剂量

APD/CAPD	不被透析清除。与肾功能正常时同剂量
HD	不被透析清除。与肾功能正常时同剂量
HDF/HFD	透析清除力不详。与肾功能正常时同剂量
CAV/ VVHD	透析清除力不详。与肾功能正常时同剂量

重要的药物相互作用

与其他药物合用的潜在风险

- 麻醉药：增强降压作用
- 抗抑郁药：与单胺氧化酶抑制剂（MAOIs）合用增强降压作用
- β 受体拮抗药：增强降压作用；增加首剂低血压风险
- 钙通道阻滞剂：增强降压作用；增加首剂低血压风险
- 利尿药：增强降压作用；增加首剂低血压风险
- 莫西赛利（moxisylyte）：合用可能导致严重的直立性低血压
- 勃起功能障碍治疗药：阿伐那非（avanafil）、伐地那非（vardenafil）、西地那非（sildenafil）和他达拉非（tadalafil）能增强降压作用，应避免合用

用法

溶液配制	-
用法	口服
输注速度	-

其他信息

应从单剂 1mg 睡前服用开始治疗

盐酸阿夫唑嗪 Alfuzosin hydrochloride

临床应用

α受体拮抗药
- 治疗良性前列腺增生
- 治疗急性尿潴留

肾功能正常时的剂量

- 2.5mg，每日 2 ~ 3 次，每日最大剂量 10mg
- 延释制剂（XL）：10mg，每日 1 次

药代动力学

分子量（Da）	425.9
蛋白结合率（%）	90
尿中原型药排泄率（%）	11
分布容积（L/kg）	3.2
半衰期（h）： 　正常 / ESRF	［3 ~ 5（XL： 　8 ~ 9.1）］/ 　不变

药物代谢

本药在肝内广泛代谢，由 CYP3A4 将其代谢成无活性的代谢产物，然后经胆汁从粪便排泄

肾功能（GFR，ml/min）受损时的剂量

30 ~ 50	与肾功能正常时同剂量
10 ~ 30	起始剂量为 2.5mg，每日 2 次。见"其他信息"
<10	起始剂量为 2.5mg，每日 2 次。见"其他信息"

肾脏替代治疗时的剂量

APD/CAPD	不被透析清除。与 GFR< 10ml/min 时同剂量
HD	不被透析清除。与 GFR< 10ml/min 时同剂量
HDF/HFD	可能不被透析清除。与 GFR<10ml/min 时同剂量
CAV/VVHD	不被透析清除。与 GFR= 10 ~ 30ml/min 时同剂量

重要的药物相互作用

与其他药物合用的潜在风险
- 麻醉药：增强降压作用
- 抗抑郁药：与单胺氧化酶抑制剂（MAOIs）合用会增强降压作用
- 抗病毒药：利托那韦（ritonavir）可增加本药浓度，应避免合用；应避免与特拉匹韦（telaprevir）合用
- 勃起功能障碍治疗药：与阿伐那非（avanafil）、伐地那非 (vardenafil)、西地那非（sildenafil）和他达拉非 (tadalafil) 合用增强降压作用，宜间隔 4 ~ 6 小时服用
- β受体拮抗药：增强降压作用；增加首剂低血压风险
- 钙通道阻滞剂：增强降压作用；增加首剂低血压风险
- 可比司他（cobicistat）：可能增加阿夫唑嗪的浓度
- 利尿药：增强降压作用；增加首剂低血压风险
- 莫西赛利（moxisylyte）：可能引起严重的直立性低血压

用法

溶液配制	-
用法	口服
输注速度	-

其他信息

- 生物利用度为 64%
- 在中度至重度肾功能受损时，生物利用度和药峰浓度（C_{max}）可增加约 50%
- 由于缺乏相关研究，生产商建议严重肾功能受损时应避免使用 XL，但是 Marbury 等的研究认为其安全 [Marbury TC, Blum RA, Rauch C, et al. Pharmacokinetics and safety of a single oral dose of once-daily alfuzosin, 10 mg, in male subjects with mild to severe renal impairment. J Clin Pharmacol.2002；42(12): 1311-1317]

盐酸酚苄明 Phenoxybenzamine hydrochloride

临床应用

非竞争性长效肾上腺素受体拮抗药
- 治疗嗜铬细胞瘤的高血压发作
  （译者注：国内药物说明书上尚有治疗前列腺增生尿潴留及周围血管痉挛性疾病的适应证）

肾功能正常时的剂量

- 静脉给药：每日 1mg/kg，24 小时内不重复使用
- 口服：每日 10mg，随后每日增加 10mg，直至达到 1 ~ 2mg/kg 的通常用量，分 2 次给药

药代动力学

分子量（Da）	340.3
蛋白结合率（%）	无数据
尿中原型药排泄率（%）	无数据
分布容积（L/kg）	无数据
半衰期（h）：正常 / ESRF	24（静脉用药）/-

药物代谢

本药在肝内代谢，从尿液及胆汁排泄，但有少量会存留于体内数日

肾功能（GFR，ml/min）受损时的剂量

20 ~ 50	与肾功能正常时同剂量
10 ~ 20	与肾功能正常时同剂量。慎用
<10	与肾功能正常时同剂量。慎用

肾脏替代治疗时的剂量

APD/CAPD	透析清除力不详。与 GFR< 10ml/ min 时同剂量
HD	透析清除力不详。与 GFR< 10ml/ min 时同剂量
HDF/HFD	透析清除力不详。与 GFR< 10ml/ min 时同剂量
CAV/ VVHD	透析清除力不详。与 GFR= 10 ~ 20ml/min 时同剂量

重要的药物相互作用

与其他药物合用的潜在风险
- 麻醉药：增强降压作用
- 抗抑郁药：单胺氧化酶抑制剂（MAO-Is）能增强降压作用，应避免合用
- 阿伐那非（avanafil）、伐地那非（vardenafil）、西地那非（sildenafil）和他达拉非（tadalafil）：能增强降压作用，应避免合用
- β 受体拮抗药：增强降压作用
- 钙通道阻滞剂：增强降压作用
- 利尿药：增强降压作用
- 莫西赛利（moxisylyte）：合用可能出现严重的直立性低血压

用法

溶液配制	-
用法	静脉给药，口服
输注速度	至少 2 小时
注释	稀释至 200 ~ 500ml 0.9% 氯化钠溶液中

其他信息

酚苄明在胃肠道的吸收是不完全的、可变的

2. 勃起功能障碍治疗药

西地那非　Sildenafil

临床应用

- 治疗勃起功能障碍（ED）
- 增强动脉型肺动脉高压（PAH）患者的运动能力

肾功能正常时的剂量

- ED：25～100mg，性交前0.5～4小时（理想情况下大约1小时）服用；每日用药勿超过1次
- PAH：20mg，口服，每日3次；10mg，静脉给药，每日3次

药代动力学

分子量（Da）	666.7（枸橼酸）
蛋白结合率（%）	96
尿中原型药排泄率（%）	<2
分布容积（L/kg）	1～2
半衰期（h）： 正常/ESRF	4/增加

药物代谢

西地那非主要在肝内通过CYP3A4（主要途径）和CYP2C9介导进行代谢。其主要代谢产物N-去甲基西地那非（N-desmethylsildenafil）也具有一定活性。西地那非主要以代谢产物形式从粪便排泄，小部分从尿液排泄

肾功能（GFR，ml/min）受损时的剂量

30～50	与肾功能正常时同剂量
10～30	与肾功能正常时同剂量 ED：起始剂量25mg，若需要可增加剂量
<10	与肾功能正常时同剂量。见"其他信息" ED：起始剂量25mg，若需要可增加剂量。见"其他信息"

肾脏替代治疗时的剂量

APD/CAPD	可能不被透析清除。与GFR<10ml/min时同剂量
HD	可能不被透析清除。与GFR<10ml/min时同剂量
HDF/HFD	不被透析清除。与GFR<10ml/min时同剂量
CAV/VVHD	可能不被透析清除。与GFR=10～30ml/min时同剂量

重要的药物相互作用

与其他药物合用的潜在风险

- α受体拮抗药：增强降压作用，服本药后4小时内避免应用
- 抗菌药：克拉霉素（clarithromycin）和红霉素（erythromycin）可增加本药浓度，合用时可考虑减少本药剂量或给药频率
- 抗真菌药：酮康唑（ketoconazole）可增加本药浓度，治疗ED时需减少本药起始剂量，治疗PAH时应避免与酮康唑合用。伊曲康唑（itraconazole）可增加本药浓度，需减少本药起始剂量
- 抗病毒药：利托那韦（ritonavir）可明显升高本药浓度，应避免合用；沙奎那韦（saquinavir）、呋山那韦（fosamprenavir）和茚地那韦（indinavir）可能升高本药浓度，合用时需减少本药剂量；依曲韦林（etravirine）可降低本药浓度；阿扎那韦（atazanavir）可能增加本药副作用；与沙奎那韦合用会增加室性心律失常风险，应避免合用；避免与特拉匹韦（telaprevir）合用；治疗PAH时避免与替拉那韦（tipranavir）合用

- 可比司他（cobicistat）：可能增加本药浓度。治疗 ED 时需减少本药起始剂量，治疗 PAH 时应避免与可比司他合用
- 尼可地尔（nicorandil）：增强降压作用，应避免合用
- 硝酸盐类（nitrates）：增强降压作用，绝对禁止合用
- 利奥西呱（riociguat）：增强降压作用，应避免合用

用法

溶液配制	-
用法	口服，静脉注射
输注速度	-

其他信息

- 口服生物利用度为 40%
- 对于 PAH 患者，如果不能耐受，可减量至每日 2 次
- 西地那非蛋白结合率高，因此，透析不能清除
- 服药后如果患者的阴茎持续勃起超过 4 小时，需立即就医
- 由于低血压，建议在非血液透析日应用本药。腹膜透析患者可很好地耐受本药
- 据说，伦敦盖伊医院（Guy's Hospital）应用此药 25mg，每日 3 次治疗糖尿病胃瘫
- 对于有症状的冠状动脉缺血、充血性心力衰竭及应用多种抗高血压药控制血压的患者，用西地那非具有潜在风险
- 据报道，9 名维持性血液透析患者服用本药 50mg 可产生坚挺的勃起，获得更大的性满足，但是服药后此作用持续了 48 小时

伐地那非　Vardenafil

临床应用

治疗阴茎勃起功能障碍

肾功能正常时的剂量

- 5～20mg，性生活前25～60分钟服用，最多每日服用1次
- 剂量取决于制剂

药代动力学

分子量（Da）	488.6
蛋白结合率（%）	95
尿中原型药排泄率（%）	2～6
分布容积（L/kg）	208
半衰期（h）：正常/ESRF	（4～5）/?

药物代谢

伐地那非在肝内主要经过CYP3A4（主要途径）、CYP3A5及CYP2C介导进行代谢。其主要代谢产物由去甲基化作用产生，仍具有一定活性。伐地那非主要以其代谢产物形式从粪便排泄（91%～95%），小部分从尿液排泄

肾功能（GFR，ml/min）受损时的剂量

30～50	与肾功能正常时同剂量
10～30	起始剂量5mg。据用药反应调整剂量
<10	起始剂量5mg。据用药反应调整剂量

肾脏替代治疗时的剂量

APD/CAPD	不被透析清除。与GFR<10ml/min时同剂量。谨慎应用
HD	不被透析清除。与GFR<10ml/min时同剂量。谨慎应用
HDF/HFD	透析清除力不详。与GFR<10ml/min时同剂量。谨慎应用
CAV/VVHD	不被透析清除。与GFR=10～30ml/min时同剂量

重要的药物相互作用

与其他药物合用的潜在风险

- α受体拮抗药：增强降压作用，应避免在用α受体拮抗药后6小时内服用本药（最大剂量为5mg）
- 抗真菌药：酮康唑（ketoconazole）及伊曲康唑（itraconazole）增加本药浓度，应避免合用
- 可比司他（cobicistat）：可能增加本药浓度，合用时需减少本药剂量
- 抗病毒药：呋山那韦（fosamprenavir）、茚地那韦（indinavir）及利托那韦（ritonavir）会增加本药浓度，应避免与茚地那韦及利托那韦合用；与沙奎那韦（saquinavir）合用会增加室性心律失常风险，应避免合用；应避免与特拉匹韦（telaprevir）合用；与替拉那韦（tipranavir）合用需谨慎
- 葡萄柚汁（grapefruit juice）：可能增加本药浓度，应避免合用
- 尼可地尔（nicorandil）：可能增强降压作用，应避免合用
- 硝酸盐类（nitrates）：可能增强降压作用，应避免合用
- 利奥西呱（riociguat）：增强降压作用，应避免合用

用法

溶液配制	-
用法	口服
输注速度	-

其他信息

- 因为缺乏相关信息，本药禁用于透析患者
- 生物利用度为 15%

他达拉非　Tadalafil

临床应用

- 治疗勃起功能障碍（ED）
- 治疗良性前列腺增生（BPH）
- 治疗动脉型肺动脉高压（PAH）

肾功能正常时的剂量

- ED：10～20mg，性生活前 30 分钟至 12 小时服用；每日最多服药 1 次
- BPH：5mg，每日 1 次
- PAH：40mg，每日 1 次

药代动力学

分子量（Da）	389.4
蛋白结合率（%）	94
尿中原型药排泄率（%）	36
分布容积（L/kg）	63
半衰期（h）：正常 / ESRF	17.5/ 增加

药物代谢

他达拉非主要在肝内经 CYP3A4 介导代谢。主要代谢产物甲基邻苯二酚葡糖苷酸（methylcatechol glucuronide）不具有活性。他达拉非主要以代谢产物形式从粪便排泄（61% 的剂量），较小部分（36% 的剂量）从尿液排泄

肾功能（GFR，ml/min）受损时的剂量

30～50	ED：5～10mg，最多 48 小时服药 1 次 BPH：每日 2.5～5mg PAH：20～40mg
10～30	ED：5～10mg，最多 72 小时服药 1 次。谨慎使用 BPH/PAH：避免使用
<10	ED：5～10mg，最多 72 小时服药 1 次。谨慎使用 BPH/PAH：避免使用

肾脏替代治疗时的剂量

APD/CAPD	可能不被透析清除。与 GFR<10ml/min 时同剂量
HD	不被透析清除。与 GFR< 10ml/min 时同剂量
HDF/HFD	可能不被透析清除。与 GFR<10ml/min 时同剂量
CAV/ VVHD	可能不被透析清除。与 GFR=10～30ml/min 时同剂量

重要的药物相互作用

与其他药物合用的潜在风险

- α 受体拮抗药：增强降压作用，应避免合用
- 抗菌药：克拉霉素（clarithromycin）和红霉素（erythromycin）可能增加本药浓度；利福平能降低本药浓度，应避免合用
- 抗真菌药：酮康唑（ketoconazole）能增加本药浓度，应避免合用；伊曲康唑（itraconazole）可能增加本药浓度
- 抗病毒药：呋山那韦（fosamprenavir）和茚地那韦（indinavir）可能增加本药浓度；利托那韦（ritonavir）能增加本药浓度，应避免合用；与沙奎那韦（saquinavir）合用能增加室性心律失常风险，应避免合用。应避免大剂量的本药与特拉匹韦（telaprevir）合用
- 可比司他（cobicistat）：可能增加本药浓度，合用时需减少本药剂量
- 尼可地尔（nicorandil）：可能增强降压作用，应避免合用
- 硝酸盐类（nitrates）：增强降压作用，应避免合用
- 利奥西呱（riociguat）：增强降压作用，应避免合用

用法

溶液配制	-
用法	口服
输注速度	-

其他信息

- 由于缺少试验数据，生产商建议，严重肾功能受损患者治疗 ED 的最大剂量为 10mg。在实践中可谨慎使用较大剂量

- 由于缺乏肾功能受损时的研究资料，且肾功能受损会增加药 - 时曲线下面积（AUC），所以生产商建议，严重肾功能受损的 BPH 和 PAH 患者禁用此药

- 肾功能受损不影响本药与蛋白质结合

阿伐那非 Avanafil

临床应用

磷酸二酯酶 5 抑制剂
- 治疗勃起功能障碍

肾功能正常时的剂量

- 50 ~ 200mg，性交前 30 分钟
- 与 CYP 抑制剂合用时，每 48 小时内最大剂量 100mg

药代动力学

分子量（Da）	484
蛋白结合率（%）	99
尿中原型药排泄率（%）	21（代谢产物）
分布容积（L/kg）	无数据
半衰期（h）： 正常 / ESRF	［5（6 ~ 17，与 CYP 抑制剂 合用时）］/-

药物代谢

阿伐那非在肝内代谢，主要通过 CYP3A4 催化，小部分通过 CYP2C 异构体催化。产生两种代谢产物，其中一种具有活性。阿伐那非主要以代谢产物形式自粪便（约 63%）及尿液（约 21%）排泄

肾功能（GFR，ml/min）受损时的剂量

30 ~ 50	与肾功能正常时同剂量
10 ~ 30	慎用。见"其他信息"
<10	慎用。见"其他信息"

肾脏替代治疗时的剂量

APD/CAPD	不被透析清除。与 GFR<10ml/min 时同剂量
HD	不被透析清除。与 GFR<10ml/min 时同剂量
HDF/HFD	可能不被透析清除。与 GFR< 10ml/min 时同剂量
CAV/ VVHD	可能不被透析清除。与 GFR=10 ~ 30ml/min 时同剂量

重要的药物相互作用

与其他药物合用的潜在风险
- α受体拮抗药：增强降压作用，故合用本药时最大剂量应为 50mg
- 抗菌药：克拉霉素（clarithromycin）及泰利霉素（telithromycin）可能增加本药浓度，应避免合用；红霉素（erythromycin）增加本药浓度，合用时应减少阿伐那非剂量；利福平（rifampicin）降低本药浓度，应避免合用
- 抗真菌药：酮康唑（ketoconazole）增加本药浓度，应避免合用；氟康唑（fluconazole）增加本药浓度，合用时应减少阿伐那非剂量；伊曲康唑（itraconazole）与伏立康唑（voriconazole）可能增加本药浓度，应避免合用
- 抗病毒药：阿扎那韦（atazanavir）、茚地那韦（indinavir）、沙奎那韦（saquinavir）可能增加本药浓度，应避免合用；依非韦伦（efavirenz）可能降低本药浓度，应避免合用；呋山那韦（fosamprenavir）可能增加本药浓度，合用时应减少阿伐那非剂量；利托那韦（ritonavir）显著增加本药浓度，应避免合用
- 阿瑞吡坦（aprepitant）：阿瑞吡坦可能增加本药浓度，合用时应减少阿伐那非剂量
- 钙通道阻滞剂：地尔硫草（diltiazem）及维拉帕米（verapamil）可能增加本药浓度，合用时应减少阿伐那非剂量

- 可比司他（cobicistat）：可能增加阿伐那非浓度，应避免合用
- 尼可地尔（nicorandil）：可能增强降压作用，应避免合用
- 硝酸盐类（nitrates）：增强降压作用，应避免合用
- 利奥西呱（riociguat）：可能增强降压作用，应避免合用

用法

溶液配制	-
用法	口服
输注速度	-

其他信息

- 由于缺乏研究，生产商建议本药避免用于重度肾功能受损患者
- 据报道，轻度至中度肾功能受损（30ml/min ≤ CCr <80ml/min）患者应用本药，药效会降低

3. 其他男性生殖系统药物

醋酸环丙孕酮 Cyproterone acetate

临床应用

- 控制成年男性的严重性欲亢进和性偏离（sexual deviation）
- 治疗前列腺癌（促黄体素释放激素"爆发"，姑息性治疗）
- 治疗睾丸切除术后潮热

肾功能正常时的剂量

- 控制性欲亢进：50mg，每日 2 次
- 前列腺癌：每日 200～300mg，分 2～3 次服用
- 潮热：每日 50～150mg，分 1～3 次服用

药代动力学

分子量（Da）	416.9
蛋白结合率（%）	约 96
尿中原型药排泄率（%）	<1
分布容积（L/kg）	10～30
半衰期（h）：正常 / ESRF	（32.1~56.7）/-

药物代谢

本药能经多种途径代谢，包括羟基化和共轭；单次给药后约 35% 的药物从尿液排泄，剩余部分经胆汁排泄。主要代谢产物 15β- 羟基环丙孕酮（15β-hydroxycyproterone）具有抗雄性激素活性

肾功能（GFR，ml/min）受损时的剂量

20～50	与肾功能正常时同剂量
10～20	与肾功能正常时同剂量
<10	与肾功能正常时同剂量

肾脏替代治疗时的剂量

APD/CAPD	透析清除力不详。与肾功能正常时同剂量
HD	透析清除力不详。与肾功能正常时同剂量
HDF/HFD	透析清除力不详。与肾功能正常时同剂量
CAV/VVHD	透析清除力不详。与肾功能正常时同剂量

重要的药物相互作用

与其他药物合用的潜在风险
- 未知

用法

溶液配制	-
用法	口服
输注速度	-

其他信息

- 肾功能受损患者对本药的大脑敏感性增加，可能引起困倦
- 药品安全委员会（CSM）建议，鉴于长时间每日服药 300mg 能诱发肝毒性损害，因此，用醋酸环丙孕酮治疗前列腺癌时，仅限于短疗程应用。其治疗适应证为：与促性腺激素释放激素类似物（gonadorelin analogues）相关的睾酮"爆发"（testosterone "flare"），睾丸切除后引起的或与促性腺激素释放激素类似物相关的潮热，以及其他药物治疗无效或不耐受时
- 有报道显示本药具有直接肝毒性，能诱发黄疸、肝炎和肝衰竭。治疗前及出现症状提示肝毒性发生时，应做肝功能检查

二、女性生殖系统药物

1. 雌激素类

共轭雌激素　Oestrogen, conjugated

临床应用

用于尿毒症出血的二线止血剂（译者注：本药还能预防及治疗绝经期骨质疏松）

肾功能正常时的剂量

0.6mg/（kg·d），共 5 日 [1]

药代动力学

分子量（Da）	-
蛋白结合率（%）	-
尿中原型药排泄率（%）	-
分布容积（L/kg）	-
半衰期（h）：正常 / ESRF	-

药物代谢

口服的共轭雌激素在肠道被酶水解，去除硫酸基，未共轭的雌激素将被吸收。其主要在肝内代谢，代谢过程中产生多种硫酸盐及葡糖苷酸共轭物，随后从尿液和胆汁排出。经胆汁排出的代谢产物进入肠肝循环或从粪便排泄

肾功能（GFR，ml/min）受损时的剂量

20 ~ 50	与肾功能正常时同剂量
10 ~ 20	与肾功能正常时同剂量
<10	与肾功能正常时同剂量

肾脏替代治疗时的剂量

APD/CAPD	透析清除力不详，与肾功能正常时同剂量
HD	透析清除力不详，与肾功能正常时同剂量
HDF/HFD	透析清除力不详，与肾功能正常时同剂量
CAV/VVHD	透析清除力不详，与肾功能正常时同剂量

重要的药物相互作用

与其他药物合用的潜在风险

- 抗菌药：利福平可能加速本药代谢
- 抗凝血药：拮抗香豆素类（coumarins）和苯茚二酮（phenindione）的抗凝作用
- 抗癫痫药：加速雌激素的代谢
- 抗真菌药：依非韦伦（efavirenz）和灰黄霉素（griseofulvin）可能加速本药代谢
- 抗病毒药：奈韦拉平（nevirapine）和利托那韦（ritonavir）可能加速本药代谢
- 环孢素（ciclosporin）：使环孢素浓度增加
- 可比司他（cobicistat）：能加速雌激素的代谢
- 多巴胺能类（dopaminergics）：合用会增加司来吉兰（selegiline）浓度，应避免合用

用法

溶液配制	溶于 50ml 0.9% 氯化钠溶液中
用法	静脉给药
输注速度	30 ~ 40 分钟或以上

其他信息

- 作用时间约 14 日
- 难治性病例可联合应用去氨加压素（desmopressin，DDAVP）
- 口服每日 10 ~ 20mg，共 5 ~ 7 日

● 共轭雌激素为一种孕马排泄物中的雌酮硫酸钠（sodium oestrone sulphate）、马烯雌酮硫酸钠（sodium equilin sulfate）和其他雌激素物质的混合物

参考文献

[1] Hedges SJ, Dehoney SB, Hooper JS, et al. Evidence-based treatment recommendations for uremic bleeding. www.nature.com/ clinicalpractice/neph.

2. 孕激素类

醋酸甲羟孕酮　Medroxyprogesterone acetate

临床应用

孕激素
- 用于恶病质、避孕、癫痫、男性性欲亢进、恶性肿瘤、呼吸道疾病、镰状细胞病、功能性子宫出血、子宫内膜异位症［译者注：恶性肿瘤治疗主要指不能手术、复发性或转移性激素依赖性肿瘤（如子宫内膜癌及乳腺癌等）的姑息治疗或辅助治疗；而癫痫、呼吸道疾病及镰状细胞病等应是历史上曾用过的适应证］

肾功能正常时的剂量

- 恶病质：500mg，每日 2 次[1]
- 避孕：150mg，深部肌内注射，或 104mg，皮下注射，月经周期的前 5 日内或分娩后的前 5 日内注射，每 12 周重复一次
- 乳腺癌：每日口服 400 ~ 1500mg
- 其他激素敏感的恶性肿瘤：每日口服 100 ~ 600mg
- 子宫内膜癌和肾细胞癌：每日 200 ~ 600mg
- 功能性子宫出血：每日 2.5 ~ 10mg，自月经周期第 16 ~ 21 日开始，连服 5 ~ 10 日，重复 2 ~ 3 个周期
- 子宫内膜异位症：10mg，每日 3 次，自月经周期第 1 日开始，连服 90 日
- 与雌激素联合进行激素替代治疗（hormone replacement therapy，HRT）：于每 28 日的雌激素替代治疗周期中的后 14 日应用，剂量为每日 10mg
- 请参阅产品资料了解更多信息

药代动力学

分子量（Da）	386.5
蛋白结合率（%）	94
尿中原型药排泄率（%）	<5
分布容积（L/kg）	>20
半衰期（h）：正常 / ESRF	［24 ~ 48（肌内注射后可高达 50 日）］/-

药物代谢

本药主要通过肝代谢，并主要以葡糖苷酸共轭物形式从尿液及粪便排泄

肾功能（GFR，ml/min）受损时的剂量

20 ~ 50	与肾功能正常时同剂量
10 ~ 20	与肾功能正常时同剂量
<10	与肾功能正常时同剂量，需密切监测

肾脏替代治疗时的剂量

APD/CAPD	可能不被透析清除。与 GFR<10ml/min 时同剂量
HD	可能不被透析清除，与 GFR<10ml/min 时同剂量
HDF/HFD	可能不被透析清除，与 GFR<10ml/min 时同剂量
CAV/VVHD	可能不被透析清除，与肾功能正常时同剂量

重要的药物相互作用

与其他药物合用的潜在风险
- 抗菌药：灰黄霉素（griseofulvin）和利福霉素类（rifamycins）可加速孕激素类（progestogens）的代谢（减弱避孕效果）

- 抗凝血药：孕激素类可拮抗苯茚二酮（phenindione）的抗凝作用，可能增强或减弱香豆素类（coumarins）的抗凝作用
- 抗抑郁药：圣约翰草（St John's wort）会减弱避孕效果，应避免合用
- 抗癫痫药：卡马西平（carbamazepine）、艾司利卡西平（eslicarbazepine）、磷苯妥英（fosphenytoin）、拉莫三嗪（lamotrigine）、奥卡西平（oxcarbazepine）、吡仑帕奈（perampanel）、苯巴比妥（phenobarbital）、苯妥英（phenytoin）、扑米酮（primidone）、卢非酰胺（rufinamide）、托吡酯（topiramate）可加速本药代谢（减弱避孕效果）；合用会降低拉莫三嗪的浓度
- 抗病毒药：依非韦伦（efavirenz）可减弱本药避孕效果；奈韦拉平（nevirapine）可加速本药代谢（减弱避孕效果）
- 阿瑞吡坦（aprepitant）：可能致避孕失败
- 波生坦（bosentan）：可能致避孕失败
- 环孢素（ciclosporin）：孕激素类能抑制环孢素代谢（增加其血药浓度）
- 细胞毒性药物：克唑替尼（crizotinib）、达帕菲尼（dabrafenib）、奥拉帕尼（olaparib）和威罗菲尼（vemurafenib）可能减弱避孕效果
- 多巴胺能类（dopaminergics）：合用能增加司来吉兰（selegiline）浓度，应避免合用
- 福沙吡坦（fosaprepitant）：可能致避孕失败
- 鲁玛卡托（lumacaftor）：可能致避孕失败
- 乌利司他（ulipristal）：可能减弱避孕效果

用法

溶液配制	-
用法	口服，肌内注射
输注速度	-

其他信息

不能应用于卟啉病患者

参考文献

[1] Simons JP, Aaronson NK, Vansteenkiste JP, et al. Effects of medroxyprogesterone acetate on appetite, weight and quality of life in advanced-stage non-hormone-sensitive cancer: a placebo controlled multicenter study. J Clin Oncol. 1996; 14: 1077-1084.

醋酸甲地孕酮 Megestrol acetate

临床应用

孕激素
- 治疗乳腺癌、恶病质

肾功能正常时的剂量

每日 160mg

药代动力学

分子量（Da）	384.5
蛋白结合率（%）	高
尿中原型药排泄率（%）	56.5 ~ 78.4（5% ~ 8% 以代谢产物形式）
分布容积（L/kg）	没有数据
半衰期（h）：正常 / ESRF	34/-

药物代谢

醋酸甲地孕酮通过肝代谢，单次剂量的 57% ~ 78% 从尿液排泄，8% ~ 30% 从粪便排泄

肾功能（GFR，ml/min）受损时的剂量

20 ~ 50	与肾功能正常时同剂量
10 ~ 20	与肾功能正常时同剂量
<10	与肾功能正常时同剂量。严密监测

肾脏替代治疗时的剂量

APD/CAPD	可能不被透析清除。与 GFR<10ml/min 时同剂量
HD	可能不被透析清除。与 GFR<10ml/min 时同剂量
HDF/HFD	可能不被透析清除。与 GFR<10ml/min 时同剂量
CAV/VVHD	可能不被透析清除。与肾功能正常时同剂量

重要的药物相互作用

与其他药物合用的潜在风险
- 抗菌药：灰黄霉素（griseofulvin）和利福霉素类（rifamycins）可加速孕激素类（progestogens）的代谢
- 抗凝血药：孕激素类可拮抗苯茚二酮（phenindione）的抗凝作用；可能增强或减弱香豆素类（coumarins）的抗凝作用
- 抗癫痫药：卡马西平（carbamazepine）、艾司利卡西平（eslicarbazepine）、磷苯妥英（fosphenytoin）、奥卡西平（oxcarbazepine）、苯巴比妥（phenobarbital）、苯妥英（phenytoin）、扑米酮（primidone）、卢非酰胺（rufinamide）、托吡酯（topiramate）可加速本药代谢；合用会降低拉莫三嗪（lamotrigine）浓度；大剂量吡仑帕奈（perampanel）能降低本药浓度
- 抗病毒药：奈韦拉平（nevirapine）能加速本药代谢
- 环孢素（ciclosporin）：孕激素类可抑制环孢素代谢（增加血浆浓度）
- 多巴胺能类（dopaminergics）：合用可增加司来吉兰（selegiline）浓度，应避免合用

用法

溶液配制	-
用法	口服
输注速度	-

其他信息

在肾功能受损时毒性反应风险会增加

炔诺酮 Norethisterone

临床应用

孕激素

● 用于乳腺癌、避孕、功能性子宫出血、月经过多、痛经、子宫内膜异位症、经前期综合征、月经延迟

肾功能正常时的剂量

● 乳腺癌：每日 40～60mg
● 功能性子宫出血，月经过多：5mg，每日 3 次，共服用 10 日治疗出血；5mg，每日 2 次，于月经周期的第 19～26 日服用以预防出血
● 痛经：5mg，每日 3 次，于月经周期的第 5～24 日服用，共治疗 3～4 个月经周期
● 子宫内膜异位症：月经周期第 5 日开始服用，每日 10～15mg，可增加到每日 20～25mg
● 经前期综合征：5mg，每日 2～3 次，于月经周期第 19～26 日服用，应用数个月经周期
● 月经延迟：5mg，每日 3 次，于预期月经来临前 3 日开始服药
● 更多特殊信息见产品资料

药代动力学

分子量（Da）	298.4
蛋白结合率（%）	60
尿中原型药排泄率（%）	50～80（为代谢产物）
分布容积（L/kg）	3.1～5.7
半衰期（h）：正常 / ESRF	5/-

药物代谢

炔诺酮在肝内代谢，单次给药时，50%～80% 的药量从尿液排泄，多达 40% 从粪便排泄

肾功能（GFR，ml/min）受损时的剂量

20～50	与肾功能正常时同剂量
10～20	与肾功能正常时同剂量
<10	与肾功能正常时同剂量。严密监测

肾脏替代治疗时的剂量

APD/CAPD	不被透析清除。与 GFR<10ml/min 时同剂量
HD	可能不被透析清除。与 GFR<10ml/min 时同剂量
HDF/HFD	可能不被透析清除。与 GFR<10ml/min 时同剂量
CAV/VVHD	可能不被透析清除。与肾功能正常时同剂量

重要的药物相互作用

与其他药物合用的潜在风险

● 抗菌药：利福霉素类（rifamycins）加速孕激素类（progestogens）代谢（减弱避孕效果）
● 抗凝血药：孕激素类拮抗苯茚二酮（phenindione）的抗凝作用；可增强或减弱香豆素类（coumarins）的抗凝作用
● 抗抑郁药：圣约翰草（St John's wort）减弱避孕效果，应避免合用
● 抗癫痫药：卡马西平（carbamazepine）、艾司利卡西平（eslicarbazepine）、磷苯妥英（fosphenytoin）、拉莫三嗪（lamotrigine）、奥卡西平（oxcarbazepine）、苯巴比妥（phenobarbital）、苯妥英（phenytoin）、卢非酰胺（rufinamide）和托吡酯（topiramate）能加速本药代谢（减弱避孕效果）；合用能降低拉莫三嗪浓度，大剂量吡仑帕奈（perampanel）降低本药浓度

- 抗真菌药：与灰黄霉素（griseofulvin）合用能减弱本药避孕效果
- 抗病毒药：依非韦伦（efavirenz）减弱避孕效果；奈韦拉平（nevirapine）加速本药代谢（减弱避孕效果）；阿扎那韦（atazanavir）增加本药浓度
- 阿瑞吡坦（aprepitant）：合用可能导致避孕失败
- 波生坦（bosentan）：合用可能导致避孕失败
- 环孢素（ciclosporin）：孕激素类抑制环孢素代谢（增加血浆浓度）
- 细胞毒性药物：与克唑替尼（crizotinib）、达帕菲尼（dabrafenib）、奥拉帕尼（olaparib）和威罗菲尼（vemurafenib）合用可能减弱避孕效果
- 多巴胺能类（dopaminergics）：合用增加司来吉兰（selegiline）浓度，应避免合用

- 福沙吡坦（fosaprepitant）：可能导致避孕失败
- 鲁玛卡托（lumacaftor）：可能导致避孕失败
- 他克莫司（tacrolimus）：能使他克莫司水平显著增加，应避免合用
- 乌利司他（ulipristal）：可能减弱孕激素类的避孕效果

用法

溶液配制	-
用法	口服
输注速度	-

其他信息

禁用于卟啉症患者

第十部分

免疫系统药物

一、抗变态反应药

1. 抗组胺药

盐酸异丙嗪　Promethazine hydrochloride

临床应用

抗组胺药

肾功能正常时的剂量

- 口服：25mg，每晚 1 次，可增加至每日 2 次；或 10 ~ 20mg，每日 2 ~ 3 次
- 缓慢静脉给药或肌内注射：25 ~ 100mg

药代动力学

分子量（Da）	320.9
蛋白结合率（%）	76 ~ 93
尿中原型药排泄率（%）	0
分布容积（L/kg）	13.5
半衰期（h）：正常 / ESRF	（5 ~ 14）/-

药物代谢

盐酸异丙嗪在肝内进行广泛代谢，主要生成异丙嗪亚砜（promethazine sulfoxide），也生成 N- 去甲异丙嗪（N-desmethylpromethazine）。本药主要以代谢产物形式从尿液及胆汁缓慢排泄

肾功能（GFR，ml/min）受损时的剂量

20 ~ 50	与肾功能正常时同剂量
10 ~ 20	与肾功能正常时同剂量
<10	与肾功能正常时同剂量

肾脏替代治疗时的剂量

APD/CAPD	透析清除力不详。与肾功能正常时同剂量
HD	不被透析清除。与肾功能正常时同剂量
HDF/HFD	透析清除力不详。与肾功能正常时同剂量
CAV/ VVHD	透析清除力不详。与肾功能正常时同剂量

重要的药物相互作用

与其他药物合用的潜在风险

- 镇痛药：可能增强镇静作用

用法

溶液配制	-
用法	静脉给药，肌内注射，口服
输注速度	静脉注射应 3 ~ 5 分钟或以上
注释	溶于 10ml 注射用水后缓慢静脉注射（2.5mg/ml）

其他信息

慢性肾脏病（CKD）5 期患者使用本药可能出现过度镇静

马来酸氯苯那敏　Chlorphenamine maleate (Chlorpheniramine)

临床应用

抗组胺药

- 减轻过敏症状，瘙痒
- 治疗及预防过敏反应

肾功能正常时的剂量

- 口服：4mg，每日 4～6 次（每日最大剂量 24mg）
- 静脉给药：10～20mg（每日最大剂量 40mg）

药代动力学

分子量（Da）	390.9
蛋白结合率（%）	约 70
尿中原型药排泄率（%）	约 22
分布容积（L/kg）	3
半衰期（h）：正常 / ESRF	（12～43）/-

药物代谢

本药在肝内经历广泛的首过代谢。代谢产物包括去甲和二去甲基氯苯那敏。药物原型和代谢产物主要通过尿液排泄；排泄量取决于尿的酸碱度和流速。只有微量通过粪便排泄

肾功能（GFR，ml/min）受损时的剂量

20～50	与肾功能正常时同剂量
10～20	与肾功能正常时同剂量
<10	与肾功能正常时同剂量。见"其他信息"

肾脏替代治疗时的剂量

APD/CAPD	不被透析清除。与肾功能正常时同剂量
HD	透析可清除。与肾功能正常时同剂量
HDF/HFD	透析可清除。与肾功能正常时同剂量
CAV/VVHD	透析可清除。与肾功能正常时同剂量

重要的药物相互作用

与其他药物合用的潜在风险

- 镇痛药：与阿片类镇痛药（opioid analgesics）合用，可能增强镇静作用
- 抗惊厥药：合用会抑制苯妥英（phenytoin）代谢，可导致苯妥英中毒
- 抗病毒药：洛匹那韦（lopinavir）可能增加本药浓度

用法

溶液配制	-
用法	口服，静脉给药
输注速度	静脉注射不少于 1 分钟
注释	注射部位会产生刺痛或灼热的感觉

其他信息

肾功能受损患者的大脑对此药的敏感性增加

盐酸赛庚啶　Cyproheptadine hydrochloride

临床应用

抗组胺药
- 缓解过敏症状，如花粉症、荨麻疹

肾功能正常时的剂量

每日 4～20mg，分次服用。最大剂量为每日 32mg

药代动力学

分子量（Da）	350.9
蛋白结合率（%）	96～99
尿中原型药排泄率（%）	<2
分布容积（L/kg）	大量
半衰期（h）：正常 / ESRF	（1～4）/ 延长

药物代谢

本药几乎全部在肝内代谢，人体的主要代谢产物为赛庚啶的季铵盐（quaternary ammonium）葡糖苷酸共轭物。40% 主要以代谢产物形式从尿液排泄，2%～20% 经粪便排泄

肾功能（GFR，ml/min）受损时的剂量

20～50	与肾功能正常时同剂量
10～20	与肾功能正常时同剂量
<10	与肾功能正常时同剂量

肾脏替代治疗时的剂量

APD/CAPD	可能不被透析清除。与肾功能正常时同剂量
HD	可能不被透析清除。与肾功能正常时同剂量
HDF/HFD	可能不被透析清除。与肾功能正常时同剂量
CAV/VVHD	可能不被透析清除。与肾功能正常时同剂量

重要的药物相互作用

与其他药物合用的潜在风险
- 镇痛药：与阿片类镇痛药（opioid analgesics）合用会增强镇静作用

用法

溶液配制	-
用法	口服
输注速度	-

其他信息

肾病患者可能引起极度困倦，从小剂量起始，然后逐渐增加

氯雷他定　Loratadine

临床应用

抗组胺药

- 缓解过敏症状，如花粉症、荨麻疹

肾功能正常时的剂量

每日 10mg

药代动力学

分子量（Da）	382.9
蛋白结合率（%）	97～99
尿中原型药排泄率（%）	40
分布容积（L/kg）	无数据
半衰期（h）：	（12～15）/
正常 / ESRF	不变

药物代谢

氯雷他定主要被 CYP3A4 和 CYP2D6 介导进行广泛的首过代谢。其主要代谢产物地氯雷他定（desloratadine）具有药理活性，发挥大部分的临床作用。本药主要是以共轭代谢产物的形式排泄，服药 10 日后大约 40% 从尿液排泄，42% 从粪便排泄。在最初 24 小时内，约 27% 的药物从尿液排泄。不足 1% 的药物以活性药物形式（如氯雷他定和地氯雷他定）排出体外

肾功能（GFR，ml/min）受损时的剂量

20～50	与肾功能正常时同剂量
10～20	与肾功能正常时同剂量
<10	与肾功能正常时同剂量

肾脏替代治疗时的剂量

APD/CAPD	不被透析清除。与肾功能正常时同剂量
HD	不被透析清除。与肾功能正常时同剂量
HDF/HFD	透析清除力不详。与肾功能正常时同剂量
CAV/VVHD	可能不被透析清除。与肾功能正常时同剂量

重要的药物相互作用

与其他药物合用的潜在风险

- 抗菌药：红霉素（erythromycin）可能增加本药浓度
- 抗真菌药：酮康唑（ketoconazole）可能增加本药浓度，应避免合用
- 抗病毒药：利托那韦（ritonavir）可能增加本药浓度

用法

溶液配制	-
用法	口服
输注速度	-

其他信息

本药在肾功能受损患者中有增强镇静作用的风险

地氯雷他定　Desloratadine

临床应用

抗组胺药
- 缓解花粉症、荨麻疹等过敏症状

肾功能正常时的剂量

每日 5mg

药代动力学

分子量（Da）	310.8
蛋白结合率（%）	83～87
尿中原型药排泄率（%）	40.6（作为活性代谢产物）
分布容积（L/kg）	无数据
半衰期（h）：正常/ ESRF	27/ 增加

药物代谢

地氯雷他定是氯雷他定（loratadine）的主要活性代谢产物。服药后 10 日，约 40% 的剂量经尿液排泄，42% 经粪便排泄，主要以共轭代谢产物形式排泄。在服药后 24 小时内，约 27% 的剂量经尿液排泄。不足 1% 的活性物质以地氯雷他定原型排出体外

肾功能（GFR，ml/min）受损时的剂量

20～50	与肾功能正常时同剂量
10～20	与肾功能正常时同剂量
<10	与肾功能正常时同剂量。慎用

肾脏替代治疗时的剂量

APD/CAPD	不被透析清除。与肾功能正常时同剂量
HD	不被透析清除。与肾功能正常时同剂量
HDF/HFD	透析清除力不详。与肾功能正常时同剂量
CAV/VVHD	可能不被透析清除。与肾功能正常时同剂量

重要的药物相互作用

与其他药物合用的潜在风险
- 抗病毒药：利托那韦（ritonavir）可能增加本药浓度

用法

溶液配制	-
用法	口服
输注速度	-

其他信息

在 GFR<10ml/min 的患者中，足量用药可能增强镇静作用

卢帕他定　　Rupatadine

临床应用

抗组胺药

肾功能正常时的剂量

10mg，每日 1 次

药代动力学

分子量（Da）	416
蛋白结合率（%）	98.5 ~ 99
尿中原型药排泄率（%）	不显著
分布容积（L/kg）	3 ~ 7[1]
半衰期（h）：正常 / ESRF	5.9/-

药物代谢

本药主要通过 CYP3A4 介导进行代谢。在尿液和粪便中仅能检测到极微量原型活性成分，提示卢帕他定已几乎全部被代谢

肾功能（GFR，ml/min）受损时的剂量

20 ~ 50	与肾功能正常时同剂量
10 ~ 20	与肾功能正常时同剂量
<10	与肾功能正常时同剂量。谨慎使用

肾脏替代治疗时的剂量

APD/CAPD	可能不被透析清除。与 GFR<10ml/min 时同剂量
HD	可能不被透析清除。与 GFR<10ml/min 时同剂量
HDF/HFD	透析清除力不详。与 GFR<10ml/min 时同剂量
CAV/ VVHD	透析清除力不详。与 GFR=10 ~ 20ml/min 时同剂量

重要的药物相互作用

与其他药物合用的潜在风险

- 抗菌药：克拉霉素（clarithromycin）及红霉素（erythromycin）能升高本药浓度，需慎用
- 抗真菌药：伊曲康唑（itraconazole）、酮康唑（ketoconazole）、泊沙康唑（posaconazole）及伏立康唑（voriconazole）能升高本药浓度，应避免合用；与氟康唑（fluconazole）合用需慎重
- 抗病毒药：利托那韦（ritonavir）及其他蛋白酶抑制剂可能升高本药浓度，应避免合用
- 葡萄柚汁（grapefruit juice）：能升高本药浓度，应避免合用
- 调节血脂药：与他汀类（statins）合用需谨慎
- 环孢素（ciclosporin）、西罗莫司（sirolimus）、他克莫司（tacrolimus）：合用可能升高这些药的浓度

用法

溶液配制	-
用法	口服
输注速度	-

其他信息

由于缺乏肾功能受损时的用药经验，生产商禁止使用本药

参考文献

[1] www.tga.gov.au/pdf/auspar/auspar-rupa-fin.pdf

盐酸羟嗪　Hydroxyzine hydrochloride

临床应用

抗组胺药

- 治疗瘙痒症
- 治疗焦虑症（短时间）

肾功能正常时的剂量

- 瘙痒症：25mg，睡前服用，根据病情可加量至每日 3 ~ 4 次
- 焦虑症：每日 50 ~ 100mg，分 4 次服用
- 最大剂量：每日 100mg，老年人每日 50mg

药代动力学

分子量（Da）	447.8
蛋白结合率（%）	无数据
尿中原型药排泄率（%）	0
分布容积（L/kg）	19.5
半衰期（h）：正常 / ESRF	20/-

药物代谢

本药经历广泛的代谢。本药在乙醇脱氢酶作用下生成主要代谢产物西替利嗪（cetirizine），为一种羧酸代谢产物（约为口服剂量的 45%）。该代谢产物具有重要的外周 H_1 受体拮抗剂活性。其他代谢产物包括 N- 脱烷基化代谢产物和 O- 脱烷基化代谢产物，其血浆半衰期为 59 小时。这些代谢主要被 CYP3A4/5 介导产生。仅 0.8% 的剂量以药物原型从尿液排泄。西替利嗪主要以原型从尿液排泄（分别占口服和肌内注射羟嗪量的 25% 和 16%）

肾功能（GFR，ml/min）受损时的剂量

20 ~ 50	与肾功能正常时同剂量
10 ~ 20	从常规剂量的 50% 开始，必要时可增加剂量
<10	从常规剂量的 50% 开始，必要时可增加剂量

肾脏替代治疗时的剂量

APD/CAPD	不被透析清除。与 GFR<10ml/min 时同剂量
HD	不被透析清除。与 GFR<10ml/min 时同剂量
HDF/HFD	不被透析清除。与 GFR<10ml/min 时同剂量
CAV/VVHD	不被透析清除。与 GFR=0 ~ 20ml/min 时同剂量

重要的药物相互作用

与其他药物合用的潜在风险

- 镇痛药：与阿片类（opioids）合用可能增强镇静作用

用法

溶液配制	-
用法	口服
输注速度	-

其他信息

- 肾功能受损患者用药发生副作用的可能性会增加，尤其是嗜睡
- 可引起 QT 间期延长，有 QT 间期延长风险的患者避免使用本药

盐酸西替利嗪　Cetirizine hydrochloride

临床应用

抗组胺药

● 用于缓解花粉症、荨麻疹等过敏症状

肾功能正常时的剂量

10mg，每日 1 次

药代动力学

分子量（Da）	461.8
蛋白结合率（%）	93
尿中原型药排泄率（%）	50～60
分布容积（L/kg）	0.45
半衰期（h）：正常 / ESRF	（8～10）/20

药物代谢

本药并不经历广泛的首过代谢。约 2/3 的药物以原型从尿液排泄

肾功能（GFR，ml/min）受损时的剂量

20～50	与肾功能正常时同剂量
10～20	与肾功能正常时同剂量
<10	每日 5～10mg

肾脏替代治疗时的剂量

APD/CAPD　可能不被透析清除。与 GFR<10ml/min 时同剂量

HD　不被透析清除。与 GFR<10ml/min 时同剂量

HDF/ HFD　不被透析清除。与 GFR<10ml/min 时同剂量

CAV/ VVHD　透析清除力不详。肾功能正常时同剂量

重要的药物相互作用

与其他药物合用的潜在风险

● 抗病毒药：与利托那韦（ritonavir）合用可能增加本药浓度

用法

溶液配制	-
用法	口服
输注速度	-
注释	有片剂和溶液

其他信息

● 生产商推荐肾功能受损时剂量减半
● 可以增加剂量，但可能会增强镇静作用
● 少于 10% 的药物可以被血液透析清除

盐酸左西替利嗪 Levocetirizine hydrochloride

临床应用

抗组胺药
● 缓解过敏症状，如花粉症、荨麻疹

肾功能正常时的剂量

每日 5mg

药代动力学

分子量（Da）	461.8
蛋白结合率（%）	90
尿中原型药排泄率（%）	85.4（包含代谢产物）
分布容积（L/kg）	0.4
半衰期（h）：正常 / ESRF	（6～9.8）/增加

药物代谢

不足 14% 的口服本药在人体内被代谢。代谢途径包括芳香族氧化、N- 和 O- 脱烷基化和与牛磺酸共轭。烷基化的途径主要通过 CYP3A4 介导，而芳香族氧化涉及多个和（或）不明的 CYP 亚型。本药及其代谢产物的主要排泄途径是尿液，粪便排泄仅占 12.9%。本药通过肾小球滤过和肾小管主动分泌而从尿液排泄

肾功能（GFR，ml/min）受损时的剂量

30～50 每 48 小时 5mg。见"其他信息"
10～30 每 72 小时 5mg。见"其他信息"
<10 每 72 小时 5mg。见"其他信息"

肾脏替代治疗时的剂量

APD/CAPD	可能不被透析清除。与 GFR<10ml/min 时同剂量
HD	不被透析清除。与 GFR<10ml/min 时同剂量
HDF/HFD	透析清除力不详。与 GFR<10ml/min 时同剂量
CAV/VVHD	可能不被透析清除。与 GFR=10～30ml/min 时同剂量

重要的药物相互作用

与其他药物合用的潜在风险
● 抗病毒药：利托那韦（ritonavir）可能增加本药浓度

用法

溶液配制	-
用法	口服
输注速度	-

其他信息

● 生产商建议 GFR<10ml/min 时避免使用本药，但据传已有医师在血液透析患者中按正常剂量应用本药
● 4 小时的血液透析清除不足 10% 的本药

酒石酸阿利马嗪（异丁嗪）　Alimemazine tartrate (Trimeprazine)

临床应用

- 治疗荨麻疹和瘙痒症
- 儿童术前给药（译者注：儿童术前给予本药能有效减少硫喷妥钠的麻醉诱导剂量）[Duncan BB, Zaimi F, Newman GB, et al. Effect of premedication on the induction dose of thiopentone in children. Anaesthesia. 1984 May, 39(5):426-428]

肾功能正常时的剂量

- 10mg，每 8 ~ 12 小时 1 次，最大剂量为每日 100mg
- 老年人：10mg，每日 1 次或 2 次

药代动力学

分子量（Da）	747
蛋白结合率（%）	>90
尿中原型药排泄率（%）	>70
分布容积（L/kg）	大
半衰期（h）：正常 / ESRF	4.8/–

药物代谢

本药在肝内经生物转化，生成羟基、N- 脱烷基、S- 氧化物（hydroxy, N-dealkyl, S-oxide）和砜类衍生物（sulfonedierivatives）。羟基复合物是主要代谢产物（多于 50%），该复合物部分共轭；5% ~ 10% 的代谢产物是砜类衍生物。部分代谢产物能在粪便中测到，尿液和粪便中排泄的代谢产物分别为 75%、25%

肾功能（GFR，ml/min）受损时的剂量

20 ~ 50	与肾功能正常时同剂量
10 ~ 20	服药频率减少至每 12 ~ 24 小时 1 次
<10	服药频率减少至每 12 ~ 24 小时 1 次

肾脏替代治疗时的剂量

APD/CAPD	可能不被透析清除。与 GFR<10ml/min 时同剂量
HD	可能不被透析清除。与 GFR<10ml/min 时同剂量
HDF/HFD	可能不被透析清除。与 GFR<10ml/min 时同剂量
CAV/VVHD	可能不被透析清除。与 GFR=10 ~ 20ml/min 时同剂量

重要的药物相互作用

与其他药物合用的潜在风险

- 镇痛药：与阿片类镇痛药（opioid analgesics）合用可能增强其镇静作用

用法

溶液配制	-
用法	口服
输注速度	-

其他信息

- 大量的本药通过尿液排泄，因此，生产商建议肾衰竭时禁用本药。肾功能受损的患者使用本药，将会减少清除而增加血药浓度
- 可以在晚间服用 10mg 来治疗尿毒症瘙痒

氯马斯汀 Clemastine

临床应用

抗组胺药
- 缓解过敏症状，如花粉症、荨麻疹等

肾功能正常时的剂量

1~3mg，每日2次

药代动力学

分子量（Da）	460（富马酸盐）
蛋白结合率（%）	95~98[1]
尿中原型药排泄率（%）	<1
分布容积（L/kg）	7~15
半衰期（h）：正常/ESRF	21/-

药物代谢

本药在肝中通过单、双去甲基化和与葡糖苷酸共轭而进行广泛代谢。代谢产物主要从尿液排泄

肾功能（GFR，ml/min）受损时的剂量

20~50	与肾功能正常时同剂量
10~20	与肾功能正常时同剂量
<10	与肾功能正常时同剂量

肾脏替代治疗时的剂量

APD/CAPD	可能不被透析清除。与肾功能正常时同剂量
HD	可能不被透析清除。与肾功能正常时同剂量
HDF/HFD	可能被透析清除。与肾功能正常时同剂量
CAV/VVHD	可能被透析清除。与肾功能正常时同剂量

重要的药物相互作用

与其他药物合用的潜在风险
- 镇痛药：与阿片类镇痛药（opioid analgesics）合用能增强镇痛作用

用法

溶液配制	-
用法	口服
输注速度	-

参考文献

[1] Hansson H, Bergvall K, Bondesson U, et al. Clinical pharmacology of clemastine in healthy dogs. Vet Dermatol. 2004 Jun; 15(3): 152-158.

阿伐斯汀　Acrivastine

临床应用

抗组胺药
- 缓解过敏症状，如花粉症、荨麻疹

肾功能正常时的剂量

8mg，每日 3 次

药代动力学

分子量（Da）	348.4
蛋白结合率（%）	50
尿中原型药排泄率（%）	60
分布容积（L/kg）	0.6 ~ 0.7
半衰期（h）：正常 / ESRF	1.5/-

药物代谢

阿伐斯汀经过肝代谢，与其活性代谢产物一起主要从尿液排泄

肾功能（GFR，ml/min）受损时的剂量

20 ~ 50	8mg，每日 2 次
10 ~ 20	8mg，每日 1 ~ 2 次
<10	8mg，每日 1 ~ 2 次

肾脏替代治疗时的剂量

APD/CAPD　透析清除力不详。与 GFR< 10ml/min 时同剂量

HD　透析清除力不详。与 GFR< 10ml/min 时同剂量

HDF/HFD　透析清除力不详。与 GFR< 10ml/min 时同剂量

CAV/VVHD　透析清除力不详。与 GFR= 10 ~ 20ml/min 时同剂量

重要的药物相互作用

与其他药物合用的潜在风险
- 抗病毒药：利托那韦（ritonavir）可能增加本药浓度

用法

溶液配制	-
用法	口服
输注速度	-

其他信息

- 由于缺乏资料，生产商不推荐在肾功能显著受损患者中使用阿伐斯汀
- 严重肾功能受损时的用药剂量来自 Drug Prescribing in Renal Failure, 5th edition, by Aronoff et al

咪唑斯汀 Mizolastine

临床应用

抗组胺药

● 缓解过敏症状，如花粉症、荨麻疹

肾功能正常时的剂量

每日 10mg

药代动力学

分子量（Da）	432.5
蛋白结合率（%）	98.4
尿中原型药排泄率（%）	<0.5
分布容积（L/kg）	1.4
半衰期（h）：正常 / ESRF	13/-

药物代谢

咪唑斯汀主要通过葡糖苷酸化进行代谢，但也存在其他代谢途径，包括 CYP3A4 介导的代谢，形成无活性的羟基化代谢产物

肾功能（GFR，ml/min）受损时的剂量

20 ~ 50	与肾功能正常时同剂量
10 ~ 20	与肾功能正常时同剂量
<10	与肾功能正常时同剂量

肾脏替代治疗时的剂量

APD/CAPD	不被透析清除。与肾功能正常时同剂量
HD	不被透析清除。与肾功能正常时同剂量
HDF/HFD	不被透析清除。与肾功能正常时同剂量
CAV/VVHD	不被透析清除。与肾功能正常时同剂量

重要的药物相互作用

与其他药物合用的潜在风险

● 抗心律失常药：增加室性心律失常风险，故应避免与胺碘酮（amiodarone）、丙吡胺（disopyramide）、氟卡尼（flecainide）、美西律（mexiletine）、普鲁卡因胺（procainamide）和普罗帕酮（propafenone）合用

● 抗菌药：大环内酯类（macrolides）可能抑制本药代谢，应避免合用；莫西沙星（moxifloxacin）可能增加室性心律失常风险，应避免合用

● 抗抑郁药：与西酞普兰（citalopram）和艾司西酞普兰（escitalopram）合用会增加室性心律失常风险，应避免合用

● 抗真菌药：伊曲康唑（itraconazole）和酮康唑（ketoconazole）可抑制本药代谢，咪唑类（imidazoles）也可能具有此作用，均应避免合用

● 抗疟药：避免与哌喹和青蒿醇复方制剂（piperaquine-artenimol）合用

● 抗病毒药：利托那韦（ritonavir）可能增加本药浓度；沙奎那韦（saquinavir）可增加室性心律失常风险，应避免合用

● β 受体拮抗药：索他洛尔（sotalol）可增加室性心律失常风险，应避免合用

● 环孢素：可抑制环孢素（ciclosporin）代谢，合用应谨慎

● 细胞毒性药物：与凡德他尼（vandetan-ib）合用可能增加室性心律失常风险

● 可延长 QT 间期的药物：均应避免合用

● 抑制细胞色素 P_{450} 酶的药物：合用需谨慎，可能增加本药浓度

用法

溶液配制	-
用法	口服
输注速度	-

其他信息

电解质紊乱，特别是低钾血症的患者禁用本药

比拉斯汀 Bilastine

临床应用

非镇静性抗组胺药
● 缓解过敏（如花粉症、荨麻疹）症状

肾功能正常时的剂量

20mg，每日 1 次

药代动力学

分子量（Da）	463.6
蛋白结合率（%）	84～90
尿中原型药排泄率（%）	28.3
分布容积（L/kg）	1.29
半衰期（h）：正常 / ESRF	14.5 / -

药物代谢

本药几乎不被代谢。服用剂量的 95% 以原型从尿液（28.3%）和粪便（66.5%）排泄

肾功能（GFR，ml/min）受损时的剂量

20～50	与肾功能正常时同剂量
10～20	与肾功能正常时同剂量
<10	与肾功能正常时同剂量

肾脏替代治疗时的剂量

APD/CAPD	可能不被透析清除。与肾功能正常时同剂量
HD	可能不被透析清除。与肾功能正常时同剂量
HDF/HFD	可能不被透析清除。与肾功能正常时同剂量
CAV/VVHD	可能不被透析清除。与肾功能正常时同剂量

重要的药物相互作用

与其他药物合用的潜在风险
● 抗病毒药：利托那韦（ritonavir）可能增加本药浓度
● 葡萄柚汁（grapefruit juice）：能降低本药浓度

用法

溶液配制	-
用法	口服
输注速度	-

其他信息

口服生物利用度为 61%

盐酸非索非那定   Fexofenadine hydrochloride

临床应用

抗组胺药

● 缓解过敏性鼻炎和荨麻疹症状

肾功能正常时的剂量

每日 120～180mg，取决于病情

药代动力学

分子量（Da）	538.1
蛋白结合率（%）	60～70
尿中原型药排泄率（%）	10
分布容积（L/kg）	5～6
半衰期（h）：正常 / ESRF	（11～15）/（19～25）

药物代谢

本药极少经历肝和非肝代谢。仅 5% 的药物在肠黏膜代谢，仅 0.5%～1.5% 的药物在肝内经细胞色素 P_{450} 系统的生物转化作用而代谢。本药主要通过胆汁排泄清除，也有约 10% 的吸收剂量以原型从尿液排泄

肾功能（GFR，ml/min）受损时的剂量

20～50	与肾功能正常时同剂量。谨慎使用
10～20	与肾功能正常时同剂量。谨慎使用。见"其他信息"
<10	与肾功能正常时同剂量。谨慎使用。见"其他信息"

肾脏替代治疗时的剂量

APD/CAPD	可能不被透析清除。与 GFR<10ml/min 时同剂量
HD	不被透析清除。与 GFR<10ml/min 时同剂量
HDF/HFD	透析清除力不详。与 GFR<10ml/min 时同剂量
CAV/VVHD	可能不被透析清除。与 GFR=10～20ml/min 时同剂量

重要的药物相互作用

与其他药物合用的潜在风险

● 抗菌药：利福平（rifampicin）可能减弱本药作用
● 抗病毒药：利托那韦（ritonavir）可能增加本药浓度
● 含铝 / 镁抗酸药：能减少本药吸收，应间隔 2 小时服药

用法

溶液配制	-
用法	口服
输注速度	-
注释	餐前服用

其他信息

对于肾功能不全患者，本药宜从最小剂量开始，而后小心地逐渐加量，因为较大剂量对这类患者会产生较强的镇静作用

酮替芬 Ketotifen

临床应用

抗组胺药
- 缓解过敏症状

肾功能正常时的剂量

- 1~2mg，每日 2 次
- 对易于镇静的患者，起始剂量为 0.5~1mg，晚上服用

药代动力学

分子量（Da）	425.5（富马酸盐）
蛋白结合率（%）	75
尿中原型药排泄率（%）	1
分布容积（L/kg）	8.8[1]
半衰期（h）：正常 / ESRF	21/-

药物代谢

本药经历肝首过代谢形成无活性的代谢产物，主要从尿液排泄

肾功能（GFR，ml/min）受损时的剂量

20~50	与肾功能正常时同剂量
10~20	与肾功能正常时同剂量
<10	与肾功能正常时同剂量

肾脏替代治疗时的剂量

APD/CAPD	透析清除力不详。与肾功能正常时同剂量
HD	透析清除力不详。与肾功能正常时同剂量
HDF/HFD	透析清除力不详。与肾功能正常时同剂量
CAV/VVHD	透析清除力不详。与肾功能正常时同剂量

重要的药物相互作用

与其他药物合用的潜在风险
- 镇痛药：与阿片类镇痛药（opioid analgesics）合用可能增强镇静作用

用法

溶液配制	-
用法	口服，局部给药
输注速度	-

其他信息

- 可能增加不良反应，尤其是嗜睡
- 生物利用度为 50%

参考文献

[1] www.accessdata.fda.gov/drugsatfda_docs/nda/99/21-066_ZADITOR%200.025%25_biopharmr.pdf

2. 单克隆抗体抗变态反应药

奥马珠单抗 Omalizumab

临床应用

单克隆抗体
- 控制哮喘的附加治疗（Add-on therapy）
- 治疗慢性自发性荨麻疹（CSU）

肾功能正常时的剂量

- 通常 75 ~ 600mg，每 2 ~ 4 周分成 1 ~ 4 次注射，取决于 IgE 的基线水平和体重
- 最大剂量为每 2 周 600mg
- 慢性自发性荨麻疹：300mg，每 4 周注射 1 次
- 更多信息见"产品特性概述"（SPC）

药代动力学

分子量（Da）	149000
蛋白结合率（%）	0
尿中原型药排泄率（%）	无数据
分布容积（L/kg）	0.046 ~ 0.11
半衰期（d）：正常 / ESRF	（20 ~ 26）/-

药物代谢

奥马珠单抗主要在网状内皮系统经调理作用代谢，在肝清除 IgG 和 IgE 的过程中被去除。IgG 也能被肝内网状内皮系统和内皮细胞降解清除。完整的 IgG 也从胆汁排泄

肾功能（GFR，ml/min）受损时的剂量

20 ~ 50	与肾功能正常时同剂量
10 ~ 20	与肾功能正常时同剂量。慎用
<10	与肾功能正常时同剂量。慎用

肾脏替代治疗时的剂量

APD/CAPD	可能不被透析清除。与 GFR<10ml/min 时同剂量
HD	可能不被透析清除。与 GFR<10ml/min 时同剂量
HDF/HFD	可能不被透析清除。与 GFR<10ml/min 时同剂量
CAV/VVHD	可能不被透析清除。与 GFR=10 ~ 20ml/min 时同剂量

重要的药物相互作用

与其他药物合用的潜在风险
- 未知

用法

溶液配制	注射用水
用法	皮下注射
输注速度	-
注释	最好选择上臂三角肌部位注射，或者选择大腿部位 一个注射部位给药剂量不超过 150mg 溶液配制后，其理化稳定性在 2 ~ 8℃可保持 8 小时，在 30℃可保持 4 小时

其他信息

- 生物利用度为 62%；给药 7 ~ 8 日后血药浓度达峰值
- 由于本药缺乏在肾功能受损人群中应用的研究，"英国产品特性概述"（UK SPC）建议本药在这类患者中应慎用。但是肾功能受损似乎并不影响本药的药代动力学，故在密切监测下仍可小心应用

瑞利珠单抗 Reslizumab

临床应用

治疗严重的嗜酸细胞性哮喘［译者注：瑞利珠单抗是一种人源化抗白介素 -5（IL-5）单克隆抗体，2016 年被美国 FDA 批准上市，用于治疗年龄 18 岁及以上的严重的嗜酸细胞性哮喘］

肾功能正常时的剂量

3mg/kg，每 4 周 1 次

药代动力学

分子量（Da）	147000
蛋白结合率（%）	无数据
尿中原型药排泄率（%）	0
分布容积（L/kg）	5
半衰期（d）：正常 / ESRF	24 /-

药物代谢

瑞利珠单抗通过酶介导蛋白水解生成小分子肽和氨基酸。瑞利珠单抗与可溶性靶点结合后，可能进行线性非靶点介导清除（linear non-target mediated clearance）

肾功能（GFR，ml/min）受损时的剂量

20 ~ 50	与肾功能正常时同剂量
10 ~ 20	与肾功能正常时同剂量
<10	与肾功能正常时同剂量

肾脏替代治疗时的剂量

APD/CAPD	不被透析清除。与肾功能正常时同剂量
HD	不被透析清除。与肾功能正常时同剂量
HDF/HFD	不被透析清除。与肾功能正常时同剂量
CAV/ VVHD	不被透析清除。与肾功能正常时同剂量

重要的药物相互作用

与其他药物合用的潜在风险

● 疫苗：与活疫苗合用会增加全身感染风险，应避免同时使用

用法

溶液配制	-
用法	静脉滴注
输注速度	超过 20 ~ 50 分钟
注释	通过无菌、无致热原、低蛋白结合、孔径 0.2μm 的一次性过滤器输液 加到 50ml 0.9% 氯化钠溶液中

其他信息

瑞利珠单抗是一种抗体，因此不通过尿液排泄。当肾功能下降至 eGFR=30 ~ 59ml /（min·1.73 m²）时，本药的药代动力学并无明显变化。目前尚无在重度肾功能受损或终末期肾病（ESRD）患者中应用本药的研究

美泊利单抗 Mepolizumab

临床应用

人源化白介素 -5（IL-5）拮抗剂单克隆抗体

● 治疗严重的难治性嗜酸细胞性哮喘

肾功能正常时的剂量

100mg，每 4 周 1 次

药代动力学

分子量（Da）	149000
蛋白结合率（%）	0（与 IL-5 结合）
尿中原型药排泄率（%）	无数据
分布容积（L/kg）	0.055 ~ 0.085
半衰期（d）： 正常 / ESRF	（16 ~ 22）/-

药物代谢

美泊利单抗是人源化 IgG_1 单克隆抗体，它被蛋白水解酶降解，这种蛋白水解酶在体内广泛分布，并不只限于肝组织

肾功能（GFR，ml/min）受损时的剂量

20 ~ 50	与肾功能正常时同剂量
10 ~ 20	与肾功能正常时同剂量
<10	与肾功能正常时同剂量

肾脏替代治疗时的剂量

APD/CAPD	可能不被透析清除。与肾功能正常时同剂量
HD	可能不被透析清除。与肾功能正常时同剂量
HDF/HFD	可被不被透析清除。与肾功能正常时同剂量
CAV VVHD	可能不被透析清除。与肾功能正常时同剂量

重要的药物相互作用

与其他药物合用的潜在风险

● 疫苗：避免与活疫苗合用

用法

溶液配制	溶于 1.2ml 注射用水
用法	皮下注射
输注速度	-

二、免疫调节药

1. 免疫抑制剂

青霉胺　Penicillamine

临床应用

治疗类风湿关节炎、威尔逊病（Wilson's disease）、胱氨酸尿、铅中毒、慢性活动性肝炎

肾功能正常时的剂量

- 类风湿关节炎
  - 诱导缓解剂量：第 1 个月，每日 125 ~ 250mg；每 4 ~ 12 周增加同等剂量，直至缓解
  - 维持剂量：通常每日 500 ~ 750mg，分次服用。最大剂量为每日 1.5g
- 威尔逊病：每日 0.75 ~ 2g，分次服用
- 胱氨酸尿：治疗剂量为每日 1 ~ 3g，分次服用；预防剂量为睡前 0.5 ~ 1g
- 铅中毒：每日 1 ~ 1.5g，分次服用
- 慢性活动性肝炎：每日 0.5 ~ 1.25g，分次服用

药代动力学

分子量（Da）	149.2
蛋白结合率（%）	80
尿中原型药排泄率（%）	10 ~ 40
分布容积（L/kg）	0.8
半衰期（h）：正常 / ESRF（1 ~ 3）/ 延长	

药物代谢

青霉胺在肝内进行有限的代谢，生成 S- 甲基青霉胺。青霉胺主要以二硫化物形式从尿液排泄，部分以 S- 甲基青霉胺和原型形式排泄；小部分可能从粪便排泄

肾功能（GFR，ml/min）受损时的剂量

20 ~ 50	如有可能应尽量避免使用，或者减量应用，前 12 周 125mg，每 12 周增加同等剂量
10 ~ 20	有肾毒性，避免使用
<10	有肾毒性，避免使用

肾脏替代治疗时的剂量

APD/CAPD	透析清除力不详。有肾毒性，避免使用
HD	透析可清除。血液透析后 125 ~ 250mg，每周 3 次
HDF/HFD	透析可清除。血液透析后 125 ~ 250mg，每周 3 次
CAV/ VVHD	透析可清除。有肾毒性，避免使用

重要的药物相互作用

与其他药物合用的潜在风险
- 抗精神病药：避免与氯氮平（clozapine）合用（增加粒细胞缺乏症风险）
- 金硫丁二钠（sodium aurothiomalate）：增加血液学毒性风险

用法

溶液配制	-
用法	口服
输注速度	-

其他信息

- 蛋白尿经常发生，部分与剂量相关。部分患者可能进展成肾小球肾炎或肾病综合征
- 血液透析时的剂量来自 Drug Dosage in Renal Insufficiency, by Seyffart G, 以及 Drug Prescribing in Renal Failure, 5th edition, by Aronoff et al

- 治疗的最初 2 个月及任何剂量变动后，应每周进行一次尿液分析，此后每月进行一次。蛋白尿增加需中止治疗

硫唑嘌呤　Azathioprine

临床应用

免疫抑制剂

- 预防移植后排斥反应
- 治疗各种自身免疫性疾病

肾功能正常时的剂量

每日 1~5mg/kg

药代动力学

分子量（Da）	277.3
蛋白结合率（%）	<30
尿中原型药排泄率（%）	<2
分布容积（L/kg）	0.55~0.8
半衰期（h）：正常/ESRF（3~5）/增加	

药物代谢

硫唑嘌呤被广泛代谢成其活性成分巯嘌呤（mercaptopurine），后者在细胞内转换成核苷酸衍生物发挥活性。巯嘌呤通过甲基化作用、氧化作用和形成无机硫酸盐在肝内快速广泛地进行代谢。巯醇甲基化（thiol methylation）作用是由硫代嘌呤甲基转移酶（thiopurine methyltransferase，TPMT）催化。由于TPMT基因的多态性，TPMT活性在患者中具有高度可变性。大约10%的硫唑嘌呤在硫和嘌呤环之间断裂生成 1- 甲基 -4- 硝基 -5- 巯基咪唑（1-methyl-4-nitro-5-thioimidazole）。据报道，不同代谢产物的比例在不同患者间存在差异。代谢产物、少量原型硫唑嘌呤和巯嘌呤从尿液排泄

肾功能（GFR，ml/min）受损时的剂量

20~50	与肾功能正常时同剂量
10~20	75%~100%
<10	50%~100%

肾脏替代治疗时的剂量

APD/CAPD	透析可清除。与肾功能正常时同剂量
HD	透析可清除。与肾功能正常时同剂量
HDF/HFD	透析可清除。与肾功能正常时同剂量
CAV/VVHD	透析可清除。与肾功能正常时同剂量

重要的药物相互作用

与其他药物合用的潜在风险

- 别嘌醇（allopurinol）：增强硫唑嘌呤效应，同时也增加毒性。如果同时使用，硫唑嘌呤需减量 50%~75%。尽量避免合用
- 抗菌药：与复方新诺明（co-trimoxazole）合用增加血液毒性风险
- 抗凝血药：可能减弱香豆素类（coumarins）的抗凝作用
- 抗精神病药：避免与氯氮平（clozapine）合用
- 抗病毒药：利巴韦林（ribavirin）可增强其骨髓抑制作用
- 环孢素（ciclosporin）：减少环孢素的吸收和生物利用度
- 细胞毒性药物：能与本药产生叠加或协同作用导致毒性，特别是骨髓毒性
- 非布司他（febuxostat）：应避免合用
- 疫苗：与活疫苗合用存在全身感染风险，应避免合用

用法

溶液配制	每小瓶（50mg）药物加入 5ml 注射用水
用法	口服，静脉给药
输注速度	持续不少于 1 分钟

注释　　一些医疗单位将药物稀释到 0.9% 氯化钠溶液或 5% 葡萄糖溶液 100ml 中，持续静脉滴注 1 小时（UK Critical Care Group, Minimum Infusion Volumes for Fluid Restricted Critically Ill Patients, 3rd edition, 2006）

外周静脉注射时，最好选用能快速输液的侧臂静脉

本药对静脉有很强的刺激性，故用药后予 50ml 0.9% 氯化钠溶液冲洗血管

服用片剂时，宜与食物同服或进食后服用

其他信息

● 静脉注射 1mg 药物与口服 1mg 药物等效

● 尿酸清除低的患者，要监测 6- 巯基嘌呤（6-mercaptopurine）水平

● 监测白细胞和血小板数量

● 细胞毒性药物不要用手触摸（译者注：配制硫唑嘌呤注射液时，应避免药液接触皮肤，一旦接触，需用肥皂及大量清水清洗）

● 可以间断地静脉滴注给药（可达 250mg，配制成 100ml 溶液滴注）

● 40%～60% 药物可被血液透析移除

环孢素　Ciclosporin

临床应用

免疫抑制剂

- 预防实体器官移植的排斥反应
- 治疗肾病综合征
- 治疗异位性皮炎
- 治疗银屑病
- 治疗类风湿关节炎
- 治疗溃疡性结肠炎

肾功能正常时的剂量

- 器官移植
  - 口服：2～15mg /（kg·d），基于血药浓度服用（参考当地治疗方案）
  - 静脉给药：口服剂量的 1/3～1/2（参考当地治疗方案）
- 骨髓移植
  - 口服：12.5～15mg /（kg·d）
  - 静脉给药：3～5mg /（kg·d）
- 肾病综合征：5mg /（kg·d），分 2 次服用
- 异位性皮肤炎/银屑病：2.5～5mg/（kg·d），分 2 次服用
- 类风湿关节炎：口服剂量 2.5～5mg/（kg·d），分 2 次服用
- 溃疡性结肠炎：静脉滴注剂量 2mg/（kg·d），超过 24 小时

药代动力学

分子量（Da）	1202.6
蛋白结合率（%）	约 90
尿中原型药排泄率（%）	0.1
分布容积（L/kg）	3～5
半衰期（h）：正常 / ESRF	（5～20）/不变

药物代谢

环孢素广泛分布于整个身体。血液中的分布呈浓度依赖性，41%～58% 分布于红细胞中，10%～20% 分布于白细胞中。其余的存在于血浆中，其蛋白结合率约为 90%，主要与脂蛋白结合。从血液中清除是双相的。环孢素在肝内广泛代谢，主要经胆汁随粪便排泄。约 6% 的口服剂量经尿液排泄，药物原型不超过 0.1%

肾功能（GFR，ml/min）受损时的剂量

20～50	与肾功能正常时同剂量
10～20	与肾功能正常时同剂量
<10	与肾功能正常时同剂量

肾脏替代治疗时的剂量

APD/CAPD	不被透析清除。与肾功能正常时同剂量；根据血药浓度调整剂量
HD	不被透析清除。与肾功能正常时同剂量；根据血药浓度调整剂量
HDF/HFD	透析清除力不详。与肾功能正常时同剂量；根据血药浓度调整剂量
CAV/VVHD	不被透析清除。与肾功能正常时同剂量；根据血药浓度调整剂量

重要的药物相互作用

与其他药物合用的潜在风险

- 与血管紧张素转换酶抑制剂（ACEI）、血管紧张素 AT_1 受体拮抗剂、保钾利尿药或钾盐合用，能增加高钾血症风险
- 与下列药物合用会增加肾毒性风险：氨基糖苷类（aminoglycosides）、两性霉素 B、复方新诺明（co-trimoxazole）、丙吡胺（disopyramide）、膦甲酸钠（foscarnet sodium）、美法仑（melphalan）、非甾体抗炎药（NSAIDs）、多黏菌素类（polymyxins）、喹诺酮类（quinolones）、磺胺类（sulphonamides）、噻嗪类（thiazides）、甲氧苄啶（trimethoprim）和万古霉素（vancomycin）
- 与下列药物合用会增加环孢素浓度：乙酰唑胺（acetazolamide）、阿昔洛韦（aciclovir）、胺碘酮（amiodarone）、阿扎那韦（atazanavir）、波西普韦（boceprevir）、卡维地洛（carvedilol）、氯霉素（chloramphenicol）、氯喹（chloroquine）、西咪替丁（cimetidine）、达那唑（danazol）、地尔硫草（diltiazem）、多西环素（doxycycline）、法莫替丁（famotidine）、氟康唑（fluconazole）、氟西汀（fluoxetine）、氟伏沙明（fluvoxamine）、呋山那韦（fosamprenavir）、格列本脲（glibenclamide）、格列吡嗪（glipizide）、葡萄柚汁（grapefruit juice）、羟氯喹（hydroxychloroquine）、伊马替尼（imatinib）、茚地那韦（indinavir）、伊曲康唑（itraconazole）、酮康唑（ketoconazole）、乐卡地平（lercanidipine，合用会使两者浓度均增加，应避免合用）、大环内酯类（macrolides）、米卡芬净（micafungin）、咪康唑（miconazole）、大剂量的甲泼尼龙（methylprednisolone）、甲氧氯普胺（metoclopramide）、甲硝唑（metronidazole）、莫罗单抗CD3（muromonab CD3）、尼卡地平（nicardipine）、泊沙康唑（posaconazole）、孕激素类（progestogens）、普罗帕酮（propafenone）、利托那韦（ritonavir）、沙奎那韦（saquinavir）、特拉匹韦（telaprevir，合用会使两者浓度增加）、他克莫司（tacrolimus）、维拉帕米（verapamil）和伏立康唑（voriconazole）
- 与下列药物合用会降低环孢素浓度：巴比妥类（barbiturates）、安非他酮（bupropion）、卡马西平（carbamazepine）、依非韦伦（efavirenz）、磷苯妥英（fosphenytoin）、灰黄霉素（griseofulvin）、兰瑞肽（lanreotide）、莫达非尼（modafinil）、奥曲肽（octreotide）、帕瑞肽（pasireotide）、苯妥英（phenytoin）、扑米酮（primidone）、奎宁（quinine）、红葡萄酒、利福平（rifampicin）、圣约翰草（St John's wort）、磺胺嘧啶（sulfadiazine）、静脉用磺胺二甲基嘧啶（sulfadimidine）、柳氮磺胺吡啶（sulfasalazine）、苯磺唑酮（sulfinpyrazone）、特比萘芬（terbinafine）、噻氯匹定（ticlopidine）、静脉用甲氧苄啶（trimethoprim）、奥卡西平（oxcarbazepine，可能降低环孢素浓度）

- 阿利吉仑（aliskiren）：能增加阿利吉仑浓度，应避免合用
- 安贝生坦（ambrisentan）：增加安贝生坦浓度
- 抗菌药：与达托霉素（daptomycin）合用会增加肌病风险，应尽量避免合用
- 抗凝血药：能增加达比加群（dabigatran）浓度，应避免合用；能增加依度沙班（edoxaban）浓度，合用时依度沙班应减量
- 抗糖尿病药：可能增加瑞格列奈（repaglinide）浓度及低血糖风险
- 抗毒蕈碱类（antimuscarinics）：避免与达非那新（darifenacin）合用
- 抗病毒药：避免与西咪匹韦（simeprevir）合用，合用能增加西咪匹韦浓度；当开始联合应用达沙布韦（dasabuvir）和奥比他韦（ombitasvir）-帕立瑞韦（paritaprevir）-利托那韦（ritonavir）复方时，每日只宜给环孢素总量的1/5，监测环孢素水平，并根据需要调整剂量和（或）用药次数［译者注：由奥比他韦12.5mg、帕立瑞韦75mg及利托那韦50mg组成的联合片剂，称为奥比帕利（ombiprevir），商品名维建乐（viekirax），是治疗丙型肝炎病毒感染的药物］
- 巴利昔单抗（basiliximab）：可能改变环孢素浓度
- 波生坦（bosentan）：严禁与环孢素合用。当二者合用时，波生坦的初始谷浓度会比正常高30倍，在稳定状态下，谷浓度比正常高3~4倍。环孢素血药浓度降低50%
- 钙通道阻滞剂：增加硝苯地平（nifedipine）浓度和毒性；氨氯地平（amlodipine）可增加环孢素浓度，最高达40%
- 强心苷类（cardiac glycosides）：增加地高辛（digoxin）浓度和毒性
- 卡泊芬净（caspofungin）：能增加卡泊芬净浓度，应监测肝功能
- 秋水仙碱（colchicine）：增加肌病、横纹肌溶解风险，也增加环孢素浓度和肾毒性
- 细胞毒性药物：与多柔比星（doxorubicin）合用增加神经毒性风险；提高表柔比星（epirubicin）、依维莫司（everolimus）和伊达比星（idarubicin）浓度；减少米托蒽醌（mitoxantrone）排泄；与氨甲蝶呤（methotrexate）合用增加毒性；已有报道给骨髓移植患者使用白消安（busulfan）和环磷酰胺（cyclophosphamide）导致癫痫发作；与克唑替尼（crizotinib）合用需谨慎；可能提高依托泊苷（etoposide）浓度（提高毒性风险）；与多西他赛（docetaxel）可能有相互作用
- 艾曲波帕（eltrombopag）：环孢素能减少其药物暴露量
- 非达霉素（fidaxomicin）：避免同时使用
- 来那度胺（lenalidomide）：合用会增加来那度胺的浓度
- 调节血脂药：考来维仑（colesevelam）减少本药吸收，与他汀类（statins）合用提高肌病风险，应避免与辛伐他汀（simvastatin）合用，合用时阿托伐他汀（atorvastatin）最大剂量应为10mg[1]；避免与瑞舒伐他汀（rosuvastatin）合用；与非诺贝特（fenofibrate）合用增加肾毒性风险；与苯扎贝特（bezafibrate）合用可能升高血肌酐水平并降低环孢素浓度；与依折麦布（ezetimibe）合用可能会增加两药浓度
- 吗替麦考酚酯（mycophenolate mofetil）：一些研究表明环孢素能降低吗替麦考酚酯的血浆药-时曲线下面积（AUC），但无须调整剂量

- 非甾体抗炎药（NSAIDs）：能增加双氯芬酸（diclofenac）浓度，合用时应减少双氯芬酸剂量
- 奥美拉唑（omeprazole）：可能改变环孢素浓度
- 奥利司他（orlistat）：可能减少环孢素吸收
- 泼尼松龙（prednisolone）：合用能增加泼尼松龙浓度
- 利福昔明（rifaximin）：合用能增加利福昔明浓度
- 西罗莫司（sirolimus）：合用能增加西罗莫司吸收，应在用环孢素4小时后使用西罗莫司；能提高西罗莫司浓度；长期与环孢素共同使用可能导致肾功能减退
- 他克莫司（tacrolimus）：增加环孢素血药浓度和毒性，应避免合用
- 熊去氧胆酸（ursodeoxycholic acid）：某些患者使用此药会增加环孢素的吸收和浓度

用法

溶液配制	-
用法	口服，外周或中心静脉给药
输注速度	外周静脉滴注不低于2～6小时，或中心静脉滴注不低于1小时
注释	50mg本药稀释于20～100ml 0.9%氯化钠溶液或5%葡萄糖溶液中

其他信息

- 从静脉给药改成口服时，口服剂量应为静脉给药剂量的2～3倍（通常为2.5倍）
- 可根据当地治疗方案监测血药浓度及调整药物剂量

参考文献

[1] MHRA. Drug Safety Update. Statins：interactions and updated advice. 2012 August; 6(1): 2-4.

他克莫司 Tacrolimus

临床应用

免疫抑制剂

- 预防和治疗肝、肾和心脏移植的急性排斥反应
- 治疗中度至重度异位性湿疹（atopic eczema）

肾功能正常时的剂量

- 口服：起始剂量
  - 肝移植：每日 100～200μg/kg，分 2 次服用
  - 肾移植：每日 200～300μg/kg，分 2 次服用
  - 心脏移植：每日 75μg/kg，分 2 次服用
- 缓释胶囊（商品名 Advagraf）口服
  - 肝移植：100～200μg/kg，每日 1 次
  - 肾移植：200～300μg/kg，每日 1 次
- 缓释片（商品名 Envarsus）口服
  - 肝移植：110～130μg/kg，每日 1 次
  - 肾移植：170μg/kg，每日 1 次
- 静脉给药
  - 肝移植：术后 6 小时开始，10～50μg/kg，持续滴注 24 小时
  - 肾移植：术后 24 小时内开始，50～100μg/kg，持续滴注 24 小时
  - 心脏移植：10～20μg/kg，持续滴注 24 小时

药代动力学

分子量（Da）	822
蛋白结合率（%）	>98
尿中原型药排泄率（%）	<1
分布容积（L/kg）	1300
半衰期（h）：	（12～16）/
正常 / ESRF	可能不变

药物代谢

他克莫司与血液中的红细胞广泛结合，与红细胞结合的变化可导致其药代动力学改变。此药主要由 CYP3A4 介导在肝内广泛代谢，一部分也可在肠壁代谢。现已发现数种代谢产物，其中只有一种已经体外试验证明具有与他克莫司相似的免疫抑制活性，而其他代谢产物只有弱的或没有免疫抑制活性。他克莫司几乎均以代谢产物形式经胆汁排泄。在血液中仅可检测到一种低浓度无活性的代谢产物。因此，代谢产物对他克莫司的药理学活性无作用

肾功能（GFR，ml/min）受损时的剂量

20～50	与肾功能正常时同剂量
10～20	与肾功能正常时同剂量
<10	与肾功能正常时同剂量

肾脏替代治疗时的剂量

APD/CAPD	不被透析清除。与肾功能正常时同剂量
HD	不被透析清除。与肾功能正常时同剂量
HDF/HFD	透析清除力不详。与肾功能正常时同剂量
CAV/ VVHD	不被透析清除。与肾功能正常时同剂量

重要的药物相互作用

与其他药物合用的潜在风险

- 环孢素（ciclosporin）：可增加环孢素的半衰期、增强毒性作用。二者不能同时使用。由应用环孢素转换成应用他克莫司时需谨慎

- 增加他克莫司浓度的药物：氨氯地平（amlodipine）、阿扎那韦（atazanavir）、巴利昔单抗（basiliximab）、波西普韦（boceprevir）、溴隐亭（bromocriptine）、氯霉素（chloramphenicol）、西咪替丁（cimetidine）、可的松（cortisone）、达那唑（danazol）、氨苯砜（dapsone）、地尔硫草（diltiazem）、麦角胺（ergotamine）、炔雌醇（ethinylestradiol）、非洛地平（felodipine）、呋山那韦（fosamprenavir）、孕二烯酮（gestodene）、葡萄柚汁（grapefruit juice）、咪唑类（imidazoles）和三唑类（triazoles）抗真菌药、利多卡因（lidocaine）、兰索拉唑（lansoprazole）、左氧氟沙星（levofloxacin，可能有此作用）、大环内酯类（macrolides）、咪达唑仑（midazolam）、尼卡地平（nicardipine）、硝苯地平（nifedipine）、炔诺酮（norethisterone）、奥美拉唑（omeprazole）、泮托拉唑（pantoprazole）、泊沙康唑（posaconazole）、雷诺嗪（ranolazine）、利托那韦（ritonavir）、沙奎那韦（saquinavir）、含有华中五味子（schisandra sphenanthera）提取物的中药制剂、他莫昔芬（tamoxifen）、茶碱（theophylline）、维拉帕米（verapamil）和伏立康唑（voriconazole）
- 降低他克莫司浓度的药物：卡马西平（carbamazepine）、卡泊芬净（caspofungin）、磷苯妥英（fosphenytoin，磷苯妥英浓度可能增加）、异烟肼（isoniazid）、苯巴比妥（phenobarbital）、苯妥英（phenytoin，苯妥英浓度可能增加）、扑米酮（primidone）和利福平（rifampicin）；另外，利福布汀（rifabutin）和圣约翰草（St John's wort）也可能有此作用

- 增加肾毒性的药物：氨基糖苷类（aminoglycosides）、两性霉素 B、非甾体抗炎药（NSAIDs）、磺胺甲基异噁唑（sulfamethoxazole）、甲氧苄啶（trimethoprim）和万古霉素（vancomycin）
- 增加高钾血症风险的药物：保钾利尿药和钾盐
- 抗凝血药：可能增加达比加群（dabigatran）浓度，应避免合用
- 抗精神病药：避免与氟哌利多（droperidol）合用，增加室性心律失常风险
- 抗病毒药：与阿昔洛韦（acyclovir）、更昔洛韦（ganciclovir）、伐昔洛韦（valaciclovir）和缬更昔洛韦（valganciclovir）合用增加肾毒性风险；依非韦伦（efavirenz）可影响本药浓度；与特拉匹韦（telaprevir）合用，二者浓度均升高。除非获益大于风险，否则不建议与达沙布韦（dasabuvir）和奥比他韦（ombitasvir）- 帕利瑞韦（paritaprevir）- 利托那韦（ritonavir）复方合用，如果拟合用，在启用上述抗病毒药的当日也停用他克莫司 1 日；次日再开始使用他克莫司时，要根据他克莫司血药浓度减少用量；他克莫司的推荐剂量是每 7 日 0.5mg，开始服用及全治疗过程均需检测血药浓度
- 克霉唑（clotrimazole）：合用能使本药生物利用度加倍（美国研究人员报道，同时应用克霉唑可明显增加肾移植患者口服他克莫司的生物利用度。Inpharma. 2005 Dec 10；1517: 15）
- 细胞毒性药物：合用可能增加阿法替尼（afatinib）浓度，二者需间隔 6 ~ 12 小时给药；与克唑替尼（crizotinib）合用需谨慎；伊马替尼（imatinib）可增加本药浓度

用法

溶液配制　-

用法　　　静脉滴注，口服，局部用药

输注速度　持续静脉滴注 24 小时以上

注释　　　用 5% 葡萄糖溶液或 0.9% 氯化钠溶液稀释本药至 4 ~ 100μg/ml，比如，将 5mg 本药加入 50 ~ 1000ml 液体中

本药与聚氯乙烯（polyvinyl chloride，PVC）不相容

本药的静脉输注液体需置于聚乙烯（polyethylene）或玻璃容器中

应用与输注紫杉醇一样的设备输注本药［译者注：输注紫杉醇需用非聚氯乙烯（PVC）输液器、特制的胶管及膜孔径 0.22μm 的管路过滤器］

若含有蓖麻油聚氧乙烯醚（polyoxyethylene castor oil）可能导致过敏反应

［译者注：蓖麻油聚氧乙烯醚为水不溶性药物的增溶剂］

其他信息

- 由口服改为静脉给药时，予每日总量的 1/5 持续滴注 24 小时以上，并监测血药浓度。由于 24 小时持续给药，无法监测 12 小时谷浓度。因此，血药浓度预计略高于口服他克莫司时的浓度范围

- 不同品牌的口服他克莫司不能互换。只有在移植科或肾内科医师密切监督及监测血药浓度的情况下，患者才能更换品牌

- 参考值范围
  - 起始治疗：肝移植 5 ~ 10ng/ml，肾移植 8 ~ 15ng/ml
  - 维持治疗：5 ~ 15ng/ml

- 口服生物利用度为 20% ~ 25%

- 0.03% 和 0.1% 的药膏可用来治疗湿疹和肛门克罗恩病（Crohn's disease）

西罗莫司 Sirolimus

临床应用

免疫抑制剂

● 预防同种异体移植物排斥

肾功能正常时的剂量

负荷剂量 6mg，维持剂量每日 2mg，根据血药浓度调整剂量。见"其他信息"

药代动力学

分子量（Da）	914.2
蛋白结合率（%）	92
尿中原型药排泄率（%）	2.2
分布容积（L/kg）	4～20
半衰期（h）:	（48～78）/
正常/ESRF	不变

药物代谢

西罗莫司由 CYP3A4 介导进行去甲基化及羟基化代谢。大部分药物经粪便排泄，仅约 2% 从尿液排泄

肾功能（GFR，ml/min）受损时的剂量

20～50	与肾功能正常时同剂量
10～20	与肾功能正常时同剂量
<10	与肾功能正常时同剂量

肾脏替代治疗时的剂量

APD/CAPD	可能不被透析清除。与肾功能正常时同剂量
HD	不被透析清除。与肾功能正常时同剂量
HDF/HFD	透析清除力不详。与肾功能正常时同剂量
CAV/ VVHD	可能不被透析清除。与肾功能正常时同剂量

重要的药物相互作用

与其他药物合用的潜在风险

● 抗菌药：克拉霉素（clarithromycin）会增加本药浓度，应避免合用；与红霉素（erythromycin）合用两药浓度均升高；利福平（rifampicin）和利福布汀（rifabutin）可降低本药浓度，应避免合用

● 抗真菌药：伊曲康唑（itraconazole）、氟康唑（fluconazole）、酮康唑（keto-conazole）、米卡芬净（micafungin）、咪康唑（miconazole）、泊沙康唑（po-saconazole）和伏立康唑（voriconazole）可增加本药浓度，避免与伊曲康唑、酮康唑和伏立康唑合用

● 抗病毒药：阿扎那韦（atazanavir）、波西普韦（boceprevir）和洛匹那韦（lopinavir）可能增加本药浓度；与特拉匹韦（telaprevir）合用两药浓度均升高，合用需减少本药剂量。不建议同时使用达沙布韦（dasabuvir）和奥比他韦（ombitasvir）-帕利瑞韦（paritaprevir）-利托那韦（ritonavir）复方，除非获益大于风险。如合用，本药剂量为 0.2mg，每周 1 次（每隔 3 日或 4 日 1 次，每周固定 2 日）。西罗莫司血药浓度需每 4～7 日监测一次，直至连续监测 3 次谷浓度均稳定。可根据病情需要调整西罗莫司剂量和（或）给药频率

● 钙通道阻滞剂：地尔硫䓬（diltiazem）增加本药浓度；与维拉帕米合用两药浓度均升高

- 环孢素（ciclosporin）：能增加本药吸收，服环孢素 4 小时后才能服用本药；合用能增加本药浓度；长期合用可能导致肾功能恶化
- 细胞毒性药物：与克唑替尼（crizotinib）合用需谨慎
- 葡萄柚汁（grapefruit juice）：增加本药浓度，应避免合用
- 麦考酚酯（mycophenolate）：合用会增加两药浓度

用法

溶液配制	-
用法	口服
输注速度	-

其他信息

- 西罗莫司与小剂量环孢素合用时，谷浓度目标值为 4～12ng/ml
- 在移植物功能延迟恢复，或对钙调磷酸酶抑制剂（calcineurin inhibitor）不耐受或禁忌时，西罗莫司可单独与激素联用，负荷剂量 10～15mg，维持剂量每日 3～6mg，根据血药浓度调整剂量，谷浓度目标值为 8～20ng/ml

- 可与吗替麦考酚酯（MMF）同时应用，但可能导致术后伤口愈合延迟。西罗莫司可增加 MMF 浓度，导致贫血
- 一些医疗中心已成功地将西罗莫司（需监测血药浓度调整剂量）与小剂量他克莫司（tacrolimus）合用进行治疗
- 伦敦盖伊医院（Guy's Hospital）曾应用西罗莫司治疗 CAPD 患者的包裹性硬化性腹膜炎。通过影响各种生长因子及这些因子对创面愈合的作用而发挥效应
- 应用西罗莫司时，肺炎似乎比最初想象的常见，尤其当药物谷浓度偏高时（Glare J. Adverse effect report pneumonitis with sirolimus. Ann Intern Med. 2006; 144: 505-509）
- 如由片剂改为口服液，则需应用相同的剂量，并在 1～2 周后监测谷浓度
- 与口服液相比，片剂生物利用度增加 27%
- 西罗莫司可引起过敏或类过敏反应、血管性水肿和超敏性血管炎

麦考酚酯 Mycophenolate

临床应用

- 麦考酚钠（mycophenolate sodium，MPS）：用于肾移植
- 吗替麦考酚酯（mycophenolate mofetil，MMF）：预防急性移植物排斥；治疗自身免疫性肾病

肾功能正常时的剂量

- MPS：720mg，每日 2 次
- MMF：1~1.5g，每日 2 次

药代动力学

分子量（Da）	麦考酚酸 320.3；吗乙基（mofetil）433.5；钠盐 342.3
蛋白结合率（%）	97
尿中原型药排泄率（%）	<1
分布容积（L/kg）	3.6~4
半衰期（h）：正常/ESRF	（12~17.9）/-

药物代谢

麦考酚酯在肝内进行系统前代谢（presystemic metabolism），生成具有活性的麦考酚酸（mycophenolic acid，MPA）。MPA 可通过肠肝循环使血中 MPA 浓度再次增加；血浆浓度的第二次升高发生在 MMF 单次给药后的 6~12 小时和 MPS 单次给药后的 6~8 小时。MPA 经葡糖苷酸化代谢为无活性的麦考酚酸葡糖苷酸（mycophenolic acid glucuronide）。大部分麦考酚酯以这种葡糖苷酸形式、极少量以 MPA 形式从尿液排泄；大约 6% 从粪便排泄

肾功能（GFR，ml/min）受损时的剂量

25~50	与肾功能正常时同剂量
10~25	MMF：1g，每日 2 次，移植后立刻开始应用。MPS：最大剂量为每日 1440mg，移植后立刻开始应用
<10	MMF：1g，每日 2 次，移植后立刻开始应用。MPS：最大剂量为每日 1440mg，移植后立刻开始应用

肾脏替代治疗时的剂量

APD/CAPD	不被透析清除。与 GFR<10ml/min 时同剂量
HD	不被透析清除。与 GFR<10ml/min 时同剂量
HDF/HFD	透析清除力不详。与 GFR<10ml/min 时同剂量
CAV/VVHD	不被透析清除。与肾功能正常时同剂量

重要的药物相互作用

与其他药物合用的潜在风险

- 抗精神病药：避免与氯氮平（clozapine）合用（增加粒细胞缺乏症风险）
- 抗病毒药：与阿昔洛韦（aciclovir）或更昔洛韦（ganciclovir）合用时，麦考酚酯与阿昔洛韦或更昔洛韦的浓度均升高
- 抗酸药：同时应用镁和铝盐时会降低麦考酚酯的吸收
- 抗菌药：甲硝唑（metronidazole）和诺氟沙星（norfloxacin）可能会降低麦考酚酯的生物利用度；利福平（rifampicin）可降低活性代谢产物的浓度
- 考来烯胺（cholestyramine）：可使口服麦考酚酯的生物利用度降低 40%
- 环孢素（ciclosporin）：一些研究显示环孢素可降低血浆 MPA 的药-时曲线下面积（AUC），但也有研究结果与此相反。不需要调整剂量

- 铁剂：可能显著减少麦考酚酯的吸收
- 司维拉姆（sevelamer）：降低麦考酚酯浓度
- 他克莫司（tacrolimus）：增加 MPA 的浓度，不需调整剂量，但应严密监测
- 见"其他信息"

用法

溶液配制	每 500mg 小瓶加入 14ml 5% 葡萄糖溶液
用法	口服，静脉给药
输注速度	2 小时以上
注释	用 5% 葡萄糖溶液稀释成 6mg/ml 的溶液

其他信息

- 中性粒细胞数降至 $1.3 \times 10^3/\mu l$ 时，考虑暂停 MMF 治疗
- 发生移植排斥反应时无须调整剂量
- MPS 720mg 大约与 MMF 1g 等效
- 已有报道，服用 MMF 的患者在开始口服阿莫西林 - 克拉维酸复方（co-amoxiclav）后，其活性产物 MPA 的浓度会下降大约 50%，不过，在没有移植物功能丧失的临床证据出现时，一般不需要调整 MMF 剂量。但是，当 MMF 与上述抗菌药合用时，仍需对患者进行严密的临床监测

来氟米特 Leflunomide

临床应用

改善疾病病情药物（disease modifying agent）

- 用于活动性类风湿关节炎
- 用于银屑病性关节炎

肾功能正常时的剂量

- 类风湿关节炎：每日 100mg，治疗 3 日，然后每日 10～20mg
- 银屑病性关节炎：每日 100mg，治疗 3 日，然后每日 20mg

药代动力学

分子量（Da）	270.2
蛋白结合率（%）	>99
尿中原型药排泄率（%）	0
分布容积（L/kg）	11
半衰期（h）：正常 / ESRF	2 周（代谢产物）/ 不变

药物代谢

来氟米特口服后，会在肝和肠壁经历快速首过代谢，形成代谢产物特立氟胺（teriflunomide，A-771726），在体内发挥主要的活性作用。特立氟胺以原型从胆汁排泄，并以代谢产物形式从尿液排泄。来氟米特具有肠肝循环，在重复给药后清除半衰期为 18～19 日

肾功能（GFR，ml/min）受损时的剂量

20～50	与肾功能正常时同剂量
10～20	慎用。见"其他信息"
<10	慎用。见"其他信息"

肾脏替代治疗时的剂量

APD/CAPD	不被透析清除。慎用
HD	不被透析清除。慎用
HDF/HFD	不被透析清除。慎用
CAV/VVHD	不被透析清除。慎用

重要的药物相互作用

与其他药物合用的潜在风险

- 肝毒性或血液毒性药物：能增加毒性风险
- 细胞毒性药物：与氨甲蝶呤（methotrexate）合用增加毒性风险
- 调节血脂药：考来烯胺（cholestyramine）可显著降低本药疗效，应避免合用
- 活疫苗：应避免合用

用法

溶液配制	-
用法	口服
输注速度	-
注释	进食时服用

其他信息

- 由于证据不足，英国生产商认为中度、重度肾功能受损患者应禁用本药
- "美国数据表"（US data sheet）认为本药肾功能受损时宜慎用
- 在慢性肾脏病（CKD）患者中，本药的蛋白结合率会改变
- 在血液透析和腹膜透析患者的血浆中，本药活性代谢产物的游离部分会加倍
- Beaman 等报道了 1 例血液透析患者应用来氟米特治疗的经验，起始负荷剂量为 100mg，维持剂量为 10mg，增加至 20mg，但因肝功能变化又减为 15mg。作者认为血液透析患者可以安全地应用来氟米特 [Beaman JM, Hackett LP, Luxton G, et al. Effect of hemodialysis on leflunomide plasma concentrations. Ann Pharmacother. 2002 Jan; 36(1): 75-77]

硫酸羟氯喹　Hydroxychloroquine sulphate

临床应用

- 治疗类风湿关节炎
- 治疗系统性红斑狼疮
- 治疗由阳光引发或加剧的皮肤病变
- 治疗疟疾

肾功能正常时的剂量

- 每日 200～400mg，分次服用；最大剂量为每日 6.5mg/kg
- 疟疾预防剂量：每周 400mg

药代动力学

分子量（Da）	434
蛋白结合率（%）	30～40
尿中原型药排泄率（%）	3
分布容积（L/kg）	大
半衰期（h）：正常 / ESRF	（5.9～504）/-

药物代谢

本药在体内代谢为氯喹，而后在肝内进一步进行广泛代谢，主要代谢产物为单脱乙基氯喹（monodesethylchloroquine），也生成少量的二脱乙基氯喹（bis-desethylchloroquine）及其他代谢产物。据报道，单脱乙基氯喹具有某些抗恶性疟原虫（Plasmodium falciparum）活性。氯喹及其代谢产物从尿液排泄，单次给药剂量的一半以药物原型、10% 以单脱乙基代谢产物形式排泄

肾功能（GFR，ml/min）受损时的剂量

见"其他信息"

30～50	每日 150mg
10～30	每日 50～100mg，谨慎用药
<10	每日 50～100mg，谨慎用药

肾脏替代治疗时的剂量

APD/CAPD	不被透析清除。与 GFR<10ml/min 时同剂量
HD	不被透析清除。与 GFR<10ml/min 时同剂量
HDF/HFD	透析清除力不详。与 GFR<10ml/min 时同剂量
CAV/VVHD	透析清除力不详。与 GFR=10～30ml/min 时同剂量

重要的药物相互作用

与其他药物合用的潜在风险

- 抗心律失常药：胺碘酮（amiodarone）能增加室性心律失常风险，应避免合用
- 抗菌药：莫西沙星（moxifloxacin）能增加室性心律失常风险，应避免合用
- 抗癫痫药：合用会拮抗此类药的抗惊厥作用
- 抗疟药：甲氟喹（mefloquine）能增加惊厥风险；应避免与蒿甲醚和本芴醇复方制剂（artemether-lumefantrine）合用
- 抗精神病药：氟哌利多（droperidol）能增加室性心律失常风险，应避免合用
- 环孢素（ciclosporin）：合用会增加环孢素浓度（增加毒性风险）
- 细胞毒性药物：与博舒替尼（bosutinib）合用可能增加室性心律失常风险
- 地高辛（digoxin）：合用可能增加地高辛浓度
- 镧（lanthanum）制剂：镧可能减少本药吸收，应至少间隔 2 小时给药

用法

溶液配制	-
用法	口服
输注速度	-

其他信息

- 随餐或牛奶服药
- 本药排泄方式并未完全明确，但已知本药及其代谢产物能缓慢经肾排泄
- 肾衰竭患者尽量避免长期使用本药
- 肾功能不全患者用药时，至少每年应做一次眼科检查

- 有报道 1 例慢性肾脏病（CKD）3 期患者每日服用羟氯喹 400mg 出现了视网膜毒性（Tailor R, Elaraoud I, Good P, et al. A case of severe hydroxychloroquine-induced retinal toxicity in a patient with recent onset of renal impairment: a review of the literature on the use of hydroxychloroquine in renal impairment. Case Reports in Ophthalmological Medicine. Volume 2012. http://dx.doi.org/10.1155/2012/182747）
- 肾功能受损时的用药剂量来自 Seyffart，但是减少用药剂量可能并不易实现，所以可尝试延长给药间隔（译者注：Seyffart 即 "Seyffart's directory of drug dosage in kidney disease"，指 "Seyffart 肾病药物剂量目录"）

阿巴他塞　Abatacept

临床应用

用于其他药物治疗效果不佳的中度或重度类风湿关节炎、银屑病性关节炎

肾功能正常时的剂量

中度或重度类风湿关节炎

- 负荷剂量：体重低于 60kg 者 500mg；体重为 60~100kg 者 750mg；体重超过 100kg 者 1000mg，首次静脉滴注后，在第 2 周、第 4 周重复用药
- 维持剂量皮下注射：每周 125mg

银屑病性关节炎

- 每周 125mg（皮下注射）

药代动力学

分子量（Da）	92000
蛋白结合率（%）	无数据
尿中原型药排泄率（%）	无数据
分布容积（L/kg）	0.07
半衰期（d）：正常 / ESRF	13.1/-

药物代谢

本药通过 Fc 介导的吞噬清除

肾功能（GFR，ml/min）受损时的剂量

20~50	与肾功能正常时同剂量
10~20	与肾功能正常时同剂量，需谨慎使用
<10	与肾功能正常时同剂量，需谨慎使用

肾脏替代治疗时的剂量

APD/CAPD	可能不被透析清除。与 GFR<10ml/min 时同剂量
HD	可能不被透析清除。与 GFR<10ml/min 时同剂量
HDF/HFD	可能不被透析清除。与 GFR<10ml/min 时同剂量
CAV/VVHD	可能不被透析清除。与 GFR=10~20ml/min 时同剂量

重要的药物相互作用

与其他药物合用的潜在风险

- 避免与赛妥珠单抗（certolizumab）、依那西普（etanercept）、戈利木单抗（golimumab）和英夫利西单抗（infliximab）合用
- 疫苗：避免与活疫苗同时使用

用法

溶液配制	每小瓶用 10ml 注射用水配制
用法	静脉滴注，皮下注射
输注速度	超过 30 分钟
注释	配制时不要摇晃。加入 100ml 0.9% 氯化钠溶液中滴注

其他信息

- 无菌条件下在 2~8℃能稳定保存 24 小时
- 静脉输液要使用附带低蛋白结合过滤器（孔径 0.2~1.2μm）的设备
- 生产商没有提供任何肾功能受损时使用本药的信息。本药主要的副作用是感染和引发恶性肿瘤，肾病患者发生这些副作用的风险可能增加，因此要慎用

贝拉西普 Belatacept

临床应用

抑制 T 细胞活化

● 预防肾移植排斥反应

肾功能正常时的剂量

10mg/kg，维持阶段减量为 5mg/kg

药代动力学

分子量（Da）	90000
蛋白结合率（%）	无数据
尿中原型药排泄率(%)	无数据
分布容积（L/kg）	0.11 ~ 0.12
半衰期（d）：	［8.2 ~ 9.8（取决
正常 / ESRF	于剂量）］/-

药物代谢

贝拉西普是一种蛋白质，通过蛋白水解酶降解为小肽或氨基酸

肾功能（GFR，ml/min）受损时的剂量

20 ~ 50	与肾功能正常时同剂量
10 ~ 20	与肾功能正常时同剂量
<10	与肾功能正常时同剂量

肾脏替代治疗时的剂量

APD/CAPD	不被透析清除。与肾功能正常时同剂量
HD	不被透析清除。与肾功能正常时同剂量
HDF/HFD	不被透析清除。与肾功能正常时同剂量
CAV/VVHD	不被透析清除。与肾功能正常时同剂量

重要的药物相互作用

与其他药物合用的潜在风险

● 疫苗：避免与活疫苗合用

用法

溶液配制	用 10.5ml 0.9% 氯化钠溶液、5% 葡萄糖溶液或注射用水配制
用法	静脉滴注
输注速度	30 分钟
	输液器应带一个无菌、无致热原、低蛋白结合过滤器（孔径 0.2 ~ 1.2μm）
注释	加入 100ml 0.9% 氯化钠溶液或 5% 葡萄糖溶液中滴注（根据药物剂量配制成 50 ~ 250ml 溶液）
	使用无硅注射器，不要摇晃，避免产生泡沫

其他信息

● 麦考酚酸（MPA）与贝拉西普合用时，其暴露量比与环孢素（ciclosporin）合用时增加 40%

● 随着体重的增加，贝拉西普的清除可能增多

贝利木单抗　*Belimumab*

临床应用

抗淋巴细胞单克隆抗体
- 治疗系统性红斑狼疮

肾功能正常时的剂量

首次 10mg/kg，然后于第 2 周、第 4 周各重复 1 次，之后每 4 周重复 1 次

药代动力学

分子量（Da）	147000
蛋白结合率（%）	无数据
尿中原型药排泄率（%）	微量
分布容积（L/kg）	5.29
半衰期（d）： 　正常 / ESRF	19.4/ 轻度延长

药物代谢

贝利木单抗为一种蛋白质，推测其代谢途径是被广泛分布的蛋白水解酶降解为小肽和氨基酸。目前尚无经典的生物转化研究

肾功能（GFR，ml/min）受损时的剂量

30 ~ 50	与肾功能正常时同剂量
10 ~ 30	与肾功能正常时同剂量。需谨慎使用
<10	与肾功能正常时同剂量。需谨慎使用

肾脏替代治疗时的剂量

APD/CAPD	可能不被透析清除，与 GFR<10ml/min 时同剂量
HD	可能不被透析清除，与 GFR<10ml/min 时同剂量
HDF/HFD	可能不被透析清除，与 GFR<10ml/min 时同剂量
CAV/VVHD	可能不被透析清除，与 GFR=10 ~ 30ml/min 时同剂量

重要的药物相互作用

与其他药物合用的潜在风险
- 活疫苗：避免合用

用法

溶液配制	每瓶 120mg 用 1.5ml 注射用水配制；每瓶 400mg 用 4.8ml 注射用水配制。稀释浓度均为 80mg/ml
用法	静脉滴注
输注速度	1 小时以上
注释	用 0.9% 氯化钠溶液进一步稀释成 250ml 供静脉滴注

其他信息

- 因为缺乏相关研究，在严重肾功能受损时应谨慎使用
- 一项试验研究了贝利木单抗在系统性红斑狼疮肾功能受损患者中的应用，此试验包含了 261 名中度肾功能受损患者（30ml/min≤CCr<50ml/min）和 14 名重度肾功能受损患者（15ml/min≤CCr<30ml/min）。贝利木单抗的系统清除率在轻度肾功能受损（CCr=75ml/min）时下降了 1.4%，中度肾功能受损（CCr=45ml/min）时下降了 11.7%，重度肾功能受损（CCr=22.5ml/min）时下降了 24%。尽管蛋白尿（≥2g/d）能增加贝利木单抗的清除，而 CCr 下降能降低贝利木单抗的清除，但这些反应都在预期可变范围内，因此，对肾功能受损患者不推荐调整剂量

依库珠单抗 Eculizumab

临床应用

重组单克隆抗体

- 治疗夜间阵发性血红蛋白尿（PNH）
- 治疗非典型溶血尿毒综合征（aHUS）
- 治疗抗乙酰胆碱受体（AChR）抗体阳性的难治性全身性重症肌无力（gMG）

肾功能正常时的剂量

- PNH：600mg，每周1次，连续4周，然后900mg，每12~16日1次
- aHUS和gMG：900mg，每周1次，连续4周，然后1200mg，每12~16日1次

药代动力学

分子量（Da）	148000
蛋白结合率（%）	无相关数据
尿中原型药排泄率（%）	无相关数据
分布容积（L/kg）	7.7
半衰期（d）：正常/ESRF	（11~12）/-

药物代谢

人类抗体被网状内皮系统细胞内吞消化。依库珠单抗仅含天然存在的氨基酸，并无活性代谢产物。人类的抗体主要通过溶酶体酶作用分解成短肽和氨基酸

肾功能（GFR，ml/min）受损时的剂量

20~50	与肾功能正常时同剂量
10~20	与肾功能正常时同剂量
<10	与肾功能正常时同剂量

肾脏替代治疗时的剂量

APD/CAPD	可能不被透析清除。与肾功能正常时同剂量
HD	可能不被透析清除。与肾功能正常时同剂量
HDF/HFD	可能不被透析清除。与肾功能正常时同剂量
CAV/VVHD	可能不被透析清除。与肾功能正常时同剂量

重要的药物相互作用

与其他药物合用的潜在风险

- 未知

用法

溶液配制	-
用法	静脉滴注
输注速度	25~45分钟
注释	-

其他信息

1小时的血浆置换会使依库珠单抗的血药浓度下降50%

巴利昔单抗　Basiliximab

临床应用

抗 CD25 的小鼠 / 人嵌合单克隆抗体
- 与维持性免疫抑制剂联用，预防急性移植排斥反应

肾功能正常时的剂量

移植术前 2 小时 20mg；移植术后 4 日，每日 20mg

药代动力学

分子量（Da）	约 144000
蛋白结合率（%）	-
尿中原型药排泄率（%）	无数据
分布容积（L）	4.5 ~ 12.7
半衰期（d）：	（4 ~ 14.4）/
正常 / ESRF	不变

药物代谢

用人组织进行的体外试验表明，巴利昔单抗只与激活的淋巴细胞及单核 / 巨噬细胞结合。巴利昔单抗与淋巴细胞结合后，经网状内皮系统的调理素作用（opsonisation）清除，或被人体产生的人抗鼠抗体清除

肾功能（GFR，ml/min）受损时的剂量

20 ~ 50	与肾功能正常时同剂量
10 ~ 20	与肾功能正常时同剂量
<10	与肾功能正常时同剂量

肾脏替代治疗时的剂量

APD/CAPD	不被透析清除。与肾功能正常时同剂量
HD	不被透析清除。与肾功能正常时同剂量
HDF/HFD	透析清除力不详。与肾功能正常时同剂量
CAV/VVHD	不被透析清除。与肾功能正常时同剂量

重要的药物相互作用

与其他药物合用的潜在风险
- 环孢素（ciclosporin）：可能改变环孢素的需要量
- 他克莫司（tacrolimus）：可能改变他克莫司的需要量
- 疫苗：与活疫苗合用存在全身感染的风险，应避免合用

用法

溶液配制	每小瓶用 5ml 注射用水配制，然后用 0.9% 氯化钠溶液或 5% 葡萄糖溶液稀释，至少稀释成 50ml
用法	静脉滴注
输注速度	20 ~ 30 分钟

其他信息

- 给予巴利昔单抗 15 ~ 25mg，3 个月后仍可在血液中检测到
- 曾经用过巴利昔单抗的患者，再次使用应谨慎，因为存在发生超敏反应的风险

莫罗单抗 CD3　Muromonab CD3 (OKT3)

临床应用

- 治疗类固醇激素抵抗的急性移植物排斥
- 预防致敏患者的排斥反应

［译者注：莫罗单抗 CD3（别名 OKT3）是小鼠抗人 CD3 单克隆抗体，能通过阻断 T 细胞功能来抑制器官移植中的急性排斥反应］

肾功能正常时的剂量

每日 5mg，治疗 10～14 日（通常为 10 日）

药代动力学

分子量（Da）	50000（重链）+25000（轻链）
蛋白结合率（%）	无数据
尿中原型药排泄率（%）	无数据
分布容积（L/kg）	0.093
半衰期（h）：正常 / ESRF（18～36）/-	

药物代谢

当 OKT3 与 T 淋巴细胞结合后，经网状内皮系统的调理素作用清除，这是最可能的清除途径；另外，也可能被人体产生的人抗鼠抗体清除

肾功能（GFR，ml/min）受损时的剂量

20～50	与肾功能正常时同剂量
10～20	与肾功能正常时同剂量
<10	与肾功能正常时同剂量

肾脏替代治疗时的剂量

APD/CAPD	可能不被透析清除。与肾功能正常时同剂量
HD	不被透析清除，与肾功能正常时同剂量
HDF/HFD	透析清除力不详，与肾功能正常时同剂量
CAV/VVHD	透析清除力不详，与肾功能正常时同剂量

重要的药物相互作用

与其他药物合用的潜在风险

- 环孢素（ciclosporin）：增加环孢素血浆水平
- 吲哚美辛（indometacin）：可能增加脑病风险
- 挥发性麻醉药及能降低心肌收缩力的药物：增加发生心血管问题的风险

用法

溶液配制	-
用法	静脉给药
输注速度	1 分钟内快速注射
注释	推荐由 NB 医师用药（译者注：NB 是拉丁短语"Nota bene"的缩写，"NB 医师"可意译为"熟知本药的医师"）

其他信息

*** 用药前需确保患者没有容量负荷过度 ***

- 未来可能需要根据 CD3 或绝对 T 细胞计数来进行剂量调整
- 在 OKT3 治疗时应减量或停用其他免疫抑制剂，在 OKT3 停药 3 日后再开始应用
- 强烈推荐在初次给药前静脉注射甲基泼尼松龙琥珀酸钠（methylprednisolone sodium succinate）（在首次注射 OKT3 前 1～4 小时给予，8mg/kg），以降低首次给药反应的发生率和严重性。对乙酰氨基酚（paracetamol）和抗组胺药与 OKT3 合用也能减少部分反应
- 副作用显著：要告诉患者危险性

抗人胸腺细胞免疫球蛋白（兔）　Thymoglobuline (ATG, rabbit)

临床应用

预防和治疗急性或类固醇激素抵抗的移
植排斥反应

肾功能正常时的剂量

预防急性移植排斥反应

- 肾：每日 1 ~ 1.5mg/kg，持续 3 ~ 9 日
- 心脏：每日 1 ~ 2.5mg/kg，持续 3 ~ 5 日
- 治疗急性移植排斥反应：每日
  1.5mg/kg，持续 7 ~ 14 日
- 肥胖患者宜使用理想体重换算药量，
  以免药物过量

药代动力学

分子量（Da）	无数据
蛋白结合率（%）	无数据
尿中原型药排泄率（%）	无数据
分布容积（L/kg）	0.12
半衰期（h）：正常 / ESRF	（48 ~ 72）/-

药物代谢

兔 IgG 在 2 个月时仍可在 81% 的患者
中检测到。具有活性的 ATG（指能结合
到人淋巴细胞上，并可引起理想的免疫
反应的 ATG）从循环中消失速度较快，
只有 12% 的患者在用药 90 日时还能测
到。约 40% 的患者能产生针对兔 IgG 的
免疫反应，多数情况下此免疫反应发生
在治疗开始后 15 日内，表现为循环中
的总体而非活性兔 IgG 水平快速下降

肾功能（GFR，ml/min）受损时的剂量

20 ~ 50	与肾功能正常时同剂量
10 ~ 20	与肾功能正常时同剂量
<10	与肾功能正常时同剂量

肾脏替代治疗时的剂量

APD/CAPD	不被透析清除。与肾功能正常时同剂量
HD	不被透析清除。与肾功能正常时同剂量
HDF/HFD	透析清除力不详。与肾功能正常时同剂量
CAV/VVHD	不被透析清除。与肾功能正常时同剂量

重要的药物相互作用

与其他药物合用的潜在风险

- 与标准的维持性免疫抑制治疗联合应
  用时，有可能出现过度免疫抑制
- 应用 ATG 治疗后，给予减毒活疫苗的
  安全性尚无研究，因此，不推荐给近期
  接受 ATG 治疗的患者应用减毒活疫苗

用法

溶液配制	-
用法	通过中心静脉或血流速度良好的外周静脉给药
输注速度	4 ~ 16 小时
注释	用 250ml 0.9% 氯化钠溶液稀释，外周静脉给药的最大浓度为 5mg/ml
	为将不良反应风险降至最低，在足量使用 ATG 前 15 ~ 60 分钟，可给予氯苯那敏（chlorphenamine）（10mg 静脉给药）和氢化可的松（hydrocortisone）（100mg 静脉给药）
	应备好氯苯那敏、氢化可的松和肾上腺素（adrenaline）等急救药，以在出现严重过敏反应时应用

其他信息

- 目标是保持淋巴细胞数低于白细胞总数的3%，或者绝对数值低于50/μl，也可保持T细胞绝对数值低于50/μl，只有高于此数值时才再次用药
- 生产商提醒ATG过量可能导致白细胞减少（包括淋巴细胞和中性粒细胞减少）和（或）血小板减少
- 如果白细胞数量在（2~3）×10⁹/L或血小板数量在（50~75）×10⁹/L水平时，ATG剂量应该减少1/2
- 如果白细胞数量低于2×10⁹/L或血小板数量低于50×10⁹/L，ATG治疗应停止

- 避免同时输血、血液制品及其他液体，尤其是脂肪乳
- 推荐用高流速的静脉血管（包括外周静脉）滴注ATG。在滴注的0.9%氯化钠溶液中，加入肝素（heparin）和氢化可的松（hydrocortisone）能最有效地减少浅表血栓性静脉炎和深静脉血栓形成
- 将ATG、肝素和氢化可的松溶解于葡萄糖溶液时，可出现沉淀，不推荐使用
- 在出现以下情况时不推荐使用ATG：液体超负荷、兔蛋白过敏、怀孕或急性病毒感染疾病

2. 免疫增强药

干扰素 γ-1b　Interferon gamma-1b (Immukin)

临床应用

辅助抗生素降低慢性肉芽肿病患者发生严重感染的频率

肾功能正常时的剂量

50μg/m^2，每周 3 次；或 1.5μg/kg，每周 3 次（如果体表面积小于 0.5m^2）

药代动力学

分子量（Da）	15000 ~ 21000
蛋白结合率（%）	无数据
尿中原型药排泄率（%）	极微量
分布容积（L/kg）	0.2 ~ 0.6
半衰期（h）:	5.9/-
正常 / ESRF	

药物代谢

克隆干扰素的代谢属于蛋白质的自然处理。给健康男性受试者静脉注射、肌内注射、皮下注射本药后，尿液均未检测到干扰素 γ-1b。体外肝、肾灌注研究表明，肝和肾能够清除灌注液中的干扰素 γ-1b。干扰素主要在肾代谢。本品经肾排泄，但在肾小管重吸收过程中经历了溶酶体降解

肾功能（GFR，ml/min）受损时的剂量

20 ~ 50	无肾功能受损时使用此药的数据。与肾功能正常时同剂量。严密监测肾功能
10 ~ 20	无肾功能受损时使用此药的数据。与肾功能正常时同剂量。严密监测肾功能
<10	由于存在药物蓄积风险，使用需谨慎。严密监测肾功能

肾脏替代治疗时的剂量

APD/CAPD	不被透析清除。与 GFR<10ml/min 时同剂量
HD	不被透析清除。与 GFR<10ml/min 时同剂量
HDF/HFD	不被透析清除。与 GFR<10ml/min 时同剂量
CAV/VVHD	可能不被透析清除。与 GFR=10 ~ 20ml/min 时同剂量

重要的药物相互作用

与其他药物合用的潜在风险
- 避免与疫苗同时使用

用法

溶液配制	-
用法	皮下注射
输注速度	-

其他信息

- 推荐用药前给予对乙酰氨基酚（paracetamol）以减少流感样症状发生
- 干扰素上调细胞表面 II 类组织相容性抗原的呈递，从而提高了药物诱导移植物排斥反应的可能性。已有大量用干扰素治疗后发生排斥反应、急性肾衰竭和移植物丢失（graft loss）的临床报道，因此，肾移植患者使用干扰素应格外小心
- 血液透析患者用药时，由于干扰素分子量大，不能被透析清除，而且不能经肾降解，可能出现药物蓄积，故此，可能需要调整用药剂量
- 生产商建议肾功能受损患者应谨慎用药，因为有药物蓄积风险

正常人免疫球蛋白　Normal human immunoglobulin

临床应用

- 原发性和继发性免疫缺陷的替代治疗
- 治疗特发性血小板减少性紫癜
- 治疗吉兰 - 巴雷综合征（Guillain Barré syndrome）
- 治疗川崎病（Kawasaki disease）
- 用于骨髓移植
- 治疗感染和预防移植物抗宿主病

肾功能正常时的剂量

不同剂量，取决于制剂和适应证。见"产品特性概述"（SPC）

药代动力学

分子量（Da）	150000
蛋白结合率（%）	-
尿中原型药排泄率（%）	-
分布容积（L/kg）	-
半衰期（d）：正常 / ESRF	（24～36）/-

药物代谢

IgG 和 IgG 复合物在网状内皮系统的细胞内被分解

肾功能（GFR，ml/min）受损时的剂量

20～50	与肾功能正常时同剂量
10～20	与肾功能正常时同剂量
<10	与肾功能正常时同剂量。见"其他信息"

肾脏替代治疗时的剂量

APD/CAPD	不被透析清除。与肾功能正常时同剂量
HD	不被透析清除。与肾功能正常时同剂量
HDF/HFD	可能不被透析清除。与肾功能正常时同剂量
CAV/VVHD	可能不被透析清除。与肾功能正常时同剂量

重要的药物相互作用

与其他药物合用的潜在风险

- 在静脉给予免疫球蛋白后 6 周至 3 个月内，可能损伤减毒活疫苗（如麻疹、风疹、腮腺炎和水痘）的效力

用法

溶液配制	-
用法	静脉给药
输注速度	不同速度，见"产品特性概述"（SPC）

其他信息

- 在接受静脉免疫球蛋白治疗的患者中，有发生急性肾功能受损的个例报道。在多数病例中，危险因素已明确，如原有肾功能不全、糖尿病、低血容量、超重、合用肾毒性药物或年龄 65 岁以上。所有患者在静脉应用免疫球蛋白时，均需要做到以下几点
  - 在开始滴注静脉免疫球蛋白前即进行充分水化
  - 监测尿量
  - 监测血肌酐水平
  - 避免合用袢利尿药
- 在出现肾功能受损时，应考虑停用静脉免疫球蛋白。据报道可导致急性肾功能受损的产品很多，但已发现它们有一个共同点，即以蔗糖作为稳定剂的产品所占比例极高（与甘氨酸、麦芽糖或山梨醇作为稳定剂相比）。所以，对于高风险患者，可以考虑应用不含蔗糖的静脉免疫球蛋白产品，而且以低浓度和低滴速从静脉输注

- 免疫球蛋白输注过量可能导致容量超负荷和高黏滞，原已存在风险的患者（如老年或肾功能受损患者）尤易发生
- 英国药品和保健产品管理局（MHRA）发布了一项医疗器械警示，涉及某些护理和家用血糖仪，如罗氏公司产品 Accu-Chek 和 Glucotrend，以及雅培公司产品 FreeStyle，指出用这些仪器检测血糖时，如果血标本中含有（或能被代谢为）麦芽糖、木糖或半乳糖成分，血糖检测结果则可能被高估。MHRA 建议，患者如正在接受含上述成分药物的治疗，这些仪器即不能用于检测血糖。已知某些药物含有（或能被代谢为）麦芽糖、木糖或半乳糖成分，例如艾考糊精（Extraneal®，用于腹膜透析）和一些免疫球蛋白制剂（包括 Octagam®）[译者注：Octagam® 是人类正常免疫球蛋白溶液（5% 或 10% 浓度），供静脉输注]

3. 细胞因子抑制剂

阿那白滞素　Anakinra

临床应用

白介素 -1 受体拮抗剂

- 与氨甲蝶呤（methotrexate）合用治疗
  类风湿关节炎

肾功能正常时的剂量

100mg，每日 1 次

药代动力学

分子量（Da）	17300
蛋白结合率（%）	无数据
尿中原型药排泄率（%）	大部分
分布容积（L/kg）	无数据
半衰期（h）：正常 / ESRF	（4 ~ 6）/9.7[1]

药物代谢

本药经肾代谢和排泄

肾功能（GFR，ml/min）受损时的剂量

30 ~ 50	与肾功能正常时同剂量
<30	100mg，隔日 1 次

肾脏替代治疗时的剂量

APD/CAPD	不被透析清除。与 GFR<30ml/min 时同剂量
HD	可能不被透析清除。与 GFR<30ml/min 时同剂量
HDF/HFD	可能不被透析清除。与 GFR<30ml/min 时同剂量
CAV/VVHD	可能不被透析清除。与 GFR<30ml/min 时同剂量

重要的药物相互作用

与其他药物合用的潜在风险

- 活疫苗：应避免合用
- 阿达木单抗（adalimumab）、赛妥珠单抗（certolizumab）、依那西普（etanercept）、戈利木单抗（golimumab）和英夫利西单抗（infliximab）：应避免合用

用法

溶液配制	-
用法	皮下注射
输注速度	-

其他信息

- 生物利用度 95%
- "英国数据表"（UK data sheet）建议重度肾功能受损时（GFR<30ml/min）避免应用此药，而"美国数据表"（American data sheet）建议隔日用药
- 在严重肾功能不全和终末期肾病（CCr<30ml/min）时，此药的血浆清除率将分别下降至 70% 和 75%
- 不足 2.5% 的药物可以被血液透析或持续不卧床腹膜透析（CAPD）移除

参考文献

[1] Drug Information Handbook. 22nd ed. American Pharmacists Association. Lexicomp.

托珠单抗　Tocilizumab

临床应用

白介素抑制剂

● 与氨甲蝶呤（methotrexate）合用治疗类风湿关节炎

肾功能正常时的剂量

● 静脉给药：8mg/kg，每4周1次（最大剂量为800mg）
● 皮下给药：162mg，每周1次

药代动力学

分子量（Da）	148000
蛋白结合率（%）	不适用
尿中原型药排泄率（%）	无数据
分布容积（L/kg）	6.4
半衰期（d）： 正常 / ESRF	［11~13（浓度依赖性）］/-

药物代谢

托珠单抗在循环中经历双相清除（biphasic elimination），其总清除呈现浓度依赖性，是线性和非线性的总和。在托珠单抗浓度较低时，浓度依赖性非线性清除起主要作用；一旦非线性清除途径饱和，在托珠单抗浓度较高时，线性清除起主要作用

肾功能（GFR，ml/min）受损时的剂量

20~50	与肾功能正常时同剂量。谨慎应用
10~20	与肾功能正常时同剂量。谨慎应用
<10	与肾功能正常时同剂量。谨慎应用

肾脏替代治疗时的剂量

APD/CAPD	透析清除力不详。与肾功能正常时同剂量。谨慎应用
HD	透析清除力不详。与肾功能正常时同剂量。谨慎应用
HDF/HFD	透析清除力不详。与肾功能正常时同剂量。谨慎应用
CAV/ VVHD	透析清除力不详。与肾功能正常时同剂量。谨慎应用

重要的药物相互作用

与其他药物合用的潜在风险

● 活疫苗：应避免合用

用法

溶液配制	-
用法	静脉滴注，皮下注射
输注速度	60分钟以上
注释	最终加入100ml 0.9%氯化钠溶液中

其他信息

● 尚无在中度至重度肾功能受损患者中应用本药的研究，生产商建议应用本药时应密切监测肾功能
● 皮下制剂的生物利用度为80%
● 每1200mg本药含1.17mmol（26.55mg）钠
● 个案报道显示一例GFR为26ml/min的患者应用托珠单抗治疗安全且有效（Kato T, Koni I, Inoue R, et al. A case of active rheumatoid arthritis with renal dysfunction treated effectively with tocilizumab monotherapy. Mod Rheumatol. 2010; 20: 316-318）

依那西普 Etanercept

临床应用

肿瘤坏死因子 α 抑制剂

- 与氨甲蝶呤合用治疗中度、重度类风湿关节炎
- 治疗银屑病性关节炎
- 治疗强直性脊柱炎
- 治疗严重的放射学阴性的中轴线脊柱关节炎
- 治疗斑块状银屑病

肾功能正常时的剂量

- 25mg，每周 2 次，或 50mg，每周 1 次
- 斑块状银屑病：最大剂量为 50mg，每周 2 次，可用至 12 周

药代动力学

分子量（Da）	150000
蛋白结合率（%）	无数据
尿中原型药排泄率（%）	无数据
分布容积（L/kg）	10.4
半衰期（h）：	（72～132）/
正常 / ESRF	不变

药物代谢

由于依那西普是一种融合糖蛋白，完全由人类蛋白质成分组成，因此推测其经过蛋白水解作用代谢

肾功能（GFR，ml/min）受损时的剂量

20～50	与肾功能正常时同剂量
10～20	与肾功能正常时同剂量
<10	与肾功能正常时同剂量

肾脏替代治疗时的剂量

APD/CAPD	可能不被透析清除。与肾功能正常时同剂量
HD	可能不被透析清除。与肾功能正常时同剂量
HDF/HFD	可能不被透析清除。与肾功能正常时同剂量
CAV/VVHD	可能不被透析清除。与肾功能正常时同剂量

重要的药物相互作用

与其他药物合用的潜在风险

- 阿那白滞素（anakinra）和阿巴他塞（abatacept）：应避免同时使用
- 活疫苗：应避免同时使用

用法

溶液配制 1ml 注射用水（提供的溶剂）
用法 皮下注射
输注速度 -

其他信息

- 严重感染和中度、重度心力衰竭患者禁用
- 本药生物利用度为 76%
- 有使用本药后出现肾小球肾炎的个案报道[1]

参考文献

[1] Stokes MB, Foster K, Markowitz GS, et al. Development of glomerulonephritis during anti-TNF-α therapy for rheumatoid arthritis. Nephrol Dial Transplant. 2005；20(7): 1400-1406.

阿达木单抗 Adalimumab

临床应用

肿瘤坏死因子 α 抑制剂

- 单用或与氨甲蝶呤合用治疗中度或重度类风湿关节炎
- 治疗银屑病性关节炎
- 治疗强直性脊柱炎
- 治疗克罗恩病（Crohn's disease）和溃疡性结肠炎
- 治疗银屑病

肾功能正常时的剂量

- 单用阿达木单抗治疗类风湿关节炎：40mg，隔周 1 次，增加到每周 1 次
- 克罗恩病和溃疡性结肠炎：见生产商说明书
- 银屑病：起始剂量 80mg，然后 40mg，隔周 1 次
- 其他疾病：40mg，隔周 1 次

药代动力学

分子量（Da）	148000
蛋白结合率（%）	无数据
尿中原型药排泄率（%）	无数据
分布容积（L/kg）	5 ~ 6
半衰期（d）：正常 / ESRF	14/-

药物代谢

大部分阿达木单抗可能经网状内皮系统的调理素作用清除

肾功能（GFR，ml/min）受损时的剂量

20 ~ 50	慎用，见"其他信息"
10 ~ 20	慎用，见"其他信息"
<10	慎用，见"其他信息"

肾脏替代治疗时的剂量

APD/CAPD	可能不被透析清除。与 GFR< 10ml/min 时同剂量
HD	可能不被透析清除。与 GFR< 10ml/min 时同剂量
HDF/HFD	可能不被透析清除。与 GFR< 10ml/min 时同剂量
CAV/VVHD	可能不被透析清除。与 GFR= 10 ~ 20ml/min 时同剂量

重要的药物相互作用

与其他药物合用的潜在风险

- 阿那白滞素（anakinra）：应避免合用
- 活疫苗：应避免合用

用法

溶液配制	-
用法	皮下注射
输注速度	-
注释	适合的注射部位是大腿和腹部

其他信息

- 严重感染和中度或重度心力衰竭患者禁用
- 生物利用度为 64%
- 皮下注射后 3 ~ 8 日达到峰浓度
- 由于缺乏研究，生产商未能提供在肾功能受损时的用药剂量
- 文献报道，1 例血液透析患者应用阿达木单抗（起始剂量 80mg，随后 40mg，隔周皮下注射），成功地治疗了银屑病性关节炎[1]
- 已有用阿达木单抗治疗类风湿关节炎致肾小球肾炎发生的病例报道[2]

参考文献

[1] Shimojima Y, Matsuda M, Ishii W, et al. Adalimumab monotherapy in a patient with psoriatic arthritis associated with chronic renal failure on hemodialysis: A case report and literature review. Clin Med Insights Case Rep. 2012; 5: 13–17.

[2] Stokes MB, Foster K, Markowitz GS, et al. Development of glomerulonephritis during anti-TNF-α therapy for rheumatoid arthritis. Nephrol Dial Transplant. 2005; 20(7):1400–1406.

英夫利西单抗　Infliximab

临床应用

肿瘤坏死因子 α 抑制剂

● 治疗克罗恩病（Crohn's disease）、银屑病、风湿性疾病和溃疡性结肠炎

肾功能正常时的剂量

3 ~ 7.5mg/kg，取决于适应证

药代动力学

分子量（Da）	144190
蛋白结合率（%）	无数据
尿中原型药排泄率（%）	0
分布容积（L/kg）	3 ~ 4.1
半衰期（d）：正常 /ESRF （8 ~ 9.5）/ 不详	

药物代谢

英夫利西单抗与 T 淋巴细胞结合后，经网状内皮系统的调理素作用清除，或被人体产生的人抗鼠抗体清除（译者注：本品为人鼠嵌合单克隆抗体）

肾功能（GFR，ml/min）受损时的剂量

20 ~ 50	与肾功能正常时同剂量。需谨慎使用
10 ~ 20	与肾功能正常时同剂量。需谨慎使用
<10	与肾功能正常时同剂量。需谨慎使用

肾脏替代治疗时的剂量

APD/CAPD	不被透析清除。与 GFR< 10ml/min 时同剂量
HD	不被透析清除。与 GFR< 10ml/min 时同剂量
HDF/HFD	不被透析清除。与 GFR< 10ml/min 时同剂量
CAV/VVHD	不被透析清除。与 GFR= 10 ~ 20ml/min 时同剂量

重要的药物相互作用

与其他药物合用的潜在风险

● 阿那白滞素（anakinra）和阿巴他塞（abatacept）：避免合用
● 活疫苗：避免合用

用法

溶液配制	用 10ml 注射用水配制
用法	静脉滴注
输注速度	2 小时
注释	用 0.9% 氯化钠溶液稀释至 250ml 静脉滴注 使用管路过滤器（无菌、无致热原、低蛋白结合过滤器，孔径不大于 1.2μm）输液

其他信息

● 输液期间或输液后 1 ~ 2 小时出现急性输液反应比较常见，尤其是首次或第二次用药时，症状包括发热、畏寒、皮肤瘙痒、荨麻疹、呼吸困难、胸痛、高血压或低血压。轻度的输液反应可能通过减慢输液速度或暂停输液得到缓解。如果输液反应加重，应停止治疗。输液前可考虑给对乙酰氨基酚（paracetamol）、糖皮质激素类（corticosteroids）和抗组胺药预防
● 感染较为常见，上呼吸道感染和尿路感染最常见
● 重复给药后，英夫利西单抗可在血清中测到，至少持续 8 周
● 有 1 例银屑病性关节炎患者，用 5mg/kg 英夫利西单抗治疗获得成功 [1]
● 已有使用英夫利西单抗治疗后，发生肾小球肾炎的病例报道 [2]

参考文献

[1] Saougou I, Papagoras C, Markatseli TE, et al. A case report of a psoriatic arthritis patient on hemodialysis treated with tumor necrosis factor blocking agent and a literature review. Clin Rheumatol. 2010 Dec; 29(12): 1455-1459.

[2] Stokes MB, Foster K, Markowitz GS, et al. Development of glomerulonephritis during anti-TNF-α therapy for rheumatoid arthritis. Nephrol Dial Transplant. 2005; 20(7):1400-1406.

赛妥珠单抗　*Certolizumab pegol*

临床应用

肿瘤坏死因子 α 抑制剂

- 与氨甲蝶呤（methotrexate）合用治疗中度至重度类风湿关节炎
- 治疗强直性脊柱炎
- 治疗银屑病性关节炎

肾功能正常时的剂量

第 0、2、4 周各给予 400mg，分成 2 次注射，然后每 2 周注射 200mg 或每 4 周注射 400mg，做维持治疗

药代动力学

分子量（Da）	91000
蛋白结合率（%）	无数据
尿中原型药排泄率（%）	主要为 Fab 片段
分布容积（L/kg）	8.01
半衰期（d）：正常/ESRF	14/-

药物代谢

Fab 片段经过蛋白酶水解成肽和氨基酸。与聚乙二醇去共轭后，即从血浆中被迅速清除。能在多大程度上从肾排泄不详［译者注：赛妥珠单抗是抗肿瘤坏死因子 α 单克隆抗体的聚乙二醇化人源化 Fab 片段］

肾功能（GFR，ml/min）受损时的剂量

20 ~ 50	与肾功能正常时同剂量
10 ~ 20	需谨慎使用
<10	需谨慎使用

肾脏替代治疗时的剂量

APD/CAPD	可能不被透析清除。与 GFR<10ml/min 时同剂量
HD	可能不被透析清除。与 GFR<10ml/min 时同剂量
HDF/HFD	可能不被透析清除。与 GFR<10ml/min 时同剂量
CAV/VVHD	可能不被透析清除。与 GFR=10 ~ 20ml/min 时同剂量

重要的药物相互作用

与其他药物合用的潜在风险

- 阿那白滞素（anakinra）和阿巴他塞（abatacept）：避免同时使用
- 活疫苗：避免同时使用

用法

溶液配制	-
用法	皮下注射
输注速度	-
注释	合适的注射部位是大腿和腹部

其他信息

- 由于缺乏研究，生产商未能提供中度至重度肾功能受损时的用药剂量
- 重症感染和中度至重度心力衰竭的患者禁用此药
- 生物利用度为 76% ~ 88%
- 根据类风湿关节炎的药代动力学分析，估算该药皮下注射的清除率为 21ml/h，个体间变异率（inter-subject variability）为 30.8%，时间效应变异率（inter-occasion variability）为 22%。若出现赛妥珠单抗抗体，其清除率会增加近 3 倍。与体重 70kg 的类风湿关节炎患者比较，体重 40kg 及体重 120kg 的患者的药物清除率分别降低 29%、升高 38%

4. 其他免疫调节药

金硫丁二钠　Sodium aurothiomalate

临床应用

治疗成人活动性进展型类风湿关节炎

肾功能正常时的剂量

试验剂量 10mg，随后每周 50~100mg，根据疗程和疗效调整用药次数。更多信息见药物产品说明

药代动力学

分子量（Da）	368.1
蛋白结合率（%）	85~95
尿中原型药排泄率（%）	大多数
分布容积（L/kg）	无数据
半衰期（d）：正常 / ESRF	（5~6）/-

药物代谢

本药主要从尿液排泄，少量从粪便排泄

肾功能（GFR，ml/min）受损时的剂量

20~50	避免应用
10~20	避免应用
<10	避免应用

肾脏替代治疗时的剂量

APD/CAPD	透析清除力不详。与 GFR< 10ml/min 时同剂量
HD	不被透析清除。与 GFR< 10ml/min 时同剂量
HDF/HFD	透析清除力不详。与 GFR< 10ml/min 时同剂量
CAV/ VVHD	不被透析清除。与 GFR= 10~20ml/min 时同剂量

重要的药物相互作用

与其他药物合用的潜在风险

- 血管紧张素转换酶抑制剂（ACEI）：据报道合用可引起面部潮红和低血压
- 青霉胺（penicillamine）：增加毒性，避免合用

用法

溶液配制	-
用法	深部肌内注射
输注速度	-

其他信息

- 提醒患者如果出现下列情况需立即就医：咽喉疼、口腔溃疡、瘀斑、发热、乏力、皮疹、腹泻或非特异性不适
- 需每个月检测血常规，如果血小板计数低于 $100 \times 10^9/L$，或出现提示血小板减少症的体征及症状，需停止治疗
- 金制剂可引起肾病综合征或不太严重的肾小球疾病，后者常呈现为轻微短暂的蛋白尿和血尿。如果症状持续存在或出现严重蛋白尿，则需停用金制剂。肾功能也可能出现轻微短暂的改变
- 每次注射前均需进行尿检，看有否蛋白尿及血尿
- 金制剂可在深部组织中持续存在，所以尿检常持续阳性达 1 年或更长

枸橼酸托法替尼　Tofacitinib citrate

临床应用

Janus 激酶家族的有效选择性抑制剂
- 治疗中度至重度活动性类风湿关节炎

肾功能正常时的剂量

5mg，每日 2 次

药代动力学

分子量（Da）	504.5
蛋白结合率（%）	40
尿中原型药排泄率（%）	30
分布容积（L/kg）	87
半衰期（h）：正常 / ESRF	3/3.8[1]

药物代谢

本药 70% 的代谢是通过 CYP3A4（大部分）和 CYP2C19（小部分）介导在肝中完成。产生的 8 种代谢产物均无活性

肾功能（GFR，ml/min）受损时的剂量

30 ~ 50	与肾功能正常时同剂量
<30	5mg，每日 1 次

肾脏替代治疗时的剂量

APD/CAPD	透析清除微量。与 GFR<30ml/min 时同剂量
HD	透析清除 <10%[1]。与 GFR<30ml/min 时同剂量
HDF/HFD	透析清除 <10%[1]。与 GFR<30ml/min 时同剂量
CAV/ VVHD	透析清除微量。与 GFR=30 ~ 50ml/min 时同剂量

重要的药物相互作用

与其他药物合用的潜在风险
- 抗菌药：利福平（rifampicin）能降低本药浓度，应避免合用
- 抗真菌药：氟康唑（fluconazole）和酮康唑（ketoconazole）增加本药浓度，合用需调整本药用量
- 抗精神病药：与氯氮平（clozapine）合用会增加粒细胞缺乏风险，应避免合用
- 环孢素（ciclosporin）：降低本药浓度，应避免合用
- 他克莫司（tacrolimus）：降低本药浓度，应避免合用
- 疫苗：与活疫苗合用增加全身感染风险，应避免合用

用法

溶液配制	-
用法	口服
输注速度	-

其他信息

- 口服生物利用度为 74%
- CCr=50 ~ 80ml/min、CCr=30 ~ 50ml/min 和 CCr< 30ml/min 的患者，与健康受试者比较，本药药 - 时曲线下面积（AUC）分别升高 37%、43%、123%。在终末期肾病（ESRD）患者中，透析对本药清除的影响相对较小

参考文献

[1] Krishnaswami S, Chow V, Boy M, et al. Pharmacokinetics of tofacitinib, a Janus kinase inhibitor, in patients with impaired renal function and end-stage renal disease. J Clin Pharmacol. 2014; 54(1): 46-52.

巴瑞替尼　Baricitinib

临床应用

Janus 激酶（JAKs）抑制剂
● 治疗中度至重度类风湿关节炎
［译者注：Janus 激酶（JAKs）能够介导细胞内大多数细胞因子和生长因子的信号传导。巴瑞替尼为口服 JAKs 抑制剂，可选择性抑制 JAK1 和 JAK2 的活性，调节信号传导，于 2017 年被欧盟最先批准上市］

肾功能正常时的剂量

2 ~ 4mg，每日 1 次

药代动力学

分子量（Da）	371.4
蛋白结合率（%）	50
尿中原型药排泄率（%）	69
分布容积（L/kg）	76
半衰期（h）：正常 / ESRF	12.5

药物代谢

巴瑞替尼由 CYP3A4 介导在肝内代谢，仅不到 10% 的剂量经过生物转化。血浆中未检测到代谢产物。临床药理学研究发现，巴瑞替尼主要以活性的原型从尿液（69%）和粪便（15%）排泄。仅发现 4 种少量的氧化代谢产物，其中 3 种从尿液、1 种从粪便排泄，分别约占药量的 5% 和 1%

肾功能（GFR，ml/min）受损时的剂量

30 ~ 60	2mg，每日 1 次
<30	避免应用

肾脏替代治疗时的剂量

APD/CAPD	可能被透析清除。避免应用
HD	可能被透析清除。避免应用
HDF/HFD	可能被透析清除。避免应用
CAV/VVHD	可能被透析清除。与 GFR=30 ~ 60ml/min 时同剂量

重要的药物相互作用

与其他药物合用的潜在风险
● 因会增强免疫抑制作用，故应避免与其他抗风湿药（Disease-modifying anti-rheumatic drugs，DMARDs）合用
● 谨慎与其他免疫抑制剂合用
● 抗精神病药：与氯氮平（clozapine）合用会增加粒细胞缺乏症风险，应避免合用
● 活疫苗：应避免合用

用法

溶液配制	-
用法	口服
输注速度	-

其他信息

● 口服生物利用度为 79%
● 肾功能会显著影响巴瑞替尼的药物暴露量。轻度和中度肾功能受损患者与肾功能正常患者的药 - 时曲线下面积（AUC）均值比率分别为 1.41（90% CI：1.15 ~ 1.74）和 2.22（90% CI：1.81 ~ 2.73）。轻度和中度肾功能受损患者与肾功能正常患者的药峰浓度（C_{max}）均值比率分别为 1.16（90% CI：0.92 ~ 1.45）和 1.46（90% CI：1.17 ~ 1.83）

● 一项临床研究以 2 型糖尿病肾病伴肾功能减退［eGFR=25～75ml/（min·1.73m²）］和持续性显著白蛋白尿（>300mg/d），并已接受肾素-血管紧张素-醛固酮系统（RAAS）抑制剂治疗的患者作为对象，进行多中心、随机、双盲、多剂量及安慰剂对照的药物 Ⅱ 期临床研究。受试者在经过 4 周的洗脱期后被给予安慰剂或巴瑞替尼治疗（由小剂量 0.75mg/d 或 1.5mg/d 渐增至大剂量 4mg/d，单次或分次给药），共 24 周。在用药 3 个月和 6 个月时，巴瑞替尼治疗组患者的尿白蛋白排泄量均减少。但是 6 个月时，大剂量巴瑞替尼组的血红蛋白与安慰剂组比较有显著下降。由于促红细胞生成素信号转导依赖于 JAK2 活化，故此大剂量组血红蛋白下降并不意外。更多的观察本药临床效应的试验正在进行中［Brosius FC, Tuttle KR, Kretzler M. JAK inhibition in the treatment of diabetic kidney disease. Diabetologia, 2016; 59(8): 1624-1627］

干扰素 β　Interferon beta

临床应用

治疗复发缓解型多发性硬化

肾功能正常时的剂量

干扰素 β-1a

- Avonex：600 万单位（30μg），每周 1 次
- Rebif：8.8 ~ 44μg，每周 3 次

干扰素 β-1b

- Betaferon/Extavia：800 万单位（250μg），每 2 日 1 次

（译者注：Avonex、Rebif、Betaferon 及 Extavia 都是干扰素 β 的商品名）

药代动力学

分子量（Da）	18500 ~ 22500
蛋白结合率（%）	无数据
尿中原型药排泄率（%）	极微量。见"其他信息"
分布容积（L/kg）	3
半衰期（h）：正常 / ESRF	（5 ~ 10）/-

药物代谢

干扰素 β 主要经过肝和肾进行代谢和排泄

肾功能（GFR，ml/min）受损时的剂量

20 ~ 50	与肾功能正常时同剂量。监测肾功能
10 ~ 20	与肾功能正常时同剂量。监测肾功能
<10	因有蓄积风险，需谨慎使用。监测肾功能

肾脏替代治疗时的剂量

APD/CAPD	不被透析清除。与 GFR< 10ml/min 时同剂量
HD	不被透析清除。与 GFR< 10ml/min 时同剂量
HDF/HFD	不被透析清除。与 GFR< 10ml/min 时同剂量
CAV/VVHD	不被透析清除。与 GFR= 10 ~ 20ml/min 时同剂量

重要的药物相互作用

与其他药物合用的潜在风险

- 环孢素（ciclosporin）和他克莫司（tacrolimus）：有干扰素减少肝细胞色素 P_{450} 酶活性的报道

用法

溶液配制　用提供的溶媒配制
用法　　　肌内注射（Avonex），皮下注射（Rebif、Betaferon、Extavia）
输注速度　-
注释　　　配制后 2 ~ 8℃保存 6 小时

其他信息

- 推荐用药前给予对乙酰氨基酚（paracetamol）以减少流感样症状的出现
- 每周变换注射部位
- 罕见发生红斑狼疮综合征
- 可能短暂升高血肌酐、血钾、血尿素氮和尿钙
- 干扰素上调细胞表面 Ⅱ 类组织相容性抗原的呈递，从而提高了药物诱导移植物排斥反应的可能性。已有用干扰素治疗后发生排斥反应、急性肾衰竭和移植物丢失（graft loss）的大量临床报道，因此，肾移植患者使用干扰素应格外小心
- 血液透析患者用药时，由于干扰素分子量大不能被透析清除，而且不能经肾降解，可能出现药物蓄积，故此，可能需要调整用药剂量

特立氟胺　Teriflunomide

临床应用

免疫调节剂

● 治疗复发缓解型多发性硬化

肾功能正常时的剂量

每日 14mg

药代动力学

分子量（Da）	270.2
蛋白结合率（%）	>99
尿中原型药排泄率（%）	22.6（作为代谢产物）
分布容积（L/kg）	11
半衰期（h）：正常 / ESRF	（18~19）/ 不变

药物代谢

特立氟胺是来氟米特（leflunomide）的活性代谢产物。来氟米特进行适度代谢，特立氟胺是血浆中唯一能检测到的成分。主要的生物转化途径是水解，仅少量进行氧化；次要途径包括氧化、N - 乙酰化和与硫酸盐共轭。特立氟胺主要通过胆汁以原型从胃肠道排泄

肾功能（GFR，ml/min）受损时的剂量

20~50	与肾功能正常时同剂量
10~20	与肾功能正常时同剂量
<10	与肾功能正常时同剂量

肾脏替代治疗时的剂量

APD/CAPD	透析清除力不详。慎用。见"其他消息"
HD	透析清除力不详。慎用。见"其他消息"
HDF/HFD	透析清除力不详。慎用。见"其他消息"
CAV/ VVHD	透析清除力不详。慎用。见"其他消息"

重要的药物相互作用

与其他药物合用的潜在风险

● 调节血脂药：考来烯胺（colestyramine）能显著降低特立氟胺的作用，应避免合用；合用能增加瑞舒伐他汀（rosuvastatin）浓度，应考虑减少瑞舒伐他汀用量

● 活疫苗：会增加全身性感染风险，应避免合用

用法

溶液配制	-
用法	口服
输注速度	-

其他信息

● 由于缺乏资料，英国生产商建议透析患者禁用本药

● 肾功能受损对特立氟胺的药代动力学并无影响

● 口服生物利用度为 100%

● 本药大约需要 3 个月才能达到稳态

● 已观察到血液透析患者体内特立氟胺的清除加快，这并非透析清除导致，而与药物从蛋白结合中被置换（displacement of protein binding）相关［2012 年 11 月澳大利亚"产品特性概述"（SPC）］（译者注：药物从与其结合的蛋白中被置换出来后，游离态血药浓度增加，即可造成其毒性增加及清除加快）

芬戈莫德 Fingolimod

临床应用

鞘氨醇 1- 磷酸盐受体调节剂
- 治疗高度活动的复发缓解型多发性硬化

肾功能正常时的剂量

500μg，每日 1 次

药代动力学

分子量（Da）	307.5（盐酸盐形式为 343.9）
蛋白结合率（%）	>99
尿中原型药排泄率（%）	0
分布容积（L/kg）	940～1460
半衰期（d）：正常 / ESRF	（6～9）/ 不变

药物代谢

芬戈莫德经过可逆的立体选择性磷酸化（stereoselective phosphorylation）作用，转化为活性代谢产物（S）- 芬戈莫德磷酸盐异构体［（S）-enantiomer of fingolimod phosphate］。芬戈莫德能经过 CYP4F2 的作用进行氧化生物转化，并进行脂肪酸样降解，生成无活性代谢产物被清除；芬戈莫德也能生成无药理活性的非极性神经酰胺类似物（non-polar ceramide analogues）而被清除。参与芬戈莫德代谢的主要酶已部分明确，可能是 CYP4F2 或 CYP3A4。81% 的药量以无活性代谢产物形式从尿液排泄，不到 2.5% 以代谢产物和原型从粪便排泄

肾功能（GFR，ml/min）受损时的剂量

20～50	与肾功能正常时同剂量
10～20	与肾功能正常时同剂量
<10	与肾功能正常时同剂量

肾脏替代治疗时的剂量

APD/CAPD	不被透析清除。与肾功能正常时同剂量
HD	不被透析清除。与肾功能正常时同剂量
HDF/HFD	不被透析清除。与肾功能正常时同剂量
CAV/VVHD	不被透析清除。与肾功能正常时同剂量

重要的药物相互作用

与其他药物合用的潜在风险
- 抗心律失常药：与胺碘酮（amiodarone）、丙吡胺（disopyramide）和决奈达隆（dronedarone）合用可能增加心动过缓风险
- 抗真菌药：酮康唑（ketoconazole）能增加本药浓度
- β 受体拮抗药：可能增加心动过缓风险
- 钙通道阻滞剂：与地尔硫草（diltiazem）和维拉帕米（verapamil）合用可能增加心动过缓风险

用法

溶液配制	-
用法	口服
输注速度	-

其他信息

- 口服生物利用度为 93%
- 重度肾功能受损患者用药时，芬戈莫德的药峰浓度（C_{max}）和药 - 时曲线下面积（AUC）分别增加 32% 和 43%，芬戈莫德磷酸盐的 C_{max} 和 AUC 分别增加 25% 和 14%，表观清除半衰期不变。基于这些发现，肾功能受损患者用药时不需要调整剂量。两个代谢产物 M2 和 M3 的系统暴露量分别增加 3 倍和 13 倍。这些代谢产物的毒性尚不清楚

醋酸格拉替雷　Glatiramer acetate

临床应用

免疫调节药

● 治疗进展型多发性硬化的高危患者，及减少非运动障碍患者（ambulatory patients）的复发

肾功能正常时的剂量

每日 20mg

药代动力学

分子量（Da）	5000 ~ 9000
蛋白结合率（%）	高
尿中原型药排泄率（%）	无数据
分布容积（L/kg）	无数据
半衰期（h）：正常 / ESRF	无数据

药物代谢

本药皮下注射后，给药剂量的大部分在局部水解。一些注射药还可能以原型或部分水解产物形式进入淋巴系统

肾功能（GFR，ml/min）受损时的剂量

20 ~ 50	与肾功能正常时同剂量
10 ~ 20	与肾功能正常时同剂量。需谨慎使用
<10	与肾功能正常时同剂量。需谨慎使用

肾脏替代治疗时的剂量

APD/CAPD	可能不被透析清除。与 GFR<10ml/min 时同剂量
HD	可能不被透析清除。与 GFR<10ml/min 时同剂量
HDF/HFD	可能不被透析清除。与 GFR<10ml/min 时同剂量
CAV/VVHD	可能不被透析清除。与 GFR=10 ~ 20ml/min 时同剂量

重要的药物相互作用

与其他药物合用的潜在风险

● 未知

用法

溶液配制	-
用法	皮下注射
输注速度	-

其他信息

由于缺少研究数据，生产商建议肾功能受损患者慎用本药

富马酸二甲酯　Dimethyl fumarate

临床应用

- 治疗复发缓解型多发性硬化
- 治疗中度至重度斑块状银屑病（plaque psoriasis）

肾功能正常时的剂量

- 多发性硬化：120mg，每日 1 次；7 日之后 240mg，每日 2 次
- 斑块状银屑病：最初 30mg，每日 1 次，逐渐增至 720mg，分 3 次服用

药代动力学

分子量（Da）	144.1
蛋白结合率（%）	27～40
尿中原型药排泄率（%）	<0.1
分布容积（L/kg）	60～90
半衰期（h）：正常 / ESRF	（1～2）/ 不变

药物代谢

富马酸二甲酯通过胃肠道、血液和组织中的酯酶迅速水解，生成活性代谢产物富马酸单甲酯（monomethyl fumarate）。单次服用 ^{14}C 标记的富马酸二甲酯 240mg 后发现，它在人体血浆中的主要代谢产物为葡萄糖，其他代谢产物包括富马酸、柠檬酸和富马酸单甲酯。富马酸的下游代谢是在三羧酸循环中进行，呼出二氧化碳作为其主要排泄途径，约占药物剂量的 60%。尿液和粪便排泄作为次要途径，分别占 15.5% 和 0.9%

肾功能（GFR，ml/min）受损时的剂量

20～50	与肾功能正常时同剂量
10～20	与肾功能正常时同剂量
<10	与肾功能正常时同剂量。谨慎使用

肾脏替代治疗时的剂量

APD/CAPD	透析可清除。与 GFR< 10ml/min 时同剂量
HD	透析可清除。与 GFR< 10ml/min 时同剂量
HDF/HFD	透析可清除。与 GFR< 10ml/min 时同剂量
CAV/VVHD	透析可清除。与 GFR= 10～20ml/min 时同剂量

重要的药物相互作用

与其他药物合用的潜在风险

- 未知

用法

溶液配制	-
用法	口服
输注速度	-

其他信息

- 严重肾功能受损时的研究数据有限，但可能不需要调整剂量。生产商建议严重肾功能受损患者应慎用本药
- 由于在上市后的督查中缺乏肾功能受损时应用本药的研究和报道，因此，Skilarence 生产商建议此时应避免使用本药（译者注：Skilarence® 是富马酸二甲酯的商品名，其生产公司为西班牙的 Almirall 制药公司）
- 已有用药后发生急性肾衰竭[1]、慢性肾小管损伤[2] 或可逆性蛋白尿[3] 的报道，这些病症均与富马酸的衍生物相关

参考文献

[1] Anonymous. Fumaric acid derivatives and nephrotoxicity. WHO Drug Inf. 1990; 4: 28.

[2] Raschka C, Koch HJ. Long-term treat-

ment of psoriasis using fumaric acid preparations can be associated with severe proximal tubular damage. Hum Exp Toxicol. 1999; 18(12): 738-739.

[3] Ogilvie S, et al. Proteinuria with fumaric acid ester treatment for psoriasis. Clin Exp Dermatol. 2011; 36(6): 632-634.

那他珠单抗 Natalizumab

临床应用

单克隆抗体

● 缓解复发缓解型多发性硬化

肾功能正常时的剂量

300mg，每 4 周 1 次

药代动力学

分子量（Da）	149000
蛋白结合率（%）	无数据
尿中原型药排泄率（%）	无数据
分布容积（L/kg）	3.8 ~ 7.6
半衰期（d）：正常 / ESRF	（7 ~ 15）/?

药物代谢

与白细胞结合后，经网状内皮系统的调理素作用清除

肾功能（GFR，ml/min）受损时的剂量

20 ~ 50	与肾功能正常时同剂量
10 ~ 20	与肾功能正常时同剂量
<10	与肾功能正常时同剂量

肾脏替代治疗时的剂量

APD/CAPD	不被透析清除。与肾功能正常时同剂量
HD	不被透析清除。与肾功能正常时同剂量
HDF/HFD	不被透析清除。与肾功能正常时同剂量
CAV/VVHD	不被透析清除。与肾功能正常时同剂量

重要的药物相互作用

与其他药物合用的潜在风险

● 避免与干扰素 β（beta-interferons）或醋酸格拉替雷（glatiramer acetate）合用

● 活疫苗：有全身感染的风险，应避免合用

用法

溶液配制	-
用法	静脉滴注
输注速度	60 分钟（2ml/min）
注释	稀释于 100ml 0.9% 氯化钠溶液中
	应于配制后 8 小时内应用

其他信息

● 无肾功能受损时应用本药的相关研究，但是药物清除机制和药代动力学资料提示，肾功能受损时无须调整本药用量

● 一项对 12 例多发性硬化患者的研究，观察了血浆置换对那他珠单抗清除和药效学的影响，3 次血浆置换后（超过 5 ~ 8 日的间隔）可清除 70% ~ 80% 的那他珠单抗，但是血浆置换对恢复淋巴细胞迁移（restitution of lympho-cyte migration）及最终临床效果的影响目前尚不清楚

达利珠单抗　Daclizumab

临床应用

IgG₁ 单克隆抗体（IL-2 受体拮抗剂）
● 治疗多发性硬化

肾功能正常时的剂量

150mg，每个月 1 次

药代动力学

分子量（Da）	142612
蛋白结合率（%）	无资料
尿中原型药排泄率（%）	微量
分布容积（L/kg）	6.43
半衰期（d）：正常 / ESRF	21/ 不变

药物代谢

作为 IgG₁ 单克隆抗体，推测达利珠单抗
会与内源性 IgG 一样分解代谢成肽和氨
基酸。推测达利珠单抗不通过肝酶（如
CYP 同工酶）催化代谢

肾功能（GFR，ml/min）受损时的剂量

20 ~ 50	与肾功能正常时同剂量
10 ~ 20	与肾功能正常时同剂量
<10	与肾功能正常时同剂量

肾脏替代治疗时的剂量

APD/CAPD	不被透析清除，与肾功能正常时同剂量
HD	不被透析清除，与肾功能正常时同剂量
HDF/HFD	不被透析清除，与肾功能正常时同剂量
CAV/VVHD	不被透析清除，与肾功能正常时同剂量

重要的药物相互作用

与其他药物合用的潜在风险
● 避免与活疫苗合用

用法

溶液配制	-
用法	皮下注射
输注速度	-

其他信息

● 达利珠单抗尚未在肾功能受损患者中
进行研究，但由于该药很少经肾排
泄，因此生产商并不建议肾功能受损
时减少剂量
● 由于存在肝损伤的风险，应在治疗前
和治疗期间监测肝功能

第十一部分

神经系统药物

一、呼吸中枢兴奋药

盐酸多沙普仑 Doxapram hydrochloride

临床应用

- 治疗术后呼吸抑制
- 治疗急性呼吸衰竭

肾功能正常时的剂量

- 术后呼吸抑制：静脉注射 1 ~ 1.5mg/kg，每小时重复；或者静脉滴注 2 ~ 3mg/min，根据药物效应调整剂量
- 急性呼吸衰竭：静脉滴注 1.5 ~ 4mg/min，根据药物效应调整剂量

药代动力学

分子量（Da）	433
蛋白结合率（%）	无数据
尿中原型药排泄率（%）	<5
分布容积（L/kg）	0.58 ~ 2.74
半衰期（h）：正常 / ESRF（2.4 ~ 4.1）/-	

药物代谢

本药在肝内经历广泛代谢，绝大部分代谢产物和小部分药物原型经胆汁从粪便排泄。静脉给药后 24 小时内，仅不足 5% 的药物以原型从尿液排泄

肾功能（GFR，ml/min）受损时的剂量

20 ~ 50	与肾功能正常时同剂量
10 ~ 20	与肾功能正常时同剂量
<10	与肾功能正常时同剂量

肾脏替代治疗时的剂量

APD/CAPD	透析清除力不详。与肾功能正常时同剂量
HD	透析清除力不详。与肾功能正常时同剂量
HDF/HFD	透析清除力不详。与肾功能正常时同剂量
CAV/VVHD	透析清除力不详。与肾功能正常时同剂量

重要的药物相互作用

与其他药物合用的潜在风险

- 麻醉药：与挥发性液态全身麻醉药合用能增加心律失常风险，在用上述麻醉药后 10 分钟内应避免使用本药

用法

溶液配制	-
用法	静脉注射，静脉滴注
输注速度	静脉注射：至少 30 秒以上 静脉滴注：按说明书使用
注释	本药的安全范围窄，需使用最小有效剂量，不要超过建议的最大剂量

其他信息

与纳洛酮（naloxone）不同，本药不能逆转阿片类镇痛药（opioid analgesics）的其他效应（如镇痛）（译者注：本药能有效逆转阿片类药物导致的呼吸抑制，但不逆转其他效应，如镇痛作用）

二、抗癫痫药及抗惊厥药

1. 钠通道阻滞剂

苯妥英 Phenytoin

临床应用

抗癫痫药
- 治疗糖尿病神经病变
- 治疗三叉神经痛

肾功能正常时的剂量

- 口服：每日 150～500mg，或每日 3～4mg/kg，分 1～2 次服用；特殊情况可使用更大剂量
- 癫痫持续状态（静脉给药）：20mg/kg（最大剂量 2g），速度不超过 1mg/（kg·min）（同时监测血压和心电图），随后每 6～8 小时给药 100mg，取决于血药浓度

药代动力学

分子量（Da）	252.3（苯妥英钠 274.2）
蛋白结合率（%）	90
尿中原型药排泄率（%）	可达到 5
分布容积（L/kg）	0.52～1.19
半衰期（h）：正常 / ESRF	（7～42）/ 不变

药物代谢

苯妥英在肝内被一种可饱和酶系统（enzyme system which is saturable）作用发生羟基化，生成无活性的 5-（4-羟基苯基）-5-苯海因 [5-（4-hydroxy-phenyl）-5-phenylhydantoin]。苯妥英经历肠肝循环，主要以游离形式或共轭形式的羟基化代谢产物从尿液排泄

肾功能（GFR，ml/min）受损时的剂量

20～50	与肾功能正常时同剂量
10～20	与肾功能正常时同剂量
<10	与肾功能正常时同剂量

肾脏替代治疗时的剂量

APD/CAPD	不被透析清除。与肾功能正常时同剂量
HD	不被透析清除。与肾功能正常时同剂量
HDF/HFD	透析可清除。与肾功能正常时同剂量
CAV/ VVHD	透析清除力不详。与肾功能正常时同剂量

重要的药物相互作用

与其他药物合用的潜在风险
- 氨茶碱（aminophylline）和茶碱（theophylline）：氨茶碱和茶碱的浓度及本药浓度均降低
- 镇痛药：合用能增强非甾体抗炎药（NSAIDs）作用；能加速美沙酮（methadone）代谢；合用可能增加本药毒性
- 抗蠕虫药：合用能降低阿苯达唑（albendazole）和吡喹酮（praziquantel）浓度；左旋咪唑（levamisole）可能增加本药浓度
- 抗心律失常药：胺碘酮（amiodarone）能增加本药浓度；合用能降低丙吡胺（disopyramide）和美西律（mexiletine）浓度，并可能降低决奈达隆（dronedarone）浓度，应避免与决奈达隆合用

- 抗菌药：克拉霉素（clarithromycin）、氯霉素（chloramphenicol）、异烟肼（isoniazid）、甲硝唑（metronidazole）、磺胺嘧啶（sulfadiazine）和甲氧苄啶（trimethoprim，增强抗叶酸作用）能增加本药浓度；环丙沙星（ciprofloxacin）能增加或减少本药浓度；合用能降低贝达喹啉（bedaquiline）、多西环素（doxycycline）和泰利霉素（telithromycin）浓度，应避免与贝达喹啉和泰利霉素合用；利福霉素类（rifamycins）能降低本药浓度

- 抗凝血药：加速香豆素类（coumarins）的代谢（减弱其作用，但也有增强其作用的报道）；可能降低阿哌沙班（apixaban）、达比加群（dabigatran）、依度沙班（edoxaban）和利伐沙班（rivaroxaban）的浓度，应避免合用

- 抗抑郁药：拮抗抗惊厥作用。氟西汀（fluoxetine）、氟伏沙明（fluvoxamine）能提高本药浓度，舍曲林（sertraline）也可能提高本药浓度；合用能使米安色林（mianserin）、米氮平（mirtazapine）和帕罗西汀（paroxetine）浓度降低，也可能使三环类抗抑郁药（tricyclic antidepressants）浓度降低；圣约翰草（St John's wort）能降低本药浓度，应避免合用；可降低沃替西汀（vortioxetine）浓度

- 抗癫痫药：与卡马西平（carbamazepine）合用时，两药浓度均降低；卡马西平、艾司利卡西平（eslicarbazepine）、乙琥胺（ethosuximide）、奥卡西平（oxcarbazepine）、司替戊醇（stiripentol）和托吡酯（topiramate）也可能增加本药浓度；合用可能使奥卡西平的活性代谢产物、瑞替加滨（retigabine）、卢非酰胺（rufinamide）

（苯妥英可能浓度增加）、托吡酯和丙戊酸盐（valproate）的浓度降低；合用能使艾司利卡西平、乙琥胺、拉莫三嗪（lamotrigine）、吡仑帕奈（perampanel）、噻加宾（tiagabine）和唑尼沙胺（zonisamide）的浓度降低；合用常使苯巴比妥（phenobarbital）浓度增加；苯巴比妥和丙戊酸盐可能改变本药浓度；氨己烯酸（vigabatrin）能降低本药浓度

- 抗真菌药：合用能使酮康唑（ketoconazole）、伊曲康唑（itraconazole）、泊沙康唑（posaconazole）和伏立康唑（voriconazole）的浓度降低，也可能使艾沙康唑（isavuconazole）、卡泊芬净（caspofungin）的浓度降低，应避免与伊曲康唑合用，合用时需增加伏立康唑剂量，也可能需增加卡泊芬净剂量；氟康唑（fluconazole）、咪康唑（miconazole）和伏立康唑能增加本药浓度

- 抗疟药：应避免与哌喹和青蒿醇复方制剂（piperaquine-artenimol）合用；甲氟喹（mefloquine）和乙胺嘧啶（pyrimethamine）能拮抗抗惊厥作用；与乙胺嘧啶合用增强抗叶酸作用

- 抗毒蕈碱类（antimuscarinics）：可能会降低弗斯特罗定（fesoterodine）活性代谢产物的浓度，应避免合用

- 抗精神病药：拮抗抗惊厥作用；合用可能减少阿立哌唑（aripiprazole）浓度，需增加阿立哌唑用量；合用能加速氯氮平（clozapine）、氟哌啶醇（haloperidol）、喹硫平（quetiapine）、舍吲哚（sertindole）的代谢；氯丙嗪（chlorpromazine）能增加或减少本药浓度；可能降低鲁拉西酮（lurasidone）浓度，应避免合用

- 抗病毒药：合用可能降低阿巴卡韦（abacavir）、波西普韦（boceprevir）、达芦那韦（darunavir）、达卡他韦（daclatasvir）、度鲁特韦（dolutegravir）、茚地那韦（indinavir）、洛匹那韦（lopinavir）、奥比他韦（ombitasvir）、帕利瑞韦（paritaprevir）、西咪匹韦（simeprevir）、达沙布韦（dasabuvir）、利托那韦（ritonavir）及沙奎那韦（saquinavir）浓度，应避免与达卡他韦、奥比他韦、帕利瑞韦、西咪匹韦和达沙布韦合用；能降低利匹韦林（rilpivirine）浓度，应避免合用；茚地那韦、利托那韦（ritonavir）可能增加本药浓度；齐多夫定（zidovudine）可增加或降低本药浓度；应避免与埃替拉韦（elvitegravir）、依曲韦林（etravirine）和特拉匹韦（telaprevir）合用
- 阿普斯特（apremilast）：能降低阿普斯特浓度，应避免合用
- 钙通道阻滞剂：地尔硫草（diltiazem）能增加本药浓度；合用能降低地尔硫草、非洛地平（felodipine）、伊拉地平（isradipine）、尼莫地平（nimodipine）和维拉帕米（verapamil）浓度；应避免与伊拉地平、尼莫地平（nimodipine）合用
- 大麻提取物（cannabis extract）：可能减少大麻提取物的浓度，应避免合用
- 环孢素（ciclosporin）：合用能降低环孢素浓度
- 可比司他（cobicistat）：可能降低可比司他浓度
- 糖皮质激素类（corticosteroids）：合用能加速代谢（降低疗效）
- 细胞毒性药物：氟尿嘧啶（fluorouracil）可能抑制本药代谢；氨甲蝶呤（methotrexate）会增强抗叶酸作用；合用会降低白消安（busulfan）、卡博替尼（cabozantinib）、色瑞替尼（ceritinib）、艾日布林（eribulin）、依托泊苷（etoposide）和伊马替尼（imatinib）的药物浓度，避免与伊马替尼合用；顺铂（cisplatin）、依鲁替尼（ibrutinib）、艾德拉尼（idelalisib）可能降低本药浓度，避免与依鲁替尼和艾德拉尼合用；合用可能降低阿昔替尼（axitinib）浓度，需增加阿昔替尼剂量；合用可能降低克唑替尼（crizotinib）浓度，应避免合用；避免与卡巴他赛（cabazitaxel）、吉非替尼（gefitinib）、拉帕替尼（lapatinib）、奥拉帕尼（olaparib）、帕比司他（panobinostat）、威罗非尼（vemurafenib）和维莫德吉（vismodegib）合用；合用能使伊立替康（irinotecan）及其活性代谢产物浓度降低
- 右丙亚胺（dexrazoxane）：可能使本药吸收减少
- 双硫仑（disulfiram）：能使苯妥英水平升高
- 利尿药：乙酰唑胺（acetazolamide）能使本药浓度增加；合用能降低依普利酮（eplerenone）浓度，应避免合用；与碳酸酐酶抑制剂（carbonic anhydrase inhibitors）合用有增加骨软化症的风险；合用能拮抗呋塞米（furosemide）作用
- 胍法辛（guanfacine）：可能降低胍法辛浓度，应增加胍法辛剂量
- 激素拮抗剂：可能降低阿比特龙（abiraterone）浓度，应避免合用；加速托瑞米芬（toremifene）代谢
- 依伐卡托（ivacaftor）：可能降低依伐卡托浓度，应避免合用
- 肌肉松弛药：苯妥英长期使用会减弱非去极化类肌松药的作用，但是短期使用可增强其作用

- 雌激素类（oestrogens）和孕激素（progestogens）：能加速代谢（避孕效果减弱）
- 奥利司他（orlistat）：可能增加惊厥风险
- 苯磺唑酮（sulfinpyrazone）：增加本药浓度
- 促溃疡愈合药：西咪替丁（cimetidine）能抑制本药代谢；硫糖铝（sucralfate）降低本药吸收；埃索美拉唑（esomeprazole）与奥美拉唑（omeprazole）能增强本药作用
- 乌利司他（ulipristal）：可能减弱避孕效果，应避免合用

用法

溶液配制	-
用法	静脉给药，口服
输注速度	静脉滴注和静脉注射：不超过 50mg/min
注释	静脉滴注：稀释于 50～100ml 0.9% 氯化钠溶液中，终浓度不超过 10mg/ml
	由于存在发生沉淀的高风险，滴注时应使用孔径 0.22～0.50μm 的管路过滤器，例如，将单独的过滤器连接到输液通路上，或者使用类似于输注紫杉醇（paclitaxel）的给药装置
	静脉注射应通过较大静脉缓慢给药，随后用 0.9% 氯化钠溶液冲洗通路，以避免药物刺激。并推荐进行心电监护

其他信息

- 苯妥英的目标浓度为 10～20μg/ml（40～80μmol/L）
- 苯妥英的总浓度在低白蛋白血症及尿毒症时必须调整（5～12μg/ml 水平可能已经足够）
- 肾衰竭患者的蛋白结合率及分布容积均降低
- 尿毒症时苯妥英的游离分数（free fraction）会增加约 0.2
- 如果可能，应检测血清游离苯妥英浓度
- 先给予负荷剂量 15mg/kg（静脉注射或口服），然后每日 5mg/kg。给予负荷剂量后，3～5 日即能达到稳态
- 逐渐增加剂量（每周的增量为 25～50mg/d），此药具有饱和动力学特征（译者注：苯妥英用量过大时，其药物清除会变成饱和状态，单位时间内机体仅能清除衡量药物，易出现毒性反应）
- 混于鼻胃管肠内营养液中给药，会使苯妥英的吸收明显减少。应避免同时给予二价阳离子物质
- 可引起叶酸缺乏
- 低白蛋白血症时需用下列方程校正苯妥英水平（来自 GCC Handbook，访问时间 2017 年 11 月 18 日）：

$$\frac{苯妥英}{校正值} = \frac{苯妥英测定值}{0.9 \times 血清白蛋白 (g/L)/42^* + 0.1}$$

* 血清白蛋白的参考范围中点值

这只是给出一个粗略估计，应该结合患者的临床状况考虑

磷苯妥英钠　Fosphenytoin sodium

临床应用

- 控制癫痫持续状态
- 神经外科或头部外伤相关癫痫发作，无口服苯妥英可用时应用

肾功能正常时的剂量

- 癫痫持续状态
  - 治疗剂量：20mgPE/kg 静脉滴注（负荷剂量）（译者注：PE 为苯妥英等效量）
  - 维持剂量：每日 4~5mgPE/kg，分 1~2 次应用
- 预防或治疗癫痫：10~15mgPE/kg 静脉滴注；然后改为苯妥英或每日 4~5mgPE/kg，分 1~2 次应用

药代动力学

分子量（Da）	406.2
蛋白结合率（%）	95~99
尿中原型药排泄率（%）	1~5
分布容积（L/kg）	4.3~10.8
半衰期（h）：正常 / ESRF	（静脉给药：18.9；肌内注射：41.2）/ 不变

药物代谢

磷苯妥英钠迅速完全地水解为苯妥英，其转换半衰期（conversion half-life）约 15 分钟；1mmol 的磷苯妥英钠可生成 1mmol 的苯妥英。苯妥英在肝内被一种可饱和酶系统催化，经过羟基化作用生成无活性代谢产物，主要为 5-（4- 羟苯基）-5- 苯基乙内酰脲［5-（4-hydroxyphenyl）-5- phenylhydantoin］。苯妥英经过肠肝循环，主要以其游离型或共轭型的羟基化代谢产物从尿液排泄

肾功能（GFR，ml/min）受损时的剂量

20~50	剂量或用药频率减少 10%~25%，并严密监测（癫痫状态除外）
10~20	剂量或用药频率减少 10%~25%，并严密监测（癫痫状态除外）
<10	剂量或用药频率减少 10%~25%，并严密监测（癫痫状态除外）

肾脏替代治疗时的剂量

APD/CAPD	可能不被透析清除。与 GFR<10ml/min 时同剂量
HD	不被透析清除。与 GFR<10ml/min 时同剂量
HDF/HFD	可能不被透析清除。与 GFR<10ml/min 时同剂量
CAV/VVHD	不被透析清除。与 GFR=10~20ml/min 时同剂量

重要的药物相互作用

与其他药物合用的潜在风险

- 氨茶碱（aminophylline）和茶碱（theophylline）：与氨茶碱和茶碱合用时，两种药物的浓度均降低
- 镇痛药：合用能增强非甾体抗炎药（NSAIDs）作用；合用能加速美沙酮（methadone）代谢；合用可能会增加哌替啶（pethidine）的毒性
- 抗蠕虫药：合用时使阿苯达唑（albendazole）和吡喹酮（praziquantel）的药物浓度降低；与左旋咪唑（levamisole）合用可能增加本药浓度
- 抗心律失常药：合用会增加胺碘酮（amiodarone）浓度；合用会降低丙吡胺（disopyramide）浓度，并可能降低决奈达隆（dronedarone）浓度，应避免与决奈达隆合用

- 抗菌药：克拉霉素（clarithromycin）、氯霉素（chloramphenicol）、异烟肼（isoniazid）、甲硝唑（metronidazole）、磺胺类（sulphonamides）和甲氧苄啶（trimethoprim，增强抗叶酸作用）能增加本药浓度；与环丙沙星（ciprofloxacin）合用时增加或减少本药浓度；合用能降低贝达喹啉（bedaquiline）、多西环素（doxycycline）和泰利霉素（telithromycin）浓度，应避免与泰利霉素合用；利福霉素类（rifamycins）能降低本药浓度
- 抗凝血药：加速香豆素类（coumarins）的代谢（作用减弱，也有报道显示作用增强）；合用时可能减少阿哌沙班（apixaban）、达比加群（dabigatran）、依度沙班（edoxaban）和利伐沙班（rivaroxaban）浓度，应避免合用
- 抗抑郁药：拮抗抗惊厥作用；氟西汀（fluoxetine）、氟伏沙明（fluvoxamine）能增加本药浓度，舍曲林（sertraline）也可能增加本药浓度；合用能降低米安色林（mianserin）、米氮平（mirtazapine）和帕罗西汀（paroxetine）浓度，也可能降低三环类抗抑郁药（tricyclic antidepressants）浓度；圣约翰草（St John's wort）能降低本药浓度，应避免合用
- 抗癫痫药：与卡马西平（carbamazepine）合用时两药浓度均降低，与卡马西平、艾司利卡西平（eslicarbazepine）、乙琥胺（ethosuximide）、奥卡西平（oxcarbazepine）、司替戊醇（stiripentol）和托吡酯（topiramate）合用时本药浓度可能增加；合用时奥卡西平的活性代谢产物、瑞替加滨（retigabine）、卢非酰胺（rufinamide）（苯妥英的浓度可能增加）、托吡酯和丙戊酸盐（valproate）的浓度可能降低；合用时艾司利卡西平、乙琥胺、拉莫三嗪（lamotrigine）、吡仑帕奈（perampanel）、噻加宾（tiagabine）和唑尼沙胺（zonisamide）浓度降低；合用时苯巴比妥（phenobarbital）浓度常增加；与苯巴比妥和丙戊酸盐合用可能改变本药浓度；氨己烯酸（vigabatrin）能降低本药浓度（译者注：据上所述，卡马西平对于本药浓度的作用具有双相反应）
- 抗真菌药：合用能降低酮康唑（ketoconazole）、伊曲康唑（itraconazole）、泊沙康唑（posaconazole）、伏立康唑（voriconazole）浓度，还可能降低伊伐他唑（isavuconazole）和卡泊芬净（caspofungin）的浓度，应避免与伊伐他唑和伊曲康唑合用，合用时需增加伏立康唑剂量，也可能要增加卡泊芬净剂量。氟康唑（fluconazole）、咪康唑（miconazole）和伏立康唑能增加本药浓度，可考虑减少本药剂量
- 抗疟药：应避免与哌喹和青蒿醇复方制剂（piperaquine-artenimol）、甲氟喹（mefloquine）和乙胺嘧啶（pyrimethamine）合用，因能拮抗本药抗惊厥作用；与乙胺嘧啶合用时，乙胺嘧啶的抗叶酸作用会增强
- 抗精神病药：拮抗本药的抗惊厥作用；合用可能减少阿立哌唑（aripiprazole）浓度，需要增加阿立哌唑用量；合用能使氯氮平（clozapine）、氟哌啶醇（haloperidol）、喹硫平（quetiapine）和舍吲哚（sertindole）的代谢加速；与氯丙嗪（chlorpromazine）合用时增加或减少本药浓度；合用可能降低鲁拉西酮（lurasidone）浓度，应避免合用

- 抗病毒药：合用可能降低阿巴卡韦（abacavir）、波西普韦（boceprevir）、达卡他韦（daclatasvir）、达芦那韦（darunavir）、达沙布韦（dasabuvir）、度鲁特韦（dolutegravir）、茚地那韦（indinavir）、洛匹那韦（lopinavir）、奥比他韦（ombitasvir）、帕利瑞韦（paritaprevir）、利托那韦（ritonavir）、沙奎那韦（saquinavir）和西咪匹韦（simeprevir）的浓度，应避免与波西普韦、达卡他韦、达沙布韦、奥比他韦、帕利瑞韦及西咪匹韦合用，与利匹韦林（rilpivirine）合用应减量或者避免合用；茚地那韦和利托那韦可能增加本药浓度；与齐多夫定（zidovudine）合用可能增加或减少本药浓度；应避免与埃替拉韦（elvitegravir）、依曲韦林（etravirine）和特拉匹韦（telaprevir）合用
- 阿普斯特（apremilast）：合用会降低阿普斯特浓度，应避免合用
- 钙通道阻滞剂：地尔硫䓬（diltiazem）能增加本药浓度；合用能降低地尔硫䓬、非洛地平（felodipine）、伊拉地平（isradipine）、尼莫地平（nimodipine）和维拉帕米（verapamil）的浓度，应避免与伊拉地平和尼莫地平合用
- 大麻提取物（cannabis extract）：合用可能降低大麻提取物浓度，应避免合用
- 环孢素（ciclosporin）：合用能降低环孢素浓度
- 可比司他（cobicistat）：合用可能降低可比司他浓度
- 糖皮质激素类（corticosteroids）：合用能加速代谢（作用减弱）

- 细胞毒性药物：氟尿嘧啶（fluorouracil）可能抑制本药代谢；合用会增强氨甲蝶呤（methotrexate）的抗叶酸作用；合用能减少本药吸收；合用能降低白消安（busulfan）、卡博替尼（cabozantinib）、色瑞替尼（ceritinib）、艾日布林（eribulin）、依托泊苷（etoposide）和伊马替尼（imatinib）浓度，应避免与卡博替尼、色瑞替尼及伊马替尼合用；博舒替尼（bosutinib）、顺铂（cisplatin）、依鲁替尼（ibrutinib）和艾德拉尼（idelalisib）可能降低本药浓度，避免与依鲁替尼和艾德拉尼合用；合用可能降低阿昔替尼（axitinib）浓度，需要增加阿昔替尼用量；合用可能降低克唑替尼（crizotinib）浓度，应避免合用；避免与卡巴他赛（cabazitaxel）、吉非替尼（gefitinib）、拉帕替尼（lapatinib）、奥拉帕尼（olaparib）、帕比司他（panobinostat）、威罗非尼（vemurafenib）和维莫德吉（vismodegib）合用；合用能使伊立替康（irinotecan）及其活性代谢产物的浓度降低
- 右丙亚胺（dexrazoxane）：合用可能减少本药吸收
- 双硫仑（disulfiram）：合用能抑制本药代谢
- 利尿药：乙酰唑胺（acetazolamide）能增加本药浓度；合用会降低依普利酮（eplerenone）浓度，应避免合用；与碳酸酐酶抑制剂（carbonic anhydrase inhibitors）合用有增加骨软化症的风险；合用能拮抗呋塞米（furosemide）的利尿作用
- 胍法辛（guanfacine）：合用可能降低胍法辛浓度，需增加胍法辛用量

- 激素拮抗剂：合用可能降低阿比特龙（abiraterone）浓度，应避免合用；合用会加速托瑞米芬（toremifene）代谢
- 依伐卡托（ivacaftor）：合用可能降低依伐卡托浓度，应避免合用
- 肌肉松弛药：长期使用苯妥英可减弱非去极化类肌松药的作用，而短期使用能增强其作用
- 雌激素类（oestrogens）和孕激素类（progestogens）：合用能使此类药的代谢加速（减弱避孕效果）
- 奥利司他（orlistat）：可能增加惊厥风险
- 苯磺唑酮（sulfinpyrazone）：苯磺唑酮会增加本药浓度
- 促溃疡愈合药：西咪替丁（cimetidine）能抑制本药代谢；与硫糖铝（sucralfate）合用减少本药吸收；埃索美拉唑（esomeprazole）和奥美拉唑（omeprazole）能增强本药作用
- 乌利司他（ulipristal）：可能减弱避孕效果，应避免合用

用法

溶液配制　-
用法　　　静脉给药，肌内注射

输注速度　癫痫持续状态：100～150mgPE/min
　　　　　治疗和预防癫痫发作：50～100mgPE/min
注释　　　静脉滴注前，用0.9%氯化钠溶液或5%葡萄糖溶液稀释本药到1.5～25mgPE/ml

其他信息

- 75mg磷苯妥英钠与50mg苯妥英等效
- 磷苯妥英钠含磷酸盐0.037mmol/mg
- 肾衰竭患者的蛋白结合率下降
- 输液过程中需监测心电图、血压和呼吸功能
- 静脉给药和肌内注射时，可以与口服苯妥英相同的剂量和频率，给药速度为50～100mgPE/min
- 糖尿病患者用药时血糖可能升高
- 由于并非全部苯妥英等效量（PE）均与蛋白结合，部分可被透析清除
- 磷苯妥英钠代谢为苯妥英的半衰期为15分钟；肾衰竭时由于蛋白结合率降低，此半衰期会缩短

卡马西平　Carbamazepine

临床应用

- 治疗除了失神性发作（absence seizure）外的所有形式的癫痫发作
- 治疗三叉神经痛
- 躁狂抑郁症的预防
- 戒酒
- 治疗糖尿病神经病变

肾功能正常时的剂量

- 癫痫病
  - 口服：起始剂量 100～200mg，每日 1～2 次；逐渐增加至维持剂量每日 0.4～1.2g，分次服用；最大剂量为每日 1.6～2g
  - 直肠给药：最大剂量为每日 1g，分 4 次给药，可连续使用 7 日
- 三叉神经痛：起始剂量 100mg，每日 1～2 次；通常剂量为 200mg，每日 3～4 次；最大剂量为每日 1.6g；随疼痛缓解可逐渐减量
- 躁狂抑郁症的预防：每日 400～600mg，分次服用；最大剂量为每日 1.6g
- 戒酒：每日 800mg，分次服用；然后逐渐减量至每日 200mg，共服药 5 日
- 糖尿病神经病变：100mg，每日 1～2 次，然后根据药物效应逐渐加量；通常剂量为 200mg，每日 3～4 次；最大剂量为每日 1.6g

药代动力学

分子量（Da）	236.3
蛋白结合率（%）	70～80
尿中原型药排泄率（%）	2
分布容积（L/kg）	0.8～1.9
半衰期（h）：正常 / ESRF	（5～26）/ 不变

药物代谢

卡马西平在肝内通过 CYP 介导代谢，经环氧化物途径生物学转化，产生主要代谢产物 10,11- 反式二醇衍生物（10,11-transdiol derivative）及其葡糖苷酸，以及次要代谢产物 9- 羟甲基 -10- 氨甲酰 - 二氢吖啶（9-hydroxymethyl-10-carbamoyl- acridan）。其他重要的生物学转化途径能产生多种单羟基化合物，以及经尿苷二磷酸 - 葡糖苷酸基转移酶 2B7（UGT2B7）作用产生的卡马西平 N- 葡糖苷酸（N- glucuronide of carbamazepine）。一次口服 400mg 卡马西平，72% 经尿液排泄，28% 经粪便排泄。尿液中，约 2% 的药物为卡马西平原型，约 1% 为具有药理学活性的 10,11- 环氧化物代谢产物

肾功能（GFR，ml/min）受损时的剂量

20～50	与肾功能正常时同剂量
10～20	与肾功能正常时同剂量
<10	与肾功能正常时同剂量

肾脏替代治疗时的剂量

APD/CAPD	不被透析清除。与肾功能正常时同剂量
HD	不被透析清除。与肾功能正常时同剂量
HDF/HFD	透析清除力不详。与肾功能正常时同剂量
CAV/VVHD	不被透析清除。与肾功能正常时同剂量

重要的药物相互作用

与其他药物合用的潜在风险

- 镇痛药：右丙氧芬（dextropropoxy-phene）能增强本药作用；本药能减弱芬太尼（fentanyl）、曲马多（tramadol）和美沙酮（methadone）的作用；合用可能加速对乙酰氨基酚（parac-etamol）的代谢，也有发生肝毒性的报道

- 抗蠕虫药：合用能减少阿苯达唑（al-bendazole）和吡喹酮（praziquantel）的浓度，对于系统性感染可考虑增加驱虫剂的剂量

- 抗心律失常药：可能降低决奈达隆（dronedarone）浓度，应避免合用

- 抗菌药：合用能减弱多西环素（doxy-cycline）的作用；克拉霉素（clarithro-mycin）、红霉素（erythromycin）、异烟肼（isoniazid）能增加本药浓度；合用能增加异烟肼肝毒性风险；合用可能会降低贝达喹啉（bedaquiline）的浓度，应避免合用；避免与迪拉马尼 (delamanid) 合用；利福布汀（rifabutin）能降低本药浓度；合用会降低泰利霉素 (telithromycin) 浓度，应避免合用

- 抗凝血药：可加速香豆素类（couma-rins）的代谢（减弱抗凝作用）；可能降低阿哌沙班（apixaban）和达比加群（dabigatran）浓度，应避免合用；合用可能降低依度沙班（edoxaban）浓度；合用可能降低利伐沙班（rivar-oxaban）浓度，应监测血栓征象

- 抗抑郁药：拮抗抗惊厥作用；氟西汀（fluoxetine）、氟伏沙明（fluvoxamine）能增加本药浓度；合用会降低米安色林（mianserin）、米氮平（mirtazap-ine）、帕罗西汀（paroxetine）、瑞波西汀（reboxetine）、曲唑酮（trazo-done）、三环类抗抑郁药（tricyclic anti-depressants）和沃替西汀（vortioxetine）的浓度；避免与单胺氧化酶抑制剂（MAOIs）合用；圣约翰草（St John's wort）会降低本药浓度，应避免合用

- 抗癫痫药：合用时艾司利卡西平（eslicarbazepine）浓度可能降低，而副作用增加；合用可能降低乙琥胺（ethosuximide）、瑞替加滨（retigabine）、托吡酯（topiramate）及丙戊酸盐（valproate）的浓度，丙戊酸盐可增加本药活性代谢产物浓度；合用会降低拉莫三嗪（lamotrigine）、吡仑帕奈（perampanel）、噻加宾（tiagabine）及唑尼沙胺（zonisamide）的浓度；合用会增加苯巴比妥（phenobarbital）和扑米酮（primidone）的浓度；左乙拉西坦（levetiracetam）会增加本药毒性风险；与奥卡西平（oxcarbaze-pine）合用有时会降低本药浓度，却增加本药活性代谢产物浓度，奥卡西平自身代谢产物减少；与磷苯妥英（fos-phenytoin）、苯妥英（phenytoin）和卢非酰胺（rufinamide）合用时，本药与这些药物的浓度皆可降低，而磷苯妥英和苯妥英的浓度也可能升高；司替戊醇（stiripentol）可增加本药浓度

- 抗真菌药：氟康唑（fluconazole）、酮康唑（ketoconazole）及咪康唑（miconazole）可能增加本药浓度；伊曲康唑（itraconazole）、艾沙康唑（isavuconazole）、卡泊芬净（caspofungin）、酮康唑、泊沙康唑（posaconazole）及伏立康唑（voriconazole）的浓度可能降低，应避免与艾沙康唑和伏立康唑合用，合用时可考虑增加卡泊芬净用量
- 抗疟药：避免与哌喹和青蒿醇复方制剂（piperaquine-artenimol）合用；氯喹（chloroquine）、羟氯喹（hydroxychloroquine）及甲氟喹（mefloquine）可拮抗本药的抗惊厥作用
- 抗精神病药：拮抗抗惊厥作用；合用能降低阿立哌唑（aripiprazole）浓度，应避免合用或增加阿立哌唑剂量；合用能降低氟哌啶醇（haloperidol）、氯氮平（clozapine）、鲁拉西酮（lurasidone）、奥氮平（olanzapine）、帕利哌酮（paliperidone）、喹硫平（quetiapine）及利培酮（risperidone）的浓度，应避免与鲁拉西酮合用；应避免与其他能导致粒细胞缺乏症的药物合用
- 抗病毒药：可降低波西普韦（boceprevir）、达卡他韦（daclatasvir）、达沙布韦（dasabuvir）、奥比他韦（ombitasvir）、帕利瑞韦（paritaprevir）、利匹韦林（rilpivirine）及西咪匹韦（simeprevir）浓度，应避免合用；可能降低达芦那韦（darunavir）、度鲁特韦（dolutegravir）、呋山那韦（fosamprenavir）、茚地那韦（indinavir）、洛匹那韦（lopinavir）、奈韦拉平（nevirapine）、沙奎那韦（saquinavir）及替拉那韦（tipranavir）浓度；茚地那韦（indinavir）及利托那韦（ritonavir）可能增加本药浓度；与依非韦伦（efavirenz）合用时，两药浓度均减少；避免与埃替拉韦（elvitegravir）、依曲韦林（etravirine）、雷地帕韦（ledipasvir）、索非布韦（sofosbuvir）及特拉匹韦（telaprevir）合用
- 阿普斯特（apremilast）：可能降低阿普斯特浓度，避免合用
- 钙离子通道阻滞剂：地尔硫草（diltiazem）、维拉帕米（verapamil）可增强本药作用；而卡马西平能减弱非洛地平（felodipine）、伊拉地平（isradipine）的作用，还可能减弱尼卡地平（nicardipine）、硝苯地平（nifedipine）及尼莫地平（nimodipine）的作用，应避免与尼莫地平合用
- 大麻提取物（cannabis extract）：可能降低大麻提取物浓度，避免合用
- 环孢素（ciclosporin）：可加快环孢素代谢（降低环孢素浓度）
- 氯吡格雷（clopidogrel）：可能减弱抗血小板作用
- 可比司他（cobicistat）：合用可能降低可比司他浓度，应避免合用
- 糖皮质激素类（corticosteroids）：合用减弱糖皮质激素作用
- 细胞毒性药物：可能降低阿昔替尼（axitinib）浓度，合用时需增加阿昔替尼剂量；可能降低硼替佐米（bortezomib）、博舒替尼（bosutinib）、色瑞替尼（ceritinib）、克唑替尼（crizotinib）、达沙替尼（dasatinib）、依鲁替尼（ibrutinib）、艾德拉尼（idelalisib）、伊马替尼（imatinib）、拉帕替尼（lapatinib）、帕纳替尼（ponatinib）、凡德他尼（vandetanib）、维莫德吉（vismodegib）及卡博替尼（cabozantinib）

浓度，应避免合用；避免与卡巴他赛（cabazitaxel）、达帕菲尼（dabrafenib）、吉非替尼（gefitinib）、奥拉帕尼（olaparib）、帕比司他（panobinostat）及威罗非尼（vemurafenib）合用；能降低伊立替康（irinotecan）及其活性代谢产物的浓度，并可能降低艾日布林（eribulin）浓度；合用会增加丙卡巴肼（procarbazine）超敏反应风险

- 利尿药：增加低钠血症风险；乙酰唑胺（acetazolamide）可增加本药浓度；本药能降低依普利酮（eplerenone）浓度，应避免合用
- 弗斯特罗定（fesoterodine）：合用会降低弗斯特罗定活性代谢产物的浓度，应避免合用
- 胍法辛（guanfacine）：合用会降低胍法辛浓度，应增加胍法辛剂量
- 激素拮抗药：可能降低阿比特龙（abiraterone）浓度，避免合用；达那唑（danazol）可抑制本药代谢；本药可能加速托瑞米芬（toremifene）的代谢
- 依伐卡托（ivacaftor）：可能降低依伐卡托浓度，避免合用
- 调节血脂药：可降低辛伐他汀（simvastatin）浓度
- 纳洛昔醇（naloxegol）：可能降低纳洛昔醇浓度，应避免合用

- 雌激素类（oestrogens）和孕激素类（progestogens）：能减弱避孕效果
- 奥利司他（orlistat）：可能增加惊厥风险
- 促溃疡愈合药：西咪替丁（cimetidine）可增加本药浓度
- 乌利司他（ulipristal）：可能减弱避孕效果，避免两者合用

用法

溶液配制	-
用法	口服，直肠给药
输注速度	-
注释	当从片剂转换为液体剂型时，药物总量可能不变，但宜采用较小剂量多次服用方式给药
	125mg栓剂与100mg片剂等效

其他信息

- 卡马西平治疗需从小剂量开始，用药1~2周后再加量，因其可诱导自身代谢
- 可能引起抗利尿激素分泌失调（inappropriate antidiuretic hormone secretion）综合征
- 治疗的血药浓度范围为4~12μg/ml（稳态时20~50μmol/L）

奥卡西平　Oxcarbazepine

临床应用

- 抗癫痫
- 治疗三叉神经痛

肾功能正常时的剂量

- 癫痫：每日 0.6～2.4g，分次服用
- 三叉神经痛：0.4～2.4g，分 2～4 次服用

药代动力学

分子量（Da）	252.3
蛋白结合率（%）	40～60（代谢产物）
尿中原型药排泄率（%）	<1
分布容积（L/kg）	0.7～0.8
半衰期（h）：正常 / ESRF	（1.3～2.3，代谢产物为9）/（不变，代谢产物为 16～19）

药物代谢

奥卡西平在肝内被细胞胞质酶作用，迅速还原为有活性的单羟基代谢产物（monohydroxy metabolite，MHD）。MHD 通过与葡糖苷酸共轭而进一步代谢。少量（4% 的剂量）药物被氧化成无药理活性的代谢产物。奥卡西平主要以代谢产物形式从尿液排泄，不到 1% 以药物原型排泄

肾功能（GFR，ml/min）受损时的剂量

30～50	与肾功能正常时同剂量
10～30	与肾功能正常时同剂量。起始剂量每日 300mg，缓慢增加剂量
<10	与肾功能正常时同剂量。起始剂量每日 300mg，缓慢增加剂量

肾脏替代治疗时的剂量

APD/CAPD	透析清除力不详。与 GFR<10ml/min 时同剂量
HD	透析清除力不详。与 GFR<10ml/min 时同剂量
HDF/HFD	透析清除力不详。与 GFR<10ml/min 时同剂量
CAV/ VVHD	透析清除力不详。与 GFR=10～30ml/min 时同剂量

重要的药物相互作用

与其他药物合用的潜在风险

- 抗抑郁药：拮抗抗惊厥作用；应避免与圣约翰草（St John's wort）合用
- 抗癫痫药：合用会降低吡仑帕奈（perampanel）浓度，增加本药浓度
- 抗疟药：甲氟喹（mefloquine）拮抗抗惊厥作用
- 抗精神病药：拮抗抗惊厥作用
- 抗病毒药：能降低利匹韦林（rilpivirine）浓度，应避免合用；可能降低度鲁特韦（dolutegravir）浓度
- 环孢素（ciclosporin）：加速环孢素代谢（降低环孢素浓度）
- 氯吡格雷（clopidogrel）：可能减弱抗血小板作用
- 细胞毒性药物：降低伊马替尼（imatinib）浓度，应避免合用
- 胍法辛（guanfacine）：可能降低胍法辛浓度，合用需增加胍法辛用量
- 雌激素类（oestrogens）和孕激素类（progestogens）：代谢加速（减弱避孕效果）
- 奥利司他（orlistat）：可能增加惊厥风险
- 他克莫司（tacrolimus）：代谢加速（降低他克莫司浓度）
- 乌利司他（ulipristal）：可能减弱避孕效果

用法	
溶液配制	-
用法	口服
输注速度	-

其他信息

- 本药比卡马西平（carbamazepine）更常见低钠血症，推荐监测血钠
- 服药 1 小时后血药浓度达峰值
- 在严重肾功能受损患者中，至少间隔 1 周才能增加剂量

拉莫三嗪　Lamotrigine

临床应用

- 单药治疗和辅助治疗癫痫部分性发作、原发及继发性全身强直 - 阵挛发作
- 预防双相情感障碍的抑郁发作
- 治疗三叉神经痛

肾功能正常时的剂量

每日 25 ~ 200mg，分 1 ~ 2 次服用，据临床适应证决定剂量。最大剂量为每日 500mg；与酶诱导药物（enzyme-inducing drugs）合用时可给 700mg

药代动力学

分子量（Da）	256.1
蛋白结合率（%）	55
尿中原型药排泄率（%）	<10
分布容积（L/kg）	0.92 ~ 1.22
半衰期（h）：正常 / ESRF（24 ~ 35）/ 不变	

药物代谢

拉莫三嗪主要通过尿苷二磷酸 - 葡糖苷酸基转移酶（UGT）作用广泛地在肝内代谢，代谢产物为无活性的葡糖苷酸共轭物，几乎都从尿液排泄。该共轭物可轻微诱导自身代谢。只有 2% 的拉莫三嗪相关物质随粪便排泄

肾功能（GFR，ml/min）受损时的剂量

20 ~ 50	慎用。起始剂量为常规剂量的 75%，并密切监测
10 ~ 20	慎用。起始剂量为常规剂量的 75%，并密切监测
<10	慎用。从小剂量开始，并密切监测

肾脏替代治疗时的剂量

APD/CAPD	可能不被透析清除。与 GFR<10ml/min 时同剂量
HD	不被透析清除。与 GFR<10ml/min 时同剂量
HDF/HFD	透析清除力不详。与 GFR<10ml/min 时同剂量
CAV/VVHD	透析清除力不详。与 GFR=10 ~ 20ml/min 时同剂量

重要的药物相互作用

与其他药物合用的潜在风险

- 抗菌药：利福平（rifampicin）能降低本药浓度
- 抗抑郁药：拮抗抗惊厥作用，避免与圣约翰草（St John's wort）合用
- 抗癫痫药：与卡马西平（carbamazepine）、苯巴比妥（phenobarbital）、苯妥英（phenytoin）合用可降低本药浓度，也可能增加卡马西平活性代谢产物浓度；丙戊酸盐（valproate）会增加本药浓度，合用时需减少本药剂量
- 抗疟药：甲氟喹（mefloquine）拮抗抗惊厥作用
- 抗精神病药：拮抗抗惊厥作用
- 雌激素类（oestrogens）和孕激素类（progestogens）：能降低本药浓度，合用时可能需要增加本药剂量达 2 倍；可能影响避孕效果
- 奥利司他（orlistat）：可能增加惊厥风险

用法

溶液配制	-
用法	口服
输注速度	-

其他信息

- 给予肾衰竭患者单剂拉莫三嗪，结果显示拉莫三嗪的药代动力学几乎未受影响，但由于肾清除率降低，其主要的葡糖苷酸代谢产物的血浆浓度会增加约 8 倍

- 2-N- 葡糖苷酸为无活性物质，占尿液中药物代谢产物总量的 75% ~ 90%。虽然代谢产物无活性，但其在体内累积的结果仍未明；因此，生产商建议肾功能受损时应慎用拉莫三嗪

- 肾功能受损时的用药剂量来自 Drug Prescribing in Renal Failure, 5th edition, by Aronoff et al

- 拉莫三嗪的半衰期会受其他药物的影响；当与酶诱导药物，如卡马西平（carbamazepine）和苯妥英（phenytoin）合用时，半衰期会缩短到 14 小时；与丙戊酸钠（sodium valproate）合用时，半衰期会延长至约 70 小时

卢非酰胺　Rufinamide

临床应用

伦诺克斯 - 加斯托综合征（Lennox-Gastaut syndrome）患者癫痫发作时的辅助治疗

肾功能正常时的剂量

200mg，每日 2 次，加量至如下最大剂量

- 体重 30 ~ 50kg：900mg，每日 2 次
- 体重 50 ~ 70kg：1.2g，每日 2 次
- 体重 >70kg：1.6g，每日 2 次

药代动力学

分子量（Da）	238.2
蛋白结合率（%）	34
尿中原型药排泄率（%）	<2
分布容积（L/kg）	50（取决于剂量）
半衰期（h）：正常 / ESRF	（6 ~ 10）/ 不变

药物代谢

本药几乎完全通过代谢清除。卢非酰胺结构中的羧酰胺（carboxylamide）部分被水解生成无活性的酸衍生物 CGP 47292。细胞色素 P_{450} 介导的代谢作用极微。不完全排除有少量谷胱甘肽共轭物形成。约 84.7% 的本药经肾排泄

肾功能（GFR，ml/min）受损时的剂量

20 ~ 50	与肾功能正常时同剂量
10 ~ 20	与肾功能正常时同剂量
<10	与肾功能正常时同剂量

肾脏替代治疗时的剂量

APD/CAPD	透析可清除。与肾功能正常时同剂量
HD	透析可清除。与肾功能正常时同剂量
HDF/HFD	透析可清除。与肾功能正常时同剂量
CAV/ VVHD	透析可清除。与肾功能正常时同剂量

重要的药物相互作用

与其他药物合用的潜在风险

- 抗抑郁药：拮抗抗惊厥作用（降低惊厥阈值）；避免与圣约翰草（St John's wort）合用
- 抗疟药：甲氟喹（mefloquine）能拮抗抗惊厥作用
- 抗精神病药：拮抗抗惊厥作用（降低惊厥阈值）
- 雌激素类（oestrogens）和孕激素类（progestogens）：本药能加速它们的代谢，减弱避孕效果
- 奥利司他（orlistat）：与奥利司他合用可能增加惊厥风险
- 乌利司他（ulipristal）：可能减弱避孕效果

用法

溶液配制	-
用法	口服
输注速度	-

其他信息

血液透析可清除 30% 的药物

拉科酰胺　Lacosamide

临床应用

抗癫痫药

肾功能正常时的剂量

50 ~ 200mg，每日 2 次

药代动力学

分子量（Da）	250.3
蛋白结合率（%）	<15
尿中原型药排泄率（%）	40
分布容积（L/kg）	0.6
半衰期（h）：正常 / ESRF	13/-

药物代谢

拉科酰胺的代谢尚未完全明确。拉科酰胺是 CYP2C19 的底物，其代谢产物无活性。约 95% 的单次给药剂量随尿液排泄，其中约 40% 为原型和不足 30% 为无活性的 O- 去甲基代谢产物。不足 0.5% 的给药剂量随粪便排泄

肾功能（GFR，ml/min）受损时的剂量

20 ~ 50	与肾功能正常时同剂量
10 ~ 20	最大剂量每日 250mg
<10	缓慢调整剂量，最大剂量每日 250mg

肾脏替代治疗时的剂量

APD/CAPD	可能不被透析清除。与 GFR<10ml/min 时同剂量
HD	透析可清除。与 GFR<10ml/min 时同剂量
HDF/HFD	透析可清除。与 GFR<10ml/min 时同剂量
CAV/VVHD	透析可清除。与 GFR=10 ~ 30ml/min 时同剂量

重要的药物相互作用

与其他药物合用的潜在风险

- 抗抑郁药：拮抗抗惊厥作用；避免与圣约翰草（St John's wort）合用
- 抗疟药：甲氟喹（mefloquine）拮抗抗惊厥作用
- 抗精神病药：拮抗抗惊厥作用
- 奥利司他（orlistat）：可能增加惊厥的风险

用法

溶液配制	-
用法	口服，静脉滴注
输注速度	15 ~ 60 分钟

其他信息

- 肾衰竭患者体内会有药理学活性不明的代谢产物蓄积，因此使用需谨慎
- 在临床研究中已观察到，应用拉科酰胺可导致 PR 间期延长
- 输液用药每小瓶含钠 2.6mmol（或 59.8mg）
- 口服片剂的生物利用度为 100%
- 轻度至中度肾功能受损患者的拉科酰胺药 - 时曲线下面积（AUC）较肾功能正常者增加约 30%，重度肾功能受损及肾衰竭需要血液透析的患者增加约 60%。然而药峰浓度（C_{max}）不受影响
- 血液透析 4 小时可清除大约 50% 的拉科酰胺

唑尼沙胺　*Zonisamide*

临床应用

抗癫痫药

肾功能正常时的剂量

- 单药治疗：起始剂量每日 100mg，逐渐增至最大剂量每日 500mg
- 起始剂量：25mg，每日 2 次；之后增至维持剂量每日 300 ~ 500mg，分 1 ~ 2 次服用

药代动力学

分子量（Da）	212.2
蛋白结合率（%）	40 ~ 60
尿中原型药排泄率（%）	15 ~ 35
分布容积（L/kg）	0.8 ~ 1.6
半衰期（h）：正常 / ESRF	（60 ~ 63）/ 延长

药物代谢

唑尼沙胺主要由 CYP3A4 介导代谢，通过还原反应裂解苯并异噁唑环（benzisoxazole ring）生成 2- 氨磺酰乙酰苯酚（2-sulfamoylacetylphenol，SMAP）。唑尼沙胺也能经 N- 乙酰化作用代谢。母体药物及 SMAP 也能被葡糖苷酸化。其代谢产物无活性，血浆中无法检测出。本药主要经尿液排泄；15% ~ 30% 为药物原型，15% 为 N- 乙酰唑尼沙胺（N-acetylzonisamide），50% 为 SMAP 的葡糖苷酸

肾功能（GFR，ml/min）受损时的剂量

20 ~ 50	与肾功能正常时同剂量
10 ~ 20	与肾功能正常时同剂量，缓慢调整剂量。见"其他信息"
<10	与肾功能正常时同剂量，缓慢调整剂量。见"其他信息"

肾脏替代治疗时的剂量

APD/CAPD	透析可清除。与 GFR< 10ml/min 时同剂量
HD	透析可清除。与 GFR< 10ml/min 时同剂量
HDF/HFD	透析可清除。与 GFR< 10ml/min 时同剂量
CAV/ VVHD	可能被透析清除。与 GFR=10 ~ 20ml/min 时同剂量

重要的药物相互作用

与其他药物合用的潜在风险

- 抗抑郁药：拮抗本药抗惊厥作用；避免与圣约翰草（St John's wort）合用
- 抗疟药：甲氟喹（mefloquine）可拮抗本药抗惊厥作用
- 抗精神病药：拮抗本药的抗惊厥作用
- 奥利司他（orlistat）：增加惊厥风险

用法

溶液配制	-
用法	口服
输注速度	-

其他信息

- GFR<20ml/min 的患者药 - 时曲线下面积（AUC）增加 35%
- 生物利用度为 100%
- 肾功能受损患者需间隔 2 周才能增加剂量，且需密切监测

醋酸艾司利卡西平　Eslicarbazepine acetate

临床应用

抗癫痫药

肾功能正常时的剂量

400～1200mg，每日1次

药代动力学

分子量（Da）	296.3
蛋白结合率（%）	<40
尿中原型药排泄率（%）	1[1]（90%为代谢产物）
分布容积（L/kg）	2.7[1]
半衰期（h）：正常/ESRF	（10～20）/增加

药物代谢

醋酸艾司利卡西平通过首过水解代谢迅速而广泛地转化为其主要活性代谢产物艾司利卡西平。血浆中存在的少量代谢产物已证实为具有活性的R-利卡西平（R-licarbazepine）和奥卡西平（oxcarbazepine）。血浆中还有醋酸艾司利卡西平、艾司利卡西平、R-利卡西平和奥卡西平的葡糖苷酸共轭物。醋酸艾司利卡西平及其代谢产物主要以原型经尿液排泄

肾功能（GFR，ml/min）受损时的剂量

30～60	隔日服用400mg，或每日200mg，逐渐增量至每日400mg。根据需要可增加剂量
10～30	隔日400mg服用2周，然后可增量至400mg每日1次，最大剂量为每日600mg[2]
<10	隔日400mg服用2周，然后可增量至400mg每日1次，最大剂量为每日600mg[2]

肾脏替代治疗时的剂量

APD/CAPD	可能被透析清除。与GFR<10ml/min时同剂量
HD	透析可清除。400～600mg，透析后服用
HDF/HFD	透析可清除。400～600mg，透析后服用
CAV/VVHD	透析可清除。与GFR=10～30ml/min时同剂量

重要的药物相互作用

与其他药物合用的潜在风险

- 抗抑郁药：单胺氧化酶抑制剂（MAOIs）、选择性5-HT再摄取抑制剂（SSRIs）和三环类抗抑郁药（tricyclic antidepressants）可能拮抗本药的抗惊厥作用；避免与圣约翰草（St John's wort）合用
- 抗癫痫药：避免与卡马西平（carbamazepine）和奥卡西平（oxcarbazepine）合用；与苯妥英（phenytoin）合用能降低本药浓度，而苯妥英浓度增加
- 抗疟药：甲氟喹（mefloquine）拮抗本药的抗惊厥作用
- 抗精神病药：拮抗本药的抗惊厥作用
- 雌激素类（oestrogens）和孕激素类（progestogens）：减弱避孕效果
- 奥利司他（orlistat）：可能增加惊厥风险
- 乌利司他（ulipristal）：合用可能减弱避孕效果，应避免合用

用法

溶液配制	-
用法	口服
输注速度	-

其他信息

- 由于缺乏数据资料，生产商不推荐 GFR<30ml/min 的患者使用本药
- 本药可能延长 PR 间期
- 本药的生物利用度高
- 血液透析能有效地清除本药代谢产物

参考文献

[1] Patsalos, PN, editor. Antiepileptic Drug Interactions-a clinical guide. p. 36.

[2] Diaz A, Deliz B, Benbadis SR. The use of newer antiepileptic drugs in patients with renal failure. Expert Rev Neurother. 2012; 12(1): 99-105.

托吡酯 Topiramate

临床应用

- 抗癫痫
- 预防偏头痛

肾功能正常时的剂量

- 癫痫单药治疗：起始剂量每晚25mg，增加至每日50～500mg，分2次服用
- 癫痫辅助治疗：起始剂量每晚25～50mg，增加至每日200～400mg，分2次服用
- 偏头痛：起始剂量每晚25mg；维持剂量每日50～200mg，分2次服用

药代动力学

分子量（Da）	339.4
蛋白结合率（%）	9～17
尿中原型药排泄率（%）	81（以原型及代谢产物形式）
分布容积（L/kg）	0.55～0.8
半衰期（h）：正常/ESRF	（20～30）/（48～60）（与其他酶诱导抗癫痫药合用时为12～15）

药物代谢

在健康受试者中托吡酯不进行广泛代谢（<20%）。在应用酶诱导剂的患者中本药代谢达50%。已证实经羟基化、水解及葡糖苷酸化作用可形成6种代谢产物，但几乎均无活性。主要以原型及代谢产物形式从尿液排泄

肾功能（GFR，ml/min）受损时的剂量

20～50	与肾功能正常时同剂量
10～20	起始剂量为常规剂量的50%，根据药物效应加量
<10	起始剂量为常规剂量的50%，根据药物效应加量

肾脏替代治疗时的剂量

APD/CAPD	透析清除力不详。与GFR<10ml/min时同剂量
HD	透析可清除。与GFR<10ml/min时同剂量
HDF/HFD	透析可清除。与GFR<10ml/min时同剂量
CAV/VVHD	透析可清除。与GFR=10～20ml/min时同剂量

重要的药物相互作用

与其他药物合用的潜在风险

- 抗抑郁药：拮抗抗惊厥作用；避免与圣约翰草（St John's wort）合用
- 抗癫痫药：磷苯妥英（fosphenytoin）、苯妥英（phenytoin）及卡马西平（carbamazepine）能降低本药浓度，苯巴比妥（phenobarbital）也可能有此作用；合用能增加磷苯妥英及苯妥英浓度；合用能降低吡仑帕奈（perampanel）浓度；与丙戊酸盐（valproate）合用有导致高氨血症（hyperammonaemia）及中枢神经系统毒性的报道
- 抗疟药：甲氟喹（mefloquine）拮抗本药的抗惊厥作用
- 抗精神病药：拮抗本药的抗惊厥作用
- 雌激素类（oestrogens）和孕激素类（progestogens）：合用会减弱避孕效果
- 奥利司他（orlistat）：可能增加惊厥风险
- 乌利司他（ulipristal）：合用会减弱避孕效果，应避免合用

用法

溶液配制	-
用法	口服
输注速度	-

其他信息

- 中度至重度肾功能受损患者达到血药稳定状态可能需要 10～15 日，而肾功能正常患者仅需 4～8 日

- 应用托吡酯的患者发生肾结石的风险较高，尽管此风险与剂量及治疗时间无关。建议足量水化以降低此风险

2. 增强 γ- 氨基丁酸作用的药物

苯巴比妥　Phenobarbital (Phenobarbitone)

临床应用

抗癫痫药

肾功能正常时的剂量

- 口服：60 ～ 180mg，晚间服用
- 癫痫持续状态：10mg/kg，最大剂量 1g，静脉给药

药代动力学

分子量（Da）	232.2（钠盐形式为 254.2）
蛋白结合率（%）	45 ～ 60
尿中原型药排泄率（%）	25
分布容积（L/kg）	1
半衰期（h）：正常 / ESRF	（75 ～ 120）/ 不变

药物代谢

部分在肝内代谢。25% 的药物在尿 pH 正常的情况下以原型从尿液排泄

肾功能（GFR，ml/min）受损时的剂量

20 ～ 50	与肾功能正常时同剂量
10 ～ 20	与肾功能正常时同剂量，避免超大剂量
<10	减少 25% ～ 50% 的剂量，避免单次超大剂量

肾脏替代治疗时的剂量

APD/CAPD	透析可清除。与 GFR< 10ml/min 时同剂量
HD	透析可清除。与 GFR< 10ml/min 时同剂量
HDF/HFD	透析可清除。与 GFR< 10ml/min 时同剂量
CAV/ VVHD	不被透析清除。与 GFR= 10 ～ 20ml/min 时同剂量

重要的药物相互作用

与其他药物合用的潜在风险

- 氨茶碱（aminophylline）和茶碱（theophylline）：能加速氨茶碱和茶碱代谢，减弱其作用
- 抗蠕虫药：合用会使阿苯达唑（albendazole）和吡喹酮（praziquantel）的浓度降低
- 抗心律失常药：合用能降低丙吡胺（disopyramide）浓度；合用可能降低决奈达隆（dronedarone）浓度，应避免合用；可能加速普罗帕酮（propafenone）的代谢
- 抗菌药：合用会降低氯霉素（chloramphenicol）、多西环素（doxycycline）、甲硝唑（metronidazole）、泰利霉素（telithromycin）和利福平（rifampicin）的浓度，应避免与泰利霉素合用
- 抗凝血药：能加速香豆素类（coumarins）的代谢（减弱其作用）；降低阿哌沙班（apixaban）、依度沙班（edoxaban）和利伐沙班（rivaroxaban）浓度
- 抗抑郁药：拮抗抗惊厥作用；合用能降低帕罗西汀（paroxetine）、瑞波西汀（reboxetine）、米安色林（mianserin）和三环类抗抑郁药（tricyclic antidepressants）的浓度；圣约翰草（St John's wort）降低本药浓度，应避免合用
- 抗癫痫药：奥卡西平（oxcarbazepine）、苯妥英（phenytoin）、司替戊醇（stiripentol）和丙戊酸盐（valproate）能增加本药浓度，卡马西平（carbamazepine）也可能增加本药浓度；合用能降低奥卡西平（oxcarbazepine）活性代谢产物和丙戊酸盐的浓度；磷苯妥英（fosphenytoin）和

苯妥英（phenytoin）浓度通常降低，但也可能增加；合用可能降低乙琥胺（ethosuximide）、卢非酰胺（rufinamide）和托吡酯（topiramate）的浓度；合用能降低拉莫三嗪（lamotrigine）、噻加宾（tiagabine）和唑尼沙胺（zonisamide）的浓度

- 抗真菌药：合用可能降低伊曲康唑（itraconazole）、艾沙康唑（isavuconazole）、泊沙康唑（posaconazole）和伏立康唑（voriconazole）的浓度；避免与伏立康唑合用；合用能减少灰黄霉素（griseofulvin）的吸收（减弱其作用）

- 抗疟药：避免与哌喹和青蒿醇复方制剂（piperaquine-artenimol）合用；甲氟喹（mefloquine）拮抗本药的抗惊厥作用

- 抗毒蕈碱类（antimuscarinics）：可能会降低弗斯特罗定（fesoterodine）的活性代谢产物浓度，应避免合用

- 抗精神病药：拮抗抗惊厥作用；加速氟哌啶醇（haloperidol）的代谢；可能减少阿立哌唑（aripiprazole）浓度，合用时需增加阿立哌唑剂量；与氯丙嗪（chlorpromazine）合用时，两药浓度均降低；可能降低氯氮平（clozapine）浓度；可能降低鲁拉西酮（lurasidone）浓度，应避免合用

- 抗病毒药：合用可能降低阿巴卡韦（abacavir）、波西普韦（boceprevir）、达芦那韦（darunavir）、呋山那韦（fosamprenavir）、茚地那韦（indinavir）、洛匹那韦（lopinavir）、利匹韦林（rilpivirine）和沙奎那韦（saquinavir）的浓度，应避免与波西普韦和利匹韦林合用；可能减少达卡他韦（daclatasvir）、达沙布韦（dasabuvir）、奥比他韦（ombitasvir）、帕利瑞韦（paritaprevir）和西咪匹韦（simeprevir）浓度，均应避免合用；应避免与埃替拉韦（elvitegravir）、依曲韦林（etravirine）、雷迪帕韦（ledipasvir）、索非布韦（sofosbuvir）和特拉匹韦（telaprevir）合用；可能减少度鲁特韦（dolutegravir）浓度

- 阿普斯特（apremilast）：可能降低阿普斯特浓度，应避免合用

- 胆汁酸（bile acids）：避免与胆酸（cholic acids）合用

- 钙通道阻滞剂：可能减弱钙通道阻滞剂的作用；应避免与伊拉地平（isradipine）和尼莫地平（nimodipine）合用

- 大麻提取物（cannabis extract）：可能降低大麻提取物的浓度，应避免合用

- 环孢素（ciclosporin）：降低环孢素浓度

- 可比司他（cobicistat）：可能降低可比司他浓度，应避免合用

- 糖皮质激素类（corticosteroids）：加速糖皮质激素类的代谢，减弱其作用

- 细胞毒性药物：可能降低阿昔替尼（axitinib）浓度，合用时需增加阿昔替尼剂量；可能降低硼替佐米（bortezomib）、博舒替尼（bosutinib）、卡博替尼（cabozantinib）、色瑞替尼（ceritinib）、克唑替尼（crizotinib）、达沙替尼（dasatinib）、帕纳替尼（ponatinib）和凡德他尼（vandetanib）的浓度，应避免合用；应避免与卡巴他赛（cabazitaxel）、达帕菲尼（dabrafenib）、吉非替尼（gefitinib）、奥拉帕尼（olaparib）和帕比司他（panobinostat）合用；合用能降低伊立替康（irinotecan）及其活性代谢产物的浓度，也可能降低依托泊苷（etoposide）浓度；与丙卡巴肼（procarbazine）合用可能增加超敏反应风险

- 利尿药：合用能降低依普利酮（eplerenone）浓度，应避免合用；与碳酸酐酶抑制剂（carbonic anhydrase inhibitors）合用会增加骨软化风险
- 胍法辛（guanfacine）：可能降低胍法辛浓度，应增加胍法辛用量
- 激素拮抗剂：可能降低阿比特龙（abiraterone）浓度，应避免合用；合用能加速托瑞米芬（toremifene）代谢
- 依伐卡托（ivacaftor）：可能降低依伐卡托浓度，应避免合用
- 雌激素类（oestrogens）和孕激素类（progestogens）：合用能加速代谢，使避孕效果减弱
- 奥利司他（orlistat）：可能增加惊厥风险
- 羟丁酸钠（sodium oxybate）：增强羟丁酸钠作用，应避免合用
- 他克莫司（tacrolimus）：会降低他克莫司浓度
- 乌利司他（ulipristal）：能减弱避孕效果，应避免合用

用法

溶液配制	-
用法	静脉给药，口服
输注速度	不超过 100mg/min
注释	静脉给药时，用注射用水按 1∶10 比例稀释

其他信息

- 达到最佳疗效的血浆浓度目标值为 15～40mg/L（65～170μmol/L）
- 在英国，生产商禁止严重肾功能受损患者应用本药。"美国产品特性概述"（US SPC）仅建议肾功能受损患者减量用药
- 肾功能受损时的用药剂量来自 Drug Dosage in Renal Insufficiency, by Seyfart G
- 肾衰竭患者用药可能导致过度镇静，并使骨软化发病率增加
- 本药过量中毒时，用活性炭血液灌流及血液透析治疗比腹膜透析治疗有效
- 碱性利尿时，多达 50% 的原型药从尿液排泄

氯硝西泮　Clonazepam

临床应用

苯二氮䓬类药
- 抗惊厥
- 抗焦虑
- 治疗下肢不宁综合征（restless leg syndrome，RLS）

肾功能正常时的剂量

- 口服：每日 0.5 ~ 20mg，分 3 ~ 4 次服用，或维持治疗时每晚 1 次服用。正常维持剂量为每日 4 ~ 8mg
- 静脉给药：1mg，必要时重复
- 下肢不宁综合征：0.5 ~ 4mg，晚上给药

药代动力学

分子量（Da）	315.7
蛋白结合率（%）	86
尿中原型药排泄率（%）	<0.5
分布容积（L/kg）	3
半衰期（h）：正常 / ESRF	（20 ~ 60）/-

药物代谢

氯硝西泮在肝内广泛代谢，主要代谢产物为不具有抗癫痫活性的 7- 氨基硝西泮；少量代谢产物为 7- 乙酰氨基 - 和 3-羟基衍生物。此药几乎完全以代谢产物形式（游离或共轭状态）从尿液排泄

肾功能（GFR，ml/min）受损时的剂量

20 ~ 50	初始时小剂量，根据药物效应增加剂量
10 ~ 20	初始时小剂量，根据药物效应增加剂量
<10	初始时小剂量，根据药物效应增加剂量

肾脏替代治疗时的剂量

APD/CAPD	可能不被透析清除。与 GFR<10ml/min 时同剂量
HD	不被透析清除。与 GFR< 10ml/min 时同剂量
HDF/HFD	透析清除力不详。与 GFR< 10ml/min 时同剂量
CAV/ VVHD	不被透析清除。与 GFR= 10 ~ 20ml/min 时同剂量

重要的药物相互作用

与其他药物合用的潜在风险
- 抗菌药：利福平（rifampicin）可能加速本药代谢
- 抗精神病药：能增强镇静作用；注射用氯硝西泮和肌内注射奥氮平（olanzapine）合用增加低血压、心动过缓、呼吸抑制的风险；与氯氮平（clozapine）合用有严重不良反应风险
- 抗病毒药：利托那韦（ritonavir）可能增加本药浓度
- 双硫仑（disulfiram）：能抑制本药代谢，增强镇静作用
- 羟丁酸钠（sodium oxybate）：合用会增强羟丁酸钠作用，应避免合用

用法

溶液配制　静脉注射：1mg 药物溶于 1ml 注射用水中

静脉滴注：最多 3mg（3 小瓶）加入 250ml 0.9% 氯化钠溶液或 5% 葡萄糖溶液中

用法　　　 口服，静脉注射或静脉滴注

输注速度　 静脉注射：0.25～0.5mg，1 分钟以上

注释　　　 静脉滴注氯硝西泮存在潜在风险（尤其长时间滴注），需要持续密切观察；最好能在具有重症监护设备的医疗单位输注。风险包括呼吸暂停、低血压和深度昏迷

其他信息

- 长期使用，活性代谢产物可累积，应当减少剂量
- 氯硝西泮是治疗下肢不宁综合征的药物之一，并可试用于氯丙嗪（chlorpromazine）治疗无效的顽固性呃逆

丙戊酸钠　Sodium valproate

临床应用

- 治疗所有类型的癫痫
- 预防偏头痛

肾功能正常时的剂量

- 口服：每日 600mg ~ 2.5g，分次服用
- 静脉给药：本药静脉注射与口服等效。为了续接口服治疗，可予与口服等量的药物
- 新治疗：起始给予负荷剂量 400 ~ 800mg（最大至 10mg/kg），随后继续持续或间断静脉滴注，直至日累积量达 2.5g
- 预防偏头痛：200mg，每日 2 次，如需要可增至每日 1.2 ~ 1.5g，分次服用

药代动力学

分子量（Da）	166.2
蛋白结合率（%）	90 ~ 95
尿中原型药排泄率（%）	3 ~ 7
分布容积（L/kg）	0.1 ~ 0.4[1]
半衰期（h）： 正常 / ESRF	（6 ~ 15）/ 不变

药物代谢

丙戊酸钠在肝内广泛代谢，大部分（最多达 60%）被葡糖苷酸化，剩余部分（最多达 45%）经各种复杂途径代谢。几乎均以代谢产物形式从尿液排泄；小部分从粪便排泄、经肺呼出

肾功能（GFR，ml/min）受损时的剂量

20 ~ 50	与肾功能正常时同剂量
10 ~ 20	与肾功能正常时同剂量
<10	与肾功能正常时同剂量

肾脏替代治疗时的剂量

APD/CAPD	不被透析清除。与肾功能正常时同剂量
HD	不被透析清除。与肾功能正常时同剂量
HDF/HFD	透析可清除。与肾功能正常时同剂量
CAV/ VVHD	透析可清除。与肾功能正常时同剂量

重要的药物相互作用

与其他药物合用的潜在风险

- 抗菌药：红霉素（erythromycin）可能抑制本药代谢；避免与匹美西林（pivmecillinam）合用；碳青霉烯类（carbapenems）能减少本药浓度，应避免合用
- 抗抑郁药：拮抗抗惊厥作用；避免与圣约翰草（St John's wort）合用
- 抗癫痫药：与卡马西平（carbamazepine）合用能降低本药浓度，增加卡马西平活性代谢产物浓度；合用能增加拉莫三嗪（lamotrigine）、苯巴比妥（phenobarbital）、卢非酰胺（rufinamide）浓度，也可能增加乙琥胺（ethosuximide）浓度；有时能减少奥卡西平（oxcarbazepine）的活性代谢产物浓度；合用能改变苯妥英（phenytoin）浓度；苯妥英和苯巴比妥降低本药浓度；与托吡酯（topiramate）合用可引发高氨血症和中枢神经系统毒性
- 抗疟药：甲氟喹（mefloquine）拮抗抗惊厥作用

- 抗精神病药：拮抗抗惊厥作用；与奥氮平合用增加中性粒细胞减少风险；合用可能增加或减少氯氮平（clozapine）浓度；可能增加喹硫平（quetiapine）浓度
- 环孢素（ciclosporin）：合用可导致不同的环孢素血药浓度变化
- 奥利司他（orlistat）：可能增加惊厥风险
- 羟丁酸钠（sodium oxybate）：合用会增加羟丁酸钠浓度
- 促溃疡愈合药：西咪替丁（cimetidine）抑制本药代谢，增加本药浓度

用法

溶液配制	用提供的溶剂配制
用法	静脉给药，口服，直肠给药
输注速度	静脉注射 3~5 分钟，或者持续静脉滴注

其他信息

- 增加尿酮体。尿酮体检测可能出现假阳性
- 丙戊酸钠抗癫痫活性与血药浓度不相关
- 监测血药浓度以确保不超过 100µg/ml，并可监测患者顺应性
- 在具名病例的基础上（on a named patient basis）可以获得丙戊酸钠栓剂

参考文献

[1] Faught E. Pharmacokinetic considerations in prescribing anti-epileptic drugs. Epilepsia. 2001; 42(Suppl. 4): 19-23.

扑米酮　Primidone

临床应用

- 抗癫痫
- 用于特发性震颤

肾功能正常时的剂量

- 癫痫：每日 0.5 ~ 1.5g，分 2 次服用
- 特发性震颤：每日 50 ~ 750mg

药代动力学

分子量（Da）	218.3
蛋白结合率（%）	20
尿中原型药排泄率（%）	40
分布容积（L/kg）	0.4 ~ 1
半衰期（h）：	（10 ~ 15）/不变
正常 / ESRF	

药物代谢

扑米酮在肝内被部分代谢，生成苯巴比妥与苯乙基丙二酰胺（phenylethyl-malonamide），这 2 种代谢产物均有活性，且半衰期比扑米酮长（肾功能受损时代谢产物可能蓄积）。本药以药物原型（占 40%）及代谢产物形式从尿液排泄

肾功能（GFR，ml/min）受损时的剂量

20 ~ 50	与肾功能正常时同剂量
10 ~ 20	与肾功能正常时同剂量，但避免使用过大剂量
<10	起始剂量减 25% ~ 50%，避免单次使用过大剂量

肾脏替代治疗时的剂量

APD/CAPD	透析清除力不详。与 GFR<10ml/min 时同剂量
HD	透析可清除。与 GFR<10ml/min 时同剂量
HDF/HFD	透析可清除。与 GFR<10ml/min 时同剂量

CAV/VVHD 透析可清除。与 GFR=10 ~ 20ml/min 时同剂量

重要的药物相互作用

与其他药物合用的潜在风险

- 氨茶碱（aminophylline）与茶碱（theophylline）：加速氨茶碱与茶碱的代谢，减弱药效
- 抗蠕虫药：降低阿苯达唑（albendazole）与吡喹酮（praziquantel）的浓度
- 抗心律失常药：降低丙吡胺（disopyramide）浓度；可能降低普罗帕酮（propafenone）浓度；可能降低决奈达隆（dronedarone）浓度，应避免合用
- 抗菌药：降低氯霉素（chloramphenicol）、多西环素（doxycycline）、甲硝唑（metronidazole）、泰利霉素（telithromycin）及利福平（rifampicin）的浓度，避免与泰利霉素合用
- 抗凝血药：加速香豆素类（coumarins）的代谢（降低香豆素类药效）；可能降低阿哌沙班（apixaban）、依度沙班（edoxaban）、利伐沙班（rivaroxaban）的浓度
- 抗抑郁药：拮抗抗惊厥作用；降低帕罗西汀（paroxetine）、瑞波西汀（reboxetine）、米安色林（mianserin）及三环类抗抑郁药（tricyclic antidepressants）浓度；圣约翰草（St John's wort）降低本药浓度，应避免合用
- 抗癫痫药：磷苯妥英（fosphenytoin）、奥卡西平（oxcarbazepine）、苯妥英（phenytoin）、司替戊醇（stiripentol）及丙戊酸盐（valproate）升高本药浓度，卡马西平（carbamazepine）也可能升高本药浓度；合用能使奥卡西

平的活性代谢产物减少，能降低丙戊酸盐浓度，能降低磷苯妥英与苯妥英浓度，但也可能使其浓度升高；本药可能降低乙琥胺（ethosuximide）、卢非酰胺（rufinamide）及托吡酯（topiramate）浓度；本药能降低拉莫三嗪（lamotrigine）、噻加宾（tiagabine）及唑尼沙胺（zonisamide）的浓度

- 抗真菌药：可能降低艾沙康唑（isavuconazole）、伊曲康唑（itraconazole）、泊沙康唑（posaconazole）及伏立康唑（voriconazole）浓度，应避免与伏立康唑合用；能减少灰黄霉素（griseofulvin）的吸收（降低灰黄霉素药效）
- 抗疟药：避免与哌喹和青蒿醇复方制剂（piperaquine-artenimol）合用；甲氟喹（mefloquine）能拮抗本药的抗惊厥作用
- 抗精神病药：拮抗本药的抗惊厥作用；加速氟哌啶醇（haloperidol）代谢；可能降低阿立哌唑（aripiprazole）浓度，合用时应增加阿立哌唑剂量；与氯丙嗪（chlorpromazine）合用两药浓度均降低；可能降低氯氮平（clozapine）浓度；可能降低鲁拉西酮（lurasidone）浓度，应避免合用
- 抗病毒药：可能降低阿巴卡韦（abacavir）、波西普韦（boceprevir）、达芦那韦（darunavir）、度鲁特韦（dolutegravir）、呋山那韦（fosamprenavir）、茚地那韦（indinavir）、洛匹那韦（lopinavir）、利匹韦林（rilpivirine）与沙奎那韦（saquinavir）浓度，避免与波西普韦或利匹韦林合用；可能降低达卡他韦（daclatasvir）、达沙布韦（dasabuvir）、奥比他韦（ombitasvir）、帕利瑞韦（paritaprevir）与西咪匹韦（simeprevir）浓度，应避免合用；应避免与埃替拉韦（elvitegravir）、

依曲韦林（etravirine）、雷迪帕韦（ledipasvir）、索非布韦（sofosbuvir）与特拉匹韦（telaprevir）合用

- 钙通道阻滞剂：可能降低钙通道阻滞剂药效，应避免与伊拉地平（isradipine）或尼莫地平（nimodipine）合用
- 大麻提取物（cannabis extract）：本药可能降低大麻提取物浓度，应避免合用
- 环孢素（ciclosporin）：降低环孢素浓度
- 可比司他（cobicistat）：合用可能降低可比司他浓度
- 糖皮质激素类（corticosteroids）：加速糖皮质激素类代谢，降低其药效
- 细胞毒性药物：可能降低阿昔替尼（axitinib）浓度，合用时需增加阿昔替尼剂量；可能降低硼替佐米（bortezomib）、博舒替尼（bosutinib）、卡博替尼（cabozantinib）、色瑞替尼（ceritinib）、克唑替尼（crizotinib）、达沙替尼（dasatinib）、帕纳替尼（ponatinib）与凡德他尼（vandetanib）浓度，应避免合用；应避免与卡巴他赛（cabazitaxel）、达帕菲尼（dabrafenib）、吉非替尼（gefitinib）及帕比司他（panobinostat）合用；合用能降低伊立替康（irinotecan）及其活性代谢产物的浓度，并可能降低依托泊苷（etoposide）浓度；与丙卡巴肼（procarbazine）合用可能增加超敏反应风险
- 利尿药：降低依普利酮（eplerenone）浓度，应避免合用；与碳酸酐酶抑制剂（carbonic anhydrase inhibitors）合用有增加骨软化症的风险
- 胍法辛（guanfacine）：可能降低胍法辛浓度，合用时需增加胍法辛用量
- 激素拮抗剂：可能降低阿比特龙（abiraterone）浓度，应避免合用；加速托瑞米芬（toremifene）的代谢

- 依伐卡托（ivacaftor）：可能降低依伐卡托浓度，应避免合用
- 雌激素类（oestrogens）和孕激素类（progestogens）：加速代谢；减弱避孕效果
- 奥利司他（orlistat）：可能增加惊厥风险
- 羟丁酸钠（sodium oxybate）：增强羟丁酸钠药效，应避免合用
- 他克莫司（tacrolimus）：降低他克莫司浓度
- 乌利司他（ulipristal）：减弱避孕效果，应避免合用

用法

溶液配制	-
用法	口服
输注速度	-

其他信息

- 本药血浆浓度5~12μg/L（23~55μmol/L）与最佳药效具有松散联系
- 本药可能导致过度镇静与骨软化症

氯巴占　Clobazam

临床应用

苯二氮䓬类药
- 抗惊厥
- 抗焦虑

肾功能正常时的剂量

每日 20～30mg，最大剂量为每日 60mg

药代动力学

分子量（Da）	300.7
蛋白结合率（%）	85
尿中原型药排泄率（%）	87（药物原型及代谢产物）
分布容积（L/kg）	0.87～1.83
半衰期（h） 正常 / ESRF	（11～77，代谢 产物 42）/-

药物代谢

氯巴占在肝内通过脱甲基化和羟基化进行代谢；CYP2C19 在代谢作用中发挥重要作用。与 1,4- 苯二氮䓬类药如地西泮（diazepam）不同，1,5- 苯二氮䓬类药氯巴占是在位点 4 羟基化，而不是在位点 3。氯巴占主要以原型和活性代谢产物 N- 去甲基氯巴占（N-desmethyl-clobazam）形式经尿液排泄

肾功能（GFR，ml/min）受损时的剂量

20～50	与肾功能正常时同剂量
10～20	与肾功能正常时同剂量
<10	与肾功能正常时同剂量。从小剂量开始使用

肾脏替代治疗时的剂量

APD/CAPD	可能不被透析清除。与 GFR<10ml/min 时同剂量
HD	不被透析清除。与 GFR<10ml/min 时同剂量
HDF/HFD	可能不被透析清除。与 GFR<10ml/min 时同剂量
CAV/ VVHD	透析清除力不详。与肾功能正常时同剂量

重要的药物相互作用

与其他药物合用的潜在风险
- 抗菌药：利福平（rifampicin）可能加速本药代谢
- 抗精神病药：增强镇静作用；与氯氮平（clozapine）和苯二氮䓬类（benzo-diazepines）合用有严重不良事件报道
- 抗病毒药：利托那韦（ritonavir）可能增加本药浓度
- 双硫仑（disulfiram）：抑制本药代谢，增强镇静作用
- 羟丁酸钠（sodium oxybate）：增强羟丁酸钠作用，应避免合用

用法

溶液配制	-
用法	口服
输注速度	-

其他信息

- 可服用糖浆
- 比氯硝西泮（clonazepam）镇静作用弱
- 有个案报道氯巴占 10mg 每日 3 次用于治疗幻肢疼痛（Rice-Oxley CP. The limited list：clobazam for phantom limb pain. BMJ. 1986; 293: 1309）

噻加宾　Tiagabine

临床应用

抗癫痫药

肾功能正常时的剂量

每日 15～45mg，若剂量超过 30mg，则应分 3 次服用

药代动力学

分子量（Da）	412
蛋白结合率（%）	96
尿中原型药排泄率（%）	<2
分布容积（L/kg）	1
半衰期（h）：	（7～9，同时
正常 / ESRF	应用酶诱导剂的患者为 2～3）/-

药物代谢

噻加宾几乎不从肾清除，主要经肝代谢清除。不足 2% 的药物以原型从尿液及粪便排泄。本药的代谢产物均无药理活性

肾功能（GFR，ml/min）受损时的剂量

20～50	与肾功能正常时同剂量
10～20	与肾功能正常时同剂量
<10	与肾功能正常时同剂量

肾脏替代治疗时的剂量

APD/CAPD	透析清除力不详。与肾功能正常时同剂量
HD	不被透析清除。与肾功能正常时同剂量
HDF/HFD	透析清除力不详。与肾功能正常时同剂量
CAV/ VVHD	透析清除力不详。与肾功能正常时同剂量

重要的药物相互作用

与其他药物合用的潜在风险

- 抗抑郁药：与选择性 5-HT 再摄取抑制剂（SSRIs）、三环类抗抑郁药（tricyclic antidepressants）及单胺氧化酶抑制剂（MAOIs）合用，拮抗抗惊厥作用（惊厥阈值降低）；避免与圣约翰草（St John's wort）合用
- 抗癫痫药：苯妥英（phenytoin）、卡马西平（carbamazepine）及苯巴比妥（phenobarbital）能降低本药浓度
- 抗疟药：甲氟喹（mefloquine）拮抗抗惊厥作用
- 抗精神病药：拮抗抗惊厥作用
- 奥利司他（orlistat）：可能增加惊厥风险

用法

溶液配制	-
用法	口服
输注速度	-

其他信息

- 尽管无证据表明突然停药会导致癫痫发作，但仍建议停药前应逐渐减量（减量过程持续 2～3 周）
- 口服生物利用度为 89%

氨己烯酸　Vigabatrin

临床应用

抗癫痫药

肾功能正常时的剂量

每日 1～3g，单次或分次服用

药代动力学

分子量（Da）	129.2
蛋白结合率（%）	可忽略不计
尿中原型药排泄率（%）	60～80
分布容积（L/kg）	0.8
半衰期（h）：正常 / ESRF	（5～8）/（13～15）

药物代谢

氨己烯酸在体内不进行明显代谢。60%～80%的口服剂量以原型从尿液排泄

肾功能（GFR，ml/min）受损时的剂量

50～80	按常规剂量的 75% 给药，根据药物效应逐渐调整剂量
30～50	按常规剂量的 50% 给药，根据药物效应逐渐调整剂量
10～30	按常规剂量的 25% 给药，根据药物效应逐渐调整剂量
<10	按常规剂量的 25% 给药，根据药物效应逐渐调整剂量

肾脏替代治疗时的剂量

APD/CAPD	透析清除力不详。与 GFR<10ml/min 时同剂量
HD	透析可清除。与 GFR<10ml/min 时同剂量
HDF/HFD	透析可清除。与 GFR<10ml/min 时同剂量
CAV/ VVHD	透析可清除。与 GFR=10～30ml/min 时同剂量

重要的药物相互作用

与其他药物合用的潜在风险

- 抗抑郁药：拮抗抗惊厥作用，降低惊厥阈值；避免与圣约翰草（St John's wort）合用
- 抗癫痫药：合用会降低苯妥英（phenytoin）的浓度
- 抗疟药：甲氟喹（mefloquine）拮抗抗惊厥作用
- 抗精神病药：拮抗抗惊厥作用
- 奥利司他（orlistat）：增加惊厥风险

用法

溶液配制	-
用法	口服
输注速度	-

其他信息

"英国产品特性概述"（UK SPC）建议 GFR<60ml/min 的患者应慎用本药；本文的剂量来自"美国数据表"（US data sheet）

3. 减少神经递质释放的药物

加巴喷丁　Gabapentin

临床应用

抗癫痫药

- 辅助治疗局部发作性癫痫，伴或不伴继发性广泛发作
- 治疗神经性疼痛
- 预防偏头痛

肾功能正常时的剂量

- 癫痫：第1日300mg；第2日300mg，每日2次；第3日300mg，每日3次
- 常用剂量为每日0.9~3.6g，分3次服用；最大剂量为每日4.8g，分次服用
- 神经性疼痛：最大剂量为每日3.6g，分3次服用
- 预防偏头痛：起始剂量每日300mg，逐渐增加到每日2.4g，分次服用

药代动力学

分子量（Da）	171.2
蛋白结合率（%）	<3
尿中原型药排泄率（%）	约100
分布容积（L/kg）	0.7
半衰期（h）：正常/ESRF	（5~7）/52

药物代谢

无证据显示加巴喷丁在人体代谢。加巴喷丁以原型从肾排泄

肾功能（GFR，ml/min）受损时的剂量

30~60	从小剂量开始，根据药物效应逐渐加量
15~30	从小剂量开始，根据药物效应逐渐加量
<15	起始剂量300mg，隔日给药，或100mg，每日睡前给药，根据耐受情况逐渐加量

肾脏替代治疗时的剂量

APD/CAPD	可能被透析清除。与GFR<15ml/min时同剂量。见"其他信息"
HD	透析可清除。未接受过加巴喷丁治疗患者的负荷剂量300~400mg，维持剂量200~300mg，透析后给药。根据耐受情况逐渐加量。见"其他信息"
HDF/HFD	透析可清除。未接受过加巴喷丁治疗患者的负荷剂量300~400mg，维持剂量200~300mg，透析后给药。根据耐受情况逐渐加量。见"其他信息"
CAV/VVHD	透析可清除。与GFR=15~30ml/min时同剂量

重要的药物相互作用

与其他药物合用的潜在风险

- 抗酸药：减少本药吸收
- 抗抑郁药：拮抗本药的抗惊厥作用（惊厥阈值降低）；避免与圣约翰草（St John's wort）合用
- 抗疟药：甲氟喹（mefloquine）拮抗本药的抗惊厥作用
- 奥利司他（orlistat）：合用可能增加惊厥风险

用法

溶液配制	-
用法	口服
输注速度	-

其他信息

- 肾病患者治疗神经痛时不要给负荷剂量
- 可引起部分患者的尿蛋白化验呈假阳性结果
- 中度、重度肾功能受损患者治疗神经痛或下肢不宁综合征时，起始剂量每日 100mg，并根据药物效应增加剂量

- 可用于治疗与血液透析相关的皮肤瘙痒［Gunal AI, Ozalp G, Yoldas TK, et al. Gabapentin therapy for pruritus in haemodialysis patients：a randomized, placebo-controlled, double-blind trial. Nephrol Dial Transplant. 2004; 19(12): 3137-3139］

普瑞巴林　Pregabalin

临床应用

- 抗癫痫
- 治疗神经性疼痛
- 治疗广泛性焦虑症

肾功能正常时的剂量

每日 150~600mg，分 2~3 次服用

药代动力学

分子量（Da）	159.2
蛋白结合率（%）	0
尿中原型药排泄率（%）	92~99
分布容积（L/kg）	0.56
半衰期（h）：	（5~6.5）/ 延长
正常 / ESRF	

药物代谢

普瑞巴林的体内代谢可忽略不计，约 98% 的药物以原型从尿液排泄

肾功能（GFR，ml/min）受损时的剂量

30~60	以每日 75mg 剂量起始，据药物耐受性与疗效调整剂量
15~30	以每日 25~50mg 剂量起始，据药物耐受性与疗效调整剂量
<15	以每日 25mg 剂量起始，据药物耐受性与疗效调整剂量

肾脏替代治疗时的剂量

APD/CAPD	透析可清除。与 GFR< 15ml/min 时同剂量
HD	透析可清除。与 GFR< 15ml/min 时同剂量
HDF/HFD	透析可清除。与 GFR< 15ml/min 时同剂量
CAV/ VVHD	透析可清除。与 GFR= 15~30ml/min 时同剂量

重要的药物相互作用

与其他药物合用的潜在风险

- 抗抑郁药：抗惊厥作用被拮抗
- 抗疟药：抗惊厥作用被甲氟喹（mefloquine）拮抗
- 抗精神病药：抗惊厥作用被拮抗
- 奥利司他（orlistat）：可能增加惊厥风险

用法

溶液配制	-
用法	口服
输注速度	-

其他信息

- 口服生物利用度超过 90%
- 4 小时的血液透析可以清除 50% 的药量
- 重度充血性心力衰竭患者慎用本药
- 本药可能导致可逆性的肾功能受损

左乙拉西坦 Levetiracetam

临床应用

抗癫痫药

肾功能正常时的剂量

0.25 ~ 1.5g，每日 2 次

药代动力学

分子量（Da）	170.2
蛋白结合率（%）	<10
尿中原型药排泄率（%）	66（95% 药物 + 代谢产物）
分布容积（L/kg）	0.5 ~ 0.7
半衰期（h）：	（6 ~ 8）/25
正常 /ESRF	

药物代谢

左乙拉西坦在人体内不进行广泛代谢。其主要代谢途径（给药量的 24%）是乙酰胺基团（acetamide group）的酶水解作用，形成无药理学活性的主要代谢产物 ucb L057。另外，还有 2 种次要代谢产物，一个（给药量的 1.6%）是由吡咯烷酮环（pyrrolidone ring）的羟基化产生，而另一个（给药量的 0.9%）是由吡咯烷酮环的开环产生。主要的排泄途径是通过尿液，约占平均给药量的 95%（48 小时内大约排泄 93%）。在首个 48 小时内，左乙拉西坦及其主要代谢产物在尿液中的累积排泄量分别为给药量的 66% 和 24%。仅 0.3% 的给药量通过粪便排泄。左乙拉西坦经过肾小球滤过和肾小管重吸收后才从尿液排泄；其主要代谢产物通过肾小管的主动分泌和肾小球滤过而从尿液排泄

肾功能（GFR，ml/min）受损时的剂量

50 ~ 79	500 ~ 1000mg，每日 2 次
30 ~ 49	250 ~ 750mg，每日 2 次
<30	250 ~ 500mg，每日 2 次

肾脏替代治疗时的剂量

APD/CAPD	可能被透析清除。负荷剂量为 750mg，随后每日 500 ~ 1000mg
HD	透析可清除。负荷剂量为 750mg，随后每日 500 ~ 1000mg
HDF/HFD	透析可清除。负荷剂量为 750mg，随后每日 500 ~ 1000mg
CAV/VVHD	可能被透析清除。与 GFR= 30 ~ 49ml/min 时同剂量

重要的药物相互作用

与其他药物合用的潜在风险

- 抗抑郁药：拮抗抗惊厥作用（惊厥阈值降低）；避免与圣约翰草（St John's wort）合用
- 抗疟药：甲氟喹（mefloquine）拮抗本药的抗惊厥作用
- 抗精神病药：拮抗抗惊厥作用
- 细胞毒性药物：可能增加氨甲蝶呤（methotrexate）浓度
- 奥利司他（orlistat）：可能增加惊厥风险

用法

溶液配制	-
用法	口服，静脉给药
输注速度	15 分钟
注释	稀释于 100ml 0.9% 氯化钠溶液或 5% 葡萄糖溶液中

其他信息

- 4 小时血液透析可清除药量的 51%
- 肾衰竭时无活性代谢产物（ucb L057）会在体内蓄积

布瓦西坦　Brivaracetam

临床应用

抗癫痫药

肾功能正常时的剂量

25 ~ 100mg，每日 2 次

药代动力学

分子量（Da）	212.3
蛋白结合率（%）	<20
尿中原型药排泄率（%）	<10
分布容积（L/kg）	0.5
半衰期（h）：正常 / ESRF	9/9.8[1]

药物代谢

布瓦西坦主要通过酰胺部分水解（形成相应的羧酸，约 60% 以此途径清除），其次通过丙基侧链的羟基化（约 30% 以此途径消除）来进行代谢。酰胺部分水解产生羧酸代谢产物（尿液中 34% 的剂量），这一过程是借助肝和肝外酰胺酶完成的。这些代谢产物均无活性。95%以上的给药剂量以布瓦西坦原型及其代谢产物从尿液中排泄

肾功能（GFR，ml/min）受损时的剂量

20 ~ 50	与肾功能正常时同剂量
10 ~ 20	与肾功能正常时同剂量
<10	与肾功能正常时同剂量

肾脏替代治疗时的剂量

APD/CAPD	不被透析清除。与肾功能正常时同剂量
HD	不被透析清除。与肾功能正常时同剂量
HDF/HFD	不被透析清除。与肾功能正常时同剂量
CAV/VVHD	不被透析清除。与肾功能正常时同剂量

重要的药物相互作用

与其他药物合用的潜在风险

- 抗菌药：利福平（rifampicin）能降低本药浓度
- 抗抑郁药：拮抗本药的抗惊厥作用（惊厥阈值降低）
- 抗疟药：甲氟喹（mefloquine）拮抗本药的抗惊厥作用
- 抗精神病药：拮抗本药的抗惊厥作用（惊厥阈值降低）
- 奥利司他（orlistat）：可能增加惊厥风险

用法

溶液配制	-
用法	口服，静脉注射，静脉滴注
输注速度	15 分钟

其他信息

- 由于缺乏数据，生产商不推荐给终末期肾病（ESRD）的透析患者使用本药
- 一项对 eGFR<30ml/（min · 1.73m^2）、尚未进行透析的严重肾功能受损患者进行的研究显示，与健康对照组比较，布瓦西坦的血浆药 - 时曲线下面积（AUC）有适度增加（21%），而羧酸、羟基和羟基酸代谢产物的 AUC 分别增加了 3 倍、4 倍和 21 倍。在非临床研究中，羟基酸代谢产物未显示存在任何安全问题
- 口服生物利用度为 100%

参考文献

[1] Sargentini-Maier ML, Sokalski A, Boulanger P, et al. Brivaracetam disposition in renal impairment. J ClinPharmacol. 2012; 52(12): 1927-1933.

4. 其他抗癫痫药

乙琥胺 Ethosuximide

临床应用

抗癫痫药

肾功能正常时的剂量

每日 0.5 ~ 2g，分次服用

药代动力学

分子量（Da）	141.2
蛋白结合率（%）	0[1]
尿中原型药排泄率（%）	12 ~ 20
分布容积（L/kg）	0.6 ~ 0.9
半衰期（h）：	（40 ~ 60）/
正常 / ESRF	不变

药物代谢

乙琥胺在肝内通过广泛的羟基化生成其主要代谢产物，据报道该代谢产物无活性。乙琥胺主要以其代谢产物的游离型或结合型从尿液排泄，但也有 12% ~ 20% 以原型从粪便排泄

肾功能（GFR，ml/min）受损时的剂量

20 ~ 50	与肾功能正常时同剂量
10 ~ 20	与肾功能正常时同剂量
<10	与肾功能正常时同剂量

肾脏替代治疗时的剂量

APD/CAPD	透析可清除。与肾功能正常时同剂量
HD	透析可清除。与肾功能正常时同剂量
HDF/HFD	透析可清除。与肾功能正常时同剂量
CAV/VVHD	透析可清除。与肾功能正常时同剂量

重要的药物相互作用

与其他药物合用的潜在风险

- 抗菌药：异烟肼（isoniazid）增加本药浓度
- 抗抑郁药：降低惊厥阈值；避免与圣约翰草（St John's wort）合用
- 抗癫痫药：卡马西平（carbamaze-pine）、磷苯妥英（fosphenytoin）、苯妥英（phenytoin）和苯巴比妥（pheno-barbital）可能降低本药浓度；合用时磷苯妥英和苯妥英浓度可能增加；丙戊酸盐（valproate）能增加本药浓度
- 抗疟药：甲氟喹（mefloquine）拮抗本药的抗惊厥作用
- 抗精神病药：降低惊厥阈值
- 奥利司他（orlistat）：可能增加惊厥发作风险

用法

溶液配制	-
用法	口服
输注速度	-

参考文献

[1] Browne T. Pharmacokinetics of anti-epileptic drugs. Neurology. 1998; 51 (Suppl. 4): S2-7.

吡仑帕奈　Perampanel

临床应用

选择性 α- 氨基 -3- 羟基 -5- 甲基 -4- 异噁唑丙酸型（AMPA-type）谷氨酸受体拮抗剂

● 抗癫痫

肾功能正常时的剂量

2 ~ 12mg，每日睡前服用

药代动力学

分子量（Da）	349.4
蛋白结合率（%）	95
尿中原型药排泄率（%）	22（主要为代谢产物）
分布容积（L/kg）	51 ~ 105
半衰期（h）：正常 / ESRF	105/ 延长

药物代谢

在体内广泛代谢，主要经 CYP3A 亚家族介导进行氧化反应，继之葡糖苷酸化。吡仑帕奈主要以氧化及共轭代谢产物形式从尿液及粪便排泄

肾功能（GFR，ml/min）受损时的剂量

30 ~ 50	小剂量起始，逐渐调整剂量[1]
10 ~ 30	小剂量起始，逐渐调整剂量
<10	小剂量起始，逐渐调整剂量

肾脏替代治疗时的剂量

APD/CAPD	不被透析清除。与 GFR< 10ml/min 时同剂量
HD	不被透析清除。与 GFR< 10ml/min 时同剂量
HDF/HFD	不被透析清除。与 GFR< 10ml/min 时同剂量
CAV/ VVHD	不被透析清除。与 GFR= 10 ~ 30ml/min 时同剂量

重要的药物相互作用

与其他药物合用的潜在风险

● 抗抑郁药：拮抗抗惊厥作用；避免与圣约翰草（St John's wort）合用
● 抗癫痫药：卡马西平（carbamazepine）、磷苯妥英（fosphenytoin）、奥卡西平（oxcarbazepine）和苯妥英（phenytoin）能降低本药浓度
● 抗疟药：甲氟喹（mefloquine）拮抗抗惊厥作用
● 抗精神病药：拮抗抗惊厥作用
● 奥利司他（orlistat）：可能增加惊厥风险
● 孕激素类（progestogens）：本药大剂量能降低孕激素的血浆浓度（可能减弱避孕效果）

用法

溶液配制	-
用法	口服
输注速度	-

其他信息

● 由于缺乏研究，生产商建议中度至重度肾功能受损患者应避免服用本药
● 生物利用度几乎为 100%
● 研究结果表明，轻度肾功能受损（CCr=50 ~ 80ml/min）患者与肾功能正常（CCr ≥ 80ml/min）患者比较，吡仑帕奈的表观清除率降低了 27%，药 - 时曲线下面积（AUC）相应增加了 37%[1]

参考文献

[1] www.fda.gov/downloads/Drugs/.../UCM332052.pdf

三、抗震颤麻痹药

卡左双多巴（息宁）　Co-careldopa (Sinemet)

临床应用

治疗帕金森病

肾功能正常时的剂量

- 片剂：以左旋多巴（levodopa）剂量表示，每日 150～800mg，分次餐后服用
- 改性释放制剂（MR）：起始 1 片，每日 2 次

药代动力学

分子量（Da）卡比多巴：244.2；左旋多巴：197.2
蛋白结合率（%）卡比多巴：36；左旋多巴：10～30
尿中原型药排泄率（%）卡比多巴：30；左旋多巴：<1
分布容积（L/kg）卡比多巴：无数据；左旋多巴：0.36～1.6
半衰期（h）正常/ESRF（卡比多巴：2～3；左旋多巴：0.6～1.3）/未知

药物代谢

左旋多巴在肠、肝和肾被芳香族氨基酸脱羧酶（aromatic l-amino acid decarboxylase）作用迅速脱羧生成多巴胺，而后再依次代谢成二羟基苯乙酸（dihydroxyphenylacetic acid，DOPAC）和高香草酸（homovanillic acid，HVA）。其他代谢途径还有 O-甲基化、氨基转移和氧化，能生成多种微量代谢产物，包括去甲肾上腺素（noradrenaline）和 3-O-甲基多巴（3-O-methyldopa），后者具有较长的半衰期，能积聚于中枢神经系统。约 80% 的口服左旋多巴在 24 小时内经尿液排泄，主要排出物为二羟基苯乙酸和高香草酸。只有少量的左旋多巴以原型从粪便排泄。卡比多巴能抑制外周组织的左旋多巴脱羧生成多巴胺。本药以原型及其代谢产物形式迅速从尿液排泄（译者注：卡比多巴是芳香族氨基酸脱羧酶抑制剂）

肾功能（GFR，ml/min）受损时的剂量

20～50	与肾功能正常时同剂量
10～20	与肾功能正常时同剂量
<10	与肾功能正常时同剂量

肾脏替代治疗时的剂量

APD/CAPD	可能不被透析清除。与肾功能正常时同剂量
HD	可能不被透析清除。与肾功能正常时同剂量
HDF/HFD	透析可清除。与肾功能正常时同剂量
CAV/VVHD	透析清除力不详。与肾功能正常时同剂量

重要的药物相互作用

与其他药物合用的潜在风险

- 麻醉药：与挥发性液态麻醉药如氟烷（halothane）合用有致心律失常风险
- 抗抑郁药：与单胺氧化酶抑制剂（MAOIs）[包含吗氯贝胺（moclobemide）] 合用可能出现高血压危象，因此，在 MAOIs 停药 2 周后才可应用本药
- 安非他酮（bupropion）：有增加左旋多巴副作用的风险

- 硫酸亚铁（ferrous sulphate）：能使左旋多巴的药 - 时曲线下面积（AUC）减少 30% ~ 50%，这对某些患者（但非所有患者）具有临床意义

用法

溶液配制	-
用法	口服
输注速度	-

其他信息

- 可用于治疗下肢不宁综合征
- 可能出现暗红色尿

复方多巴丝肼（美多芭）　Co-beneldopa (Madopar)

临床应用

治疗帕金森病

肾功能正常时的剂量

- 片剂：以左旋多巴（levodopa）剂量表示，每日 150～800mg，分次餐后服用
- 改性释放制剂（MR）：起始 1～2 粒胶囊，每日 3 次
  ［译者注：复方多巴丝肼是左旋多巴与苄丝肼（benserazide）的复方制剂］

药代动力学

分子量（Da）　苄丝肼：293.7（盐酸盐）；左旋多巴：197.2

蛋白结合率（%）　苄丝肼：0；左旋多巴：10～30

尿中原型药排泄率(%)　苄丝肼：0（代谢产物 64%）；左旋多巴：<1

分布容积（L/kg）　苄丝肼：无数据；左旋多巴：0.36～1.6

半衰期（h）：正常/ESRF　苄丝肼：1.5/增加；左旋多巴：1.5/增加 25%

药物代谢

左旋多巴在肠、肝和肾被芳香族氨基酸脱羧酶（aromatic l-amino acid decarboxylase）作用迅速脱羧生成多巴胺（dopamine），而后再依次代谢成二羟基苯乙酸（dihydroxyphenylacetic acid, DOPAC）和高香草酸（homovanillic acid, HVA）。其他代谢途径还有 O-甲基化、氨基转移和氧化，能生成多种微量代谢产物，包括去甲肾上腺素（noradrenaline）和 3-O-甲基多巴（3-O-methyldopa），后者具有较长的半衰期，能积聚于中枢神经系统。约 80% 的口服左旋多巴在 24 小时内从尿液排泄，主要排出物为二羟基苯乙酸和高香草酸。只有少量的左旋多巴以原型从粪便排泄。苄丝肼主要在肠道代谢。在肠内，同时也在身体其他部位，通过它的代谢产物三羟基苄基肼（trihydroxybenzylhydrazine）对左旋多巴发挥保护作用，减轻其脱羧代谢。苄丝肼迅速以代谢产物形式从尿液排泄，85% 的尿液排泄发生在服药后 12 小时内（特别是在最初 6 小时）（译者注：三羟基苄基肼是一种有效的芳香族氨基酸脱羧酶抑制剂）

肾功能（GFR，ml/min）受损时的剂量

20～50　与肾功能正常时同剂量
10～20　与肾功能正常时同剂量
<10　与肾功能正常时同剂量

肾脏替代治疗时的剂量

APD/CAPD　可能不被透析清除。与肾功能正常时同剂量
HD　可能不被透析清除。与肾功能正常时同剂量
HDF/HFD　透析可清除。与肾功能正常时同剂量
CAV/VVHD　透析清除力不详。与肾功能正常时同剂量

重要的药物相互作用

与其他药物合用的潜在风险

- 麻醉药：与挥发性液态麻醉药［如氟烷（halothane）］合用有诱发心律失常的风险
- 抗抑郁药：与单胺氧化酶抑制剂（MAOIs）包含吗氯贝胺（moclobemide）合用可能出现高血压危象，因此，在 MAOIs 停药 2 周后才可用本药

- 安非他酮（bupropion）：增加左旋多巴副作用的风险
- 硫酸亚铁（ferrous sulphate）：能使左旋多巴的药 - 时曲线下面积（AUC）减少 30% ~ 50%，这对某些患者（并非所有患者）具有临床意义

用法

溶液配制	-
用法	口服
输注速度	-

其他信息

- 可用于治疗下肢不宁综合征，其剂量为 62.5 ~ 125mg
- 该药的代谢产物可使尿液呈淡红色，静置后颜色变暗
- 血清尿酸和尿素氮水平偶尔升高

盐酸奥芬那君　Orphenadrine hydrochloride

临床应用

抗毒蕈碱类药

- 治疗帕金森病
- 治疗药物导致的锥体外系症状

肾功能正常时的剂量

每日 150 ~ 400mg，分次服用

药代动力学

分子量（Da）	305.8
蛋白结合率（%）	95
尿中原型药排泄率（%）	8
分布容积（L/kg）	无数据
半衰期（h）：正常 / ESRF	14/-

药物代谢

盐酸奥芬那君几乎在肝内完全代谢，生成至少 8 种代谢产物。主要以代谢产物形式伴少量原型从尿液排泄

肾功能（GFR，ml/min）受损时的剂量

20 ~ 50	与肾功能正常时同剂量
10 ~ 20	与肾功能正常时同剂量
<10	与肾功能正常时同剂量

肾脏替代治疗时的剂量

APD/CAPD	可能不被透析清除。与肾功能正常时同剂量
HD	可能不被透析清除。与肾功能正常时同剂量
HDF/HFD	可能不被透析清除。与肾功能正常时同剂量
CAV/VVHD	可能不被透析清除。与肾功能正常时同剂量

重要的药物相互作用

与其他药物合用的潜在风险

- 未知

用法

溶液配制	-
用法	口服
输注速度	-

溴隐亭 Bromocriptine

临床应用

- 治疗帕金森病（并非药物所致的锥体外系症状）
- 治疗内分泌紊乱

肾功能正常时的剂量

- 帕金森病
  - 第 1 周：睡前 1 ~ 1.25mg
  - 第 2 周：睡前 2 ~ 2.5mg
  - 第 3 周：2.5mg，每日 2 次
  - 第 4 周：2.5mg，每日 3 次
  - 此后根据药效调整剂量，可每 3 ~ 14 日增加 2.5mg，通常剂量为每日 10 ~ 30mg
- 性功能减退、溢乳、不育：睡前 1 ~ 1.25mg，逐渐加量；常用剂量为每日 7.5mg，分次服用（最大剂量为每日 30mg）。非高催乳素血症所致的不育：2.5mg，每日 2 次
- 周期性良性乳房疾病和周期性月经紊乱：睡前 1 ~ 1.25mg，逐渐加量；常用剂量为 2.5mg，每日 2 次
- 肢端肥大症：睡前 1 ~ 1.25mg，逐渐加量至 5mg，每 6 小时 1 次
- 催乳素瘤：睡前 1 ~ 1.25mg，逐渐加量至 5mg，每 6 小时 1 次（最大剂量为每日 30mg）

药代动力学

分子量（Da）	750.7（甲磺酸盐）
蛋白结合率（%）	90 ~ 96
尿中原型药排泄率（%）	2.5 ~ 5.5
分布容积（L/kg）	1 ~ 3
半衰期（h）：正常 / ESRF	（8 ~ 20）/-

药物代谢

溴隐亭被广泛代谢。其经历广泛的肝脏首过生物转换，生成复杂的代谢产物，几无母体药在尿液与粪便中出现。母体药与其无活性的代谢产物在血浆的生物半衰期分别为 3 ~ 4 小时和 50 小时。母体药及其代谢产物也经肝排泄，只有 6% 经肾排泄

肾功能（GFR，ml/min）受损时的剂量

20 ~ 50	与肾功能正常时同剂量
10 ~ 20	与肾功能正常时同剂量
<10	与肾功能正常时同剂量

肾脏替代治疗时的剂量

APD/CAPD	不被透析清除。与肾功能正常时同剂量
HD	不被透析清除。与肾功能正常时同剂量
HDF/HFD	透析清除力不详。与肾功能正常时同剂量
CAV/VVHD	不被透析清除。与肾功能正常时同剂量

重要的药物相互作用

与其他药物合用的潜在风险

- 异美汀（isometheptene）：合用会增加毒性风险

用法

溶液配制	-
用法	口服
输注速度	-
注释	餐中服用

其他信息

- 治疗开始后数日可能发生低血压。酒精可能降低人体对溴隐亭的耐受性
- 可能发生指端血管痉挛
- 与大环内酯类（macrolides）抗生素合用可能增加溴隐亭血药浓度

罗替戈汀　Rotigotine

临床应用

- 帕金森病
- 下肢不宁综合征

肾功能正常时的剂量

- 每日 2 ~ 8mg
- 与左旋多巴（levodopa）合用：每日最大剂量为 16mg
- 下肢不宁综合征：每日 1 ~ 3mg

药代动力学

分子量（Da）	315.5
蛋白结合率（%）	92
尿中原型药排泄率（%）	71
分布容积（L/kg）	84
半衰期（h）： 正常 / ESRF	（5 ~ 7）/ 不变

药物代谢

罗替戈汀在肠壁和肝内通过 N- 脱烷基化作用，以及直接和次级共轭作用进行代谢。主要的代谢产物是母体化合物的硫酸盐和葡糖苷酸共轭物及 N- 脱烷基化代谢产物，它们并无生物学活性。约 71% 的罗替戈汀从尿液排泄，少部分（约 23%）从粪便排泄

肾功能（GFR，ml/min）受损时的剂量

20 ~ 50	与肾功能正常时同剂量
10 ~ 20	与肾功能正常时同剂量
<10	与肾功能正常时同剂量

肾脏替代治疗时的剂量

APD/CAPD	可能不被透析清除。与肾功能正常时同剂量
HD	不被透析清除。与肾功能正常时同剂量
HDF/HFD	透析清除力不详。与肾功能正常时同剂量
CAV/ VVHD	透析清除力不详。与肾功能正常时同剂量

重要的药物相互作用

与其他药物合用的潜在风险

- 抗精神病药：避免合用（能拮抗本药作用）
- 甲氧氯普胺（metoclopramide）：避免合用（能拮抗本药作用）

用法

溶液配制	-
用法	局部用药
输注速度	-

其他信息

- 以隔日减量 2mg/d 的速度逐渐停药
- 本药贴于腹部、大腿、臀部、侧腹、肩膀或上臂的皮肤完好部位
- 如果贴片脱落，更换新贴片
- 本药贴片的背衬层含铝，在行磁共振成像或心脏复律前应将贴片摘下

盐酸丙环定 Procyclidine hydrochloride

临床应用

- 控制锥体外系症状
- 治疗急性肌张力异常

肾功能正常时的剂量

- 口服：2.5 ~ 10mg，每日 3 次；每日最大剂量为 60mg
- 急性肌张力异常：肌内注射或静脉给药，5 ~ 10mg

药代动力学

分子量（Da）	323.9
蛋白结合率（%）	无数据
尿中原型药排泄率（%）	<5
分布容积（L/kg）	1
半衰期（h）：正常 / ESRF	12/-

药物代谢

口服时，已知约 1/5 的药量在肝内代谢（主要由细胞色素 P_{450} 催化），然后与葡糖苷酸共轭。本药代谢产物从尿液排泄

肾功能（GFR，ml/min）受损时的剂量

20 ~ 50	与肾功能正常时同剂量
10 ~ 20	与肾功能正常时同剂量
<10	与肾功能正常时同剂量

肾脏替代治疗时的剂量

APD/CAPD	透析清除力不详。与肾功能正常时同剂量
HD	不被透析清除。与肾功能正常时同剂量
HDF/HFD	透析清除力不详。与肾功能正常时同剂量
CAV/ VVHD	透析清除力不详。与肾功能正常时同剂量

重要的药物相互作用

与其他药物合用的潜在风险
- 未知

用法

溶液配制	-
用法	静脉给药，肌内注射，口服
输注速度	静脉注射，3 ~ 5 分钟或以上

其他信息

口服生物利用度为 75%

盐酸金刚烷胺 Amantadine hydrochloride

临床应用

- 治疗帕金森病（但并非药物引起的锥体外系症状）
- 治疗带状疱疹后神经痛
- 预防和治疗甲型流行性感冒

肾功能正常时的剂量

- 帕金森病：100mg，每日 1 次，一周后加量为 100 ~ 200mg，每日 2 次
- 带状疱疹后神经痛：100mg，每日 2 次，服用 14 日
- 流行性感冒：治疗剂量为 100mg，每日 1 次，服用 4 ~ 5 日；预防剂量为 100mg，每日 1 次

药代动力学

分子量（Da）	187.7
蛋白结合率（%）	67
尿中原型药排泄率（%）	90
分布容积（L/kg）	5 ~ 10
半衰期（h）：正常 / ESRF	15/500

药物代谢

仅很小部分的盐酸金刚烷胺能在肝内通过 N- 乙酰化作用进行代谢。肾对盐酸金刚烷胺的清除远高于对肌酐的清除，提示此药除经肾小球滤过外，还能经肾小管分泌。服药 4 ~ 5 日后，90% 的药物以原型从尿液排泄，其排泄率显著地受尿液 pH 影响：pH 升高时排泄减少

肾功能（GFR，ml/min）受损时的剂量

35 ~ 50	首日 200mg，然后 100mg 每 24 小时 1 次
15 ~ 35	首日 200mg，然后 100mg 每 24 小时 1 次
<15	200mg，每 7 日 1 次。详见"其他信息"

肾脏替代治疗时的剂量

APD/CAPD	不被透析清除。与 GFR<15ml/min 时同剂量
HD	不被透析清除。与 GFR<15ml/min 时同剂量
HDF/HFD	透析清除力不详。与 GFR<15ml/min 时同剂量
CAV/VVHD	透析清除力不详。与 GFR=15 ~ 35ml/min 时同剂量

重要的药物相互作用

与其他药物合用的潜在风险

- 美金刚（memantine）：增加中枢神经系统毒性风险，应避免合用；盐酸金刚烷胺的作用可能被增强

用法

溶液配制	-
用法	口服
输注速度	-

其他信息

- 英国生产商建议 GFR<15ml/min 时避免使用此药，"美国数据表"（US data sheet）也规定严重肾功能受损时避免应用此药
- 有些患者可能发生外周水肿，充血性心力衰竭患者应慎用
- 此药副作用轻且短暂，常在用药后 2 ~ 4 出现，停药后 24 ~ 48 小时消失
- 由于与组织广泛结合，4 小时的血液透析只能清除不到 5% 的药物
- 肌酐清除率下降到 40ml/min 时，其清除半衰期可能延长 5 倍

盐酸司来吉兰 Selegiline hydrochloride

临床应用

B 型单胺氧化酶抑制剂
- 治疗帕金森病

肾功能正常时的剂量

- 片剂：5~10mg，每日晨起服用
- 口服冻干片（oral lyophilisate）：1.25mg，每日早餐前服用（译者注：冻干片是用冷冻干燥方法生产的一种新型口服制剂，服用时不需要用水，能在口腔中迅速溶解，具有服用方便、吸收快、生物利用度高等优点）

药代动力学

分子量（Da）	223.7
蛋白结合率（%）	75~85
尿中原型药排泄率（%）	主要为代谢产物
分布容积（L/kg）	500
半衰期（h）：正常 / ESRF	（1.5~3.5）/ 不变

药物代谢

本药在肝内经历广泛的首过代谢，产生至少 5 种代谢产物，包括去甲基司来吉兰（desmethyl-selegiline）、N-甲基苯丙胺（N-methylamfetamine）和苯丙胺（amphetamine）。本药口服冻干片大部分经颊黏膜吸收，其代谢产物的血药浓度会明显降低。本药主要以代谢产物形式从尿液排泄，15% 经粪便排泄

肾功能（GFR，ml/min）受损时的剂量

20~50	与肾功能正常时同剂量
10~20	与肾功能正常时同剂量
<10	与肾功能正常时同剂量

肾脏替代治疗时的剂量

APD/CAPD	透析清除力不详。与肾功能正常时同剂量
HD	透析清除力不详。与肾功能正常时同剂量
HDF/HFD	可能被透析清除。与肾功能正常时同剂量
CAV/ VVHD	透析清除力不详。与肾功能正常时同剂量

重要的药物相互作用

与其他药物合用的潜在风险

- 镇痛药：有报道与哌替啶（pethidine）合用出现了高热和中枢神经系统毒性，应避免合用；避免与阿片类镇痛药（opioid analgesics）合用
- 抗抑郁药：避免与西酞普兰（citalopram）和艾司西酞普兰（escitalopram）合用。与氟伏沙明（fluvoxamine）、舍曲林（sertraline）或文拉法辛（venlafaxine）合用可增加发生高血压及中枢神经系统兴奋风险，停用上述药物 1 周后才能开始应用本药，停用本药 2 周内避免应用上述药物。与帕罗西汀（paroxetine）合用可增加高血压及中枢神经系统兴奋风险，停用帕罗西汀 2 周后才能开始应用本药，停用本药 2 周内避免应用帕罗西汀。避免与其他单胺氧化酶抑制剂（MAOIs）和吗氯贝胺（moclobemide）合用（可导致高血压危象），至少要间隔 2 周才允许应用不同的 MAOI。避免与氟西汀（fluoxetine）合用，停用氟西汀 5 周才能开始应用本药，停用本药 2 周才能开始应用氟西汀。与三环类抗抑郁药（tricyclic antidepressants）、沃替西汀（vortioxetine）合用可增加中枢神经系统毒性

- 雌激素类（oestrogens）和孕激素类（progestogens）：增加本药浓度，应避免合用
- 拟交感神经药：不推荐合用。与多巴胺（dopamine）合用可能出现高血压危象

用法

溶液配制	-
用法	口服
输注速度	-

其他信息

- 口服冻干片 1.25mg 与片剂 10mg 等效
- 生物利用度为 10%

雷沙吉兰　Rasagiline

临床应用

治疗帕金森病

肾功能正常时的剂量

每日 1mg

药代动力学

分子量（Da）	267.3（甲磺酸盐）
蛋白结合率（%）	60 ~ 70
尿中原型药排泄率（%）	<1
分布容积（L/kg）	243
半衰期（h）： 正常 / ESRF	（0.6 ~ 2）/ 不变

药物代谢

雷沙吉兰在肝内通过 N- 脱烷基化和羟基化作用进行广泛代谢，此过程由 CYP1A2 介导，然后进行共轭。其主要代谢产物为 1- 氨基茚满（1-aminoindan），据说具有活性，但它不是 B 型单胺氧化酶抑制剂。雷沙吉兰的代谢产物主要从尿液排泄，部分从粪便排泄；不足 1% 的药物以原型从尿液排泄

肾功能（GFR，ml/min）受损时的剂量

20 ~ 50	与肾功能正常时同剂量
10 ~ 20	与肾功能正常时同剂量
<10	与肾功能正常时同剂量

肾脏替代治疗时的剂量

APD/CAPD	透析清除力不详。与肾功能正常时同剂量
HD	透析清除力不详。与肾功能正常时同剂量
HDF/HFD	可能被透析清除。与肾功能正常时同剂量
CAV/ VVHD	透析清除力不详。与肾功能正常时同剂量

重要的药物相互作用

与其他药物合用的潜在风险

- 镇痛药：避免与右美沙芬（dextromethorphan）合用；避免与哌替啶（pethidine）合用（有严重不良反应风险），但在开始哌替啶治疗 2 周前允许使用本药（译者注：本书将右美沙芬归类为镇痛药，但实际上它是镇咳药，并无镇痛作用）

- 抗抑郁药：避免与其他单胺氧化酶抑制剂（MAOIs）合用（可导致高血压危象），但在开始其他 MAOIs 治疗 2 周前允许使用本药；避免与氟西汀（fluoxetine）、氟伏沙明（fluvoxamine）合用，但在停用氟西汀 5 周后可开始使用本药，并能在停用本药 2 周后开始应用氟西汀或氟伏沙明；与选择性 5-HT 再摄取抑制剂（SSRIs）、三环类抗抑郁药（tricyclic antidepressants）、沃替西汀（vortioxetine）合用会增加中枢神经系统毒性

- 拟交感神经药：不推荐合用

用法

溶液配制	-
用法	口服
输注速度	-

其他信息

- 雷沙吉兰是一种不可逆的选择性 B 型单胺氧化酶抑制剂

- 口服生物利用度为 36%

恩他卡朋 Entacapone

临床应用

儿茶酚 -O- 甲基转移酶（COMT）抑制剂
● 治疗帕金森病

肾功能正常时的剂量

每次服用左旋多巴及多巴脱羧酶抑制剂时给予本药 200mg。最大剂量为每日 2g

药代动力学

分子量（Da）	305.3
蛋白结合率（%）	98（主要与白蛋白结合）
尿中原型药排泄率（%）	微量（10%～20% 以原型或代谢产物形式排泄）
分布容积（L/kg）	20
半衰期（h）：正常 / ESRF	（1.6～3.4）/ 不变

药物代谢

恩他卡朋经历广泛的首过代谢，形成葡糖苷酸代谢产物。本药主要从粪便排泄，10%～20% 经尿液排泄，主要以葡糖苷酸共轭物形式排泄

肾功能（GFR，ml/min）受损时的剂量

20～50	与肾功能正常时同剂量
10～20	与肾功能正常时同剂量
<10	与肾功能正常时同剂量

肾脏替代治疗时的剂量

APD/CAPD	可能不被透析清除。与肾功能正常时同剂量
HD	可能不被透析清除。与肾功能正常时同剂量
HDF/HFD	可能不被透析清除。与肾功能正常时同剂量
CAV/VVHD	可能不被透析清除。与肾功能正常时同剂量

重要的药物相互作用

与其他药物合用的潜在风险
● 抗凝血药：增强华法林（warfarin）的抗凝作用
● 抗抑郁药：与吗氯贝胺（moclobemide）、三环类抗抑郁药（tricyclic antidepressants）和文拉法辛（venlafaxine）合用需谨慎；应避免与单胺氧化酶抑制剂（MAOIs）合用
● 多巴胺能类（dopaminergics）：可能增强阿扑吗啡（apomorphine）的作用；可能减少雷沙吉兰（rasagiline）浓度；与司来吉兰（selegiline）合用时，司来吉兰的最大剂量应为 10mg

用法

溶液配制	-
用法	口服
输注速度	-

其他信息

● 生产商建议，透析患者也许需要延长给药间期
● 生物利用度为 35%

托卡朋 Tolcapone

临床应用

儿茶酚 -O- 甲基转移酶 COMT 抑制剂
● 治疗帕金森病

肾功能正常时的剂量

● 100mg，每日 3 次，两次给药需间隔 6 小时
● 在某些特殊情况下可加量至 200mg，每日 3 次

药代动力学

分子量（Da）	273.2
蛋白结合率（%）	>99.9
尿中原型药排泄率（%）	0.5
分布容积（L/kg）	9
半衰期（h）：正常 / ESRF	（2 ~ 3）/ 不变

药物代谢

本药在体内进行广泛代谢，大部分通过共轭作用转化为无活性的葡糖苷酸共轭物，也有一部分通过其他途径进行代谢，包括通过儿茶酚 -O- 甲基转移酶介导的甲基化作用转化为 3-O- 甲基托卡朋（3-O-methyltolcapone），以及经 CYP3A4 及 CYP2A6 催化的代谢。约 60% 的药量从尿液排泄，剩余部分经粪便排泄

肾功能（GFR，ml/min）受损时的剂量

20 ~ 50	与肾功能正常时同剂量
10 ~ 20	谨慎应用
<10	谨慎应用

肾脏替代治疗时的剂量

APD/CAPD	可能不被透析清除。与 GFR<10ml/min 时同剂量
HD	可能不被透析清除。与 GFR<10ml/min 时同剂量
HDF/HFD	可能不被透析清除。与 GFR<10ml/min 时同剂量
CAV/ VVHD	可能不被透析清除。与 GFR=10 ~ 20ml/min 时同剂量

重要的药物相互作用

与其他药物合用的潜在风险
● 抗抑郁药：避免与单胺氧化酶抑制剂（MAOIs）合用

用法

溶液配制	-
用法	口服
输注速度	-

其他信息

● 生物利用度为 65%
● 尽管肾功能受损时本药的药代动力学相对不变，但因缺乏数据，仍需谨慎使用

罗匹尼罗 Ropinirole

临床应用

- 治疗帕金森病（PD）
- 治疗下肢不宁综合征（RLS）

肾功能正常时的剂量

- PD：每日 9 ~ 24mg，分次服用
- 改性释放制剂（MR）：8 ~ 24mg，每日 1 次
- RLS：最初每日 0.25mg，加至最大剂量每日 4mg

药代动力学

分子量（Da）	260.4（盐酸盐形式为 296.8）
蛋白结合率（%）	10 ~ 40
尿中原型药排泄率（%）	<10
分布容积（L/kg）	8
半衰期（h）：正常 /ESRF	6/-

药物代谢

罗匹尼罗在肝内由 CYP1A2 催化进行代谢，并以无活性代谢产物形式从尿液排泄；不足 10% 的口服药物以原型排泄

肾功能（GFR，ml/min）受损时的剂量

30 ~ 50	与肾功能正常时同剂量
10 ~ 30	与肾功能正常时同剂量。谨慎使用
<10	与肾功能正常时同剂量。谨慎使用

肾脏替代治疗时的剂量

APD/CAPD	可能不被透析清除。与 GFR<10ml/min 时同剂量
HD	可能不被透析清除。PD：每日 0.75 ~ 18mg，分次服用；MR：每日 2 ~ 18mg；RLS：每日 0.25 ~ 3mg
HDF/HFD	可能不被透析清除。PD：每日 0.75 ~ 18mg，分次服用；MR：每日 2 ~ 18mg；RLS：每日 0.25 ~ 2mg
CAV/ VVHD	可能不被透析清除。与 GFR=10 ~ 30ml/min 时同剂量

重要的药物相互作用

与其他药物合用的潜在风险

- 抗精神病药：拮抗本药的抗帕金森作用，应避免合用
- 甲氧氯普胺（metoclopramide）：拮抗本药的抗帕金森作用，应避免合用
- 雌激素类（oestrogens）：合用能增加本药浓度

用法

溶液配制	-
用法	口服
输注速度	-

其他信息

- 如本药与左旋多巴（levodopa）合用，左旋多巴应减量 20%
- 本药随餐服用可改善胃肠道耐受，但药物达峰时间（T_{max}）会延长 2.6 小时
- 由于缺乏 GFR<30ml/min、尚未行血液透析患者的用药数据，因此生产商未能提供这一群体的药物用量信息
- 本药用于慢性肾脏病（CKD）5 期患者治疗下肢不宁综合征时，应从小剂量起始，根据耐受性加量

普拉克索　Pramipexole

临床应用

- 治疗帕金森病
- 治疗下肢不宁综合征

肾功能正常时的剂量

- 帕金森病：88 ~ 1100μg，每日 3 次
- 延释制剂（XL）：每日 0.26 ~ 3.15mg
- 下肢不宁综合征：88 ~ 540μg，睡前 2 ~ 3 小时服药
- 上述剂量均以本药盐基（base）表示

药代动力学

分子量（Da）	302.3（盐酸盐）
蛋白结合率（%）	<20
尿中原型药排泄率（%）	<90
分布容积（L/kg）	400 ~ 500
半衰期（h）：正常 / ESRF（8 ~ 14）/36	

药物代谢

不足 10% 的药物在体内被代谢生成无活性代谢产物。超过 90% 的药物通过肾小管分泌，以原型从尿液排泄

肾功能（GFR，ml/min）受损时的剂量

20 ~ 50	始量88μg，每日 2 次，然后缓慢调整剂量，每日最大剂量为 1.57mg
10 ~ 20	始量88μg，每日 1 次，然后缓慢调整剂量，每日最大剂量为 1.1mg
<10	始量88μg，每日 1 次，然后缓慢调整剂量，每日最大剂量为 1.1mg

肾脏替代治疗时的剂量

APD/CAPD	不被透析清除。与 GFR<10ml/min 时同剂量
HD	不被透析清除。与 GFR<10ml/min 时同剂量
HDF/HFD	透析清除力不详。与 GFR<10ml/min 时同剂量
CAV/ VVHD	不被透析清除。与 GFR=10 ~ 20ml/min 时同剂量

重要的药物相互作用

与其他药物合用的潜在风险
- 避免与抗精神病药合用

用法

溶液配制	-
用法	口服
输注速度	-

其他信息

- 本药 88μg 盐基（base）相当于 125μg 盐；180μg 盐 基 相 当 于 250μg 盐；350μg 盐 基 相 当 于 500μg 盐；700μg 盐基相当于 1mg 盐；1.1mg 盐基相当于 1.5mg 盐
- 不足 9% 的药物能被血液透析移除
- 嗜睡是本药常见的副作用，尤其是较大剂量用药时
- 治疗下肢不宁综合征的药物剂量与肾功能正常时相同

盐酸阿扑吗啡　Apomorphine hydrochloride

临床应用

治疗帕金森病的难治性运动波动症（motor fluctuation）

肾功能正常时的剂量

- 口服：每日 3 ~ 30mg，分次服用（单次最大剂量为 10mg）
- 静脉滴注：在清醒时 1 ~ 4mg/h，最大剂量为每日 100mg

药代动力学

分子量（Da）	312.8
蛋白结合率（%）	90
尿中原型药排泄率（%）	<2
分布容积（L/kg）	2 ~ 19
半衰期（min）：正常 / ESRF	（29.1 ~ 36.9）/?

药物代谢

皮下注射后，本药在体内将经历二室模型代谢，其分布半衰期为（5 ± 1.1）分钟，清除半衰期为（33 ± 3.9）分钟。本药的临床效应与其在脑脊液中的浓度密切相关。本药在肝内经历广泛代谢，主要与葡糖苷酸或硫酸盐共轭结合。占优势的代谢产物为硫酸阿扑吗啡（apomorphine sulfate），此外，还能通过脱甲基作用生成降阿扑吗啡（norapomorphine）。大部分药物以代谢产物形式从尿液排泄

肾功能（GFR，ml/min）受损时的剂量

20 ~ 50	与肾功能正常时同剂量。1mg 起用
10 ~ 20	与肾功能正常时同剂量。1mg 起用
<10	与肾功能正常时同剂量。1mg 起用

肾脏替代治疗时的剂量

APD/CAPD	可能不被透析清除。与 GFR<10ml/min 时同剂量
HD	可能不被透析清除。与 GFR<10ml/min 时同剂量
HDF/HFD	可能不被透析清除。与 GFR<10ml/min 时同剂量
CAV/VVHD	可能不被透析清除。与 GFR= 10 ~ 20ml/min 时同剂量

重要的药物相互作用

与其他药物合用的潜在风险

- 硝酸盐类（nitrates）：增强降压作用
- 多潘立酮（domperidone）：可能增加室性心律失常的风险
- 抗高血压药：增强降压作用
- 5-HT$_3$ 受体拮抗剂：与昂丹司琼（ondansetron）合用可能增强降压作用

用法

溶液配制	-
用法	皮下注射
输注速度	1 ~ 4mg/h
注释	皮下注射给药时，每 4 小时更换注射部位

其他信息

- 可与多潘立酮（domperidone）合用，从注射盐酸阿扑吗啡之前 2 日或更早开始给药，用至停药后 3 日或更长（译者注：多潘立酮可防治盐酸阿扑吗啡引起的恶心、呕吐反应）
- 皮下注射给药的生物利用度为 17% ~ 18%

沙芬酰胺 Safinamide

临床应用

高选择性的可逆性 B 型单胺氧化酶（MAO-B）抑制剂
- 治疗帕金森病

肾功能正常时的剂量

每日 50 ~ 100mg

药代动力学

分子量（Da）	302.3（甲磺酸盐形式为 398.4）
蛋白结合率（%）	88 ~ 90
尿中原型药排泄率（%）	<10
分布容积（L/kg）	1.8
半衰期（h）：正常 / ESRF	（20 ~ 30）/?

药物代谢

肝代谢有 3 条途径。主要途径为本药酰胺部分被水解氧化生成主要代谢产物沙芬酰胺酸（safinamide acid,NW-1153）；其次为醚键（ether bond）被氧化裂解生成 O- 脱苄基沙芬酰胺（O-debenzylated safinamide，NW-1199）；最后，沙芬酰胺（小部分）或其主要代谢产物沙芬酰胺酸的胺键（amine bond）被氧化裂解生成 N- 脱烷基酸（N-dealkylated acid，NW-1689）。N- 脱烷基酸经与葡糖苷酸共轭生成它的酰基葡糖苷酸（acyl glucuronide）。这些代谢产物均无药理活性。在人类，沙芬酰胺几乎完全经代谢排泄，其中 76% 经肾，1.5% 经粪便

肾功能（GFR，ml/min）受损时的剂量

20 ~ 50	与肾功能正常时同剂量
10 ~ 20	与肾功能正常时同剂量
<10	与肾功能正常时同剂量

肾脏替代治疗时的剂量

APD/CAPD	可能不被透析清除。与肾功能正常时同剂量
HD	可能不被透析清除。与肾功能正常时同剂量
HDF/HFD	可能不被透析清除。与肾功能正常时同剂量
CAV/ VVHD	可能不被透析清除。与肾功能正常时同剂量

重要的药物相互作用

与其他药物合用的潜在风险
- 镇痛药：避免与哌替啶（pethidine）合用
- 抗菌药：与利奈唑胺（linezolid）和特地唑胺（tedizolid）合用可能增强降压作用
- 抗抑郁药：与 5-HT 再摄取抑制剂（SSRIs）和三环类抗抑郁药（tricyclic antidepressants）合用，会增加高血压和中枢神经兴奋的风险，应调整 SSRIs 或三环类抗抑郁药的剂量，应避免与氟西汀（fluoxetine）和氟伏沙明（fluvoxamine）合用或调整它们的用量；避免与单胺氧化酶抑制剂（MAOIs）和吗氯贝胺（moclobemide）合用，因可能增强降压作用
- 拟交感神经药：慎用

用法

溶液配制	-
用法	口服
输注速度	-

其他信息

口服生物利用度为 95%

培高利特 Pergolide

临床应用

治疗帕金森病

肾功能正常时的剂量

起始剂量 50μg，每日 1 次，而后渐增加到每日 2.1 ~ 3mg，分 3 次服用

药代动力学

分子量（Da）	314.5（甲磺酸盐形式为 410.6）
蛋白结合率（%）	90
尿中原型药排泄率（%）	55（代谢产物形式）
分布容积（L/kg）	0.47 ~ 1.11[1]
半衰期（h）：正常 / ESRF	27/-

药物代谢

在肝内广泛代谢。在尿液和粪便中至少检测到 10 种代谢产物。健康受试者口服 ^{14}C 标记的甲磺酸培高利特后，大约 55% 的放射性物质以代谢产物形式出现于尿液，40% 出现于粪便，5% 随 CO_2 呼出，提示本药有很大部分能被吸收

肾功能（GFR，ml/min）受损时的剂量

20 ~ 50	与肾功能正常时同剂量
10 ~ 20	与肾功能正常时同剂量
<10	与肾功能正常时同剂量

肾脏替代治疗时的剂量

APD/CAPD	可能不被透析清除。与肾功能正常时同剂量
HD	可能不被透析清除。与肾功能正常时同剂量
HDF/HFD	可能不被透析清除。与肾功能正常时同剂量
CAV/VVHD	可能不被透析清除。与肾功能正常时同剂量

重要的药物相互作用

与其他药物合用的潜在风险

● 未知

用法

溶液配制	-
用法	口服
输注速度	-

其他信息

● 培高利特治疗可并发纤维化和浆膜炎性疾病，如胸膜炎、胸腔积液、胸膜纤维化、肺纤维化、心包炎、心包积液、涉及一个或多个瓣膜的心瓣膜病（主动脉、二尖瓣和三尖瓣），或后腹膜纤维化

● 在开始治疗前，所有患者必须进行心血管评估，包括超声心动图（ECHO），评估潜在的无症状性瓣膜病

● 已对下肢不宁综合征患者进行了一项随机安慰剂对照研究，每日平均服用 400μg 培高利特，治疗 6 周后疗效已经显现，并继续维持了 12 个月（维持期本药每日最大剂量可达 720mg）［Trenkwalder C, Hundemer HP, Lledo A, et al. Efficacy of pergolide in treatment of restless legs syndrome: the PEARLS study. Neurology 2004；62(8): 1391-1397］

参考文献

[1] Rendle DI, Hughes KJ, Doran GS, et al. Pharmacokinetics of pergolide after intravenous administration to horses. Am J Vet Res. 2015；76(2):155-160.

卡麦角林　*Cabergoline*

临床应用

- 治疗内分泌紊乱
- 辅助左旋多巴（含脱羧酶抑制剂）治疗帕金森病
- 抑制泌乳或退乳

肾功能正常时的剂量

- 帕金森病：每日 1 ~ 3mg
- 高泌乳素血症：每周 0.25 ~ 2mg
- 抑制泌乳：产后第 1 日单剂量 1mg
- 退乳：0.25mg，每日 2 次，连用 2 日

药代动力学

分子量（Da）	451.6
蛋白结合率（%）	41 ~ 42
尿中原型药排泄率(%)	2 ~ 3
分布容积（L/kg）	无数据
半衰期（h）： 　正常 / ESRF	（健康个体 63 ~ 68，高泌乳素血症个体 79 ~ 115）/ 不变

药物代谢

卡麦角林经历首过代谢，被广泛代谢成几种无明显药理学活性的代谢产物。卡麦角林主要经粪便排泄（72%），少部分经尿液排泄（18%）

肾功能（GFR，ml/min）受损时的剂量

20 ~ 50	与肾功能正常时同剂量
10 ~ 20	与肾功能正常时同剂量
<10	与肾功能正常时同剂量

肾脏替代治疗时的剂量

APD/CAPD	透析可清除。与肾功能正常时同剂量
HD	透析可清除。与肾功能正常时同剂量
HDF/HFD	透析可清除。与肾功能正常时同剂量
CAV/VVHD	透析可清除。与肾功能正常时同剂量

重要的药物相互作用

与其他药物合用的潜在风险

- 未知

用法

溶液配制	-
用法	口服
输注速度	-

四、阿尔茨海默病治疗药与促智药

盐酸多奈哌齐　Donepezil hydrochloride

临床应用

治疗轻度或中度阿尔茨海默病（Alzheimer's disease）的痴呆

肾功能正常时的剂量

每日 5 ~ 10mg

药代动力学

分子量（Da）	416
蛋白结合率（%）	95
尿中原型药排泄率（%）	17
分布容积（L/kg）	12
半衰期（h）：正常 / ESRF	70/ 不变

药物代谢

盐酸多奈哌齐能以原型及代谢产物的形式从尿液排泄。它能通过细胞色素 P_{450} 系统介导代谢生成多种代谢产物，其中有些尚未确定。在单次给予 5mg ^{14}C 标记的盐酸多奈哌齐后，各成分占血浆放射性物质的百分比为：完整的盐酸多奈哌齐占 30%，6-O- 去甲基多奈哌齐（6-O- desmethyl donepezil，唯一具有与盐酸多奈哌齐相似生物活性的代谢产物）占 11%，多奈哌齐 - 顺式 -N- 氧化物（donepezil-cis-N-oxide）占 9%，5- 氧 - 去甲基多奈哌齐（5-O-desmethyl donepezil）占 7%，5- 氧 - 去甲基多奈哌齐的葡糖苷酸共轭物占 3%。大约 57% 的放射性物质出现在尿液中（17% 为原型），14.5% 出现于粪便，提示生物转化和尿排泄为主要消除途径。尚无证据表明盐酸多奈哌齐和（或）其代谢产物有肠肝循环

肾功能（GFR，ml/min）受损时的剂量

20 ~ 50	与肾功能正常时同剂量
10 ~ 20	与肾功能正常时同剂量
<10	与肾功能正常时同剂量

肾脏替代治疗时的剂量

APD/CAPD	可能不被透析清除。与肾功能正常时同剂量
HD	可能不被透析清除。与肾功能正常时同剂量
HDF/HFD	透析清除力不详。与肾功能正常时同剂量
CAV/VVHD	可能不被透析清除。与肾功能正常时同剂量

重要的药物相互作用

与其他药物合用的潜在风险
● 未知

用法

溶液配制	-
用法	口服
输注速度	-

其他信息

本药通过 CYP3A4 和 CYP2D6 代谢，因此，可能与通过此途径代谢的其他药物存在相互反应

美金刚　Memantine

临床应用

N- 甲基 -D- 天冬氨酸（NMDA）受体拮抗剂

- 治疗中度至重度阿尔茨海默病

肾功能正常时的剂量

每日 5 ~ 20mg

药代动力学

分子量（Da）	215.8
蛋白结合率（%）	45
尿中原型药排泄率（%）	48（加代谢产物为 74%）
分布容积（L/kg）	10
半衰期（h）正常 / ESRF	（60 ~ 100）/（117 ~ 156）[1]

药物代谢

美金刚在肝内经过部分代谢后生成 3 种具有微弱 NMDA 受体拮抗活性的极性代谢产物：N- 葡糖苷酸共轭物（N-glucuronide conjugate）、6- 羟基美金刚（6-hydroxy memantine）及 1- 亚硝基 - 脱氨基美金刚（1-nitroso- deaminated memantine）。药物通过肾小管主动分泌从肾排泄，此过程能被 pH 依赖的肾小管重吸收调控

肾功能（GFR，ml/min）受损时的剂量

30 ~ 50	每日 10mg，如果可以耐受，逐渐加量至 20mg
5 ~ 29	每日 10mg
<5	每日 10mg

肾脏替代治疗时的剂量

APD/CAPD	透析可清除。与 GFR< 5ml/min 时同剂量
HD	透析可清除。与 GFR< 5ml/min 时同剂量
HDF/HFD	透析可清除。与 GFR< 5ml/min 时同剂量
CAV/VVHD	透析可清除。与 GFR= 5 ~ 29ml/min 时同剂量

重要的药物相互作用

与其他药物合用的潜在风险

- 麻醉药：与氯胺酮（ketamine）合用会增加中枢神经系统毒性风险，应避免合用
- 镇痛药：与右美沙芬（dextromethorphan）合用会增加中枢神经系统毒性风险，应避免合用（译者注：本书将右美沙芬归类为镇痛药，但实际上它是镇咳药，并无镇痛作用）
- 多巴胺能类（dopaminergics）：可能增强多巴胺能类及司来吉兰（selegiline）的作用；与金刚烷胺（amantadine）合用会增加中枢神经系统毒性风险，应避免合用

用法

溶液配制	-
用法	口服
输注速度	-

其他信息

- 生物利用度为 100%
- 与肾功能正常者相比，轻度、中度及重度肾功能受损的患者平均药 - 时曲线下面积（$AUC_{0 ~ \infty}$）会分别增加 4%、60% 及 115%，终末清除半衰期分别增加 18%、41% 及 95%

参考文献

[1] Drug Information Handbook. 22nd ed. American Pharmacists Association. Lexicomp.

加兰他敏 Galantamine

临床应用

治疗轻度至中度阿尔茨海默病

肾功能正常时的剂量

- 4～12mg，每日 2 次
- 延释制剂（XL）：8～24mg，每日 1 次

药代动力学

分子量（Da）	368.3（氢溴酸盐）
蛋白结合率（%）	18
尿中原型药排泄率（%）	18～22
分布容积（L/kg）	175
半衰期（h）：正常 / ESRF	［7～8（XL：8～10）］/ 延长

药物代谢

加兰他敏可部分（高达 75%）经 CYP2D6 和 CYP3A4 介导代谢；生成多种活性代谢产物。单次给药 7 日后，90%～97% 的药物出现在尿液中，6% 出现在粪便中；20%～30% 的药物以原型从尿液排泄。据报道，女性对本药的清除率较男性低 20%，弱代谢者的清除率较广泛代谢者低 25%

肾功能（GFR，ml/min）受损时的剂量

20～50	与肾功能正常时同剂量
10～20	与肾功能正常时同剂量
<10	与肾功能正常时同剂量，但从小剂量开始

肾脏替代治疗时的剂量

APD/CAPD	透析可清除。与 GFR<10ml/min 时同剂量
HD	透析可清除。与 GFR<10ml/min 时同剂量
HDF/HFD	透析可清除。与 GFR<10ml/min 时同剂量
CAV/VVHD	透析可清除。与肾功能正常时同剂量

重要的药物相互作用

与其他药物合用的潜在风险

- 抗菌药：红霉素（erythromycin）能增加本药浓度

用法

溶液配制	-
用法	口服
输注速度	-

其他信息

由于缺少研究数据，生产商建议 GFR<9ml/min 的患者避免使用本药

利斯的明　Rivastigmine

临床应用

- 治疗轻度至中度阿尔茨海默病
- 治疗特发性帕金森病

肾功能正常时的剂量

- 口服：3~6mg，每日2次（起始剂量1.5mg，每日2次）
- 经皮给药：每日4.6~13.3mg/h贴剂（patch）

药代动力学

分子量（Da）	250.3（酒石酸氢盐形式为400.4）
蛋白结合率（%）	40
尿中原型药排泄率（%）	0（无药理活性代谢产物>90）
分布容积（L/kg）	1.8~2.7
半衰期（h）：正常/ESRF	1/-

药物代谢

利斯的明在肝内进行迅速广泛的代谢，通过胆碱酯酶介导的水解作用生成活性较弱的去氨基甲酰化代谢产物（decarbamylated metabolite）。口服本药后，超过90%的药物在24小时内从尿液排泄；尿中无原型药。不足1%的药物从粪便排泄

肾功能（GFR，ml/min）受损时的剂量

20~50	小剂量起始，逐渐加量
10~20	小剂量起始，逐渐加量
<10	小剂量起始，逐渐加量

肾脏替代治疗时的剂量

APD/CAPD	可能被透析清除。与GFR<10ml/min时同剂量
HD	可能被透析清除。与GFR<10ml/min时同剂量
HDF/HFD	可能被透析清除。与GFR<10ml/min时同剂量
CAV/VVHD	可能被透析清除。与GFR=10~20ml/min时同剂量

重要的药物相互作用

与其他药物合用的潜在风险

- 肌肉松弛药：能增强琥珀胆碱（suxamethonium）作用；拮抗非去极化类肌松药的作用

用法

溶液配制	-
用法	口服，经皮给药
输注速度	-

其他信息

进食时服用，整片吞服

吡拉西坦　Piracetam

临床应用

治疗肌阵挛（译者注：在国内药品说明中，本药主要适应证为脑血管意外、脑外伤、中毒性脑病等导致的记忆减退和轻中度脑功能障碍，以及儿童智能发育迟缓。不过也有文献报道本药可治疗肌阵挛性癫痫）

肾功能正常时的剂量

每日 7.2g，分 2～3 次服用，调整至每日最大剂量 24g

药代动力学

分子量（Da）	142.2
蛋白结合率（%）	15
尿中原型药排泄率（%）	>90
分布容积（L/kg）	0.7
半衰期（h）：正常 / ESRF	5/ 延长

药物代谢

至今并未发现吡拉西坦存在代谢产物。吡拉西坦几乎全部从尿液中排泄，其在尿中排泄的药量取决于所服药物剂量

肾功能（GFR，ml/min）受损时的剂量

50～80	4.8g，分 2～3 次服用
30～50	1.2g，每日 2 次
20～30	1.2g，每日 1 次
<20	禁用

肾脏替代治疗时的剂量

APD/CAPD	可能被透析清除。避免使用。禁用
HD	透析可清除。避免使用。禁用
HDF/HFD	透析可清除。避免使用。禁用
CAV/ VVHD	透析可清除。与 GFR= 20～30ml/min 时同剂量

重要的药物相互作用

与其他药物合用的潜在风险
● 未知

用法

溶液配制	-
用法	口服
输注速度	-

五、偏头痛治疗药物

舒马普坦　Sumatriptan

临床应用

5-HT$_1$ 受体激动剂

- 缓解急性偏头痛

肾功能正常时的剂量

- 口服：50～100mg；24 小时内最大剂量为 300mg
- 皮下注射：6mg；24 小时内最大剂量为 12mg
- 经鼻给药：10～20mg；24 小时内最大剂量为 40mg

药代动力学

分子量（Da）	295.4；413.5（琥珀酸盐）
蛋白结合率（%）	14～21
尿中原型药排泄率（%）	<20
分布容积（L/kg）	170
半衰期（h）：正常/ESRF	2/可能不变

药物代谢

舒马普坦经单胺氧化酶 A 作用在肝内进行广泛代谢，主要以无活性的吲哚乙酸衍生物（indole acetic acid derivative）及其葡糖苷酸形式从尿液排泄。非肾清除约占总清除的 80%。剩余 20% 主要由肾小管主动分泌，以代谢产物形式从尿液排泄。舒马普坦及其代谢产物也从粪便排泄

肾功能（GFR，ml/min）受损时的剂量

20～50	与肾功能正常时同剂量
10～20	与肾功能正常时同剂量。谨慎使用
<10	与肾功能正常时同剂量。谨慎使用

肾脏替代治疗时的剂量

APD/CAPD	透析清除力不详。与 GFR<10ml/min 时同剂量
HD	透析清除力不详。与 GFR<10ml/min 时同剂量
HDF/HFD	透析清除力不详。与 GFR<10ml/min 时同剂量
CAV/VVHD	透析清除力不详。与 GFR=10～20ml/min 时同剂量

重要的药物相互作用

与其他药物合用的潜在风险

- 抗抑郁药：与西酞普兰（citalopram）、艾司西酞普兰（escitalopram）、氟西汀（fluoxetine）和氟伏沙明（fluvoxamine）合用会增加中枢神经系统毒性风险，避免与西酞普兰合用；与单胺氧化酶抑制剂（MAOIs）、吗氯贝胺（moclobemide）、选择性 5-HT 再摄取抑制剂（SSRIs）、舍曲林（sertraline）及圣约翰草（St John's wort）合用，能增加中枢神经系统毒性风险，均应避免合用；与度洛西汀（duloxetine）和文拉法辛（venlafaxine）合用可能增加 5-HT 能反应
- 达泊西汀（dapoxetine）：有可能增加 5-HT 能反应风险，停用 5-HT$_1$ 受体激动剂 2 周后才能使用本药
- 麦角生物碱类（ergot alkaloids）：增加血管痉挛风险，应避免合用

用法

溶液配制	本药被预充入注射器，方便应用
用法	口服，皮下注射，经鼻给药
输注速度	-

其他信息

口服生物利用度为 14%

依来曲普坦 Eletriptan

临床应用

5-HT$_1$ 受体激动剂

- 治疗偏头痛急性发作

肾功能正常时的剂量

- 40~80mg，如偏头痛复发，可 2 小时后重复给药 1 次（同一次偏头痛发作时不要重复给药）
- 24 小时内最大剂量为 80mg

药代动力学

分子量（Da）	463.4（氢溴酸盐）
蛋白结合率（%）	85
尿中原型药排泄率（%）	9
分布容积（L/kg）	2~2.5
半衰期（h）：	4/ 不变
正常 / ESRF	

药物代谢

体外研究表明依来曲普坦主要通过肝内 CYP3A4 催化代谢。依来曲普坦与红霉素（erythromycin）、酮康唑（ketoconazole）这些选择性 CYP3A4 强效抑制剂同服时，依来曲普坦的血药浓度将显著升高，即支持了上述认识。体外研究也显示小部分依来曲普坦还能由 CYP2D6 催化代谢。服用 ^{14}C 标记的依来曲普坦后，循环中出现两个具有放射性的主要代谢产物：经 N- 氧化形成的代谢产物，已在动物模型及体外试验中证实并无活性；经 N- 去甲基化形成的代谢产物，已在动物模型及体外试验中证实具有和依来曲普坦相似的活性。仍有 1/3 血浆中具有放射性的物质尚未被正式识别，很可能是羟基化代谢产物的混合物，它们已经被发现从尿液和粪便排泄。N- 去甲基化代谢产物的血药浓度仅为其母体化合物的 10%~20%，因此提示 N- 去甲基化代谢产物可能并非依来曲普坦发挥治疗作用的主要成分。非肾清除率约占总体清除率的 90%，说明依来曲普坦主要通过代谢来清除

肾功能（GFR，ml/min）受损时的剂量

30~50	20mg，每日最大剂量 40mg
10~30	20mg，每日最大剂量 40mg。需谨慎使用
<10	20mg，每日最大剂量 40mg。需谨慎使用

肾脏替代治疗时的剂量

APD/CAPD	透析清除力不详。与 GFR<10ml/min 时同剂量
HD	透析清除力不详。与 GFR<10ml/min 时同剂量
HDF/HFD	透析清除力不详。与 GFR<10ml/min 时同剂量
CAV/VVHD	透析清除力不详。与 GFR=10~30ml/min 时同剂量

重要的药物相互作用

与其他药物合用的潜在风险

- 抗菌药：克拉霉素（clarithromycin）和红霉素（erythromycin）能增加本药浓度，应避免合用
- 抗抑郁药：西酞普兰（citalopram）能增加中枢神经系统毒性风险，应避免合用；度洛西汀（duloxetine）和文拉法辛（venlafaxine）可能增加 5-HT 能反应；圣约翰草（St John's wort）能增加 5-HT 能反应，应避免合用
- 抗真菌药：伊曲康唑（itraconazole）和酮康唑（ketoconazole）能增加本药浓度，应避免合用

- 抗病毒药：茚地那韦（indinavir）和利托那韦（ritonavir）能增加本药浓度，应避免合用
- 达泊西汀（dapoxetine）：合用可能增加 5-HT 能反应风险，应停用 5-HT$_1$ 受体激动剂 2 周后再用本药
- 麦角生物碱类（ergot alkaloids）：增加血管痉挛风险，应避免合用

用法

溶液配制	-
用法	口服
输注速度	-

其他信息

- 生产商在"英国产品特性概述"（UK SPC）中建议严重肾功能受损患者应避免使用本药，因本药有升压的作用，但是"美国数据表"（US data sheet）却无此禁忌
- 高血压未控制前禁用本药

利扎曲普坦　Rizatriptan

临床应用

5-HT$_1$ 受体激动剂
● 治疗偏头痛急性发作

肾功能正常时的剂量

10mg，如需要，2 小时后可重复给药；24 小时内最多给药 2 次

药代动力学

分子量（Da）	391.5（苯甲酸盐）
蛋白结合率（%）	14
尿中原型药排泄率（%）	14
分布容积（L/kg）	110（女性），140（男性）
半衰期（h）：正常 / ESRF	（2～3）/ 不变

药物代谢

利扎曲普坦的主要代谢途径是经单胺氧化酶 A 介导的氧化脱氨基作用，生成无药理活性的吲哚乙酸（indole acetic acid）代谢产物。代谢产物 N- 单去甲基 - 利扎曲普坦（N-monodesmethyl-rizatriptan）具有类似于母体化合物的活性，但其生成量少，在利扎曲普坦的药理效应中发挥的作用不大。不足 1% 的药物以具有活性的 N- 单去甲基代谢产物（N-monodesmethyl metabolite）形式从尿液排泄

肾功能（GFR，ml/min）受损时的剂量

20～50	与肾功能正常时同剂量
10～20	与肾功能正常时同剂量
<10	谨慎使用。5mg，2 小时后重复给药；每日最大剂量为 15mg

肾脏替代治疗时的剂量

APD/CAPD	透析清除力不详。与 GFR< 10ml/min 时同剂量
HD	透析清除力不详。与 GFR< 10ml/ min 时同剂量
HDF/HFD	透析清除力不详。与 GFR< 10ml/ min 时同剂量
CAV/ VVHD	透析清除力不详。与 GFR= 10～20ml/min 时同剂量

重要的药物相互作用

与其他药物合用的潜在风险

● 抗抑郁药：与西酞普兰（citalopram）合用有增加中枢神经系统兴奋的风险，应避免合用；与单胺氧化酶抑制剂（MAOIs）、吗氯贝胺（moclob-emide）和利奈唑胺（linezolid）合用有导致中枢神经系统毒性反应的风险，在 MAOIs 和吗氯贝胺停药 2 周内应避免使用本药；与度洛西汀（duloxetine）和文拉法辛（venlafaxine）合用可能增强 5-HT 能反应。与圣约翰草（St John's wort）合用增加 5-HT 能反应，应避免合用
● 达泊西汀（dapoxetine）：可能增加 5-HT 能反应，在停用 5-HT$_1$ 受体激动剂后 2 周内避免使用本药
● 麦角生物碱类（ergot alkaloids）：增加血管痉挛的风险，应避免合用
● 普萘洛尔（propranolol）：能升高本药水平，合用时需减少本药剂量至 5mg（24 小时内最多 10mg）

用法

溶液配制	-
用法	口服
输注速度	-

其他信息

- 在"英国产品特性概述"（UK SPC）中，生产商建议严重肾功能受损时禁用本药
- 生物利用度为 40% ~ 45%
- 进食时服用本药会延缓吸收约 1 小时
- 血液透析患者的药 - 时曲线下面积（AUC）增加 44%

- 肾功能受损时的用药剂量来自 Baillie GR, Johnson CA, Mason NA, et al. (Nephrology Pharmacy Associates). Triptans for migraine treatment：dosing considerations in CKD. Medfacts. 2002. 4(5)

佐米曲普坦　Zolmitriptan

临床应用

5-HT$_1$ 受体激动剂
- 治疗偏头痛急性发作
- 治疗丛集性头痛（cluster headache）

肾功能正常时的剂量

- 口服：2.5 ~ 5mg，如需要，2 小时后可重复给药。24 小时内最大剂量为 10mg
- 丛集性头痛的鼻内给药：发病后尽快从一侧鼻孔给药 5mg，重复给药间隔不应短于 2 小时。24 小时内最大剂量为 10mg

药代动力学

分子量（Da）	287.4
蛋白结合率（%）	25
尿中原型药排泄率（%）	60（代谢产物）
分布容积（L/kg）	2.4
半衰期（h）	（2.5 ~ 3）/
正常 / ESRF	（3 ~ 3.5）

药物代谢

佐米曲普坦主要经肝生物转化后以代谢产物形式从尿液排泄。有 3 种主要代谢产物：吲哚乙酸（indole acetic acid，血浆及尿液中的主要代谢产物）、N- 氧化物（N-oxide）及 N- 去甲基类似物（N-desmethyl analogues）。只有 N- 去甲基类似物具有活性。佐米曲普坦的主要代谢产物由 CYP1A2 介导产生，之后 N- 去甲基类似物在单胺氧化酶 A 作用下进一步代谢。超过 60% 的剂量以吲哚乙酸的形式从尿液排泄，约 30% 以原型从粪便排泄

肾功能（GFR，ml/min）受损时的剂量

20 ~ 50	与肾功能正常时同剂量
10 ~ 20	与肾功能正常时同剂量
<10	与肾功能正常时同剂量 [1]

肾脏替代治疗时的剂量

APD/CAPD	透析清除力不详。与肾功能正常时同剂量
HD	透析清除力不详。与肾功能正常时同剂量
HDF/HFD	透析清除力不详。与肾功能正常时同剂量
CAV/ VVHD	透析清除力不详。与肾功能正常时同剂量

重要的药物相互作用

与其他药物合用的潜在风险
- 抗菌药：喹诺酮类（quinolones）可能抑制本药代谢，合用时应减少本药剂量
- 抗抑郁药：与西酞普兰（citalopram）合用有增加中枢神经系统毒性的风险，应避免合用；与单胺氧化酶抑制剂（MAOIs）及吗氯贝胺（moclobemide）合用也会增加中枢神经系统毒性风险，合用时应减少本药剂量（最大剂量 7.5mg）；选择性 5-HT 再摄取抑制剂（SSRIs）能抑制本药代谢，与氟伏沙明（fluvoxamine）合用时应减少其用量；与度洛西汀（duloxetine）及文拉法辛（venlafaxine）合用可能增强 5-HT 能反应；与圣约翰草（St John's wort）合用也会增强 5-HT 能反应，应避免合用

- 西咪替丁（cimetidine）：抑制本药代谢；合用时本药最大剂量为 5mg
- 达泊西汀（dapoxetine）：可能增加 5-HT 能反应风险，在停用 5-HT$_1$ 受体激动剂 2 周内避免使用
- 麦角生物碱类（ergot alkaloids）：增加血管痉挛的风险
- 利奈唑胺（linezolid）：合用会增加中枢神经系统毒性风险，应减少本药用量

用法

溶液配制	-
用法	口服
输注速度	-

其他信息

- 口服生物利用度为 40%
- "英国产品特性概述"（UK SPC）禁止 GFR<15ml/min 的患者应用本药，但"美国数据表"（US data sheet）并未禁止

- 一项研究表明，非透析患者无须减少本药剂量［Gillotin C, Bagnis C, Mamet JP, et al. No need to adjust the dose of 311C90 (zolmitriptan), a novel anti-migraine treatment in patients with renal failure not requiring dialysis. Int J Clin Pharmacol Ther. 1997; 35(11): 522-526］

参考文献

[1] Bailie GR, Johnson CA, Mason NA, et al. (Nephrology Pharmacy Associates). Triptans for migraine treatment: dosing considerations in CKD. Medfacts. 2002; 4(5).

夫罗曲坦　Frovatriptan

临床应用

5-HT$_1$ 受体激动剂

● 快速缓解偏头痛

肾功能正常时的剂量

2.5mg；第 2 次给药需至少间隔 2 小时。
每日最大剂量 5mg

药代动力学

分子量（Da）	243.3
蛋白结合率（%）	15
尿中原型药排泄率（%）	10 ~ 32
分布容积（L/kg）	3 ~ 4.2
半衰期（h）：正常 / ESRF	26/ 不变

药物代谢

口服放射性标记的夫罗曲坦后，32% 的
药量出现在尿液中，62% 出现在粪便
中。从尿液排泄的放射性标记化合物包
括夫罗曲坦原型、羟基夫罗曲坦、N- 乙
酰基去甲基夫罗曲坦（N-acetyl desmethyl
frovatriptan）、羟基 N- 乙酰基去甲基夫
罗 曲 坦（hydroxy N-acetyl desmethyl fro-
vatriptan）和去甲基夫罗曲坦（desmethyl
frovatriptan），以及少量在 CYP1A2 作用
下形成的其他代谢产物。去甲基夫罗曲
坦对 5-HT$_1$ 受体的亲和力较其母体化合
物弱 2/3。N- 乙酰基去甲基夫罗曲坦几乎
不具有 5-HT$_1$ 受体的亲和力。其他代谢
产物的活性还未被研究。男性和女性的
肾清除率分别占总清除率的 38%（82ml/
min）和 49%（65ml/min）

肾功能（GFR，ml/min）受损时的剂量

20 ~ 50	与肾功能正常时同剂量
10 ~ 20	与肾功能正常时同剂量
<10	与肾功能正常时同剂量

肾脏替代治疗时的剂量

APD/CAPD	可能被透析清除。与肾功能正常时同剂量
HD	可能被透析清除。与肾功能正常时同剂量
HDF/HFD	可能被透析清除。与肾功能正常时同剂量
CAV/VVHD	可能被透析清除。与肾功能正常时同剂量

重要的药物相互作用

与其他药物合用的潜在风险

● 抗抑郁药：西酞普兰（citalopram）
能增加中枢神经系统毒性，应避免合
用；氟伏沙明（fluvoxamine）能使本
药浓度增加 27% ~ 49%，应避免合用；
与度洛西汀（duloxetine）、文拉法辛
（venlafaxine）和选择性 5-HT 再摄取
抑制剂（SSRIs）合用可能增加 5-HT
能反应风险；与圣约翰草（St John's
wort）合用能增加 5-HT 能反应风险，
应避免合用

● 达泊西汀（dapoxetine）：可能增加
5-HT 能反应风险，应在停用 5-HT$_1$ 受
体激动剂 2 周后使用

● 麦角生物碱类（ergot alkaloids）：增
加血管痉挛的风险，应避免合用

用法

溶液配制	-
用法	口服
输注速度	-

阿莫曲坦 Almotriptan

临床应用

5-HT$_1$ 受体激动剂
- 缓解偏头痛发作

肾功能正常时的剂量

起始剂量 12.5mg，2 小时后若偏头痛复发可再服用一次（同一次发作不要再服用），24 小时最大剂量为 25mg

药代动力学

分子量（Da）	469.6（苹果酸盐）
蛋白结合率（%）	35
尿中原型药排泄率（%）	40 ~ 50
分布容积（L/kg）	195
半衰期（h）：正常 / ESRF	3.5/7

药物代谢

通过单胺氧化酶（MAO）介导的氧化脱氨反应，将阿莫曲坦转化成吲哚乙酸代谢产物（indole acetic metabolite）是本药主要代谢途径。CYP3A4、CYP2D6 和黄素单氧化酶也参与阿莫曲坦的代谢。全部代谢产物均无明显的药物活性。多于 75% 的口服药物从尿液排泄，剩余的随粪便清除。大约 50% 从尿液和粪便中排泄的药物为原型阿莫曲坦

肾功能（GFR，ml/min）受损时的剂量

30 ~ 50	与肾功能正常时同剂量
10 ~ 30	6.25mg；每日最大剂量为 12.5mg。慎用
<10	6.25mg；每日最大剂量为 12.5mg。慎用

肾脏替代治疗时的剂量

APD/CAPD	透析清除力不详。与 GFR<10ml/min 时同剂量
HD	可能被透析清除。与 GFR<10ml/min 时同剂量
HDF/HFD	可能被透析清除。与 GFR<10ml/min 时同剂量
CAV/VVHD	透析清除力不详。与 GFR=10 ~ 30ml/min 时同剂量

重要的药物相互作用

与其他药物合用的潜在风险
- 抗抑郁药：与西酞普兰（citalopram）合用可增加中枢神经系统毒性，应避免合用；与度洛西汀（duloxetine）或文拉法辛（venlafaxine）合用可能增加 5-HT 能反应；与圣约翰草（St John's wort）合用会增加 5-HT 能反应，应避免合用
- 抗真菌药：酮康唑（ketoconazole）可增加本药浓度（增加毒性风险）
- 达泊西汀（dapoxetine）：可能增加 5-HT 能反应，在停用 5-HT$_1$ 受体激动剂的 2 周内避免应用此药
- 麦角生物碱类（ergot alkaloids）：增加血管痉挛的风险，应避免合用

用法

溶液配制	-
用法	口服
输注速度	-

那拉曲坦　Naratriptan

临床应用

5-HT$_1$ 受体激动剂

● 治疗偏头痛急性发作

肾功能正常时的剂量

2.5mg，4 小时后可重复此剂量。最大剂量为每日 5mg

药代动力学

分子量（Da）	371.9（盐酸盐）
蛋白结合率（%）	29
尿中原型药排泄率（%）	50
分布容积（L/kg）	170
半衰期（h）：正常/ESRF	6/11

药物代谢

那拉曲坦在肝内经部分代谢，通过广泛的细胞色素 P$_{450}$ 同工酶作用生成无活性代谢产物。那拉曲坦通过肾小球滤过和肾小管主动分泌进行排泄。本药主要从尿液中排泄，50% 为药物原型，30% 为无活性代谢产物

肾功能（GFR，ml/min）受损时的剂量

20 ~ 50	最大剂量为每日 2.5mg
15 ~ 20	最大剂量为每日 2.5mg
<15	慎用。最大剂量为每日 2.5mg

肾脏替代治疗时的剂量

APD/CAPD	可能被透析清除。与 GFR<15ml/min 时同剂量
HD	可能被透析清除。与 GFR<15ml/min 时同剂量
HDF/HFD	可能被透析清除。与 GFR<15ml/min 时同剂量
CAV/VVHD	透析清除力不详。与 GFR= 15 ~ 20ml/min 时同剂量

重要的药物相互作用

与其他药物合用的潜在风险

● 抗抑郁药：与西酞普兰（citalopram）合用增加中枢神经系统毒性，应避免合用；与度洛西汀（duloxetine）、选择性 5-HT 再摄取抑制剂（SSRIs）和文拉法辛（venlafaxine）合用可能增加 5-HT 能反应；与圣约翰草（St John's wort）合用能增加 5-HT 能反应，应避免合用

● 达泊西汀（dapoxetine）：可能增加 5-HT 能反应，在停用 5-HT$_1$ 受体激动剂 2 周后应用本药

● 麦角生物碱类（ergot alkaloids）：增加血管痉挛的风险，应避免合用

用法

溶液配制	-
用法	口服
输注速度	-

其他信息

● 如果首次剂量无效，在发作期间 4 小时内禁止服用第二次

● 由于清除率降低，生产商要求 GFR<15ml/min 时禁用此药，若使用，需十分谨慎

● 对肾功能受损患者（GFR=18 ~ 115ml/min）的研究显示，与匹配的肾功能正常患者比较，药物半衰期增加 80%，清除率减少 50%

苯噻啶　Pizotifen

临床应用

血管性头痛（包括偏头痛）的预防性治疗

肾功能正常时的剂量

- 1.5mg 晚间服用，或 500μg，每日 3 次，根据药物效应调整剂量
- 单次最大剂量：3mg
- 每日最大剂量：4.5mg

药代动力学

分子量（Da）	429.5（苹果酸盐）
蛋白结合率（%）	>90
尿中原型药排泄率（%）	<1（55% 为代谢产物）
分布容积（L/kg）	6～8
半衰期（h）：正常 / ESRF	1（代谢产物为 23）/-

药物代谢

苯噻啶被广泛代谢，超过一半的药物从尿液排泄，其中主要为代谢产物；其余部分从粪便排泄

肾功能（GFR，ml/min）受损时的剂量

20～50	与肾功能正常时同剂量
10～20	与肾功能正常时同剂量
<10	药物用量也许需要减少。应监测有无嗜睡

肾脏替代治疗时的剂量

APD/CAPD	可能不被透析清除。与 GFR<10ml/min 时同剂量
HD	可能不被透析清除。与 GFR<10ml/min 时同剂量
HDF/HFD	透析清除力不详。与 GFR<10ml/min 时同剂量
CAV/ VVHD	可能不被透析清除。与肾功能正常时同剂量

重要的药物相互作用

与其他药物合用的潜在风险

- 肾上腺素能神经元阻滞剂：苯噻啶拮抗降压作用

用法

溶液配制	-
用法	口服
输注速度	-

其他信息

- 有尿潴留或闭角型青光眼倾向的患者慎用本药
- 苯噻啶能刺激食欲

六、晕动病治疗药物

桂利嗪 Cinnarizine

临床应用

- 治疗前庭障碍
- 治疗晕动病

肾功能正常时的剂量

- 前庭障碍：30mg，每日 3 次
- 晕动病：外出旅游前 2 小时服用 30mg，必要时每 8 小时再服用 15mg

药代动力学

分子量（Da）	368.5
蛋白结合率（%）	80
尿中原型药排泄率（%）	<20
分布容积（L/kg）	无数据
半衰期（h）：正常 / ESRF	（3～6）/-

药物代谢

桂利嗪主要通过 CYP2D6 作用进行广泛代谢，但在代谢上存在相当大的个体间变异率（inter-individual variability）。代谢产物排泄途径如下：1/3 通过尿液排泄（原型和葡糖苷酸共轭物），2/3 通过粪便排泄

肾功能（GFR，ml/min）受损时的剂量

20～50	与肾功能正常时同剂量
10～20	与肾功能正常时同剂量
<10	与肾功能正常时同剂量

肾脏替代治疗时的剂量

APD/CAPD	可能不被透析清除。与肾功能正常时同剂量
HD	可能不被透析清除。与肾功能正常时同剂量
HDF/HFD	透析清除力不详。与肾功能正常时同剂量
CAV/VVHD	可能不被透析清除。与肾功能正常时同剂量

重要的药物相互作用

与其他药物合用的潜在风险
- 镇痛药：可能增加阿片类镇痛药（opioid analgesics）的镇静作用

用法

溶液配制	-
用法	口服
输注速度	-

赛克利嗪　Cyclizine

临床应用

- 止吐
- 治疗眩晕
- 治疗晕动病
- 治疗迷路疾病（abyrinthine disorders）

肾功能正常时的剂量

50mg，每日最多 3 次

药代动力学

分子量（Da）	266.4
蛋白结合率（%）	无数据
尿中原型药排泄率（%）	<1
分布容积（L/kg）	无数据
半衰期（h）：正常 / ESRF	20/-

药物代谢

赛克利嗪在肝内代谢成相对无活性的 N- 去甲基代谢产物，即去甲赛克利嗪（norcyclizine）。赛克利嗪和去甲赛克利嗪的血浆清除半衰期为 20 小时。不足 1% 的口服药量在服药后 24 小时内从尿液排泄

肾功能（GFR，ml/min）受损时的剂量

20 ~ 50	与肾功能正常时同剂量
10 ~ 20	与肾功能正常时同剂量
<10	与肾功能正常时同剂量

肾脏替代治疗时的剂量

APD/CAPD	透析清除力不详。与肾功能正常时同剂量
HD	透析清除力不详。与肾功能正常时同剂量
HDF/HFD	透析清除力不详。与肾功能正常时同剂量
CAV/VVHD	透析清除力不详。与肾功能正常时同剂量

重要的药物相互作用

与其他药物合用的潜在风险

- 未知

用法

溶液配制	-
用法	静脉给药，肌内注射，口服
输注速度	缓慢静脉注射
注释	肾衰竭患者对此药的脑敏感性增加

倍他司汀二盐酸盐 Betahistine dihydrochloride

临床应用

治疗梅尼埃综合征相关的眩晕、耳鸣及听力丧失

肾功能正常时的剂量

8～16mg，每日 3 次

药代动力学

分子量（Da）	209.1
蛋白结合率（%）	0～5
尿中原型药排泄率（%）	85～90
分布容积（L/kg）	无数据
半衰期（h）：正常 / ESRF	3.4/-

药物代谢

倍他司汀二盐酸盐在服用 24 小时内几乎全部以 2- 吡啶乙酸（2-pyridylacetic acid）的形式从尿液排泄。尿中未发现药物原型

肾功能（GFR，ml/min）受损时的剂量

20～50	与肾功能正常时同剂量
10～20	与肾功能正常时同剂量
<10	8～16mg，一日 2～3 次

肾脏替代治疗时的剂量

APD/CAPD	可能被透析清除。与 GFR< 10ml/min 时同剂量
HD	可能被透析清除。与 GFR< 10ml/min 时同剂量
HDF/HFD	可能被透析清除。与 GFR< 10ml/min 时同剂量
CAV/VVHD	可能被透析清除。与肾功能正常时同剂量

重要的药物相互作用

与其他药物合用的潜在风险
● 未知

用法

溶液配制	-
用法	口服
输注速度	-

其他信息

● 倍他司汀二盐酸盐口服吸收快而完全
● 生产商无肾功能受损时应用此药的资料

氢溴酸东莨菪碱 Hyoscine hydrobromide

临床应用

- 治疗晕动病
- 术前用药
- 用于姑息治疗
- 用于使用氯氮平（clozapine）时唾液分泌过多

肾功能正常时的剂量

- 晕动病
  - 口服：在旅程前 30 分钟服用 150 ~ 300μg，如需要，每 6 小时重复一次；全日最大量 900μg
  - 局部给药：在旅程前 5 ~ 6 小时贴一贴，72 小时更换一次
- 唾液分泌过多：300μg，最大剂量每日 3 次
- 麻醉前用药（皮下或肌内注射）：麻醉前 30 ~ 60 分钟给 200 ~ 600μg
- 皮下注射：用于分泌物过多和肠绞痛（贴剂也可用于分泌物过多），每日 1.2 ~ 2mg

药代动力学

分子量（Da）	438.3
蛋白结合率（%）	10
尿中原型药排泄率（%）	2（口服 1，经皮给药 34）
分布容积（L/kg）	无数据
半衰期（h）：正常 / ESRF	8/-

药物代谢

氢溴酸东莨菪碱几乎完全被代谢，主要在肝内进行。只有小部分口服剂量以药物原型从尿液排泄。一项人体研究表明，在单剂皮下注射给药后，3.4% 的剂量在 72 小时内以药物原型从尿液排泄

肾功能（GFR，ml/min）受损时的剂量

20 ~ 50	与肾功能正常时同剂量
10 ~ 20	与肾功能正常时同剂量
<10	与肾功能正常时同剂量

肾脏替代治疗时的剂量

APD/CAPD	透析可清除。与肾功能正常时同剂量
HD	透析可清除。与肾功能正常时同剂量
HDF/HFD	透析可清除。与肾功能正常时同剂量
CAV/VVHD	透析可清除。与肾功能正常时同剂量

重要的药物相互作用

与其他药物合用的潜在风险

- 未知

用法

溶液配制	-
用法	口服，局部给药，皮下给药，肌内注射
输注速度	-

其他信息

- 口服仅吸收 2% ~ 8%
- 生产商建议肾功能受损患者慎用本药

七、骨骼肌痉挛治疗药物

巴氯芬　Baclofen

临床应用

治疗慢性随意肌的剧烈痉挛

肾功能正常时的剂量

口服
- 5mg，每日 3 次；可逐渐增加剂量至每日 100mg

鞘内注射
- 12μg ~ 2mg，每日 1 次，治疗脊髓源性痉挛
- 22μg ~ 1.4mg，每日 1 次，治疗脑源性痉挛

见"产品特性概述"（SPC）

药代动力学

分子量（Da）	213.7
蛋白结合率（%）	30
尿中原型药排泄率（%）	70
分布容积（L/kg）	0.7
半衰期（h）：正常 / ESRF	（3 ~ 4）/-

药物代谢

服药后部分巴氯芬可透过血脑屏障，脑脊液中的药物浓度可达到血浆浓度的 12%。巴氯芬很少代谢，其主要代谢产物 β- 对氯苯基 -4- 羟丁酸 [β-(p-chlorophenyl)-4-hydroxybutyric acid] 通过脱氨基作用产生，无生物活性。70% ~ 80% 的药物主要以原型从尿液排泄，约 15% 在肝内代谢

肾功能（GFR，ml/min）受损时的剂量

20 ~ 50	5mg，每日 3 次，据药物效应调整剂量
10 ~ 20	5mg，每日 2 次，据药物效应调整剂量
<10	5mg，每日 1 次，据药物效应调整剂量

肾脏替代治疗时的剂量

APD/CAPD	透析清除力不详。与 GFR< 10ml/min 时同剂量
HD	透析可清除。与 GFR< 10ml/min 时同剂量
HDF/HFD	透析可清除。与 GFR< 10ml/min 时同剂量
CAV/VVHD	透析清除力不详。与 GFR= 10 ~ 20ml/min 时同剂量

重要的药物相互作用

与其他药物合用的潜在风险
- 抗心律失常药：与普鲁卡因胺（procainamide）合用能增强肌肉松弛作用
- 抗抑郁药：与三环类抗抑郁药（tricyclic antidepressants）合用能增强肌肉松弛作用
- 抗高血压药：增强降压作用
- 锂（lithium）制剂：慎用

用法

溶液配制	-
用法	口服，鞘内注射
输注速度	-
注释	进餐时或餐后服用

巴氯芬可用于鞘内注射或滴注（与口服比较，剂量能显著减少）。由于药物效应的差异，需要个体化滴定剂量。维持剂量为每日 300 ~ 800μg，最大剂量可达每日 2000μg，不过每日超过 1000μg 的用药经验有限

其他信息

- "美国数据表"（US data sheet）中巴氯芬在肾功能受损时的使用剂量为：Scr=50 ~ 80ml/min 时给予 2/3 剂量，Scr=30 ~ 50ml/min 时给予 1/2 剂量，Scr<30ml/min 时给予 1/3 剂量
- 缓慢撤药（需要 1 ~ 2 周），以免出现焦虑及精神混乱状态
- 治疗初期会出现嗜睡和频繁恶心
- 已有报道肾病患者用量大于 5mg 时可出现药物过量表现
- 血液透析患者应慎用本药，因已有个例报道用药后出现脑病［Wu VC, Lin SM, Fang CC. Treatment of baclofen overdose by haemodialysis：a pharmacokinetic study. Nephrol Dial Transplant. 2005 Feb;20(2)：441-443］

- 另有报道，一位血液透析患者服用巴氯芬（5mg 每日 3 次）后出现了意识障碍，头 12 小时内迷失方向，36 小时格拉斯哥昏迷评分（GCS）已降至 8 分（Su W, Yegappan C, Carlisle EJ, Clase CM. Reduced level of consciousness from baclofen in people with low kidney function. BMJ. 2009 Dec 31; 339: 4559）

丹曲林钠　Dantrolene sodium

临床应用

- 治疗慢性严重骨骼肌痉挛（口服）
- 治疗恶性高热（静脉）

肾功能正常时的剂量

- 口服：25mg，每日 1 次；若能耐受，逐渐增加至 100mg，每日 4 次。通常剂量为 75mg，每日 3 次
- 静脉：每次 1mg/kg，重复至 10mg/kg 的累积剂量

药代动力学

分子量（Da）	399.3
蛋白结合率（%）	高（主要与白蛋白结合）
尿中原型药排泄率（%）	<1
分布容积（L/kg）	15
半衰期（h）：正常 / ESRF	[5 ~ 9（静脉注射：12）] /-

药物代谢

丹曲林钠首先在肝内被代谢灭活。其代谢存在两种替代途径（alternative pathways）：大多数药物被羟基化形成 5- 羟基丹曲林（5-hydroxydantrolene）；少量药物经硝基还原形成氨基丹曲林（aminodantrolene），然后再被乙酰化形成化合物 F-490。5- 羟基代谢产物是肌肉松弛药，具有与母体分子几乎相同的效力，而且比母体药的半衰期更长。化合物 F-490 的药效很低，在其浓度达到可发挥临床作用前已被灭活。代谢产物随后从尿液排泄，其中羟基丹曲林占 79%，化合物 F-490 占 17%，原型（盐或游离酸）占 4%。药物在粪便中排泄的比例取决于给药剂量

肾功能（GFR，ml/min）受损时的剂量

20 ~ 50	与肾功能正常时同剂量
10 ~ 20	与肾功能正常时同剂量
<10	与肾功能正常时同剂量

肾脏替代治疗时的剂量

APD/CAPD	透析清除力不详，与肾功能正常时同剂量
HD	透析清除力不详，与肾功能正常时同剂量
HDF/HFD	透析清除力不详，与肾功能正常时同剂量
CAV/VVHD	透析清除力不详，与肾功能正常时同剂量

重要的药物相互作用

与其他药物合用的潜在风险

- 避免与其他肝毒性药物合用

用法

溶液配制	每瓶用 60ml 注射用水溶解
用法	口服，静脉给药
输注速度	快速静脉注射
注释	溶解后 6 小时内使用

其他信息

- 不到 1% 的患者发生了结晶尿和血尿
- 有报道使用丹曲林钠后患者出现了肝功能异常，包括肝炎和致命性肝衰竭
- 口服生物利用度为 70%

替扎尼定 Tizanidine

临床应用

治疗与多发性硬化或脊髓损伤（病变）相关的痉挛

肾功能正常时的剂量

- 每日 2 ~ 24mg，最多分 3 ~ 4 次口服（取决于治疗效应）
- 最大剂量为每日 36mg

药代动力学

分子量（Da）	290.2（盐酸盐）
蛋白结合率（%）	30
尿中原型药排泄率（%）	<1[1]
分布容积（L/kg）	2.4
半衰期（h）：正常/ESRF	2.4/延长

药物代谢

替扎尼定在肝内由 CYP1A2 介导进行快速而广泛的首过代谢。代谢产物（主要为无活性产物）占给药量的 70%，经肾排泄

肾功能（GFR，ml/min）受损时的剂量

25 ~ 50	与肾功能正常时同剂量
<25	起始剂量 2mg，每日 1 次，然后缓慢加量，每次加 2mg 在增加给药频率前，先增加每日给药量

肾脏替代治疗时的剂量

APD/CAPD	透析清除力不详。与 GFR<25ml/min 时同剂量
HD	透析清除力不详。与 GFR<25ml/min 时同剂量
HDF/HFD	透析清除力不详。与 GFR<25ml/min 时同剂量
CAV/VVHD	透析清除力不详。与 GFR=25 ~ 50ml/min 时同剂量

重要的药物相互作用

与其他药物合用的潜在风险

- 抗心律失常药：与普鲁卡因胺（procainamide）合用会增强肌肉松弛作用
- 抗菌药：环丙沙星（ciprofloxacin）会增加本药浓度，应避免合用；诺氟沙星（norfloxacin）可能增加本药浓度；利福平（rifampicin）可能降低本药浓度
- 抗抑郁药：氟伏沙明（fluvoxamine）能增加本药浓度，应避免合用
- 抗高血压药：能增强降压作用
- 口服避孕药（oral contraceptives）：合用能使本药清除率减少 50%

用法

溶液配制	-
用法	口服
输注速度	-

其他信息

- 药代动力学数据表明，老年人对本药的清除也许会降至 1/3
- 可能引起低血压，因此能增强抗高血压药（包括利尿药）的降压作用，联合治疗需谨慎
- 与 β 受体拮抗药或地高辛（digoxin）合用可能增强降压作用或减慢心率
- 用药的最初 4 个月应每月监测肝功能

参考文献

[1] Shellenberger MK, Groves L, Shah J, et al. A controlled pharmacokinetic evaluation of tizanidine and baclofen at steady state. Drug Metab Dispos. 1999; 27(2): 201-204.

八、重症肌无力治疗药物

新斯的明　Neostigmine

临床应用

- 治疗重症肌无力
- 拮抗非去极化神经肌肉阻滞剂

肾功能正常时的剂量

- 重症肌无力
  - 溴化新斯的明（neostigmine bromide）口服：15～30mg，以适当的间隔服用，每日总量为 75～300mg
  - 甲硫酸新斯的明（neostigmine metilsulfate）肌内注射或皮下注射：1～2.5mg，通常每日总量为 5～20mg
- 拮抗非去极化神经肌肉阻滞剂：50～70μg/kg，给药时间超过 1 分钟，最大剂量为 5mg

药代动力学

分子量（Da）	223.3（溴化物为 303.2，甲硫酸为 334.4）
蛋白结合率（%）	15～25
尿中原型药排泄率（%）	50
分布容积（L/kg）	0.5～1
半衰期（h）： 正常 / ESRF	（0.8～1.5）/3

药物代谢

口服吸收差。新斯的明可被胆碱酯酶水解，也可在肝内代谢。新斯的明被快速清除，以原型和代谢产物形式从尿液排泄

肾功能（GFR，ml/min）受损时的剂量

20～50	常规剂量的 50%～100%
10～20	常规剂量的 50%～100%
<10	常规剂量的 25%～100%

肾脏替代治疗时的剂量

APD/CAPD	透析清除力不详。与 GFR<10ml/min 时同剂量
HD	透析清除力不详。与 GFR<10ml/min 时同剂量
HDF/HFD	透析清除力不详。与 GFR<10ml/min 时同剂量
CAV/VVHD	透析清除力不详。与 GFR=10～20ml/min 时同剂量

重要的药物相互作用

与其他药物合用的潜在风险

- 氨基糖苷类（aminoglycosides）、克林霉素（clindamycin）和多黏菌素类（polymyxins）拮抗新斯的明的作用

用法

溶液配制	-
用法	溴化新斯的明：口服 甲硫酸新斯的明：皮下注射，肌内注射，静脉给药
输注速度	静脉给药：非常缓慢

其他信息

- 新斯的明 0.5mg 静脉给药相当于 1 ～ 1.5mg 肌内注射或皮下注射，也相当于 15mg 口服
- 当新斯的明用于逆转非去极化神经肌肉阻滞剂时，在用药前或用药同时给予阿托品（atropine）（0.6～1.2mg 静脉给药）或葡萄糖吡咯（glycopyrronium）以预防心动过缓、过度流涎和其他新斯的明的毒蕈碱样反应

- 新斯的明的物理化学性质决定其可被多种肾脏替代治疗清除
- "产品特性概述"（SPC）并没有推荐肾功能受损时减量，但是 Drug Prescribing in Renal Failure, 5th edition, by Aronoff et al. 建议减少剂量

溴吡斯的明　Pyridostigmine bromide

临床应用

治疗重症肌无力

肾功能正常时的剂量

每日 0.3 ~ 1.2g，分次服用

药代动力学

分子量（Da）	261.1
蛋白结合率（%）	无数据
尿中原型药排泄率（%）	80 ~ 90
分布容积（L/kg）	0.8 ~ 1.4
半衰期（h）：正常 / ESRF	（3 ~ 4）/6

药物代谢

溴吡斯的明在肝内代谢，经胆碱酯酶作用水解。75% 的溴吡斯的明的血浆清除依赖于肾功能。3- 羟基 -N- 甲基吡啶（3-hydroxy-N-methylpyridinium）为从尿液中分离出的 3 种代谢产物之一。溴吡斯的明主要以药物原型及代谢产物形式从尿液排泄

肾功能（GFR，ml/min）受损时的剂量

20 ~ 50	常规剂量的 35%
10 ~ 20	常规剂量的 35%
<10	常规剂量的 20%

肾脏替代治疗时的剂量

APD/CAPD	透析清除力不详。与 GFR< 10ml/ min 时同剂量
HD	透析清除力不详。与 GFR< 10ml/min 时同剂量
HDF/HFD	透析清除力不详。与 GFR< 10ml/min 时同剂量
CAV/ VVHD	透析清除力不详。与 GFR= 10 ~ 20ml/min 时同剂量

重要的药物相互作用

与其他药物合用的潜在风险

● 氨基糖苷类（aminoglycosides）、克林霉素（clindamycin）及多黏菌素类（polymyxins）拮抗本药效应

用法

溶液配制	-
用法	口服
输注速度	-

其他信息

肾功能受损时的用药剂量来自 Drug Prescribing in Renal Failure, 5th edition, by Aronoff et al

第十二部分

精神疾病治疗药物

一、抗精神病药

1. 典型（传统）抗精神病药

盐酸氯丙嗪 Chlorpromazine hydrochloride

临床应用

- 止吐
- 抗焦虑
- 抗精神病
- 止呃逆

肾功能正常时的剂量

- 止吐
  - 口服：10～25mg，每4～6小时1次
  - 肌内注射：25～50mg，每3～4小时1次
- 抗精神病，抗焦虑
  - 口服：开始时25mg，每8小时1次（或每晚服用75mg）；按需要增加剂量；通常维持剂量为每日75～300mg（直到1g/d）
  - 肌内注射：25～50mg，每6～8小时1次
- 诱导低体温：25～50mg，每6～8小时1次
- 止呃逆：口服25～50mg，每6～8小时1次
- 直肠给药：100mg，每6～8小时1次

药代动力学

分子量（Da）	355.3
蛋白结合率（%）	95～98
尿中原型药排泄率（%）	<1
分布容积（L/kg）	7～20[1]
半衰期（h）：正常/ESRF	（23～37）/不变

药物代谢

大量本药在肠壁经历首过代谢，而后又在肝内进行广泛代谢。本药的代谢途径包括：羟基化、与葡糖苷酸共轭、N-氧化、硫原子氧化和脱烷基化反应。本药以活性和无活性代谢产物形式经尿液和胆汁排泄。有证据显示本药能发生肠肝循环

肾功能（GFR，ml/min）受损时的剂量

20～50	与肾功能正常时同剂量
10～20	与肾功能正常时同剂量
<10	开始时使用小剂量，而后根据药物效应加量

肾脏替代治疗时的剂量

APD/CAPD	不被透析清除。与GFR<10ml/min时同剂量
HD	不被透析清除。与GFR<10ml/min时同剂量
HDF/HFD	透析清除力不详。与GFR<10ml/min时同剂量
CAV/VVHD	透析清除力不详。与肾功能正常时同剂量

重要的药物相互作用

与其他药物合用的潜在风险
- 麻醉药：增强降压作用

- 镇痛药：与曲马多（tramadol）合用增加惊厥风险；与阿片类（opioids）合用增强降压和镇静作用；与美沙酮（methadone）合用增加室性心律失常风险
- 抗心律失常药：与延长 QT 间期的抗心律失常药和丙吡胺（disopyramide）合用增加室性心律失常风险；避免与胺碘酮（amiodarone）和决奈达隆（dronedarone）合用
- 抗菌药：与迪拉马尼（delamanid）、莫西沙星（moxifloxacin）和泰利霉素（telithromycin）合用增加室性心律失常风险，应避免与莫西沙星合用
- 抗抑郁药：增加三环类抗抑郁药（tricyclic antidepressants）的浓度，可能增加室性心律失常风险和抗毒蕈碱性反应的副作用；与西酞普兰（citalopram）和艾司西酞普兰（escitalopram）合用增加室性心律失常风险，应避免合用；与沃替西汀（vortioxetine）合用增加惊厥风险
- 抗惊厥药：拮抗抗惊厥作用；可能增加或降低磷苯妥英（fosphenytoin）和苯妥英（phenytoin）的浓度；与苯巴比妥（phenobarbital）合用，两药浓度均减少
- 抗疟药：避免与蒿甲醚和本芴醇复方制剂（artemether-lumefantrine）合用，避免与哌喹和青蒿醇复方制剂（piperaquine-artenimol）合用
- 抗精神病药：与氟哌利多（droperidol）和匹莫齐特（pimozide）合用增加室性心律失常风险，应避免合用；可能增加氟哌啶醇（haloperidol）的浓度；与利培酮（risperidone）合用可能增加室性心律失常风险

- 抗病毒药：利托那韦（ritonavir）可能增加本药浓度；与沙奎那韦（saquinavir）合用可能增加室性心律失常风险，应避免合用
- 抗焦虑药和催眠药：增强镇静作用
- 阿托西汀（atomoxetine）：增加室性心律失常风险
- β 受体拮抗药：增强降压作用；与普萘洛尔（propranolol）合用可能增加两药浓度；与索他洛尔（sotalol）合用增加室性心律失常风险
- 细胞毒性药物：与凡德他尼（vandetanib）合用增加室性心律失常风险，应避免使用；与三氧化二砷（arsenic trioxide）合用增加室性心律失常风险
- 利尿药：增强降压作用
- 锂（lithium）制剂：增加锥体外系副作用风险，可能增加神经毒性风险
- 喷他脒（pentamidine）：增加室性心律失常风险
- 溃疡愈合药：西咪替丁（cimetidine）增强本药效应

用法

溶液配制	-
用法	口服，深度肌内注射，直肠给药
输注速度	-

其他信息

- 肾功能严重受损时，脑敏感度增加，需从小剂量开始使用
- 肾功能受损时药物有蓄积风险，故生产商建议慎用

参考文献

[1] Ereshefsky L. Pharmacokinetics and drug interactions: update for new antipsychotics. J Clin Psychiatry. 1996; 57(Suppl. 11): 12-25.

盐酸普马嗪 Promazine hydrochloride

临床应用

治疗精神病的烦躁和不安

肾功能正常时的剂量

- 精神运动性躁动（psychomotor agitation）：100～200mg，每日 4 次
- 老年人躁动和不安：25～50mg，每日 4 次

药代动力学

分子量（Da）	320.9
蛋白结合率（%）	95～98
尿中原型药排泄率（%）	<1
分布容积（L/kg）	7～20[1]
半衰期（h）： 正常 / ESRF	（23～37）/ 不变

药物代谢

盐酸普马嗪在肠壁经历显著的首过代谢，也在肝内进行广泛代谢。而后大量的活性及无活性代谢产物从尿液与粪便排泄

肾功能（GFR，ml/min）受损时的剂量

20～50	与肾功能正常时同剂量
10～20	与肾功能正常时同剂量
<10	小剂量起始，缓慢调整剂量

肾脏替代治疗时的剂量

APD/CAPD	可能不被透析清除。与 GFR<10ml/min 时同剂量
HD	可能不被透析清除。与 GFR<10ml/min 时同剂量
HDF/HFD	透析清除力不详。与 GFR<10ml/min 时同剂量
CAV/VVHD	透析清除力不详。与肾功能正常时同剂量

重要的药物相互作用

与其他药物合用的潜在风险

- 麻醉药：增强降压作用
- 镇痛药：与曲马多（tramadol）合用增加惊厥风险；与阿片类（opioids）合用增强降压与镇静作用；与美沙酮（methadone）合用增加室性心律失常风险
- 抗心律失常药：与延长 QT 间期的抗心律失常药合用会增加室性心律失常风险，应避免与胺碘酮（amiodarone）、丙吡胺（disopyramide）或决奈达隆（dronedarone）合用
- 抗菌药：与迪拉马尼（delamanid）和莫西沙星（moxifloxacin）合用增加室性心律失常风险，应避免合用
- 抗抑郁药：增加三环类抗抑郁药（tricyclic antidepressants）浓度（可能增加室性心律失常与抗毒蕈碱副作用风险）；与西酞普兰（citalopram）、艾司西酞普兰（escitalopram）合用增加室性心律失常风险；与沃替西汀（vortioxetine）合用增加惊厥风险
- 抗惊厥药：拮抗抗惊厥作用
- 抗疟药：避免与蒿甲醚和本芴醇复方制剂（artemether-lumefantrine），或哌喹和青蒿醇复方制剂（piperaquine-artenimol）合用
- 抗精神病药：与氟哌利多（droperidol）或匹莫齐特（pimozide）合用会增加室性心律失常风险，应避免合用；与利培酮（risperidone）合用增加室性心律失常风险
- 抗病毒药：与利托那韦（ritonavir）合用可能增加本药浓度；与沙奎那韦（saquinavir）合用增加室性心律失常风险，应避免合用

- 抗焦虑药和催眠药：增强镇静作用
- 阿托西汀（atomoxetine）：增加室性心律失常风险
- β受体拮抗药：增强降压作用；与索他洛尔（sotalol）合用增加室性心律失常风险
- 细胞毒性药物：与三氧化二砷（arsenic trioxide）合用增加室性心律失常风险
- 利尿药：增强降压作用
- 锂（lithium）制剂：增加锥体外系副作用风险，可能增加神经毒性风险
- 喷他脒（pentamidine）：增加室性心律失常风险

用法

溶液配制	-
用法	口服
输注速度	-

参考文献

[1] Ereshefsky L. Pharmacokinetics and drug interactions：update for new antipsychotics. J Clin Psychiatry. 1996; 57(Suppl. 11)：12-25.

丙氯拉嗪 Prochlorperazine

临床应用

- 止吐
- 治疗迷路疾病
- 治疗精神病
- 治疗重度焦虑

肾功能正常时的剂量

- 口服：5 ~ 10mg，每日 2 ~ 3 次
- 含服（buccal）：1 ~ 2 片，每日 2 次
- 肌内注射或静脉给药：12.5mg
- 精神病：口服每日 75 ~ 100mg；肌内注射 12.5 ~ 25mg，每日 2 ~ 3 次
- 重度焦虑：每日 15 ~ 20mg，分次口服。一日最大剂量为 40mg
- 深度肌内注射：12.5 ~ 25mg，每日 2 ~ 3 次

药代动力学

分子量（Da）	373.9
蛋白结合率（%）	96
尿中原型药排泄率（%）	极少量
分布容积（L/kg）	23
半衰期（h）：正常 / ESRF	（6 ~ 9）/-

药物代谢

丙氯拉嗪在肠壁经历广泛的首过代谢，也在肝内进行广泛代谢。本药从尿液及胆汁排泄。本药的代谢产物无活性

肾功能（GFR，ml/min）受损时的剂量

20 ~ 50	与肾功能正常时同剂量
10 ~ 20	与肾功能正常时同剂量
<10	与肾功能正常时同剂量

肾脏替代治疗时的剂量

APD/CAPD	可能不被透析清除。与肾功能正常时同剂量
HD	可能不被透析清除。与肾功能正常时同剂量
HDF/HFD	透析清除力不详。与肾功能正常时同剂量
CAV/ VVHD	可能不被透析清除。与肾功能正常时同剂量

重要的药物相互作用

与其他药物合用的潜在风险

- 麻醉药：增强降压作用
- 镇痛药：与曲马多（tramadol）合用增加惊厥风险；与阿片类（opioids）合用增强降压与镇静作用；与美沙酮（methadone）合用增加室性心律失常风险
- 抗心律失常药：与延长 QT 间期的抗心律失常药合用，会增加室性心律失常风险，这些药物包括普鲁卡因胺（procainamide）、丙吡胺（disopyramide）、决奈达隆（dronedarone）及胺碘酮（amiodarone）等，应避免与胺碘酮或决奈达隆合用
- 抗菌药：与迪拉马尼（delamanid）、莫西沙星（moxifloxacin）合用能增加室性心律失常风险，应避免合用
- 抗抑郁药：增加本药浓度，增强附加的抗毒蕈碱作用，尤其与三环类抗抑郁药（tricyclic antidepressants）合用时；与西酞普兰（citalopram）、艾司西酞普兰（escitalopram）合用能增加室性心律失常风险，应避免合用；与沃替西汀（vortioxetine）合用增加惊厥风险

- 抗癫痫药：拮抗抗癫痫药的药效（降低惊厥发作阈值）
- 抗疟药：避免与蒿甲醚和本芴醇复方制剂（artemether-lumefantrine）或哌喹和青蒿醇复方制剂（piperaquine-artenimol）合用
- 抗精神病药：与氟哌利多（droperidol）或匹莫齐特（pimozide）合用会增加室性心律失常风险，应避免合用；与利培酮（risperidone）合用增加室性心律失常风险
- 抗病毒药：与利托那韦（ritonavir）合用可能增加本药浓度
- 抗焦虑药和催眠药：增强镇静作用
- 阿托西汀（atomoxetine）：增加室性心律失常风险
- β受体拮抗药：增强降压作用；与索他洛尔（sotalol）合用增加室性心律失常风险
- 细胞毒性药物：与三氧化二砷（arsenic trioxide）合用增加室性心律失常风险
- 去铁胺（desferrioxamine）：应避免合用

- 利尿药：增强降压作用
- 锂（lithium）制剂：增加锥体外系副作用风险，可能增加神经毒性风险
- 喷他脒（pentamidine）：增加室性心律失常风险

用法

溶液配制	-
用法	肌内注射，静脉给药，口服，含服
输注速度	肌内注射或静脉给药，超过3~4分钟
注释	静脉给药方法：或用注射用水稀释5倍，缓慢给药不少于5分钟；或稀释至1mg/ml，给药速度不超过1mg/min

其他信息

- 严重肾功能受损患者使用本药时，中枢神经系统敏感性增加
- 本药用药剂量可根据药代动力学数据估算

氟奋乃静癸酸酯　Fluphenazine decanoate

临床应用

抗精神病药

● 治疗精神分裂症和其他精神病

肾功能正常时的剂量

12.5~100mg，每 14～35 日 1 次

药代动力学

分子量（Da）	591.8
蛋白结合率（%）	>90
尿中原型药排泄率（%）	20
分布容积（L/kg）	10
半衰期（d）：正常 / ESRF	（6～9）/（14～26）

药物代谢

CYP2D6 参与氟奋乃静癸酸酯的代谢

肾功能（GFR，ml/min）受损时的剂量

20～50	与肾功能正常时同剂量
10～20	与肾功能正常时同剂量
<10	小剂量开始，缓慢加量

肾脏替代治疗时的剂量

APD/CAPD	不被透析清除。与 GFR<10ml/min 时同剂量
HD	不被透析清除。与 GFR<10ml/min 时同剂量
HDF/HFD	透析清除力不详。与 GFR<10ml/min 时同剂量
CAV/VVHD	透析清除力不详。与肾功能正常时同剂量

重要的药物相互作用

与其他药物合用的潜在风险

● 麻醉药：合用会增强降压作用

● 镇痛药：与曲马多（tramadol）合用增加惊厥风险；与阿片类（opioids）合用会增强降压和镇静作用

● 抗心律失常药：与能延长 QT 间期的抗心律失常药合用会增加室性心律失常风险；与胺碘酮（amiodarone）和决奈达隆（dronedarone）合用增加室性心律失常风险，应避免合用；与丙吡胺（disopyramide）合用增加室性心律失常风险

● 抗菌药：与迪拉马尼（delamanid）和莫西沙星（moxifloxacin）合用增加室性心律失常风险，应避免合用

● 抗抑郁药：与三环类抗抑郁药（tricyclic antidepressants）、西酞普兰（citalopram）、艾司西酞普兰（escitalopram）合用增加室性心律失常风险；与沃替西汀（vortioxetine）合用可能增加惊厥风险

● 抗癫痫药：合用会拮抗抗惊厥作用

● 抗疟药：与哌喹和青蒿醇复方制剂（piperaquine-artenimol）及蒿甲醚和本芴醇复方制剂（artemether-lumefantrine）合用增加室性心律失常风险，应避免合用

● 抗精神病药：与氟哌利多（droperidol）、匹莫齐特（pimozide）和利培酮（risperidone）合用增加室性心律失常风险，应避免合用；应避免与氯氮平（clozapine）储库制剂合用（因为一旦发生中性粒细胞减少，药物不能立即消除）

- 抗病毒药：与沙奎那韦（saquinavir）合用增加室性心律失常风险，应避免合用；与利托那韦（ritonavir）合用可能增加药物浓度
- 抗焦虑药和催眠药：合用会增强镇静作用
- 阿托西汀（atomoxetine）：合用增强室性心律失常风险
- β受体拮抗药：合用会增强降压作用；与索他洛尔（sotalol）合用增加室性心律失常风险
- 细胞毒性药物：与三氧化二砷（arsenic trioxide）合用增加室性心律失常风险
- 利尿药：合用会增强降压作用

- 锂（lithium）制剂：合用有增加锥体外系副作用的风险，并可能出现神经毒性
- 喷他脒（pentamidine）：合用增加室性心律失常风险，应避免合用
- 能延长 QT 间期的药物：应避免合用

用法

溶液配制	-
用法	肌内注射
输注速度	-

左美丙嗪 Levomepromazine (Methotrimeprazine)

临床应用

- 治疗精神分裂症
- 姑息疗法的辅助治疗
- 止吐

肾功能正常时的剂量

- 精神分裂症：口服，起始剂量每日 25 ~ 50mg，可增加到每日 100 ~ 200mg，分 3 次服用；最大剂量为每日 1g
- 姑息疗法
  - 口服 / 皮下注射：12.5 ~ 50mg，4 ~ 8 小时 1 次
  - 肌内注射 / 静脉用药：12.5 ~ 50mg，6 ~ 8 小时 1 次
  - 皮下注射：每日 5 ~ 200mg

药代动力学

分子量（Da）	328.5
蛋白结合率（%）	无数据
尿中原型药排泄率（%）	1
分布容积（L/kg）	23 ~ 42
半衰期（h）：正常 / ESRF	30/-

药物代谢

左美丙嗪在肝内代谢，降解为亚砜（sulfoxide）、葡糖苷酸和去甲基左美丙嗪 3 种代谢产物。此药通过尿液及粪便排泄

肾功能（GFR，ml/min）受损时的剂量

20 ~ 50	与肾功能正常时同剂量
10 ~ 20	与肾功能正常时同剂量
<10	从小剂量开始，需要时可增加剂量

肾脏替代治疗时的剂量

APD/CAPD	透析清除力不详。与 GFR< 10ml/min 时同剂量
HD	透析清除力不详。与 GFR< 10ml/min 时同剂量
HDF/HFD	透析清除力不详。与 GFR< 10ml/min 时同剂量
CAV/VVHD	透析清除力不详。与肾功能正常时同剂量

重要的药物相互作用

与其他药物合用的潜在风险

- 麻醉药：增强降压作用
- 镇痛药：曲马多（tramadol）能增加惊厥风险；与阿片类镇痛药（opioid analgesics）合用会增强降压及镇静作用；与美沙酮（methadone）合用增加室性心律失常风险
- 抗心律失常药：延长 QT 间期，有增加室性心律失常的风险；胺碘酮（amiodarone）、丙吡胺（disopyramide）和决奈达隆（dronedarone）能增加室性心律失常风险，应避免合用
- 抗菌药：与迪拉马尼（delamanid）和莫西沙星（moxifloxacin）合用会增加室性心律失常风险，应避免合用
- 抗抑郁药：可能增加三环类抗抑郁药（tricyclic antidepressants）浓度，增强抗毒蕈碱作用，增加室性心律失常风险；应避免与单胺氧化酶抑制剂（MAOIs）合用（已有 2 例死亡报道）；应避免与西酞普兰（citalopram）和艾司西酞普兰（escitalopram）合用，有室性心律失常风险；沃替西汀（vortioxetine）可能增加惊厥风险

- 抗惊厥药：降低拮抗惊厥阈值
- 抗高血压药：增强降压作用；与索他洛尔（sotalol）合用增加室性心律失常风险
- 抗疟药：避免与蒿甲醚和本芴醇复方制剂（artemether-lumefantrine），或哌喹和青蒿醇复方制剂（piperaquine-artenimol）合用
- 抗精神病药：与氟哌利多（droperidol）、匹莫齐特（pimozide）和利培酮（risperidone）合用能增加室性心律失常风险，应避免合用
- 抗病毒药：利托那韦（ritonavir）可能增加本药浓度；与沙奎那韦（saquinavir）合用增加室性心律失常风险，应避免合用
- 抗焦虑药和催眠药：增强镇静作用
- 阿托西汀（atomoxetine）：增加室性心律失常风险
- 细胞毒性药物：三氧化二砷（arsenic trioxide）能增加室性心律失常风险
- 利尿药：增强降压作用
- 锂（lithium）制剂：增加锥体外系反应和神经毒性风险
- 喷他脒（pentamidine）：增加室性心律失常风险，应避免合用

用法

溶液配制	-
用法	口服，静脉给药，肌内注射，皮下给药
输注速度	-
注释	用于皮下注射时可稀释在0.9%氯化钠溶液中，并通过注射泵（syringe driver）给药 与二乙酰吗啡（diamorphine，又名海洛因）兼容 用于静脉注射时，可用等容量的0.9%氯化钠溶液稀释

其他信息

患肾病时，有增加脑敏感性（cerebral sensitivity）的风险

三氟拉嗪 Trifluoperazine

临床应用

- 治疗精神分裂症及其他精神病
- 治疗焦虑症
- 抑制严重的恶心和呕吐

肾功能正常时的剂量

- 精神分裂症：起始剂量5mg，每日2次；1周后增加5mg；然后根据用药反应每隔3日加量一次（译者注：最大剂量为每日45mg）
- 抗焦虑及止吐：每日2~4mg，分次服用；最大剂量为6mg

药代动力学

分子量（Da）	407.5
蛋白结合率（%）	>99
尿中原型药排泄率（%）	<1
分布容积（L/kg）	160
半衰期（h）：正常/ESRF	22/-

药物代谢

三氟拉嗪经历广泛的首过代谢。其主要代谢产物是可能具有活性的N-氧化物，其他代谢产物包括亚砜（sulfoxide）及7-羟基衍生物（7-hydroxy derivative）。经胆汁及尿液排泄

肾功能（GFR，ml/min）受损时的剂量

20~50	与肾功能正常时同剂量。起始用小剂量
10~20	与肾功能正常时同剂量。起始用小剂量
<10	与肾功能正常时同剂量。起始用小剂量

肾脏替代治疗时的剂量

APD/CAPD	不被透析清除。与GFR<10ml/min时同剂量
HD	不被透析清除。与GFR<10ml/min时同剂量
HDF/HFD	透析清除力不详。与GFR<10ml/min时同剂量
CAV/VVHD	可能不被透析清除。与GFR=10~20ml/min时同剂量

重要的药物相互作用

与其他药物合用的潜在风险

- 麻醉药：增强降压作用
- 镇痛药：与曲马多（tramadol）合用增加惊厥风险；与阿片类（opioids）合用增强降压及镇静作用；与美沙酮（methadone）合用增加室性心律失常风险
- 抗心律失常药：与可延长QT间期的抗心律失常药，如普鲁卡因胺（procainamide）、丙吡胺（disopyramide）、决奈达隆（dronedarone）及胺碘酮（amiodarone）合用，能增加室性心律失常风险，应避免与胺碘酮和决奈达隆合用
- 抗菌药：与迪拉马尼（delamanid）及莫西沙星（moxifloxacin）合用能增加室性心律失常风险，应避免与莫西沙星合用
- 抗抑郁药：能增加三环类抗抑郁药（tricyclic antidepressants）浓度；可能增加抗毒蕈碱副作用风险；与西酞普兰（citalopram）及艾司西酞普兰（escitalopram）合用有发生室性心律失常风险，应避免合用；与沃替西汀（vortioxetine）合用可能增加惊厥风险

- 抗癫痫药：拮抗抗癫痫作用（惊厥阈值降低）
- 抗疟药物：应避免与蒿甲醚和本芴醇复方制剂（artemether-lumefantrine），或哌喹和青蒿醇复方制剂（piperaquine-artenimol）合用
- 抗精神病药：与氟哌利多（droperidol）及匹莫齐特（pimozide）合用会增加室性心律失常风险，应避免合用；与利培酮（risperidone）合用可能增加室性心律失常风险
- 抗病毒药：利托那韦（ritonavir）可能增加本药浓度；与沙奎那韦（saquinavir）合用增加室性心律失常风险，应避免合用
- 抗焦虑药和催眠药：增强镇静作用
- 阿托西汀（atomoxetine）：增加室性心律失常风险

- β受体拮抗药：增强降压作用；与索他洛尔（sotalol）合用会增加室性心律失常风险
- 细胞毒性药物：与三氧化二砷（arsenictrioxide）合用增加室性心律失常风险
- 利尿药：增强降压作用
- 锂（lithium）制剂：增加锥体外系副作用风险，并可能出现神经毒性
- 喷他脒（pentamidine）：增加室性心律失常风险

用法

溶液配制	-
用法	口服
输注速度	-

其他信息

老年患者或身体虚弱的患者起始剂量至少减半

洛沙平 Loxapine

临床应用

典型抗精神病药

● 治疗精神分裂症或双相情感障碍中的轻度至中度躁动

肾功能正常时的剂量

单次剂量 4.5 ~ 9.1mg，如果需要，可在 2 小时后再次给药

药代动力学

分子量（Da）	327.8
蛋白结合率（%）	96.6
尿中原型药排泄率（%）	主要以代谢产物形式
分布容积（L/kg）	无数据
半衰期（h）：正常 / ESRF	（6 ~ 8）/-

药物代谢

本药被广泛代谢。代谢产物以共轭形式从尿液排泄，并以非共轭形式从粪便排泄

肾功能（GFR，ml/min）受损时的剂量

20 ~ 50	小剂量起始，逐渐加量
10 ~ 20	小剂量起始，逐渐加量
<10	小剂量起始，逐渐加量

肾脏替代治疗时的剂量

APD/CAPD	透析清除力不详。与 GFR< 10ml/min 时同剂量
HD	透析可清除。与 GFR< 10ml/min 时同剂量
HDF/HFD	透析可清除。与 GFR< 10ml/min 时同剂量
CAV/VVHD	透析可清除。与 GFR= 10 ~ 20ml/min 时同剂量

重要的药物相互作用

与其他药物合用的潜在风险

● 未知

用法

溶液配制	-
用法	吸入
输注速度	-

其他信息

● 有过量应用本药导致肾衰竭的报道
● 生产商不建议在肾功能受损患者中应用本药，因为尚未进行相关试验

舒必利 Sulpiride

临床应用

抗精神病药
- 急性与慢性精神分裂症

肾功能正常时的剂量

200～400mg，每日 2 次，增加至最大剂量每日 2.4g

药代动力学

分子量（Da）	341.4
蛋白结合率（%）	40
尿中原型药排泄率（%）	90～95
分布容积（L/kg）	1.2～1.7
半衰期（h）：正常 / ESRF	（8～9）/26

药物代谢

舒必利几乎不被代谢；95% 的剂量主要以原型从尿液和粪便排泄

肾功能（GFR，ml/min）受损时的剂量

20～50	常规剂量的 66%，或给药间期延长至 1.5 倍
10～20	常规剂量的 50%，或给药间期延长至 2 倍
<10	常规剂量的 30%，或给药间期延长至 3 倍

肾脏替代治疗时的剂量

APD/CAPD	可能不被透析清除。与 GFR<10ml/min 时同剂量
HD	部分被透析清除。与 GFR<10ml/min 时同剂量
HDF/HFD	透析清除力不详。与 GFR<10ml/min 时同剂量
CAV/ VVHD	透析清除力不详。与 GFR=10～20ml/min 时同剂量

重要的药物相互作用

与其他药物合用的潜在风险
- 麻醉药：增强降压作用
- 镇痛药：与曲马多（tramadol）合用增加惊厥风险；与阿片类（opioids）合用增强降压和镇静作用；与美沙酮（methadone）合用增加室性心律失常风险
- 抗心律失常药：与致 QT 间期延长的抗心律失常药，如普鲁卡因胺（procainamide）、丙吡胺（disopyramide）及胺碘酮（amiodarone）合用，将增加室性心律失常风险，应避免与胺碘酮合用
- 抗菌药：与莫西沙星（moxifloxacin）和非口服红霉素（erythromycin）合用增加室性心律失常风险，应避免与莫西沙星合用
- 抗抑郁药：与三环类抗抑郁药（tricyclic antidepressants）合用可能增加室性心律失常风险和抗毒蕈碱副作用，应避免合用
- 抗癫痫药：拮抗抗癫痫作用（降低惊厥阈值）
- 抗疟药：避免与蒿甲醚和本芴醇复方制剂（artemether-lumefantrine）合用
- 抗精神病药：与氟哌利多（droperidol）、氟哌啶醇（haloperidol）、匹莫齐特（pimozide）合用增加室性心律失常风险，应避免合用；与利培酮（risperidone）合用可能增加室性心律失常风险
- 抗病毒药：利托那韦（ritonavir）可能增加本药浓度
- 抗焦虑药和催眠药：增强镇静作用

- 阿托西汀（atomoxetine）：增加室性心律失常风险
- β受体拮抗药：增强降压作用；与索他洛尔（sotalol）合用会增加室性心律失常风险
- 细胞毒性药物：与凡德他尼（vandetanib）合用会增加室性心律失常风险，应避免合用；与三氧化二砷（arsenic trioxide）合用能增加室性心律失常风险
- 利尿药：增强降压作用

- 锂（lithium）制剂：能增加锥体外系副作用风险，可能增加神经毒性
- 喷他脒（pentamidine）：增加室性心律失常风险

用法

溶液配制	-
用法	口服
输注速度	-

其他信息

肾功能受损患者需谨慎用药，并减少剂量

氟哌噻吨　Flupentixol

临床应用

抗精神病药

- 治疗精神分裂症和其他精神病
- 治疗抑郁症

肾功能正常时的剂量

- 精神病
  - 口服：3 ~ 9mg，每日 2 次，最大剂量每日 18mg
  - 深部肌内注射：50mg 每周 4 次至 300mg 每周 2 次；最大剂量每周 400mg；部分患者可能适合 20 ~ 40mg，每 2 ~ 4 周 1 次
- 抑郁症：每日 0.5 ~ 3mg（剂量大于 2mg 时需分 2 次给药，第 2 次给药不应晚于下午 4 时）

药代动力学

分子量（Da）	434.5（癸酸盐形式为 588.8）
蛋白结合率（%）	>95
尿中原型药排泄率（%）	极微量
分布容积（L/kg）	12 ~ 14
半衰期（h）：正常 / ESRF	［22 ~ 36（肌内注射：3 ~ 8 日）］/ 延长

药物代谢

氟哌噻吨口服后迅速在胃肠道吸收，可能在肠壁经历首过代谢。本药也在肝内广泛代谢，以多种代谢产物形式从尿液和粪便排泄；有证据表明存在肠肝循环。氟哌噻吨的代谢通路包括磺化氧化作用、侧链 N- 脱烷基作用以及与葡糖苷酸共轭

肾功能（GFR，ml/min）受损时的剂量

20 ~ 50	与肾功能正常时同剂量
10 ~ 20	与肾功能正常时同剂量
<10	以 1/4 ~ 1/2 的剂量开始，然后缓慢调整剂量

肾脏替代治疗时的剂量

APD/CAPD	不被透析清除。与 GFR< 10ml/min 时同剂量
HD	不被透析清除。与 GFR< 10ml/min 时同剂量
HDF/HFD	透析清除力不详。与 GFR< 10ml/min 时同剂量
CAV/VVHD	不被透析清除。与肾功能正常时同剂量

重要的药物相互作用

与其他药物合用的潜在风险

- 乙醇（alcohol）：增强本药作用
- 麻醉药：增强降压作用
- 镇痛药：与曲马多（tramadol）合用增加惊厥风险；与阿片类（opioids）合用增强降压和镇静作用；与美沙酮（methadone）合用增加室性心律失常风险
- 抗心律失常药：与能导致 QT 间期延长的抗心律失常药合用，会增加心律失常风险
- 抗抑郁药：合用时增加三环类抗抑郁药（tricyclic antidepressants）浓度；与沃替西汀（vortioxetine）合用可能增加惊厥风险
- 抗癫痫药：本药拮抗抗惊厥作用

- 抗疟药：避免与蒿甲醚和本芴醇复方制剂（artemether-lumefantrine）合用
- 抗精神病药：对粒细胞减少症患者，应避免与氯氮平（clozapine）长效制剂合用；与利培酮（risperidone）合用增加室性心律失常风险
- 抗病毒药：利托那韦（ritonavir）可能增加本药浓度
- 抗焦虑药和催眠药：增强镇静作用
- 阿托西汀（atomoxetine）：合用会增加室性心律失常风险
- 细胞毒性药物：与三氧化二砷（arsenic trioxide）合用会增加室性心律失常风险

用法

溶液配制	-
用法	口服，肌内注射
输注速度	-

其他信息

- 肾功能受损患者用药，可能出现低血压，也可能产生镇静作用
- 肾功能受损时，中枢神经系统对本药的敏感性会增加，故应从小剂量开始用药，并避免药物蓄积
- 首次肌内注射时，应先注射 20mg 试验剂量（test dose）
- 口服生物利用度为 40% ~ 55%
- 肌内注射后 7 日和口服后 4 小时药物浓度达到峰值

珠氯噻醇　Zuclopenthixol

临床应用

治疗精神分裂症及其他精神病

肾功能正常时的剂量

- 精神分裂症和偏执性精神病
  - 口服：每日 20 ~ 30mg，分次服用，最大剂量为每日 150mg；维持治疗剂量每日 20 ~ 50mg
  - 深部肌内注射：200 ~ 500mg，每 1 ~ 4 周 1 次，最大剂量为每周 600mg
- 急性精神病［珠氯噻醇注射液（Clopixol Acuphase）］
  - 深部肌内注射：50 ~ 150mg，如病情需要可于 2 ~ 3 日后重复给药，最大剂量为每疗程 400mg

药代动力学

分子量（Da）	401（醋酸盐形式为 443，盐酸盐形式为 473.9，癸酸盐形式为 555.2）
蛋白结合率（%）	98
尿中原型药排泄率（%）	极少（10% ~ 20% 以原型及代谢产物形式）
分布容积（L/kg）	10 ~ 20
半衰期（h）：正常 /ESRF	（20 ~ 24）/-

药物代谢

珠氯噻醇通过磺化氧化作用、侧链 N-脱烷基化作用及葡糖苷酸共轭作用代谢。其磺化氧化代谢产物主要从尿液排泄，其药物原型及脱烷基代谢产物主要经粪便排泄

肾功能（GFR，ml/min）受损时的剂量

20 ~ 50	与肾功能正常时同剂量
10 ~ 20	与肾功能正常时同剂量
<10	起始剂量为常规剂量的 50%，缓慢调整剂量

肾脏替代治疗时的剂量

APD/CAPD	不被透析清除。与 GFR< 10ml/min 时同剂量
HD	不被透析清除。与 GFR< 10ml/min 时同剂量
HDF/HFD	透析清除力不详。与 GFR<10ml/min 时同剂量
CAV/ VVHD	不被透析清除。与 GFR= 10 ~ 20ml/min 时同剂量

重要的药物相互作用

与其他药物合用的潜在风险

- 麻醉药：增强降压作用
- 镇痛药：与曲马多（tramadol）合用增加惊厥风险；与阿片类（opioids）合用能增强降压及镇静作用；与美沙酮（methadone）合用增加室性心律失常风险
- 抗心律失常药：与延长 QT 间期的抗心律失常药合用会增加室性心律失常风险，应避免与胺碘酮（amiodarone）及丙吡胺（disopyramide）合用
- 抗菌药：与莫西沙星（moxifloxacin）及注射用红霉素（parenteral erythromycin）合用会增加室性心律失常风险，应避免合用

- 抗抑郁药：合用会增加三环类抗抑郁药（tricyclic antidepressants）浓度；与沃替西汀合用可能增加惊厥风险
- 抗癫痫药：拮抗抗惊厥作用
- 抗疟药：避免与蒿甲醚和本芴醇复方制剂（artemether-lumefantrine）合用
- 抗精神病药：应避免将氯氮平（clozapine）与本药长效制剂（depot preparations）合用，以免中性粒细胞减少症发生；与利培酮（risperidone）合用可能增加室性心律失常风险
- 抗病毒药：利托那韦（ritonavir）可能增加本药浓度
- 阿托西汀（atomoxetine）：增加室性心律失常风险
- 抗焦虑药和催眠药：增强镇静作用
- β受体拮抗药：与索他洛尔（sotalol）合用会增加室性心律失常风险，应避免合用
- 细胞毒性药物：与凡德他尼（vandetanib）合用会增加室性心律失常风险，应避免合用；与三氧化二砷（arsenic trioxide）合用会增加室性心律失常风险

用法

溶液配制	-
用法	口服，肌内注射
输注速度	-

其他信息

- 可能导致低血压及过度镇静
- 肾功能受损患者的中枢神经系统敏感性增加，且本药能蓄积，故起始需用小剂量
- 口服后 3~6 小时达到峰浓度

氟哌啶醇　Haloperidol

临床应用

- 严重焦虑状态的镇静治疗
- 治疗顽固性呃逆
- 治疗运动性抽动（motor tics）
- 止吐
- 治疗精神分裂症和其他精神病

肾功能正常时的剂量

- 焦虑：0.5mg，每日 2 次
- 老年人激动和不安：0.75 ~ 1.5mg，每日 2 ~ 3 次
- 呃逆：1.5mg，每日 2 ~ 3 次
- 恶心、呕吐：最大剂量 10mg/d，分次给药；皮下注射：2.5 ~ 10mg/d
- 精神分裂症：口服，2 ~ 20mg，单次或分次给药；肌内注射，起始剂量 2 ~ 5mg，然后每 4 ~ 8 小时注射 1 次；每日最多 12mg
- 深部肌内注射：50 ~ 300mg，每 4 周 1 次；有时可能需要更大剂量
- 运动性抽动：1.55 ~ 3.00mg，每日 2 ~ 3 次，根据药物效应增加剂量

药代动力学

分子量（Da）	375.9
蛋白结合率（%）	92
尿中原型药排泄率（%）	1
分布容积（L/kg）	14 ~ 21
半衰期（h）：正常 / ESRF	（12 ~ 38）/-

药物代谢

氟哌啶醇在肝内代谢，从尿液排泄，也可经胆汁从粪便排泄；有证据表明存在肠肝循环。氟哌啶醇的代谢途径包括 CYP3A4 和 CYP2D6 介导的氧化 N- 脱烷基化作用，以及葡糖苷酸化作用和酮基还原作用，生成还原型氟哌啶醇（reduced haloperidol）。代谢产物最终与甘氨酸结合，从尿液排泄。代谢产物的药理学活性仍存在争议

肾功能（GFR，ml/min）受损时的剂量

20 ~ 50	与肾功能正常时同剂量
10 ~ 20	与肾功能正常时同剂量
<10	从小剂量开始。单次用药为常规剂量。重复给药可蓄积

肾脏替代治疗时的剂量

APD/CAPD	不被透析清除。与 GFR< 10ml/min 时同剂量
HD	不被透析清除。与 GFR< 10ml/min 时同剂量
HDF/HFD	不被透析清除。与 GFR< 10ml/min 时同剂量
CAV/VVHD	不被透析清除。与肾功能正常时同剂量

重要的药物相互作用

与其他药物合用的潜在风险

- 麻醉药：增强降压作用
- 镇痛药：曲马多（tramadol）能增加惊厥风险；阿片类（opioids）能增强降压和镇静作用；与吲哚美辛（indometacin）或阿西美辛（acemetacin）合用可能出现严重的嗜睡；与美沙酮（methadone）合用增加室性心律失常风险
- 抗心律失常药：与致 QT 间期延长的抗心律失常药合用增加室性心律失常风险；与胺碘酮（amiodarone）或丙吡胺（disopyramide）合用增加室性心律失常风险，应避免合用
- 抗菌药：与莫西沙星（moxifloxacin）和迪拉马尼（delamanid）合用增加室性心律失常风险，应避免与莫西沙星合用；利福平（rifampicin）能降低本药浓度

- 抗抑郁药：与西酞普兰（citalopram）、艾司西酞普兰（escitalopram）和三环类抗抑郁药（tricyclic antidepressants）合用增加室性心律失常风险，应避免合用；氟西汀（fluoxetine）和文拉法辛（venlafaxine）能增加本药浓度，氟伏沙明（fluvoxamine）可能增加本药浓度；与沃替西汀（vortioxetine）合用可能增加惊厥的风险；合用将增加三环类抗抑郁药（tricyclic antidepressants）浓度

- 抗癫痫药：与卡马西平（carbamazepine）、苯巴比妥（phenobarbital）及扑米酮（primidone）合用能加速本药代谢，并降低惊厥阈值；磷苯妥英（fosphenytoin）和苯妥英（phenytoin）能降低本药浓度

- 抗真菌药：伊曲康唑（itraconazole）可能增加本药浓度

- 抗疟药：应避免与蒿甲醚和本芴醇复方制剂（artemether-lumefantrine）或哌喹和青蒿醇复方制剂（piperaquine-artenimol）合用；与甲氟喹（mefloquine）或奎宁（quinine）合用可能增加室性心律失常风险，应避免合用

- 抗精神病药：避免与氯氮平（clozapine）的长效制剂合用（因一旦发生中性粒细胞减少，不能迅速中止药物作用）；与舒必利（sulpiride）和氟哌利多（droperidol）合用会增加室性心律失常风险，应避免与氟哌利多合用；与利培酮（risperidone）合用可能会增加室性心律失常风险；氯丙嗪（chlorpromazine）可能增加本药浓度

- 抗病毒药：利托那韦（ritonavir）可能增加本药浓度；与沙奎那韦（saquinavir）合用可能增加室性心律失常风险，应避免合用

- 抗焦虑药和催眠药：增强镇静作用；阿普唑仑（alprazolam）和丁螺环酮（buspirone）能增加本药浓度

- 阿托西汀（atomoxetine）：增加室性心律失常风险

- β受体拮抗药：与索他洛尔（sotalol）合用增加室性心律失常风险

- 细胞毒性药物：与博舒替尼（bosutinib）、色瑞替尼（ceritinib）及凡德他尼（vandetanib）合用增加室性心律失常风险，应避免与凡德他尼合用；与三氧化二砷（arsenic trioxide）合用增加室性心律失常风险

- 锂（lithium）制剂：增加锥体外系副作用风险，并可能增强神经毒性

用法

溶液配制　-
用法　　　口服，肌内注射，静脉给药（缓慢注射），皮下注射
输注速度　-

其他信息

- 可能引起低血压和过度镇静作用
- 肾功能受损时中枢神经系统对本药的敏感性增加，故应从小剂量开始用药；代谢产物可能蓄积
- 静脉注射或肌内注射剂量与40%的口服剂量等效

匹莫齐特　Pimozide

临床应用

抗精神病药

肾功能正常时的剂量

每日 2 ~ 20mg

药代动力学

分子量（Da）	461.5
蛋白结合率（%）	99
尿中原型药排泄率（%）	<1
分布容积（L/kg）	无数据
半衰期（h）：正常 / ESRF（55 ~ 150）/-	

药物代谢

匹莫齐特在肝内经细胞色素 P_{450} 同工酶（主要为 CYP3A4，较小程度为 CYP2D6）介导进行 N- 脱烷基化代谢，代谢产物及药物原型从尿液及粪便排泄

肾功能（GFR，ml/min）受损时的剂量

20 ~ 50	与肾功能正常时同剂量
10 ~ 20	与肾功能正常时同剂量
<10	小剂量起始，根据药物效应加量

肾脏替代治疗时的剂量

APD/CAPD	透析清除力不详。与 GFR<10ml/min 时同剂量
HD	透析清除力不详。与 GFR<10ml/min 时同剂量
HDF/HFD	透析清除力不详。与 GFR<10ml/min 时同剂量
CAV/ VVHD	透析清除力不详。与肾功能正常时同剂量

重要的药物相互作用

与其他药物合用的潜在风险
- 麻醉药：增强降压作用

- 镇痛药：与曲马多（tramadol）合用增加惊厥风险；与阿片类（opioids）合用增强降压、镇静作用；与美沙酮（methadone）合用增加室性心律失常风险
- 抗心律失常药：与延长 QT 间期的抗心律失常药合用增加室性心律失常风险，应避免与胺碘酮（amiodarone）及丙吡胺（disopyramide）合用（有发生室性心律失常的风险）
- 抗菌药：避免与大环内酯类（macrolides）及莫西沙星（moxifloxacin）合用（增加室性心律失常风险）
- 抗抑郁药：选择性 5-HT 再摄取抑制剂（SSRIs）可使本药浓度增加，应避免合用；与 SSRIs 三环类抗抑郁药（tricyclic antidepressants）合用增加室性心律失常风险，应避免合用；与迪拉马尼（delamanid）合用增加室性心律失常风险
- 抗癫痫药：拮抗抗惊厥作用
- 抗真菌药：避免与咪唑类（imidazoles）及三唑类（triazoles）合用，有发生室性心律失常的风险
- 抗疟药：避免与蒿甲醚和本芴醇复方制剂（artemether-lumefantrine）及哌喹和青蒿醇复方制剂（piperaquine-artenimol）合用；与甲氟喹（mefloquine）、奎宁（quinine）合用会增加室性心律失常风险，应避免合用
- 抗精神病药：与氟哌利多（droperidol）、吩噻嗪类（phenothiazines）、利培酮（risperidone）、舒必利（sulpiride）合用能增加室性心律失常风险，应避免合用；鲁拉西酮（lurasidone）可能增加本药浓度

- 抗病毒药：阿扎那韦（atazanavir）、波西普韦（boceprevir）、依非韦伦（efavirenz）、呋山那韦（fosamprenavir）、茚地那韦（indinavir）、利托那韦（ritonavir）、沙奎那韦（saquinavir）、特拉匹韦（telaprevir）能增加本药浓度，增加室性心律失常风险，应避免合用

- 抗焦虑药和催眠药：增强镇静作用

- 阿瑞吡坦（aprepitant）：应避免合用

- 阿托西汀（atomoxetine）：增加室性心律失常风险

- β 受体拮抗药：与索他洛尔（sotalol）合用增加室性心律失常风险

- 可比司他（cobicistat）：可能增加本药浓度，应避免合用

- 细胞毒性药物：与克唑替尼（crizotinib）合用应谨慎；避免与拉帕替尼（lapatinib）和艾德拉尼（idelalisib）合用；与帕比司他（panobinostat）、凡德他尼（vandetanib）合用增加室性心律失常风险，应避免合用；与三氧化二砷（arsenic trioxide）合用增加室性心律失常风险

- 利尿药：若导致低钾血症则增加室性心律失常风险

- 福沙吡坦（fosaprepitant）：应避免合用

- 葡萄柚汁（grapefruit juice）：应避免合用

- 伊伐布雷定（ivabradine）：增加室性心律失常风险

用法

溶液配制	-
用法	口服
输注速度	-

其他信息

治疗前应做心电图检查，并每年复查

2. 非典型（新型）抗精神病药

氯氮平　Clozapine

临床应用

非典型抗精神病药
● 治疗精神分裂症
● 治疗帕金森病的精神异常

肾功能正常时的剂量

● 精神分裂症：每日 200 ~ 450mg，分次
服用，最大剂量为每日 900mg
● 帕金森病的精神异常：每晚 25 ~
37.5mg，最大剂量为每日 100mg，分
1 ~ 2 次服用

药代动力学

分子量（Da）	326.8
蛋白结合率（%）	95 ~ 97
尿中原型药排泄率（%）	微量（50% 为代谢产物）
分布容积（L/kg）	1.6 ~ 6
半衰期（h）：正常 / ESRF	（6 ~ 26）/ -

药物代谢

氯氮平经历广泛的首过代谢。全身的药
物几乎全部被代谢，其代谢途径包括 N-
去甲基化、羟基化和 N- 氧化；去甲基
代谢产物去甲氯氮平（norclozapine）
具有有限的活性。氯氮平主要通过 CY-
P1A2 介导代谢。代谢产物和微量的原
型药主要从尿液排泄，也经粪便排泄

肾功能（GFR，ml/min）受损时的剂量

20 ~ 50	与肾功能正常时同剂量；需谨慎使用
10 ~ 20	与肾功能正常时同剂量；需谨慎使用
<10	小剂量起始，依据病情缓慢调整剂量

肾脏替代治疗时的剂量

APD/CAPD	可能不被透析清除。与 GFR<10ml/min 时同剂量
HD	可能不被透析清除。与 GFR<10ml/min 时同剂量
HDF/HFD	透析清除力不详。与 GFR< 10ml/min 时同剂量
CAV/VVHD	透析清除力不详。与 GFR= 10 ~ 20ml/min 时同剂量

重要的药物相互作用

与其他药物合用的潜在风险
● 麻醉药：增强降压作用
● 镇痛药：曲马多（tramadol）增加惊厥风险；阿片类（opioids）增强降压和镇静作用；美沙酮（methadone）可增加室性心律失常风险
● 抗心律失常药：与延长 QT 间期的抗心律失常药合用能增加室性心律失常风险；氟卡尼（flecainide）可增加心率失常风险
● 抗菌药：红霉素（erythromycin）可能增加本药浓度及惊厥风险；环丙沙星（ciprofloxacin）可增加本药浓度；利福平（rifampicin）可能降低本药浓度；避免与氯霉素（chloramphenicol）和磺胺类（sulphonamides）合用（增加粒细胞缺乏症风险）

- 抗抑郁药：西酞普兰（citalopram）、氟西汀（fluoxetine）、氟伏沙明（fluvoxamine）、帕罗西汀（paroxetine）、舍曲林（sertraline）和文拉法辛（venlafaxine）可能增加本药浓度（增加毒性风险）；可能增强单胺氧化酶抑制剂（MAOIs）的中枢神经系统作用；与三环类抗抑郁药（tricyclic antidepressants）合用可能增加抗毒蕈碱反应，并增加三环类抗抑郁药浓度
- 抗癫痫药：拮抗抗惊厥作用；卡马西平（carbamazepine）、苯妥英（phenytoin），可能还有苯巴比妥（phenobarbital），能加速本药代谢；避免同已知可造成粒细胞缺乏症的药物合用；丙戊酸盐（valproate）可能增加或降低本药浓度
- 抗疟药：避免与蒿甲醚和本芴醇复方制剂（artemether-lumefantrine）合用
- 抗精神病药：避免与长效制剂（depot formulations）合用（如果发生中性粒细胞减少症，药物不能被迅速清除）；与利培酮（risperidone）合用可能增加室性心律失常风险，应避免合用
- 抗病毒药：利托那韦（ritonavir）可增加本药浓度，应避免合用；与沙奎那韦（saquinavir）合用能增加室性心律失常风险，应避免合用
- 抗焦虑药和催眠药：增强镇静作用；与苯二氮䓬类（benzodiazepines）合用有药物不良反应的报道
- 阿托西汀（atomoxetine）：增加室性心律失常风险
- 细胞毒性药物：增加粒细胞缺乏症风险，应避免合用；与三氧化二砷（arsenic trioxide）合用能增加室性心律失常风险

- 锂（lithium）制剂：有增加锥体外系副作用的风险，可能导致神经毒性
- 青霉胺（penicillamine）：增加粒细胞缺乏症风险，应避免合用
- 促溃疡愈合药：西咪替丁（cimetidine）可能增强本药作用；奥美拉唑（omeprazole）可能降低本药浓度

用法

溶液配制	-
用法	口服
输注速度	-

其他信息

- 生产商将肾功能严重受损列为用药禁忌
- 患者必须在适当的公司监控方案（company monitoring scheme）中注册
- 可并发心肌炎（在前2个月风险增加）和心肌病
- 有报道称本药可能引起致命性的粒细胞缺乏症和中性粒细胞减少症。故白细胞计数（WBC）在最初18周内应每周监测一次，在第18~52周应每2周监测一次，此后应至少每4周监测一次
- 当一日服药剂量超过450mg时，有增加本药副作用（尤其是癫痫发作）的风险
- 已有报道称本药可引起罕见的间质性肾炎
- 严重肾功能受损患者的用药剂量来自个人经验
- 氯氮平可引起严重的便秘，故需对患者（尤其是腹膜透析患者）进行密切观察

利培酮　Risperidone

临床应用

- 治疗精神分裂症
- 治疗精神病
- 治疗躁狂症
- 控制阿尔茨海默病持续进展

肾功能正常时的剂量

- 口服：每日 2～16mg，分次服用
- 肌内注射：每 2 周 25～50mg
- 躁狂症：1～6mg，每日 1 次
- 阿尔茨海默病持续进展：0.25～1mg，每日 2 次

药代动力学

分子量（Da）	410.5
蛋白结合率（%）	90
尿中原型药排泄率（%）	70
分布容积（L/kg）	1～2
半衰期（h）：正常 / ESRF	19.5/ 延长

药物代谢

利培酮在肝内由 CYP2D6 催化进行代谢，生成其主要活性代谢产物 9- 羟基 - 利培酮（9-hydroxy-risperidone），即帕利哌酮（paliperidone），帕利哌酮具有与利培酮相似的药理活性。此羟基化过程会受遗传多态性影响。氧化 N- 脱烷基化作用是另一较小的代谢途径。该药主要从尿液排泄，少量经粪便排泄

肾功能（GFR，ml/min）受损时的剂量

20～50	起始剂量减半，加量时也应减少 50% 并缓慢加量。谨慎使用。肌内注射用量见"其他信息"
10～20	起始剂量减半，加量时也应减少 50% 并缓慢加量。谨慎使用。肌内注射用量见"其他信息"
<10	起始剂量减半，加量时也应减少 50% 并缓慢加量。谨慎使用。肌内注射用量见"其他信息"

肾脏替代治疗时的剂量

APD/CAPD	可能不被透析清除。与 GFR<10ml/min 时同剂量
HD	透析可清除。与 GFR< 10ml/min 时同剂量
HDF/HFD	透析可清除。与 GFR< 10ml/min 时同剂量
CAV/ VVHD	透析可清除。与 GFR= 10～20ml/min 时同剂量

重要的药物相互作用

与其他药物合用的潜在风险

- 麻醉药：增强降压作用
- 镇痛药：与曲马多（tramadol）合用增加惊厥风险；与阿片类（opioids）合用增强降压和镇静作用；与美沙酮（methadone）合用增加室性心律失常风险，应避免合用
- 抗抑郁药：氟西汀（fluoxetine）能升高本药浓度，帕罗西汀（paroxetine）也可能升高本药浓度；合用可能升高三环类抗抑郁药（tricyclic antidepressants）浓度
- 抗癫痫药：合用会拮抗抗癫痫药作用，可能降低惊厥阈值；卡马西平（carbamazepine）能加速本药代谢
- 抗疟药：避免与蒿甲醚和本芴醇复方制剂（artemether-lumefantrine）合用；与甲氟喹（mefloquine）、奎宁（quinine）合用增加室性心律失常风险

- 抗精神病药：与其他会延长 QT 间期的抗精神病药合用，可能增加室性心律失常风险；与氯氮平（clozapine）合用时，应避免使用长效制剂（如果出现中性粒细胞减少无法快速撤药）
- 抗病毒药：利托那韦（ritonavir）可能升高本药浓度
- 抗焦虑药和催眠药：增强镇静作用
- 阿托西汀（atomoxetine）：增加室性心律失常风险
- β 受体拮抗药：与索他洛尔（sotalol）合用可能增加室性心律失常风险
- 细胞毒性药物：与三氧化二砷（arsenic trioxide）合用增加室性心律失常风险
- 锂（lithium）制剂：合用会增加锥体外系副作用，可能增加神经毒性

用法

溶液配制	溶于所提供的溶剂
用法	口服，深部肌内注射
输注速度	-

其他信息

- 利培酮以 3mg，每日 2 次给药时，5 小时透析（透析液流速为 500ml/min）可以清除 1.5mg（即 25%）
- 已有药物过量时 QT 间期延长的罕见病例报道
- 在严重肾功能受损时，利培酮及其活性代谢产物的清除会下降 60%
- 肾功能受损患者如能耐受每日 2mg 的口服剂量，则可应用 25mg、每 2 周 1 次肌内注射

阿塞那平　Asenapine

临床应用

非典型抗精神病药
- 治疗精神分裂症或双相情感障碍

肾功能正常时的剂量

5～10mg，每日2次

药代动力学

分子量（Da）	401.8（马来酸盐）
蛋白结合率（%）	95
尿中原型药排泄率（%）	50
分布容积（L/kg）	20～25
半衰期（h）： 　正常/ESRF	24/-

药物代谢

阿塞那平的主要代谢途径包括：通过尿苷二磷酸-葡糖苷酸基转移酶1A4（UGT1A4）作用发生葡糖苷酸化；通过细胞色素P_{450}同工酶（主要是CYP1A2）作用进行氧化。50%通过肾排泄，50%通过粪便排泄

肾功能（GFR，ml/min）受损时的剂量

20～50	与肾功能正常时同剂量
15～20	与肾功能正常时同剂量
<15	与肾功能正常时同剂量。慎用

肾脏替代治疗时的剂量

APD/CAPD	可能不被透析清除。与GFR<15ml/min时同剂量
HD	可能不被透析清除。与GFR<15ml/min时同剂量
HDF/HFD	可能不被透析清除。与GFR<15ml/min时同剂量
CAV/VVHD	可能不被透析清除。与肾功能正常时同剂量

重要的药物相互作用

与其他药物合用的潜在风险
- 麻醉药：增强降压作用
- 镇痛药：与曲马多（tramadol）合用会增加惊厥风险；与阿片类（opioids）合用会增强降压和镇静作用
- 抗心律失常药：与延长QT间期的抗心律失常药合用会增加室性心律失常风险；避免与胺碘酮（amiodarone）、丙吡胺（disopyramide）和普鲁卡因胺（procainamide）合用（有室性心律失常风险）
- 抗抑郁药：氟伏沙明（fluvoxamine）可能增加本药浓度；合用可能增加帕罗西汀（paroxetine）及三环类抗抑郁药（tricyclic antidepressants）的浓度
- 抗癫痫药：拮抗抗惊厥作用
- 抗疟药：避免与蒿甲醚和本芴醇复方制剂（artemether-lumefantrine）合用
- 抗病毒药：利托那韦（ritonavir）可能增加本药浓度
- 抗焦虑药和催眠药：能增强镇静作用

用法

溶液配制	-
用法	舌下含服
输注速度	-
注释	服药后10分钟避免进食和饮水，因能影响其生物利用度

其他信息

生产商没有GFR<15ml/min时应用此药的资料，但是并未建议减少药量

奥氮平　Olanzapine

临床应用

- 治疗精神分裂症
- 治疗中度至重度躁狂症

肾功能正常时的剂量

- 口服：每日 5～20mg
- 肌内注射：5～10mg，如果需要可 2 小时后重复给药，最大剂量为每日 3 次，共 3 日
- 长效制剂（储库型）注射：150～300mg，每 2 周 1 次，或 300～405mg，每 4 周 1 次
- 联合途径（combined routes）给药的最大剂量：每日 20mg

药代动力学

分子量（Da）	312.4
蛋白结合率（%）	93
尿中原型药排泄率（%）	7（57% 为代谢产物＋原型药）
分布容积（L/kg）	10～20
半衰期（h）：正常／ESRF	（30～38）／不变

药物代谢

奥氮平广泛地在肝内代谢，主要进行直接葡糖苷酸化，并可通过细胞色素 P_{450} 同工酶（主要为 CYP1A2，少部分为 CYP2D6）介导进行氧化。其 2 种主要代谢产物，10-N- 葡糖苷酸（10-N-glucuron-ide）和 4′-N- 去甲基奥氮平（4′-N-desmethyl olanzapine），似乎无活性。约 57% 药物主要以代谢产物形式从尿液排泄，约 30% 从粪便排泄

肾功能（GFR，ml/min）受损时的剂量

20～50	起始剂量：每日 5mg；长效制剂注射：每 4 周 150mg，需根据病况调整剂量
10～20	起始剂量：每日 5mg；长效制剂注射：每 4 周 150mg，需根据病况调整剂量
<10	起始剂量：每日 5mg；长效制剂注射：每 4 周 150mg，需根据病况调整剂量

肾脏替代治疗时的剂量

APD/CAPD	不被透析清除。与 GFR<10ml/min 时同剂量
HD	不被透析清除。与 GFR<10ml/min 时同剂量
HDF/HFD	透析清除力不详。与 GFR<10ml/min 时同剂量
CAV/VVHD	透析清除力不详。与 GFR=10～20ml/min 时同剂量

重要的药物相互作用

与其他药物合用的潜在风险

- 麻醉药：增强降压作用
- 镇痛药：与曲马多（tramadol）合用有增加惊厥发生的风险，与阿片类（opioids）合用能增强降压和镇静作用，与美沙酮（methadone）合用增加室性心律失常的风险
- 抗心律失常药：增加室性心律失常风险
- 抗菌药：环丙沙星（ciprofloxacin）可能增加本药浓度
- 抗抑郁药：氟伏沙明（fluvoxamine）会增加本药浓度；本药会增加三环类抗抑郁药（tricyclic antidepressants）浓度

- 抗癫痫药：具有拮抗作用，使惊厥阈值降低；卡马西平（carbamazepine）能加速本药代谢；与丙戊酸盐（valproate）合用能增加中性粒细胞减少风险
- 抗疟药：避免与蒿甲醚和本芴醇复方制剂（artemether-lumefantrine）合用
- 抗精神病药：与利培酮（risperidone）合用增加室性心律失常风险
- 抗病毒药：利托那韦（ritonavir）会降低本药浓度，合用时应考虑增加本药剂量
- 抗焦虑药和催眠药：增强镇静作用；当肌内注射的奥氮平与注射给药的苯二氮䓬类（benzodiazepines）合用时，能增加低血压、心动过缓和呼吸抑制风险
- 阿托西汀（atomoxetine）：增加室性心律失常风险
- 细胞毒性药物：与三氧化二砷（arsenic trioxide）合用增加室性心律失常风险

用法

溶液配制	用 2.1ml 注射用水配制
用法	口服，肌内注射
输注速度	-

喹硫平 Quetiapine

临床应用

- 治疗精神分裂症
- 治疗双相情感障碍中的躁狂症
- 治疗双相情感障碍中的抑郁症

肾功能正常时的剂量

- 精神分裂症：每日 50 ~ 750mg，分 2 次服用
- 双相情感障碍中的躁狂症 / 躁狂抑郁症：50 ~ 400mg，每日 2 次
- 双相情感障碍中的抑郁症：50 ~ 600mg，每日 1 次
- 延释制剂（XL）：精神分裂症 / 躁狂症 / 躁狂抑郁症剂量为 300 ~ 800mg，每日 1 次

药代动力学

分子量（Da）	883.1（富马酸盐）
蛋白结合率（%）	83
尿中原型药排泄率(%)	<5
分布容积（L/kg）	6 ~ 14
半衰期（h）：正常 / ESRF	（6 ~ 7）/ 不变

药物代谢

喹硫平在肝内经磺化氧化作用（sulfoxidation）及氧化作用进行广泛代谢，磺化氧化作用主要由 CYP3A4 介导。其主要代谢产物 N- 脱烷基喹硫平（norquetiapine）也由 CYP3A4 介导进一步代谢清除。服用放射性标记的喹硫平做示踪观察，可见不足 5% 的母体化合物出现在尿液及粪便中，约 73% 及 21% 的无活性代谢产物分别出现在尿液和粪便中〔译者注：norquetiapine 又名 N-desalkyl quetiapine（参阅 Winter HR, Earley WR, Hamer-Maansson JE, et al. J Child Adolesc Psychopharmacol, 2008, 18(1):81-98），故中文名译为 N- 脱烷基喹硫平，是喹硫平的一个重要活性代谢产物〕

肾功能（GFR，ml/min）受损时的剂量

20 ~ 50	与肾功能正常时同剂量。起始剂量 25mg/d，随后根据药物效应增加 25 ~ 50mg/d
10 ~ 20	与肾功能正常时同剂量。起始剂量 25mg/d，随后根据药物效应增加 25 ~ 50mg/d
<10	与肾功能正常时同剂量。起始剂量 25mg/d，随后根据药物效应增加 25 ~ 50mg/d

肾脏替代治疗时的剂量

APD/CAPD	透析清除力不详。与 GFR< 10ml/min 时同剂量
HD	透析清除力不详。与 GFR< 10ml/min 时同剂量
HDF/HFD	透析清除力不详。与 GFR< 10ml/min 时同剂量
CAV/ VVHD	透析清除力不详。与 GFR= 10 ~ 20ml/min 时同剂量

重要的药物相互作用

与其他药物合用的潜在风险

- 麻醉药：增强降压作用
- 镇痛药：与曲马多（tramadol）合用增加惊厥风险；与阿片类（opioids）合用增强降压及镇静作用；与美沙酮（methadone）合用能增加室性心律失常风险
- 抗心律失常药：增加室性心律失常风险

- 抗菌药：大环内酯类（macrolides）可能增加本药浓度，应避免合用
- 抗抑郁药：可能增加三环类抗抑郁药（tricyclic antidepressants）浓度
- 抗癫痫药：降低惊厥阈值；卡马西平（carbamazepine）及苯妥英（phenytoin）可加速本药代谢；丙戊酸盐（valproate）可能增加本药浓度
- 抗真菌药：咪唑类（imidazoles）及三唑类（triazoles）可能增加本药浓度，应避免合用
- 抗疟药：生产商建议避免与蒿甲醚和本芴醇复方制剂（artemether-lumefantrine）合用
- 抗精神病药：与利培酮（risperidone）合用可能增加室性心律失常风险
- 抗病毒药：阿扎那韦（atazanavir）、波西普韦（boceprevir）、达芦那韦（darunavir）、呋山那韦（fosamprenavir）、茚地那韦（indinavir）、洛匹那韦（lopinavir）、利托那韦（ritonavir）、沙奎那韦（saquinavir）、特拉匹韦（telaprevir）及替拉那韦（tipranavir）可能增加本药浓度，应避免合用
- 抗焦虑药和催眠药：增强镇静作用
- 阿托西汀（atomoxetine）：增加室性心律失常风险
- 细胞毒性药物：与三氧化二砷（arsenic trioxide）合用增加室性心律失常风险
- 葡萄柚汁（grapefruit juice）：可能增加本药浓度，应避免合用

用法

溶液配制	-
用法	口服
输注速度	-

其他信息

- 严重肾功能受损时，药物的血浆清除率下降 25%
- 食物能增加本药吸收，因此无论空腹或餐后服用本药，均应始终保持一致

帕利哌酮　Paliperidone

临床应用

非典型抗精神病药
- 治疗精神分裂症

肾功能正常时的剂量

- 口服：3 ~ 12mg，每日 1 次
- 肌内注射：25 ~ 150mg，每个月 1 次

药代动力学

分子量（Da）	426.5
蛋白结合率（%）	74
尿中原型药排泄率（%）	59
分布容积（L/kg）	487
半衰期（h）：正常 / ESRF	23/51

药物代谢

帕利哌酮是利培酮（risperidone）的活性代谢产物。在体内有脱烷基化、羟基化、脱氢化及苯并异噁唑断裂（benzisoxazole scission）4 条代谢途径，其中无一能代谢 6.5% 以上药量。投给 ^{14}C 标记的帕利哌酮，发现 59% 的药量以原型从尿液排泄，提示帕利哌酮并未在肝内经受广泛代谢。大约 80% 的放射活性能从尿液中检出，11% 从粪便中检出

肾功能（GFR，ml/min）受损时的剂量

50 ~ 80	口服：3mg，每日 1 次，根据药物效应增加剂量 肌内注射：维持剂量与肾功能正常时同剂量，负荷剂量减量
30 ~ 50	口服：每日 1.5mg，根据药物效应可增加至每日 3mg 肌内注射：无经验
10 ~ 30	口服：每日 1.5mg，根据药物效应可增加至每日 3mg 肌内注射：无经验
<10	口服：隔日 3mg，根据药物效应可增加至每日 3mg。慎用 肌内注射：无经验

肾脏替代治疗时的剂量

APD/CAPD	透析清除力不详。与 GFR<10ml/min 时同剂量
HD	透析清除力不详。与 GFR<10ml/min 时同剂量
HDF/HFD	透析清除力不详。与 GFR<10ml/min 时同剂量
CAV/ VVHD	透析清除力不详。与 GFR=10 ~ 30ml/min 时同剂量

重要的药物相互作用

与其他药物合用的潜在风险
- 麻醉药：增强降压作用
- 镇痛药：与曲马多（tramadol）合用增加惊厥风险；与阿片类镇痛药（opioid analgesics）合用增强降压和镇静作用；与美沙酮（methadone）合用增加室性心律失常风险
- 抗心律失常药：与延长 QT 间期的抗心律失常药合用增加室性心律失常风险
- 抗抑郁药：能增加三环类抗抑郁药（tricyclic antidepressants）浓度（可能增加室性心律失常风险）
- 抗癫痫药：拮抗抗惊厥作用（惊厥阈值降低）；与卡马西平（carbamazepine）合用降低本药浓度
- 抗疟药：生产商建议蒿甲醚和本芴醇复方制剂（artemether-lumefantrine）应避免与抗精神病药合用
- 抗精神病药：与利培酮（risperidone）合用可能增加室性心律失常的风险

● 抗病毒药：利托那韦（ritonavir）可能增加本药浓度
● 阿托西汀（atomoxetine）：增加室性心律失常风险
● 细胞毒性药物：与三氧化二砷（arsenic trioxide）合用增加室性心律失常风险

用法

溶液配制	-
用法	口服
输注速度	-

其他信息

● 肾衰竭时本药清除率降低 71%
● 由于缺乏经验，生产商建议 GFR< 10ml/min 时禁用本药

盐酸鲁拉西酮 Lurasidone hydrochloride

临床应用

非典型抗精神病药

● 治疗精神分裂症

肾功能正常时的剂量

37 ~ 148mg，每日 1 次

药代动力学

分子量（Da）	529.1
蛋白结合率（%）	99
尿中原型药排泄率（%）	19（原型 + 代谢产物）
分布容积（L/kg）	6000
半衰期（h）：正常 / ESRF（20 ~ 40）/-	

药物代谢

盐酸鲁拉西酮主要经过 CYP3A4 介导进行代谢。主要的生物转化途径为氧化 N- 脱烷基化（oxidative N-dealkylation）、降莰烷环羟基化（hydroxylation of nor-bornane ring）和 S- 氧化。盐酸鲁拉西酮代谢为两个活性代谢产物（ID-14283 和 ID-14326）和两个非活性代谢产物（ID-20219 和 ID-20220）。服用放射性标记的盐酸鲁拉西酮后，约 67% 的剂量出现于粪便中，19% 出现于尿液中。尿液中大部分为代谢产物，只有微量母体化合物

肾功能（GFR，ml/min）受损时的剂量

30 ~ 50	18.5 ~ 74mg，每日 1 次
15 ~ 30	18.5 ~ 74mg，每日 1 次
<15	18.5 ~ 74mg，每日 1 次。慎用

肾脏替代治疗时的剂量

APD/CAPD	可能不被透析清除。与 GFR<15ml/min 时同剂量
HD	可能不被透析清除。与 GFR<15ml/min 时同剂量
HDF/HFD	可能不被透析清除。与 GFR<15ml/min 时同剂量
CAV/VVHD	可能不被透析清除。与 GFR=15 ~ 30ml/min 时同剂量

重要的药物相互作用

与其他药物合用的潜在风险

● 麻醉药：与全身麻醉药合用增强降压作用

● 抗菌药：克拉霉素（clarithromycin）和泰利霉素（telithromycin）可能增加本药浓度，应避免合用；红霉素（erythromycin）可能增加本药浓度，合用时本药最大剂量为 74mg/d；利福平（rifampicin）会降低本药浓度，应避免合用

● 抗抑郁药：圣约翰草（St John's wort）可能降低本药浓度，应避免合用

● 抗癫痫药：本药拮抗抗惊厥作用；与卡马西平（carbamazepine）、磷苯妥英（fosphenytoin）、苯巴比妥（phenobarbital）、苯妥英（phenytoin）和扑米酮（primidone）合用可能降低本药浓度，应避免合用

● 抗真菌药：氟康唑（fluconazole）可能增加本药浓度，合用时本药最大剂量为 74mg/d；伊曲康唑（itraconazole）、酮康唑（ketoconazole）、泊沙康唑（posaconazole）和伏立康唑（voriconazole）可能增加本药浓度，应避免合用

● 抗精神病药：合用可能增加匹莫齐特（pimozide）浓度，增加毒性风险

● 抗病毒药：波西普韦（boceprevir）、茚地那韦（indinavir）、利托那韦（ritonavir）、沙奎那韦（saquinavir）和特拉匹韦（telaprevir）可能增加本药浓度，应避免合用

- 抗焦虑药和催眠药：本药能增强镇静作用；合用会增加咪达唑仑（midazolam）浓度
- 钙通道阻滞剂：合用会增强降压作用；地尔硫草（diltiazem）能增加本药浓度，维拉帕米（verapamil）可能增加本药浓度，合用时本药最大剂量为 74mg/d
- 可比司他（cobicistat）：可比司他可能增加本药浓度，应避免合用
- 葡萄柚汁（grapefruit juice）：应避免合用

用法

溶液配制	-
用法	口服
输注速度	-
注释	随餐服用

其他信息

- 生产商建议在终末期肾病（ESRD）患者中仅仅获益大于风险时才应用本药
- 可能增加血清肌酐水平和引起排尿困难
- 盐酸鲁拉西酮的血清浓度在轻度、中度、重度肾功能受损受试者中均有升高，药物暴露量分别升高 1.5 倍、1.9 倍和 2.0 倍

氨磺必利　Amisulpride

临床应用

治疗急性和慢性精神分裂症

肾功能正常时的剂量

每日 50 ~ 1200mg（如果剂量大于 300mg 需分次服用）；根据适应证调整剂量

药代动力学

分子量（Da）	369.5
蛋白结合率（%）	16
尿中原型药排泄率（%）	50
分布容积（L/kg）	5.8
半衰期（h）：正常 / ESRF	12/ 不变

药物代谢

氨磺必利的代谢较少，已发现两种无活性的代谢产物，大约占给药剂量的 4%。氨磺必利以原型从尿液排泄。静脉给药的 50% 通过尿液排泄，而这其中的 90% 是在最初 24 小时内排出的。肾功能受损（GFR 为 30 ~ 60ml/min）的患者，氨磺必利的药 - 时曲线下面积（AUC）会增加 2 倍；而 GFR 为 10 ~ 30ml/min 的患者，AUC 会增加 10 倍

肾功能（GFR，ml/min）受损时的剂量

30 ~ 60	常规剂量的 50%
10 ~ 30	常规剂量的 1/3。见"其他信息"
<10	慎用。从最小剂量开始使用，而后依据药物效应逐渐加量

肾脏替代治疗时的剂量

APD/CAPD	不被透析清除。与 GFR< 10ml/min 时同剂量
HD	少量被透析清除。与 GFR< 10ml/min 时同剂量
HDF/HFD	透析清除力不详。与 GFR< 10ml/min 时同剂量
CAV/VVHD	少量被透析清除。与 GFR= 10 ~ 30ml/min 时同剂量

重要的药物相互作用

与其他药物合用的潜在风险

- 乙醇（alcohol）：可能增强乙醇的中枢神经系统作用
- 麻醉药：增强降压作用
- 镇痛药：与曲马多（tramadol）合用，可增加惊厥风险；与阿片类（opioids）合用，可增强降压和镇静作用；与美沙酮（methadone）合用，可增加室性心律失常风险，应避免合用
- 抗心律失常药：与可延长 QT 间期的抗心律失常药合用，可能增加室性心律失常风险；应避免与胺碘酮（amiodarone）、丙吡胺（disopyramide）和普鲁卡因胺（procainamide）合用（有室性心律失常风险）
- 抗菌药：避免与红霉素（erythromycin）合用（增加室性心律失常风险）
- 抗抑郁药：增加三环类抗抑郁药（tricyclic antidepressants）的药物浓度
- 抗癫痫药：可拮抗抗惊厥作用
- 抗高血压药：增加低血压风险
- 抗疟药：避免与蒿甲醚和本芴醇复方制剂（artemether-lumefantrine）合用
- 抗精神病药：与氟哌利多（droperidol）、舍吲哚（sertindole）合用可增加室性心律失常风险，应避免合用
- 抗病毒药：利托那韦（ritonavir）可能增加本药浓度
- 抗焦虑药和催眠药：增强镇静作用
- 阿托西汀（atomoxetine）：增加室性心律失常风险

- β 受体拮抗药：与索他洛尔（sotalol）合用可增加室性心律失常风险
- 细胞毒性药物：与凡德他尼（vandetanib）合用可增加室性心律失常风险，应避免合用；与三氧化二砷（arsenic trioxide）合用会增加室性心律失常风险
- 利尿药：导致低钾血症时，可增加室性心律失常风险
- 喷他脒（pentamidine）：合用可增加室性心律失常风险，应避免合用

用法

溶液配制	-
用法	口服
输注速度	-

其他信息

肾功能不全时，药物清除半衰期不变，但系统清除率下降，可降至肾功能正常时的 1/3 ~ 2/5。在轻度肾衰竭（GFR=30 ~ 60ml/min）时，氨磺必利的药 - 时曲线下面积（AUC）会增加 2 倍，而在中度肾衰竭（GFR=10 ~ 30ml/min）时会增加 10 倍。肾功能受损时的临床用药经验有限，尚无剂量高于 50mg 的用药资料。因为缺少数据，生产商建议 GFR< 10ml/min 时避免应用此药

阿立哌唑 Aripiprazole

临床应用

非典型抗精神病药

- 治疗精神分裂症
- 治疗双相情感障碍抑郁症

肾功能正常时的剂量

- 口服：每日 10 ~ 30mg
- 肌内注射：初始 5.25 ~ 15mg，2 小时后再予 5.25 ~ 15mg，最多每日注射 3 次
- 深部肌内注射：400mg，每月 1 次
- 口服与肌内注射联合应用：每日剂量 30mg

药代动力学

分子量（Da）	448.4
蛋白结合率（%）	>99
尿中原型药排泄率（%）	<1
分布容积（L/kg）	4.9
半衰期（h）： 正常 / ESRF	（75，代谢作用较弱者为 146）/ 不变

药物代谢

阿立哌唑在肝内进行广泛代谢，有 3 种生物转换途径：脱氢、羟基化和 N- 脱烷基化。基于体外研究，CYP3A4 和 CYP2D6 酶主要负责阿立哌唑的脱氢和羟基化，而 N- 脱烷基化主要由 CYP3A4 酶催化。阿立哌唑是血循环中的主要药用成分。在稳态下，其活性代谢产物脱氢 - 阿立哌唑（dehydro-aripiprazole）在血浆中大约占阿立哌唑药 - 时曲线下面积（AUC）的 40%。在单次口服 ^{14}C 标记的阿立哌唑后，约 27% 的放射性物质出现在尿液中，约 60% 出现于粪便中。不足 1% 的原型阿立哌唑从尿液排泄，而约 18% 的原型从粪便排泄

肾功能（GFR，ml/min）受损时的剂量

20 ~ 50	与肾功能正常时同剂量
10 ~ 20	与肾功能正常时同剂量
<10	与肾功能正常时同剂量

肾脏替代治疗时的剂量

APD/CAPD	不被透析清除。与肾功能正常时同剂量
HD	不被透析清除。与肾功能正常时同剂量
HDF/HFD	可能不被透析清除。与肾功能正常时同剂量
CAV/VVHD	不被透析清除。与肾功能正常时同剂量

重要的药物相互作用

与其他药物合用的潜在风险

- 麻醉药：增强降压作用
- 镇痛药：与曲马多（tramadol）合用可增加惊厥风险；与阿片类（opioids）合用可增强降压及镇静作用
- 抗高血压药：可能增强降压作用
- 乙醇（alcohol）和其他作用于中枢神经系统的药物：增强镇静和其他相关副作用
- 抗心律失常药：与延长 QT 间期的抗心律失常药合用，可增加室性心律失常风险
- 抗菌药：利福布汀（rifabutin）和利福平（rifampicin）可能降低本药浓度，合用时需要增加本药剂量
- 抗抑郁药：氟西汀（fluoxetine）和帕罗西汀（paroxetine）可能抑制本药代谢，合用时需要减少本药剂量；圣约翰草（St John's wort）可能降低本药

浓度，合用时需要增加本药剂量；本药可增加三环类抗抑郁药（tricyclic antidepressants）的浓度

- 抗癫痫药：可拮抗抗惊厥作用；卡马西平（carbamazepine）能降低本药浓度，苯妥英（phenytoin）和苯巴比妥（phenobarbital）也可能有此作用，合用时均需增加本药剂量
- 抗真菌药：酮康唑（ketoconazole）可能抑制本药代谢，伊曲康唑（itraconazole）也可能有此作用，合用时均需减少本药剂量
- 抗疟药：避免与蒿甲醚和本芴醇复方制剂（artemether-lumefantrine）合用
- 抗病毒药：阿扎那韦（atazanavir）、呋山那韦（fosamprenavir）、茚地那韦（indinavir）、洛匹那韦（lopinavir）、利托那韦（ritonavir）和沙奎那韦（saquinavir）可能抑制本药代谢，合用时均需减少本药剂量；依非韦伦（efavirenz）和奈韦拉平（nevirapine）可能降低本药浓度，合用时需要增加本药剂量

- 抗焦虑药和催眠药：可增强本药镇静作用
- 阿托西汀（atomoxetine）：增加室性心律失常的风险
- 细胞毒性药物：与三氧化二砷（arsenic trioxide）合用增加室性心律失常的风险

用法

溶液配制	-
用法	口服，肌内注射
输注速度	-

其他信息

可引起 QT 间期延长

二、抗抑郁药

1. 三环类抗抑郁药

盐酸丙米嗪 Imipramine hydrochloride

临床应用

三环类抗抑郁药

肾功能正常时的剂量

25mg，最多每日3次，可增加至每日150～200mg；住院患者每日最大剂量为300mg

药代动力学

分子量（Da）	316.9
蛋白结合率（%）	95
尿中原型药排泄率（%）	5
分布容积（L/kg）	31
半衰期（h）：正常/ESRF	（9～28）/-

药物代谢

本药在肝内经历首过代谢，广泛地通过去甲基化作用生成其主要活性代谢产物地昔帕明（desipramine），亦即去甲丙米嗪（desmethylimipramine）。本药及地昔帕明的代谢途径包括羟基化和N-氧化反应。约80%从尿液排泄，20%经粪便排泄，主要以无活性代谢产物形式排泄。尿液中本药原型及地昔帕明的排泄率分别为5%和6%，只有少量药物经粪便排泄

肾功能（GFR，ml/min）受损时的剂量

20～50	与肾功能正常时同剂量
10～20	与肾功能正常时同剂量
<10	与肾功能正常时同剂量

肾脏替代治疗时的剂量

APD/CAPD	不被透析清除。与肾功能正常时同剂量
HD	不被透析清除。与肾功能正常时同剂量
HDF/HFD	不被透析清除。与肾功能正常时同剂量
CAV/VVHD	不被透析清除。与肾功能正常时同剂量

重要的药物相互作用

与其他药物合用的潜在风险

- 乙醇（alcohol）：合用增强镇静作用
- 镇痛药：曲马多（tramadol）能增加中枢神经系统毒性风险；与奈福泮（nefopam）合用可能增加副作用；与阿片类（opioids）合用可能增强镇静作用
- 抗心律失常药：胺碘酮（amiodarone）能增加室性心律失常风险，应避免合用；丙吡胺（disopyramide）、氟卡尼（flecainide）或普罗帕酮（propafenone）能增加室性心律失常风险；应避免与决奈达隆（dronedarone）合用
- 抗菌药：莫西沙星（moxifloxacin）能增加室性心律失常风险，应避免合用；泰利霉素（telithromycin）也可能增加室性心律失常风险
- 抗凝血药：可能改变香豆素类（coumarins）的抗凝作用

- 抗抑郁药：单胺氧化酶抑制剂（MAO-Is）和吗氯贝胺（moclobemide）能增加中枢神经系统兴奋性并升高血压，应避免合用；与选择性 5-HT 再摄取抑制剂（SSRIs）合用可能增加本药浓度；与西酞普兰（citalopram）和艾司西酞普兰（escitalopram）合用时增加室性心律失常风险，应避免合用；与沃替西汀（vortioxetine）合用可能增加惊厥的风险

- 抗癫痫药：合用能降低惊厥阈值；卡马西平（carbamazepine）、苯巴比妥（phenobarbital）能降低本药浓度，磷苯妥英（fosphenytoin）、苯妥英（phenytoin）和扑米酮（primidone）也可能降低本药浓度

- 抗疟药：避免与蒿甲醚和本芴醇复方制剂（artemether-lumefantrine），或哌喹和青蒿醇复方制剂（piperaquine-artenimol）合用

- 抗精神病药：与氟哌利多（droperidol）、氟奋乃静（fluphenazine）、氟哌啶醇（haloperidol）、匹莫齐特（pimozide）、舒必利（sulpiride）和珠氯噻醇（zuclopenthixol）合用会增加室性心律失常风险，应避免合用；与氯氮平（clozapine）和吩噻嗪类（phenothiazines）合用增强抗毒蕈碱作用；与抗精神病药合用会增加本药浓度

- 抗病毒药：沙奎那韦（saquinavir）能增加室性心律失常风险，应避免合用；利托那韦（ritonavir）可能增加本药浓度

- 阿托西汀（atomoxetine）：增加室性心律失常风险，并可能增加惊厥风险

- β 受体拮抗药：与索他洛尔（sotalol）合用增加室性心律失常风险；拉贝洛尔（labetalol）和普萘洛尔（propranolol）能增加本药浓度

- 可乐定（clonidine）：三环类抗抑郁药（tricyclic antidepressants）能拮抗降压作用；并增加可乐定撤药后高血压风险

- 达泊西汀（dapoxetine）：合用有可能增加 5-HT 能反应，应避免合用

- 多巴胺能类（dopaminergics）：避免与恩他卡朋（entacapone）合用；与司来吉兰（selegiline）和雷沙吉兰（rasagiline）合用有出现中枢神经系统毒性的报道

- 喷他脒（pentamidine）：增加室性心律失常风险

- 拟交感神经药：与肾上腺素（adrenaline）和去甲肾上腺素（noradrenaline）合用增加高血压和心律失常风险；哌甲酯（methylphenidate）可能抑制本药代谢

用法

用法	
溶液配制	-
用法	口服
输注速度	-

盐酸阿米替林　Amitriptyline hydrochloride

临床应用

三环类抗抑郁药

- 治疗抑郁症，尤其适用于需要镇静的患者
- 治疗神经性疼痛
- 预防偏头痛

肾功能正常时的剂量

每日 10～200mg，取决于适应证

药代动力学

分子量（Da）	313.9
蛋白结合率（%）	96
尿中原型药排泄率（%）	<2
分布容积（L/kg）	6～36
半衰期（h）：正常 / ESRF	（9～25）/ 不变

药物代谢

本药在肝内经历广泛的首过代谢，于 CYP3A4、CYP2C9 和 CYP2D6 的作用下脱甲基化生成主要的活性代谢产物去甲替林（nortriptyline）。本药的其他代谢途径还包括羟基化反应（被 CYP2D6 催化，可能生成活性代谢产物）和 N- 氧化反应。去甲替林也通过类似途径代谢。本药主要以代谢产物的游离或共轭形式从尿液排泄

肾功能（GFR，ml/min）受损时的剂量

20～50	与肾功能正常时同剂量
10～20	与肾功能正常时同剂量
<10	与肾功能正常时同剂量

肾脏替代治疗时的剂量

APD/CAPD	不被透析清除。与肾功能正常时同剂量
HD	不被透析清除。与肾功能正常时同剂量
HDF/HFD	透析清除力不详。与肾功能正常时同剂量
CAV/VVHD	不被透析清除。与肾功能正常时同剂量

重要的药物相互作用

与其他药物合用的潜在风险

- 乙醇（alcohol）：增强镇静作用
- 镇痛药：与曲马多（tramadol）合用，可增加中枢神经系统毒性；与奈福泮（nefopam）合用可能增加副作用；与阿片类（opioids）合用可能增强镇静作用
- 抗心律失常药：与胺碘酮（amiodarone）合用能增加室性心律失常风险，应避免合用；与丙吡胺（disopyramide）、氟卡尼（flecainide）或普罗帕酮（propafenone）合用也能增加室性心律失常风险；应避免与决奈达隆（dronedarone）合用
- 抗菌药：与莫西沙星（moxifloxacin）和迪拉马尼（delamanid）合用能增加室性心律失常风险，应避免合用
- 抗凝血药：可能改变香豆素类（coumarins）的抗凝作用
- 抗抑郁药：与度洛西汀（duloxetine）合用，可能增加 5-HT 能反应；与单胺氧化酶抑制剂（MAOIs）和吗氯贝胺（moclobemide）合用可增加中枢神经系统兴奋性和诱发高血压；选择性 5-HT 再摄取抑制剂（SSRIs）可能增加本药浓度；与西酞普兰（citalopram）和艾司西酞普兰（escitalopram）合用有增加室性心律失常的风险，应避免合用；与沃替西汀（vortioxetine）合用可能增加惊厥的风险；圣约翰草（St John's wort）能降低本药浓度

- 抗癫痫药：本药能降低惊厥域值；卡马西平（carbamazepine）、苯巴比妥（phenobarbital）能降低本药浓度，而磷苯妥英（fosphenytoin）、苯妥英（phenytoin）和扑米酮（primidone）可能降低本药浓度
- 抗疟药：避免与蒿甲醚和本芴醇复方制剂（artemether-lumefantrine）及哌喹和青蒿醇复方制剂（piperaquine-arteni-mol）同时应用
- 抗精神病药：增加室性心律失常风险，尤其与氟哌利多（droperidol）、氟奋乃静（fluphenazine）、氟哌啶醇（haloperidol）、匹莫齐特（pimozide）、舒必利（sulpiride）和珠氯噻醇（zuclopenthixol）合用时，应避免合用；与氯氮平（clozapine）和吩噻嗪类（phenothiazines）合用可增强抗毒蕈碱作用；抗精神病药可增加本药浓度
- 抗病毒药：与沙奎那韦（saquinavir）合用可增加室性心律失常风险，应避免合用；与利托那韦（ritonavir）合用浓度可能增加
- 阿托西汀（atomoxetine）：可增加室性心律失常风险，并可能增加惊厥风险
- β受体拮抗药：与索他洛尔（sotalol）合用可能增加室性心律失常风险
- 可乐定（clonidine）：三环类抗抑郁药（tricyclic antidepressants）可拮抗可乐定的降压作用；会增加可乐定撤药后高血压风险

- 细胞毒性药物：与三氧化二砷（arsenic trioxide）合用，可增加室性心律失常风险
- 达泊西汀（dapoxetine）：可能增加5-HT能反应，应避免合用
- 多巴胺能类（dopaminergics）：避免与恩他卡朋（entacapone）合用；有报道，与司来吉兰（selegiline）和雷沙吉兰（rasagiline）合用会出现中枢神经系统毒性
- 喷他脒（pentamidine）：增加室性心律失常风险
- 拟交感神经药：与肾上腺素（adrenaline）和去甲肾上腺素（noradrenaline）合用可增加高血压和心律失常风险；哌甲酯（methylphenidate）可能抑制本药代谢

用法

溶液配制	-
用法	口服
输注速度	-

其他信息

- 肾功能受损时要逐渐进行诱导治疗，以免头晕和直立性低血压发生
- 终止治疗时，药物需逐渐减停
- 本药的抗胆碱能副作用能引起尿潴留、困倦、口干、视力模糊和便秘

去甲替林　Nortriptyline

临床应用

三环类抗抑郁药

肾功能正常时的剂量

每日 10～150mg，单次或分次给药

药代动力学

分子量（Da）	263.4（盐酸盐形式为 299.8）
蛋白结合率（%）	95
尿中原型药排泄率（%）	<5
分布容积（L/kg）	15～23
半衰期（h）：正常 / ESRF	（25～38）/（15～66）

药物代谢

去甲替林是阿米替林（amitriptyline）的主要活性代谢产物，比阿米替林具有更长的血浆半衰期。去甲替林在肝内经历广泛的首过代谢，生成具有活性的 10-羟基去甲替林（10- hydroxynortriptyline）

肾功能（GFR，ml/min）受损时的剂量

20～50	与肾功能正常时同剂量
10～20	与肾功能正常时同剂量
<10	与肾功能正常时同剂量。从小剂量开始

肾脏替代治疗时的剂量

APD/CAPD	不被透析清除。与 GFR<10ml/min 时同剂量
HD	不被透析清除。与 GFR<10ml/min 时同剂量
HDF/HFD	透析清除力不详。与 GFR<10ml/min 时同剂量
CAV/VVHD	不被透析清除。与肾功能正常时同剂量

重要的药物相互作用

与其他药物合用的潜在风险

- 乙醇（alcohol）：增强镇静作用
- 镇痛药：与曲马多（tramadol）合用增加中枢神经系统毒性风险；与奈福泮（nefopam）合用可能增加副作用风险；与阿片类（opioids）合用可能增强镇静作用
- 抗心律失常药：与胺碘酮（amiodarone）合用增加室性心律失常风险，应避免合用；与丙吡胺（disopyramide）、氟卡尼（flecainide）或普罗帕酮（propafenone）合用增加室性心律失常风险；避免与决奈达隆（dronedarone）合用
- 抗菌药：与迪拉马尼（delamanid）和莫西沙星（moxifloxacin）合用增加室性心律失常风险，应避免合用；泰利霉素（telithromycin）可能也有此作用
- 抗凝血药：可能改变香豆素类（coumarins）的抗凝作用
- 抗抑郁药：与单胺氧化酶抑制剂（MAOIs）和吗氯贝胺（moclobemide）合用会升高中枢神经系统兴奋性和高血压，应避免合用；与选择性 5-HT 再摄取抑制剂（SSRIs）合用可能增加本药浓度；西酞普兰（citalopram）和艾司西酞普兰（escitalopram）能增加室性心律失常的风险，应避免合用；与沃替西汀（vortioxetine）合用会增加惊厥风险
- 抗癫痫药：降低惊厥阈值；卡马西平（carbamazepine）、磷苯妥英（fosphenytoin）和苯巴比妥（phenobarbital）能降低本药浓度，苯妥英（phenytoin）也可能有此作用

- 抗疟药：避免与蒿甲醚和本芴醇复方制剂（artemether-lumefantrine）或哌喹和青蒿醇复方制剂（piperaquine-art-enimol）合用
- 抗精神病药：增加室性心律失常的风险，特别是应避免与氟哌利多（dro-peridol）、氟哌啶醇（haloperidol）、匹莫齐特（pimozide）、利培酮（risperidore）和舒必利（sulpiride）合用；与氯氮平（clozapine）和吩噻嗪类（phenothiazines）合用增强抗毒蕈碱作用；抗精神病药能增加本药浓度
- 抗病毒药：与沙奎那韦（saquinavir）合用增加室性心律失常风险，应避免合用；与利托那韦（ritonavir）合用可能增加本药浓度
- 阿托西汀（atomoxetine）：增加室性心律失常风险，也可能增加惊厥风险
- β 受体拮抗药：与索他洛尔（sotalol）合用会增加室性心律失常风险
- 可乐定（clonidine）：三环类抗抑郁药（tricyclic antidepressants）拮抗降压作用；可乐定撤药后高血压风险增加
- 达泊西汀（dapoxetine）：可能增加5-HT 能反应，应避免合用
- 多巴胺能类（dopaminergics）：避免与恩他卡朋（entacapone）合用；与司来吉兰（selegiline）和雷沙吉兰（rasagiline）合用有导致中枢神经系统毒性的报道
- 喷他脒（pentamidine）：增加室性心律失常风险
- 拟交感神经药：与肾上腺素（adrena-line）和去甲肾上腺素（noradrenaline）合用增加高血压和心律失常风险；哌甲酯（methylphenidate）可能抑制本药代谢

用法

溶液配制	-
用法	口服
输注速度	-

其他信息

所有代谢产物均具有高亲脂性

多塞平 Doxepin

临床应用

三环类抗抑郁药

肾功能正常时的剂量

每日 25～300mg，剂量达 100mg 以上时分 3 次服用

药代动力学

分子量（Da）	315.8（盐酸盐）
蛋白结合率（%）	76
尿中原型药排泄率（%）	<3
分布容积（L/kg）	20
半衰期（h）：	（8～24）/
正常 / ESRF	（10～30）

药物代谢

55%～87% 的多塞平在肝内经历首过代谢，形成主要的活性代谢产物去甲基多塞平。多塞平主要以代谢产物形式（游离或共轭状态）从尿液排泄

肾功能（GFR，ml/min）受损时的剂量

20～50	与肾功能正常时同剂量
10～20	从小剂量起始，根据药物效应调整剂量
<10	从小剂量起始，根据药物效应调整剂量

肾脏替代治疗时的剂量

APD/CAPD	不被透析清除。与 GFR<10ml/min 时同剂量
HD	不被透析清除。与 GFR<10ml/min 时同剂量
HDF/HFD	透析清除力不详。与 GFR<10ml/min 时同剂量
CAV/VVHD	透析清除力不详。与 GFR=10～20ml/min 时同剂量

重要的药物相互作用

与其他药物合用的潜在风险

- 乙醇（alcohol）：增强镇静作用
- 镇痛药：与曲马多（tramadol）合用可增加中枢神经系统毒性风险；与奈福泮（nefopam）合用可能增加副作用风险；与阿片类（opioids）合用可能增强镇静作用
- 抗心律失常药：与胺碘酮（amiodarone）合用能增加室性心律失常风险，应避免合用；与丙吡胺（disopyramide）、氟卡尼（flecainide）或普罗帕酮（propafenone）合用能增加室性心律失常风险；应避免与决奈达隆（dronedarone）合用
- 抗菌药：与莫西沙星（moxifloxacin）合用会增加室性心律失常风险，应避免合用；与泰利霉素（telithromycin）合用可能增加室性心律失常风险
- 抗凝血药：可能改变香豆素类（coumarins）的抗凝作用
- 抗抑郁药：与单胺氧化酶抑制剂（MAOIs）和吗氯贝胺（moclobemide）合用会增加中枢神经系统兴奋性和高血压，应避免合用；与选择性 5-HT 再摄取抑制剂（SSRIs）合用可能增加本药浓度；与西酞普兰（citalopram）和艾司西酞普兰（escitalopram）合用会增加室性心律失常风险，应避免合用；与沃替西汀（vortioxetine）合用可能增加惊厥风险
- 抗癫痫药：惊厥阈值下降；卡马西平（carbamazepine）、苯巴比妥（phenobarbital）能降低本药浓度，磷苯妥英（fosphenytoin）、苯妥英（phenytoin）和扑米酮（primidone）也可能有此作用

- 抗疟药：应避免与蒿甲醚和本芴醇复方制剂（artemether-lumefantrine）或哌喹和青蒿醇复方制剂（piperaquine-artenimol）合用
- 抗精神病药：增加室性心律失常风险，与氟哌利多（droperidol）、氟奋乃静（fluphenazine）、氟哌啶醇（haloperidol）、匹莫齐特（pimozide）、利培酮（risperidone）、舒必利（sulpiride）和珠氯噻醇（zuclopenthixol）合用时尤易发生，应避免合用；与氯氮平（clozapine）和吩噻嗪类（phenothiazines）合用会增强抗毒蕈碱作用
- 抗病毒药：与沙奎那韦（saquinavir）合用增加室性心律失常风险，应避免合用；利托那韦（ritonavir）可能增加本药浓度
- 阿托西汀（atomoxetine）：增加室性心律失常风险，可能增加惊厥风险
- β受体拮抗药：与索他洛尔（sotalol）合用增加室性心律失常风险
- 可乐定（clonidine）：三环类抗抑郁药（tricyclic antidepressants）拮抗降压作用；增加可乐定撤药后高血压风险

- 多巴胺能类（dopaminergics）：避免与恩他卡朋（entacapone）合用；有报道与司来吉兰（selegiline）、雷沙吉兰（rasagiline）合用出现中枢神经系统毒性
- 喷他脒（pentamidine）：增加室性心律失常风险
- 拟交感神经药：与肾上腺素（adrenaline）、去甲肾上腺素（noradrenaline）合用增加高血压和心律失常风险；哌甲酯（methylphenidate）可能抑制本药代谢

用法

溶液配制	-
用法	口服
输注速度	-

其他信息

去甲基多塞平（活性代谢产物）的半衰期范围为 33～88 小时（平均 51 小时）

盐酸氯米帕明　Clomipramine hydrochloride

临床应用

- 抗抑郁
- 治疗恐怖症和强迫症
- 伴有发作性睡病（narcolepsy）的猝倒症（cataplexy）的辅助治疗

肾功能正常时的剂量

每日 10～250mg，猝倒症每日 10～75mg

药代动力学

分子量（Da）	351.3
蛋白结合率（%）	97.6
尿中原型药排泄率（%）	2
分布容积（L/kg）	12～17
半衰期（h）：正常 / ESRF	（12～36）/-

药物代谢

本药在肝内经历首过代谢，被广泛地去甲基化生成主要活性代谢产物去甲氯米帕明（desmethylclomipramine）。本药在血浆中的清除半衰期约为 21 小时，而去甲氯米帕明则更长，约 36 小时。本药和去甲氯米帕明的代谢途径包括羟基化和 N- 氧化反应。本药单次给药后，大约 2/3 从尿液排泄，主要以代谢产物形式（游离或共轭状态）排泄；剩余部分通过粪便排泄

肾功能（GFR，ml/min）受损时的剂量

20～50	与肾功能正常时同剂量
10～20	开始时小剂量，根据药物效应增加剂量
<10	开始时小剂量，根据药物效应增加剂量

肾脏替代治疗时的剂量

APD/CAPD	不被透析清除。与 GFR<10ml/min 时同剂量
HD	不被透析清除。与 GFR<10ml/min 时同剂量
HDF/HFD	透析清除力不详。与 GFR<10ml/min 时同剂量
CAV/ VVHD	不被透析清除。与 GFR=10～20ml/min 时同剂量

重要的药物相互作用

与其他药物合用的潜在风险

- 乙醇（alcohol）：增强镇静作用
- 镇痛药：曲马多（tramadol）有增加中枢神经系统毒性的风险；奈福泮（nefopam）可能增加副作用；阿片类（opioids）可能增强镇静作用
- 抗心律失常药：与胺碘酮（amiodarone）合用增加室性心律失常风险，应避免合用；与丙吡胺（disopyramide）、氟卡尼（flecainide）或普罗帕酮（propafenone）合用增加室性心律失常风险；避免与决奈达隆（dronedarone）合用
- 抗菌药：与迪拉马尼（delamanid）和莫西沙星（moxifloxacin）合用会增加室性心律失常风险，应避免合用；与泰利霉素（telithromycin）合用也可能增加室性心律失常风险
- 抗凝血药：可能改变香豆素类（coumarins）的抗凝作用
- 抗抑郁药：与度洛西汀（duloxetine）合用可能增加 5-HT 能反应；与单胺氧化酶抑制剂（MAOIs）和吗氯贝胺（moclobemide）合用会增加中枢神经

系统兴奋性和高血压；与选择性 5-HT 再摄取抑制剂（SSRIs）合用可能升高本药浓度；与西酞普兰（citalopram）和艾司西酞普兰（escitalopram）合用有室性心律失常风险，应避免合用；与沃替西汀（vortioxetine）合用可能增加惊厥风险

- 抗癫痫药：惊厥阈值降低；卡马西平（carbamazepine）、苯巴比妥（phenobarbital），可能还有磷苯妥英（fosphenytoin）、苯妥英（phenytoin）和扑米酮（primidone），能降低本药浓度
- 抗疟药：应避免与蒿甲醚和本芴醇复方制剂（artemether-lumefantrine）、或哌喹和青蒿醇复方制剂（piperaquine-artenimol）合用
- 抗精神病药：增加室性心律失常风险，与氟哌利多（droperidol）、氟奋乃静（fluphenazine）、氟哌啶醇（haloperidol）、匹莫齐特（pimozide）、舒必利（sulpiride）和珠氯噻醇（zuclopenthixol）合用时尤易发生，应避免合用；与利培酮（risperidone）合用增加室性心律失常风险；与氯氮平（clozapine）和吩噻嗪类（phenothiazines）合用会增强抗毒蕈碱作用；抗精神病药会增加本药浓度
- 抗病毒药：与沙奎那韦（saquinavir）合用增加室性心律失常风险，应避免合用；利托那韦（ritonavir）可能升高本药浓度
- 阿托西汀（atomoxetine）：增加室性心律失常风险，并可能增加惊厥风险
- β受体拮抗药：与索他洛尔（sotalol）合用增加室性心律失常风险

- 可乐定（clonidine）：三环类抗抑郁药（tricyclic antidepressants）拮抗可乐定的降压作用；增加可乐定撤药后高血压风险
- 细胞毒性药物：与三氧化二砷（arsenic trioxide）合用增加室性心律失常风险
- 达泊西汀（dapoxetine）：可能增加 5-HT 能反应，应避免合用
- 多巴胺能类（dopaminergics）：避免与恩他卡朋（entacapone）合用；与司来吉兰（selegiline）和雷沙吉兰（rasagiline）合用可能出现中枢神经系统毒性
- 亚甲蓝（methylthioninium）：增加中枢神经系统毒性风险，应尽可能避免合用
- 喷他脒（pentamidine）：增加室性心律失常风险
- 拟交感神经药：与肾上腺素（adrenaline）和去甲肾上腺素（noradrenaline）合用会增加高血压和心律失常风险；哌甲酯（methylphenidate）可能抑制本药代谢

用法

溶液配制	-
用法	口服
输注速度	-

其他信息

常规剂量的本药已被应用于维持性透析患者，但仍需警惕原型药及其活性代谢产物蓄积的可能

曲米帕明　Trimipramine

临床应用

三环类抗抑郁药

肾功能正常时的剂量

- 每日 50～300mg，分次服用
- 老年人：10～25mg，每日 3 次；半量足以作为维持剂量

药代动力学

分子量（Da）	410.5（马来酸盐）
蛋白结合率（%）	95
尿中原型药排泄率（%）	0
分布容积（L/kg）	31
半衰期（h）：正常 / ESRF	23/-

药物代谢

曲米帕明在肝内代谢生成主要活性代谢产物去甲基曲米帕明（desmethyltrimipramine）。曲米帕明主要以代谢产物形式从尿液排泄。

肾功能（GFR，ml/min）受损时的剂量

20～50	与肾功能正常时同剂量
10～20	与肾功能正常时同剂量
<10	与肾功能正常时同剂量

肾脏替代治疗时的剂量

APD/CAPD	不被透析清除。与肾功能正常时同剂量
HD	不被透析清除。与肾功能正常时同剂量
HDF/HFD	透析清除力不详。与肾功能正常时同剂量
CAV/ VVHD	透析清除力不详。与肾功能正常时同剂量

重要的药物相互作用

与其他药物合用的潜在风险

- 乙醇（alcohol）：增强镇静作用
- 镇痛药：与曲马多（tramadol）合用会增加中枢神经系统毒性风险；与奈福泮（nefopam）合用可能增加副作用风险；与阿片类（opioids）合用可能增强镇静作用
- 抗心律失常药：与胺碘酮（amiodarone）合用会增加室性心律失常风险，应避免合用；与丙吡胺（disopyramide）、氟卡尼（flecainide）或普罗帕酮（propafenone）合用会增加室性心律失常风险；应避免与决奈达隆（dronedarone）合用
- 抗菌药：与迪拉马尼（delamanid）、莫西沙星（moxifloxacin）合用会增加室性心律失常风险，应避免合用；与泰利霉素（telithromycin）合用可能增加室性心律失常风险
- 抗凝血药：可能改变香豆素类（coumarins）的抗凝作用
- 抗抑郁药：与单胺氧化酶抑制剂（MAOIs）及吗氯贝胺（moclobemide）合用可增加中枢神经系统兴奋性及高血压的发生，应避免合用；与 5-HT 再提取抑制剂（SSRIs）合用可增加本药浓度；与西酞普兰（citalopram）及艾司西酞普兰（escitalopram）合用有发生室性心律失常风险，应避免合用；与沃替西汀（vortioxetine）合用可能增加惊厥风险

- 抗癫痫药：降低惊厥阈值；卡马西平（carbamazepine）及苯巴比妥（phenobarbital）能降低本药浓度；磷苯妥英（fosphenytoin）、苯妥英（phenytoin）及扑米酮（primidone）也可能有此作用
- 抗疟药：避免与蒿甲醚和本芴醇复方制剂（artemether-lumefantrine）或哌喹和青蒿醇复方制剂（piperaquine-artenimol）合用
- 抗精神病药：与氟哌利多（droperidol）、氟奋乃静（fluphenazine）、氟哌啶醇（haloperidol）、匹莫齐特（pimozide）、舒必利（sulpiride）及珠氯噻醇（zuclopenthixol）合用可增加室性心律失常风险，应避免合用；与利培酮（risperidone）合用增加室性心律失常风险；与氯氮平（clozapine）及吩噻嗪类（phenothiazines）合用能增强抗毒蕈碱反应；抗精神病药可增加本药浓度
- 抗病毒药：与沙奎那韦（saquinavir）合用能增加室性心律失常风险，应避免合用；与利托那韦（ritonavir）合用可能增加本药浓度
- 阿托西汀（atomoxetine）：可增加室性心律失常风险，并可能增加惊厥风险
- β受体拮抗药：与索他洛尔（sotalol）合用可增加室性心律失常风险
- 可乐定（clonidine）：三环类抗抑郁药（tricyclic antidepressants）能拮抗降压作用；停用可乐定时会增加高血压风险
- 达泊西汀（dapoxetine）：有可能增加5-HT能反应，应避免合用
- 多巴胺能类（dopaminergics）：避免与恩他卡朋（entacapone）合用；据报道，与司来吉兰（selegiline）及雷沙吉兰（rasagiline）合用会产生中枢神经系统毒性
- 喷他脒（pentamidine）：增加室性心律失常风险
- 拟交感神经药：与肾上腺素（adrenaline）及去甲肾上腺素（noradrenaline）合用能增加高血压及心律失常风险；哌甲酯（methylphenidate）可能抑制本药代谢

用法

溶液配制	-
用法	口服
输注速度	-

洛非帕明 Lofepramine

临床应用

三环类抗抑郁药

肾功能正常时的剂量

每日 140～210mg，分 2～3 次服用

药代动力学

分子量（Da）	455.4（盐酸盐）
蛋白结合率（%）	99
尿中原型药排泄率（%）	主要为代谢产物
分布容积（L/kg）	大
半衰期（h）： 正常 / ESRF	（1.7～5）/-

药物代谢

洛非帕明在肝内代谢，从洛非帕明分子裂解出对氯代苯甲酰甲基团 p-chlorophenacyl group），生成去甲丙米嗪（desmethylimipramine，DMI），后者具有药理学活性。对氯代苯甲酰甲基团主要代谢为对氯苯甲酸（p-chlorobenzoic acid），然后与甘氨酸共轭。形成的共轭物主要通过尿液排泄。DMI 从粪便排泄

肾功能（GFR，ml/min）受损时的剂量

20～50	与肾功能正常时同剂量
10～20	与肾功能正常时同剂量
<10	从小剂量开始，缓慢调整剂量

肾脏替代治疗时的剂量

APD/CAPD	透析清除力不详。与 GFR< 10ml/ min 时同剂量
HD	透析清除力不详。与 GFR< 10ml/ min 时同剂量
HDF/HFD	透析清除力不详。与 GFR< 10ml/min 时同剂量
CAV/VVHD	透析清除力不详。与肾功能正常时同剂量

重要的药物相互作用

与其他药物合用的潜在风险

- 乙醇（alcohol）：增强镇静作用
- 镇痛药：与曲马多（tramadol）合用增加中枢神经系统毒性风险；与奈福泮（nefopam）合用可能增加副作用风险；与阿片类（opioids）合用可能增强镇静作用
- 抗心律失常药：与胺碘酮（amiodarone）合用增加室性心律失常的风险，应避免合用；与丙吡胺（disopyramide）、氟卡尼（flecainide）或普罗帕酮（propafenone）合用增加室性心律失常的风险；应避免与决奈达隆（dronedarone）合用
- 抗菌药：与莫西沙星（moxifloxacin）合用增加室性心律失常的风险，应避免合用；与泰利霉素（telithromycin）合用也可能有此风险
- 抗凝血药：可能增强或减弱香豆素类（coumarins）的抗凝作用
- 抗抑郁药：与单胺氧化酶抑制剂（MAOIs）和吗氯贝胺（moclobemide）合用有增加中枢神经系统兴奋和高血压的风险；与选择性 5-HT 再摄取抑制剂（SSRIs）合用可能增加本药浓度；与沃替西汀（vortioxetine）合用可能增加惊厥风险
- 抗癫痫药：降低惊厥阈值；与卡马西平（carbamazepine）、苯巴比妥（phenobarbital）和扑米酮（primidone）合用会降低本药浓度，与苯妥英（phenytoin）合用也可能有此作用
- 抗疟药：避免与蒿甲醚和本芴醇复方制剂（artemether-lumefantrine），或哌喹和青蒿醇复方制剂（piperaquine-artenimol）合用

- 抗精神病药：增加室性心律失常的风险，特别是与氟哌利多（droperidol）、氟哌啶醇（haloperidol）、匹莫齐特（pimozide）和舒必利（sulpiride）合用时更易发生，应避免合用；与氯氮平（clozapine）和吩噻嗪类（phenothiazines）合用能增强抗毒蕈碱作用；抗精神病药能增加本药浓度
- 抗病毒药：与沙奎那韦（saquinavir）合用增加室性心律失常的风险，应避免合用；利托那韦（ritonavir）可能增加本药浓度
- 阿托西汀（atomoxetine）：增加室性心律失常的风险；可能增加惊厥风险
- β受体拮抗药：与索他洛尔（sotalol）合用增加室性心律失常的风险
- 可乐定（clonidine）：三环类抗抑郁药（tricyclic antidepressants）能拮抗可乐定的降压作用；增加可乐定撤药后高血压风险
- 达泊西汀（dapoxetine）：有可能增强5-HT能作用，应避免合用
- 多巴胺能类（dopaminergics）：避免与恩他卡朋（entacapone）合用；与司来吉兰（selegiline）和雷沙吉兰（rasagiline）合用有发生中枢神经系统毒性的报道
- 喷他脒（pentamidine）：增加室性心律失常的风险
- 拟交感神经药：与肾上腺素（adrenaline）和去甲肾上腺素（noradrenaline）合用能增加高血压和心律失常风险；哌甲酯（methylphenidate）可能抑制本药代谢

用法

溶液配制	-
用法	口服
输注速度	-

其他信息

由于缺乏数据，生产商建议在严重肾功能受损时禁用本药

盐酸二苯噻庚英（度硫平）

Dosulepin hydrochloride (Dothiepin)

临床应用

三环类抗抑郁药

肾功能正常时的剂量

每日 50~225mg

药代动力学

分子量（Da）	331.9
蛋白结合率（%）	84
尿中原型药排泄率（%）	56（主要以代谢产物形式）
分布容积（L/kg）	45
半衰期（h）：正常 / ESRF	（14~24）/-

药物代谢

盐酸二苯噻庚英很容易在胃肠道吸收，在肝内经历广泛的首过代谢，通过去甲基化生成主要活性代谢产物去甲度硫平（desmethyldothiepin，也称 northiaden），也经 S- 氧化途径代谢。二苯噻庚英主要以代谢产物形式从尿液排泄，小部分经粪便排泄。有报道称二苯噻庚英的清除半衰期为 14~24 小时，其代谢产物的清除半衰期为 23~46 小时

肾功能（GFR，ml/min）受损时的剂量

20~50	与肾功能正常时同剂量
10~20	起始用小剂量，根据药物效应调整剂量
<10	起始用小剂量，根据药物效应调整剂量

肾脏替代治疗时的剂量

APD/CAPD	不被透析清除。与 GFR<10ml/min 时同剂量
HD	不被透析清除。与 GFR<10ml/min 时同剂量
HDF/HFD	透析清除力不详。与 GFR<10ml/min 时同剂量
CAV/VVHD	透析清除力不详。与 GFR=10~20ml/min 时同剂量

重要的药物相互作用

与其他药物合用的潜在风险

- 乙醇（alcohol）：增强镇静作用
- 镇痛药：与曲马多（tramadol）合用有增加中枢神经系统毒性的风险；与奈福泮（nefopam）合用可能增加副作用风险；与阿片类（opioids）合用可能增强镇静作用
- 抗心律失常药：与胺碘酮（amiodarone）合用增加室性心律失常风险，应避免合用；与丙吡胺（disopyramide）、决奈达隆（dronedarone）、氟卡尼（flecainide）和普罗帕酮（propafenone）合用增加室性心律失常风险，应避免合用
- 抗菌药：与莫西沙星（moxifloxacin）合用会增加室性心律失常风险，应避免合用；与泰利霉素（telithromycin）合用可能增加室性心律失常风险
- 抗凝血药：可能改变香豆素类（coumarins）的抗凝作用
- 抗抑郁药：与单胺氧化酶抑制剂（MAOIs）和吗氯贝胺（moclobemide）合用会增加中枢神经系统兴奋性和引起高血压，应避免合用；与选择性 5-HT 再摄取抑制剂（SSRIs）合用可能增加药物浓度；与西酞普兰（citalopram）和艾司西酞普兰（escitalopram）合用会增加室性心律失常风险，应避免合用；与沃替西汀（vortioxetine）合用可能增加惊厥风险

- 抗癫痫药：惊厥阈值下降；卡马西平（carbamazepine）和苯巴比妥（phenobarbital）能降低本药浓度，磷苯妥英（fosphenytoin）、苯妥英（phenytoin）和扑米酮（primidone）可能降低本药浓度
- 抗疟药：避免与蒿甲醚和本芴醇复方制剂（artemether-lumefantrine）或哌喹和青蒿醇复方制剂（piperaquine-artenimol）合用
- 抗精神病药：与氟哌利多（droperidol）、氟奋乃静（fluphenazine）、氟哌啶醇（haloperidol）、匹莫齐特（pimozide）、利培酮（risperidone）、舒必利（sulpiride）和珠氯噻醇（zuclopenthixol）合用会增加室性心律失常风险，应避免合用；与氯氮平（clozapine）、吩噻嗪类（phenothiazines）合用会增强抗毒蕈碱作用；抗精神病药能增加本药浓度
- 抗病毒药：与沙奎那韦（saquinavir）合用会增加室性心律失常风险，应避免合用；利托那韦（ritonavir）可能增加本药浓度
- 阿托西汀（atomoxetine）：增加室性心律失常风险，可能出现惊厥
- β受体拮抗药：与索他洛尔（sotalol）合用会增加室性心律失常风险

- 可乐定（clonidine）：三环类抗抑郁药（tricyclic antidepressants）拮抗可乐定的降压作用；增加可乐定撤药后高血压风险
- 达泊西汀（dapoxetine）：可能增加5-HT能反应，应避免合用
- 多巴胺能类（dopaminergics）：避免与恩他卡朋（entacapone）合用；有报道与司来吉兰（selegiline）和雷沙吉兰（rasagiline）合用会出现中枢神经系统毒性
- 喷他脒（pentamidine）：增加室性心律失常风险
- 拟交感神经药：与肾上腺素（adrenaline）和去甲肾上腺素（noradrenaline）合用增加高血压和心律失常风险；哌甲酯（methylphenidate）可能抑制本药代谢

用法

溶液配制	-
用法	口服
输注速度	-

其他信息

- 代谢产物具有活性，部分经肾排泄
- 代谢产物蓄积可导致过度镇静
- 25~50mg 通常有效，且无过度镇静

盐酸曲唑酮 Trazodone hydrochloride

临床应用

三环相关抗抑郁药（tricyclic-related antidepressant）

[译者注：盐酸曲唑酮是通过阻滞 5-HT 受体和抑制 5-HT 再摄取而发挥作用，本书将其归类为三环相关抗抑郁药，但并非经典三环类抗抑郁药（classical tricyclic antidepressants）（Int J Geriatr Psychiatry, 2004, 19:754-762）]

肾功能正常时的剂量

- 抑郁症：每日 100～300mg；住院患者最大剂量为每日 600mg，分次服用
- 焦虑症：每日 75～300mg

药代动力学

分子量（Da）	408.3
蛋白结合率（%）	89～95
尿中原型药排泄率（%）	<5
分布容积（L/kg）	1～2
半衰期（h）：正常 / ESRF	（5～13）/-

药物代谢

本药在肝内经过 CYP3A4 介导的 N- 氧化反应和羟基化反应进行代谢。其代谢产物间氯苯哌嗪（m-chlorophenylpiperazine）仍具有活性。本药几乎完全以代谢产物形式从尿液排泄

肾功能（GFR，ml/min）受损时的剂量

20～50	与肾功能正常时同剂量
10～20	与肾功能正常时同剂量。起始用小剂量，而后逐渐加量
<10	起始用小剂量，而后逐渐加量

肾脏替代治疗时的剂量

APD/CAPD	可能不被透析清除。与 GFR<10ml/min 时同剂量
HD	可能不被透析清除。与 GFR<10ml/min 时同剂量
HDF/HFD	透析清除力不详。与 GFR<10ml/min 时同剂量
CAV/ VVHD	透析清除力不详。与 GFR=10～20ml/min 时同剂量

重要的药物相互作用

与其他药物合用的潜在风险

- 乙醇（alcohol）：能增强镇静作用
- 抗抑郁药：应避免与单胺氧化酶抑制剂（MAOIs）及吗氯贝胺（moclobemide）合用
- 抗癫痫药：拮抗抗惊厥作用；卡马西平（carbamazepine）可降低本药浓度
- 抗疟药：生产商建议避免与蒿甲醚和本芴醇复方制剂（artemether-lumefantrine）或哌喹和青蒿醇复方制剂（piperaquine-artenimol）合用
- 抗病毒药：利托那韦（ritonavir）增加本药浓度；沙奎那韦（saquinavir）可增加室性心律失常风险，应避免合用；与特拉匹韦（telaprevir）合用可能增加本药浓度

用法

溶液配制	-
用法	口服
输注速度	-

其他信息

老年患者需用较小剂量

2. 单胺氧化酶抑制剂

苯乙肼 Phenelzine

临床应用

单胺氧化酶抑制剂（MAOIs）类抗抑郁药

肾功能正常时的剂量

15mg，每日 3 次；最大剂量为 30mg，每日 3 次

药代动力学

分子量（Da）	136（硫酸盐形式为 234.3）
蛋白结合率（%）	无数据
尿中原型药排泄率（%）	0.25 ~ 1.1
分布容积（L/kg）	无数据
半衰期（h）：正常 / ESRF	1.2/-

药物代谢

苯乙肼在肝内代谢，通过单胺氧化酶作用进行氧化，几乎完全以代谢产物形式从尿液排泄

肾功能（GFR，ml/min）受损时的剂量

20 ~ 50	与肾功能正常时同剂量
10 ~ 20	与肾功能正常时同剂量
<10	与肾功能正常时同剂量

肾脏替代治疗时的剂量

APD/CAPD	可能被透析清除。与肾功能正常时同剂量
HD	可能被透析清除。与肾功能正常时同剂量
HDF/HFD	可能被透析清除。与肾功能正常时同剂量
CAV/ VVHD	透析清除力不详。与肾功能正常时同剂量

重要的药物相互作用

与其他药物合用的潜在风险

- 乙醇（alcohol）：与某些酪胺（tyramine）的酒精或非酒精饮料同时服用会引起高血压危象
- α 受体拮抗药：避免与吲哚拉明（indoramin）合用，增强降压作用
- 镇痛药：与哌替啶（pethidine）、其他阿片类（opioids）、奈福泮（nefopam）合用可导致中枢神经系统兴奋或抑制，应避免合用；与曲马多（tramadol）合用会增加 5-HT 能反应及惊厥风险，应避免合用
- 抗抑郁药：增强中枢神经系统作用和毒性。应谨慎与所有抗抑郁药合用，包括变换治疗时的停药期（drug free periods）
- 抗癫痫药：拮抗抗惊厥作用；应用 MAOIs 时或停用 2 周内，应避免使用卡马西平（carbamazepine）
- 抗疟药：避免与蒿甲醚和本芴醇复方制剂（artemether-lumefantrine），或哌喹和青蒿醇复方制剂（piperaquine-artenimol）合用
- 抗精神病药：氯氮平（clozapine）增强本药作用
- 阿托西汀（atomoxetine）：应用本药时及停用本药 2 周内，应避免应用
- 安非他酮（bupropion）：应用 MAOIs 时或停用 2 周内，应避免使用
- 达泊西汀（dapoxetine）：合用会增加高血压危象风险，应避免合用
- 利尿药：避免与吲哚拉明（indoramin）合用

- 多巴胺能类（dopaminergics）：避免与恩他卡朋（entacapone）和托卡朋（tolcapone）合用；与左旋多巴（levodopa）和雷沙吉兰（rasagiline）合用可导致高血压危象，故在停用MAOIs 2周后方可使用；与司来吉兰（selegiline）合用可导致低血压
- 5-HT₁受体激动剂：与舒马普坦（sumatriptan）、利扎曲普坦（rizatriptan）和佐米曲普坦（zolmitriptan）合用有导致中枢神经系统毒性的风险，舒马普坦和利扎曲普坦在停用MAOIs 2周后方可使用
- 甲基多巴（methyldopa）：应避免合用
- 奥匹卡朋（opicapone）：应避免合用
- 拟交感神经药：与拟交感神经药物合用可致高血压危象，应避免与哌甲酯（methylphenidate）合用
- 丁苯那嗪（tetrabenazine）：有导致中枢神经系统兴奋和高血压的风险，应避免合用

用法

溶液配制	-
用法	口服
输注速度	-

吗氯贝胺　Moclobemide

临床应用

可逆的单胺氧化酶抑制剂（MAOIs）
- 治疗抑郁症
- 治疗社交恐惧症

肾功能正常时的剂量

- 抑郁症：每日 150～600mg，分次服用
- 社交恐惧症：300mg，每日 2 次

药代动力学

分子量（Da）	268.7
蛋白结合率（%）	50
尿中原型药排泄率（%）	<1
分布容积（L/kg）	1
半衰期（h）：	（2～4）/
正常 / ESRF	不变

药物代谢

主要在肝内进行广泛代谢，部分通过 CYP2C19 和 CYP2D 介导。吗氯贝胺的代谢产物和少量原型药从尿液排泄

肾功能（GFR，ml/min）受损时的剂量

20～50	与肾功能正常时同剂量
10～20	与肾功能正常时同剂量
<10	与肾功能正常时同剂量

肾脏替代治疗时的剂量

APD/CAPD	可能会被透析清除。与肾功能正常时同剂量
HD	可能会被透析清除。与肾功能正常时同剂量
HDF/HFD	可能会被透析清除。与肾功能正常时同剂量
CAV/VVHD	可能会被透析清除。与肾功能正常时同剂量

重要的药物相互作用

与其他药物合用的潜在风险

- 镇痛药：与右美沙芬（dextromethorphan）或哌替啶（pethidine）合用可能导致中枢神经系统兴奋或抑制，应避免合用。与阿片类镇痛药（opiod analgesics）合用可能导致中枢神经系统兴奋或抑制（译者注：本书将右美沙芬归类为镇痛药，但实际上它是镇咳药，并无镇痛作用）
- 抗抑郁药：应避免合用。与度洛西汀（duloxetine）合用可能增加 5-HT 能反应
- 抗疟药：避免与蒿甲醚和本芬醇复方制剂（artemether-lumefantrine），或哌喹和青蒿醇复方制剂（piperaquine-artenimol）合用
- 安非他酮（bupropion）：应避免合用
- 氯吡格雷（clopidogrel）：可能减弱抗血小板作用
- 多巴胺能类（dopaminergics）：与恩他卡朋（entacapone）合用需谨慎；增加左旋多巴（levodopa）的副作用；避免与司来吉兰（selegiline）合用
- 5-HT$_1$ 受体激动剂：与利扎曲普坦（rizatriptan）和舒马普坦（sumatriptan）合用会增加中枢神经系统毒性，应避免合用；与佐米曲普坦（zolmitriptan）合用会增加中枢神经系统毒性，应减少佐米曲普坦用量
- 奥匹卡朋（opicapone）：应避免合用
- 拟交感神经药（sympathomimetics）：有高血压危象风险

用法

溶液配制	-
用法	口服
输注速度	-
注释	餐后服用

其他信息

有发生低钠血症的报道（特别是在老年患者中），原因为抗利尿激素分泌失当（inappropriate secretion）

反苯环丙胺 Tranylcypromine

临床应用

单胺氧化酶抑制剂（MAOIs）类抗抑郁药

肾功能正常时的剂量

- 最初 10mg，每日 2 次，如果需要可以增加到每日 30mg
- 维持剂量：每日 10mg

药代动力学

分子量（Da）	364.5（作为硫酸盐）
蛋白结合率（%）	无数据
尿中原型药排泄率（%）	大多数为代谢产物
分布容积（L/kg）	3.09
半衰期（h）：正常/ESRF	2

药物代谢

反苯环丙胺大量地在肝内进行代谢，包括侧链的裂解及可能的共轭反应。主要以代谢产物形式经肾排泄

肾功能（GFR，ml/min）受损时的剂量

20~50	与肾功能正常时同剂量
10~20	与肾功能正常时同剂量
<10	与肾功能正常时同剂量

肾脏替代治疗时的剂量

APD/CAPD	透析清除力不详。与肾功能正常时同剂量
HD	透析清除力不详。与肾功能正常时同剂量
HDF/HFD	透析清除力不详。与肾功能正常时同剂量
CAV/VVHD	透析清除力不详。与肾功能正常时同剂量

重要的药物相互作用

与其他药物合用的潜在风险

- 乙醇：与某些含酪胺（tyramine）的酒精或非酒精饮料同时服用会引起高血压危象
- α 受体拮抗药：会增强降压作用；应避免与吲哚拉明（indoramin）合用
- 镇痛药：与哌替啶（pethidine）、其他阿片类（opioids）及奈福泮（nefopam）合用可导致中枢神经系统兴奋或抑制，应避免合用；服用曲马多（tramadol）可增强 5-HT 能反应和增加惊厥风险，应避免合用
- 抗菌药：利奈唑胺（linezolid）和特地唑胺（tedizolid）有增加高血压及中枢神经系统兴奋的风险，在停用单胺氧化酶抑制剂（MAOIs）2 周内应避免使用
- 抗抑郁药：合用会增强对中枢神经系统的作用和毒性。与所有抗抑郁药合用，包括变换治疗时的停药期（drug free periods），均需谨慎
- 抗糖尿病药：合用可能增加低血糖风险
- 抗癫痫药：拮抗抗惊厥作用；卡马西平（carbamazepine）应避免与 MAOIs 合用，在停用 MAOIs 2 周内也应避免使用
- 抗高血压药：合用会增强降压作用
- 抗疟药：避免与蒿甲醚和本芴醇复方制剂（artemether-lumefantrine）及哌喹和青蒿醇复方制剂（piperaquine-artenimol）合用
- 抗精神病药：氯氮平（clozapine）可增强本药作用
- 抗焦虑药：丁螺环酮（buspirone）应避免与 MAOIs 合用，在停用 MAOIs 后 2 周内也避免使用

- 阿托西汀（atomoxetine）：避免合用，停用MAOIs 2周内避免使用；合用增加惊厥风险
- 安非他酮（bupropion）：避免合用，停用MAOIs 2周内避免使用
- 达泊西汀（dapoxetine）：增加高血压危象风险，应避免合用
- 利尿药：增强降压作用；应避免与吲哚拉明（indoramin）合用
- 多巴胺能类（dopaminergics）：应避免与恩他卡朋（entacapone）、沙芬酰胺（safinamide）和托卡朋（tolcapone）合用；与左旋多巴（levodopa）和雷沙吉林（rasagiline）合用有增加高血压危象的风险，需在停用MAOIs 2周后使用；与司来吉兰（selegiline）合用可导致低血压
- 5-HT$_1$受体激动剂：舒马普坦（sumatriptan）、利扎曲坦（rizatriptan）和佐米曲普坦（zolmitriptan）有增加中枢神经系统毒性的风险，舒马普坦及利扎曲坦应避免在停用MAOIs 2周内使用

- 间羟胺（metaraminol）：合用有导致高血压危象的风险，避免在停用MAOIs 2周内使用
- 甲基多巴（methyldopa）：应避免合用
- 奥匹卡朋(opicapone)：应避免合用
- 拟交感神经药：有导致高血压危象的风险，应避免合用
- 丁苯那嗪（tetrabenazine）：有增加中枢神经系统兴奋和高血压的风险，应避免合用

用法

溶液配制	-
用法	口服
输注速度	-

3. 选择性 5- 羟色胺再摄取抑制剂

氟西汀　Fluoxetine

临床应用

选择性 5- 羟色胺再摄取抑制剂（SSRIs）类抗抑郁药

- 治疗抑郁症
- 治疗神经性贪食症
- 治疗强迫症

肾功能正常时的剂量

每日 20 ~ 60mg，取决于适应证

药代动力学

分子量（Da）	345.8（盐酸盐）
蛋白结合率（%）	94.5
尿中原型药排泄率（%）	<10
分布容积（L/kg）	20 ~ 40
半衰期（h）：正常 / ESRF	急性给药：（24 ~ 72）/ 不变 慢性给药：（4 ~ 6 日）/ 延长

药物代谢

氟西汀在肝内经 CYP2D6 酶介导进行广泛代谢，通过去甲基化作用生成其主要活性代谢产物去甲氟西汀（norfluoxetine 或 desmethylfluoxetine）。氟西汀的清除半衰期为 4 ~ 6 日，去甲氟西汀的清除半衰期为 4 ~ 16 日。主要（约 60%）从肾排泄

肾功能（GFR，ml/min）受损时的剂量

20 ~ 50	与肾功能正常时同剂量
10 ~ 20	与肾功能正常时同剂量
<10	使用小剂量或隔日给药，根据药物效应增加剂量

肾脏替代治疗时的剂量

APD/CAPD	不被透析清除。与 GFR< 10ml/min 时同剂量
HD	不被透析清除。与 GFR< 10ml/min 时同剂量
HDF/HFD	不被透析清除。与 GFR< 10ml/min 时同剂量
CAV/VVHD	不被透析清除。与 GFR= 10 ~ 20ml/min 时同剂量

重要的药物相互作用

与其他药物合用的潜在风险

- 镇痛药：与阿司匹林（aspirin）和非甾体抗炎药（NSAIDs）合用增加出血风险；与曲马多（tramadol）合用增加中枢神经系统毒性风险；合用可能增加美沙酮（methadone）浓度
- 抗心律失常药：合用能增加氟卡尼（flecainide）浓度
- 抗凝血药：可能增强香豆素类（coumarins）的抗凝作用；可能增加达比加群（dabigatran）的出血风险
- 抗抑郁药：避免与单胺氧化酶抑制剂（MAOIs）和吗氯贝胺（moclobemide）合用，因有增加药物毒性的风险；避免与圣约翰草（St John's wort）合用；与度洛西汀（duloxetine）和米氮平（mirtazapine）合用可能增加 5-HT 能反应；合用能增加三环类抗抑郁药（tricyclic antidepressants）的浓度；与色氨酸（tryptophan）合用能增加躁动和恶心等副作用；与沃替西汀（vortioxetine）合用可能增加惊厥风险

- 抗癫痫药：本药对抗癫痫药有拮抗作用（降低惊厥发作的阈值）；合用能增加卡马西平（carbamazepine）、磷苯妥英（fosphenytoin）和苯妥英（phenytoin）浓度
- 抗疟药：避免与蒿甲醚和本芴醇复方制剂（artemether-lumefantrine）及哌喹和青蒿醇复方制剂（piperaquine-artenimol）合用
- 抗精神病药：合用会增加氟哌啶醇（haloperidol）、氯氮平（clozapine）和利培酮（risperidone）浓度；合用可能抑制阿立哌唑（aripiprazole）代谢，需减少阿立哌唑用量；与氟哌利多（droperidol）和匹莫齐特（pimozide）合用会增加室性心律失常风险，应避免合用
- 抗病毒药：利托那韦（ritonavir）可能增加本药浓度
- 抗焦虑药和催眠药：合用能增加阿普唑仑（alprazolam）浓度
- 环孢素（ciclosporin）：合用可能增加环孢素浓度
- 氯吡格雷（clopidogrel）：合用可能减弱抗血小板作用
- 达泊西汀（dapoxetine）：合用可能增加 5-HT 能反应风险，应避免合用
- 多巴胺能类（dopaminergics）：与司来吉兰（selegiline）合用有增加高血压和中枢神经系统兴奋的风险，应避免合用；与雷沙吉兰（rasagiline）合用增加中枢神经系统毒性风险，应避免合用
- 激素拮抗剂：与他莫昔芬（tamoxifen）合用时，可能减少其活性代谢产物生成，应避免合用

- 5-HT₁ 受体激动剂：与舒马普坦（sumatriptan）合用有增加中枢神经系统毒性的风险；与那拉曲坦（naratriptan）合用可能增加 5-HT 能反应风险
- 锂（lithium）制剂：合用有增加中枢神经系统反应的风险（锂毒性）
- 亚甲蓝（methylthioninium）：有增加中枢神经系统毒性的风险，应尽量避免合用

用法

溶液配制	-
用法	口服
输注速度	-

其他信息

- 严重肾衰竭患者长期治疗可能发生药物蓄积（本药代谢产物经肾排泄）
- 有学者对 7 例血液透析患者进行了研究，所有的患者都接受氟西汀 20mg/d 治疗，共 8 周，结论为血液透析不影响氟西汀及其主要代谢产物的药代动力学 [Choong-Ki L, Var T, Blaine TW. Fluoxetine in depressed patients with renal failure and in depressed patients with normal kidney function. General Hosp Psychiatry. 1996；18(1): 8-13]
- 在英国，一些生产商将终末期肾病（ESRD）作为用药禁忌证，但是在美国并无此禁忌
- Drug Prescribing in Renal Failure, 5th edition, by Aronoff et al. 建议肾衰竭患者按正常剂量用药

帕罗西汀 Paroxetine

临床应用

抗抑郁药
- 治疗惊恐性障碍
- 治疗强迫症
- 治疗社交焦虑
- 治疗创伤后应激障碍

肾功能正常时的剂量

每日 10～60mg，取决于适应证

药代动力学

分子量（Da）	329.4
蛋白结合率（%）	95
尿中原型药排泄率（%）	<2
分布容积（L/kg）	13
半衰期（h）：正常 / ESRF	24/30

药物代谢

帕罗西汀广泛地在肝内代谢为无药物活性的代谢产物。经尿液排泄的原型药一般小于给药剂量的 2%，而代谢产物占给药剂量的 64% 左右。大约 36% 的给药剂量可能通过胆汁从粪便排泄，其中原型药不到剂量的 1%。帕罗西汀几乎完全被代谢清除

肾功能（GFR，ml/min）受损时的剂量

30～50	与肾功能正常时同剂量
10～30	每日 20mg，缓慢调整剂量
<10	每日 20mg，缓慢调整剂量

肾脏替代治疗时的剂量

APD/CAPD	可能不被透析清除。与 GFR<10ml/min 时同剂量
HD	不被透析清除。与 GFR<10ml/min 时同剂量
HDF/HFD	透析清除力不详。与 GFR<10ml/min 时同剂量
CAV/ VVHD	透析清除力不详。与 GFR=10～30ml/min 时同剂量

重要的药物相互作用

与其他药物合用的潜在风险
- 镇痛药：与阿司匹林（aspirin）及非甾体抗炎药（NSAIDs）合用增加出血风险；与曲马多（tramadol）合用增加中枢神经系统毒性风险；合用可能增加美沙酮（methadone）浓度
- 抗心律失常药：可能抑制普罗帕酮（propafenone）代谢（增加毒性风险）
- 抗凝血药：可能增强香豆素类（coumarins）的抗凝作用；与达比加群（dabigatran）合用可能增加出血风险
- 抗抑郁药：避免与单胺氧化酶抑制剂（MAOIs）及吗氯贝胺（moclobemide）合用（增加毒性风险）；避免与圣约翰草（St John's wort）合用；与度洛西汀（duloxetine）合用可能增强 5-HT 能反应；可增加三环类抗抑郁药（tricyclic antidepressants）浓度；与色氨酸（tryptophan）合用能导致激动和恶心
- 抗癫痫药：能拮抗抗癫痫作用（降低惊厥阈值），苯妥英（phenytoin）及苯巴比妥（phenobarbital）能降低本药浓度
- 抗疟药：避免与蒿甲醚和本芴醇复方制剂（artemether-lumefantrine）或哌喹和青蒿醇复方制剂（piperaquine-artenimol）合用

- 抗精神病药：增加氯氮平（clozapine）浓度，可能增加利培酮（risperidone）浓度；抑制羟哌氯丙嗪（perphenazine）代谢，合用时应减少羟哌氯丙嗪剂量；可能抑制阿立哌唑（aripiprazole）代谢，合用时应减少阿立哌唑剂量；阿塞那平（asenapine）可能增加本药浓度；与匹莫齐特（pimozide）合用增加室性心律失常风险，应避免合用
- 抗病毒药：达芦那韦（darunavir）及利托那韦（ritonavir）可能降低本药浓度
- β受体拮抗药：可能增加美托洛尔（metoprolol）浓度，增加房室传导阻滞风险，心功能不全患者应避免合用
- 达泊西汀（dapoxetine）：可能增加5-HT能反应，应避免合用
- 多巴胺能类（dopaminergics）：与司来吉兰（selegiline）合用会增加高血压及中枢神经系统兴奋风险，应避免合用；与雷沙吉兰（rasagiline）合用会增加中枢神经系统毒性风险，应避免合用
- 激素拮抗剂：可能减少他莫昔芬（tamoxifen）的活性代谢产物，应避免合用
- 5-HT$_1$受体激动剂：与舒马普坦（sumatriptan）合用能增加中枢神经系统毒性风险，应避免合用；与那拉曲坦（naratriptan）合用可能增加5-HT能反应风险
- 锂（lithium）制剂：增加中枢神经系统作用风险，合用应监测药物浓度
- 亚甲蓝（methylthioninium）：增加中枢神经系统毒性风险，如可能应避免合用

用法

溶液配制	-
用法	口服
输注速度	-

沃替西汀　Vortioxetine

临床应用

治疗抑郁症

肾功能正常时的剂量

5~20mg，每日1次

药代动力学

分子量（Da）	298.4（379.4 氢溴酸盐）
蛋白结合率（%）	98~99
尿中原型药排泄率（%）	59（代谢产物）
分布容积（L/kg）	2600
半衰期（h）： 正常 / ESRF	66/?

药物代谢

沃替西汀在肝内广泛代谢，主要通过 CYP2D6 催化、少量通过 CYP3A4/5 和 CYP2C9 催化进行氧化，随后与葡糖醛酸共轭。本药的主要代谢产物并无药理活性。约 2/3 无活性的沃替西汀代谢产物从尿液排泄，约 1/3 从粪便排泄。只有极少量的沃替西汀原型从粪便排泄

肾功能（GFR，ml/min）受损时的剂量

20~50	与肾功能正常时同剂量
10~20	与肾功能正常时同剂量。需谨慎使用
<10	与肾功能正常时同剂量。需谨慎使用

肾脏替代治疗时的剂量

APD/CAPD	不被透析清除。与 GFR<10ml/min 时同剂量
HD	不被透析清除。与 GFR<10ml/min 时同剂量
HDF/HFD	透析清除力不详。与 GFR<10ml/min 时同剂量
CAV/ VVHD	透析清除力不详。与 GFR=10~20ml/min 时同剂量

重要的药物相互作用

与其他药物合用的潜在风险

- 抗菌药：应避免与利奈唑胺（linezolid）合用；利福平（rifampicin）可降低本药浓度，合用需增加本药用量
- 抗抑郁药：与选择性 5-HT 再摄取抑制剂（SSRIs）和三环类抗抑郁药（tricyclic antidepressants）合用可能增加惊厥风险；应避免与吗氯贝胺（moclobemide）合用；与单胺氧化酶抑制剂（MAOIs）合用有增加高血压及中枢神经系统兴奋的风险，应避免合用
- 抗癫痫药：卡马西平（carbamazepine）、磷苯妥英（fosphenytoin）和苯妥英（phenytoin）会降低本药浓度，合用时应增加本药用量
- 抗疟药：与甲氟喹（mefloquine）合用可能增加惊厥风险；应避免与蒿甲醚和本芴醇复方制剂（artemether-lumefantrine）、哌喹和青蒿醇复方制剂（piperaquine-artenimol）合用
- 抗精神病药：与丁酰苯类（butyrophenones）、吩噻嗪类（phenothiazines）和噻吨类（thioxanthenes）合用可能增加惊厥风险
- 多巴胺能类（dopaminergics）：与雷沙吉兰（rasagiline）和司来吉兰（selegiline）合用有增加中枢神经系统兴奋和高血压的风险

用法

溶液配制	-
用法	口服
输注速度	-

其他信息

- 由于缺乏资料，生产商建议重度肾功能受损时慎用本药
- 给肾功能受损患者（用 Cockcroft-Gault 公式评估肾功能，轻度、中度及重度肾功能损害患者各 8 例）单次服用 10mg 沃替西汀，仅引起药物暴露量轻度增加（30%）
- 口服生物利用度为 75%

舍曲林　Sertraline

临床应用

选择性 5-HT 再摄取抑制剂（SSRIs）

- 治疗抑郁症
- 治疗创伤后应激障碍
- 治疗强迫症

肾功能正常时的剂量

每日 25～200mg，取决于治疗适应证

药代动力学

分子量（Da）	342.7（盐酸盐）
蛋白结合率（%）	>98
尿中原型药排泄率（%）	0
分布容积（L/kg）	25
半衰期（h）： 　正常 / ESRF	26/ 可能不变

药物代谢

本药在肝内经历广泛的首过代谢。主要通过去甲基化作用形成无活性的 N- 去甲基舍曲林（N-desmethylsertraline），多个细胞色素 P_{450} 同工酶参与此过程。随后进行进一步代谢并与葡糖苷酸结合。舍曲林主要以代谢产物形式从尿液和粪便等量排泄

肾功能（GFR，ml/min）受损时的剂量

20～50	与肾功能正常时同剂量
10～20	与肾功能正常时同剂量
<10	与肾功能正常时同剂量

肾脏替代治疗时的剂量

APD/CAPD	可能不被透析清除。与肾功能正常时同剂量
HD	不被透析清除，与肾功能正常时同剂量
HDF/HFD	透析清除力不详。与肾功能正常时同剂量
CAV/ VVHD	透析清除力不详，与肾功能正常时同剂量

重要的药物相互作用

与其他药物合用的潜在风险

- 镇痛药：与阿司匹林（aspirin）和非甾体抗炎药（NSAIDs）合用增加出血风险；与曲马多（tramadol）合用增加中枢神经系统毒性风险；合用可能增加美沙酮（methadone）浓度
- 抗凝血药：可能增强香豆素类（coumarins）的抗凝作用；可能增加达比加群（dabigatran）的出血风险
- 抗抑郁药：与单胺氧化酶抑制剂（MAOIs）和吗氯贝胺（moclobemide）合用会增加中枢神经系统毒性风险，舍曲林与 MAOIs 需彼此间隔 2 周才许应用；避免与圣约翰草（St John's wort）合用；与度洛西汀（duloxetine）合用可能增强 5-HT 能反应；合用会增加三环类抗抑郁药（tricyclic antidepressants）浓度；与沃替西汀（vortioxetine）合用可能增加惊厥风险
- 抗癫痫药：拮抗抗癫痫作用（降低惊厥阈值）；苯妥英（phenytoin）可能降低本药浓度，而本药可能增加苯妥英浓度
- 抗疟药：避免与蒿甲醚和本芴醇复方制剂（artemether-lumefantrine），或哌喹和青蒿醇复方制剂（piperaquine-artenimol）合用
- 抗精神病药：合用会增加氯氮平（clozapine）浓度；与氟哌利多（droperidol）合用会增加室性心律失常风险，与匹莫齐特（pimozide）合用也可能有此风险，均应避免合用

- 抗病毒药：达芦那韦（darunavir）可能降低本药浓度；合用可能增加利托那韦（ritonavir）浓度
- 环孢素（ciclosporin）：合用可能出现5-HT综合征（serotonin syndrome）
- 达泊西汀（dapoxetine）：可能增加5-HT能反应，应避免合用
- 多巴胺能类（dopaminergics）：与司来吉兰（selegiline）合用可增加高血压和中枢神经系统兴奋风险，应避免合用；与雷沙吉兰（rasagiline）合用可增加高血压和中枢神经系统兴奋风险，应避免合用
- 5-HT$_1$受体激动剂：与舒马普坦（sumatriptan）合用增加中枢神经系统毒性风险，应避免合用；与那拉曲坦（naratriptan）合用可能增加发生5-HT能反应风险

- 利奈唑胺（linezolid）：合用需谨慎
- 锂（lithium）制剂：增加中枢神经系统作用风险；有报道合用导致锂中毒
- 亚甲兰（methylthioninium）：合用有中枢神经系统毒性风险，尽可能避免合用

用法

溶液配制	-
用法	口服
输注速度	-

西酞普兰 Citalopram

临床应用

选择性 5-HT 再摄取抑制剂（SSRIs）类抗抑郁药
● 治疗抑郁症
● 治疗惊恐障碍

肾功能正常时的剂量

每日 10～40mg。口服滴剂：8～32mg（4 滴与 8mg 液体或 10mg 片剂等效）

药代动力学

分子量（Da）	324.4
蛋白结合率（%）	<80
尿中原型药排泄率（%）	12
分布容积（L/kg）	12.3
半衰期（h）：正常/ESRF	36/49.5

药物代谢

西酞普兰经过去甲基化、去氨基化和氧化生成有活性和无活性的代谢产物。西酞普兰去甲基化生成活性代谢产物去甲基西酞普兰（demethylcitalopram），此过程需要 CYP3A4、CYP2C19 及 CYP2D6 参与。去二甲基西酞普兰（didemethylcitalopram）也被证实为西酞普兰的另一种代谢产物。本药主要通过肝排泄（85%），其余通过肾排泄。约 12%的药物以原型从尿液排泄

肾功能（GFR，ml/min）受损时的剂量

20～50	与肾功能正常时同剂量
10～20	与肾功能正常时同剂量
<10	与肾功能正常时同剂量。需谨慎使用

肾脏替代治疗时的剂量

APD/CAPD	可能不被透析清除。与 GFR<10ml/min 时同剂量
HD	不被透析清除。与 GFR<10ml/min 时同剂量
HDF/HFD	不被透析清除。与 GFR<10ml/min 时同剂量
CAV/VVHD	可能不被透析清除。与肾功能正常时同剂量

重要的药物相互作用

与其他药物合用的潜在风险
● 镇痛药：与阿司匹林（aspirin）和非甾体抗炎药（NSAIDs）合用能增加出血风险；与曲马多（tramadol）合用会增加中枢神经系统毒性风险
● 抗心律失常药：与胺碘酮（amiodarone）、丙吡胺（disopyramide）和决奈达隆（dronedarone）合用增加室性心律失常的风险，应避免合用
● 抗菌药：与泰利霉素（telithromycin）合用可能增加室性心律失常风险
● 抗凝血药：可能增强香豆素类（coumarins）的抗凝作用；与达比加群（dabigatran）合用可能增加出血风险
● 抗抑郁药：避免与单胺氧化酶抑制剂（MAOIs）和吗氯贝胺（moclobemide）合用，因能增加毒性风险；避免与圣约翰草（St John's wort）合用；与达泊西汀（dapoxetine）和度洛西汀（duloxetine）合用可能增强 5-HT能反应；可增加三环类抗抑郁药（tricyclic antidepressants）浓度；与色氨酸（tryptophan）合用会导致躁动和恶心；与沃替西汀（vortioxetine）合用可能增加惊厥的风险

- 抗癫痫药：惊厥阈值降低
- 抗组胺药：与咪唑斯汀（mizolastine）合用有增加室性心律失常的风险，应避免合用
- 抗疟药：避免与蒿甲醚和本芴醇复方制剂（artemether-lumefantrine）、哌喹和青蒿醇复方制剂（piperaquine-artenimol）合用；与氯喹（chloroquine）和奎宁（quinine）合用可能增加室性心律失常风险
- 抗精神病药：可能增加氯氮平（clozapine）浓度；避免与匹莫齐特（pimozide）合用，因会延长 QT 间期；与氟哌啶醇（haloperidol）和匹莫齐特合用有增加室性心律失常的风险，应避免合用
- 抗病毒药：利托那韦（ritonavir）可能增加本药浓度
- β 受体拮抗药：与索他洛尔（sotalol）合用有增加室性心律失常的风险
- 多巴胺能类（dopaminergics）：避免与司来吉兰（selegiline）合用；与雷沙吉兰（rasagiline）合用会增加中枢神经系统毒性风险

- 5-HT₁ 受体激动剂：增加中枢神经系统毒性风险，应避免合用；与那拉曲坦（naratriptan）合用可能增加 5-HT 能反应风险
- 利奈唑胺（linezolid）：合用需小心，可能增加副作用风险
- 锂（lithium）制剂：能增加中枢神经系统副作用风险
- 亚甲蓝（methylthioninium）：能增加中枢神经系统毒性风险，如可能应避免合用

用法

溶液配制	-
用法	口服
输注速度	-

其他信息

- 只有 1% 的药物被血液透析清除
- 严重肾衰竭可降低西酞普兰清除率
- 由于缺乏生产商提供的信息，需谨慎使用
- 有 QT 间期延长和室性心律失常风险。老年人、CYP2C19 酶缺乏者和肝衰竭患者的最大剂量为每日 20mg

艾司西酞普兰 Escitalopram

临床应用

选择性 5-HT 再摄取抑制剂（SSRIs）类抗抑郁药

- 治疗抑郁症
- 治疗恐惧及社交焦虑症

肾功能正常时的剂量

- 抗抑郁：每日 10～20mg
- 恐惧及社交焦虑症：5～20mg
- 超过 65 岁的患者：每日最大剂量为 10mg

药代动力学

分子量（Da）	414.4（草酸盐）
蛋白结合率（%）	<80
尿中原型药排泄率（%）	8
分布容积（L/kg）	12～16
半衰期（h）：	（22～32）/
正常 / ESRF	轻度增加

药物代谢

艾司西酞普兰在肝内代谢，生成去甲基化和去二甲基化代谢产物〔译者注：即左旋去甲基西酞普兰（S-DCT）和左旋去二甲基西酞普兰（S-DDCT）〕。2 种代谢产物均具有药理活性。另外，分子中的氮可被氧化生成 N- 氧化代谢产物。其母体化合物和代谢产物都可以部分地与葡糖苷酸结合而排出。多次给药后，去甲基化和去二甲基化代谢产物的平均血药浓度分别是艾司西酞普兰浓度的 28%～31%、低于 5%。艾司西酞普兰主要由 CYP2C19 酶介导转换成去甲基化代谢产物，CYP3A4 和 CYP2D 酶也可能参与此代谢。此主要代谢产物比其母体药具有更长的半衰期。艾司西酞普兰及其主要代谢产物可由肝和肾双通路清除，绝大部分以代谢产物形式从尿液排泄

肾功能（GFR，ml/min）受损时的剂量

30～50	与肾功能正常时同剂量
10～30	与肾功能正常时同剂量，小剂量起始，缓慢加量
<10	与肾功能正常时同剂量，小剂量起始，缓慢加量

肾脏替代治疗时的剂量

APD/CAPD	可能不被透析清除。与 GFR< 10ml/min 时同剂量
HD	不被透析清除。与 GFR< 10ml/min 时同剂量
HDF/HFD	透析清除力不详。与 GFR< 10ml/min 时同剂量
CAV/VVHD	可能不被透析清除。与 GFR= 10～30ml/min 时同剂量

重要的药物相互作用

与其他药物合用的潜在风险

- 镇痛药：与阿司匹林（aspirin）和非甾体抗炎药（NSAIDs）合用增加出血风险；与曲马多（tramadol）合用增加中枢神经系统毒性风险
- 抗心律失常药：与胺碘酮（amiodarone）、丙吡胺（disopyramide）和决奈达隆（dronedarone）合用有增加室性心律失常的风险，应避免合用
- 抗菌药：与静脉用红霉素（erythromycin）、莫西沙星（moxifloxacin）、喷他脒（pentamidine）和泰利霉素（telithromycin）合用会增加室性心律失常风险
- 抗凝血药：可能增强香豆素类（coumarins）的抗凝作用；可能增加达比加群（dabigatran）的出血风险

- 抗抑郁药：与单胺氧化酶抑制剂（MAOIs）合用可能增加毒性，应避免合用；与吗氯贝胺（moclobemide）合用增加中枢神经系统毒性风险，应避免合用；避免与圣约翰草（St John's wort）合用；与达泊西汀（dapoxetine）和度洛西汀（duloxetine）合用可能增加 5-HT 能反应风险；合用能增加三环类抗抑郁药（tricyclic antidepressants）浓度；与色氨酸（tryptophan）合用可能出现激动（agitation）和恶心；与雷沙吉兰（rasagiline）合用有增加中枢神经系统毒性的风险；与沃替西汀（vortioxetine）合用可能增加惊厥风险
- 抗癫痫药：合用会降低惊厥阈值
- 抗组胺药：与咪唑斯汀（mizolastine）合用有增加室性心律失常的风险，应避免合用
- 抗疟药：避免与蒿甲醚和本芴醇复方制剂（artemether-lumefantrine）或哌喹和青蒿醇复方制剂（piperaquine-artenimol）合用；与氯喹（chloroquine）和奎宁（quinine）合用可能增加室性心律失常风险
- 抗精神病药：与氟哌啶醇（haloperidol）、吩噻嗪类（phenothiazines）和匹莫齐特（pimozide）合用可能增加室性心律失常风险，应避免合用
- 抗病毒药：利托那韦（ritonavir）可能增加本药浓度
- β 受体拮抗药：与索他洛尔（sotalol）合用有增加室性心律失常的风险，应避免合用
- 多巴胺能类（dopaminergics）：避免与司来吉兰（selegiline）合用；与雷沙吉兰（rasagiline）合用增加中枢神经系统毒性风险
- 5-HT$_1$ 受体激动剂：与舒马普坦（sumatriptan）合用增加中枢神经系统毒性风险；与那拉曲坦（naratriptan）合用可能增加 5-HT 能反应风险
- 利奈唑胺（linezolid）：合用需谨慎，可能增加药物副作用
- 锂（lithium）制剂：增加中枢神经系统反应风险
- 亚甲蓝（methylthioninium）：增加中枢神经系统毒性风险，尽可能避免合用

用法

溶液配制	-
用法	口服
输注速度	-
注释	口服滴剂：20 滴 =10mg

其他信息

- 本药是西酞普兰（citalopram）的一个异构体
- 服用本药有 QT 间期延长和室性心律失常风险

马来酸氟伏沙明 Fluvoxamine maleate

临床应用

选择性 5-HT 再摄取抑制剂（SSRIs）类抗抑郁药

- 治疗抑郁症
- 治疗强迫症

肾功能正常时的剂量

- 每日 50 ~ 300mg（剂量大于 150mg 时需分次服用）
- 抑郁症：通常维持剂量为每日 100mg
- 强迫症：通常维持剂量为每日 100 ~ 300mg

药代动力学

分子量（Da）	434.4
蛋白结合率（%）	80
尿中原型药排泄率（%）	2
分布容积（L/kg）	25
半衰期（h）：	（13 ~ 15）/
正常 / ESRF	不变

药物代谢

本药在肝内通过 CYP2D6 作用发生广泛的生物转化，以氧化脱甲基化作用为主生成至少 9 种代谢产物。其中 2 种主要代谢产物几乎不具有药理学活性，其他的代谢产物也可能无活性。该药主要从尿液排泄，2% 以原型排泄

肾功能（GFR，ml/min）受损时的剂量

30 ~ 50	与肾功能正常时同剂量
10 ~ 30	与肾功能正常时同剂量
<10	与肾功能正常时同剂量，但需缓慢调整剂量

肾脏替代治疗时的剂量

APD/CAPD	不被透析清除。与 GFR< 10ml/min 时同剂量
HD	不被透析清除。与 GFR< 10ml/min 时同剂量
HDF/HFD	不被透析清除。与 GFR< 10ml/min 时同剂量
CAV/VVHD	透析清除力不详。与肾功能正常时同剂量

重要的药物相互作用

与其他药物合用的潜在风险

- 氨茶碱（aminophylline）和茶碱（theophylline）：合用时氨茶碱和茶碱的药物浓度增加，应避免合用。如果无法避免，可将氨茶碱或茶碱的剂量减半，并监测药物浓度
- 镇痛药：与阿司匹林（aspirin）和非甾体抗炎药（NSAIDs）合用能增加出血风险；与曲马多（tramadol）合用能增加中枢神经系统毒性风险；合用可能增加美沙酮（methadone）浓度
- 抗心律失常药：与美西律（mexiletine）合用增加本药毒性风险
- 抗凝血药：可能增强香豆素类（coumarins）的抗凝作用；可能增加达比加群（dabigatran）的出血风险
- 抗抑郁药：避免与瑞波西汀（reboxetine）、单胺氧化酶抑制剂（MAOIs）、吗氯贝胺（moclobemide）和圣约翰草（St John's wort）合用；与米氮平（mirtazapine）合用可能增加 5-HT 能反应风险；本药能抑制度洛西汀（duloxetine）代谢，应避免合用；合用能增加三环类抗抑郁药（tricyclic antidepressants）浓度；合用会抑制阿戈美拉汀（agomelatine）的代谢；与沃替西汀（vortioxetine）合用可能增加惊厥风险

- 抗癫痫药：合用降低惊厥阈值；合用增加卡马西平（carbamazepine）、磷苯妥英（fosphenytoin）和苯妥英（phenytoin）浓度
- 抗疟药：避免与蒿甲醚和本芴醇复方制剂（artemether-lumefantrine），或哌喹和青蒿醇复方制剂（piperaquine-artenimol）合用
- 抗精神病药：合用能增加阿塞那平（asenapine）、氟哌啶醇（haloperidol）、氯氮平（clozapine）和奥氮平（olanzapine）的浓度；与氟哌利多（droperidol）合用会增加室性心律失常风险，与匹莫齐特（pimozide）合用也可能如此，均应避免合用
- 抗病毒药：利托那韦（ritonavir）可能增加本药浓度
- 环孢素（ciclosporin）：合用可能增加环孢素浓度
- 氯吡格雷（clopidogrel）：可能减弱抗血小板作用
- 细胞毒性药物：合用会增加泊马度胺（pomalidomide）浓度
- 达泊西汀（dapoxetine）：合用可能增加 5-HT 能反应风险，应避免合用
- 多巴胺能类（dopaminergics）：与雷沙吉兰（rasagiline）合用会增加中枢神经系统毒性风险，应避免合用；与司来吉兰（selegiline）合用有增加高血压和中枢神经系统兴奋的风险，应避免合用

- 5-HT$_1$ 受体激动剂：与舒马普坦（sumatriptan）合用有增加中枢神经系统毒性的风险；与那拉曲坦（naratriptan）合用可能增加 5-HT 能反应风险；合用抑制夫罗曲坦（frovatriptan）代谢；合用可能抑制佐米曲普坦（zolmitriptan）代谢，需减少佐米曲普坦剂量
- 利奈唑胺（linezolid）：合用需谨慎，可能增加副作用风险
- 锂（lithium）制剂：增加中枢神经系统作用风险，需监测药物浓度
- 褪黑素（melatonin）：合用会增加褪黑素浓度，应避免合用
- 亚甲蓝（methylthioninium）：会增加中枢神经系统毒性风险，尽可能避免合用
- 肌肉松弛药：与替扎尼定（tizanidine）合用有增加药物毒性的风险，应避免合用
- 吡非尼酮（pirfenidone）：合用会增加吡非尼酮浓度，应避免合用

用法

溶液配制	-
用法	口服
输注速度	-

4. 选择性去甲肾上腺素再摄取抑制剂

瑞波西汀 Reboxetine

临床应用

抗抑郁药

肾功能正常时的剂量

4 ~ 5mg，每日 2 次；每日最大剂量为 12mg

药代动力学

分子量（Da）	409.5（甲磺酸盐）
蛋白结合率（%）	97（老年人 92%）
尿中原型药排泄率（%）	10
分布容积（L/kg）	26 ~ 63
半衰期（h）：正常 / ESRF	13/26

药物代谢

体外研究显示，瑞波西汀主要通过 CY-P3A4 介导进行代谢，已确认的主要代谢途径有脱烷基化、羟基化及氧化，随后与葡糖苷酸或硫酸盐共轭。药物清除主要通过尿液（78%），10% 以原型排出

肾功能（GFR，ml/min）受损时的剂量

20 ~ 50	与肾功能正常时同剂量
10 ~ 20	2mg，每日 2 次，根据药物效应调整剂量
<10	2mg，每日 2 次，根据药物效应调整剂量

肾脏替代治疗时的剂量

APD/CAPD	透析清除力不详。与 GFR<10ml/min 时同剂量
HD	透析清除力不详。与 GFR<10ml/min 时同剂量
HDF/HFD	透析清除力不详。与 GFR<10ml/min 时同剂量
CAV/ VVHD	透析清除力不详。与 GFR=10 ~ 20ml/min 时同剂量

重要的药物相互作用

与其他药物合用的潜在风险

- 抗菌药：避免与大环内酯类（macrolides）和利奈唑胺（linezolid）合用
- 抗抑郁药：与单胺氧化酶抑制剂（MAOIs）合用有增加药物毒性的风险，应避免合用；避免与氟伏沙明（fluvoxamine）合用
- 抗真菌药：避免与咪唑类（imidazoles）、三唑类（triazoles）合用
- 抗疟药：避免与蒿甲醚和本芴醇复方制剂（artemether-lumefantrine），或哌喹和青蒿醇复方制剂（piperaquine-artenimol）合用
- 环孢素（ciclosporin）：因高浓度的瑞波西汀抑制 CYP3A4 和 CYP2D6，故应谨慎使用

用法

溶液配制	-
用法	口服
输注速度	-

5. 选择性 5- 羟色胺及去甲肾上腺素再摄取抑制剂

文拉法辛　Venlafaxine

临床应用

抗抑郁药

- 治疗抑郁症
- 治疗广泛性焦虑症
- 治疗惊恐症

肾功能正常时的剂量

- 抑郁症：37.5 ~ 187.5mg，每日 2 次
- 延释制剂（XL）：每日 75 ~ 375mg
- 广泛性焦虑症：75 ~ 225mg，每日 1 次
- 惊恐症：每日 37.5 ~ 225mg

药代动力学

分子量（Da）	277（盐酸盐形式为 313.9）
蛋白结合率（%）	27
尿中原型药排泄率（%）	5
分布容积（L/kg）	7.5
半衰期（h）：正常 / ESRF	5/［6 ~ 8（XL：9 ~ 21）］

药物代谢

文拉法辛在肝内经历广泛的首过代谢，转变为活性代谢产物 O- 去甲基文拉法辛（O-desmethylvenlafaxine），此代谢主要由 CYP2D6 介导，CYP3A4 也参与。其他代谢产物包括 N- 去甲基文拉法辛（N-desmethylvenlafaxine）及 N,O- 双去甲基文拉法辛（N,O-didesmethylvenlafaxine）。文拉法辛及 O- 去甲基文拉法辛的药峰浓度分别出现在单次服用后的 2 小时和 4 小时。文拉法辛主要以其代谢产物（游离或者共轭形式）从尿液排泄

肾功能（GFR，ml/min）受损时的剂量

30 ~ 50	与肾功能正常时同剂量
10 ~ 30	常规剂量的 50%
<10	常规剂量的 50%

肾脏替代治疗时的剂量

APD/CAPD	不被透析清除。与 GFR<10ml/min 时同剂量
HD	不被透析清除。与 GFR<10ml/min 时同剂量
HDF/HFD	透析清除力不详。与 GFR<10ml/min 时同剂量
CAV/ VVHD	不被透析清除。与 GFR=10 ~ 30ml/min 时同剂量

重要的药物相互作用

与其他药物合用的潜在风险

- 镇痛药：与阿司匹林（aspirin）及非甾体抗炎药（NSAIDs）合用会增加出血风险；与曲马多（tramadol）合用可能增强 5-HT 能反应
- 抗心律失常药：与胺碘酮（amiodarone）合用会增加室性心律失常风险，应避免合用
- 抗菌药：与红霉素（erythromycin）和莫西沙星（moxifloxacin）合用会增加室性心律失常风险，应避免合用
- 抗凝血药：可能增强华法林（warfarin）的作用；与达比加群（dabigatran）合用可能增加出血风险

- 抗抑郁药：避免与单胺氧化酶抑制剂（MAOIs）及吗氯贝胺（moclobe-mide）合用（增加中毒风险）；与度洛西丁（duloxetine）、米氮平（mirtazap-ine）及圣约翰草（St John's wort）合用可能增强 5-HT 能反应；与沃替西汀（vortioxetine）合用增加惊厥风险，应避免合用
- 抗疟药：避免与蒿甲醚和本芴醇复方制剂（artemether-lumefantrine），或哌喹和青蒿醇复方制剂（piperaquine-art-enimol）合用
- 抗精神病药：可增加氯氮平（clozap-ine）及氟哌啶醇（haloperidol）浓度
- β 受体拮抗药：与索他洛尔（sotalol）合用有增加室性心律失常的风险
- 达泊西汀（dapoxetine）：有增加 5-HT 能反应的风险，应避免合用
- 多巴胺能类（dopaminergics）：与恩他卡朋（entacapone）合用需谨慎；与司来吉兰（selegiline）合用有增加高血压及中枢神经系统兴奋性的风险，应避免合用
- 亚甲蓝（methylthioninium）：有发生中枢神经系统毒性的风险，如可能应避免合用

用法

溶液配制	-
用法	口服
输注速度	-

其他信息

- 血液透析日在透析结束前不服用本药，以减少恶心及其他副作用的发生（2000 年 1 月 19 日来自 Wyeth 的个人信息）
- 本药也许能用于治疗血液透析患者的糖尿病周围神经病变，剂量最高达每日 75mg（www.medscape.com/viewar-ticle/440202）
- 应用本药前需进行心电图检查

度洛西汀　Duloxetine

临床应用

- 治疗中度至重度的压力性尿失禁
- 治疗抑郁症
- 治疗糖尿病周围神经病变
- 治疗广泛性焦虑症

肾功能正常时的剂量

- 尿失禁：20～40mg，每日 2 次
- 抑郁症：每日 60mg
- 糖尿病周围神经病变：每日 60～120mg，120mg 需分次服用
- 焦虑症：每日 30～120mg

药代动力学

分子量（Da）	333.9（盐酸盐）
蛋白结合率（%）	95～96
尿中原型药排泄率（%）	<1（77% 为代谢
分布容积（L/kg）	产物形式）
半衰期（h）：	1640
正常 / ESRF	（8～17）/ 不变

药物代谢

度洛西汀在体内广泛代谢，其代谢产物大部分经尿液排泄。通过 CYP2D6 和 CYP1A2 催化生成 2 个主要代谢产物：4- 羟基度洛西汀（4-hydroxy dulox-etine）葡糖苷酸共轭物和 5- 羟基 6- 甲氧基度洛西汀（5-hydroxy, 6-methoxy duloxetine）硫酸盐共轭物。体外研究认为循环中的度洛西汀代谢产物均无药理学活性

肾功能（GFR，ml/min）受损时的剂量

30～50	与肾功能正常时同剂量；从小剂量开始
10～30	从小剂量开始，根据药物效应增加剂量。详见"其他信息"
<10	从极小剂量开始，根据药物效应增加剂量。详见"其他信息"

肾脏替代治疗时的剂量

APD/CAPD	不被透析清除。与 GFR<10ml/min 时同剂量
HD	不被透析清除。与 GFR<10ml/min 时同剂量
HDF/HFD	可能不被透析清除。与 GFR<10ml/min 时同剂量
CAV/ VVHD	不被透析清除。与 GFR=10～30ml/min 时同剂量

重要的药物相互作用

与其他药物合用的潜在风险

- 抗菌药：环丙沙星（ciprofloxacin）能抑制本药代谢，应避免合用
- 抗凝血药：可能增加达比加群（dabiga-tran）的出血风险
- 中枢神经系统用药：增强药物作用

- 其他抗抑郁药：避免与单胺氧化酶抑制剂（MAOIs）、吗氯贝胺（moclobemide）、圣约翰草（St John's wort）、色氨酸（tryptophan）、文拉法辛（venlafaxine）、阿米替林（amitriptyline）、氯米帕明（clomipramine）和选择性 5-HT 再摄取抑制剂（SSRIs）合用，因为会增加 5-HT 综合征风险（serotonin syndrome）；与三环类抗抑郁药（tricyclic antidepressants）合用时，有增加副作用的风险；氟伏沙明（fluvox-amine）能使本药清除下降 77%，应避免合用；与沃替西汀（vortioxetine）合用可能增加惊厥风险
- 抗疟药：避免与蒿甲醚和本芴醇复方制剂（artemether-lumefantrine）或哌喹和青蒿醇复方制剂（piperaquine-art-enimol）合用
- 达泊西汀（dapoxetine）：应避免合用
- 亚甲蓝（methylthioninium）：有增加中枢神经系统毒性的风险，尽可能避免合用

用法

溶液配制	-
用法	口服
输注速度	-

其他信息

- 慢性肾脏病（CKD）5 期时药物最大浓度（C_{max}）和药 - 时曲线下面积（AUC）会比肾功能正常时增加 2 倍。经肾排泄的代谢产物 4- 羟基度洛西汀葡糖苷酸共轭物和 5- 羟基 6- 甲氧基度洛西汀硫酸盐共轭物的 C_{max} 和 AUC 是肾功能正常时的 7 ~ 9 倍
- 高血压未控制前禁用本药，因有导致高血压危象的潜在风险
- 生产商建议 GFR<30ml/min 时避免应用本药，因为会增加血药浓度，且研究资料有限。而"新西兰数据表"（New Zealand data sheet）建议，严重肾功能受损患者可从小剂量（如 30mg）开始用药，然后逐渐增加剂量
- 也有给终末期肾病（ESRD）患者使用 30mg 剂量的报道

6. 去甲肾上腺素能和特异性 5- 羟色胺能抗抑郁药

米氮平　Mirtazapine

临床应用

抗抑郁药

肾功能正常时的剂量

每日 15 ~ 45mg，分 1 ~ 2 次服用

药代动力学

分子量（Da）	265.4
蛋白结合率（%）	85
尿中原型药排泄率（%）	75
分布容积（L/kg）	107
半衰期（h）：	（20 ~ 40）/
正常 / ESRF	增加

药物代谢

在肝内经 CYP2D6、CYP1A2 及 CYP3A4 介导进行广泛代谢。主要的生物转化过程包括去甲基化、氧化及随后的葡糖苷酸共轭。其 N- 去甲基代谢产物具有药理学活性。从尿液和粪便（15%）中排泄

肾功能（GFR，ml/min）受损时的剂量

20 ~ 40	与肾功能正常时同剂量
10 ~ 20	从小剂量开始，密切监测
<10	从小剂量开始，密切监测

肾脏替代治疗时的剂量

APD/CAPD	可能不被透析清除。与 GFR<10ml/min 时同剂量
HD	可能不被透析清除。与 GFR<10ml/min 时同剂量
HDF/HFD	透析清除力不详。与 GFR<10ml/min 时同剂量
CAV/VVHD	可能不被透析清除。与 GFR=10 ~ 20ml/min 时同剂量

重要的药物相互作用

与其他药物合用的潜在风险

- 乙醇（alcohol）：增强镇静作用
- 抗抑郁药：与氟西汀（fluoxetine）、氟伏沙明（fluvoxamine）或文拉法辛（venlafaxine）合用可能增强 5-HT 能作用；与单胺氧化酶抑制剂（MAO-Is）及吗氯贝胺（moclobemide）合用可致中枢神经系统兴奋及高血压，应避免合用
- 抗疟药：应避免与蒿甲醚和本芴醇复方制剂（artemether-lumefantrine），或哌喹和青蒿醇复方制剂（piperaquine-artenimol）合用
- 亚甲蓝（methylthioninium）：合用有发生中枢神经系统毒性的风险，尽可能避免合用

用法

溶液配制	-
用法	口服
输注速度	-

7. 其他抗抑郁药

阿戈美拉汀 Agomelatine

临床应用

抗抑郁药

肾功能正常时的剂量

睡前 25 ~ 50mg

药代动力学

分子量（Da）	243.3
蛋白结合率（%）	95
尿中原型药	微量（80% 为无
排泄率（%）	活性代谢产物）
分布容积（L/kg）	35
半衰期（h）：	（1 ~ 2）/?
正常 / ESRF	

药物代谢

阿戈美拉汀通过 CYP1A2 快速代谢，同工酶 CYP2C9、CYP2C19 也在其中发挥微弱作用。其主要代谢产物羟基阿戈美拉汀（hydroxylated agomelatine）与脱甲基阿戈美拉汀（demethylated agomelatine）并无活性，被快速共轭化后从尿液中排泄

肾功能（GFR，ml/min）受损时的剂量

20 ~ 50	与肾功能正常时同剂量。慎用
10 ~ 20	与肾功能正常时同剂量。慎用
<10	与肾功能正常时同剂量。慎用

肾脏替代治疗时的剂量

APD/CAPD	透析清除力不详。与 GFR< 10ml/min 时同剂量
HD	透析清除力不详。与 GFR< 10ml/min 时同剂量
HDF/HFD	透析清除力不详。与 GFR< 10ml/min 时同剂量
CAV/VVHD	透析清除力不详。与 GFR= 10 ~ 20ml/min 时同剂量

重要的药物相互作用

与其他药物合用的潜在风险

- 抗菌药：避免与环丙沙星（ciprofloxacin）合用
- 抗抑郁药：氟伏沙明（fluvoxamine）抑制本药代谢
- 抗疟药：避免与蒿甲醚和本芴醇复方制剂（artemether-lumefantrine）及哌喹和青蒿醇复方制剂（piperaquine-artenimol）合用

用法

溶液配制	-
用法	口服
输注速度	-

其他信息

- 由于资料有限，生产商建议中度至重度肾功能受损患者慎用本药，但重度肾功能受损时本药药代动力学并无变化

- 口服生物利用度低于 5%。口服避孕药会增加本药的生物利用度，吸烟会降低本药的生物利用度。生物利用度女性高于男性
- 有一项肾功能对阿戈美拉汀药代动力学影响的研究，研究对象包括健康受试者与重度肾功能受损患者。与健康受试者相比，本药在肾功能受损患者中的药物暴露量增加超过 25%。临床试验的安全性数据表明，轻度至中度肾功能受损患者应用本药时，与安慰剂相比，在耐受性和安全性上并未出现有意义的问题。尽管阿戈美拉汀能够应用于肾功能受损患者，但这类患者需要更密切的监测（Howland RH. Critical appraisal and update on the clinical utility of agomelatine, a melatonergic agonist, for the treatment of major depressive disease in adults. Neuropsychiatr Dis Treat. 2009; 5:563-576）

盐酸米安色林 Mianserin hydrochloride

临床应用

抗抑郁药

肾功能正常时的剂量

30 ~ 90mg/d，睡前或分次服用

药代动力学

分子量（Da）	300.8
蛋白结合率（%）	90
尿中原型药排泄率（%）	4 ~ 7
分布容积（L/kg）	17.9 ~ 37.1
半衰期（h）：正常 /ESRF	（6 ~ 39）/-

药物代谢

盐酸米安色林通过芳香羟基化（aromatic hydroxylation）、N- 氧 化（N-oxidation）和 N- 去 甲 基 化（N-demethylation） 在肝内代谢。目前证实尿中有 3 种代谢产物，即 N- 脱 甲 基、8- 羟 基 和 N- 氧 化衍生物。脱甲基代谢产物也有活性，它具有与母体化合物相似的药代动力学。盐酸米安色林几乎全部以代谢产物形式（无论是游离状态还是共轭状态）从尿液排泄；仅 14% ~ 28% 通过粪便排泄

肾功能（GFR，ml/min）受损时的剂量

20 ~ 50	小剂量起始，逐渐加量
10 ~ 20	小剂量起始，逐渐加量
<10	小剂量起始，逐渐加量

肾脏替代治疗时的剂量

APD/CAPD　不被透析清除。与 GFR< 10ml/min 时同剂量

HD　　　　不被透析清除。与 GFR< 10ml/min 时同剂量

HDF/HFD　不被透析清除。与 GFR< 10ml/min 时同剂量

CAV/VVHD 不被透析清除。与 GFR= 10 ~ 20ml/min 时同剂量

重要的药物相互作用

与其他药物合用的潜在风险

- 乙醇：增强本药的镇静作用
- 抗菌药：应避免与利奈唑胺（linezolid）和特地唑胺（tedizolid）合用
- 抗抑郁药：避免与单胺氧化酶抑制剂（MAOIs）和吗氯贝胺（moclobemide）合用
- 抗癫痫药：合用可能降低惊厥阈值；与卡马西平（carbamazepine）、磷苯妥英（fosphenytoin）、苯巴比妥（phenobarbital）、苯妥英（phenytoin）和扑米酮（primidone）合用可能降低本药浓度
- 抗疟药：避免与蒿甲醚和本芴醇复方制剂 (artemether-lumefantrine) 以及哌喹和青蒿醇复方制剂 (piperaquine-artenimol) 合用
- 沙芬酰胺 (safinamide)：合用有增加高血压和中枢神经系统（CNS）兴奋的风险

用法

溶液配制	-
用法	口服
输注速度	-

三、抗躁狂药

碳酸锂 Lithium carbonate

临床应用

- 治疗和预防躁狂症（mania）、躁狂抑郁症（manic depressive illness）及复发性抑郁症（recurrent depression）
- 控制攻击性或自残性行为

肾功能正常时的剂量

参见各制剂的说明。根据锂的血药浓度调整剂量

药代动力学

分子量（Da）	73.9
蛋白结合率（%）	0
尿中原型药排泄率（%）	95
分布容积（L/kg）	0.5 ~ 0.9
半衰期（h）：正常 /ESRF	（12 ~ 24）/
	（40 ~ 50）

药物代谢

本药主要以原型从尿液排泄；只有少量可从粪便、唾液和汗液排泄

肾功能（GFR，ml/min）受损时的剂量

20 ~ 50	应尽可能避免应用，或减少到常规剂量的 50% ~ 75%，并仔细监测血药浓度
10 ~ 20	应尽可能避免应用，或减少到常规剂量的 50% ~ 75%，并仔细监测血药浓度
<10	应尽可能避免应用，或减少到常规剂量的 25% ~ 50%，并仔细监测血药浓度

肾脏替代治疗时的剂量

APD/CAPD	锂中毒时透析可清除。与 GFR<10ml/min 时同剂量
HD	锂中毒时透析可清除。与 GFR<10ml/min 时同剂量
HDF/HFD	锂中毒时透析可清除。与 GFR<10ml/min 时同剂量
CAV/VVHD	透析可清除。与 GFR= 10 ~ 20ml/min 时同剂量

重要的药物相互作用

与其他药物合用的潜在风险

- 血管紧张素转换酶抑制剂（ACEI）和血管紧张素 AT_1 受体拮抗剂：减少锂的排泄，应避免合用
- 镇痛药：非甾体抗炎药（NSAIDs）和酮咯酸（ketorolac）减少锂的排泄
- 抗心律失常药：与胺碘酮（amiodarone）合用会增加室性心律失常风险，应避免合用
- 抗抑郁药：与选择性 5-HT 再摄取抑制剂（SSRIs）合用会增加对中枢神经系统反应风险；与三环类抗抑郁药（tricyclic antidepressants）合用能增加毒性风险；与文拉法辛（venlafaxine）合用可能增加 5-HT 能反应风险

- 抗精神病药：与氯氮平（clozapine）、氟哌噻吨（flupentixol）、氟哌啶醇（haloperidol）、吩噻嗪类（phenothiazines）或珠氯噻醇（zuclopenthixol）合用能增加锥体外系副作用，并可能增加神经毒性风险；与舒必利（sulpiride）合用能增加锥体外系副作用风险；与奥氮平（olanzapine）合用可能增加毒性风险
- 达泊西汀（dapoxetine）：合用有增加5-HT能作用的风险，应避免合用
- 细胞毒性药物：与三氧化二砷（arsenic trioxide）合用能增加室性心律失常风险
- 利尿药：袢利尿药、保钾利尿药、醛固酮拮抗剂（aldosterone antagonists）和噻嗪类利尿药能降低锂的排泄；乙酰唑胺（acetazolamide）能增加锂的排泄
- 甲基多巴（methyldopa）：合用可能会出现神经毒性，但不增加锂浓度

用法

溶液配制	-
用法	口服
输注速度	-
注释	不同制剂的生物利用度相差较大；更改所用制剂时，需同开始用药一样谨慎

其他信息

- 生产商建议严重肾功能受损患者禁用本药，轻度至中度肾功能受损患者慎用
- 服药期间需调整本药用量使血锂浓度达到 0.4~1mmol//L（老年人维持治疗时仅需达到上述浓度的下限），应在服药 12 小时后取血测血药浓度。服药 4~7 日才能达到稳态
- 肾功能受损时的用药剂量来自 Drug Prescribing in Renal Failure, 5th edition, by Aronoff et al
- 长期应用碳酸锂可能会导致永久性的肾组织学改变和肾功能受损。高锂血药浓度，包括急性锂中毒，可能加重这些改变。因此，应用本药治疗时应该用最低有效剂量
- 生产商提示，严重肾功能受损患者在接受锂治疗 10 余年后，有发生肾微囊肿（microcysts）、大嗜酸粒细胞瘤（oncocytomas）和集合管肾癌（collecting duct renal carcinoma）的报道
- 锂制剂一般不应用于有严重肾病的患者，因为毒性风险增加
- 血锂浓度在血液透析后 5~8 小时会反跳，这是药物重新分布造成的，所以常需要反复血液透析。腹膜透析常不能有效清除锂，仅应用于血液透析无法进行时
- 大约 1/3 的患者应用锂制剂时可能多尿，这是锂阻断抗利尿激素作用造成的。停止锂治疗后，这种反应可以恢复

丙戊酸半钠　Valproate semisodium

临床应用

- 治疗与双相情感障碍相关的躁狂发作
- 预防偏头痛

肾功能正常时的剂量

- 每日 750mg ~ 2g，分 2 ~ 3 次服用
- 预防偏头痛：250mg，每日 2 次，如病情需要可增加至每日 1g，分次服用

药代动力学

分子量（Da）	310.4
蛋白结合率（%）	85 ~ 94
尿中原型药排泄率（%）	<3
分布容积（L/kg）	0.1 ~ 0.4
半衰期（h）：正常 / ESRF	14/ 延长

药物代谢

丙戊酸（valproic acid）在肝内被广泛代谢，大部分（达 60%）被葡糖苷酸化，剩余部分（达 45%）经多种复杂途径代谢。本药几乎完全以代谢产物形式从尿液排泄；小部分经粪便及呼吸道排泄

肾功能（GFR，ml/min）受损时的剂量

20 ~ 50	与肾功能正常时同剂量
10 ~ 20	与肾功能正常时同剂量
<10	起始用小剂量，据用药反应调整剂量

肾脏替代治疗时的剂量

APD/CAPD	不被透析清除。与 GFR< 10ml/min 时同剂量
HD	透析可清除。与 GFR< 10ml/min 时同剂量
HDF/HFD	透析可清除。与 GFR< 10ml/min 时同剂量
CAV/ VVHD	透析可清除。与肾功能正常时同剂量

重要的药物相互作用

与其他药物合用的潜在风险

- 抗菌药：红霉素（erythromycin）可能抑制本药代谢；避免与匹美西林（pivmecillinam）合用；碳青霉烯类（carbapenems）可能降低本药浓度，应避免合用
- 抗抑郁药：避免与圣约翰草（St John's wort）合用
- 抗癫痫药：卡马西平（carbamazepine）降低本药浓度，并增加卡马西平活性代谢产物浓度；增加拉莫三嗪（lamotrigine）、苯巴比妥（phenobarbital）、卢非酰胺（rufinamide）浓度，可能增加乙琥胺（ethosuximide）浓度；有时可能降低奥卡西平（oxcarbazepine）活性代谢产物浓度；改变苯妥英（phenytoin）浓度；苯妥英及苯巴比妥降低本药浓度；与托吡酯（topiramate）合用可导致高氨血症及中枢神经系统毒性
- 抗精神病药：与奥氮平（olanzapine）合用会增加中性粒细胞减少风险；可能增加或降低氯氮平（clozapine）浓度；可能增加喹硫平（quetiapine）浓度
- 环孢素（ciclosporin）：能引起环孢素血药浓度的不同变化
- 羟丁酸钠（sodium oxybate）：增加羟丁酸钠浓度
- 促溃疡愈合药：西咪替丁（cimetidine）可抑制本药代谢，增加本药浓度

用法

溶液配制	-
用法	口服
输注速度	-

其他信息

- 可能导致肉碱（carnitine）缺乏
- 透析可清除本药 20% 的剂量
- 药片可碾碎服用，但可能导致胃肠道副作用增加

四、镇静、催眠、抗焦虑药

1. 苯二氮䓬类及其拮抗剂

地西泮　Diazepam

临床应用

苯二氮䓬类药
- 围手术期镇静（静脉用药）
- 抗焦虑
- 肌肉松弛药
- 用于癫痫持续状态

肾功能正常时的剂量

- 术前给药
  - 口服：5～10mg
  - 静脉用药：10～20mg 或 100～200μg/kg
  - 直肠给药：500μg/kg，12 小时后可重复
- 焦虑
  - 口服：2mg，每日 3 次；如有必要可增加至每日 15～30mg，分次服用
  - 直肠给药：每日 10～30mg，分次应用
- 肌内注射或静脉给药：5～10mg，间隔 4 小时后可以重复
- 失眠：睡前 5～15mg
- 肌肉痉挛：每日 2～15mg，分次应用，最大剂量 60mg/d
- 癫痫持续状态
  - 静脉给药：10mg，如需要 10 分钟后可重复
  - 直肠给药：10～20mg

药代动力学

分子量（Da）	284.7
蛋白结合率（%）	95～99
尿中原型药排泄率（%）	<1
分布容积（L/kg）	0.95～2
半衰期（h）：	（24～48）/
正常 / ESRF	增加

药物代谢

地西泮具有双相半衰期（biphasic half-life），即初始的快速分布相及其后的持续 1～2 日的长时间清除相。地西泮在肝内通过 CYP2C19 和 CYP3A4 介导进行广泛代谢。除了主要活性代谢物去甲地西泮（desmethyldiazepam）外，其活性代谢产物还有奥沙西泮（oxazepam）和替马西泮（temazepam）。由于去甲地西泮的半衰期长达 2～5 日，故能进一步延长地西泮的作用时间。此药主要从尿液排泄，以代谢产物的游离或共轭形式排出

肾功能（GFR，ml/min）受损时的剂量

20～50	与肾功能正常时同剂量
10～20	使用小剂量，据疗效调整剂量
<10	使用小剂量，据疗效调整剂量

肾脏替代治疗时的剂量

APD/CAPD 不被透析清除。与 GFR<
10ml/min 时同剂量
HD 不被透析清除。与 GFR<
10ml/min 时同剂量
HDF/HFD 透析清除力不详。与 GFR<
10ml/min 时同剂量
CAV/VVHD 不被透析清除。与 GFR=
10~20ml/min 时同剂量

重要的药物相互作用

与其他药物合用的潜在风险

- 抗菌药：利福平（rifampicin）能加速
本药代谢；异烟肼（isoniazid）能抑
制本药代谢
- 抗真菌药：氟康唑（fluconazole）和
伏立康唑（voriconazole）能增加本药
浓度，具有延长镇静作用风险
- 抗精神病药：增强镇静作用；地西泮
（胃肠道外给药）与肌内注射奥氮平
（olanzapine）合用，将增加低血压、
心动过缓和呼吸抑制的风险；与氯氮
平（clozapine）合用有出现严重副作
用的风险

- 抗病毒药：利托那韦（ritonavir）增
加本药浓度
- 羟丁酸钠（sodium oxybate）：能增强
羟丁酸钠的作用，应避免合用

用法

溶液配制 -
用法 静脉注射，静脉滴注，口
服，直肠给药
输注速度 5mg（1ml）/min
注释 40mg 注射液能与 500ml
0.9% 氯化钠溶液或 5% 葡
萄糖溶液混合

其他信息

- 肾功能受损时大脑对此药的敏感性增
加，可能导致过度镇静和脑病
- 要备有氟马西尼（flumazenil），其可
逆转地西泮作用（译者注：氟马西尼
是苯二氮䓬类药中毒时的解救药）
- 肾衰竭时此药的蛋白结合力下降
- 肾衰竭时此药的分布容积增加
- 静脉用地西泮微乳注射液（Diazemuls）
可较少诱发血栓性静脉炎

硝西泮 Nitrazepam

临床应用

苯二氮䓬类药

● 催眠

肾功能正常时的剂量

睡前 5 ~ 10mg；老年人（或体弱者）2.5 ~ 5mg

药代动力学

分子量（Da）	281.3
蛋白结合率（%）	87
尿中原型药排泄率（%）	<5
分布容积（L/kg）	2
半衰期（h）：	（24 ~ 30）/
正常 / ESRF	不变

药物代谢

硝西泮主要通过硝基还原及随后的乙酰化在肝内进行代谢。代谢产物均无明显药理活性。本药主要以代谢产物形式从尿液排泄

肾功能（GFR，ml/min）受损时的剂量

20 ~ 50	与肾功能正常时同剂量
10 ~ 20	与肾功能正常时同剂量
<10	与肾功能正常时同剂量。从小剂量开始

肾脏替代治疗时的剂量

APD/CAPD	可能不被透析清除。与GFR<10ml/min 时同剂量
HD	可能不被透析清除。与GFR<10ml/min 时同剂量
HDF/HFD	透析清除力不详。与GFR<10ml/min 时同剂量
CAV/VVHD	可能不被透析清除。与肾功能正常时同剂量

重要的药物相互作用

与其他药物合用的潜在风险

● 抗菌药：利福平（rifampicin）可能加速本药代谢
● 抗精神病药：增强镇静作用；与氯氮平（clozapine）合用有发生严重不良反应的风险
● 抗病毒药：利托那韦（ritonavir）可能增加本药浓度
● 双硫仑（disulfiram）：抑制本药代谢，增强镇静作用
● 羟丁酸钠（sodium oxybate）：能增强羟丁酸钠的作用，应避免合用

用法

溶液配制	-
用法	口服
输注速度	-

其他信息

● 轻度到中度肾功能不全不影响硝西泮的药代动力学
● 慢性肾脏病（CKD）5 期患者会对副作用更敏感（嗜睡、镇静、不稳定）

替马西泮 Temazepam

临床应用

苯二氮䓬类药

- 治疗失眠（短期使用）
- 预防小手术前的焦虑

肾功能正常时的剂量

- 失眠：10 ~ 40mg，睡前服用
- 术前用药：20 ~ 40mg，术前 60 分钟

药代动力学

分子量（Da）	300.7
蛋白结合率（%）	96
尿中原型药排泄率（%）	<2
分布容积（L/kg）	1.3 ~ 1.5
半衰期（h）：	（7 ~ 11）/ 不变
正常 / ESRF	

药物代谢

替马西泮主要经肝代谢。主要以无活性葡糖苷酸共轭物形式从尿液排泄，同时也有少量以去甲基衍生物奥沙西泮（oxazepam）共轭物形式从尿液排泄

肾功能（GFR，ml/min）受损时的剂量

20 ~ 50	与肾功能正常时同剂量
10 ~ 20	与肾功能正常时同剂量。起始用小剂量
<10	与肾功能正常时同剂量。起始用小剂量

肾脏替代治疗时的剂量

APD/CAPD	可能不被透析清除。与 GFR<10ml/min 时同剂量
HD	不被透析清除。与 GFR<10ml/min 时同剂量
HDF/HFD	透析清除力不详。与 GFR<10ml/min 时同剂量
CAV/ VVHD	不被透析清除。与 GFR=10 ~ 20ml/min 时同剂量

重要的药物相互作用

与其他药物合用的潜在风险

- 抗菌药：利福平（rifampicin）可能加速本药代谢
- 抗精神病药：可增强镇静作用；与氯氮平（clozapine）合用时发生严重不良反应的风险增加
- 抗病毒药：利托那韦（ritonavir）可能增加本药浓度
- 双硫仑（disulfiram）：能抑制本药代谢（增加毒性）
- 羟丁酸钠（sodium oxybate）：能增强羟丁酸钠作用，应避免合用

用法

溶液配制	-
用法	口服
输注速度	-

其他信息

- 肾功能受损时，中枢神经系统对本药的敏感性增加
- 长期应用可能导致某些患者产生依赖及戒断症状
- 80% 的代谢产物从尿液排泄

劳拉西泮 Lorazepam

临床应用

苯二氮䓬类药

- 焦虑或失眠的短期治疗
- 用于癫痫持续状态
- 围手术期使用

肾功能正常时的剂量

- 焦虑：每日 1～4mg，分次给药
- 失眠合并焦虑：1～2mg，睡前给药
- 急性惊恐发作：25～30μg/kg，静脉给药或肌内注射；如果需要，可 6 小时后重复；通常用量 1.5～2.5mg
- 癫痫持续状态：4mg 静脉给药，10 分钟后重复一次

药代动力学

分子量（Da）	321.2
蛋白结合率（%）	85
尿中原型药排泄率（%）	<1
分布容积（L/kg）	0.9～1.3
半衰期（h）：	（10～20）/
正常 / ESRF	（32～70）

药物代谢

劳拉西泮在肝内代谢为无药理活性的葡糖苷酸，并随尿液排出体外

肾功能（GFR，ml/min）受损时的剂量

20～50	与肾功能正常时同剂量
10～20	与肾功能正常时同剂量
<10	与肾功能正常时同剂量。从小剂量开始

肾脏替代治疗时的剂量

APD/CAPD	可能不被透析清除。与 GFR<10ml/min 时同剂量
HD	不被透析清除。与 GFR<10ml/min 时同剂量
HDF/HFD	透析清除力不详。与 GFR<10ml/min 时同剂量
CAV/VVHD	不被透析清除。与肾功能正常时同剂量

重要的药物相互作用

与其他药物合用的潜在风险

- 抗菌药：利福平（rifampicin）可能加速本药代谢
- 抗精神病药：增强镇静作用；胃肠外给苯二氮䓬类药与肌内注射奥氮平（olanzapine）合用时，会增加低血压、心动过缓和呼吸抑制的风险；与氯氮平（clozapine）合用有发生严重不良反应的风险
- 抗病毒药：利托那韦（ritonavir）可能增加本药浓度
- 双硫仑（disulfiram）：合用能抑制本药代谢，增强镇静作用
- 羟丁酸钠（sodium oxybate）：能增强羟丁酸钠作用，应避免合用
- 促溃疡愈合药：西咪替丁（cimetidine）能抑制本药代谢

用法

用法	口服，静脉给药，肌内注射，舌下含服
输注速度	缓慢静脉注射
注释	肌内注射与口服的药物起效时间相似
	静脉给药优于肌内注射
	用 0.9% 氯化钠溶液或注射用水 1∶1 稀释
	也能不稀释应用（UK Critical Care Group, Minimum Infusion Volumes for Fluid Restricted Critically Ill Patients, 3rd edition, 2006）

其他信息

- 肾或肝功能受损患者应用本药时需密切监测，根据疗效仔细调整剂量。在这些患者中，较低的剂量可能就已足够

- 劳拉西泮不被透析清除。其葡糖苷酸代谢产物易被透析清除，但无药理学活性
- 肾功能受损患者对本药的中枢神经系统敏感性增加

奥沙西泮　Oxazepam

临床应用

苯二氮䓬类药
- 抗焦虑
- 治疗失眠

肾功能正常时的剂量

- 焦虑：15~30mg，每日 3 或 4 次
- 失眠：15~50mg，睡前服用

药代动力学

分子量（Da）	286.7
蛋白结合率（%）	85~97
尿中原型药排泄率（%）	<1
分布容积（L/kg）	0.6~1.6
半衰期（h）：	（3~21）/
正常 / ESRF	（25~90）

药物代谢

奥沙西泮是地西泮（diazepam）的最终药理学活性代谢产物，其本身大部分代谢为无活性的葡糖苷酸后，从尿液排泄

肾功能（GFR，ml/min）受损时的剂量

20~50	与肾功能正常时同剂量
10~20	与肾功能正常时同剂量
<10	由小剂量起始，根据药物效应增加剂量

肾脏替代治疗时的剂量

APD/CAPD	不被透析清除。与 GFR<10ml/min 时同剂量
HD	不被透析清除。与 GFR<10ml/min 时同剂量
HDF/HFD	透析清除力不详。与 GFR<10ml/min 时同剂量
CAV/ VVHD	透析清除力不详。与肾功能正常时同剂量

重要的药物相互作用

与其他药物合用的潜在风险
- 抗菌药：利福平（rifampicin）可能加速本药代谢
- 抗精神病药：增强镇静作用；与氯氮平（clozapine）合用有引起严重不良反应的风险
- 抗病毒药：利托那韦（ritonavir）可能增加本药浓度
- 羟丁酸钠（sodium oxybate）：合用能增强羟丁酸钠作用，应避免合用
- 促溃疡愈合药：与西咪替丁（cimetidine）合用抑制本药代谢

用法

溶液配制	-
用法	口服
输注速度	-

其他信息

- 在肾衰竭患者中，本药蛋白结合率降低，分布容积增加
- 在慢性肾脏病（CKD）5 期患者中，无活性的葡糖苷酸代谢产物蓄积，其意义目前尚不明

氯甲西泮　Lormetazepam

临床应用

苯二氮䓬类药

● 治疗失眠（短期内使用）

肾功能正常时的剂量

0.5 ~ 1.5mg，睡前服用

药代动力学

分子量（Da）	335.2
蛋白结合率（%）	85
尿中原型药排泄率（%）	<6（代谢产物为 86）
分布容积（L/kg）	4.6
半衰期（h）：正常 /ESRF	（11 ~ 16）/ 不变

药物代谢

氯甲西泮在肝内代谢为无活性的葡糖苷酸，并随尿液排出体外

肾功能（GFR，ml/min）受损时的剂量

20 ~ 50	与肾功能正常时同剂量
10 ~ 20	与肾功能正常时同剂量。从小剂量开始
<10	与肾功能正常时同剂量。从小剂量开始

肾脏替代治疗时的剂量

APD/CAPD	不被透析清除。与 GFR<10ml/min 时同剂量
HD	不被透析清除。与 GFR<10ml/min 时同剂量
HDF/HFD	透析清除力不详。与 GFR<10ml/min 时同剂量
CAV/VVHD	透析清除力不详。与 GFR=10 ~ 20ml/min 时同剂量

重要的药物相互作用

与其他药物合用的潜在风险

● 抗菌药：利福平（rifampicin）可能加速本药代谢
● 抗精神病药：增强镇静作用；与氯氮平（clozapine）合用有发生严重不良反应的风险
● 抗病毒药：利托那韦（ritonavir）可能增加本药浓度
● 双硫仑（disulfiram）：合用能抑制本药代谢，增强镇静作用
● 羟丁酸钠（sodium oxybate）：能增强羟丁酸钠作用，应避免合用

用法

溶液配制	-
用法	口服
输注速度	-

其他信息

● 肾功能受损患者对本药的中枢神经系统敏感性增加
● 长期用药可能导致药物依赖，某些患者会出现戒断症状
● 肾功能受损患者的葡糖苷酸代谢产物半衰期会增加

咪达唑仑　Midazolam

临床应用

苯二氮䓬类药

● 镇静，局部麻醉，麻醉前给药，麻醉诱导

● 用于癫痫持续状态

肾功能正常时的剂量

● 查看"产品特性概述"（SPC）的剂量指导

● 癫痫持续状态：10mg 含服，如果需要，10 分钟后重复 1 次

药代动力学

分子量（Da）	325.8（盐酸盐形式为 362.2）
蛋白结合率（%）	96 ~ 98
尿中原型药排泄率（%）	<1
分布容积（L/kg）	0.7 ~ 1.2
半衰期（h）：正常 / ESRF	（2 ~ 7）/ 不变

药物代谢

在肝内经 CYP3A4 作用进行代谢。其主要代谢产物 α- 羟基咪达唑仑（alpha-hydroxymidazolam）具有部分药物活性；半衰期少于 1 小时。咪达唑仑的代谢产物主要以葡糖苷酸共轭物形式从尿液排泄

肾功能（GFR，ml/min）受损时的剂量

20 ~ 50	与肾功能正常时同剂量
10 ~ 20	与肾功能正常时同剂量
<10	谨慎使用。根据疗效调整剂量。仅静脉注射，不持续静脉滴注

肾脏替代治疗时的剂量

APD/CAPD	可能不被透析清除。与 GFR<10ml/min 时同剂量
HD	不被透析清除。与 GFR<10ml/min 时同剂量
HDF/HFD	透析清除力不详。与 GFR<10ml/min 时同剂量
CAV/VVHD	透析清除力不详。与肾功能正常时同剂量

重要的药物相互作用

与其他药物合用的潜在风险

● 抗菌药：红霉素（erythromycin）、克拉霉素（clarithromycin）、泰利霉素（telithromycin）可增加本药浓度（增强镇静作用）；利福平（rifampicin）可能加速本药代谢

● 抗抑郁药：圣约翰草（St John's wort）可能减少口服咪达唑仑的浓度

● 抗真菌药：伊曲康唑（itraconazole）、氟康唑（fluconazole）、酮康唑（keto-conazole）、泊沙康唑（posaconazole）、伏立康唑（voriconazole）可增加本药的浓度（延长镇静作用）

● 抗精神病药：增强镇静作用；当胃肠道外应用咪达唑仑与肌内注射奥氮平（olanzapine）联合治疗时，低血压、心动过缓及呼吸抑制的风险增加

● 抗病毒药：阿扎那韦（atazanavir）、波西普韦（boceprevir）、依非韦伦（efavirenz）、茚地那韦（indinavir）、呋山那韦（fosamprenavir）、利托那韦（ritonavir）、沙奎那韦（saquinavir）和特拉匹韦（telaprevir）能增加本药浓度，延长镇静时间，应避免与本药（口服时）合用

- 环孢素（ciclosporin）：体外研究提示环孢素可抑制本药代谢。然而，在应用环孢素预防移植物排斥时，环孢素的血药浓度太低，不致引起药物相互反应
- 可比司他（cobicistat）：避免与口服咪达唑仑合用
- 细胞毒性药物：克唑替尼（crizotinib）及尼洛替尼（nilotinib）增加本药浓度；恩杂鲁胺（enzalutamide）降低本药浓度
- 羟丁酸钠（sodium oxybate）：合用能增强羟丁酸钠作用，应避免合用

用法

溶液配制	-
用法	静脉给药，肌内注射，含服
输注速度	1～10ml/h，根据药物效应调整
注释	不稀释亦可使用 可溶于 5% 葡萄糖溶液及 0.9% 氯化钠溶液中

其他信息

- 肾衰竭时咪达唑仑的蛋白结合率下降；游离态咪达唑仑增多，能增强中枢神经系统作用，故建议减少用量
- 药品安全委员会（CSM）已收到静脉给药引起呼吸抑制，有时还伴严重低血压的报道
- 在严重肾功能受损的患者，特别是合用阿片类和（或）神经肌肉阻滞剂时，应用咪达唑仑进行镇静需要十分谨慎，应监测镇静作用，并根据药物效应调整剂量
- 肾功能受损患者的中枢神经系统敏感性增加
- 一项研究报道指出，咪达唑仑的筛漏系数（sieving coefficient）为 0.06，血液滤过可能无法将其清除
- 咪达唑仑可通过口腔含服途径应用

盐酸氯氮䓬 Chlordiazepoxide hydrochloride

临床应用

- 抗焦虑（短期服用）
- 酒精戒断

肾功能正常时的剂量

- 焦虑：每日 30 ~ 100mg，分次服用
- 酒精戒断：10 ~ 50mg，每日 4 次，逐渐减少剂量

药代动力学

分子量（Da）	336.2
蛋白结合率（%）	96
尿中原型药排泄率（%）	1 ~ 2
分布容积（L/kg）	0.3 ~ 0.5
半衰期（h）：正常 / ESRF	（6 ~ 30）/ 不变

药物代谢

本药在肝内广泛代谢。本药的清除半衰期为 6 ~ 30 小时，但是它的主要活性代谢产物去甲地西泮（desmethyldiazepam/nordazepam）的半衰期可长达数天。其他氯氮䓬的药理学活性代谢产物包括去甲氯氮䓬（desmethylchlordiazepoxide）、地莫西泮（demoxepam）和奥沙西泮（oxazepam）。药物原型和代谢产物（主要以共轭形式）从尿液排泄

肾功能（GFR，ml/min）受损时的剂量

20 ~ 50	与肾功能正常时同剂量
10 ~ 20	与肾功能正常时同剂量
<10	为常规剂量的一半

肾脏替代治疗时的剂量

APD/CAPD	可能不被透析清除。与 GFR<10ml/min 时同剂量
HD	不被透析清除。与 GFR< 10ml/min 时同剂量
HDF/HFD	透析清除力不详。与 GFR< 10ml/min 时同剂量
CAV/VVHD	透析清除力不详。与肾功能正常时同剂量

重要的药物相互作用

与其他药物合用的潜在风险

- 抗菌药：利福平（rifampicin）可能加速本药代谢
- 抗精神病药：增强镇静作用；有与氯氮平（clozapine）和苯二氮䓬类（benzodiazepines）合用发生严重副作用的报道
- 抗病毒药：利托那韦（ritonavir）可能增加本药浓度
- 羟丁酸钠（sodium oxybate）：增强羟丁酸钠作用，应避免合用
- 促溃疡愈合药：西咪替丁（cimetidine）可抑制本药代谢

用法

溶液配制	-
用法	口服
输注速度	-

氟马西尼 Flumazenil

临床应用

逆转苯二氮䓬类（benzodiazepines，麻醉、重症监护和诊断操作时用）的镇静作用

肾功能正常时的剂量

- 起始 15 秒给药 200μg，如病情需要可间隔 60 秒再予 100μg；常用剂量范围为 300 ~ 600μg；最大剂量 1mg，在重症监护情况下或可用至 2mg
- 如再度嗜睡，可以静脉滴注 100 ~ 400μg/h

药代动力学

分子量（Da）	303.3
蛋白结合率（%）	50
尿中原型药排泄率（%）	<0.1
分布容积（L/kg）	0.6 ~ 1.1
半衰期（h）：	（0.7 ~ 1.3）/
正常 / ESRF	不变

药物代谢

氟马西尼在肝内广泛代谢。其羧酸代谢产物是血浆中（游离型）和尿中（游离型和葡糖苷酸共轭型）的主要代谢产物。经药理学检测证实此代谢产物并无苯二氮䓬激动剂或拮抗剂活性。氟马西尼几乎完全（99%）通过非肾途径清除。尿中几乎无原型氟马西尼排泄，表明本药可在体内完全代谢降解。放射性标记的氟马西尼在 72 小时内几乎完全从体内清除，90% ~ 95% 的放射性物质出现于尿液，5% ~ 10% 出现于粪便

肾功能（GFR，ml/min）受损时的剂量

30 ~ 70	与肾功能正常时同剂量
10 ~ 30	与肾功能正常时同剂量
<10	与肾功能正常时同剂量

肾脏替代治疗时的剂量

APD/CAPD	透析清除力不详。与肾功能正常时同剂量
HD	透析清除力不详。与肾功能正常时同剂量
HDF/HFD	透析清除力不详。与肾功能正常时同剂量
CAV/VVHD	透析清除力不详。与肾功能正常时同剂量

重要的药物相互作用

与其他药物合用的潜在风险
- 未知

用法

溶液配制	-
用法	静脉注射，静脉滴注
输注速度	见"肾功能正常时的剂量"
注释	静脉滴注：可用 0.9% 氯化钠溶液、0.45% 氯化钠溶液和 5% 葡萄糖溶液稀释

其他信息

氟马西尼的半衰期较地西泮（diazepam）和咪达唑仑（midazolam）短，因此，应对患者进行密切监测，以免患者重新出现镇静（becoming re-sedated）

2. 非苯二氮䓬类

水合氯醛　Chloral hydrate

临床应用

失眠症的短期治疗

肾功能正常时的剂量

- 合剂：每晚服 5 ~ 20ml
- 溶液：每晚服 15 ~ 30ml，最大剂量每日 70ml

药代动力学

分子量（Da）	165.4
蛋白结合率（%）	70 ~ 80
尿中原型药排泄率（%）	<1
分布容积（L/kg）	0.6
半衰期（h）：正常 / ESRF	（7 ~ 11）/-

药物代谢

水合氯醛在红细胞、肝及其他组织内迅速代谢为三氯乙醇（trichloroethanol）（活性代谢产物）和三氯乙酸（trichloroacetic acid）。该药部分以三氯乙醇及其葡糖苷酸［尿氯酸（urochloralic acid）］形式、部分以三氯乙酸形式从尿液排泄。部分由胆汁排泄

肾功能（GFR，ml/min）受损时的剂量

20 ~ 50	与肾功能正常时同剂量
10 ~ 20	每晚服 1 片
<10	避免使用

肾脏替代治疗时的剂量

APD/CAPD	透析清除力不详。避免使用
HD	透析可清除。避免使用
HDF/HFD	透析可清除。避免使用
CAV/VVHD	透析可清除。与 GFR= 10 ~ 20ml/min 时同剂量

重要的药物相互作用

与其他药物合用的潜在风险

- 抗凝血药：可能暂时增强香豆素类（coumarins）的抗凝作用
- 抗精神病药：增强镇静作用
- 抗病毒药：利托那韦（ritonavir）可能增加本药浓度

用法

溶液配制	-
用法	口服
输注速度	-
注释	睡前 15 ~ 30 分钟用水（或牛奶）送服

其他信息

- 生产商建议，有明确的肝或肾功能受损、严重的心脏病、胃炎及易患急性卟啉症的患者避免使用本药
- 在应用静脉呋塞米（furosemide）之后服用水合氯醛，可能导致出汗、潮热和血压波动，包括出现高血压

佐匹克隆 Zopiclone

临床应用

催眠药

肾功能正常时的剂量

3.75 ～ 7.5mg，睡前服用

药代动力学

分子量（Da）	388.8
蛋白结合率（%）	45 ～ 80
尿中原型药排泄率（%）	<5
分布容积（L/kg）	91.8 ～ 104.6
半衰期（h）：	（3.5 ～ 6.5）/
正常 / ESRF	不变

药物代谢

佐匹克隆在肝内主要由 CYP3A4 介导进行广泛代谢，较少部分由 CYP2C8 介导代谢。2 个主要代谢产物，即活性较小的佐匹克隆 N- 氧化物（zopiclone N-oxide）及无活性的 N- 去甲基佐匹克隆（N-desmethylzopiclone），主要经尿液排泄。约 50% 的剂量经脱羧作用转化为无活性的代谢产物，部分以二氧化碳形式从呼吸道排泄

肾功能（GFR，ml/min）受损时的剂量

20 ～ 50	与肾功能正常时同剂量
10 ～ 20	与肾功能正常时同剂量
<10	起始用 3.75mg

肾脏替代治疗时的剂量

APD/CAPD	透析可清除。与 GFR< 10ml/min 时同剂量
HD	透析可清除。与 GFR< 10ml/min 时同剂量
HDF/HFD	透析可清除。与 GFR< 10ml/min 时同剂量
CAV/ VVHD	透析可清除。与 GFR= 10 ～ 20ml/min 时同剂量

重要的药物相互作用

与其他药物合用的潜在风险

- 抗菌药：红霉素（erythromycin）可抑制本药代谢；利福平（rifampicin）可显著降低本药浓度
- 抗精神病药：增强镇静作用
- 抗病毒药：利托那韦（ritonavir）可能增加本药浓度

用法

溶液配制	-
用法	口服
输注速度	-

其他信息

建议老年人及有严重肾病的患者起始剂量为 3.75mg，然而并未观察到药物蓄积

酒石酸唑吡坦　Zolpidem tartrate

临床应用

失眠症的短期治疗

肾功能正常时的剂量

5～10mg，睡前服用

药代动力学

分子量（Da）	764.9
蛋白结合率（%）	92.5
尿中原型药排泄率（%）	可忽略不计（56%为活性代谢产物）
分布容积（L/kg）	0.34～0.54（取决于年龄）
半衰期（h）：正常/ESRF	平均2.4/延长

药物代谢

酒石酸唑吡坦在肝内由数个细胞色素P_{450}同工酶介导代谢，主要的酶为CYP3A4，CYP1A2也起一定作用。所有代谢产物均经尿液（56%）及粪便（37%）排泄

肾功能（GFR，ml/min）受损时的剂量

20～50	与肾功能正常时同剂量
10～20	与肾功能正常时同剂量
<10	与肾功能正常时同剂量

肾脏替代治疗时的剂量

APD/CAPD	不被透析清除。与肾功能正常时同剂量
HD	不被透析清除。与肾功能正常时同剂量
HDF/HFD	透析清除力不详。与肾功能正常时同剂量
CAV/VVHD	不被透析清除。与肾功能正常时同剂量

重要的药物相互作用

与其他药物合用的潜在风险

- 抗菌药：利福平（rifampicin）能加速本药代谢
- 抗抑郁药：与舍曲林（sertraline）合用会增强镇静作用
- 抗精神病药：增强镇静作用
- 抗病毒药：利托那韦（ritonavir）能增加本药浓度（增加镇静过度及呼吸抑制的风险），应避免合用

用法

溶液配制	-
用法	口服
输注速度	-

其他信息

- 肝首过代谢率为35%
- 肾功能受损时本药清除减少
- 口服生物利用度为70%

褪黑素 Melatonin

临床应用

褪黑激素受体激动剂

● 失眠症的短期治疗

肾功能正常时的剂量

2mg，每日 1 次，睡前 1～2 小时服用

药代动力学

分子量（Da）	232.3
蛋白结合率（%）	60
尿中原型药排泄率（%）	2
分布容积（L/kg）	65～88（以代谢产物）
半衰期（h）：正常 / ESRF	（3.5～4）/不变

药物代谢

褪黑素在肝内代谢为无活性代谢产物

肾功能（GFR，ml/min）受损时的剂量

20～50	与肾功能正常时同剂量
10～20	与肾功能正常时同剂量
<10	与肾功能正常时同剂量。谨慎应用

肾脏替代治疗时的剂量

APD/CAPD	透析可清除。与 GFR<10ml/min 时同剂量
HD	透析可清除。与 GFR<10ml/min 时同剂量
HDF/HFD	透析可清除。与 GFR<10ml/min 时同剂量
CAV/VVHD	透析可清除。与肾功能正常时同剂量

重要的药物相互作用

与其他药物合用的潜在风险

● 抗抑郁药：与米氮平（mirtazapine）或三环类抗抑郁药（tricyclic antide-pressants）合用能增强镇静作用
● 抗精神病药：增强镇静作用
● 抗病毒药：利托那韦（ritonavir）可能增加本药浓度

用法

溶液配制	-
用法	口服
输注速度	-

其他信息

● 由于缺乏研究，生产商推荐在严重肾功能受损时慎用本药
● 口服生物利用度为 15%

盐酸丁螺环酮　Buspirone hydrochloride

临床应用

抗焦虑药

肾功能正常时的剂量

起始剂量 5mg，每日 2~3 次。通常用量每日 15~30mg，分次给药（每日最大剂量 45mg）

药代动力学

分子量（Da）	422
蛋白结合率（%）	95
尿中原型药排泄率（%）	0
分布容积（L/kg）	2.69~7.91
半衰期（h）：	（2~11）/
正常 / ESRF	（4~13）[1]

药物代谢

本药经历广泛的首过代谢，故其系统生物利用度低。在肝内经 CYP3A4 介导进行广泛代谢；经羟基化作用产生几个无活性代谢产物，并经氧化脱烷基化作用生成 1-（2-嘧啶基）- 哌嗪［1-（2-pyrimidinyl）-piperazine］。据报道，在一个抗焦虑药活性的模型中，1-（2-嘧啶基）- 哌嗪的药物效力相当于母体药的 25%。本药以代谢产物形式从尿液排泄，也可从粪便排泄

肾功能（GFR，ml/min）受损时的剂量

20~50	小剂量开始，每日 2 次给药
10~20	小剂量开始，每日 2 次给药
<10	如患者无尿，剂量减少 25%~50%[2]

肾脏替代治疗时的剂量

APD/CAPD　不被透析清除。与 GFR<10ml/min 时同剂量

HD　　　　不被透析清除。与 GFR<10ml/min 时同剂量

HDF/HFD　不被透析清除。与 GFR<10ml/min 时同剂量

CAV/VVHD 不被透析清除。与 GFR=10~20ml/min 时同剂量

重要的药物相互作用

与其他药物合用的潜在风险

- 抗菌药：红霉素（erythromycin）可增加本药浓度，若合用需减少剂量；利福平（rifampicin）可降低本药浓度
- 抗抑郁药：避免与反苯环丙胺（tranylcypromine）合用；与单胺氧化酶抑制剂（MAOIs）合用有发生严重高血压的风险，应避免合用
- 抗真菌药：伊曲康唑（itraconazole）可增加本药浓度，若合用需减少剂量
- 抗精神病药：能增强镇静作用；合用可增加氟哌啶醇（haloperidol）浓度
- 抗病毒药：利托那韦（ritonavir）可增加本药浓度，并增加毒性风险
- 钙通道阻滞剂：地尔硫䓬（diltiazem）和维拉帕米（verapamil）可增加本药浓度，若合用需减少剂量
- 葡萄柚汁（grapefruit juice）：可增加本药浓度，合用应减少剂量
- 亚甲蓝（methylthioninium）：有产生中枢神经系统（CNS）毒性风险，如果可能，应避免合用

用法

溶液配制	-
用法	口服
输注速度	-

其他信息

- Drug Prescribing in Renal Failure, 5th edition, by Aronoff et al. 建议肾功能受损患者无须减量
- 服药后 60~90 分钟血药浓度达峰值
- 2 日血药浓度可达稳态，但 2 周才出现治疗效应
- 无镇静作用
- 严重肝病患者勿用此药
- 在严重肾功能受损患者中不推荐应用本药，有活性代谢产物蓄积风险

参考文献

[1] Mahmood I, Sahajwalla C. Clinical pharmacokinetics and pharmacodynamics of buspirone. Clin Pharmacokinet. 1999; 36(4): 277-287.

[2] Caccia S, Vigano GL, Mingardi G, et al. Clinical pharmacokinetics of oral buspirone in patients with impaired renal function. Clin Pharmacokinet. 1988; 14: 171-177.

氯美噻唑 Clomethiazole (Chlormethiazole)

临床应用

- 酒精戒断
- 治疗失眠
- 控制不安和激动

肾功能正常时的剂量

- 酒精戒断：2~4 粒胶囊，即刻服用
  - 第 1 日：3 粒胶囊，每日 3~4 次
  - 第 2 日：2 粒胶囊，每日 3~4 次
  - 第 3 日：1 粒胶囊，每日 4 次
  - 4~6 日时进一步减少；给药周期不超过 9 日
- 失眠：每晚 1~2 粒胶囊，或每晚 5~10ml
- 不安和激动：1 粒胶囊，每日 3 次；或 5ml，每日 3 次

药代动力学

分子量（Da）	161.7
蛋白结合率（%）	65
尿中原型药排泄率（%）	0.1~5
分布容积（L/kg）	4~16
半衰期（h）：正常 / ESRF	4/ 不变

药物代谢

氯美噻唑被广泛代谢，并在肝中经历首过代谢。少量以原型经尿液排泄。肝硬化患者的清除率降低约 30%

肾功能（GFR，ml/min）受损时的剂量

20~50	与肾功能正常时同剂量
10~20	与肾功能正常时同剂量
<10	与肾功能正常时同剂量。见"其他信息"

肾脏替代治疗时的剂量

APD/CAPD	透析清除力不详。与 GFR<10ml/min 时同剂量
HD	透析可清除。与 GFR<10ml/min 时同剂量
HDF/HFD	透析可清除。与 GFR<10ml/min 时同剂量
CAV/ VVHD	透析可清除。与肾功能正常时同剂量

重要的药物相互作用

与其他药物合用的潜在风险

- 抗精神病药：增强镇静反应
- 抗病毒药：利托那韦（ritonavir）可能增加本药浓度
- 西咪替丁（cimetidine）：抑制本药代谢

用法

溶液配制	-
用法	口服
输注速度	-
注释	糖浆需保存于冰箱

其他信息

- 氯美噻唑的肝提取率（hepatic extraction ratio）高
- 肾功能受损时使用本药，会增加大脑敏感度
- 生产商认为慢性肾脏病（CKD）患者服用本药需谨慎

五、嗜睡症治疗药物

莫达非尼 Modafinil

临床应用

治疗发作性睡病和阻塞性睡眠呼吸暂停导致的日间嗜睡

肾功能正常时的剂量

每日 200~400mg，1 次或分 2 次服用

药代动力学

分子量（Da）	273.4
蛋白结合率（%）	60
尿中原型药排泄率（%）	<10
分布容积（L/kg）	0.9
半衰期（h）：正常 / ESRF	15/-

药物代谢

莫达非尼在肝内代谢，部分被 CYP3A4 和 CYP3A5 介导；两种主要的代谢产物为无活性的莫达非尼酸（acid modafinil）和莫达非尼砜（modafinil sulfone）。主要通过肾排泄，不到 10% 以原型排泄

肾功能（GFR，ml/min）受损时的剂量

20 ~ 50	与肾功能正常时同剂量
10 ~ 20	与肾功能正常时同剂量
<10	由常规剂量的 50% 开始，根据药物效应逐渐加量

肾脏替代治疗时的剂量

APD/CAPD	透析清除力不详。与 GFR<10ml/min 时同剂量
HD	透析清除力不详。与 GFR<10ml/min 时同剂量
HDF/HFD	透析清除力不详。与 GFR<10ml/min 时同剂量
CAV/VVHD	透析清除力不详。与肾功能正常时同剂量

重要的药物相互作用

与其他药物合用的潜在风险

- 环孢素（ciclosporin）：降低环孢素浓度
- 细胞毒性药物：可能降低博舒替尼（bosutinib）浓度，应避免合用
- 胍法辛（guanfacine）：可能降低胍法辛浓度，应避免合用
- 雌激素类（oestrogens）：加速雌激素代谢（减弱避孕效果）
- 乌利司他（ulipristal）：可能减弱乌利司他的避孕效果，应避免合用

用法

溶液配制	-
用法	口服
输注速度	-

其他信息

- 建议左心室肥大或有缺血性心电图改变的患者禁用本药
- 由于缺乏数据，生产商不推荐严重肾功能受损患者应用本药。一项应用莫达非尼单一剂量 200mg 的研究结果显示，在 GFR<20ml/min 时，虽然无活性代谢产物的暴露量增加了 9 倍，但莫达非尼的药代动力学特征并无差别

第十三部分

肿瘤治疗药物

一、抗肿瘤药

1. 影响核酸合成的药物

1.1　叶酸拮抗剂

氨甲蝶呤　Methotrexate

临床应用

抗肿瘤药
- 治疗严重风湿性关节炎
- 治疗严重的难以控制的银屑病
- 治疗克罗恩病（Crohn's disease）
- 治疗肿瘤疾病

肾功能正常时的剂量

- 风湿性关节炎
  - 口服：7.5～20mg，每周 1 次
  - 肌内注射、静脉给药或皮下注射：7.5～25mg，每周 1 次
- 银屑病
  - 口服、肌内注射、静脉给药或皮下注射：10～30mg，每周 1 次，根据药物效应调整剂量
- 克罗恩病
  - 口服：10～25mg，每周 1 次
  - 肌内注射：诱导期 25mg，每周 1 次；维持期 15mg，每周 1 次
- 肿瘤疾病：根据适应证、体重或体表面积决定用量

药代动力学

分子量（Da）	454.4
蛋白结合率（%）	45～60
尿中原型药排泄率（%）	80～90
分布容积（L/kg）	0.4～0.8
半衰期（h）：正常/ESRF	（2～17）/增加

药物代谢

氨甲蝶呤通过肝及细胞内代谢生成多聚谷氨酸产物（polyglutamated products）。小剂量氨甲蝶呤似乎不经历明显的代谢；给予大剂量氨甲蝶呤进行治疗可检测到 7- 羟基代谢产物（7-hydroxy metabolite）。口服的氨甲蝶呤可部分被肠道菌群代谢。绝大多数氨甲蝶呤通过肾小球滤过及肾小管主动分泌后从尿液排泄，少量经胆汁从粪便排泄。已有证据提示氨甲蝶呤存在肠肝循环

肾功能（GFR，ml/min）受损时的剂量

20～50	常规剂量的 50%。见"其他信息"
10～20	常规剂量的 50%。见"其他信息"
<10	禁用。见"其他信息"

肾脏替代治疗时的剂量

APD/CAPD	不被透析清除。禁用
HD	透析可清除。血液透析清除率为 38～40ml/min。应用常规剂量的 50%，在下次透析前 12 小时或更早给药。谨慎使用
HDF/HFD	透析可清除。应用常规剂量的 50%，在下次透析前 12 小时或更早给药。谨慎使用

CAV/VVHD 透析清除力不详。与 GFR= 10 ~ 20ml/min 时同剂量

重要的药物相互作用

与其他药物合用的潜在风险

- 麻醉药：一氧化氮（nitrous oxide）可增强本药抗叶酸作用，应避免合用
- 镇痛药：与非甾体抗炎药（NSAIDs）合用增加毒性风险，应避免使用
- 抗菌药：新霉素（neomycin）可能减少本药吸收；复方新诺明（cotrimoxazole）及甲氧苄啶（trimethoprim）可增强本药抗叶酸作用；青霉素类（penicillins）能减少本药排泄（增加毒性风险），环丙沙星（ciprofloxacin）也可能有此作用；与多西环素（doxycycline）、磺胺类（sulphonamides）、四环素（tetracycline）合用增加血液系统毒性
- 抗癫痫药：左乙拉西坦（levetirace-tam）可能增加本药浓度
- 抗疟药：乙胺嘧啶（pyrimethamine）可增强本药抗叶酸作用
- 抗精神病药：避免与氯氮平（clozap-ine）合用（增加粒细胞缺乏症风险）
- 环孢素（ciclosporin）：氨甲蝶呤可能抑制环孢素及其代谢产物的清除；环孢素亦可能抑制氨甲蝶呤的清除
- 糖皮质激素类（corticosteroids）：增加血液系统毒性风险
- 细胞毒性药物：门冬酰胺酶（asparagi-nase）、克立他酶（crisantaspase）和培门冬酶（pegasparagase）能拮抗氨甲蝶呤的作用，门冬酰胺酶、克立他酶和培门冬酶应在给予氨甲蝶呤后 24 小时用药；与顺铂（cisplatin）合用会增加肺毒性
- 来氟米特（leflunomide）：存在毒性风险
- 丙磺舒（probenecid）：能减少本药排泄
- 类视黄醇（retinoids）：阿维 A（acitre-tin）可增加本药浓度，也增加肝毒性，应避免合用
- 促溃疡愈合药：质子泵抑制剂可能减少大剂量氨甲蝶呤的清除，应考虑暂时停用 PPI

用法

溶液配制	可溶于 5% 葡萄糖溶液、0.9% 氯化钠溶液、复方乳酸钠溶液或林格液
用法	口服，肌内注射，皮下注射，静脉给药（静脉注射或静脉滴注），鞘内注射，动脉内给药
输注速度	缓慢静脉注射
注释	大剂量应用时，可能导致氨甲蝶呤及其代谢产物在肾小管内沉积。建议充分补充液体，并可应用碳酸氢钠碱化尿液

其他信息

- 在治疗过程中应密切监测肾功能，如果出现任何程度的肾功能受损，必须停止用药，并会诊讨论如何处理
- 肾功能受损时的用药剂量来自 Drug Prescribing in Renal Failure, 5th edition, by Aronoff et al
- 当剂量低于 $30mg/m^2$ 时吸收较好，食物及牛奶可降低本药生物利用度

- 亚叶酸钙（calcium folinate），即甲酰四氢叶酸钙（calcium leucovorin），是中和氨甲蝶呤造血系统急性毒性反应的有效药物
- 某些地方的治疗方案建议，在给予氨甲蝶呤后 24、32、36 小时开始亚叶酸钙的救援（folinic acid rescue）治疗。初始 12 ~ 24 小时，可通过肌内注射、静脉注射或静脉滴注给予最多 120mg 的剂量；随后的 48 小时，可每 6 小时肌内注射 12 ~ 15mg 或口服 15mg
- 能够参照肾功能情况对本药用药剂量进行近似校正。当认为正常 CCr 为 60ml/（min·m²）时，能与 CCr 下降程度成比例减少氨甲蝶呤用量
- 替代给药方案如下

CCr（ml/min）	剂量
>80	100%
60	65%
45	50%
<30	避免使用

- 肾衰竭时的用药剂量来自 Kintzel PE, Dorr RT. Anticancer drug renal toxicity and elimination：dosing guidelines for altered renal function. Cancer Treat Rev. 1995; 21(1):33-64
- 加拿大不列颠哥伦比亚省癌症中心（BC Cancer agency）建议（2017 年 5 月 31 日）

GFR（ml/min）	剂量
61 ~ 80	常规剂量的 75%
51 ~ 60	常规剂量的 70%
10 ~ 50	常规剂量的 30% ~ 50%
<10	避免使用

培美曲塞 Pemetrexed

临床应用

- 与顺铂（cisplatin）联用对无法切除的恶性胸膜间皮瘤进行初治化疗
- 单药治疗非小细胞肺癌

肾功能正常时的剂量

$500mg/m^2$，于每 21 日周期的第 1 日应用

药代动力学

分子量（Da）	471.4（培美曲塞二钠）
蛋白结合率（%）	81
尿中原型药排泄率（%）	70～90
分布容积（L/m^2）	6～9
半衰期（h）：正常 / ESRF	（2～4）/ 延长

药物代谢

培美曲塞在肝内很少代谢，70%～90% 的药物在 24 小时内以原型从尿液排泄。体外研究提示培美曲塞能通过肾小管上皮细胞的有机阴离子转运蛋白 OAT3 主动分泌

肾功能（GFR，ml/min）受损时的剂量

45～50	与肾功能正常时同剂量
20～45	谨慎使用，采用较小剂量。见"其他信息"
<20	谨慎使用，采用较小剂量。见"其他信息"

肾脏替代治疗时的剂量

APD/CAPD	可能不被透析清除。与 GFR<20ml/min 时同剂量
HD	不被透析清除[1]。与 GFR<20ml/min 时同剂量
HDF/HFD	可能不被透析清除。与 GFR<20ml/min 时同剂量
CAV/ VVHD	不被透析清除[1]。与 GFR=20～45ml/min 时同剂量

重要的药物相互作用

与其他药物合用的潜在风险

- 抗疟药：乙胺嘧啶（pyrimethamine）能增强抗叶酸作用（译者注：培美曲塞是一种抗叶酸制剂，通过破坏细胞内叶酸依赖性的代谢过程，抑制细胞复制，从而抑制肿瘤生长）
- 抗精神病药：与氯氮平（clozapine）合用有增加粒细胞缺乏症的风险
- 肾毒性药物：可能减少培美曲塞的清除，合用需谨慎
- 活疫苗：避免合用；黄热病疫苗（yellow fever vaccine）绝对禁止合用

用法

溶液配制	500mg 溶于 20ml 0.9% 氯化钠溶液中
用法	静脉滴注
输注速度	超过 10 分钟
注释	用 100ml 不含防腐剂的 0.9% 氯化钠溶液稀释。与含钙液体不相容

其他信息

- 由于缺乏数据，生产商不推荐 GFR<45ml/min 的患者使用本药
- 为减少皮肤反应的发生率和严重程度，在培美曲塞治疗前一日、治疗当日和治疗后一日均应给予相当于地塞米松（dexamethasone）4mg 的类固醇激素。患者也应服用含有叶酸的维生素制剂，并肌内注射维生素 B_{12}

- 25% 的患者出现可逆性轻度肾功能
受损
- 曾有病例报道，一名患者用培美曲
塞和卡铂（carboplatin）联合治疗，
发生了严重的横纹肌溶解［Ceribelli
A, Cecere FL, Milella M, et al. Severe
rhabdomyolysis associated with peme-
trexed-based chemotherapy. Lancet On-
cology. 2006; 7(4): 353］
- 在一项研究中，由于一名 GFR=19ml/min
的患者死于药物相关毒性，培美曲
塞在 GFR <30ml/min 患者中的应用
即被中止［Mita C, Sweeney CJ, Baker
SD, et al. Phase I and pharmacokinetic
study of pemetrexed administered every
3 weeks to advanced cancer patients with
normal and impaired renal function. J
Clin Oncol. 2006; 24(4): 552-562］

参考文献

[1] Brandes JC, Grossman SA, Ahmad H. Alteration of pemetrexed excretion in the presence of acute renal failure and effusions: presentation of a case and review of the literature. Cancer Invest. 2006; 24(3)：283-287.

1.2 嘧啶类拮抗剂

氟尿嘧啶 Fluorouracil

临床应用

抗肿瘤药

肾功能正常时的剂量

- 静脉滴注：每日 15mg/kg，用至总剂量 12 ~ 15g
- 静脉注射：每日 12mg/kg，连用 3 日，改为隔日 6mg/kg，或 15mg/kg 每周 1 次
- 维持剂量：5 ~ 15mg/kg，每周 1 次
- 动脉插管滴注：5 ~ 7.5mg/kg，连续滴注 24 小时
- 参考当地相关化疗方案

药代动力学

分子量（Da）	130.1
蛋白结合率（%）	10
尿中原型药排泄率（%）	15
分布容积（L/kg）	0.25 ~ 0.5
半衰期（min）：正常 / ESRF	16/ 不变

药物代谢

氟尿嘧啶经静脉注射后迅速从血浆中清除。本药分布至全身组织和体液，3 小时内从血浆中消失。在靶细胞内氟尿嘧啶转化为 5- 氟尿苷单磷酸盐（5-fluoro-uridine monophosphate）和 5- 氟脱氧尿苷单磷酸盐（5-fluorodeoxyuridine mo-nophosphate），前者可转化为三磷酸盐的形式掺入 RNA 中，后者可抑制胸苷酸合成酶（thymidylate synthetase）。约 15% 的静脉给药在 6 小时内以原型经尿液排泄。约 80% 的药物在肝内灭活，经过与内源性尿嘧啶类似的二氢嘧啶脱氢酶（dihydropyrimidine dehydrogenase，DPD）的作用而分解，60% ~ 80% 以二氧化碳形式经呼吸道排泄。也生成尿素和其他代谢产物，2% ~ 3% 经胆汁排泄

肾功能（GFR，ml/min）受损时的剂量

20 ~ 50	与肾功能正常时同剂量
10 ~ 20	与肾功能正常时同剂量
<10	与肾功能正常时同剂量。需谨慎使用

肾脏替代治疗时的剂量

APD/CAPD	可能部分清除。与肾功能正常时同剂量
HD	透析可清除。与肾功能正常时同剂量
HDF/HFD	透析可清除。与肾功能正常时同剂量
CAV/VVHD	透析可清除。与肾功能正常时同剂量

重要的药物相互作用

与其他药物合用的潜在风险

- 抗凝血药：可能增强香豆素类（cou-marins）的抗凝作用
- 抗精神病药：与氯氮平（clozapine）合用有增加粒细胞缺乏症的风险
- 细胞毒性药物：避免与帕尼单抗（panitumumab）合用
- 叶酸（folic acid）：合用增加本药毒性，应避免合用
- 甲硝唑（metronidazole）：能抑制本药代谢（增加药物毒性）
- 西咪替丁（cimetidine）：能抑制本药代谢（增加药物毒性）
- 替莫泊芬（temoporfin）：与外用的氟尿嘧啶合用时，替莫泊芬的皮肤光敏感性增加

用法

溶液配制	参考当地相关方案
用法	静脉滴注（间断或持续），静脉注射，动脉给药，局部用药
输注速度	间断滴注 30~60 分钟；持续滴注 4 小时 或者持续静滴 24 小时以上 或参考当地相关方案

其他信息

肥胖、腹腔积液和水肿的患者应采用标准化体重计算用药剂量

阿糖胞苷　Cytarabine

临床应用

抗肿瘤药

- 治疗急性白血病和淋巴瘤
- 治疗脑膜肿瘤

肾功能正常时的剂量

- 持续治疗：$0.5 \sim 2mg/(kg \cdot d)$
- 间断治疗：$3 \sim 5mg/(kg \cdot d)$
- 急性白血病单药治疗：可用至 $200mg/m^2$
- 维持治疗：$1mg/kg$，每周 1 或 2 次
- 淋巴瘤性脑膜炎：$10 \sim 30mg/m^2$（鞘内注射），每周 3 次。更多信息见"产品特性概述"（SPC）
- 参考当地治疗方案

药代动力学

分子量（Da）	243.2
蛋白结合率（%）	13
尿中原型药排泄率（%）	$5.8 \sim 10$
分布容积（L/kg）	2.6
半衰期（h）： 正常 / ESRF	［$1 \sim 3$（鞘内脂质体：$100 \sim 263$）］/ 不变

药物代谢

阿糖胞苷经磷酸化转变为活性形式，而后在肝和肾经胞苷脱氨酶作用迅速脱氨基，生成无活性的 1-β-d- 阿糖呋喃脲嘧啶（尿嘧啶阿糖胞苷，uracil arabinoside，ara-U）。约 80% 单次静脉注射的药物会在 24 小时内从尿液排泄，主要为无活性代谢产物，以及约 10% 的阿糖胞苷原型。少量药物经胆汁排泄

肾功能（GFR，ml/min）受损时的剂量

$20 \sim 50$	用常规小剂量的全量。大剂量见"其他信息"
$10 \sim 20$	用常规小剂量的全量。大剂量见"其他信息"
<10	用常规小剂量的全量。大剂量见"其他信息"

肾脏替代治疗时的剂量

APD/CAPD	不被透析清除。与 GFR<10ml/min 时同剂量
HD	不被透析清除。与 GFR<10ml/min 时同剂量
HDF/HFD	透析可清除。与 GFR<10ml/min 时同剂量
CAV/VVHD	透析清除力不详。与 GFR=$10 \sim 20$ml/min 时同剂量

重要的药物相互作用

与其他药物合用的潜在风险

- 抗精神病药：与氯氮平（clozapine）合用有增加粒细胞缺乏症的风险

用法

溶液配制	-
用法	静脉滴注，静脉注射，皮下注射，鞘内注射 静脉注射：快速
输注速度注释	静脉滴注：$1 \sim 24$ 小时 患者对大剂量快速静脉注射常能耐受（相对于缓慢静脉滴注而言），这与阿糖胞苷在体内被迅速代谢，药物作用持续时间缩短相关

其他信息

- 在大剂量阿糖胞苷治疗时，升高的血肌酐基线水平（>1.2mg/dl）是神经毒性的独立危险因素
- 回顾性分析表明，肾功能受损是大剂量阿糖胞苷诱发大脑及小脑毒性的独立危险因素

- CCr<40ml/min 的患者应用大剂量阿糖胞苷时，其神经毒性的发生率为 86%～100%，CCr< 60ml/min 的患者为 60%～76%。相反，当 CCr>60ml/min 的患者接受大剂量阿糖胞苷治疗时，神经毒性的发生率为 8%，这与该药不良反应的总发生率相关
- 文献资料已提示，肾功能受损患者需谨慎使用大剂量阿糖胞苷［Kintzel PE, Dorr RT. Anticancer drug renal toxicity and elimination：dosing guidelines for altered renal function. Cancer Treat Rev. 1995; 21(1): 33-64］

GFR（ml/min）	剂量
45～60	60%
30～45	50%
<30	避免使用

- 给 GFR<20ml/min 的患者治疗时，也有如下用药方案：起始剂量为常规剂量的 25%，随后根据患者耐受情况逐渐加量

阿扎胞苷　Azacitidine

临床应用

抗肿瘤药
- 治疗不适合干细胞移植的骨髓增生异常综合征、慢性骨髓单核细胞白血病或急性髓性白血病

肾功能正常时的剂量

每日 75mg/m²，共 7 日，停药 21 日。随后剂量可根据骨髓毒性情况调整

药代动力学

分子量（Da）	244.2
蛋白结合率（%）	无数据
尿中原型药排泄率（%）	50～85
分布容积（L/kg）	50～102
半衰期（min）： 正常 / ESRF	（33～49）/ 无 数据

药物代谢

阿扎胞苷可经历自发水解，并可在胞苷脱氨酶的作用下进行脱氨基代谢。给 5 例癌症患者静脉注射性标记的阿扎胞苷，3 日后，尿液累积排泄的放射性物质为 85%，粪便为 1% 以下。而皮下注射 ¹⁴C- 阿扎胞苷，尿液排泄的放射性物质为 50%

肾功能（GFR，ml/min）受损时的剂量

20～50	与肾功能正常时同剂量。见"其他信息"
10～20	与肾功能正常时同剂量。见"其他信息"
<10	与肾功能正常时同剂量。见"其他信息"

肾脏替代治疗时的剂量

APD/CAPD	透析清除力不详。与 GFR<10ml/min 时同剂量
HD	透析清除力不详。与 GFR<10ml/min 时同剂量
HDF/HFD	透析清除力不详。与 GFR<10ml/min 时同剂量
CAV/VVHD	透析清除力不详。与 GFR=10～20ml/min 时同剂量

重要的药物相互作用

与其他药物合用的潜在风险
- 未知

用法

溶液配制	用 4ml 注射用水配制
用法	皮下注射
输注速度	-
注释	配制好的混悬液必须在 45 分钟内使用。也可将配制好的混悬液吸入注射器中即刻放入冰箱（2～8℃），在 8 小时内取出使用。装有混悬液的注射器应提前约 30 分钟从冰箱取出，放置室温中，使其复温达 20～25℃再注射

其他信息

- 清除率为（147±47）L/h［译者注：本药英文说明书注明"皮下注射给药时，本药的平均表观清除率（mean apparent clearance）为（167±49）L/h"］
- 如果出现不能解释的血清碳酸氢盐水平下降至 20mmol/L 以下，下一个用药周期的药物剂量应减少 50%。如果出现不能解释的 SCr 或 BUN 升高达基线值的 2 倍或以上，下一个用药周期应被推迟至它们恢复正常或恢复至基线值，而且下次周期的药物剂量应减少 50%
- 肾功能受损的患者用药时应该严密监测其毒性，因为阿扎胞苷和（或）其代谢产物主要在肾进行排泄

替加氟－尿嘧啶复方 Tegafur-uracil

临床应用

抗肿瘤药

● 治疗转移性结直肠癌

肾功能正常时的剂量

替加氟（tegafur）300mg/m² 及尿嘧啶（uracil）672mg/m²，每日分 3 次给药，用药 28 日，停药 7 日。参考当地相关治疗方案（译者注：替加氟 50mg 与尿嘧啶 112mg 组成复方制剂）

药代动力学

分子量（Da）	替加氟 / 尿嘧啶：200.2/ 112.1
蛋白结合率（%）	替加氟 / 尿嘧啶：52/ 忽略不计
尿中原型药排泄率(%)	<20
分布容积（L/kg）	替加氟 / 尿嘧啶：52/474
半衰期（min）：正常 / ESRF	（替加氟：11；尿嘧啶：20～40)/ 不变

药物代谢

替加氟是 5- 氟尿嘧啶（5-fluorouracil, 5-FU）的前体药物，尿嘧啶是二氢嘧啶脱氢酶（dihydropyrimidine dehydrogenase, DPD）的可逆性抑制剂，而 DPD 是催化 5-FU 分解代谢的主要酶。本药主要在肝内代谢。替加氟通过 C-5′ 氧化作用（微粒体酶催化）和 C-2′ 水解作用（胞浆酶催化）转化为 5-FU。微粒体内催化氧化作用的酶部分为 CYP2A6；而胞质内催化水解代谢的酶尚未明确。替加氟的其他代谢产物包括 3′- 羟基替加氟（3′-hydroxy tegafur）、4′- 羟基替加氟（4′-hydroxy tegafur）和二氢替加氟（dihydro tegafur），它们的细胞毒性明显低于 5-FU。由替加氟形成的 5-FU 将遵循天然存在的嘧啶和尿嘧啶的固有从头途径（the intrinsic de novo pathways）进行代谢

肾功能（GFR，ml/min）受损时的剂量

20 ~ 50	与肾功能正常时同剂量
10 ~ 20	与肾功能正常时同剂量
<10	与肾功能正常时同剂量

肾脏替代治疗时的剂量

APD/CAPD	透析清除力不详。与肾功能正常时同剂量
HD	透析可清除。与肾功能正常时同剂量
HDF/HFD	透析可清除。与肾功能正常时同剂量
CAV/ VVHD	透析可清除。与肾功能正常时同剂量

重要的药物相互作用

与其他药物合用的潜在风险

● 抗凝血药：可能增强香豆素类（coumarins）的抗凝作用

● 抗精神病药：避免与氯氮平（clozapine）合用，因能增加粒细胞缺乏症风险

● 叶酸（folic acid）：会增加替加氟毒性

● 甲硝唑（metronidazole）和西咪替丁（cimetidine）：能抑制本药代谢（增加毒性）

用法

溶液配制	-
用法	口服
输注速度	-

其他信息

尚无替加氟 - 尿嘧啶复方在肾功能受损患者中的应用研究，不过由于它们的肾清除率低，并不推荐调整剂量，需谨慎使用

卡培他滨 Capecitabine

临床应用

抗代谢药

● 治疗结肠直肠癌、结肠癌、晚期胃癌和乳腺癌

肾功能正常时的剂量

● 乳腺癌的单药治疗，也用于联合治疗：$1.25g/m^2$，每日 2 次，连续 14 日，间隔 7 日后重复
● 结肠癌、直肠癌或胃癌的联合治疗：$0.8 \sim 1.0g/m^2$，每日 2 次，连续 14 日，间隔 7 日后重复
● 或者 $0.625g/m^2$，每日 2 次，连续使用

药代动力学

分子量（Da）	359.4
蛋白结合率（%）	54
尿中原型药排泄率（%）	3
分布容积（L/kg）	无数据
半衰期（h）：正常 / ESRF	0.85 / 增加

药物代谢

卡培他滨为前体药物。本药在肝内水解为 5′-脱氧-5-氟胞苷（5′-deoxy-5-fluorocytidine，5′-DFCR），再进一步代谢成 5′-脱氧-5-氟尿苷（5′-deoxy-5-fluorouridine，5′-DFUR），最后经胸苷磷酸化酶（thymidine phosphorylase）作用，在身体组织中代谢成活性的 5-氟尿嘧啶（5-fluorouracil，5-FU），发挥抗肿瘤作用。5-FU 能进一步代谢成 5-氟尿苷单磷酸（5-fluorouridine monophosphate）和 5-氟脱氧尿苷单磷酸（5-fluorodeoxyuridine monophosphate）。大约 15% 的 5-FU 在 6 小时内以药物原型经尿液排泄，余下部分在肝中被灭活，被双氢嘧啶脱氢酶（dihydropyrimidine dehydrogenase）分解，大部分代谢产物经呼吸道以二氧化碳形式排泄；也产生尿素和其他代谢产物。约 3% 卡培他滨从尿液以药物原型排泄

肾功能（GFR，ml/min）受损时的剂量

30 ~ 50	$1.2g/m^2$ 剂量的 75%（$950mg/m^2$，每日 2 次）。慎用
10 ~ 30	避免
<10	避免

肾脏替代治疗时的剂量

APD/CAPD	透析清除力不详。与 GFR<10ml/min 时同剂量
HD	可能不被透析清除。与 GFR<10ml/min 时同剂量
HDF/HFD	透析清除力不详。与 GFR<10ml/min 时同剂量
CAV/VVHD	透析清除力不详。与 GFR=10 ~ 30ml/min 时同剂量

重要的药物相互作用

与其他药物合用的潜在风险

● 别嘌醇（allopurinol）：应避免合用
● 抗凝血药：可能增强香豆素类（coumarins）的抗凝作用
● 抗癫痫药：与磷苯妥英（fosphenytoin）和苯妥英（phenytoin）合用时，苯妥英浓度会升高，出现毒性作用
● 抗精神病药：与氯氮平（clozapine）合用有增加粒细胞缺乏症的风险
● 叶酸（folic acid）：合用会使卡培他滨的毒性增加，应避免合用

用法

溶液配制	-
用法	口服
输注速度	-
注释	餐后服用

其他信息

GFR=30 ~ 50ml/min 的患者用药，会增加 3 或 4 级不良反应发生率，故严重肾功能受损患者禁用此药

吉西他滨　Gemcitabine

临床应用

抗肿瘤药

- 与顺铂（cisplatin）合用治疗局部晚期或转移性非小细胞肺癌，作为姑息治疗或一线治疗
- 治疗胰腺癌和乳腺癌
- 与顺铂合用治疗膀胱癌

肾功能正常时的剂量

1 ~ 1.25mg/m²，治疗频率取决于化疗方案；根据毒性反应减少剂量

药代动力学

分子量（Da）	299.7（氢氯化物）
蛋白结合率（%）	可以忽略
尿中原型药排泄率（%）	<10
分布容积（L/m²）	12.4（女性）；17.5（男性）
半衰期（min）：正常 / ESRF	（42 ~ 94）/-

药物代谢

吉西他滨静脉给药后迅速从血循环中清除，在肝、肾、血液及其他组织中被胞苷脱氨酶代谢。女性的清除率较男性低25%。几乎全部（99%）药物均以 2'- 脱氧 -2'，2'- 二氟尿苷（2'-deoxy-2'，2'-difluorouridine，dFdU）形式从尿液排泄，只有 1% 经粪便排泄。本药细胞内代谢产生单、二和三磷酸盐代谢产物，其中后两者具有活性。这些细胞内活性代谢产物未能在血浆和尿液中检出

肾功能（GFR，ml/min）受损时的剂量

20 ~ 50	与肾功能正常时同剂量
10 ~ 20	需谨慎使用。见"其他信息"
<10	需谨慎使用。见"其他信息"

肾脏替代治疗时的剂量

APD/CAPD	可能被透析清除。与 GFR< 10ml/min 时同剂量
HD	透析可清除。与 GFR< 10ml/min 时同剂量，透析后给药。48 小时后再进行下次透析
HDF/HFD	透析可清除。与 GFR< 10ml/min 时同剂量，透析后给药。48 小时后再进行下次透析
CAV/VVHD	透析可清除。与 GFR= 10 ~ 20ml/min 时同剂量

重要的药物相互作用

与其他药物合用的潜在风险

- 抗精神病药：与氯氮平（clozapine）合用有增加粒细胞缺乏症的风险

用法

溶液配制	200mg 用 5ml 0.9% 氯化钠溶液配制，1g 用 25ml 0.9% 氯化钠溶液配制如果需要，可进一步用 0.9% 氯化钠溶液稀释
用法	静脉给药
输注速度	30 分钟

其他信息

- 由于缺少研究数据，生产商建议肾功能受损患者谨慎用药
- 约 50% 患者用药后会引起伴或不伴有蛋白尿的可逆性血尿。重复给药并未发现肾毒性增加
- 有报道，用本药后溶血性尿毒症综合征（HUS）的粗略发病率为 0.015%

- 在一项研究中，肾功能不全患者分别在每28日的第1日、第8日和第15日接受静脉吉西他滨 500~1000mg/m²，研究结论是 GFR 低至 30ml/min 的患者对该用药方案耐受良好（文件数据来源于礼来制药公司）
- 另一项研究给血肌酐 130~420μmol/L 的患者每周用药 650~800mg/m²，共3周，然后休息1周，每4周为一个周期，发现减少剂量可限制药物毒性，包括中性粒细胞减少、发热、转氨酶升高和血肌酐升高，结论为确诊的肾功能受损患者宜减少吉西他滨用量［Egorin MJ, Venook MP, Rosner G, et al. Phase 1 study of gemcitabine(G) in patients with organ dysfunction. Proc Annual Meet Am Soc Clin Oncol. 1998；17: A719］

- 另有5例研究报道，吉西他滨 800~1000mg 可以安全地用于血液透析患者 [Matsuda M. Gemcitabine for patients with chronic renal failure on hemodialysis. J Clin Oncol. 2007; 25(18S)(June 20 Supplement): 15189. 2007 ASCO Annual Meeting Proceedings]

地西他滨　Decitabine

临床应用

抗代谢药
- 治疗急性髓系白血病

肾功能正常时的剂量

每日 20mg/m², 共 5 日, 每 4 周重复

药代动力学

分子量（Da）	228.2
蛋白结合率（%）	<1
尿中原型药排泄率（%）	约 4
分布容积（L/kg）	69.1[1]
半衰期（min）: 正常 / ESRF	（30 ~ 35）/-

药物代谢

本药确切的代谢和排泄途径尚不知, 现认为其在肝、肾、肠上皮细胞和血中被胞苷脱氨酶（cytidinedeaminase）作用脱氨生成非活性代谢产物

肾功能（GFR, ml/min）受损时的剂量

20 ~ 50	与肾功能正常时同剂量。需谨慎使用
10 ~ 20	与肾功能正常时同剂量。需谨慎使用
<10	与肾功能正常时同剂量。需谨慎使用

肾脏替代治疗时的剂量

APD/CAPD	透析可能清除。与 GFR<10ml/min 时同剂量
HD	透析可能清除。与 GFR<10ml/min 时同剂量
HDF/HFD	透析可清除。与 GFR<10ml/min 时同剂量
CAV/VVHD	透析可清除。与 GFR=10 ~ 20ml/min 时同剂量

重要的药物相互作用

与其他药物合用的潜在风险
- 抗精神病药: 与氯氮平（clozapine）合用有增加粒细胞缺乏症的风险

用法

溶液配制	用 10ml 注射用水配制
用法	静脉滴注
输注速度	1 小时
注释	用 0.9% 氯化钠溶液、5% 葡萄糖溶液或乳酸盐林格液将本药稀释至 0.15 ~ 1mg/ml 滴注

其他信息

生产商未曾在肾衰竭患者中做过研究, 但由于本药很少从肾清除, 故认为此时的用药剂量仍可与肾功能正常时相同

参考文献

[1] Mistry B, Gibiansky L, Hussein Z. Pharmacokineticmodelling of decitabine in Patients with myelodysplastic syndromes (MDS) and acutemyeloid leukemia (AML). J Clin Oncol. 29: 2011 (suppl; abstr 6551).

雷替曲塞　Raltitrexed

临床应用

治疗不能应用氟尿嘧啶（fluorouracil）和亚叶酸（folinic acid）的结直肠癌

肾功能正常时的剂量

$3mg/m^2$，每 3 周 1 次

药代动力学

分子量（Da）	458.5
蛋白结合率（%）	93
尿中原型药排泄率（%）	40～50
分布容积（L/kg）	548
半衰期（h）：正常 / ESRF	198/ 延长

药物代谢

雷替曲塞主动转运至细胞内，代谢生成聚谷氨酸（polyglutamate）形式的活性产物。剩余部分不被代谢，以原型排泄，约 50% 的药物从尿液排泄，约 15% 的药物经粪便排泄

肾功能（GFR，ml/min）受损时的剂量

55～65	应用 75% 的剂量（$2.25mg/m^2$），每 4 周 1 次
25～54	应用 50% 的剂量（$1.5mg/m^2$），每 4 周 1 次
<25	避免。见"其他信息"

肾脏替代治疗时的剂量

APD/CAPD	可能不被透析清除。与 GFR<25ml/min 时同剂量
HD	可能不被透析清除。与 GFR<25ml/min 时同剂量
HDF/HFD	透析清除力不详。与 GFR<25ml/min 时同剂量
CAV/VVHD	可能不被透析清除。与 GFR=25～54ml/min 时同剂量

重要的药物相互作用

与其他药物合用的潜在风险

- 抗精神病药：避免与氯氮平（clozapine）合用，因能增加粒细胞缺乏症风险
- 叶酸（folic acid）和亚叶酸：减弱细胞毒性，应避免合用

用法

溶液配制	用 4ml 注射用水配制
用法	静脉滴注
输注速度	超过 15 分钟
注释	用 50～250ml 0.9% 氯化钠溶液或 5% 葡萄糖溶液稀释 在 2～8℃条件下保存可稳定 24 小时

其他信息

- 剂量高于 $3mg/m^2$ 时，威胁生命的或致命的毒性反应发生率上升
- CCr<65ml/min 时，治疗相关的毒性反应风险增加
- 有报道，在严密监测血液学指标情况下，给严重肾功能受损患者应用本药（30%～40% 的剂量，每 4 周 1 次）。虽然存在出现严重持续性副作用的风险，但是，对患者而言，若不治疗的风险超过了不良反应的风险，仍该应用

1.3　嘌呤类拮抗剂

磷酸氟达拉滨　Fludarabine phosphate

临床应用

治疗慢性 B 淋巴细胞白血病

肾功能正常时的剂量

- 静脉给药：每日 $25mg/m^2$，连用 5 日，每 28 日重复
- 口服：每日 $40mg/m^2$，连用 5 日，每 28 日重复

药代动力学

分子量（Da）	365.2
蛋白结合率（%）	19 ~ 29
尿中原型药排泄率（%）	40 ~ 60
分布容积（L/kg）	0.8 ~ 4
半衰期（h）：正常 / ESRF	20/24

药物代谢

磷酸氟达拉滨经静脉给药后迅速去磷酸化生成氟达拉滨，氟达拉滨被淋巴细胞摄取，而后经脱氧胞苷激酶（deoxycytidine kinase）的作用，再次磷酸化生成有活性的三磷酸核苷酸（triphosphate nucleotide）。氟达拉滨以三相形式从血浆中清除。氟达拉滨主要经肾排泄，静脉给药剂量的 40% ~ 60% 从尿液排泄。氟达拉滨的药代动力学显示很大的个体间差异［译者注：氟达拉滨以三相形式清除，包括初始相（半衰期约 5 分钟）、其次相（半衰期 1 ~ 2 小时）及终末相（半衰期约 20 小时）］

肾功能（GFR，ml/min）受损时的剂量

30 ~ 70	常规剂量的 50% ~ 75%
10 ~ 30	常规剂量的 50% ~ 75%。需谨慎使用
<10	常规剂量的 50%。需谨慎使用

肾脏替代治疗时的剂量

APD/CAPD	透析清除力不详。与 GFR<10ml/min 时同剂量
HD	透析清除力不详。与 GFR<10ml/min 时同剂量
HDF/HFD	透析清除力不详。与 GFR<10ml/min 时同剂量
CAV/VVHD	透析清除力不详。与 GFR=10 ~ 30ml/min 时同剂量

重要的药物相互作用

与其他药物合用的潜在风险

- 抗精神病药：与氯氮平（clozapine）合用有增加粒细胞缺乏症的风险
- 细胞毒性药物：与喷司他丁（pentostatin）合用增加肺毒性（死亡率高至难以接受）；合用时增加阿糖胞苷（cytarabine）的细胞内浓度

用法

溶液配制	每小瓶以 2ml 液体配制，浓度 25mg/ml
用法	静脉给药，口服
输注速度	静脉滴注时间 30 分钟以上
注释	用 10ml 0.9% 氯化钠溶液稀释后静脉注射 用 100ml 0.9% 氯化钠溶液稀释后静脉滴注

其他信息

- 本药在血浆中迅速去磷酸化生成 2-氟 -9-β-D- 阿糖呋喃腺嘌呤（2-F-9-β-D-arabinofuranosyladenine，2-F-ara），被细胞摄取后，在胞内再磷酸化生成具有活性的 2- 氟 -9-β-D- 阿糖呋喃腺嘌呤 - 三磷酸腺苷（2-F-ara-ATP）发挥药效
- 一次给药后，给药剂量的约 60% 在 24 小时内从尿液排泄
- 用药直到出现临床反应（通常 6 个循环），然后停药

- 在 一 项 研 究 中，GFR=17 ~ 41ml/（min·m²）的患者接受 20mg/m² 本药，GFR<17ml/（min·m²）的患者接受 15ng/m² 本药。结果显示，GFR=17 ~ 41ml/（min·m²）患者的药 - 时曲线下面积（AUC）与肾功能正常接受本药全量的患者相近，但是 GFR<17ml（min·m²）的患者 AUC 升 高［Lichtman S,Etcubanas E, Budman DR. Thepharmacokinetics and pharmacodynamics of fludarabine phosphate in patients with renal impairment：a prospective dose adjustment study. Cancer Investigation. 2002; 20（7&8）：904-913］
- 严重肾功能受损患者的用药剂量来自 Drug Prescribing in Renal Failure, 5th edition, by Aronoff et al

奈拉滨　Nelarabine

临床应用

抗肿瘤药
● 治疗急性 T 淋巴细胞白血病（T-ALL）
● 治疗 T 淋巴母细胞淋巴瘤（T-LBL）

肾功能正常时的剂量

● 静脉用药：$1.5g/m^2$，第 1 日、第 3 日和第 5 日给药，每 21 可重复应用
● 参考当地治疗方案

药代动力学

分子量（Da）	297.3
蛋白结合率（%）	<25
尿中原型药排泄率（%）	5.3（代谢产物为 23.2）
分布容积（L/m^2）	115
半衰期（min）：正常 / ESRF	30/-

药物代谢

奈拉滨是脱氧鸟苷酸类似物 9-β-D- 阿糖呋喃鸟嘌呤（2-F-9-β-D-arabinofurano-sylguanine，ara-G）的前体药物。奈拉滨在体内经历广泛代谢，它首先在腺苷脱氨酶（adenosine deaminase）作用下进行 O- 去甲基化（O-demethylation），形成 ara-G，然后再水解生成鸟嘌呤。另外，部分奈拉滨首先水解生成甲基鸟嘌呤（methylguanine），然后再经过 O- 去甲基化生成鸟嘌呤。鸟嘌呤在脱氨基后生成黄嘌呤，其进一步氧化生成尿酸。奈拉滨和 ara-G 部分通过肾排泄

肾功能（GFR，ml/min）受损时的剂量

30 ~ 50	与肾功能正常时同剂量。密切监测
10 ~ 30	与肾功能正常时同剂量。密切监测
<10	与肾功能正常时同剂量。密切监测。慎用

肾脏替代治疗时的剂量

APD/CAPD	可能不被透析清除。与 GFR<10ml/min 时同剂量
HD	可能不被透析清除。与 GFR<10ml/min 时同剂量
HDF/HFD	透析清除力不详。与 GFR< 10ml/min 时同剂量
CAV/VVHD	可能不被透析清除。与 GFR=10 ~ 30ml/min 时同剂量

重要的药物相互作用

与其他药物合用的潜在风险
● 未知

用法

溶液配制	-
用法	静脉滴注
输注速度	2 小时
注释	奈拉滨在给药前不要稀释。需将适量的药物转移至聚氯乙烯或乙基醋酸乙烯酯输液袋或玻璃器皿中

其他信息

● 在肾功能受损患者（GFR<50ml/min）中的应用无研究报道。肾功能受损患者有更大的毒性风险，所以需严密监测
● 含有 1.725mg/ml（75μmol）钠
● 严重的神经毒性是一个剂量限制性副作用（a dose-limiting side effect）
● 与肾功能正常的患者相比，轻度和中度肾功能受损患者的 ara-G 平均表观清除率（mean apparent clearance）分别下降约 15% 和 40%

克拉屈滨 Cladribine

临床应用

抗肿瘤药

- 治疗毛细胞白血病
- 治疗应用标准治疗方案无效的慢性淋巴细胞白血病

肾功能正常时的剂量

Leustat

- 毛细胞白血病：每日 0.09mg/kg（3.6mg/m²），使用 7 日
- 慢性淋巴细胞白血病：每日 0.12mg/kg（4.8mg/m²），每 28 日的最初 1~5 日使用

Litak

- 毛细胞白血病：0.14mg/（kg·d）皮下注射，共 5 日
- 参考当地治疗方案

  （译者注：Leustat 和 Litak 是克拉屈滨的两种商品名）

药代动力学

分子量（Da）	285.7
蛋白结合率（%）	20
尿中原型药排泄率（%）	18
分布容积（L/kg）	9
半衰期（h）：正常 / ESRF	（3~22）/ 无数据

药物代谢

克拉屈滨广泛分布和渗透中枢神经系统。克拉屈滨在细胞内经脱氧胞苷激酶作用磷酸化，生成 2- 氯脱氧腺苷 -5′- 单磷酸盐（2-chlorodeoxyadenosine-5′-monophosphate）；经核苷单磷酸激酶作用进一步磷酸化，生成二磷酸盐；再经核苷二磷酸激酶作用进一步磷酸化，生成活性代谢产物 2- 氯脱氧腺苷 -5′- 三磷酸盐（2-chlorodeoxyadenosine-5′-triphosphate，CdATP）。CdATP 抑制 DNA 的合成和修复，特别是在淋巴细胞和单核细胞中。没有有效信息说明克拉屈滨在人体中以何种方式排泄。实体瘤患者经过 5 日连续静脉滴注克拉屈滨后，平均 18% 的剂量经尿液排泄

肾功能（GFR，ml/min）受损时的剂量

20~50	常规剂量的 75%。需谨慎使用。见"其他信息"
10~20	常规剂量的 75%。需谨慎使用。见"其他信息"
<10	常规剂量的 50%。需谨慎使用。见"其他信息"

肾脏替代治疗时的剂量

APD/CAPD	透析清除力不详。与 GFR< 10ml/min 时同剂量
HD	透析清除力不详。与 GFR< 10ml/min 时同剂量
HDF/HFD	透析清除力不详。与 GFR< 10ml/min 时同剂量
CAV/ VVHD	透析清除力不详。与 GFR= 10~20ml/min 时同剂量

重要的药物相互作用

与其他药物合用的潜在风险

- 抗精神病药：避免与氯氮平（clozapine）合用，因有增加粒细胞缺乏症的风险
- 抗病毒药：避免与拉米夫定（lamivudine）合用
- 与其他免疫抑制剂或骨髓抑制药物合用必须谨慎

用法

溶液配制	-
用法	皮下注射，静脉滴注
输注速度	24 小时或 2 小时，取决于治疗条件
注释	稀释于 100 ~ 500ml 0.9% 氯化钠溶液中

其他信息

- 前体药物在细胞内被磷酸化作用激活，形成的核苷酸蓄积在细胞内并掺入 DNA 中
- 肾衰竭患者应用本药时，推荐进行规律的监测
- 一些接受大剂量克拉屈滨治疗的患者发生了急性肾功能不全
- 由于在肾功能不全患者中用克拉屈滨的资料不足，故生产商建议需谨慎使用，根据临床需求用药
- 肾功能受损时的用药剂量来自 Drug Prescribing in Renal Failure, 5th edition, by Aronoff et al
- 研究表明，单次用药时，不足 10% 的药物以代谢产物形式、不足 20% 的药物以原型从尿液排泄

巯嘌呤 Mercaptopurine

临床应用

抗肿瘤药

- 治疗急性白血病
- 治疗炎症性肠道疾病

肾功能正常时的剂量

- 起始剂量为每日 2.5mg/kg，用药剂量及服药疗程取决于合用的其他细胞毒性药物的性质及剂量
- 克罗恩病（Crohn's disease）或溃疡性结肠炎：每日 1~1.5mg/kg，部分患者较小剂量亦可起效

药代动力学

分子量（Da）	170.2
蛋白结合率（%）	20
尿中原型药排泄率（%）	7
分布容积（L/kg）	0.1~1.7
半衰期（h）：正常 / ESRF（1~1.5）/-	

药物代谢

本药在肝内经历广泛的首过代谢，在细胞内活化生成活性代谢产物。常规剂量用药时主要在肝内清除，而大剂量应用时肾清除更重要。巯嘌呤活性代谢产物的半衰期较母体药长。6- 巯嘌呤的主要清除方式是代谢转换。用药 12 小时内，肾可清除约 7% 的 6- 巯嘌呤原型。黄嘌呤氧化酶是 6- 巯嘌呤的主要分解酶，它将 6- 巯嘌呤转变为无活性的代谢产物 6-硫尿酸（6-thiouric acid），并从尿液排泄

肾功能（GFR，ml/min）受损时的剂量

20~50	慎用，应减少剂量。见"其他信息"
10~20	慎用，应减少剂量。见"其他信息"
<10	慎用，应减少剂量。见"其他信息"

肾脏替代治疗时的剂量

APD/CAPD	透析清除力不详。与 GFR<10ml/min 时同剂量
HD	透析可清除。与 GFR<10ml/min 时同剂量
HDF/HFD	透析可清除。与 GFR<10ml/min 时同剂量
CAV/VVHD	透析可清除。与 GFR=10~20ml/min 时同剂量

重要的药物相互作用

与其他药物合用的潜在风险

- 别嘌醇（allopurinol）：合用会减慢本药代谢，应减少本药剂量至常规剂量的 25%
- 抗菌药：与复方新诺明（co-trimoxazole）、甲氧苄啶（trimethoprim）合用有增加血液系统毒性的风险
- 抗凝血药：可能减弱香豆素类（coumarins）的抗凝作用
- 抗精神病药：避免与氯氮平（clozapine）合用（增加粒细胞缺乏症风险）
- 非布司他（febuxostat）：应避免合用

用法

溶液配制	-
用法	口服
输注速度	-

其他信息

- 口服吸收不完全，平均不足 50%，这主要由药物首过代谢造成（进食时服药会更少）。个体间药物吸收的差异极大，可导致药物药 - 时曲线下面积（AUC）5 倍的变异
- 生产商推荐在肝功能或肾功能受损时减少用量，但是没有特定的剂量指南可参考，因为缺乏研究数据
- 在肾功能受损时，推荐给药间期如下：CCr=50～80ml/min 时 为 24～36 小时，CCr=10～50ml/min 时 为 48 小时［Summerhayes M, Daniels S (ed). Practical Chemotherapy-a multidisciplinary guide. 1st ed. Oxford：Radcliffe Medical Press Ltd. 2003. p. 384］

- 一项关于抗肿瘤药肾毒性及其清除的研究认为，肾功能下降的患者 6-巯嘌呤的剂量并不需要调整（与别嘌醇合用者除外）。该项研究还发现药物原型经尿液排泄的比例为 21%［Kintzel PE, Dorr RT. Anticancer drug renal toxicity and elimination：dosing guidelines for altered renal function. Cancer Treat Rev. 1995；21(1)：33-64］

硫鸟嘌呤 Tioguanine

临床应用

抗代谢药

- 治疗急性白血病
- 治疗慢性粒细胞白血病

肾功能正常时的剂量

每日 100 ~ 200mg/m²

药代动力学

分子量（Da）	167.2
蛋白结合率（%）	可能低
尿中原型药排泄率（%）	40
分布容积（L/kg）	0.148
半衰期（min）：正常 / ESRF	80/-

药物代谢

硫鸟嘌呤在肝及其他组织中经历广泛代谢，生成几种活性及无活性代谢产物。硫鸟嘌呤大部分经甲基化作用灭活转化为氨甲基硫嘌呤（aminomethylthiopurine），小部分经脱氨后转化为硫代黄嘌呤（thioxanthine），然后被黄嘌呤氧化酶氧化生成硫脲酸（thiouric acid），但在灭活过程中黄嘌呤氧化酶并不起决定作用，且不受酶抑制剂影响。给药后 24 小时内 24% ~ 46% 的药量从尿液排泄。本药几乎全部以代谢产物形式从尿液排泄

肾功能（GFR，ml/min）受损时的剂量

20 ~ 50	与肾功能正常时同剂量，谨慎应用。见"其他信息"
10 ~ 20	与肾功能正常时同剂量，谨慎应用。见"其他信息"
<10	与肾功能正常时同剂量，谨慎应用。见"其他信息"

肾脏替代治疗时的剂量

APD/CAPD	透析清除力不详。与 GFR< 10ml/min 时同剂量
HD	不被透析清除。与 GFR< 10ml/min 时同剂量
HDF/HFD	透析清除力不详。与 GFR< 10ml/min 时同剂量
CAV/ VVHD	透析清除力不详。与 GFR= 10 ~ 20ml/min 时同剂量

重要的药物相互作用

与其他药物合用的潜在风险

- 抗精神病药：避免与氯氮平（clozapine）合用（增加粒细胞缺乏症风险）

用法

溶液配制	-
用法	口服
输注速度	-

其他信息

- 本药口服吸收量可变且不完全，生物利用度为 14% ~ 46%
- Drug Prescribing in Renal Failure, 5th edition, by Aronoff et al. 建议肾功能受损时本药无须减量，因其经肝代谢

参考文献

[1] Kintzel PE, Dorr RT. Anticancer drug renal toxicity and elimination: dosing guidelines for altered renal function. Cancer Treat Rev. 1995; 21(1): 33-64.

喷司他丁　Pentostatin

临床应用

抗肿瘤药

● 治疗毛细胞白血病

肾功能正常时的剂量

隔周 $4mg/m^2$

药代动力学

分子量（Da）	268.3
蛋白结合率（%）	4
尿中原型药排泄率（%）	50～96
分布容积（L/kg）	36.1
半衰期（h）：正常/ESRF	（2.6～10）/18

药物代谢

只有小量药物在肝内代谢。其主要以药物原型经肾排泄（30%～90% 的药物在 24 小时内经肾排泄）

肾功能（GFR，ml/min）受损时的剂量

50～60	常规剂量的 50%。见"其他信息"
10～50	见"其他信息"
<10	见"其他信息"

肾脏替代治疗时的剂量

APD/CAPD	透析清除力不详。与 GFR<10ml/min 时同剂量
HD	透析清除力不详。与 GFR<10ml/min 时同剂量
HDF/HFD	可能被透析清除。与 GFR<10ml/min 时同剂量
CAV/VVHD	透析清除力不详。与 GFR=0～50ml/min 时同剂量

重要的药物相互作用

与其他药物合用的潜在风险

● 抗精神病药：避免与氯氮平（clozapine）合用（增加粒细胞缺乏症风险）

● 细胞毒性药物：与大剂量环磷酰胺（cyclophosphamide）合用会增加毒性风险，应避免合用；与氟达拉滨（fludarabine）合用增加肺毒性（无法接受的高死亡发生率）

用法

溶液配制	用 5ml 注射用水配制
用法	静脉注射，静脉滴注
输注速度	20～30 分钟
注释	加入 25～50ml 5% 葡萄糖溶液或 0.9% 氯化钠溶液中（终浓度 180～330μg/ml）

其他信息

● 慢性肾脏病（CKD）患者使用喷司他丁毒性风险很大

● 由于缺乏研究，生产商建议 GFR<60ml/min 时禁用本药

● 一项研究以 $3mg/m^2$ 剂量用于 GFR=41～60ml/min 患者，以 $2mg/m^2$ 剂量用于 GFR=21～40ml/min 患者，未出现任何问题［Lathia C, Fleming GF, Meyer M, et al. Pentostatin pharmacokinetics and dosing recommendations in patients with mild renal impairment. Cancer Chemother Pharmacol. 2002 Aug; 50(2):121-126］

- 另一项研究在血液透析患者中使用喷司他丁治疗 T 细胞白血病，以 1、2、3mg/m² 逐渐加量，然后以 2mg/m² 持续治疗。这些患者在注射喷司他丁 1~2 小时后透析 4 小时，以清除残余药物。主要的并发症为厌食。肿瘤溶解综合征发生于使用 3mg/m² 剂量 4 日后，患者白血病获得了完全缓解 [Arima N, Sugi-yama T. Pentostatin treatment for a patient with chronic type adult T-cell leukaemia undergoing haemodialysis. Rinsho Ket-sueki. 2005 Nov; 46(11):1191-1195]

- 推荐于治疗前给予 500~1000ml、治疗后给予 500ml 液体进行水化
- 来自文献 Kintzel PE, Dorr RT. Antican-cer drug renal toxicity and elimination：dosing guidelines for altered renal function. Cancer Treat Rev. 1995; 21(1): 33-64 的替代治疗方案如下
  - GFR= 60ml/min，用常规剂量的 70%
  - GFR= 45ml/min，用常规剂量的 60%
  - GFR<30ml/min，避免使用

1.4　核苷酸还原酶抑制剂

羟基脲　Hydroxycarbamide (hydroxyurea)

临床应用

抗肿瘤药

肾功能正常时的剂量

- 每日 15 ~ 35mg/kg
- 慢性粒细胞白血病：每日 20 ~ 30mg/kg，或 80mg/kg，每 3 日 1 次
- 参考当地治疗方案

药代动力学

分子量（Da）	76.05
蛋白结合率（%）	75 ~ 80
尿中原型药排泄率（%）	9 ~ 95
分布容积（L/kg）	0.5
半衰期（h）：正常 / ESRF	（2 ~ 6）/-

药物代谢

约 50% 的给药剂量经肝代谢；约 50% 的羟基脲以代谢产物形式和药物原型从尿液排泄，一部分以二氧化碳形式经肺排泄，或以尿素形式从尿液排泄。据报道单次给药后，80% 的药量在 12 小时内从尿液排泄

肾功能（GFR，ml/min）受损时的剂量

>60	常规剂量的 85%，根据疗效调整剂量[1]
45 ~ 60	常规剂量的 80%，根据疗效调整剂量[1]
30 ~ 45	常规剂量的 75%，根据疗效调整剂量[1]
10 ~ 30	常规剂量的 50%，根据疗效调整剂量
<10	常规剂量的 20%，根据疗效调整剂量

肾脏替代治疗时的剂量

APD/CAPD	可能被透析清除。与 GFR< 10ml/min 时同剂量
HD	可能被透析清除。与 GFR< 10ml/min 时同剂量
HDF/HFD	可能被透析清除。与 GFR< 10ml/min 时同剂量
CAV/VVHD	可能被透析清除。与 GFR= 10 ~ 30ml/min 时同剂量

重要的药物相互作用

与其他药物合用的潜在风险

- 抗精神病药：与氯氮平（clozapine）合用有增加粒细胞缺乏症的风险
- 抗病毒药：与去羟肌苷（didanosine）和司他夫定（stavudine）合用能增加药物毒性，应避免合用
- 疫苗：合用时增加全身感染的风险，应避免合用

用法

溶液配制	-
用法	口服
输注速度	-

其他信息

- 治疗过程中应反复监测全血细胞计数、肾功能和肝功能
- 用药剂量应根据患者的实际体重或理想体重计算，以较低者为准
- 羟基脲可能导致肾小管功能损害，以及血清尿酸、尿素氮和肌酐水平升高
- 以下公式计算肾功能受损患者用药的正常剂量分数

正常剂量分数 = 正常剂量 × [f（kf –1）+ 1]。f = 活性或毒性成分的原始排泄剂量分数（羟基脲的 f = 0.35）；kf = 患者肌酐清除率（ml/min）÷ 120ml/min［译者注：假如患者的肌酐清除率为 60ml/min，按此公式应为 0.35 ×（60/120–1）+1 = 0.825，用量为常规剂量的 82.5%］

● 严重肾功能障碍患者需谨慎用药，这类患者可能迅速出现幻视、幻听和严重的血液学毒性

● 重度肾功能受损时的用药剂量来自 Drug Prescribing in Renal Failure, 5th edition, by Aronoff et al

参考文献

[1] Kintzel PE, Dorr RT. Anticancer drug renal toxicity and elimination：dosing guidelines for altered renal function. Cancer Treat Rev.1995;21(1):33-64.

2. 作用于 DNA 化学结构的药物

2.1　烷化剂类

环磷酰胺　Cyclophosphamide

临床应用

烷化剂

- 包括类风湿关节炎等自身免疫性疾病的免疫抑制治疗
- 治疗恶性疾病

肾功能正常时的剂量

- 自身免疫性疾病
  - 口服：$1 \sim 2.5mg /（kg \cdot d）$
  - 静脉给药：通常 $0.5 \sim 1g/m^2$ 或者 $10 \sim 15mg/kg$，间隔一段时间可重复（如每月 1 次）（脉冲治疗）
- 恶性疾病
  - 口服：每日 $50 \sim 250mg/m^2$，或参考当地推荐方案

药代动力学

分子量（Da）	279.1
蛋白结合率（%）	$0 \sim 10$；烷化代谢产物 >60
尿中原型药排泄率（%）	$5 \sim 25$
分布容积（L/kg）	0.78
半衰期（h）：正常 / ESRF	$（3 \sim 12）/10$

药物代谢

环磷酰胺是一种前体药物，在肝内被多种细胞色素 P_{450} 同工酶（尤其是 CYP2B6）作用而活化（不同患者间药物代谢存在很大变异性）。环磷酰胺的初级代谢产物是 4-羟基环磷酰胺（4-hydroxycyclophosphamide）及其非环状互变异构体醛磷酰胺（aldophosphamide），二者均会进行进一步代谢，醛磷酰胺可能发生非酶转化生成具有活性的磷酰胺氮芥（phosphoramide mustard），也产生对膀胱具有毒性的丙烯醛（acrolein）。环磷酰胺主要以代谢产物形式及原型从尿液排泄

肾功能（GFR，ml/min）受损时的剂量

$20 \sim 50$	与肾功能正常时同剂量
$10 \sim 20$	常规剂量的 $75\% \sim 100\%$[1]，取决于临床适应证和当地治疗方案
<10	常规剂量的 $50\% \sim 100\%$[1]，取决于临床适应证和当地治疗方案

肾脏替代治疗时的剂量

APD/CAPD	透析可清除。与 GFR<10ml/min 时同剂量。用药后 12 小时内不要进行 CAPD
HD	透析可清除。与 GFR<10ml/min 时同剂量。在实施 HD 12 小时前用药
HDF/HFD	透析可清除。与 GFR<10ml/min 时同剂量。在实施 HDF 12 小时前用药
CAV/VVHD	透析可清除。与 GFR=10~20ml/min 时同剂量

重要的药物相互作用

与其他药物合用的潜在风险

- 抗精神病药：避免与氯氮平（clozap-ine）合用，因有增加粒细胞缺乏症的风险
- 细胞毒性药物：大剂量环磷酰胺与喷司他丁（pentostatin）合用可增加毒性，应避免合用

用法

溶液配制	每 100mg 加入 5ml 注射用水配制 Endoxana 用 0.9% 氯化钠溶液配制（译者注：Endoxana 是一种环磷酰胺制剂的商品名）
用法	口服，静脉给药
输注速度	2~3 分钟直接输入静脉；或患者仰卧位时经导管快速静脉滴注
注释	冲击治疗可以用静脉滴注形式给药 可以通过鼻胃管给药（灌注注射制剂）

其他信息

- 静脉给药剂量可减少到口服剂量的 75%，生物利用度为 75%
- 环磷酰胺及其烷化产物可被透析清除
- 接受慢性长期治疗的患者，尿路上皮癌的发生风险会增加
- 无尿并接受透析的患者，环磷酰胺及其代谢产物，以及美司钠（mesna）均不会在尿路出现，所以，此时使用美司钠似已无必要
- 如果患者有尿，应该给予美司钠预防尿路上皮毒性（译者注：美司钠分子中的巯基能与丙烯醛结合生成无毒化合物，从而减少环磷酰胺的尿路上皮毒性）

参考文献

[1] Kintzel PE, Dorr RT. Anticancer drug renal toxicity and elimination：dosing guidelines for altered renal function. Cancer Treat Rev.1995; 21(1): 33-64.

异环磷酰胺　Ifosfamide

临床应用

抗肿瘤药

- 治疗实体瘤、淋巴瘤和软组织肉瘤

肾功能正常时的剂量

- 通常每个疗程总剂量为 $8 \sim 12g/m^2$，等分为 $3 \sim 5$ 次，每日 1 次，或 $5 \sim 6g/m^2$（最大 10g），连续静脉滴注 24 小时
- 参考当地治疗方案

药代动力学

分子量（Da）	261.1
蛋白结合率（%）	0
尿中原型药排泄率（%）	$12 \sim 18$
分布容积（L/kg）	$0.4 \sim 0.64$
半衰期（h）：正常 / ESRF	$(4 \sim 8)$ /-

药物代谢

据报道，异环磷酰胺的药代动力学具有相当大的个体差异性。本药是前体药物，主要在肝内经 CYP3A4 和 CYP2B6 的作用进行广泛代谢，生成有活性和无活性的烷基化代谢产物；也有证据表明在高浓度时存在代谢饱和现象。反复给予（分次治疗）可致其清除半衰期降低，很显然是代谢的自身诱导（auto-induction of metabolism）造成的。本药主要（70%~80%）从肾排泄，包括代谢产物及原型

肾功能（GFR，ml/min）受损时的剂量

>60	常规剂量的 80%
$30 \sim 60$	常规剂量的 80%
$15 \sim 30$	常规剂量的 80%
<15	常规剂量的 60%

肾脏替代治疗时的剂量

APD/CAPD	透析可清除。与 GFR<15ml/min 时同剂量。给药后 12 小时内不进行 CAPD
HD	透析可清除。与 GFR<15ml/min 时同剂量。应在进行下次 HD 12 小时前给药
HDF/HFD	透析可清除。与 GFR<15ml/min 时同剂量。应在进行下次 HD12 小时前给药
CAV/VVHD	透析可清除。与 GFR=$15 \sim 30$ml/min 时同剂量

重要的药物相互作用

与其他药物合用的潜在风险

- 抗凝血药：合用可能增强香豆素类（coumarins）的抗凝作用
- 抗精神病药：避免与氯氮平（clozapine）合用（增加粒细胞缺乏症风险）

用法

溶液配制	1g 溶于 12.5ml 注射用水中 2g 溶于 25ml 注射用水中。按此配制的 8% 异环磷酰胺不能直接静脉注射
用法	静脉注射：稀释至浓度小于 4% 注射 静脉滴注：稀释方法详见下文
输注速度	静脉滴注：用 5% 葡萄糖溶液或 0.9% 氯化钠溶液稀释后滴注，约 $30 \sim 120$ 分钟滴完；或用 5% 葡萄糖溶液或 0.9% 氯化钠溶液稀释成 3000ml，每 1000ml 输注超过 8 小时

其他信息

- 本药具有肾毒性，可引起少尿，尿酸、BUN 及 SCr 升高和 CCr 下降
- 异环磷酰胺较环磷酰胺（cyclophosphamide）肾毒性更大，因此建议更谨慎地用药
- "产品特性概述"（SPC）将 SCr>129μmol/L 作为应用异环磷酰胺的禁忌证
- 无尿的透析患者，异环磷酰胺及其代谢产物美司钠（mesna）均不会出现在尿液中，因此可能无须使用美司钠，尽管临床有时仍用
- 如果患者仍有尿，应该使用美司钠预防本药对尿路上皮的毒性（译者注：美司钠分子中的巯基能与丙烯醛结合生成无毒化合物，从而减少异环磷酰胺的尿路上皮毒性）
- 用药剂量参考自 Kintzel PE, Dorr RT. Anticancer drug renal toxicity and elimination：dosing guidelines for altered renal function. Cancer Treat Rev. 1995；21(1):33-64.
- GFR>60ml/min，使用 80% 的剂量
GFR=45～60ml/min，使用 75% 的剂量
GFR=30～45ml/min，使用 70% 的剂量
- 据报道有 3 例血液透析患者使用了异环磷酰胺，剂量 1.5～4g/m^2，主要的副作用是骨髓抑制
- 有病例报道认为，异环磷酰胺可安全地应用于进行血液透析治疗的终末期肾病（ESRD）患者。参阅 Latcha S, Maki RG, Schwartz GK, et al. Sarcoma. 2009；2009, Article ID 575629 http://dx.doi.org/ 10.1155/2009/ 575629

参考文献

[1] Lichtman SM, Wildiers H, Launay-Vacher V, et al. International society of geriatric oncology (SIOG) recommendations for the adjustment of dosing in elderly cancer patients with renal insufficiency. Eur J Cancer. 2007; 43(1): 14-34.

苯丁酸氮芥 Chlorambucil

临床应用

烷化剂

- 治疗霍奇金淋巴瘤
- 治疗非霍奇金淋巴瘤
- 治疗慢性淋巴细胞白血病
- 治疗华氏巨球蛋白血症

肾功能正常时的剂量

- 霍奇金淋巴瘤：200μg/（kg·d），4～8 周
- 非霍奇金淋巴瘤：100～200μg/（kg·d），4～8 周，然后减少剂量或间歇给药
- 慢性淋巴细胞白血病：起始剂量150μg/（kg·d），第一疗程结束后4周 100μg/（kg·d）
- 华氏巨球蛋白血症：起始剂量6～12mg/d，随后可减少至2～8mg/d

药代动力学

分子量（Da）	304.2
蛋白结合率（%）	99
尿中原型药排泄率（%）	<1
分布容积（L/kg）	0.86
半衰期（h）：正常/ESRF	1.5/-

药物代谢

苯丁酸氮芥在肝内经微粒体酶氧化系统广泛代谢，生成具有药理活性的苯乙酸氮芥。苯乙酸氮芥可自发降解为其他衍生物。苯丁酸氮芥主要从尿液排泄，大部分以代谢产物形式、仅不足1%以原型排泄

肾功能（GFR，ml/min）受损时的剂量

20～50	与肾功能正常时同剂量。见"其他信息"
10～20	与肾功能正常时同剂量。见"其他信息"
<10	与肾功能正常时同剂量。见"其他信息"

肾脏替代治疗时的剂量

APD/CAPD	不被透析清除。与肾功能正常时同剂量
HD	不被透析清除。与肾功能正常时同剂量
HDF/HFD	透析清除力不详。与肾功能正常时同剂量
CAV/VVHD	不被透析清除。与肾功能正常时同剂量

重要的药物相互作用

与其他药物合用的潜在风险

- 环孢素（ciclosporin）：合用可能降低环孢素浓度
- 苯基丁氮酮（phenylbutazone）：合用时需要减少苯丁酸氮芥剂量

用法

溶液配制	-
用法	口服
输注速度	-

其他信息

- 肾功能受损患者服用本药需密切监测，因为发生氮质血症相关骨髓抑制的风险增加
- 随餐服药吸收会减慢，且吸收率会降低10%～20%

塞替派 Thiotepa

临床应用

烷化剂类抗肿瘤药

肾功能正常时的剂量

- 膀胱内灌注：30～60mg
- 腔内灌注：30～60mg 或 0.6～0.8mg/kg
- 肌内注射：15～30mg
- 鞘内注射：最大剂量为 10mg
- 其他用药方案：取决于适应证或当地治疗方案

药代动力学

分子量（Da）	189.2
蛋白结合率（%）	10～40
尿中原型药排泄率（%）	<2
分布容积（L/kg）	0.3～1.6
半衰期（h）：正常 / ESRF	2.4/-

药物代谢

塞替派进行广泛代谢，生成主要代谢产物三亚乙基磷酰胺（triethylenephosphora-mide, TEPA）和其他一些代谢产物。某些代谢产物具有细胞毒性，而且清除较母体药慢。本药从尿液排泄：原型药或其主要代谢产物不足 2%

肾功能（GFR，ml/min）受损时的剂量

20～50	肌内注射：需谨慎减量使用
10～20	肌内注射：需谨慎减量使用
<10	肌内注射：需谨慎减量使用

肾脏替代治疗时的剂量

APD/CAPD	透析清除力不详。与 GFR<10ml/min 时同剂量
HD	透析可清除。与 GFR<10ml/min 时同剂量
HDF/HFD	透析可清除。与 GFR<10ml/min 时同剂量
CAV/VVHD	透析可清除。与 GFR=10～20ml/min 时同剂量

重要的药物相互作用

与其他药物合用的潜在风险

- 抗精神病药：避免与氯氮平（clozapine）合用
- 避免与其他骨髓抑制药物合用

用法

溶液配制	用 10ml 注射用水配制
用法	静脉给药，肌内注射，鞘内注射，腔内用药（可直接注入胸腔、心包腔及腹腔，并可膀胱灌注）
输注速度	2～4 小时
注释	静脉滴注：进一步溶于 500ml 0.9% 氯化钠溶液（如果剂量 >500mg 则溶于 1000ml）

其他信息

- 生产商建议肾功能受损患者慎用本药，因缺乏药代动力学研究
- 有应用本药导致出血性膀胱炎的报道

美法仑 Melphalan

临床应用

烷化剂

- 治疗骨髓瘤
- 治疗实体瘤
- 治疗淋巴瘤
- 治疗真性红细胞增多症

肾功能正常时的剂量

- 口服：每日 150 ~ 200μg/kg
- 真性红细胞增多症：每日 6 ~ 10mg，5 ~ 7 日后减量至每日 2 ~ 4mg，然后进一步减量至每周 2 ~ 6mg
- 静脉给药：16 ~ 240mg/m²，根据适应证并参考当地治疗方案

药代动力学

分子量（Da）	305.2
蛋白结合率（%）	60 ~ 90
尿中原型药排泄率（%）	11
分布容积（L/kg）	0.5
半衰期（h）：正常 /ESRF	（0.5 ~ 2.5）/（4 ~ 6）

药物代谢

通过自发水解作用进行降解而非酶代谢。服药 6 日内，单次给药剂量的 11% ~ 93% 从尿液排泄，包括活性或毒性成分，20% ~ 50% 随粪便排泄

肾功能（GFR，ml/min）受损时的剂量

20 ~ 50	常规剂量的 75%。见"其他信息"
10 ~ 20	常规剂量的 75%。见"其他信息"
<10	常规剂量的 50%。见"其他信息"

肾脏替代治疗时的剂量

APD/CAPD	不被透析清除。与 GFR<10ml/min 时同剂量
HD	不被透析清除。与 GFR<10ml/min 时同剂量
HDF/HFD	透析清除力不详。与 GFR<10ml/ min 时同剂量
CAV/VVHD	透析清除力不详。与 GFR=10 ~ 20ml/min 时同剂量

重要的药物相互作用

与其他药物合用的潜在风险

- 抗精神病药：避免与氯氮平（clozapine）合用（增加粒细胞缺乏症风险）
- 环孢素（ciclosporin）：增加肾毒性风险

用法

溶液配制用法	用提供的 10ml 稀释液配制
	静脉给药，口服
输注速度	缓慢注入快速输注的液体中（a fast running infusion solution）或输液袋中
注释	用 0.9% 氯化钠溶液进一步稀释

其他信息

- 美法仑的清除率虽然变异大，但在肾功能受损时均下降
- 药物口服吸收不完全且变异大，在 25% ~ 89%；与食物同服时，药物的药 - 时曲线下面积（AUC）下降 39%
- 剂量来自加拿大大不列颠哥伦比亚省癌症中心（BC Cancer Agency）（2017 年 11 月 13 日）

- 生产商指出目前还没有明确的药代动力学资料，可用以推荐中度至重度肾功能受损时美法仑的具体用量，但是可谨慎地从小剂量开始应用，在能耐受的情况下逐渐加量
- 准备给中度至重度肾功能受损患者用常规静脉注射剂量（8 ~ 40mg/m²）治疗时，美法仑的起始剂量应减少50%，随后根据血液系统受抑制程度来进行剂量调整
- 无论是接受自体骨髓干细胞输注，或是疾病治疗需要，拟用大剂量美法仑（100 ~ 240 mg/m²）静脉注射时，均要根据肾功能受损程度相应减少药量。大剂量美法仑不推荐应用于重度肾功能受损患者（核素 ⁵¹Cr- 乙二胺四乙酸清除率低于 30ml/min）

- 应当明白肾功能受损时减少美法仑用量的方法有时确实有些任意。应用中等剂量时，美法仑作为联合治疗方案的一部分，剂量减少至 50% 可能是合适的；然而，应用大剂量美法仑时，如骨髓移植前的处理，可能存在剂量不足的风险，而不能达到预期治疗效果，因此，在这种情况时减少剂量应谨慎
- 肾功能不全的患者应用此药需进行充分水化和加强利尿
- 有肾功能受损的骨髓瘤患者应用美法仑治疗期间可以观察到一过性血尿素氮水平明显升高

卡莫司汀 Carmustine

临床应用

烷化剂

● 治疗骨髓瘤、淋巴瘤和脑肿瘤

肾功能正常时的剂量

● 单次剂量 150~200mg/m², 或 75~100mg/m² 连续 2 日, 每 6 周重复 1 次
● 埋植剂 (implants): 7.7mg, 最多种植 8 个埋植剂

药代动力学

分子量 (Da)	214.1
蛋白结合率 (%)	77
尿中原型药排泄率 (%)	60~70
分布容积 (L/kg)	3.25
半衰期 (min): 正常 / ESRF	22 / -

药物代谢

静脉给药的卡莫司汀在体内被迅速代谢, 15 分钟后已无完整原型药能被发现。部分药物通过肝微粒体酶代谢成活性代谢产物, 此代谢产物半衰期长, 发挥抗肿瘤作用。一次剂量的 30% 在 24 小时后从尿液排泄, 60%~70% 在 96 小时后从尿液排泄。约 10% 以二氧化碳形式从呼吸道排泄。代谢产物的终末半衰期约为 1 小时

肾功能 (GFR, ml/min) 受损时的剂量

45~60	埋植剂: 与肾功能正常时同剂量。静脉给药: 常规剂量的 80%[1]
30~45	埋植剂: 与肾功能正常时同剂量。静脉给药: 常规剂量的 75%[1]
<30	埋植剂: 与肾功能正常时同剂量。静脉给药: 避免使用[1]

肾脏替代治疗时的剂量

APD/CAPD	不被透析清除。与 GFR<30ml/min 时同剂量
HD	不被透析清除。与 GFR<30ml/min 时同剂量。见"其他信息"
HDF/HFD	透析清除力不详。与 GFR<30ml/min 时同剂量。见"其他信息"
CAV/VVHD	不被透析清除。与 GFR=30~45ml/min 时同剂量

重要的药物相互作用

与其他药物合用的潜在风险

● 抗精神病药: 避免与氯氮平 (clozapine) 合用 (增加粒细胞缺乏症风险)

用法

溶液配制	用 3ml 提供的稀释液溶解 (无水酒精), 然后加入 27ml 注射用水
用法	静脉给药
输注速度	静脉滴注时间大于 1~2 小时 用药间隔不少于 6 周
注释	用 500ml 5% 葡萄糖溶液或 0.9% 氯化钠溶液进一步稀释上述已配制的药物

其他信息

● 已有报道, 肾功能异常者 (如肾体积缩小) 在接受长时期大累积量的本药治疗后, 发生了进行性氮质血症和肾衰竭
● 已有按正常剂量给血液透析患者应用卡莫司汀的报道, 未出现任何问题[2]

参考文献

[1] Kintzel PE, Dorr RT. Anticancer drug renal toxicity and elimination: dosing guidelines for altered renal function. Cancer Treat Rev.1995; 21(1): 33-64.

[2] Boesler B, Czock D, Keller F, et al. Clinical course of haemodialysis patients with malignancies and dose-adjusted chemotherapy. Nephrol Dial Transplant.2005; 20(6): 1187-1191.

洛莫司汀　Lomustine

临床应用

用于治疗霍奇金病（Hodgkin's disease）和某些实体瘤

肾功能正常时的剂量

- 单独用药时 $120 \sim 130mg/m^2$，每 $6 \sim 8$ 周 1 次
- 联合治疗及骨髓功能有缺陷的患者应使用较小剂量

药代动力学

分子量（Da）	233.7
蛋白结合率（%）	60
尿中原型药排泄率（%）	50（代谢产物）
分布容积（L/kg）	无数据
半衰期（h）： 正常/ESRF	［16 ~ 48（代谢 产物）］/-

药物代谢

口服放射性标记的洛莫司汀后，脑脊液中检测到的放射量为血浆中检测到的 $15\% \sim 30\%$。洛莫司汀通过肝微粒体酶迅速代谢，代谢产物主要经肾排泄。服药 24 小时内约一半剂量以代谢产物形式从尿液排泄，4 日内约 75% 被排泄。此外，10% 以二氧化碳形式被呼出体外，不足 5% 经粪便排泄。任何时间在尿液中都无法检测到洛莫司汀的活性形式

肾功能（GFR，ml/min）受损时的剂量

45 ~ 60	常规剂量的 75%
30 ~ 45	常规剂量的 50% ~ 70%
<30	不建议使用，见"其他信息"

肾脏替代治疗时的剂量

APD/CAPD	可能不被透析清除。避免应用
HD	不被透析清除。避免应用。见"其他信息"
HDF/HFD	透析清除力不详。避免应用。见"其他信息"
CAV/VVHD	可能不被透析清除。避免应用。见"其他信息"

重要的药物相互作用

与其他药物合用的潜在风险

- 抗精神病药：避免与氯氮平（clozapine）合用（增加粒细胞缺乏症风险）

用法

溶液配制	-
用法	口服
输注速度	-

其他信息

- 具有延迟性骨髓毒性
- 英国生产商建议严重肾功能受损患者禁用本药，但在美国无此建议
- 加拿大不列颠哥伦比亚省癌症中心（BC Cancer Agency）推荐本药用量如下（2013 年 9 月 17 日公布）：GFR=10 ~ 50ml/min 给予原剂量的 75%；GFR<10ml/min 给予原剂量的 50%
- 肾衰竭时的用药剂量来自 Kintzel PE, Dorr RT. Anticancer drug renal toxicity and elimination: dosing guidelines for altered renal function. Cancer Treat Rev. 1995; 21(1): 33-64

盐酸苯达莫司汀　Bendamustine hydrochloride

临床应用

烷化剂

- 治疗慢性淋巴性白血病（CLL）、非霍奇金淋巴瘤（NHL）及多发性骨髓瘤（MM）

肾功能正常时的剂量

- CLL：第 1 日和第 2 日给予 100mg/m², 每 4 周重复 1 次
- NHL：第 1 日和第 2 日给予 120mg/m², 每 3 周重复 1 次
- MM：第 1 日 和 第 2 日 给 予 120 ~ 150mg/m²，每 4 周重复 1 次
- 参考当地治疗方案

药代动力学

分子量（Da）	394.7
蛋白结合率（%）	>95
尿中原型药排泄率（%）3（20% 以原型和代谢产物形式）	
分布容积（L/kg）	15.8 ~ 20.5
半衰期（min）：正常 / ESRF	28.2 / -

药物代谢

本药的主要清除途径是水解生成羟基 - 苯达莫司汀及二羟基 - 苯达莫司汀，然后在肝内通过 CYP1A2 作用，生成 N- 去甲基 - 苯达莫司汀及 γ - 羟基 - 苯达莫司汀。本药的另一个主要代谢途径是与谷胱甘肽形成共轭化合物。本药以药物原型和代谢产物的形式从尿液和粪便排泄

肾功能（GFR，ml/min）受损时的剂量

20 ~ 50	与肾功能正常时同剂量
10 ~ 20	与肾功能正常时同剂量
<10	与肾功能正常时同剂量。需谨慎使用

肾脏替代治疗时的剂量

APD/CAPD	可能不被透析清除。与 GFR<10ml/min 时同剂量
HD	可能不被透析清除。与 GFR<10ml/min 时同剂量
HDF/ HFD	可能不被透析清除。与 GFR<10ml/min 时同剂量
CAV/ VVHD	可能不被透析清除。与肾功能正常时同剂量

重要的药物相互作用

与其他药物合用的潜在风险

- 抗精神病药：与氯氮平（clozapine）合用有增加粒细胞缺乏症的风险

用法

溶液配制	每 25mg 用 10ml 注射用水配制
	每 100mg 用 40ml 注射用水配制
用法	静脉滴注
输注速度	30 ~ 60 分钟
注释	加入 500ml 0.9% 氯化钠溶液中

其他信息

尽管本药较少经肾清除，但是生产商仍建议在肾功能严重受损时需慎用本药，因为缺乏相关研究

磷酸雌莫司汀　Estramustine phosphate

临床应用

烷化剂
● 治疗前列腺癌

肾功能正常时的剂量

每日 0.14 ~ 1.4g，分次服用（通常起始剂量为每日 0.56 ~ 0.84g）

药代动力学

分子量（Da）	564.3（磷酸盐）
蛋白结合率（%）	无数据
尿中原型药排泄率（%）	22 ~ 36
分布容积（L/kg）	0.43[1]
半衰期（h）：	（10，雌酮氮芥
正常 / ESRF	20）/-

药物代谢

磷酸雌莫司汀经胃肠道吸收，迅速在小肠和前列腺去磷酸化生成雌莫司汀及其氧化异构体雌酮氮芥（estromustine）。某些氨基甲酸酯键的水解发生在肝内，释放出雌二醇（estradiol）、雌酮（estrone）和诺莫司汀（normustine）。雌莫司汀、雌酮氮芥及它们的代谢产物主要经粪便排泄。

肾功能（GFR，ml/min）受损时的剂量

20 ~ 50	与肾功能正常时同剂量
10 ~ 20	与肾功能正常时同剂量
<10	与肾功能正常时同剂量

肾脏替代治疗时的剂量

APD/CAPD	透析清除力不详。与肾功能正常时同剂量
HD	透析清除力不详。与肾功能正常时同剂量
HDF/HFD	透析清除力不详。与肾功能正常时同剂量
CAV/VVHD	透析清除力不详。与肾功能正常时同剂量

重要的药物相互作用

与其他药物合用的潜在风险
● 抗精神病药：避免与氯氮平（clozapine）合用（增加粒细胞缺乏症风险）
● 双膦酸盐类（bisphosphonates）：氯膦酸二钠（sodium clodronate）能增加本药浓度

用法

溶液配制	-
用法	口服
输注速度	-
注释	勿在餐前 1 小时及餐后 2 小时内给药

其他信息

可导致液体潴留，所以肾功能受损患者应慎用

参考文献

[1] Gunnarsson PO, Andersson SB, Johansson SA, et al. Pharmacokinetics of estramustine phosphate (Estracyt) in prostatic cancer patients. Eur J Clin Pharmacol. 1984; 26(1): 113-119.

白消安 Busulfan

临床应用

- 治疗慢性髓性白血病
- 缓解真性红细胞增多症
- 治疗原发性血小板增多症和骨髓纤维化
- 骨髓移植前预处理

肾功能正常时的剂量

口服
- 慢性髓系白血病：每日 60μg/kg（最大剂量每日 4mg）；维持期：每日 0.5 ~ 2mg
- 真性红细胞增多症：每日 4 ~ 6mg；维持期：每日 2 ~ 3mg
- 原发性血小板增多症和骨髓纤维化：每日 2 ~ 4mg

静脉滴注
- 骨髓移植前预处理：0.8mg/kg，每 6 小时 1 次，连续 4 日，共 16 次

药代动力学

分子量（Da）	246.3
蛋白结合率（%）	7 ~ 32
尿中原型药排泄率（%）	1 ~ 2
分布容积（L/kg）	0.62 ~ 0.85
半衰期（h）：正常 / ESRF	3/-

药物代谢

白消安在肝内被广泛代谢，主要与谷胱甘肽共轭结合（或自发结合，或通过谷胱甘肽 -S- 转移酶介导结合）。已检测到大约 12 种无活性代谢产物，它们均经尿液排泄。约 1% 白消安以药物原型排泄。粪便排泄量可忽略不计

肾功能（GFR，ml/min）受损时的剂量

20 ~ 50	与肾功能正常时同剂量
10 ~ 20	与肾功能正常时同剂量
<10	与肾功能正常时同剂量

肾脏替代治疗时的剂量

APD/CAPD	透析清除力不详。与肾功能正常时同剂量
HD	透析可清除。与肾功能正常时同剂量
HDF/HFD	透析可清除。与肾功能正常时同剂量
CAV/VVHD	透析清除力不详。与肾功能正常时同剂量

重要的药物相互作用

与其他药物合用的潜在风险
- 抗菌药：甲硝唑（metronidazole）可增加本药浓度
- 抗精神病药：与氯氮平（clozapine）合用有增加粒细胞缺乏症的风险，应避免合用
- 抗真菌药：伊曲康唑（itraconazole）可抑制本药代谢，合用需监测本药中毒表现

用法

溶液配制	-
用法	口服，静脉滴注
输注速度	2 小时以上
注释	用 0.9% 氯化钠溶液或 5% 葡萄糖溶液稀释至 500μg/ml 经中心静脉导管给药

其他信息

- 可导致出血性膀胱炎
- 可导致血肌酐升高和血尿

曲奥舒凡　Treosulfan

临床应用

治疗卵巢癌的烷化剂

肾功能正常时的剂量

- 静脉给药：$3 \sim 8g/m^2$，每 $3 \sim 4$ 周 1 次
- 腹腔注射：$1.5g/m^2$
- 口服：第 $1 \sim 28$ 日每日 $400 \sim 600mg/m^2$，而后暂停 4 周
- 参考当地治疗方案

药代动力学

分子量（Da）	278.3
蛋白结合率（%）	无数据
尿中原型药排泄率（%）	$22 \sim 30$
分布容积（L/kg）	$44 \sim 88$
半衰期（h）： 正常 / ESRF	$(1.5 \sim 1.94)$ /-

药物代谢

曲奥舒凡是双功能烷化剂的前体药物，在体内转化为环氧化合物（epoxide compounds）。约 30% 的药物在 24 小时内以原型从尿液排泄，其中几乎 90% 在给药后 6 小时内排出

肾功能（GFR，ml/min）受损时的剂量

$20 \sim 50$	减量使用，见"其他信息"
$10 \sim 20$	减量使用，见"其他信息"
<10	减量使用，见"其他信息"

肾脏替代治疗时的剂量

APD/CAPD	透析清除力不详。与 GFR<10ml/min 时同剂量
HD	透析可清除。与 GFR<10ml/min 时同剂量
HDF/HFD	透析可清除。与 GFR<10ml/min 时同剂量
CAV/ VVHD	透析可清除。与 GFR=$10 \sim 20$ml/min 时同剂量

重要的药物相互作用

与其他药物合用的潜在风险
- 未知

用法

溶液配制	分别用 20ml 或 100ml 注射用水配制 1g 或 5g 药物
用法	口服，静脉给药，腹腔注射
输注速度	$15 \sim 30$ 分钟
注释	粉剂更易溶于 $25 \sim 30℃$ 的水中

其他信息

- GFR<30ml/min 时建议减量约 40%（http://emsenate.nhs.uk/downloads/documents/Chemo therapy/Policies_Guidelines/Renal Dosage Adjustments.pdf）
- 膀胱内给药或静脉给药可引起出血性膀胱炎

2.2　非传统烷化剂类

替莫唑胺　Temozolomide

临床应用

抗肿瘤药
- 治疗多形性胶质母细胞瘤
- 治疗恶性胶质瘤

肾功能正常时的剂量

- 75mg/m²，每日 1 次，共 42 日，与放疗联合应用
- 辅助阶段或单药治疗：150 ~ 200mg/m²，每日 1 次，连续 5 日
- 参考当地治疗方案

药代动力学

分子量（Da）	194.2
蛋白结合率（%）	10 ~ 20
尿中原型药排泄率（%）	5 ~ 10
分布容积	静脉给药 0.3 ~ 0.5L/kg，口服 15 ~ 18L/m²
半衰期（h）：正常 / ESRF	1.8/ 不变

药物代谢

替莫唑胺可自发水解产生活性代谢产物 5-（3-甲基 - 三氮烯 -1- 基）- 咪唑 -4- 甲酰胺［5-(3-methyl- triazen-1-yl)-imidazole-4- carboxamide，MTIC］，然后进一步水解为 5- 氨基 - 咪唑 -4- 甲酰胺（5-amino-imidazole-4-carboxamide, AIC）和甲基肼（methylhydrazine）。本药大部分经肾清除，5% ~ 10% 为原型药

肾功能（GFR，ml/min）受损时的剂量

20 ~ 50	与肾功能正常时同剂量
10 ~ 20	与肾功能正常时同剂量
<10	与肾功能正常时同剂量。应谨慎使用

肾脏替代治疗时的剂量

APD/CAPD	透析清除力不详。与 GFR< 10ml/min 时同剂量
HD	透析清除力不详。与 GFR< 10ml/min 时同剂量
HDF/HFD	透析清除力不详。与 GFR< 10ml/min 时同剂量
CAV/ VVHD	透析清除力不详。与 GFR= 10 ~ 20ml/min 时同剂量

重要的药物相互作用

与其他药物合用的潜在风险
- 抗精神病药：避免与氯氮平（clozapine）合用，因能增加粒细胞缺乏症风险

用法

溶液配制	-
用法	口服
输注速度	-
注释	空腹服用

其他信息

- 白细胞计数的最低值通常出现在服药后的第 21 ~ 28 日，1 ~ 2 周内恢复
- 本药吸收迅速而完全，生物利用度为 100%，且组织分布广泛
- 因为缺乏数据，生产商建议严重肾衰竭患者应慎用本药，但是药代动力学资料显示无须调整剂量

达卡巴嗪　Dacarbazine

临床应用

抗肿瘤药

- 治疗转移性黑色素瘤
- 治疗霍奇金病
- 治疗软组织肉瘤

肾功能正常时的剂量

- 单药治疗：每日 200～250mg/m²，连用 5 日，每 3 周重复 1 次；或者第 1 天 850mg/m²，然后每 3 周 1 次
- 霍奇金病：联合治疗时，375mg/m²，每 15 日 1 次

药代动力学

分子量（Da）	182.2
蛋白结合率（%）	0～5
尿中原型药排泄率（%）	20～50
分布容积（L/kg）	1.49
半衰期（h）：正常 / ESRF	（0.5～5）/升高

药物代谢

达卡巴嗪并无活性，在肝内经 CYP1A2 和 CYP2E1（在组织中可能经 CYP1A1）作用进行广泛代谢，生成活性代谢产物 5-（3- 甲基 - 三氮烯 -1- 基）咪唑 -4- 甲酰胺［5-(3-methyl-triazen-1-yl)-imidazole-4-carboxamide，MTIC］，后者可自发分解成主要代谢产物 5- 氨基 - 咪唑 -4- 甲酰胺（5-amino-imidazole-4-carboxamide，AIC）。约一半的剂量从肾小管经尿液排泄；约 50% 以达卡巴嗪原型、约 50% 以 AIC 形式排泄

肾功能（GFR，ml/min）受损时的剂量

45～60	常规剂量的 80%
30～45	常规剂量的 75%
<30	常规剂量的 70%，谨慎用药

肾脏替代治疗时的剂量

APD/CAPD	可能被透析清除。与 GFR<30ml/min 时同剂量
HD	可能被透析清除。与 GFR<30ml/min 时同剂量
HDF/HFD	可能被透析清除。与 GFR<30ml/min 时同剂量
CAV/VVHD	可能被透析清除。与 GFR<30ml/min 时同剂量

重要的药物相互作用

与其他药物合用的潜在风险

- 阿地白介素（aldesleukin）：避免合用
- 抗精神病药：避免与氯氮平（clozapine）合用，有增加粒细胞缺乏症的风险

用法

溶液配制	每 100mg 用 10ml 注射用水配制（每 1g 用 50ml 注射用水配制）
用法	静脉给药
输注速度	静脉注射：1～2 分钟 静脉滴注：15～30 分钟
注释	静脉滴注时可用 125～300ml 5% 葡萄糖溶液或 0.9% 氯化钠溶液稀释 避免与皮肤或黏膜接触 避光 剂量超过 200mg/m² 时需静脉滴注

其他信息

- 血白细胞计数的最低值通常出现在给药后的第 21～25 日
- 生产商禁止在严重肾功能受损的患者中使用本药，因为缺乏数据
- 用药剂量来自 Kintzel PE, Dorr RT. Anticancer drug renal toxicity and elimination: dosing guidelines for altered renal function. Cancer Treat Rev. 1995; 21(1):33-64

丙卡巴肼 Procarbazine

临床应用

抗肿瘤药

● 主要用于治疗霍奇金病

肾功能正常时的剂量

● 每日 250 ~ 300mg，分次服用；从小剂量起始

● 维持治疗：每日 50 ~ 150mg

药代动力学

分子量（Da）	257.8（盐酸盐）
蛋白结合率（%）	无数据
尿中原型药排泄率（%）	5
分布容积（L/kg）	无数据
半衰期（min）：正常 / ESRF	10/ 延长

药物代谢

丙卡巴肼在肝及肾被微粒体酶催化代谢，生成一种具有活性的烷化剂。仅约5% 药物以原型从尿液排泄。剩余药物被氧化成 N- 异丙基对苯二甲酸（N-isopropylterephthalamic acid），也从尿液排泄。高达 70% 的药物在用药 24 小时后自尿液排泄

肾功能（GFR，ml/min）受损时的剂量

20 ~ 50	常规剂量的 50% ~ 100%
10 ~ 20	常规剂量的 50% ~ 100%。慎用
<10	常规剂量的 50% ~ 100%。慎用

肾脏替代治疗时的剂量

APD/CAPD	透析清除力不详。与 GFR< 10ml/min 时同剂量
HD	可能不被透析清除。与 GFR<10ml/min 时同剂量
HDF/HFD	透析清除力不详。与 GFR< 10ml/min 时同剂量
CAV/ VVHD	透析清除力不详。与 GFR= 10 ~ 20ml/min 时同剂量

重要的药物相互作用

与其他药物合用的潜在风险

● 乙醇（alcohol）：可能导致双硫仑样反应

● 抗精神病药：避免与氯氮平（clozapine）合用（增加粒细胞缺乏症风险）

用法

溶液配制	-
用法	口服
输注速度	-

其他信息

● 在"英国产品特性概述"（UK SPC）中，生产商建议严重肾功能受损患者禁用本药

● 经口服后，本药似能被快速完全地吸收

● 发生骨髓抑制的高峰时间是用药后 4 周，6 周内恢复

● 服药后 48 小时内，处理尿液需穿防护衣

● 据报道，在肾功能受损时本药毒性增加

● 用药剂量来自 Kintzel PE, Dorr RT. Anticancer drug renal toxicity and elimination：dosing guidelines for altered renal function. Cancer Treat Rev. 1995; 21(1)：33-64

曲贝替定　Trabectedin

临床应用

抗肿瘤药

- 治疗晚期软组织肉瘤
- 治疗卵巢癌

肾功能正常时的剂量

- 软组织肉瘤：1.5mg/m^2
- 卵巢癌：1.1 mg/m^2
- 每 3 周给药 1 次

药代动力学

分子量（Da）	761.8
蛋白结合率（%）	94～98
尿中原型药排泄率（%）	<1
分布容积（L/kg）	>5000
半衰期（h）：正常 /ESRF	180/可能不变

药物代谢

本药主要经 CYP3A4 介导在肝内代谢。主要从粪便排泄

肾功能（GFR，ml/min）受损时的剂量

30～60	与肾功能正常时的单药治疗同剂量。避免联合治疗
<30	避免应用。见"其他信息"

肾脏替代治疗时的剂量

APD/CAPD	不被透析清除。与 GFR< 30ml/min 时同剂量
HD	不被透析清除。与 GFR< 30ml/min 时同剂量
HDF/HFD	不被透析清除。与 GFR< 30ml/min 时同剂量
CAV/ VVHD	不被透析清除。与 GFR< 30ml/min 时同剂量

重要的药物相互作用

与其他药物合用的潜在风险

- 乙醇（alcohol）：避免合用
- 抗菌药：利福平（rifampicin）能降低本药浓度
- 抗精神病药：避免与氯氮平（clozapine）合用，因会增加粒细胞缺乏症风险
- 疫苗：合用有全身感染风险，应避免合用

用法

溶液配制	-
用法	静脉滴注
输注速度	3～24 小时，根据适应证调整
注释	经中心静脉给药时需稀释至 50ml，经外周静脉给药时需至少稀释至 1L

其他信息

- 因缺乏研究，英国生产商建议 GFR< 30ml/min 时应避免应用本药进行单药治疗，尽管轻度至中度肾功能受损患者的药代动力学较肾功能正常患者并无变化
- 治疗前 30 分钟应给予糖皮质激素以减少肝毒性及恶心

2.3 破坏 DNA 的抗生素类

博来霉素 Bleomycin

临床应用

抗肿瘤药

肾功能正常时的剂量

鳞状细胞癌和睾丸畸胎瘤

- 每周（45~60）× 10^3 U，肌内注射或静脉给药（总累积剂量为 500 × 10^3 U）
- 或者，持续静脉滴注 15 × 10^3 U/24h，连续 10 日
- 或者，30 × 10^3 U/24h，连续 5 日

恶性淋巴瘤

- 每周（15~30）× 10^3 U，肌内注射，总累积剂量 225 × 10^3 U
- 小剂量需要联合化疗

恶性胸腔积液

- 60 × 10^3 U 溶于 100ml 0.9% 氯化钠溶液，行胸膜腔内注射（总累积剂量为 500 × 10^3 U）

药代动力学

分子量（Da）	接近 1500
蛋白结合率（%）	<1
尿中原型药排泄率(%)	60~70
分布容积（L/kg）	0.3
半衰期（h）：	静脉注射：4；
正常/ESRF	持续滴注：9

药物代谢

博来霉素生物转化机制尚不明确。博来霉素主要被水解酶降解而灭活，此水解酶主要分布在血浆、肝和其他器官，少部分在皮肤和肺。给药剂量的 60%~70% 可能经肾小球滤过以原型从尿液排泄。静脉用药或肌内注射后 24 小时内，接近 50% 的给药剂量可出现在尿液中。因此，本药的排泄速度受肾功能影响较大。若给肾功能受损患者常规剂量，只有 20% 经尿液排泄，其血药浓度会显著升高

肾功能（GFR，ml/min）受损时的剂量

30~50	与肾功能正常时同剂量
10~30	常规剂量的 75%（恶性胸腔积液时与肾功能正常时同剂量）
<10	常规剂量的 50%（恶性胸腔积液时与肾功能正常时同剂量）

肾脏替代治疗时的剂量

APD/CAPD	不被透析清除。与 GFR<10ml/min 时同剂量
HD	不被透析清除。与 GFR<10ml/min 时同剂量
HDF/HFD	透析清除力不详。与 GFR<10ml/min 时同剂量
CAV/VVHD	透析清除力不详。与 GFR=10~30ml/min 时同剂量

重要的药物相互作用

与其他药物合用的潜在风险

- 抗精神病药：避免与氯氮平（clozapine）合用，增加患粒细胞缺乏症的风险
- 细胞毒性药物：与顺铂（cisplatin）及贝伦妥单抗（brentuximab）合用会增加肺毒性，应避免与贝伦妥单抗合用；与长春花生物碱类（vinca alkaloids）合用，能导致雷诺综合征和外周缺血
- 活疫苗：应避免合用

用法

溶液配制	肌内注射：所需剂量用 5ml 0.9% 氯化钠溶液溶解［如果注射时疼痛，则可用 1% 利多卡因（lidocaine）溶解］ 静脉给药：所需剂量用 5～200ml 0.9% 氯化钠溶液溶解 腔内注射：60000U 溶于 100ml 0.9% 氯化钠溶液 局部应用：用 0.9% 氯化钠溶液配浓度为 1000~3000 U/ml 的溶液
用法	肌内注射，静脉给药，也可动脉内、胸膜腔内、腹膜腔内注射，以及肿瘤局部应用
输注速度	缓慢静脉注射，或静脉滴注时入小壶
注释	避免与皮肤直接接触

其他信息

- 博来霉素的治疗过程中经常出现皮肤及口腔黏膜损害
- 肺毒性：间质性肺炎和肺间质纤维化是最严重的迟发性副作用
- 肾功能受损时的用药剂量来自 Drug Prescribing in Renal Failure, 5th edition,by Aronoff et al
- 迅速分布至体内组织，其中皮肤、肺、腹膜、淋巴液浓度最高

丝裂霉素 Mitomycin

临床应用

细胞毒性抗生素，用于治疗多种肿瘤

肾功能正常时的剂量

- 静脉用药：一些方案的起始剂量为 $10\sim20\,mg/m^2$，其他方案为 $4\sim10\,mg$ 或 $0.06\sim0.15\,mg/kg$，每 $1\sim6$ 周给药一次，取决于患者的联合治疗方案及骨髓恢复情况
- 膀胱灌注：$20\sim40\,mg$

药代动力学

分子量（Da）	334.3
蛋白结合率（%）	无数据
尿中原型药排泄率（%）	10
分布容积（L/kg）	0.5
半衰期（min）：正常 / ESRF	50/-

药物代谢

丝裂霉素为前体药物，其主要在肝内被代谢活化，生成具有双功能及三功能的烷化剂。丝裂霉素通过与 DNA 结合发生交联，从而抑制 DNA 的合成和功能。丝裂霉素的清除率与药峰浓度成反比，这是由于其降解途径饱和造成的。约 10% 的丝裂霉素以原型从尿液排泄，因为代谢途径在小剂量时即已饱和，因此，随着剂量增加，尿液中排泄的丝裂霉素也增加

肾功能（GFR，ml/min）受损时的剂量

20～50	与肾功能正常时同剂量
10～20	与肾功能正常时同剂量
<10	常规剂量的 75%

肾脏替代治疗时的剂量

APD/CAPD	透析清除力不详。与 GFR<10ml/min 时同剂量
HD	透析清除力不详。与 GFR<10ml/min 时同剂量
HDF/HFD	透析清除力不详。与 GFR<10ml/min 时同剂量
CAV/VVHD	透析清除力不详。与肾功能正常时同剂量

重要的药物相互作用

与其他药物合用的潜在风险

- 抗精神病药：避免与氯氮平（clozapine）合用（增加粒细胞缺乏症风险）
- 活疫苗：有全身感染的风险，应避免应用

用法

溶液配制	用注射用水或 0.9% 氯化钠溶液配制；2mg 小瓶配成 5ml，10mg 小瓶至少配成 10ml，20mg 小瓶至少配成 20ml
用法	静脉给药，动脉给药，膀胱灌注
输注速度	静脉注射应 3～5 分钟或以上（1ml/min 速度）静脉滴注应超过 15～30 分钟

其他信息

- 严重肾功能受损时的用药剂量来自 Drug Prescribing in Renal Failure, 5th edition, by Aronoff et al

● 无论单独应用丝裂霉素或是与其他药物合用，已发现有类似于溶血性尿毒综合征的血栓性微血管病发生。溶血症状及肾衰竭可能合并急性肾小管坏死、心血管异常、肺水肿及神经系统症状

● 丝裂霉素的主要毒性是骨髓抑制，通常在治疗后 4 周左右最重，且此毒性可以累积，每个疗程的治疗均能使风险增加

2.4 破坏 DNA 的铂化合物

顺铂　Cisplatin

临床应用

抗肿瘤药
- 治疗睾丸和转移性卵巢肿瘤
- 治疗子宫颈肿瘤
- 治疗肺癌
- 治疗膀胱癌
- 治疗头颈部鳞状细胞癌

肾功能正常时的剂量

- 单药治疗：$50 \sim 120 mg/m^2$，每 $3 \sim 4$ 周 1 次，或每日 $15 \sim 20 mg/m^2$，每 $3 \sim 4$ 周连用 5 日
- 联合治疗：$20 mg/m^2$ 且逐渐上调，每 $3 \sim 4$ 周 1 次
- 结合放疗治宫颈癌：$40 mg/m^2$，每周 1 次，共 6 周

药代动力学

分子量（Da）	300
蛋白结合率（%）	>90
尿中原型药排泄率（%）	$27 \sim 45$
分布容积（L/kg）	0.5
半衰期（h）： 正常 / ESRF	$0.3 \sim 1$（终末半衰期为 $2 \sim 5$ 日）/-

药物代谢

顺铂经过非酶促反应转化成多种代谢产物。单次给药时，超过 90% 的顺铂在 $2 \sim 4$ 小时内与蛋白质结合，只有未结合的顺铂具有明显的抗肿瘤活性。顺铂易被肾、肝、肠摄取。它也分布于第三间隙如腹腔和胸腔液体。药物原型和代谢产物主要从尿液排泄，但是排泄不完全且耗时长：有报道称，用药 5 日后仍有多达 50% 的药物从尿液排泄，且数月后也能在组织中发现铂。游离部分可能通过肾小管主动分泌而迅速从尿液排泄（24 小时内 20% ~ 80%）

肾功能（GFR，ml/min）受损时的剂量

$20 \sim 50$	见"其他信息"
$10 \sim 20$	见"其他信息"
<10	见"其他信息"

肾脏替代治疗时的剂量

APD/CAPD	不被透析清除。与 GFR<10ml/min 时同剂量
HD	不被透析清除。与 GFR<10ml/min 时同剂量
HDF/HFD	透析可清除。与 GFR<10ml/min 时同剂量
CAV/VVHD	透析清除力不详。与 GFR=10 ~ 20ml/min 时同剂量

重要的药物相互作用

与其他药物合用的潜在风险
- 阿地白介素（aldesleukin）：应避免合用
- 抗菌药：与氨基糖苷类（aminoglycosides）、卷曲霉素（capreomycin）、多黏菌素类（polymyxins）和万古霉素（vancomycin）合用会增加肾毒性风险，也可能增加耳毒性风险
- 抗精神病药：避免与氯氮平（clozapine）合用，有增加粒细胞缺乏症的风险
- 细胞毒性药物：与异环磷酰胺（ifosfamide）合用可增加耳毒性风险；与博来霉素（bleomycin）和氨甲蝶呤（methotrexate）合用可增加肺毒性风险

用法

溶液配制	用注射用水配制成 1mg/ml 溶液
用法	静脉滴注
输注速度	静脉滴注 6~8 小时
注释	建议用药前实施水化，在用顺铂前 8~12 小时静脉输液 1~2L，目的是促进排尿。而后将顺铂稀释到 2L 0.9% 氯化钠溶液或葡萄糖盐水溶液中静脉滴注，以确保水化并维持尿量。在随后的 24 小时内充分水化还需继续维持。必要时补充钾和镁
	顺铂溶液可与铝发生化学反应，故不要使用含铝设备

其他信息

- 生产商认为肾功能受损时应禁用本药
- 剂量改变不仅取决于肾功能不全程度，也取决于计划用药量和治疗终点。一般而言，GFR<70ml/min 的患者应被视为顺铂肾毒性高危人群
- Kintzel PE, Dorr RT. Anticancer drug renal toxicity and elimination: dosing guidelines for altered renal function. Cancer Treat Rev. 1995; 21(1): 33-64

肾小球滤过率（ml/min）	剂量
>60	100%
50~60	75%
40~50	50%
<40	避免使用

- Bennett 等 [1]

肾小球滤过率（ml/min）	剂量
>50	100%
10~50	75%
<10 和血液透析	50%

- 正在探索一种根据 GFR 水平调整卡铂（carboplatin）剂量的方法
- 有报道称该药能引发耳毒性、肾毒性和骨髓抑制。在治疗前和每个后续疗程前都应检查听力、肾功能和血液学指标
- 毒性也与顺铂的累积量相关
- 已观察到低镁血症、低钙血症和高尿酸血症的发生
- 在静脉输液中加甘露醇也许能促进利尿、保护肾

参考文献

[1] Bennett WM, Aronoff GR, Morrison G,et al. Drug Prescribing in Renal Failure: Dosing guidelines for adults. 5th ed. American College of Physicians; 2007.

卡铂　Carboplatin

临床应用

抗肿瘤药

- 治疗上皮来源的卵巢癌
- 治疗小细胞肺癌

肾功能正常时的剂量

$400mg/m^2$，或剂量 = 目标 AUC × [GFR (ml/min) + 25]，根据 Calvert 方程，AUC 通常是 5 或 7（译者注：AUC 为药 - 时曲线下面积，GFR 为肾小球滤过率）

药代动力学

分子量（Da）	371.2
蛋白结合率（%）	29 ~ 89
尿中原型药排泄率（%）	32 ~ 70
分布容积（L/kg）	0.23 ~ 0.28
半衰期（h）： 　正常 / ESRF	（1.5 ~ 6）/ 增加

药物代谢

卡铂在体内几乎不被代谢。卡铂主要通过肾小球滤过从尿液排泄，约 70% 在 24 小时内排泄，其中大多数在前 6 小时排泄。约 32% 以药物原型排泄。卡铂中的铂慢慢变成蛋白结合形式，其终末半衰期不少于 5 日

肾功能（GFR，ml/min）受损时的剂量

20 ~ 50	与肾功能正常时同剂量。见"其他信息"
10 ~ 20	与肾功能正常时同剂量。见"其他信息"
<10	与肾功能正常时同剂量。见"其他信息"

肾脏替代治疗时的剂量

APD/CAPD	透析清除力不详。与 GFR<10ml/min 时同剂量
HD	透析可清除。与 GFR< 10ml/min 时同剂量
HDF/HFD	透析可清除。与 GFR< 10ml/min 时同剂量
CAV/VVHD	透析清除力不详。与 GFR= 10 ~ 20ml/min 时同剂量

重要的药物相互作用

与其他药物合用的潜在风险

- 抗菌药：与氨基糖苷类、卷曲霉素（capreomycin）、多黏菌素类（poly-myxins）、万古霉素（vancomycin）合用，增加肾毒性并可能增加耳毒性风险
- 抗精神病药：避免与氯氮平（clozapine）合用，增加发生粒细胞缺乏症风险

用法

溶液配制	-
用法	静脉给药
输注速度	静脉滴注，时间大于 15 ~ 60 分钟
注释	卡铂重复使用需间隔至少 4 周 可用 5% 葡萄糖溶液或 0.9% 氯化钠溶液稀释至最低浓度 0.5mg/ml

其他信息

- 肾功能异常或同时接受其他肾毒性药物治疗的患者，很可能发生更严重和持续时间更长的骨髓中毒
- 需密切监测血细胞计数和肾功能
- 生产商指出 GFR<20ml/min 时禁用本药

- Drug Prescribing in Renal Failure, 5th edition, by Aronoff et al. 推荐如 GFR= 10 ~ 50ml/min 时剂量减半，如 GFR< 10ml/min 时剂量减至 25%
- 某些医疗中心给肾功能正常患者的药物用量为 400mg/m^2。在这种情况下，GFR=10 ~ 20ml/min 时药物剂量应减少为常规剂量的 50%，GFR<10ml/min 时，应减少为常规剂量的 25%

奥沙利铂 Oxaliplatin

临床应用

抗肿瘤药

● 与氟尿嘧啶（fluorouracil）及亚叶酸（folinic acid）合用治疗转移性结直肠癌，并治疗Ⅲ期结肠癌

肾功能正常时的剂量

85mg/m²；若毒性可耐受，间隔2周可重复用药

药代动力学

分子量（Da）	397.3
蛋白结合率（%）	33[1]
尿中原型药排泄率（%）	54
分布容积（L/kg）	330 ± 40.9
半衰期（h）：正常 / ESRF	273/ 延长

药物代谢

奥沙利铂经非酶生物转化途径被广泛代谢成无活性和有活性成分。目前无体外试验证明此药经历了细胞色素 P_{450} 酶介导的环己二胺（diaminocyclohexane, DACH）代谢。一些具有细胞毒性的生物转化产物包括单氯 - 环己二胺（monochloro-DACH）、双氯 - 环己二胺（dichloro-DACH）及双水 - 环己二胺（diaquo-DACH）等铂类物质，及大量的无活性共轭物已在系统循环中被发现。铂的清除主要通过肾排泄及组织分布。铂类代谢产物主要经肾排泄。用药5日时，约54%的药物从尿液排泄，不足3%的药物从粪便排泄

肾功能（GFR，ml/min）受损时的剂量

30 ~ 50	与肾功能正常时同剂量
10 ~ 30	65mg/m²，慎用并严密监测
<10	65mg/m²，慎用并严密监测

肾脏替代治疗时的剂量

APD/CAPD	可能不被透析清除。与 GFR<10ml/min 时同剂量
HD	可能不被透析清除。与 GFR<10ml/min 时同剂量 透析可清除。与 GFR< 10ml/min 时同剂量
HDF/HFD	可能不被透析清除。与 GFR=10 ~ 30ml/min 时同剂量
CAV/ VVHD	

重要的药物相互作用

与其他药物合用的潜在风险

● 抗菌药：与氨基糖苷类（aminoglycosides）、卷曲霉素（capreomycin）、多黏菌素类（polymyxins）或万古霉素（vancomycin）合用，会增加肾毒性风险，并可能增加耳毒性风险

● 细胞毒性药物：避免与帕尼单抗（panitumumab）合用

● 抗精神病药：避免与氯氮平（clozapine）合用（增加粒细胞缺乏症风险）

用法

溶液配制	用 5% 葡萄糖溶液或注射用水配制成 5mg/ml 浓度
用法	静脉滴注
输注速度	2 ~ 6 小时
注释	以250 ~ 500ml 5% 葡萄糖溶液稀释至0.2 ~ 0.7mg/ml

其他信息

● 由于缺乏相关研究，"英国产品特性概述"（UK SPC）建议 GFR<30ml/min 的患者禁用本药。严重肾功能受损时的用药剂量来自"美国产品特性概述"（US SPC）

- 目前无细胞色素 P_{450} 参与代谢的体外试验证据
- 本药能与红细胞不可逆性结合，导致半衰期延长
- 肾功能受损时药物的肾清除及分布容积均减少
- 据报道，肾功能轻度至中度受损（GFR=20~39ml/min）时，铂类的清除率下降38%~44%，但是药物副作用的发生率并未增加[2]

参考文献

[1] Massari C, Brienza S, Rotarski M, et al. Pharmacokinetics of oxaliplatin in patients with normal versus impaired renal function. Cancer Chemother Pharmacol. 2000; 45:157-164.

[2] Graham MA, Takimoto CH, Remick S, et al. A phase I study of oxaliplatin in cancer patients with impaired renal function. Proceedings of the American Society of Clinical Oncology; 2001; 29:267. 37th Annual meeting of American Society of Clinical Oncology. 2001; 12-15 May; San Francisco, California.

3. 影响 DNA 复制的拓扑异构酶抑制剂

拓扑替康 Topotecan

临床应用

抗肿瘤药

- 治疗转移性卵巢癌、宫颈癌及小细胞肺癌

肾功能正常时的剂量

- 静脉给药：$0.75 \sim 1.5 mg/m^2$，共用 5 日，每 3 周重复给药
- 口服：$2.3 mg/m^2$，共用 5 日，每 3 周重复给药

药代动力学

分子量（Da）	457.9（盐酸盐）
蛋白结合率（%）	35
尿中原型药排泄率（%）	51
分布容积（L/kg）	132 ± 57
半衰期（h）：	$(2 \sim 3) / [4.9$
正常 / ESRF	（中度肾衰竭患者）]

药物代谢

拓扑替康的活性内酯环（active lactone moiety）经受可逆的、pH 依赖的水解作用，转化为无活性的羟基酸（羧酸盐）形式。小部分拓扑替康经肝微粒体酶作用转化为活性代谢产物 N- 去甲基拓扑替康（N-demethyltopotecan），此代谢产物的临床意义尚未明确。本药经胆汁及肾排泄，20% ~ 60% 以拓扑替康原型或开环形式从尿液排泄

肾功能（GFR，ml/min）受损时的剂量

静脉制剂

40 ~ 60	与肾功能正常时同剂量
20 ~ 39	每日 $0.75 mg/m^2$。见"其他信息"
<20	避免应用。见"其他信息"

口服制剂

30 ~ 49	起始剂量每日 $1.9 mg/m^2$，如果能耐受，增加至 $2.3 mg/m^2$
<30	起始剂量 $0.6 mg/m^2$，如果能耐受则增加剂量。见"其他信息"

肾脏替代治疗时的剂量

APD/CAPD	透析清除力不详。静脉：与 GFR<20ml/min 时同剂量。口服：与 GFR< 30ml/min 时同剂量
HD	透析可清除。静脉：与 GFR<20ml/min 时同剂量。口服：与 GFR< 30ml/min 时同剂量
HDF/HFD	透析可清除。静脉：与 GFR<20ml/min 时同剂量。口服：与 GFR< 30ml/min 时同剂量
CAV/ VVHD	透析可清除。静脉：与 GFR=20 ~ 39ml/min 时同剂量。口服：与 GFR=30 ~ 49ml/min 时同剂量

重要的药物相互作用

与其他药物合用的潜在风险

- 未知

用法

溶液配制	将 4mg 本药溶于 4ml 注射用水中

用法	口服，静脉滴注
输注速度	大于 30 分钟
注释	用 0.9% 氯化钠溶液或 5% 葡萄糖溶液稀释至 25 ~ 50μg/ml
	无菌条件下配制的溶液，若在室温条件下保存需在 12 小时内用完，若在 2 ~ 8℃条件下保存需在 24 小时内用完

其他信息

- CCr<30ml/min 时的口服剂量来自"美国数据表"（US data sheet）
- 若患者已接受大量前期治疗，建议轻度肾功能受损患者应用 1mg/（m^2·d），中度肾功能受损患者应用 0.5mg/(m^2·d) [Ormrod D, Spencer CM. Topotecan：a review of its efficacy in small cell lung cancer. Drugs. 1999 Sep; 58(3): 533-551]
- 肾衰竭患者应用本药时血液系统毒性风险增加，即使应用小剂量如 0.5mg/（m^2·d），因此，若应用于严重肾衰竭患者，起始剂量需小于 0.5mg/（m^2·d），并密切监测

- 缺乏 GFR<30ml/min 患者口服治疗剂量的资料。"产品特性概述"（SPC）建议 GFR=30 ~ 49ml/min 的患者应用 1.9mg/（m^2·d），若耐受可加至 2.3mg/（m^2·d）
- 其他给药方案如下 [Kintzel PE, Dorr RT. Anticancer drug renal toxicity and elimination：dosing guidelines for altered renal function. Cancer Treat Rev. 1995; 21(1):33- 64]
  - CCr=60ml/min：常规剂量的 80%
  - CCr=45ml/min：常规剂量的 75%
  - CCr=30ml/min：常规剂量的 70%
- Drug Prescribing in Renal Failure, 5th edition, by Aronoff et al. 建议
  - GFR >50ml/min：常规剂量的 75%
  - GFR =10 ~ 50ml/min：常规剂量的 50%
  - GFR<10ml/min：常规剂量的 25%

盐酸伊立替康 Irinotecan hydrochloride

临床应用

治疗对氟尿嘧啶（fluorouracil）抵抗的转移性直肠癌，或与氟尿嘧啶联合治疗转移性直肠癌

肾功能正常时的剂量

- 不与 5- 氟尿嘧啶（5-fluorouracil，5-FU）联合使用：350mg/m^2，每 3 周 1 次
- 与 5- 氟尿嘧啶联合使用：180mg/m^2，每 2 周 1 次

药代动力学

分子量（Da）	677.2
蛋白结合率（%）	65
尿中原型药排泄率（%）	20
分布容积（L/m^2）	110～234
半衰期（h）： 正常 / ESRF	14/-

药物代谢

本品静脉用药后在机体组织内经羧酸酯酶水解为活性产物 SN-38，即 7- 乙基 -10- 羟基喜树碱（7-ethyl-10-hydroxy-camptothecin）。SN-38 的血浆蛋白结合率为 95%。SN-38 主要经过葡糖苷酸化清除，该反应主要经尿苷二磷酸葡糖苷酸基转移酶 1A1（uridine diphosphate glu-curonosyltransferase 1A1，UGT1A1）催化。本药也部分地经过 CYP3A4（可能还有 CYP3A5）介导代谢。本药大部分静脉给药后以原型排泄，约 64% 通过胆汁从粪便排泄。本药和 SN-38 的平均 24 小时尿排泄率分别为 19.9% 和 0.25%

肾功能（GFR，ml/min）受损时的剂量

20～50	与肾功能正常时同剂量，需严密监测
10～20	与肾功能正常时同剂量，需严密监测
<10	减少剂量（50～80mg/m^2），需严密监测。视耐受情况可加量

肾脏替代治疗时的剂量

APD/CAPD	可能不被透析清除。与 GFR<10ml/min 时同剂量
HD	可能不被透析清除。与 GFR<10ml/min 时同剂量
HDF/HFD	可能不被透析清除。与 GFR<10ml/min 时同剂量
CAV/VVHD	可能不被透析清除。与 GFR=10～20ml/min 时同剂量

重要的药物相互作用

与其他药物合用的潜在风险

- 抗抑郁药：圣约翰草（St John's wort）能降低本药浓度，应避免合用
- 抗真菌药：与伊曲康唑（itraconazole）合用会增加本药毒性，应避免合用；酮康唑（ketoconazole）能降低本药浓度，但能增加本药活性代谢产物浓度，应避免合用
- 抗精神病药：避免与氯氮平（clozapine）合用（因为增加粒细胞缺乏症风险）
- 抗病毒药：阿扎那韦（atazanavir）可能抑制本药代谢（增加毒性风险）
- 细胞毒性药物：拉帕替尼（lapatinib）能增加本药活性代谢产物的浓度，合用时需减少本药用量；索拉非尼（sorafenib）可能增加本药浓度；避免与帕尼单抗（panitumumab）合用

● 活疫苗：合用会增加全身感染风险，
应避免合用

用法

溶液配制	-
用法	静脉滴注
输注速度	30～90 分钟
注释	用 250ml 0.9% 氯化钠溶液或 5% 葡萄糖溶液稀释

其他信息

● 由于缺少研究数据，生产商建议肾功能受损患者避免使用本药

● 韩国有 1 例病例报道称，给予血液透析患者伊立替康 100mg/m² 治疗，无任何并发症发生［Kim DM, Kim HL, Chung CH, et al. Successful treatment of small-celllung cancer with irinotecan in a hemodialysis patient with end-stage renal disease.Korean J Intern Med. 2009; 24(1): 73-75］

● 由于水化不充分，偶有肾功能不全的报道

● 据报道，用药后有约 7.3% 的患者出现一过性的轻度至中度 SCr 升高

依托泊苷 Etoposide

临床应用

抗肿瘤药

肾功能正常时的剂量

- 静脉给药：每日 50~120mg/m²，或参考当地治疗方案
- 口服：每日 120~240mg/m²，或参考当地治疗方案

药代动力学

分子量（Da）	588.6
蛋白结合率（%）	74~94
尿中原型药排泄率（%）	29
分布容积（L/kg）	0.17~0.5
半衰期（h）：正常/ESRF	（4~11）/19

药物代谢

依托泊苷经过 CYP3A4 介导代谢，生成无活性的代谢产物。依托泊苷以原型和代谢产物形式从尿液和粪便排泄：单次给药后 72 小时内，45% 的剂量从尿液排泄，其中 29% 为原型。约 16% 的剂量从粪便排泄

肾功能（GFR，ml/min）受损时的剂量

30~50	静脉给药：常规剂量的 75%，见"其他信息" 口服：与肾功能正常时同剂量
15~30	静脉给药：常规剂量的 75%，见"其他信息" 口服：与肾功能正常时同剂量
<15	静脉给药：常规剂量的 50%，可基于临床效应调整。见"其他信息" 口服：与肾功能正常时同剂量

肾脏替代治疗时的剂量

APD/CAPD	不被透析清除。与 GFR<15ml/min 时同剂量
HD	不被透析清除。与 GFR<15ml/min 时同剂量
HDF/HFD	不被透析清除。与 GFR<15ml/min 时同剂量
CAV/VVHD	透析清除力不详。与 GFR=15~30ml/min 时同剂量

重要的药物相互作用

与其他药物合用的潜在风险

- 抗凝血药：可能增强香豆素类（coumarins）的抗凝作用
- 抗精神病药：避免与氯氮平（clozapine）合用，因为会增加粒细胞缺乏症风险
- 环孢素（ciclosporin）：合用会减少50% 依托泊苷的清除

用法

溶液配制	用 5~10ml 注射用水配制
用法	口服，静脉给药
输注速度	静脉滴注：5 分钟至 3.5 小时
注释	用 0.9% 氯化钠溶液或 5% 葡萄糖溶液稀释，配制成 100μg/ml 的依托泊苷

其他信息

- 避免皮肤接触
- 一项研究表明血肌酐 >130μmol/L 的患者用药剂量需要减少 30%（Joel S, Clark P, Slevin M. Renal function and etoposide pharmacokinetics: is dose modification necessary? Am Soc Clin Oncol. 1991；10:103）。此剂量调整可使肾功能减退患者的药物总暴露量（total dose exposure）与肾功能正常者相当

- 胆红素升高和（或）血浆白蛋白下降时，患者血中的游离态依托泊苷浓度可能升高，因此骨髓抑制会更严重
- 肾功能受损患者可能出现药物蓄积，在肾内药物也达到高浓度
- 肾功能受损时用药，药物血浆清除将下降，分布容积增大
- Kintzel PE, Dorr RT. Anticancer drug renal toxicity and elimination: dosing guidelines for altered renal function. Cancer Treat Rev. 1995; 21(1): 33-64. 建议：GFR=60ml/min 时给常规剂量的 85%，GFR=45ml/min 时给常规剂量的 80%，GFR=30ml/min 时给常规剂量的 75%

- 重度肾功能受损患者的用药剂量来自 Drug Prescribing in Renal Failure, 5th edition, by Aronoff et al
- 本药已安全地用于 1 例血液透析患者，所用剂量逐渐加至每次治疗用 250mg［Holthius JJM, Van de Vyver FL, Van Oort WJ, et al. Pharmacokinetic evaluation of increased dosages of etoposide in a chronic haemodialysis patient. Cancer Treat Rev. 1985；69(11): 1279-1282］
- 百时美施贵宝（Bristol-Myers Squibb）公司建议，GFR=15 ~ 50ml/min 时药量应减至常规剂量的 75%

4. 影响有丝分裂的微管靶向药物

硫酸长春碱 Vinblastine sulphate

临床应用

抗肿瘤药

肾功能正常时的剂量

- $6mg/m^2$（每周最多 1 次）
- 睾丸肿瘤：0.2mg/kg，每隔 3 周连续应用 2 日
- 参考当地治疗方案

药代动力学

分子量（Da）	909.1
蛋白结合率（%）	99
尿中原型药排泄率（%）	14
分布容积（L/kg）	13 ~ 40
半衰期（h）：正常 / ESRF	25/-

药物代谢

本药主要在肝内由 CYP3A 组同工酶介导进行广泛代谢，形成去乙酰长春碱，其活性比母体化合物更强。33% 的药物从尿液缓慢排泄，21% 的药物在 72 小时内从粪便排泄

肾功能（GFR，ml/min）受损时的剂量

20 ~ 50	与肾功能正常时同剂量
10 ~ 20	与肾功能正常时同剂量
<10	与肾功能正常时同剂量

肾脏替代治疗时的剂量

APD/CAPD	可能不被透析清除。与肾功能正常时同剂量
HD	可能不被透析清除。与肾功能正常时同剂量
HDF/HFD	透析清除力不详。与肾功能正常时同剂量
CAV/ VVHD	可能不被透析清除。与肾功能正常时同剂量

重要的药物相互作用

与其他药物合用的潜在风险

- 阿地白介素（aldesleukin）：应避免合用
- 抗菌药：红霉素（erythromycin）可增加本药毒性，应避免合用；与迪拉马尼（delamanid）合用可能增加室性心律失常风险
- 抗癫痫药：合用可能降低苯妥英（phenytoin）浓度
- 抗真菌药：与伊曲康唑（itraconazole）合用增加毒性风险；泊沙康唑（posaconazole）可能抑制本药代谢（增加神经毒性风险）
- 抗疟药：避免与哌喹和青蒿醇复方制剂（piperaquine-artenimol）合用
- 抗精神病药：避免与氯氮平（clozapine）合用（因增加粒细胞缺乏症风险）

用法

溶液配制	每小瓶 10mg 用 10ml 稀释液配制。可加入快速静脉滴注的 0.9% 氯化钠溶液中
用法	静脉给药
输注速度	1 分钟
注释	勿用大量液体（100 ~ 250ml）稀释本药或长时间给药（30 ~ 60 分钟），可能导致血栓性静脉炎及药物外渗

硫酸长春新碱　Vincristine sulphate

临床应用

抗肿瘤药

肾功能正常时的剂量

- 静脉给药：每周 1.4 ~ 1.5mg/m²，最大剂量 2mg
- 参考当地治疗方案

药代动力学

分子量（Da）	923
蛋白结合率（%）	75
尿中原型药排泄率（%）	10 ~ 20
分布容积（L/kg）	5 ~ 11
半衰期（h）：	（15 ~ 155）/
正常 / ESRF	不变

药物代谢

本药在肝内由 CYP3A4 及 CYP3A5 介导进行代谢，主要经胆汁排泄；70% ~ 80% 的剂量以原型及其代谢产物（40% ~ 50%）形式从粪便排泄，10% ~ 20% 的剂量从尿液排泄

肾功能（GFR，ml/min）受损时的剂量

20 ~ 50	与肾功能正常时同剂量
10 ~ 20	与肾功能正常时同剂量
<10	与肾功能正常时同剂量

肾脏替代治疗时的剂量

APD/CAPD	可能不被透析清除。与肾功能正常时同剂量
HD	可能不被透析清除。与肾功能正常时同剂量
HDF/HFD	透析清除力不详。与肾功能正常时同剂量

CAV/ VVHD　可能不被透析清除。与肾功能正常时同剂量

重要的药物相互作用

与其他药物合用的潜在风险

- 抗菌药：与迪拉马尼（delamanid）合用可能增加室性心律失常风险
- 抗癫痫药：合用可能降低苯妥英（phenytoin）浓度
- 抗真菌药：伊曲康唑（itraconazole）及泊沙康唑（posaconazole）可能抑制本药代谢（增加神经毒性风险）
- 抗疟药：应避免与哌喹和青蒿醇复方制剂（piperaquine-artenimol）合用
- 抗精神病药：避免与氯氮平（clozapine）合用（因增加粒细胞缺乏症风险）
- 细胞毒性药物：天冬酰胺酶（asparaginase）、克立他酶（crisantaspase）和培门冬酶（pegasparagase）可能增加本药毒性，如果合用本药需在应用上述药物前 3 ~ 24 小时给药；与放线菌素 D（dactinomycin）合用有增加肝毒性的风险

用法

溶液配制	-
用法	静脉给药
输注速度	缓慢静脉注射
注释	可加入 0.9% 氯化钠溶液或 5% 葡萄糖溶液中快速静脉滴注

其他信息

静脉给药后，大部分药物与组织迅速结合后排入胆汁

硫酸长春地辛　Vindesine sulphate

临床应用

抗肿瘤药

肾功能正常时的剂量

每周 3 ~ 4mg/m^2

药代动力学

分子量（Da）	852
蛋白结合率（%）	65 ~ 75
尿中原型药排泄率（%）	13
分布容积（L/kg）	8
半衰期（h）：正常 / ESRF（20 ~ 24）/?	

药物代谢

本药由细胞色素 P$_{450}$（CYP3A 亚家族）介导代谢，主要经胆道排泄，但有 13% 的药物在 24 小时内从尿液排泄

肾功能（GFR，ml/min）受损时的剂量

20 ~ 50	与肾功能正常时同剂量
10 ~ 20	与肾功能正常时同剂量
<10	与肾功能正常时同剂量

肾脏替代治疗时的剂量

APD/CAPD	可能不被透析清除。与肾功能正常时同剂量
HD	可能不被透析清除。与肾功能正常时同剂量
HDF/HFD	透析清除力不详。与肾功能正常时同剂量
CAV/ VVHD	可能不被透析清除。与肾功能正常时同剂量

重要的药物相互作用

与其他药物合用的潜在风险

- 抗菌药：与迪拉马尼（delamanid）合用可能增加室性心律失常风险
- 抗真菌药：与伊曲康唑（itraconazole）合用增加毒性风险
- 抗精神病药：避免与氯氮平（clozapine）合用（因增加粒细胞缺乏症风险）

用法

溶液配制	每小瓶 5mg 药物用 5ml 0.9% 氯化钠溶液配制
用法	静脉给药
输注速度	1 ~ 3 分钟
注释	可将药物加入快速滴注的 0.9% 氯化钠溶液、5% 葡萄糖溶液或葡萄糖氯化钠溶液的管路中，或者直接静脉注射
	配制的溶液可在冰箱中稳定储存 24 小时

其他信息

白细胞计数的最低点出现在给药后 3 ~ 5 日，再过 4 ~ 5 日后恢复

长春瑞滨　Vinorelbine

临床应用

- 治疗其他蒽环类（anthracyclines）药物治疗无效的晚期乳腺癌
- 治疗非小细胞肺癌

肾功能正常时的剂量

- 口服：$60 \sim 80\text{mg/m}^2$，每周 1 次
- 静脉给药：$25 \sim 30\text{mg/m}^2$，每周 1 次
- 单次最大剂量 60mg

药代动力学

分子量（Da）	1079.1（酒石酸盐）
蛋白结合率（%）	13.5（78% 与血小板结合）
尿中原型药排泄率（%）	18.5
分布容积（L/kg）	>40
半衰期（h）：正常 / ESRF	（28 ~ 44）/-

药物代谢

长春瑞滨似乎在肝内代谢。除了 4-O- 去乙酰长春瑞滨（4-O-deacetylvinorelbine）是由羧酸酯酶催化形成外，其余所有代谢产物均通过 CYP3A4 介导产生。4-O-去乙酰长春瑞滨是唯一具有活性的代谢产物，同时也是可在血液中检测出的主要代谢产物。本药主要经胆汁排泄，约18.5% 从尿液排泄

肾功能（GFR，ml/min）受损时的剂量

20 ~ 50	与肾功能正常时同剂量，需密切监测
10 ~ 20	与肾功能正常时同剂量，需密切监测
<10	与肾功能正常时同剂量，需密切监测

肾脏替代治疗时的剂量

APD/CAPD	可能不被透析清除。与肾功能正常时同剂量，并密切监测
HD	可能不被透析清除。与肾功能正常时同剂量，并密切监测
HDF/HFD	透析清除力不详。与肾功能正常时同剂量，并密切监测
CAV/ VVHD	透析清除力不详。与肾功能正常时同剂量，并密切监测

重要的药物相互作用

与其他药物合用的潜在风险

- 抗菌药：与克拉霉素（clarithromycin）合用会增加中性粒细胞减少风险；与迪拉马尼（delamanid）合用可能增加室性心律失常风险
- 抗真菌药：伊曲康唑（itraconazole）可能抑制本药代谢，增加神经毒性风险
- 抗疟药：应避免与哌喹和青蒿醇复方制剂（piperaquine-artenimol）合用
- 抗精神病药：应避免与氯氮平（clozapine）合用（因增加粒细胞缺乏症风险）

用法

溶液配制	-
用法	口服，静脉注射及静脉滴注
输注速度	静脉注射：5 ~ 10 分钟 静脉滴注：20 ~ 30 分钟
注释	用 20 ~ 50ml 0.9% 氯化钠溶液稀释后静脉注射 用 125ml 0.9% 氯化钠溶液稀释后静脉滴注 于 2 ~ 8℃下可稳定储存 24 小时

其他信息

- 本药在体内广泛分布，大部分分布于脾、肝、肾、肺及胸腺，中等量分布于心脏及肌肉组织，少量分布于脂肪组织、脑及骨髓。本药在正常及恶性肺组织中的浓度均较高，从肿瘤组织向外扩散缓慢

- 静脉滴注后需用 0.9% 氯化钠溶液冲管
- 剂量限制性毒性主要为中性粒细胞减少
- 对于 75% 以上肝组织已被转移癌取代的患者，经验建议本药剂量应减少 1/3，且需密切监测血液系统指标

长春氟宁　Vinflunine

临床应用

抗肿瘤药（长春花生物碱）
- 治疗晚期或转移性膀胱癌

肾功能正常时的剂量

- 静脉给药：$320mg/m^2$，每 3 周 1 次
- 参考当地治疗方案

药代动力学

分子量（Da）	816.9（酒石酸盐 1117.1）
蛋白结合率（%）	66.1 ~ 68.3
尿中原型药排泄率（%）	33
分布容积（L/kg）	35
半衰期（h）：正常 / ESRF	40/ 延长

药物代谢

本药由 CYP3A4 介导代谢，而本药在血中唯一有活性的主要代谢产物 4-O- 去乙酰长春氟宁（4-O-deacetylvinflunine，DVFL）则由多种酯酶作用形成。经粪便（约 2/3）及尿液（约 1/3）排泄

肾功能（GFR，ml/min）受损时的剂量

40 ~ 60	$280mg/m^2$，每 3 周 1 次
20 ~ 40	$250mg/m^2$，每 3 周 1 次
<20	$250mg/m^2$，每 3 周 1 次。谨慎使用

肾脏替代治疗时的剂量

APD/CAPD	可能不被透析清除。与 GFR<20ml/min 时同剂量
HD	可能不被透析清除。与 GFR<20ml/min 时同剂量
HDF/HFD	透析清除力不详。与 GFR<20ml/min 时同剂量
CAV/ VVHD	可能不被透析清除。与 GFR=20 ~ 40ml/min 时同剂量

重要的药物相互作用

与其他药物合用的潜在风险
- 抗菌药：与迪拉马尼（delamanid）合用可能增加室性心律失常风险；利福平（rifampicin）可能降低本药浓度，应避免合用
- 抗抑郁药：圣约翰草（St John's wort）可能降低本药浓度，应避免合用
- 抗真菌药：酮康唑（ketoconazole）能增加本药浓度，伊曲康唑（itraconazole）也可能具有此作用，从而增加神经毒性风险，均应避免合用
- 抗疟药：应避免与哌喹和青蒿醇复方制剂（piperaquine-artenimol）合用
- 抗精神病药：避免与氯氮平（clozapine）合用（因有增加粒细胞缺乏症的风险）
- 抗病毒药：利托那韦（ritonavir）可能增加本药浓度，应避免合用
- 葡萄柚汁（grapefruit juice）：能增加本药浓度，应避免合用

用法

溶液配制	-
用法	静脉滴注
输注速度	超过 20 分钟
注释	加到 100ml 0.9% 氯化钠溶液或 5% 葡萄糖溶液中避光使用

其他信息

长春氟宁的清除遵照多指数浓度衰减（multi-exponential concentration decay）模式，其终末半衰期将近 40 小时。DVFL 形成缓慢，且清除比长春氟宁更慢（半衰期约为 120 小时）

紫杉醇 Paclitaxel

临床应用

抗肿瘤药

- 治疗卵巢癌和乳腺癌
- 治疗非小细胞肺癌
- 治疗获得性免疫缺陷综合征（AIDS）相关性卡波西肉瘤（Kaposi's sarcoma）

白蛋白结合型紫杉醇（Abraxane）

- 治疗转移性乳腺癌
- 治疗转移性胰腺癌

肾功能正常时的剂量

- $100 \sim 220mg/m^2$，每 3 周输注 1 次，取决于所治病症、当地治疗方案及输注持续时间

Abraxane（白蛋白结合型紫杉醇）

- $260mg/m^2$，静脉滴注超过 30 分钟，每 3 周输注 1 次
- 胰腺癌：第 1 日、第 8 日和第 15 日予 $125mg/m^2$ 静脉滴注（超过 30 分钟），每 28 日 1 个循环
- 参考当地治疗方案

药代动力学

分子量（Da）	853.9
蛋白结合率（%）	89 ~ 98
尿中原型药排泄率（%）	1.3 ~ 12.6
分布容积（L/m^2）	198 ~ 688
半衰期（h）：正常 / ESRF	（3 ~ 52.7）/-

药物代谢

紫杉醇在人体内的分布和代谢尚未完全清楚。紫杉醇原型在尿液中的累积排泄量为平均用药剂量的 1.3% ~ 12.6%，这提示其在体内存在广泛的非肾清除。被 CYP 酶介导的肝代谢和胆汁清除可能是紫杉醇清除的主要途径。平均 26%、2% 和 6% 的放射性标记紫杉醇分别以 6α-羟基紫杉醇（6α-hydroxypaclitaxel）、3'p- 二羟基紫杉醇（3'p-dihydroxypaclitaxel）和 6α-3'p- 二羟基紫杉醇（6α-3'p-dihydroxypaclitaxel）形式从粪便排泄

肾功能（GFR，ml/min）受损时的剂量

20 ~ 50	与肾功能正常时同剂量。见"其他信息"
10 ~ 20	与肾功能正常时同剂量。见"其他信息"
<10	与肾功能正常时同剂量。见"其他信息"

肾脏替代治疗时的剂量

APD/CAPD	不被透析清除。与 GFR<10ml/min 时同剂量
HD	不被透析清除。与 GFR<10ml/min 时同剂量
HDF/HFD	可能不被透析清除。与 GFR<10ml/min 时同剂量
CAV/ VVHD	透析清除力不详。与 GFR=10 ~ 20ml/min 时同剂量

重要的药物相互作用

与其他药物合用的潜在风险

- 抗精神病药：避免与氯氮平（clozapine）合用，有增加粒细胞缺乏症的风险
- 细胞毒性药物：与拉帕替尼（lapatinib）合用能增加发生中性粒细胞减少的风险

用法

溶液配制　Abraxane（白蛋白结合型紫杉醇）：100mg 小瓶用 20ml 0.9% 氯化钠溶液配制，250mg 小瓶用 50ml 0.9% 氯化钠溶液配制

用法　静脉滴注

输注速度　紫杉醇：3 小时，取决于治疗方案

Abraxane（白蛋白结合型紫杉醇）：30 分钟

注释　紫杉醇

用 0.9% 氯化钠溶液或 5% 葡萄糖溶液将本药浓度稀释至 0.3 ~ 1.2mg/ml

通过孔径 0.22μm 的管路过滤器给药

使用非聚氯乙烯（PVC）输液袋

室温下能稳定保存 27 小时

Abraxane（白蛋白结合型紫杉醇）

应该通过孔径 15μm 的管路过滤器输液

其他信息

由于缺乏研究，生产商未能对肾功能受损患者使用白蛋白结合型紫杉醇的剂量提出建议

卡巴他赛 Cabazitaxel

临床应用

有丝分裂抑制剂

- 与泼尼松龙（prednisolone）联合治疗激素难治性转移性前列腺癌（这些患者曾用含多西他赛方案治疗，无效）

肾功能正常时的剂量

$25mg/m^2$，每 3 周 1 次

药代动力学

分子量（Da）	835.9
蛋白结合率（%）	89 ~ 92
尿中原型药排泄率（%）	2.3
分布容积（L/kg）	4870
半衰期：正常 / ESRF	（α、β、γ 半衰期分别为 4 分钟、2 小时、95 小时）/-

药物代谢

本药主要通过 CYP3A4 同工酶（80% ~ 90%）作用在肝内进行广泛代谢（>95%）。卡巴他赛原型是血浆中的主要成分，在血浆中可检测到 7 种代谢产物，包括经 O- 脱甲基作用产生的 3 种活性代谢产物，其中 1 个占原型药暴露量的 5%。代谢产物主要经尿液（4%）和粪便（76%）排泄

肾功能（GFR，ml/min）受损时的剂量

30 ~ 50	与肾功能正常时同剂量
15 ~ 30	与肾功能正常时同剂量。慎用
<15	与肾功能正常时同剂量。慎用

肾脏替代治疗时的剂量

APD/CAPD	可能不被透析清除。与肾功能正常时同剂量。慎用
HD	可能不被透析清除。与肾功能正常时同剂量。慎用
HDF/HFD	可能不被透析清除。与肾功能正常时同剂量。慎用
CAV/VVHD	可能不被透析清除。与肾功能正常时同剂量。慎用

重要的药物相互作用

与其他药物合用的潜在风险

- 抗菌药：避免与克拉霉素（clarithromycin）、利福布汀（rifabutin）、利福平（rifampicin）及泰利霉素（telithromycin）合用
- 抗抑郁药：避免与圣约翰草（St John's wort）合用
- 抗癫痫药：避免与卡马西平（carbamazepine）、磷苯妥英（fosphenytoin）、苯巴比妥（phenobarbital）、苯妥英（phenytoin）及扑米酮（primidone）合用
- 抗真菌药：避免与伊曲康唑（itraconazole）、酮康唑（ketoconazole）及伏立康唑（voriconazole）合用
- 抗精神病药：避免与氯氮平（clozapine）合用（增加粒细胞缺乏症风险）
- 抗病毒药：避免与阿扎那韦（atazanavir）、茚地那韦（indinavir）、利托那韦（ritonavir）及沙奎那韦（saquinavir）合用

用法

溶液配制	用提供的溶剂稀释
用法	静脉滴注
输注速度	60 分钟
注释	用 0.9% 氯化钠溶液或 5% 葡萄糖溶液稀释成 0.1 ~ 0.26mg/ml
	通过孔径 0.22μm 的管路过滤器给药
	不应使用聚氯乙烯（PVC）容器和聚氨酯输液器

其他信息

- 应在每次给药前至少30分钟进行药物预处理（premedication）（译者注：为减少过敏反应，滴注卡巴他赛前可给予抗组织胺药物或糖皮质激素，为预防呕吐可给予止吐药）
- 在整个治疗过程中应确保患者充分水化，以预防肾衰竭发生。血清肌酐应在基线时、每次做血细胞计数时，以及患者报告尿量发生变化时进行检测，一旦出现肾功能下降，应中断卡巴他赛治疗

- 尚无血液透析患者的用药研究，故生产商建议此时用药要谨慎，并需密切监测
- 不列颠哥伦比亚癌症机构（BC Cancer Agency）编著的《癌症药物手册》（*Cancer Drug Manual*）建议使用正常剂量（于2017年10月29日）

多西他赛 Docetaxel

临床应用

抗肿瘤药

● 用于替代治疗（alternative therapies）无效的乳腺癌、前列腺癌和非小细胞肺癌，也包括胃腺癌、头和颈部的鳞状细胞癌

肾功能正常时的剂量

$75 \sim 100 \text{mg/m}^2$，每 3 周 1 次

药代动力学

分子量（Da）	807.9
蛋白结合率（%）	>95
尿中原型药排泄率（%）	6
分布容积（L/kg）	113
半衰期： 正常 / ESRF	[4 分钟（α）、36 分钟（β）、11.1 小时（γ）] /?

药物代谢

一项 ^{14}C 标记的多西他赛研究已在 3 例癌症患者中进行。多西他赛经历 CYP3A4 介导的叔丁基酯基（tert-butyl ester group）氧化代谢。在 7 日内从尿液和粪便分别排出 6% 和 75% 的放射性物质。在服药后 48 小时内，大约 80% 的放射性物质以一种主要的无活性代谢产物、3 种次要的无活性代谢产物和极少量的药物原型从粪便排泄

肾功能（GFR，ml/min）受损时的剂量

20 ~ 50	与肾功能正常时同剂量
10 ~ 20	与肾功能正常时同剂量
<10	与肾功能正常时同剂量

肾脏替代治疗时的剂量

APD/CAPD	可能不被透析清除。与肾功能正常时同剂量
HD	可能不被透析清除。与肾功能正常时同剂量
HDF/HFD	可能不被透析清除。与肾功能正常时同剂量
CAV/VVHD	可能不被透析清除。与肾功能正常时同剂量

重要的药物相互作用

与其他药物合用的潜在风险

● 抗菌药：克拉霉素（clarithromycin）可能使本药浓度增加，应避免合用或减少本药剂量
● 抗真菌药：伊曲康唑（itraconazole）和伏立康唑（voriconazole）可能使本药浓度增加，应避免合用或减少本药剂量
● 抗精神病药：与氯氮平（clozapine）合用有增加粒细胞缺乏症的风险
● 抗病毒药：茚地那韦（indinavir）、利托那韦（ritonavir）、沙奎那韦（saquinavir）可能增加本药浓度，应避免合用或减少本药剂量
● 环孢素（ciclosporin）：可能抑制环孢素代谢；环孢素能增加本药生物利用度

用法

溶液配制	用提供的稀释液配制
用法	静脉给药
输注速度	静脉滴注 1 小时以上
注释	将小药瓶放置到室温中 5 分钟
	将本药最多 200mg 加到 5% 葡萄糖溶液或 0.9% 氯化钠溶液 250ml 的输液袋中滴注
	超过 200mg 时，需稀释成 0.74mg/ml 浓度滴注
	溶液需在配制好后 4 小时内使用

其他信息

从化疗开始前 1 日起，每日给予地塞米松 16mg 口服，服用 3 日

艾日布林　Eribulin

临床应用

抗肿瘤药

● 治疗转移性乳腺癌

肾功能正常时的剂量

$1.23mg/m^2$ 盐基（base），第 1 日及第 8 日给药，每 21 日为 1 个周期。也可参考当地治疗方案

药代动力学

分子量（Da）	729.9（其甲磺酸盐 826）
蛋白结合率（%）	49 ~ 65
尿中原型药排泄率（%）	9
分布容积（L/m^2）	43 ~ 114
半衰期（h）：正常 / ESRF	40/-

药物代谢

艾日布林在体内极少代谢。其主要经过胆道清除。参与清除作用的转运蛋白目前尚未知。临床前研究表明艾日布林是通过 P- 糖蛋白（P-gp）转运。但是，P-糖蛋白是否参与艾日布林的胆道清除作用仍未知

肾功能（GFR，ml/min）受损时的剂量

30 ~ 50	每次剂量 $1.1mg/m^2$
<30	减少剂量

肾脏替代治疗时的剂量

APD/CAPD	不被透析清除。与 GFR< 30ml/min 时同剂量
HD	不被透析清除。与 GFR< 30ml/min 时同剂量
HDF/HFD	不被透析清除。与 GFR< 30ml/min 时同剂量
CAV/VVHD	不被透析清除。与 GFR= 30 ~ 50ml/min 时同剂量

重要的药物相互作用

与其他药物合用的潜在风险

● 抗精神病药：避免与氯氮平（clozapine）合用，有增加粒细胞缺乏症的风险

用法

溶液配制	-
用法	静脉给药
输注速度	2 ~ 5 分钟
注释	可用 100ml 0.9% 氯化钠溶液进行稀释

其他信息

● 由于缺少数据，生产商对 GFR< 50ml/min 的患者无推荐剂量
● GFR=30 ~ 50ml/min 的患者用药信息来自"美国数据表"（US data sheet）
● 中度至重度肾功能受损（CCr=15 ~ 50ml/min）患者的剂量标准化药 - 时曲线下面积（$AUC_{0 ~ inf}$）比肾功能正常者高 1.5 倍

5. 干扰转录及阻止 RNA 合成的药物

柔红霉素　Daunorubicin

临床应用

抗肿瘤药

- 治疗急性白血病
- 治疗人类免疫缺陷病毒（HIV）相关的卡波西肉瘤（Kaposi's sarcoma）

肾功能正常时的剂量

- $40 \sim 60mg/m^2$，剂量及用药频度取决于适应证和配方
- 参考当地治疗方案

药代动力学

分子量（Da）	564（盐酸盐）
蛋白结合率（%）	$50 \sim 90$
尿中原型药排泄率（%）	$5 \sim 18$
分布容积（L/kg）	39.2
半衰期（h）：	（18.5，脂质体
正常 / ESRF	为 $4 \sim 5.2$）/-

药物代谢

柔红霉素迅速被组织摄取，特别是肾、肝、脾和心。随后的药物释放与代谢缓慢（药物清除半衰期约为 55 小时）。柔红霉素在肝中代谢迅速，其主要代谢产物柔毛霉素醇（daunorubicinol）也具有活性。本药主要以代谢产物从尿液缓慢排泄，其中 25% 可在 5 日内排泄。本药 40% ~ 50% 经胆汁排泄

肾功能（GFR，ml/min）受损时的剂量

$20 \sim 50$	与肾功能正常时同剂量。见"其他信息"
$10 \sim 20$	与肾功能正常时同剂量。见"其他信息"
<10	与肾功能正常时同剂量。见"其他信息"

肾脏替代治疗时的剂量

APD/CAPD	可能不被透析清除。与 GFR<10ml/min 时同剂量
HD	可能不被透析清除。与 GFR<10ml/min 时同剂量
HDF/HFD	透析清除力不详。与 GFR< 10ml/min 时同剂量
CAV/VVHD	可能不被透析清除。与 GFR=10 ~ 20ml/min 时同剂量

重要的药物相互作用

与其他药物合用的潜在风险

- 抗精神病药：避免与氯氮平（clozapine）合用，有增加粒细胞缺乏症的风险
- 细胞毒性药物：与曲妥珠单抗（trastuzumab）合用可能增加心脏毒性，在停用曲妥珠单抗后 28 周内避免使用本药
- 避免与活疫苗合用

用法

溶液配制	每小瓶 20mg 药物溶于 4ml 注射用水中配成 5mg/ml 浓度。进一步用 0.9% 氯化钠溶液稀释，达到 1mg/ml 终浓度
用法	静脉给药
输注速度	急性白血病：1mg/ml 溶液经静脉导管滴注，或单侧手臂静脉快速滴注，给药时间不低于 20 分钟
	HIV 相关的卡波西肉瘤：静脉滴注 30 ~ 60 分钟

其他信息

- 具有潜在的心脏毒性
- 监测血尿酸和尿素水平
- 生产商建议：血肌酐水平在 105～265μmol/L 的患者用药时，剂量应减至正常肾功能的 75%；血肌酐 > 265μmol/L 的患者用药时，剂量应为正常肾功能的 50%

- 肾功能受损时的用药剂量来自 Drug Prescribing in Renal Failure, 5th edition, by Aronoff et al
- 脂质体形式的柔红霉素（Dauno Xome®）目前已可使用。用 5% 葡萄糖溶液稀释至 0.2～1mg/ml，静脉给药时间不低于 30～60 分钟

盐酸多柔比星　Doxorubicin hydrochloride

临床应用

抗肿瘤药
- 治疗急性白血病
- 治疗淋巴瘤
- 治疗肉瘤
- 治疗各种实体瘤

肾功能正常时的剂量

参考当地治疗方案（各地方案有所不同）

药代动力学

分子量（Da）	580
蛋白结合率（%）	50 ~ 85
尿中原型药排泄率(%)	<15
分布容积（L/kg）	>20 ~ 30
半衰期（h）： 正常 / ESRF	[30（脂质体：55 ~ 75；聚乙二醇： 24 ~ 231）] / 不变

药物代谢

本药在血中呈三相清除，这三相的平均半衰期分别是 12 分钟（分布）、3.3 小时和大约 30 小时。本药在肝内迅速代谢，其主要代谢产物是具有药理活性的阿霉醇（doxorubicinol）。其他代谢产物包括去氧阿霉素苷元（deoxyrubicin aglycone）、葡糖苷酸和硫酸盐共轭物。40% ~ 50% 的剂量在 7 日内从胆汁排泄，其中约一半为原型药，另一半为代谢产物。只有 5% ~ 15% 的药物从尿液排泄

肾功能（GFR，ml/min）受损时的剂量

20 ~ 50	与肾功能正常时同剂量
10 ~ 20	与肾功能正常时同剂量
<10	常规剂量的 75% ~ 100%，Caelyx 注射液：未知（译者注：Caelyx 为多柔比星脂质体注射液的商品名）

肾脏替代治疗时的剂量

APD/CAPD	不被透析清除。与 GFR< 10ml/min 时同剂量
HD	不被透析清除。与 GFR< 10ml/min 时同剂量
HDF/HFD	透析清除力不详。与 GFR< 10ml/ min 时同剂量
CAV/VVHD	透析清除力不详。与肾功能正常时同剂量

重要的药物相互作用

与其他药物合用的潜在风险
- 抗精神病药：与氯氮平（clozapine）合用有增加粒细胞缺乏症的风险
- 环孢素（ciclosporin）：增加神经毒性风险
- 细胞毒性药物：与曲妥珠单抗（trastuzumab）合用可能增加心肌毒性风险，在曲妥珠单抗停用 28 周内避免应用
- 避免与活疫苗合用

用法

溶液配制	以注射用水或 0.9% 氯化钠溶液配制，10mg 溶于 5ml 液体中，50mg 溶于 25ml 液体中
用法	静脉给药，动脉给药，膀胱内给药（膀胱冲洗） 溶于 0.9% 氯化钠溶液或 5% 葡萄糖溶液中，经快速静脉管路滴注
输注速度	静脉注射：3~5 分钟或以上 持续静脉滴注：24 小时以上 Caelyx 注射液：以 1mg/min 的速度开始滴注，如无反应，继续滴注 60 分钟以上 HIV 相关的卡波西肉瘤（Kaposi's sarcoma）：溶于 250ml 5% 葡萄糖溶液中，滴注 30 分钟以上
注释	用于膀胱冲洗时，膀胱内多柔比星的浓度应该为 50mg/5ml。为避免药物在膀胱中被尿液不适当地稀释，在膀胱冲洗前 12 小时内，患者不应饮用任何液体。尿液生成速度应被限制在每小时 50ml

其他信息

- Caelyx 注射液的生产商未能提供 GFR<30ml/min 时的用药信息
- Drug Prescribing in Renal Failure, 5th edition, by Aronoff et al. 建议在严重肾功能受损时本药仍使用常规剂量
- 只有非常小心使用才准许药物累积量超过 450~550mg/m^2，超过此剂量，不可逆性充血性心力衰竭的发生率大大增加
- 肝功能受损时，患者血浆中药物原型及代谢产物浓度升高且延长，需要减量使用
- 多柔比星脂质体剂量在 90mg 以下时，稀释至 250ml 5% 葡萄糖溶液中；如果超过 90mg，则需稀释至 500ml 5% 葡萄糖溶液中

盐酸表柔比星 Epirubicin hydrochloride

临床应用

抗肿瘤药

- 治疗白血病
- 治疗恶性淋巴瘤
- 治疗多发性骨髓瘤
- 治疗各种实体瘤

肾功能正常时的剂量

- $60 \sim 90mg/m^2$，每 3 周 1 次
- 大剂量：$60 \sim 135mg/m^2$，每 $3 \sim 4$ 周 1 次，或 $45mg/m^2$，每 3 周 的 第 1 日、第 2 日和第 3 日使用
- 剂量和用药次数取决于病情，以及单药治疗还是联合治疗
- 参考当地治疗方案

药代动力学

分子量（Da）	580
蛋白结合率（%）	77
尿中原型药排泄率（%）	$9 \sim 10$
分布容积（L/kg）	$14 \sim 38$
半衰期（h）：	$(30 \sim 40) /$
正常 / ESRF	不变

药物代谢

本药在肝内广泛而迅速地代谢；27% ~ 40% 由胆汁排泄清除。由于其广泛的组织分布，故可缓慢地通过肝清除，也可在其他器官和细胞内代谢，包括红细胞。已明确本药有 4 个主要代谢途径。只有代谢产物 13- 羟表柔比星（13-OH epirubicin，即 epirubicinol）似乎有细胞毒活性，但是它在体内可能达不到产生细胞毒性的浓度。本药及其主要代谢产物均经过胆汁从粪便排泄（72 小时内给药剂量的 40% 呈现于胆汁），仅较少部分从尿液排泄（48 小时内给药剂量的 10% 出现于尿中）

肾功能（GFR，ml/min）受损时的剂量

20 ~ 50	与肾功能正常时同剂量
10 ~ 20	与肾功能正常时同剂量
<10	与肾功能正常时同剂量。但应使用小剂量

肾脏替代治疗时的剂量

APD/CAPD	透析可清除。与 GFR<10ml/min 时同剂量
HD	透析可清除。与 GFR<10ml/min 时同剂量
HDF/HFD	透析清除力不详。与 GFR<10ml/min 时同剂量
CAV/VVHD	透析清除力不详。与 GFR<10ml/min 时同剂量

重要的药物相互作用

与其他药物合用的潜在风险

- 抗精神病药：避免与氯氮平（clozapine）合用，有增加粒细胞缺乏症的风险
- 环孢素（ciclosporin）：增加神经毒性风险
- 细胞毒性药物：与曲妥珠单抗（trastuzumab）合用可能增加心脏毒性，至少停用曲妥珠单抗 28 周后才使用本药
- 促溃疡愈合药：西咪替丁（cimetidine）增加本药浓度
- 疫苗：避免与活疫苗合用

用法

溶液配制	用注射用水或 0.9% 氯化钠溶液（仅在需快速溶解时）配制
用法	静脉注射，膀胱给药（膀胱灌注），鞘内注射

输注速度　静脉注射：用 0.9% 氯化钠
　　　　　　溶液或 5% 葡萄糖溶液稀
　　　　　　释，通过快速静脉输注管
　　　　　　路给药，3~5 分钟注射完
　　　　　静脉滴注：30 分钟
注释　　　膀胱灌注：表柔比星膀胱内的
　　　　　　浓度应为 50~80mg/50ml，
　　　　　　每周灌注一次。为避免尿
　　　　　　液对膀胱内药物的稀释，
　　　　　　需告知患者在灌注前 12 小
　　　　　　时内禁水
　　　　　有局部药物毒性的患者，剂
　　　　　　量可减少至 30mg/50ml

其他信息

- 累计剂量达到 900~1000mg/m^2 时，
  欲继续用药需极其小心。超过此累积
  量后，发生不可逆性充血性心力衰竭
  的风险显著增加
- 肝功能受损患者应用此药时，血浆浓
  度会增加，作用时间会延长，需要减
  少用量
- 用药后 1~2 日患者尿色可能发红

盐酸伊达比星 Idarubicin hydrochloride

临床应用

抗肿瘤药

- 治疗急性非淋巴细胞白血病（ANLL）
- 急性淋巴细胞白血病（ALL）、乳腺癌的二线治疗药物
- 与其他细胞毒性药物联合进行化疗

肾功能正常时的剂量

- 静脉给药
  - ANLL：每日 $12mg/m^2$，共 3 日，与阿糖胞苷（cytarabine）联合应用；或每日 $8mg/m^2$，共 5 日，或与其他化疗药物合用
  - ALL：每日 $12mg/m^2$，共 3 日
- 口服
  - ANLL：每日 $30mg/m^2$，共 3 日，单药治疗；或每日 $15\sim30mg/m^2$，共 3 日，与其他抗白血病药物合用
- 乳腺癌
  - $45mg/m^2$，单次或分次给药，至少连续 3 日，每 3~4 周 1 次
- 最大累积剂量每日 $400mg/m^2$
- 参考当地治疗方案

药代动力学

分子量（Da）	534
蛋白结合率（%）	97
尿中原型药排泄率（%）	1~2（4.6% 伊达比星醇）
分布容积（L/kg）	64
半衰期（h）：正常 / ESRF	［10~35（口服），15（静脉用药）］/-

药物代谢

本药在肝内和肝外广泛代谢，主要代谢产物为伊达比星醇（idarubicinol）（13 - 二氢伊达比星，13-dihydroidarubicin），具有相同的抗肿瘤活性。盐酸伊达比星及伊达比星醇在骨髓和血液有核细胞中的峰浓度分别是血浆中的 400 倍（盐酸伊达比星）和 200 倍（伊达比星醇）；药物及其代谢产物细胞内浓度逐渐降低，它们的终末半衰期分别为 15 小时和 72 小时，而血浆半衰期据报道分别为 20~22 小时和 45 小时。盐酸伊达比星以原型和代谢产物形式主要经胆汁排泄，小量从尿液排泄。17%（静脉给药）和 8%（口服）的剂量在给药 5 日后出现于粪便中，16%（静脉给药）和 5%（口服）的剂量在给药 4 日后出现于尿液中

肾功能（GFR，ml/min）受损时的剂量

20~50	常规剂量的 75%
10~20	常规剂量的 75%，需谨慎使用
<10	常规剂量的 50%，需谨慎使用

肾脏替代治疗时的剂量

APD/CAPD	不被透析清除。与 GFR< 10ml/min 时同剂量
HD	不被透析清除。与 GFR< 10ml/min 时同剂量
HDF/HFD	透析清除力不详。与 GFR< 10ml/ min 时同剂量
CAV/VVHD	透析清除力不详。与 GFR= 10~20ml/min 时同剂量

重要的药物相互作用

与其他药物合用的潜在风险

- 其他骨髓抑制药物和放疗：合用将增加骨髓抑制风险
- 抗精神病药：避免与氯氮平（clozapine）合用，有增加粒细胞缺乏症的风险
- 环孢素（ciclosporin）：合用能增加本药浓度

- 细胞毒性药物：与曲妥珠单抗（trastu-zumab）合用可能增加心脏毒性
- 活疫苗：合用时增加全身感染风险，应避免合用

用法

溶液配制	5mg 溶于 5ml 注射用水中
用法	静脉给药，口服，膀胱内给药
输注速度	用 0.9% 氯化钠溶液或 5% 葡萄糖溶液稀释，经过快速静脉输注管路滴注，5～10分钟或以上
注释	与碱性溶液及肝素不相溶 配制后的液体可于 2～8℃ 保存 7 日或室温下保存 72 小时，此期间物理和化学性质稳定 不含抗菌药防腐剂，因此推荐保存时间为 24 小时

其他信息

- 生产商认为重度肾功能受损应禁用本药
- 肾功能受损时的用药剂量来自 Drug Prescribing in Renal Failure, 5th edition, by Aronoff et al
- 用药后 1～2 日患者尿色可能发红
- 本药口服生物利用度为 18%～39%，代谢产物伊达比星醇的生物利用度为 29%～58%
- 一项 II 期研究将伊达比星 6.25～12.5mg 溶解于 45ml 0.9% 氯化钠溶液中，灌注到患者膀胱中，治疗膀胱癌切除后复发，但未见本药较多柔比星（doxorubicin）或盐酸表柔比星（epirubicin hydrochloride）更有效，并且其毒性可能限制药物应用 [Boccardo F, Cannata D, Cussotto M, et al. Intravesical idarubicin: a dose-findingstudy. Cancer Chemother Pharmacol.1996; 38(1): 102-105]

米托蒽醌　Mitoxantrone

临床应用

抗肿瘤药

- 治疗转移性乳腺癌
- 治疗非霍奇金淋巴瘤
- 治疗成人急性非淋巴细胞白血病

肾功能正常时的剂量

- 转移性乳腺癌、非霍奇金淋巴瘤、肝癌：每 21 日应用 14mg/m² （骨髓储备不足时 12mg/m² 或更少）
- 成人急性非淋巴细胞白血病：连续 5 日应用 12mg/m²
- 合用阿糖胞苷（cytarabine）的初治患者：连续 3 日应用 10～12mg/m²
- 参考当地治疗方案

药代动力学

分子量（Da）	517.4（盐酸盐）
蛋白结合率（%）	78
尿中原型药排泄率（%）	7
分布容积（L/m²）	1000
半衰期（d）：正常 / ESRF	（5～18）/-

药物代谢

本药主要在肝内代谢。大部分通过胆汁和粪便排泄。5 日内单次剂量的 5%～10% 随尿液排泄，13%～25% 随粪便排泄

肾功能（GFR，ml/min）受损时的剂量

20～50	与肾功能正常时同剂量
10～20	与肾功能正常时同剂量
<10	与肾功能正常时同剂量

肾脏替代治疗时的剂量

APD/CAPD	不被透析清除。与肾功能正常时同剂量
HD	不被透析清除。与肾功能正常时同剂量
HDF/HFD	不被透析清除。与肾功能正常时同剂量
CAV/VVHD	不被透析清除。与肾功能正常时同剂量

重要的药物相互作用

与其他药物合用的潜在风险

- 其他抗肿瘤药：增加骨髓抑制风险，若合用应减少本药剂量 2～4mg/m²
- 抗精神病药：避免与氯氮平（clozapine）合用，有增加粒细胞缺乏症的风险
- 心脏毒性药：增加心脏毒性风险
- 环孢素（ciclosporin）：减少本药排泄
- 活疫苗：有全身感染的风险，应避免应用

用法

溶液配制	-
用法	静脉滴注
输注速度	至少 3 分钟
注释	稀释到至少 50ml 的 0.9% 氯化钠溶液或 5% 葡萄糖溶液中

其他信息

文献报道，可以每 3～4 周腹腔内注射本药 28～38mg/m²（不过有学者认为本药最大剂量应为每月 30mg/m²），在腹腔内停留 1～4 小时进行治疗［Alberts DS, Surwit EA, Peng YM, et al. Phase I clinical and pharmacokinetic study of mitoxantrone given to patients by intra- peritoneal administration. Cancer Res. 1988; 48(20): 5874-5877］

匹杉琼　Pixantrone

临床应用

蒽环类药
- 治疗非霍奇金 B 细胞淋巴瘤

肾功能正常时的剂量

28 日一个疗程，于疗程的第 1 日、第 8 日和第 15 日给药，每日 50mg / m²

药代动力学

分子量（Da）	325.4（马来酸盐 557.5）
蛋白结合率（%）	50
尿中原型药排泄率（%）	<10
分布容积（L/kg）	9.7 ~ 29.7
半衰期（h）：正常 / ESRF	（14.5 ~ 44.8）/?

药物代谢

匹杉琼可能经肝代谢和（或）胆汁排泄。由于代谢有限，以本药原型胆汁排泄可能是主要的途径。其乙酰化代谢产物无药理学活性，代谢稳定。在人类尿液中，本药主要以原型排泄，仅发现极少量 I 期和 II 期乙酰化代谢产物（phase I and phase II acetylated metabolites）

肾功能（GFR，ml/min）受损时的剂量

20 ~ 50	与肾功能正常时同剂量。慎用
10 ~ 20	与肾功能正常时同剂量。慎用
<10	与肾功能正常时同剂量。慎用

肾脏替代治疗时的剂量

APD/CAPD	透析清除力不详。与 GFR< 10ml/min 时同剂量
HD	透析清除力不详。与 GFR< 10ml/min 时同剂量可能被透析清除。与 GFR< 10ml/min 时同剂量
HDF/HFD	
CAV/VVHD	可能被透析清除。与 GFR= 10 ~ 20ml/min 时同剂量

重要的药物相互作用

与其他药物合用的潜在风险
- 抗精神病药：与氯氮平（clozapine）合用有增加粒细胞缺乏症的风险
- 活疫苗：有增加全身性感染的风险，应避免合用

用法

溶液配制	每小瓶以 5ml 0.9% 氯化钠溶液配制
用法	静脉滴注
输注速度	至少 60 分钟
注释	溶于 250ml 0.9% 氯化钠溶液中通过孔径 0.2μm 的管路过滤器输液

其他信息

- 由于缺乏资料，生产商建议肾功能不全患者慎用本药
- 由于肾清除有限，本药的血浆清除主要通过非肾途径
- 每剂稀释后含 1000 mg（43mmol）钠
- 可引起蛋白尿和血尿

放线菌素 D Dactinomycin

临床应用

抗肿瘤抗生素

肾功能正常时的剂量

剂量取决于患者耐受性、肿瘤的大小及位置。最大剂量为：每日 15μg/kg 或 400 ~ 600μg/m²，连用 5 日，每 2 周为一个循环

药代动力学

分子量（Da）	1255.4
蛋白结合率（%）	5
尿中原型药排泄率（%）	30
分布容积（L/kg）	>12.1
半衰期（h）：正常 / ESRF	36/-

药物代谢

放线菌素 D 经静脉用药后迅速地高浓度分布于骨髓和有核细胞中。该药极少被代谢，主要以原型缓慢地从尿液和胆汁排泄。15% 经肝代谢清除。约 30% 的药物在 1 周内从尿液和粪便排泄

肾功能（GFR，ml/min）受损时的剂量

20 ~ 50	与肾功能正常时同剂量
10 ~ 20	谨慎使用。与肾功能正常时同剂量
<10	谨慎使用。与肾功能正常时同剂量

肾脏替代治疗时的剂量

APD/CAPD	可能不被透析清除。与 GFR<10ml/min 时同剂量
HD	可能不被透析清除。与 GFR<10ml/min 时同剂量
HDF/HFD	透析清除力不详。与 GFR<10ml/min 时同剂量
CAV/VVHD	透析清除力不详。与 GFR=10 ~ 20ml/min 时同剂量

重要的药物相互作用

与其他药物合用的潜在风险

● 未知

用法

溶液配制	用注射用水 1.1ml 配制，不含防腐剂
用法	静脉给药
输注速度	静脉滴注 15 分钟
注释	添加到 50ml 5% 葡萄糖溶液或 0.9% 氯化钠溶液中（最大浓度 10μg/ml），或通过快速静脉输液管路给药
	避免直接接触皮肤

其他信息

● 血小板和白细胞计数的最低值常发生在用药后第 14 ~ 21 日，在用药后第 21 ~ 25 日恢复
● 可导致肾功能异常

6. 调节激素的抗肿瘤药

依西美坦　Exemestane

临床应用

不可逆的甾体芳香化酶抑制剂
● 治疗乳腺癌

肾功能正常时的剂量

每日 25mg

药代动力学

分子量（Da）	296.4
蛋白结合率（%）	90
尿中原型药排泄率（%）	<1
分布容积（L/kg）	20000
半衰期（h）：正常 / ESRF	24/-

药物代谢

依西美坦是通过 CYP3A4 的氧化作用，经过醛酮还原酶的还原作用进行代谢。代谢产物从尿液（39%~45%）和粪便（36%~48%）排泄

肾功能（GFR，ml/min）受损时的剂量

20~50	与肾功能正常时同剂量
10~20	与肾功能正常时同剂量
<10	与肾功能正常时同剂量

肾脏替代治疗时的剂量

APD/CAPD	可能不被透析清除。与肾功能正常时同剂量
HD	可能不被透析清除。与肾功能正常时同剂量
HDF/HFD	可能不被透析清除。与肾功能正常时同剂量
CAV/VVHD	可能不被透析清除。与肾功能正常时同剂量

重要的药物相互作用

与其他药物合用的潜在风险
● 未知

用法

溶液配制	-
用法	口服
输注速度	-

其他信息

重度肾功能受损（CCr<30ml/min）患者的依西美坦系统暴露量比健康受试者高 2 倍，但仍处于安全范围，故不需调整剂量

阿那曲唑　Anastrozole

临床应用

治疗绝经后女性乳腺癌［译者注：此药能抑制芳香化酶（aromatase），从而抑制睾酮（testosterone）等雄激素转换成雌二醇（estradiol，这是绝经后女性雌激素的主要来源），发挥治疗乳腺癌的作用］

肾功能正常时的剂量

每日 1mg

药代动力学

分子量（Da）	293.4
蛋白结合率（%）	40
尿中原型药排泄率（%）	<10
分布容积（L/kg）	无数据
半衰期（h）：	（40~50）/
正常 / ESRF	可能不变

药物代谢

阿那曲唑在绝经后女性的体内广泛代谢，仅不足 10% 的原型药在服药 72 小时内从尿液排泄。阿那曲唑在体内经 CYP3A4/5，以及尿苷二磷酸 - 葡糖苷酸基转移酶 1A4（UGT1A4）作用，发生 N- 去烷基化、羟化及葡糖苷酸化反应而降解。代谢产物主要从尿液排泄。血浆中的主要代谢产物三唑（triazole）并不抑制芳香化酶，无生物活性

肾功能（GFR，ml/min）受损时的剂量

20~50	与肾功能正常时同剂量
10~20	与肾功能正常时同剂量
<10	与肾功能正常时同剂量

肾脏替代治疗时的剂量

APD/CAPD	透析可清除。与肾功能正常时同剂量
HD	透析可清除。与肾功能正常时同剂量
HDF/HFD	透析可清除。与肾功能正常时同剂量
CAV/VVHD	透析可清除。与肾功能正常时同剂量

重要的药物相互作用

与其他药物合用的潜在风险
- 雌二醇：因为雌二醇可以减弱阿那曲唑的药理作用，应避免合用
- 他莫昔芬（tamoxifen）：应避免合用

用法

溶液配制	-
用法	口服
输注速度	-

其他信息

- 尽管阿那曲唑的肾清除率下降与肌酐清除率下降平行，但是肾清除率的下降并不影响阿那曲唑的全身清除
- 根据"美国产品特性概述"（US SPC），此药在肾功能受损时无须减量
- "英国产品特性概述"（UK SPC）推荐，GFR<20ml/min 时应避免使用此药

来曲唑　Letrozole

临床应用

治疗乳腺癌

肾功能正常时的剂量

每日 2.5mg

药代动力学

分子量（Da）	285.3
蛋白结合率（%）	60
尿中原型药排泄率（%）	6
分布容积（L/kg）	1.87
半衰期（h）：正常 / ESRF	48/ 不变

药物代谢

来曲唑由 CYP3A4 和 CYP2A6 介导代谢，生成无药理学活性的甲醇代谢产物，这是其主要清除途径。生成少量性质未明的代谢产物从尿液及粪便排泄是其次要清除途径。绝经后的健康受试者服用 2.5mg^{14}C 标记的来曲唑，2 周内 88.2%±7.6% 的放射性出现在尿液中，3.8%±0.9% 出现在粪便中；服药后 216 小时，在尿液中发现的放射性物质中至少 75%（88.2%±7.6% 的剂量）来源于甲醇代谢产物的葡糖苷酸结合物，约 9% 来源于 2 种不知名的代谢产物，约 6% 来源于来曲唑原型

肾功能（GFR，ml/min）受损时的剂量

20 ~ 50	与肾功能正常时同剂量
10 ~ 20	与肾功能正常时同剂量
<10	与肾功能正常时同剂量。见"其他信息"

肾脏替代治疗时的剂量

APD/CAPD	可能被透析清除。与 GFR< 10ml/min 时同剂量
HD	透析可清除。与 GFR< 10ml/min 时同剂量
HDF/HFD	透析可清除。与 GFR< 10ml/min 时同剂量
CAV/VVHD	可能被透析清除。与肾功能正常时同剂量

重要的药物相互作用

与其他药物合用的潜在风险
● 未知

用法

溶液配制	-
用法	口服
输注速度	-

其他信息

● 因为缺乏数据，生产商建议，如果 GFR<10ml/min 需要谨慎用药。研究表明，在 GFR 下降到 9ml/min 时来曲唑的药代动力学没有改变
● 来自个人的经验认为，来曲唑在终末期肾病（ESRD）患者和肾脏替代治疗患者中仍可应用正常剂量

氟维司群 Fulvestrant

临床应用

治疗绝经后雌二醇受体阳性的晚期局部或转移性乳腺癌

肾功能正常时的剂量

每 2 周 500mg，应用 3 次，然后 500mg 每月 1 次

药代动力学

分子量（Da）	606.8
蛋白结合率（%）	99
尿中原型药排泄率（%）	<1
分布容积（L/kg）	3 ~ 5
半衰期（d）：正常 / ESRF	40/ 不变

药物代谢

氟维司群的代谢尚未完全明确，但包括了许多可能与内源性甾体相似的生物转化途径。在抗雌激素模型中，已明确的代谢产物包括 17- 酮（17-ketone）、砜（sulphone）、3- 硫 酸 盐（3-sulphate）、3- 和 17- 葡糖苷酸代谢产物（3- and 17-glucuronide metabolites）的活性与氟维司群相似或较低。氟维司群主要以代谢产物形式清除，主要从粪便排泄，少于 1% 从尿液排泄

肾功能（GFR，ml/min）受损时的剂量

30 ~ 50	与肾功能正常时同剂量
10 ~ 30	与肾功能正常时同剂量
<10	与肾功能正常时同剂量

肾脏替代治疗时的剂量

APD/CAPD	可能不被透析清除。与肾功能正常时同剂量
HD	可能不被透析清除。与肾功能正常时同剂量
HDF/HFD	可能不被透析清除。与肾功能正常时同剂量
CAV/VVHD	可能不被透析清除。与肾功能正常时同剂量

重要的药物相互作用

与其他药物合用的潜在风险
● 未知

用法

溶液配制	-
用法	肌内注射
输注速度	1 ~ 2 分钟
注释	两侧臀部交替注射

其他信息

● 由于本药是肌内注射，故肝素化的患者用药需谨慎

● 由于缺少数据资料，生产商在"产品特性概述"（SPC）中建议 GFR<30ml/min 的患者慎用本药，但是"美国数据表"（US data sheet）并无此限制，因为本药从肾排泄极少

他莫昔芬　Tamoxifen

临床应用

- 治疗乳腺癌
- 治疗无排卵性不孕症

肾功能正常时的剂量

- 乳腺癌：每日 20mg
- 无排卵性不孕症：每日 20 ~ 80mg，于月经周期的第 2 ~ 5 日服药

药代动力学

分子量（Da）	371.5；（柠檬酸盐形式为 563.6）
蛋白结合率（%）	>99
尿中原型药排泄率（%）	0
分布容积（L/kg）	20
半衰期（d）：正常 /ESRF	7/ 可能不变

药物代谢

他莫昔芬主要经细胞色素 P_{450} 同工酶介导，经去甲基化、羟基化和共轭进行广泛代谢，生成的活性代谢产物包括 N- 去甲基他莫昔芬（N-desmethyltamoxifen）、4- 羟基他莫昔芬（4-hydroxytamoxifen）和 4- 羟基 -N- 去甲基他莫昔芬（4-hydroxy-N-desmethyltamoxifen，endoxifen）。体外研究表明，N- 去甲基他莫昔芬和 4- 羟基他莫昔芬均可进一步代谢成 4- 羟基 -N- 去甲基他莫昔芬。他莫昔芬主要以共轭物形式（无原型形式）从粪便排泄，少量经肾排泄

肾功能（GFR，ml/min）受损时的剂量

20 ~ 50	与肾功能正常时同剂量
10 ~ 20	与肾功能正常时同剂量
<10	与肾功能正常时同剂量

肾脏替代治疗时的剂量

APD/CAPD	透析清除力不详。与肾功能正常时同剂量
HD	透析清除力不详。与肾功能正常时同剂量
HDF/HFD	透析清除力不详。与肾功能正常时同剂量
CAV/ VVHD	透析清除力不详。与肾功能正常时同剂量

重要的药物相互作用

与其他药物合用的潜在风险

- 抗凝血药：增强香豆素类（coumarins）的抗凝作用
- 抗抑郁药：氟西汀（fluoxetine）和帕罗西汀（paroxetine）可能抑制本药代谢生成活性产物，应避免合用
- 抗精神病药：与氟哌利多（droperidol）合用会增加室性心律失常风险，应避免合用
- 安非他酮（bupropion）：可能抑制本药代谢生成活性产物，应避免合用
- 西那卡塞（cinacalcet）：可能抑制本药代谢生成活性产物，应避免合用。

用法

溶液配制	-
用法	口服
输注速度	-

其他信息

他莫昔芬已被用于治疗硬化性包裹性腹膜炎（sclerosing encapsulating peritonitis），剂量为每日 20mg［Eltoum MA, Wright S, Atchley J, et al. Four consecutive cases of peritoneal dialysis related encapsulating peritoneal sclerosis treated successfully with tamoxifen. Perit Dial Int. 2006; 26(2)：203-206］

托瑞米芬　Toremifene

临床应用

治疗绝经后女性的激素依赖性转移性乳腺癌

肾功能正常时的剂量

每日 60mg

药代动力学

分子量（Da）	406
蛋白结合率（%）	>99.5
尿中原型药排泄率（%）	代谢产物为 10
分布容积（L/kg）	580
半衰期（h）： 　正常 / ESRF	5/ 不变

药物代谢

托瑞米芬主要经 CYP3A4 介导进行代谢。主要代谢产物为 N- 去甲基托瑞米芬（N-demethyltoremifene），它具有与托瑞米芬相似的抗雌激素活性，但抗肿瘤活性较托瑞米芬弱。托瑞米芬主要以代谢产物形式从粪便清除

肾功能（GFR，ml/min）受损时的剂量

20 ~ 50	与肾功能正常时同剂量
10 ~ 20	与肾功能正常时同剂量
<10	与肾功能正常时同剂量

肾脏替代治疗时的剂量

APD/CAPD	可能不被透析清除。见"其他信息"
HD	可能不被透析清除。见"其他信息"
HDF/HFD	透析清除力不详。见"其他信息"
CAV/ VVHD	可能不被透析清除。与 GFR=10 ~ 20ml/min 时同剂量

重要的药物相互作用

与其他药物合用的潜在风险

- 抗凝血药：增强香豆素类（coumarins）的抗凝作用
- 细胞毒性药物：与凡德他尼（vandetanib）合用可能增加室性心律失常风险，应避免合用

用法

溶液配制	-
用法	口服
输注速度	-

其他信息

尽管尚无在透析患者中应用本药的研究，但托瑞米芬不经肾排泄，因此透析患者也许能够应用常规剂量

醋酸阿比特龙　Abiraterone acetate

临床应用

激素拮抗剂

- 治疗转移性前列腺癌

肾功能正常时的剂量

每日 1000mg

药代动力学

分子量（Da）	391.6
蛋白结合率（%）	99.8
尿中原型药排泄率（%）	5
分布容积（L/kg）	5630
半衰期（h）：正常 / ESRF	15/ 不变

药物代谢

醋酸阿比特龙水解为阿比特龙，其后主要在肝内经过硫酸化、羟基化和氧化形成无活性代谢产物。约 88% 的药物经粪便排泄，包括约 55% 的原型醋酸阿比特龙和 22% 的阿比特龙。约 5% 经尿液排泄

肾功能（GFR，ml/min）受损时的剂量

20 ~ 50	与肾功能正常时同剂量
10 ~ 20	与肾功能正常时同剂量
<10	与肾功能正常时同剂量

肾脏替代治疗时的剂量

APD/CAPD	可能不被透析清除。与肾功能正常时同剂量
HD	不被透析清除。与肾功能正常时同剂量
HDF/HFD	不被透析清除。与肾功能正常时同剂量
CAV/VVHD	可能不被透析清除。与肾功能正常时同剂量

重要的药物相互作用

与其他药物合用的潜在风险

- 抗菌药：利福布汀（rifabutin）和利福平（rifampicin）可能降低本药浓度，应避免合用
- 抗抑郁药：圣约翰草（St John's wort）可能降低本药浓度，应避免合用
- 抗癫痫药：卡马西平（carbamazepine）、磷苯妥英（fosphenytoin）、苯巴比妥（phenobarbital）、苯妥英（phenytoin）和扑米酮（primidone）可能降低本药浓度，应避免合用

用法

溶液配制	-
用法	口服
输注速度	-
注释	应空腹服用

其他信息

生产商建议肾病患者按正常剂量用药，但是缺乏正式的研究，故仍需谨慎使用

比卡鲁胺 Bicalutamide

临床应用

治疗前列腺癌

肾功能正常时的剂量

每日 50~150mg。与睾丸切除术或戈那瑞林（gonadorelin）进行联合治疗

药代动力学

分子量（Da）	430.4
蛋白结合率（%）	96
尿中原型药排泄率（%）	约 50
分布容积（L/kg）	无数据
半衰期（d）：正常 / ESRF	（6~7）/不变

药物代谢

比卡鲁胺的 S- 异构体比 R- 异构体清除快，R- 异构体的血浆清除半衰期约为 1 周。每日口服本药 150mg，R- 异构体因半衰期长，在血浆中的蓄积量能高达 10 倍。稳态时，具有活性的 R- 异构体占循环总药量的 99%。比卡鲁胺的蛋白结合率很高（消旋体为 96%，R- 异构体大于 99%），在体内被广泛代谢（经历氧化及葡糖苷酸化），其代谢产物以几乎相等的比例经肾和胆清除

肾功能（GFR，ml/min）受损时的剂量

20~50	与肾功能正常时同剂量
10~20	与肾功能正常时同剂量
<10	与肾功能正常时同剂量

肾脏替代治疗时的剂量

APD/CAPD	可能不被透析清除。与肾功能正常时同剂量
HD	不被透析清除。与肾功能正常时同剂量
HDF/HFD	透析清除力不详。与肾功能正常时同剂量
CAV/VVHD	可能不被透析清除。与肾功能正常时同剂量

重要的药物相互作用

与其他药物合用的潜在风险

- 抗凝血药：可能增强香豆素类（coumarins）的抗凝作用
- 调节血脂药：本药与洛美他派（lomitapide）间隔 12 小时给药
- 见"其他信息"

用法

溶液配制	-
用法	口服
输注速度	-

其他信息

体外研究表明，比卡鲁胺是 CYP3A4 的抑制剂，当其与经此途径代谢的其他药物如环孢素（ciclosporin）、他克莫司（tacrolimus）或西罗莫司（sirolimus）合用时，推荐要自始至终监测这些药物的血药浓度及临床反应

氟他胺　Flutamide

临床应用

治疗晚期前列腺癌

肾功能正常时的剂量

250mg，每 8 小时 1 次；在开始应用促黄体素释放激素（LHRH）激动剂前 3 日使用

药代动力学

分子量（Da）	276.2
蛋白结合率（%）	>90
尿中原型药排泄率（%）	45
分布容积（L/kg）	无数据
半衰期（h）：正常 / ESRF	6 / 轻微延长（活性代谢产物）

药物代谢

氟他胺在体内迅速广泛代谢，其主要代谢产物 2- 羟基氟他胺（2-hydroxyfl utamide）具有拮抗雄激素的活性。氟他胺和 2- 羟基氟他胺的血浆蛋白结合率均大于 90%。本药主要从尿液排泄，仅一小部分经粪便排泄

肾功能（GFR，ml/min）受损时的剂量

20 ~ 50	与肾功能正常时同剂量
10 ~ 20	与肾功能正常时同剂量
<10	与肾功能正常时同剂量

肾脏替代治疗时的剂量

APD/CAPD	不被透析清除。与肾功能正常时同剂量
HD	不被透析清除。与肾功能正常时同剂量
HDF/HFD	不被透析清除。与肾功能正常时同剂量
CAV/VVHD	不被透析清除。与肾功能正常时同剂量

重要的药物相互作用

与其他药物合用的潜在风险

- 抗凝血药：增强香豆素类（coumarins）的抗凝作用

用法

溶液配制	-
用法	口服
输注速度	-

恩杂鲁胺 Enzalutamide

临床应用

雄激素受体信号抑制剂
● 治疗前列腺癌

肾功能正常时的剂量

160mg，每日 1 次

药代动力学

分子量（Da）	464.4
蛋白结合率（%）	97～98
尿中原型药排泄率（%）	71（原型＋代谢产物）
分布容积（L/kg）	110
半衰期（d）：正常 / ESRF	（2.8～10.2）/ 不变

药物代谢

恩杂鲁胺主要通过肝代谢清除，产生一个与恩杂鲁胺同等活性且血浆浓度相当的代谢产物。在临床上，恩杂鲁胺是 CYP3A4 的强诱导剂，是 CYP2C9 和 CYP2C19 的中度诱导剂，而对 CYP2C8 无相应作用。本药主要以代谢产物形式排泄，71% 从尿液排泄，14% 从粪便排泄

肾功能（GFR，ml/min）受损时的剂量

20～50	与肾功能正常时同剂量
10～20	与肾功能正常时同剂量
<10	与肾功能正常时同剂量。谨慎使用

肾脏替代治疗时的剂量

APD/CAPD	可能不被透析清除。与肾功能正常时同剂量
HD	可能不被透析清除。与肾功能正常时同剂量。见"其他信息"
HDF/HFD	透析清除力不详。与肾功能正常时同剂量
CAV/VVHD	透析清除力不详。与肾功能正常时同剂量

重要的药物相互作用

与其他药物合用的潜在风险
● 抗凝血药：可能减弱香豆素类（coumarins）的抗凝作用
● 抗焦虑药：可降低咪达唑仑（midazolam）浓度
● 细胞毒性药物：可降低帕博西尼（palbociclib）浓度，应避免合用
● 调节血脂药：吉非贝齐（gemfibrozil）可增加本药浓度，应避免合用或将本药用量减半

用法

溶液配制	-
用法	口服
输注速度	-

其他信息

● 生产商建议在患有重度肾功能受损患者中慎用本药，因为缺乏相关研究
● 个例研究报道，1 例 66 岁的血液透析患者每日服用本药 80mg，连续 3 个月，疗效良好，唯一的副作用是血压升高，此患者通常是低血压，故提示恩杂鲁胺可能出现累积（Tsang ES, de Haan M, Eigl BJ. A case report of enzalutamide administration in a dialysis-dependent patient with castration-resistant prostate cancer. J Oncol Pharm Pract. 2017 Jan: doi: 10.1177/1078155216689381）

戈舍瑞林　*Goserelin*

临床应用

合成的促黄体素释放激素（LHRH）的十肽类似物

- 治疗晚期前列腺癌、乳腺癌、子宫内膜异位症、子宫内膜变薄及子宫纤维瘤

肾功能正常时的剂量

3.6mg，每 28 日 1 次，或 10.8mg，每 12 周 1 次。治疗疗程根据病情决定

药代动力学

分子量（Da）	1269.4（醋酸盐形式为 1329.5）
蛋白结合率（%）	27
尿中原型药排泄率（%）	20[1]（90% 为原型或代谢产物）
分布容积（L/kg）	30.5～57.8
半衰期（h）：正常 / ESRF	（2～4）/12[1]

药物代谢

本药经组织肽酶作用代谢，以药物原型和代谢产物形式从尿液和胆汁排泄

肾功能（GFR，ml/min）受损时的剂量

20～50	与肾功能正常时同剂量
10～20	与肾功能正常时同剂量
<10	与肾功能正常时同剂量。严密监测

肾脏替代治疗时的剂量

APD/CAPD	可能不被透析清除。与肾功能正常时同剂量
HD	可能不被透析清除。与肾功能正常时同剂量
HDF/HFD	透析清除力不详。与肾功能正常时同剂量
CAV/VVHD	可能不被透析清除。与肾功能正常时同剂量

重要的药物相互作用

与其他药物合用的潜在风险

- 未知

用法

溶液配制	-
用法	皮下注射
输注速度	-

参考文献

[1] Drug Information Handbook. 22nd ed. American Pharmacists Association. Lexicomp.

布舍瑞林 Buserelin

临床应用

- 治疗晚期前列腺癌和子宫内膜异位症
- 垂体脱敏，为用促性腺激素行排卵诱导治疗做准备

  ［译者注：布舍瑞林是一种人工合成的促性腺激素释放激素（GnRH）类似物，它能与垂体表面的 GnRH 受体结合。在其持续作用下，垂体表面的受体会耗竭，不再对 GnRH 起反应，称为"垂体脱敏"］

肾功能正常时的剂量

- 前列腺癌：500μg，每 8 小时 1 次皮下注射，共 7 日；然后鼻腔内给药，每侧鼻孔喷入 1 喷，每 6 小时 1 次
- 子宫内膜异位症：每侧鼻孔喷入 150μg，每日 3 次
- 垂体脱敏为用促性腺激素行排卵诱导治疗做准备：鼻腔内给药，每日 600μg，分 4 次喷入鼻孔
- 皮下注射：每日 200～500μg，单次皮下注射

药代动力学

分子量（Da）	1239.4（醋酸盐形式为 1299.5）
蛋白结合率（%）	15[1]
尿中原型药排泄率（%）	30（皮下注射），<1（鼻腔内）[2]
分布容积（L/kg）	无数据
半衰期（min）：正常 / ESRF	80/-

药物代谢

本药在肝和肾通过肽酶（peptidases）进行灭活。本药还通过垂体膜酶（pituitary membrane enzymes）灭活。在尿液和胆汁中以药物原型和代谢产物形式排泄

肾功能（GFR，ml/min）受损时的剂量

20～50	与肾功能正常时同剂量
10～20	与肾功能正常时同剂量
<10	与肾功能正常时同剂量。密切监测

肾脏替代治疗时的剂量

APD/CAPD	可能不被透析清除。与肾功能正常时同剂量
HD	可能不被透析清除。与肾功能正常时同剂量
HDF/HFD	透析清除力不详。与肾功能正常时同剂量
CAV/VVHD	可能不被透析清除。与肾功能正常时同剂量

重要的药物相互作用

与其他药物合用的潜在风险
- 未知

用法

溶液配制	-
用法	鼻腔内给药，皮下注射
输注速度	-

其他信息

布舍瑞林可在肝、肾、垂体前叶蓄积

参考文献

[1] database on the Internet. Buserelin. Thomson MICROMEDEX® 2007. Available at：www. micromedex.com/ Accessed 29/10/2007.

[2] Holland FJ, Fishman L, Costigan DC, et al. Pharmacokinetic characteristics of the gonadotropin- releasing hormone analog D- Ser(TBU)- 6EA- 10Luteinizing hormone-releasing hormone (Buserelin) after subcutaneous and intranasal administration in children with central precocious puberty. JCEM. 1986; 63(5): 1065.

醋酸亮丙瑞林　Leuprorelin acetate

临床应用

治疗晚期前列腺癌和子宫内膜异位症

肾功能正常时的剂量

- 前列腺癌：储库型长效制剂皮下注射（SC depot injection），每 3 个月 11.25mg，或每 4 周 3.75mg
- 子宫内膜异位症：每个月 3.75mg，或每 3 个月 11.25mg，最多应用 6 个月（不重复）

药代动力学

分子量（Da）	1269.5
蛋白结合率（%）	43 ~ 49
尿中原型药排泄率（%）	<5（＋代谢产物）
分布容积（L/kg）	27
半衰期（h）：正常 / ESRF	3/ 增强

药物代谢

本药与促黄体素释放激素（LHRH）受体结合，并迅速被肽酶降解，然后由尿液排泄

肾功能（GFR，ml/min）受损时的剂量

20 ~ 50	与肾功能正常时同剂量
10 ~ 20	与肾功能正常时同剂量
<10	与肾功能正常时同剂量

肾脏替代治疗时的剂量

APD/CAPD	可能不被透析清除。与肾功能正常时同剂量
HD	可能不被透析清除。与肾功能正常时同剂量
HDF/HFD	透析清除力不详。与肾功能正常时同剂量
CAV/VVHD	可能不被透析清除。与肾功能正常时同剂量

重要的药物相互作用

与其他药物合用的潜在风险

- 未知

用法

溶液配制	用提供的稀释剂配制
用法	肌内注射，长效型制剂（储库型）皮下注射

输注速度　-

其他信息

女性透析患者可能存在较大的卵巢过度刺激（ovarian hyperstimulation）风险，这是因为透析影响了循环中的亮丙瑞林浓度，所以刺激了内源性促性腺激素分泌，或者血液透析患者可能增强对内源性促性腺激素的反应

曲普瑞林　Triptorelin

临床应用

- 治疗晚期前列腺癌
- 治疗子宫内膜异位症
- 治疗性早熟
- 子宫肌瘤术前应用

肾功能正常时的剂量

- 3～3.75mg，每4周1次；取决于制剂
- 11.25mg，每3个月1次

药代动力学

分子量（Da）	1311.4
蛋白结合率（%）	无数据
尿中原型药排泄率（%）	3～14
分布容积（L/kg）	92.4～115.8
半衰期（h）：正常 / ESRF	7.5/ 不变

药物代谢

曲普瑞林在人体内的代谢过程尚未明确，但目前认为它可在血浆中水解，以无活性代谢产物形式从尿液排泄

肾功能（GFR，ml/min）受损时的剂量

20～50　与肾功能正常时同剂量

10～20　与肾功能正常时同剂量，但需密切监测

<10　　与肾功能正常时同剂量，但需密切监测

肾脏替代治疗时的剂量

APD/CAPD	可能不被透析清除。与GFR<10ml/min 时同剂量
HD	可能不被透析清除。与GFR<10ml/min 时同剂量
HDF/HFD	透析清除力不详。与GFR<10ml/min 时同剂量
CAV/ VVHD	可能不被透析清除。与GFR=10～20ml/min 时同剂量

重要的药物相互作用

与其他药物合用的潜在风险

- 未知

用法

溶液配制	用提供的 2ml 稀释液配制
用法	皮下注射，肌内注射
输注速度	-

地盖瑞利　Degarelix

临床应用

促性腺激素释放激素拮抗剂
● 治疗晚期前列腺癌

肾功能正常时的剂量

起始剂量为 240mg（120mg 分 2 次给药），维持剂量为 80mg，每 28 日给药 1 次

药代动力学

分子量（Da）	1632.3
蛋白结合率（%）	90
尿中原型药排泄率（%）	20 ~ 30
分布容积（L/kg）	1
半衰期（d）：正常 / ESRF	（43 ~ 53，在 80mg 维持剂量治疗后为 28）/-

药物代谢

本药在肝胆系统经受肽水解，主要（70% ~ 80%）以肽片段形式随粪便排泄

肾功能（GFR，ml/min）受损时的剂量

20 ~ 50	与肾功能正常时同剂量
10 ~ 20	与肾功能正常时同剂量
<10	与肾功能正常时同剂量。慎用

肾脏替代治疗时的剂量

APD/CAPD	可能不被透析清除。与 GFR<10ml/min 时同剂量。慎用
HD	可能不被透析清除。与 GFR<10ml/min 时同剂量。慎用
HDF/HFD	可能不被透析清除。与 GFR<10ml/min 时同剂量。慎用
CAV/VVHD	可能不被透析清除。与肾功能正常时同剂量

重要的药物相互作用

与其他药物合用的潜在风险
● 未知

用法

溶液配制	溶于 3ml 溶剂中（溶剂已随药提供）
用法	皮下注射
输注速度	-

其他信息

● 由于缺少经验，在严重肾功能受损时慎用
● 可能延长 QT 间期
● 地盖瑞利注射后在皮下储存，其药代动力学受注射溶液浓度的影响很大
● Ⅲ期临床研究证实，在轻度至中度肾功能受损时，地盖瑞利的药物清除大约只减少 23%，因此，不需调整剂量

7. 抗信号转导药

7.1　跨膜信号转导抑制剂

吉非替尼　Gefitinib

临床应用

酪氨酸激酶抑制剂
- 治疗非小细胞肺癌

肾功能正常时的剂量

- 每日 250mg
- 参考当地治疗方案

药代动力学

分子量（Da）	446.9
蛋白结合率（%）	90
尿中原型药排泄率（%）	<4
分布容积（L/kg）	1400
半衰期（h）：	（41～48）/
正常/ESRF	不变

药物代谢

吉非替尼在肝内主要通过 CYP3A4 和 CYP2D6 介导进行广泛代谢，主要代谢产物 O-去甲基吉非替尼的效力远较吉非替尼低，其活性对临床可能并无意义。吉非替尼主要以代谢产物形式从粪便排泄（86%），不足 4% 的剂量以吉非替尼及其代谢产物形式从肾清除

肾功能（GFR，ml/min）受损时的剂量

20～50	与肾功能正常时同剂量
10～20	与肾功能正常时同剂量。需谨慎使用
<10	与肾功能正常时同剂量。需谨慎使用

肾脏替代治疗时的剂量

APD/CAPD	不被透析清除。与 GFR<10ml/min 时同剂量
HD	不被透析清除。与 GFR<10ml/min 时同剂量
HDF/HFD	不被透析清除。与 GFR<10ml/min 时同剂量
CAV/VVHD	不被透析清除。与 GFR=10～20ml/min 时同剂量

重要的药物相互作用

与其他药物合用的潜在风险
- 抗菌药：避免与利福平（rifampicin）合用（降低本药浓度）
- 抗凝血药：合用可能增强华法林（warfarin）的抗凝作用
- 抗精神病药：应避免与氯氮平（clozapine）合用（增加粒细胞缺乏症风险）
- 抗病毒药：应避免与波西普韦（boceprevir）合用
- 促溃疡愈合药：雷尼替丁（ranitidine）能降低本药浓度
- 避免与 CYP3A4 的抑制剂或诱导剂合用，合用时有必要调整药物剂量

用法

溶液配制	-
用法	口服
输注速度	-

其他信息

- 由于缺少研究数据，生产商建议 GFR<20ml/min 的患者慎用本药，但是由于本药经肾清除少，故影响可能不大
- 生物利用度为 59%
- 不良反应与用药剂量和药物暴露量相关

厄洛替尼　Erlotinib

临床应用

酪氨酸激酶抑制剂，抗肿瘤药

- 治疗一种以上的方案治疗失败的局部晚期或转移性非小细胞肺癌
- 治疗胰腺癌

肾功能正常时的剂量

- 非小细胞肺癌：150mg，每日 1 次，于餐前 1 小时或餐后 2 小时服用
- 胰腺癌：100mg，每日 1 次，或参考当地治疗方案

药代动力学

分子量（Da）	429（盐酸盐）
蛋白结合率（%）	93～95
尿中原型药排泄率（%）	9（<2 以原型排泄）
分布容积（L/kg）	232
半衰期（h）：正常 / ESRF	36/-

药物代谢

厄洛替尼主要经 CYP3A4 介导代谢，仅小部分经过 CYP1A2 代谢。在肝外，肠道经 CYP3A4、肺经 CYP1A1、肿瘤组织经 CYP1B1 介导也能参与厄洛替尼的代谢清除。代谢途径包括去甲基化（生成代谢产物 OSI-420 和 OSI-413）、氧化及芳香族羟基化。在体外试验和体内肿瘤模型研究中，代谢产物 OSI-420 和 OSI-413 具有与厄洛替尼相近的效力。它们的血浆浓度小于 10% 的厄洛替尼浓度，具有与厄洛替尼相似的药代动力学表现。单次口服后，厄洛替尼主要以代谢产物形式经粪便排泄（>90%），仅一小部分经肾清除（约 9%）。低于 2% 的口服剂量以其母体化合物的形式清除

肾功能（GFR，ml/min）受损时的剂量

20～50	与肾功能正常时同剂量
15～20	与肾功能正常时同剂量
<15	慎用

肾脏替代治疗时的剂量

APD/CAPD	可能不被透析清除。与 GFR<15ml/min 时同剂量
HD	可能不被透析清除。与 GFR<15ml/min 时同剂量
HDF/HFD	可能不被透析清除。与 GFR<15ml/min 时同剂量
CAV/VVHD	可能不被透析清除。与肾功能正常时同剂量

重要的药物相互作用

与其他药物合用的潜在风险

- 镇痛药：与非甾体抗炎药（NSAIDs）合用增加出血风险
- 抗酸药：抗酸药可能降低本药浓度，应在使用本药 4 小时前或 2 小时后给药
- 抗凝血药：与香豆素类（coumarins）合用增加出血风险
- 抗精神病药：与氯氮平（clozapine）合用有增加粒细胞缺乏症的风险
- 抗病毒药：避免与波西普韦（bocepre-vir）合用
- 促溃疡愈合药：避免与西咪替丁（cimetidine）、埃索美拉唑（esomeprazole）、法莫替丁（famotidine）、兰索拉唑（lansoprazole）、尼扎替丁（nizatidine）、泮托拉唑（pantoprazole）和雷贝拉唑（rabeprazole）合用；雷尼替丁（ranitidine）能降低本药浓度，应于服用雷尼替丁 2 小时前或 10 小时后给药；奥美拉唑（omeprazole）降低本药浓度，应避免合用

用法

溶液配制	-
用法	口服
输注速度	-

其他信息

- 尚无对 GFR<15ml/min 的患者用药的研究，因此应慎用本药，不过本药经肾排泄有限
- 主要的副作用是皮疹和腹泻
- 可引起间质性肺疾病和肝功能异常
- 吸烟可通过增加药物清除而降低本药浓度

阿法替尼　Afatinib

临床应用

蛋白激酶抑制剂
● 治疗非小细胞肺癌

肾功能正常时的剂量

40 ~ 50mg，每日 1 次

药代动力学

分子量（Da）	718.1（以马来酸氢盐形式）
蛋白结合率（%）	95
尿中原型药排泄率（%）	4.3
分布容积（L/kg）	4500[1]
半衰期（h）：正常 / ESRF	37/ 不变

药物代谢

阿法替尼在体内的酶催化代谢反应可以忽略。与蛋白质的共价加合物是本药的主要循环代谢产物。本药主要通过粪便排泄

肾功能（GFR，ml/min）受损时的剂量

20 ~ 50	与肾功能正常时同剂量
15 ~ 20	与肾功能正常时同剂量
<15	慎用。见"其他信息"

肾脏替代治疗时的剂量

APD/CAPD	透析清除力不详。与 GFR<15ml/min 时同剂量
HD	透析清除力不详。与 GFR<15ml/min 时同剂量。见"其他信息"[2]
HDF/HFD	透析清除力不详。与 GFR<15ml/min 时同剂量。见"其他信息"[2]
CAV/VVHD	透析清除力不详。与 GFR=15 ~ 20ml/min 时同剂量

重要的药物相互作用

与其他药物合用的潜在风险
● 抗精神病药：避免与氯氮平（clozapine）合用，有增加粒细胞缺乏症的风险
● 环孢素（ciclosporin）：可能增加本药浓度，间隔 6 ~ 12 小时给药
● 他克莫司（tacrolimus）：可能增加本药浓度，间隔 6 ~ 12 小时给药

用法

溶液配制	-
用法	口服
输注速度	-
注释	在服药前 3 小时内及服药后 1 小时内不应进食

其他信息

● 已发现，中度、重度肾功能受损患者服用本药时药物暴露量会增加。轻度 [eGFR=60 ~ 89ml/（min·1.73m²）]、中度 [eGFR=30 ~ 59ml/（min·1.73m²）]、重度 [eGFR=15 ~ 29ml/（min·1.73m²）] 肾功能受损患者阿法替尼的起始剂量不必调整。重度 [eGFR=15 ~ 29ml/（min·1.73m²）] 肾功能受损患者应用本药时需注意监测，不能耐受则调整剂量。由于缺乏数据，生产商不推荐本药应用于 eGFR<15ml/（min·1.73m²）或透析的患者
● 药物单剂量研究表明，在中度 [eGFR=30 ~ 59ml/（min·1.73m²）] 及重度 [eGFR=15 ~ 29ml/（min·1.73m²）] 肾功能受损的患者，阿法替尼的药代动力学仅发生轻微变化，故建议本药可应用于这类人群[3]
● 一个病例报道，血液透析患者以阿法替尼 30mg 开始治疗，共 2 个月，药物疗效及耐受性均好。随后药物增量至 40mg，数天后患者出现明显乏力、恶心、呕吐。遂停止治疗[2]

参考文献

[1] Stopfer P, Marzin K, Narjes H, et al. Afatinib pharmacokinetics and metabolism after oral administration to healthy male volunteers. Cancer Chemother Pharmacol. 2012; 69(4):1051-1061.

[2] Bersanelli M, Tiseo M, Artioli F, et al. Gefitinib and afatinib treatment in an advanced non-small cell lung cancer (NSCLC) patient undergoing hemodialysis. Anticancer Research 2014; 34(6):3185-3188.

[3] Wiebe S, Schnell D, Kulzer R, et al. Influence of renal impairment on the pharmacokinetics of afatinib: an open-label, single-dose study. Eur J Drug Metab Pharmacokinet. 2017; 42(3):461-469.

甲磺酸奥希替尼 Osimertinib mesilate

临床应用

蛋白激酶抑制剂

- 治疗非小细胞肺癌

肾功能正常时的剂量

80mg，每日 1 次

药代动力学

分子量（Da）	499.6
蛋白结合率（%）	94.7
尿中原型药排泄率（%）	0.8
分布容积（L/kg）	997
半衰期（h）：正常/ESRF	48/不变

药物代谢

本药主要由 CYP3A4 和 CYP3A5 介导代谢。代谢途径主要为氧化和脱烷基化。体外研究已检出 2 种具有药理活性的代谢产物（AZ7550 和 AZ5104）。单次服药 20mg 后，67.8% 和 14.2% 的剂量出现于粪便和尿液中。原型药约占 2%，其中 0.8% 由尿液、1.2% 由粪便排泄

肾功能（GFR，ml/min）受损时的剂量

20～50	与肾功能正常时同剂量
15～20	与肾功能正常时同剂量
<15	与肾功能正常时同剂量。慎用

肾脏替代治疗时的剂量

APD/CAPD	可能不被透析清除。与 GFR<15ml/min 时同剂量
HD	可能不被透析清除。与 GFR<15ml/min 时同剂量
HDF/HFD	可能不被透析清除。与 GFR<15ml/min 时同剂量
CAV/VVHD	可能不被透析清除。与 GFR=15～20ml/min 时同剂量

重要的药物相互作用

与其他药物合用的潜在风险

- 抗菌药：利福平（rifampicin）减少本药浓度，应避免合用
- 抗抑郁药：避免与圣约翰草（St John's wort）合用
- 抗癫痫药：卡马西平（carbamazepine）、磷苯妥英（fosphenytoin）及苯妥英（phenytoin）能降低本药浓度，应避免合用
- 抗精神病药：与氯氮平（clozapine）合用增加粒细胞缺乏症风险，应避免合用

用法

溶液配制	-
用法	口服
输注速度	-

其他信息

- 生产商缺乏在 GFR<15 ml/min 时应用本药的数据，故建议慎用
- 本药可延长 QT 间期
- 生物利用度为 70%
- 471 例轻度肾功能受损（CCr = 60～90 ml/min）、208 例中度肾功能受损（CCr =30～60 ml/min）、5 例重度肾功能受损（CCr =15～30 ml/min），及 402 例肾功能正常患者的药代动力学分析表明，本药的暴露量相似

拉帕替尼　Lapatinib

临床应用

酪氨酸激酶抑制剂

- 与卡培他滨（capecitabine）合用治疗晚期或转移性乳腺癌

肾功能正常时的剂量

- 与卡培他滨合用：1.25g，每日 1 次
- 与芳香酶抑制剂（aromatase inhibitor）合用：1.5g，每日 1 次
- 与曲妥珠单抗（trastuzumab）合用：1g，每日 1 次

药代动力学

分子量（Da）	943.5（甲苯磺酸盐）
蛋白结合率（%）	>99
尿中原型药排泄率（%）	<2
分布容积（L/kg）	无数据
半衰期（h）：正常 / ESRF	24/-

药物代谢

本药经肝广泛代谢，主要通过 CYP3A4 和 CYP3A5 介导代谢，小部分通过 CYP2C19 和 CYP2C8 介导代谢。单次服药后，27% 和 14% 的拉帕替尼原型药和代谢产物分别出现在粪便中；肾排泄可以忽略不计

肾功能（GFR，ml/min）受损时的剂量

20 ~ 50	与肾功能正常时同剂量
10 ~ 20	与肾功能正常时同剂量
<10	与肾功能正常时同剂量。慎用

肾脏替代治疗时的剂量

APD/CAPD	可能不被透析清除。与 GFR<10ml/min 时同剂量
HD	可能不被透析清除。与 GFR<10ml/min 时同剂量
HDF/HFD	可能不被透析清除。与 GFR<10ml/min 时同剂量
CAV/VVHD	可能不被透析清除。与肾功能正常时同剂量

重要的药物相互作用

与其他药物合用的潜在风险

- 抗菌药：避免与利福布汀（rifabutin）、利福平（rifampicin）、泰利霉素（telithromycin）合用
- 抗抑郁药：避免与圣约翰草（St John's wort）合用
- 抗糖尿病药：避免与瑞格列奈（repaglinide）合用
- 抗癫痫药：卡马西平（carbamazepine）可降低本药浓度，应避免合用；合用可能减少磷苯妥英（fosphenytoin）和苯妥英（phenytoin）浓度，应避免合用
- 抗真菌药：酮康唑（ketoconazole）可增加本药浓度，应避免合用；避免与伊曲康唑（itraconazole）、泊沙康唑（posaconazole）、伏立康唑（voriconazole）合用
- 抗精神病药：避免与氯氮平（clozapine）合用（增加粒细胞缺乏症风险）；避免与匹莫齐特（pimozide）合用
- 抗病毒药：避免与波西普韦（boceprevir）、利托那韦（ritonavir）、沙奎那韦（saquinavir）合用
- 细胞毒性药物：合用能增加帕唑帕尼（pazopanib）浓度；与多西他赛（docetaxel）、紫杉醇（paclitaxel）合用可能增加中性粒细胞减少风险；合用可增加伊立替康（irinotecan）的活性代谢产物浓度，应减少伊立替康用量
- 葡萄柚汁（grapefruit juice）：避免合用

用法

溶液配制	-
用法	口服
输注速度	-
注释	需在进食前 1 小时或进食后 1 小时服用本药，食物会增加药物吸收

其他信息

尚无严重肾功能受损时应用本药的经验，因此需慎用

凡德他尼　Vandetanib

临床应用

酪氨酸激酶抑制剂

● 治疗侵袭性和有症状的甲状腺髓样癌

肾功能正常时的剂量

300mg，每日 1 次

药代动力学

分子量（Da）	475.4
蛋白结合率（%）	约 90
尿中原型药排泄率（%）	25
分布容积（L/kg）	7450
半衰期（d）：正常 / ESRF	19/ 延长

药物代谢

N- 去甲基 - 凡德他尼（N-desmethyl-vandetanib）主要由 CYP3A4 介导的代谢产生，凡德他尼 -N- 氧化物（vandetanib-N-oxide）主要由含黄素单加氧酶（flavin-containing monooxygenase）FMO1 及 FMO3 介导的代谢产生。凡德他尼原型、凡德他尼 -N- 氧化物及 N- 去甲基 - 凡德他尼在血浆、尿液（25%）及粪便（44%）中均可检测到

肾功能（GFR，ml/min）受损时的剂量

30 ~ 50	起始剂量每日 200mg。见"其他信息"
10 ~ 30	起始剂量每日 200mg。见"其他信息"
<10	起始剂量每日 200mg。见"其他信息"

肾脏替代治疗时的剂量

APD/CAPD	可能不被透析清除。与 GFR<10ml/min 时同剂量。谨慎应用
HD	可能不被透析清除。与 GFR<10ml/min 时同剂量。谨慎应用
HDF/HFD	可能不被透析清除。与 GFR<10ml/min 时同剂量。谨慎应用
CAV/ VVHD	可能不被透析清除。与 GFR=10 ~ 30ml/min 时同剂量。谨慎应用

重要的药物相互作用

与其他药物合用的潜在风险

● 镇痛药：与美沙酮（methadone）合用可能增加室性心律失常风险，应避免合用

● 抗心律失常药：与胺碘酮（amiodarone）或丙吡胺（disopyramide）合用可能增加室性心律失常风险，应避免合用

● 抗菌药：与注射用红霉素（erythromycin）及莫西沙星（moxifloxacin）合用可能增加室性心律失常风险，应避免合用；利福平（rifampicin）可降低本药浓度，应避免合用

● 抗组胺药：与咪唑斯汀（mizolastine）合用可能增加室性心律失常风险，应避免合用

- 抗疟药：与蒿甲醚和本芴醇复方制剂（artemether-lumefantrine）合用可能增加室性心律失常风险，应避免合用
- 抗精神病药：与氨磺必利（amisulpride）、氯丙嗪（chlorpromazine）、氟哌啶醇（haloperidol）、匹莫齐特（pimozide）、舒必利（sulpiride）及珠氯噻醇（zuclopenthixol）合用可能增加室性心律失常风险，应避免合用；避免与氯氮平（clozapine）合用，因有导致粒细胞缺乏症的风险
- β受体拮抗药：与索他洛尔（sotalol）合用可能增加室性心律失常风险，应避免合用
- 细胞毒性药物：与三氧化二砷（arsenic trioxide）合用可能增加室性心律失常风险，应避免合用
- 激素拮抗剂：与托瑞米芬（toremifene）合用可能增加室性心律失常风险，应避免合用
- 5-HT$_3$受体拮抗剂：与昂丹司琼（ondansetron）合用可能增加室性心律失常风险，应避免合用
- 喷他脒（pentamidine）：可能增加室性心律失常风险，应避免合用

用法

溶液配制	-
用法	口服
输注速度	-

其他信息

- 虽然英国生产商准许中度肾功能受损患者应用本药，并推荐起始剂量为200mg，但是此剂量的安全性及有效性仍缺乏研究。因缺乏研究资料，不推荐给重度肾功能受损患者应用本药
- 严重肾功能受损患者的用药剂量来自"美国数据表"（US data sheet）
- 凡德他尼可延长QT间期，因此，患严重心脏并发症（如先天性长QT间期综合征及失代偿性心力衰竭）的患者禁用本药
- 一项在志愿者中进行的药代动力学研究显示，单剂量凡德他尼的血药浓度在轻度、中度、重度（GFR<30ml/min）肾功能受损时会分别增加1.5倍、1.6倍及2倍

阿昔替尼　Axitinib

临床应用

酪氨酸激酶抑制剂

- 治疗晚期肾细胞癌

肾功能正常时的剂量

2~10mg，每日2次

药代动力学

分子量（Da）	368.5
蛋白结合率（%）	>99
尿中原型药排泄率（%）	23（以代谢产物形式）
分布容积（L/kg）	160
半衰期（h）：正常 / ESRF	（2.5~6.1）/ 不变

药物代谢

阿昔替尼主要在肝内通过 CYP3A4/5 代谢，较少部分通过 CYP1A2、CYP2C19 和尿苷二磷酸-葡糖苷酸基转移酶同工酶 UGT1A1 代谢。大部分药物以原型从粪便及尿液排泄

肾功能（GFR，ml/min）受损时的剂量

20~50	与肾功能正常时同剂量
15~20	与肾功能正常时同剂量
<15	与肾功能正常时同剂量。慎用

肾脏替代治疗时的剂量

APD/CAPD	可能不被透析清除。与 GFR<15ml/min 时同剂量
HD	可能不被透析清除。与 GFR<15ml/min 时同剂量
HDF/HFD	可能不被透析清除。与 GFR<15ml/min 时同剂量
CAV/VVHD	可能不被透析清除。与肾功能正常时同剂量

重要的药物相互作用

与其他药物合用的潜在风险

- 抗精神病药：避免与氯氮平（clozapine）合用（增加粒细胞缺乏症风险）；避免与匹莫齐特（pimozide）合用
- 强 CYP3A4/5 抑制剂：应该避免合用。如果不能避免合用，则需将本药剂量减少约一半，随后的剂量可根据个体的安全性和耐受性增加或减少。假若强 CYP3A4/5 抑制剂被停用，则在此抑制剂的 3~5 个半衰期后，增加阿昔替尼用量。强 CYP3A4/5 抑制剂包括酮康唑（ketoconazole）、伊曲康唑（itraconazole）、克拉霉素（clarithromycin）、阿扎那韦（atazanavir）、茚地那韦（indinavir）、利托那韦（ritonavir）、沙奎那韦（saquinavir）和伏立康唑（voriconazole）

用法

溶液配制	-
用法	口服
输注速度	-

其他信息

- 尚无在 GFR<15ml/min 时应用此药的经验，因此需慎用
- 生物利用度 58%

阿柏西普　Aflibercept

临床应用

抗肿瘤药

● 治疗转移性结直肠癌

肾功能正常时的剂量

4mg/kg，每2周1次，作为治疗计划的一部分

药代动力学

分子量（Da）	115000
蛋白结合率（%）	无数据
尿中原型药排泄率（%）	微量
分布容积（L/kg）	8
半衰期（d）：正常/ESRF	6/不变

药物代谢

阿柏西普是一种蛋白质，目前尚无代谢研究资料。据推测，它能够降解成小分子肽类与单个氨基酸。游离的阿柏西普主要通过与内源性血管内皮生长因子（VEGF）结合，生成稳定的无活性的复合物而被清除。据推测，阿柏西普与其他大分子蛋白质相似，无论是游离型还是结合型，均能通过其他生物学机制如蛋白水解分解代谢而被清除，但过程较缓慢

肾功能（GFR，ml/min）受损时的剂量

20~50	与肾功能正常时同剂量。见"其他信息"
10~20	与肾功能正常时同剂量。见"其他信息"
<10	与肾功能正常时同剂量。见"其他信息"

肾脏替代治疗时的剂量

APD/CAPD	可能不被透析清除。与肾功能正常时同剂量。见"其他信息"
HD	可能不被透析清除。与肾功能正常时同剂量。见"其他信息"
HDF/HFD	可能不被透析清除。与肾功能正常时同剂量。见"其他信息"
CAV/VVHD	可能不被透析清除。与肾功能正常时同剂量。见"其他信息"

重要的药物相互作用

与其他药物合用的潜在风险

● 未知

用法

溶液配制	-
用法	静脉滴注
输注速度	静脉滴注60分钟
注释	应用0.9%氯化钠溶液或5%葡萄糖溶液稀释，浓度稀释至0.6~8mg/ml。静脉滴注时输液管路上应有一个滤孔0.2μm的聚醚砜膜滤器

其他信息

● 目前药物生产商尚未在肾功能受损时应用本药做正式研究。临床资料表明，轻度至中度肾功能受损患者应用本药的起始剂量无须调整。由于缺乏数据，生产商建议重度肾功能受损患者宜慎用本药。据观察，少数重度肾功能受损患者应用本药时，药物暴露量与肾功能正常者相似

● 已有报道称，应用本药可出现重度高血压、蛋白尿、肾病综合征与血栓性微血管病

舒尼替尼　Sunitinib

临床应用

酪氨酸激酶抑制剂

- 治疗转移性肾细胞癌（MRCC）、胃肠道间质瘤（GIST）和胰腺神经内分泌肿瘤（pNET）

肾功能正常时的剂量

- MRCC 和 GIST：每日 25～75mg，服用 4 周，停用 2 周，如此 6 周一个循环
- pNET：每日 37.5～50mg
- 参考当地治疗方案

药代动力学

分子量（Da）	532.6（苹果酸盐）
蛋白结合率（%）	95
尿中原型药排泄率（%）	16（药物原型及代谢产物）
分布容积（L/kg）	2230
半衰期（h）：正常 / ESRF	（40～60）/ 不变

药物代谢

本药主要由 CYP3A4 介导进行代谢，生成主要活性代谢产物，此代谢产物又再通过 CYP3A4 作用进一步代谢。本药主要从粪便排泄。一项以 ^{14}C 标记的舒尼替尼进行的人体质量平衡研究（human mass balance study）显示，61% 的剂量从粪便排泄，16% 的剂量从尿液排泄

肾功能（GFR，ml/min）受损时的剂量

20～50	与肾功能正常时同剂量
10～20	与肾功能正常时同剂量
<10	与肾功能正常时同剂量

肾脏替代治疗时的剂量

APD/CAPD	不被透析清除。与肾功能正常时同剂量
HD	不被透析清除。与肾功能正常时同剂量
HDF/HFD	不被透析清除。与肾功能正常时同剂量
CAV/VVHD	不被透析清除。与肾功能正常时同剂量

重要的药物相互作用

与其他药物合用的潜在风险

- 抗精神病药：避免与氯氮平（clozapine）合用（增加粒细胞缺乏症风险）
- 抗病毒药：避免与波西普韦（boceprevir）合用
- 其他 CYP3A4 抑制剂或诱导剂：避免合用，若合用可能需要调整剂量

用法

溶液配制	-
用法	口服
输注速度	-

其他信息

单次给予舒尼替尼后观察重度肾功能受损（CCr<30ml/min）患者与肾功能正常（CCr≥80ml/min）受试者的药物系统暴露，结果两者相似。尽管舒尼替尼及其主要代谢产物不能被血液透析清除，但与肾功能正常的受试者相比，透析后舒尼替尼及其主要代谢产物的系统暴露量仍分别下降了 47% 和 31%

尼达尼布 Nintedanib

临床应用

酪氨酸激酶抑制剂

- 联合多西他赛（docetaxel）治疗组织病理学为腺癌的局部晚期、转移或局部复发的非小细胞肺癌（NSCLC）
- 治疗特发性肺纤维化（IPF）

肾功能正常时的剂量

- NSCLC：在 21 日周期的第 2～21 日，每日 2 次，每次 200mg；或者参考当地推荐剂量
- IPF：100～150mg，每日 2 次

药代动力学

分子量（Da）	539.6（乙磺酸盐分子量 649.8）
蛋白结合率（%）	97.8
尿中原型药排泄率（%）	<1
分布容积（L/kg）	1050
半衰期（h）：正常 / ESRF	（9～15）/-

药物代谢

尼达尼布在肝中代谢，首先被酯酶水解，然后通过尿苷二磷酸 - 葡糖苷酸基转移酶作用进行葡糖苷酸化。只有小部分被细胞色素 P_{450} 同工酶（主要是 CYP3A4）介导代谢。单次给药剂量的 90% 以上通过粪便或胆汁排泄

肾功能（GFR，ml/min）受损时的剂量

30～50	与肾功能正常时同剂量
10～30	与肾功能正常时同剂量。慎用
<10	与肾功能正常时同剂量。慎用

肾脏替代治疗时的剂量

APD/CAPD	可能不被透析清除。与 GFR<10ml/min 时同剂量
HD	可能不被透析清除。与 GFR<10ml/min 时同剂量
HDF/HFD	可能不被透析清除。与 GFR<10ml/min 时同剂量
CAV/VVHD	可能不被透析清除。与 GFR=10～30ml/min 时同剂量

重要的药物相互作用

与其他药物合用的潜在风险

- 抗菌药：利福平（rifampicin）减少本药浓度，应避免合用
- 抗真菌药：酮康唑（ketoconazole）能增加本药浓度
- 抗精神病药：氯氮平（clozapine）会增加粒细胞缺乏症风险，应避免合用

用法

溶液配制	-
用法	口服
输注速度	-

其他信息

- 在重度肾功能受损（CCr<30ml/min）患者中本药的安全性、有效性及药代动力学尚未被研究
- 口服生物利用度为 4.69%

甲磺酸乐伐替尼　Lenvatinib mesilate

临床应用

蛋白激酶抑制剂
- Kisplyx®：治疗肾细胞癌（RCC）
- Lenvima®：治疗进展性、局部晚期或转移性、分化型［乳头状的/滤泡的/许特耳细胞（Hürthle cell）］甲状腺癌（DTC）

（译者注：Kisplyx® 与 Lenvima® 均是甲磺酸乐伐替尼的商品名）

肾功能正常时的剂量

- 肾细胞癌：18mg，每日1次
- 甲状腺癌：24mg，每日1次

药代动力学

分子量（Da）	523
蛋白结合率（%）	98 ~ 99
尿中原型药排泄率（%）	25
分布容积（L/kg）	43.2 ~ 121
半衰期（h）：正常/ESRF	28 / ?

药物代谢

本药由 CYP3A 和甲醛氧化酶（aldehyde oxidase）介导进行代谢。给6例实体瘤患者服用放射性标记的本药后，在粪便和尿液中发现被清除的药物量分别约为 2/3 和 1/4

肾功能（GFR，ml/min）受损时的剂量

30 ~ 50	与肾功能正常时同剂量
<30	肾细胞癌：10mg，每日1次；甲状腺癌：起始剂量14mg，每日1次。见"其他信息"

肾脏替代治疗时的剂量

APD/CAPD	可能不被透析清除。与 GFR<30ml/min 时同剂量
HD	可能不被透析清除。与 GFR<30ml/min 时同剂量
HDF/HFD	可能不被透析清除。与 GFR<30ml/min 时同剂量
CAV/VVHD	可能不被透析清除。与 GFR=30~50ml/min 时同剂量

重要的药物相互作用

与其他药物合用的潜在风险
- 未知

用法

溶液配制	-
用法	口服
输注速度	-

其他信息

- 因为缺乏相关数据，生产商不推荐在终末期肾病（ESRD）患者中使用本药
- 在肾细胞癌的研究中，本药联合依维莫司（everolimus）治疗组有 8.1% 的患者发生了肾衰竭，3.2% 的患者发生了肾功能受损（9.7% 的患者为肾衰竭或肾功能受损的3级药物不良事件）。在本药单独治疗组，2% 的患者发生了肾衰竭（2% 为3级药物不良事件）
- 在甲状腺癌的研究中，5% 的患者发生了肾衰竭，1.9% 的患者发生了肾功能受损（3.1% 的患者为肾衰竭或肾功能受损的3级及以上药物不良事件）。在安慰剂组，0.8% 的患者发生了肾衰竭或肾功能受损（0.8% 为3级及以上药物不良事件）。肾功能受损的主要原因为腹泻和呕吐引起的脱水或低血容量
- 基于药-时曲线下面积（AUC）的数据，本药在轻度、中度、重度肾功能受损患者中的药物暴露量分别是正常受试者的 101%、90% 和 122%
- 可以引起 QT 间期延长

卡博替尼　Cabozantinib

临床应用

蛋白激酶抑制剂

- 治疗肾细胞癌（Cabometyx®）
- 治疗转移性甲状腺髓样癌（Cometriq®）

肾功能正常时的剂量

- Cabometyx®：60mg，每日 1 次
- Cometriq®：140mg，每日 1 次

药代动力学

分子量（Da）	635.6（s-苹果酸盐）
蛋白结合率（%）	>99.7
尿中原型药排泄率（%）	27
分布容积（L/kg）	319
半衰期（h）：正常 / ESRF	99/ 增加

药物代谢

卡博替尼主要由 CYP3A4 介导代谢，较少由 CYP2C9 介导代谢，两种酶的代谢产物均为 N-氧化物（N-oxide）代谢产物。卡博替尼主要通过粪便（54%）和尿液（27%）清除

肾功能（GFR，ml/min）受损时的剂量

30 ~ 50	与肾功能正常时同剂量
<30	慎用。见"其他信息"

肾脏替代治疗时的剂量

APD/CAPD	可能不被透析清除。与 GFR<30ml/min 时同剂量
HD	可能不被透析清除。与 GFR<30ml/min 时同剂量
HDF/HFD	可能不被透析清除。与 GFR<30ml/min 时同剂量
CAV/ VVHD	可能不被透析清除。与 GFR<30ml/min 时同剂量

重要的药物相互作用

与其他药物合用的潜在风险

- 抗菌药：克拉霉素（clarithromycin）和红霉素（erythromycin）可能增加本药浓度；利福平（rifampicin）能减少本药浓度，应避免合用
- 抗癫痫药：卡马西平（carbamazepine）、磷苯妥英（fosphenytoin）、苯巴比妥（phenobarbital）、苯妥英（phenytoin）及扑米酮（primidone）可能减少本药浓度，应避免合用
- 抗精神病药：应避免与氯氮平（clozapine）合用，因会增加粒细胞缺乏症风险

用法

溶液配制	-
用法	口服
输注速度	-

其他信息

- 由于缺乏药物安全性和有效性数据，在严重肾功能受损 [eGFR<29ml/（min·1.73m^2）] 时，生产商不推荐使用本药
- 一项肾功能受损患者的研究结果显示，轻度肾功能受损患者的药峰浓度（C_{max}）和药-时曲线下面积（$AUC_{0~inf}$）分别增加了 19% 和 30%，中度肾功能受损患者分别增加了 2% 和 6% ~ 7%。尚无在重度肾功能受损患者中进行的研究
- 可引起 QT 间期延长
- 可引起蛋白尿
- 片剂（Cabometyx®）和胶囊（Cometriq®）不可替换
- 已有致命性出血的报道

克唑替尼　Crizotinib

临床应用

抗肿瘤酪氨酸激酶抑制剂

- 治疗间变性淋巴瘤激酶（anaplastic lymphoma kinase，ALK）阳性的非小细胞肺癌

肾功能正常时的剂量

250mg，每日 2 次（若发生副作用应减少剂量）

药代动力学

分子量（Da）	450.3
蛋白结合率（%）	91
尿中原型药排泄率（%）	2.3
分布容积（L/kg）	1772
半衰期（h）：正常 / ESRF	42/-

药物代谢

本药主要在肝内通过 CYP3A4/5 作用代谢。主要的代谢途径是氧化（形成克唑替尼内酰胺）和 O- 脱烷基化。53% 从粪便排泄（以原型），22% 经尿液排泄（2% 以原型）

肾功能（GFR，ml/min）受损时的剂量

30 ~ 50	与肾功能正常时同剂量
10 ~ 30	起始剂量为 250mg，每日 1 次，如耐受则增加至 200mg，每日 2 次。需谨慎使用
<10	起始剂量为 250mg，每日 1 次，如耐受则增加至 200mg，每日 2 次。需谨慎使用

肾脏替代治疗时的剂量

APD/CAPD 可能不被透析清除。与 GFR< 10ml/min 时同剂量

HD 可能不被透析清除。与 GFR< 10ml/min 时同剂量

HDF/HFD 可能不被透析清除。与 GFR< 10ml/min 时同剂量

CAV/VVHD 可能不被透析清除。与 GFR= 10 ~ 30ml/min 时同剂量

重要的药物相互作用

与其他药物合用的潜在风险

- 镇痛药：与阿芬太尼（alfentanil）和芬太尼（fentanyl）合用需谨慎
- 抗菌药：利福布汀（rifabutin）和利福平（rifampicin）能降低本药浓度，应避免合用；克拉霉素（clarithromycin）和泰利霉素（telithromycin）能增加本药浓度，应避免合用
- 抗抑郁药：圣约翰草（St John's wort）可能降低本药浓度，应避免合用
- 抗癫痫药：卡马西平（carbamazepine）、磷苯妥英（fosphenytoin）、苯巴比妥（phenobarbital）和苯妥英（phenytoin）可能降低本药浓度，应避免合用
- 抗真菌药：酮康唑（ketoconazole）能增加本药浓度，而伊曲康唑（itraconazole）和伏立康唑（voriconazole）可能增加本药浓度，均应避免合用
- 抗精神病药：应避免与氯氮平（clozapine）合用，因有增加粒细胞缺乏症的风险；避免与匹莫齐特（pimozide）合用
- 抗病毒药：阿扎那韦（atazanavir）、茚地那韦（indinavir）、利托那韦（ritonavir）和沙奎那韦（saquinavir）可能增加本药浓度，均应避免合用
- 抗焦虑药和催眠药：能增加咪达唑仑（midazolam）浓度
- 环孢素（ciclosporin）：合用需谨慎
- 麦角生物碱类（ergot alkaloids）：合用需谨慎

- 葡萄柚汁（grapefruit juice）：可能增加本药浓度，应避免合用
- 雌激素类（oestrogens）和孕激素类（progestogens）：可能减弱避孕效果，应避免合用
- 西罗莫司（sirolimus）：合用需谨慎
- 他克莫司（tacrolimus）：合用需谨慎

用法

溶液配制	-
用法	口服
输注速度	-

其他信息

- 研究表明，在 GFR 下降到 30ml/min 水平时本药的清除与肾功能正常时相似
- 与肾功能正常者相比，在严重肾功能受损时，此药的平均药 - 时曲线下面积（AUC）将提高 79%，平均药峰浓度（C_{max}）将提高 34%
- 可能引起 QT 间期延长
- 该药也可能引起致命性肝中毒
- 生物利用度为 43%

色瑞替尼 Ceritinib

临床应用

间变性淋巴瘤激酶（ALK）抑制剂

- 用于此前接受过克唑替尼（crizotinib）治疗的 ALK 阳性的晚期非小细胞肺癌

肾功能正常时的剂量

750mg，每日 1 次

药代动力学

分子量（Da）	558.1
蛋白结合率（%）	97
尿中原型药排泄率（%）	1.3
分布容积（L/kg）	4230
半衰期（h）：正常 / ESRF（31 ~ 41）/-	

药物代谢

体外研究表明 CYP3A 是本药的主要代谢酶。色瑞替尼及其代谢产物的主要排泄途径是粪便。经粪便排泄的色瑞替尼原型占药量的 68%

肾功能（GFR，ml/min）受损时的剂量

30 ~ 50	与肾功能正常时同剂量
10 ~ 30	与肾功能正常时同剂量。慎用
<10	与肾功能正常时同剂量。慎用

肾脏替代治疗时的剂量

APD/CAPD	可能不被透析清除。与 GFR<10ml/min 时同剂量
HD	可能不被透析清除。与 GFR<10ml/min 时同剂量
HDF/HFD	可能不被透析清除。与 GFR<10ml/min 时同剂量
CAV/VVHD	可能不被透析清除。与 GFR=10~30ml/min 时同剂量

重要的药物相互作用

与其他药物合用的潜在风险

- 抗心律失常药：与胺碘酮（amiodarone）、丙吡胺（disopyramide）、决奈达隆（dronedarone）和氟卡尼（flecainide）合用可能增加室性心律失常的风险
- 抗菌药：与贝达喹啉（bedaquiline）、克拉霉素（clarithromycin）、迪拉马尼（delamanid）、静脉用红霉素（erythromycin）、莫西沙星（moxifloxacin）和特拉万星（telavancin）合用可能增加室性心律失常的风险；利福平（rifampicin）可降低本药浓度，利福布汀（rifabutin）可能降低本药浓度，均应避免合用
- 抗抑郁药：与西酞普兰（citalopram）、艾司西酞普兰（escitalopram）、文拉法辛（venlafaxine）和三环类抗抑郁药（tricyclic antidepressants）合用可延长 QT 间期，应避免使用；圣约翰草（St John's wort）可能降低本药浓度，应避免合用
- 止吐药：与多潘立酮（domperidone）和昂丹司琼（ondansetron）合用可能增加室性心律失常的风险
- 抗癫痫药：卡马西平（carbamazepine）可能增加本药浓度，应避免合用；磷苯妥英（fosphenytoin）、苯巴比妥（phenobarbital）、苯妥英（phenytoin）和扑米酮（primidone）可能降低本药浓度
- 抗真菌药：酮康唑（ketoconazole）可增加本药浓度，伊曲康唑（itraconazole）、泊沙康唑（posaconazole）和伏立康唑（voriconazole）可能增加本药浓度，应避免合用或减少本药用量

- 抗组胺药：由于存在 QT 间期延长的风险，应避免与肼苯哒嗪（hydrala-zine）合用
- 抗疟药：与蒿甲醚和本芴醇复方制剂（artemether-lumefantrine）、哌喹和青蒿醇复方制剂（piperaquine-art-enimol）、氯喹（chloroquine）和奎宁（quinine）合用可能增加室性心律失常的风险，均应避免合用
- 抗精神病药：与氟哌利多（droperi-dol）和氟哌啶醇（haloperidol）合用可能增加室性心律失常的风险；应避免与其他延长 QT 间期的抗精神病药合用；与氯氮平（clozapine）合用有增加粒细胞缺乏症的风险，应避免合用
- 抗病毒药：阿扎那韦（atazanavir）、呋山那韦（fosamprenavir）、洛匹那韦（lopinavir）、利托那韦（ritona-vir）、沙奎那韦（saquinavir）和替拉那韦（tipranavir）可能增加本药浓度，应避免合用或减量使用；与达沙替尼（dasatinib）合用有延长 QT 间期的风险，应避免合用
- 阿扑吗啡（apomorphine）：有延长 QT 间期的风险，应避免合用
- β 受体拮抗药：与索他洛尔（sotalol）合用可能增加室性心律失常风险
- 环孢素（ciclosporin）：可能增加环孢素的浓度，应避免合用
- 可比司他（cobicistat）：可能增加本药浓度，应避免合用或调整本药用量
- 细胞毒性药物：与三氧化二砷（arse-nic trioxide）、博舒替尼（bosutinib）、卡博替尼（cabozantinib）、克唑替尼（crizotinib）、艾日布林（eribulin）、拉帕替尼（lapatinib）、尼洛替尼（nilotinib）、奥希替尼（osimertinib）、帕比司他（panobinostat）、帕唑帕尼（pazopanib）、索拉非尼（sorafenib）、舒尼替尼（sunitinib）、凡德他尼（vandetanib）、威罗非尼（vemu-rafenib）、长春氟宁（vinflunine）合用可延长 QT 间期，应避免合用；艾德拉尼（idelalisib）可能会增加本药浓度，应避免合用或调整本药用量
- 恩杂鲁胺（enzalutamide）：增加本药浓度，应避免合用
- 美沙酮（methadone）：可能增加室性心律失常的风险
- 帕瑞泰（pasireotide）：可能增加室性心律失常的风险，应避免合用
- 雷诺嗪（ranolazine）：可能增加室性心律失常的风险，应避免合用
- 西罗莫司（sirolimus）：应避免合用
- 他克莫司（tacrolimus）：应避免合用
- 丁苯那嗪（tetrabenazine）：可能增加室性心律失常的风险，应避免合用
- 替扎尼定（tizanidine）：可能增加室性心律失常的风险，应避免合用
- 华法林（warfarin）：应避免合用

用法

溶液配制	-
用法	口服
输注速度	-

其他信息

- 由于缺乏研究，生产商建议严重肾功能受损患者慎用
- 有引起 QT 间期延长的报道

维莫德吉　Vismodegib

临床应用

抗肿瘤药

- 治疗不适宜手术或放疗的基底细胞癌（basal cell carcinoma）

肾功能正常时的剂量

150mg，每日 1 次

药代动力学

分子量（Da）	421.3
蛋白结合率（%）	>99
尿中原型药排泄率（%）	4.4
分布容积（L/kg）	16.4 ~ 26.6
半衰期（d）： 正常 / ESRF	（单次剂量:12；连续用药:4)/?

药物代谢

维莫德吉主要由 CYP2C9 及 CYP3A4 介导于肝内代谢，然而超过 98% 的本药不被代谢。本药代谢途径包括氧化、葡糖苷酸化及吡啶环裂解（pyridine ring cleavage）。2 种在粪便中发现的含量丰富的氧化代谢产物，在体外试验中应用重组的 CYP2C9 和 CYP3A4/5 进行催化也得以产生。维莫德吉通过母体药的代谢及排泄缓慢地从体内清除，大部分（82%）从粪便排泄。维莫德吉及其代谢产物主要通过肝清除

肾功能（GFR，ml/min）受损时的剂量

30 ~ 50	与肾功能正常时同剂量
10 ~ 30	与肾功能正常时同剂量。密切监测
<10	与肾功能正常时同剂量。密切监测

肾脏替代治疗时的剂量

APD/CAPD	可能不被透析清除。与 GFR<10ml/min 时同剂量
HD	可能不被透析清除。与 GFR<10ml/min 时同剂量
HDF/HFD	可能不被透析清除。与 GFR<10ml/min 时同剂量
CAV/ VVHD	可能不被透析清除。与 GFR=10 ~ 30ml/min 同剂量

重要的药物相互作用

与其他药物合用的潜在风险

- 抗菌药：利福平（rifampicin）可能降低本药浓度，应避免合用
- 抗抑郁药：圣约翰草（St John's wort）可能降低本药浓度，应避免合用
- 抗癫痫药：卡马西平（carbamazepine）、磷苯妥英（fosphenytoin）及苯妥英（phenytoin）可能降低本药浓度，应避免合用
- 抗精神病药：应避免与氯氮平（clozapine）合用，因有增加粒细胞缺乏症的风险

用法

溶液配制	-
用法	口服
输注速度	-

其他信息

- 重度肾功能受损时应用本药的资料有限，故生产商建议此时应严密监测不良反应
- 动力学数据显示本药似乎不受肾功能受损影响
- 本药可致畸，双重避孕十分必要
- 口服生物利用度为 32%

● 个案研究显示，1 例血液透析的晚期基底细胞癌患者应用本药治疗，效果及耐受性均良好［Maul LV, Kahler KC, Hauschild A. Effective andtolerable treatment of advanced basal cell carcinomawith vismodegib despite renal insufficiency. JAMA Dermatol. 2016；152(12): 1387-1388］

7.2　跨膜及胞内信号转导抑制剂

伊马替尼　Imatinib

临床应用

酪氨酸激酶抑制剂，抗肿瘤药

- 治疗慢性粒细胞白血病
- 治疗转移性恶性胃肠道间质瘤
- 治疗急性淋巴细胞白血病

肾功能正常时的剂量

每日 400～600mg，可逐渐加至最大量 400mg，每日 2 次。剂量调整取决于适应证

药代动力学

分子量（Da）	589.7（甲磺酸盐）
蛋白结合率（%）	95
尿中原型药排泄率（%）	5
分布容积（L/kg）	无数据
半衰期（h）：	18/ 不详
正常 / ESRF	

药物代谢

本药在人体内主要的循环代谢产物为 N- 去甲基哌嗪（N-demethylated piperazine）衍生物，在体外试验中该产物具有与其母体药相近的效力。65% 的循环放射活性来自伊马替尼及其 N- 去甲基代谢产物（药 - 时曲线下面积 $AUC_{0～48h}$），其余的循环放射活性包含了许多小代谢产物。体外试验结果显示，人体主要催化伊马替尼生物转化的是 CYP3A4。口服 ^{14}C 标记的伊马替尼发现，约 81% 的药物 7 日内出现在粪便（药量的 68%）和尿液中（药量的 13%）。伊马替尼原型占药量的 25%（5% 尿液，20% 粪便），其余部分为代谢产物

肾功能（GFR，ml/min）受损时的剂量

20～50	与肾功能正常时同剂量
10～20	与肾功能正常时同剂量。见"其他信息"
<10	与肾功能正常时同剂量。见"其他信息"

肾脏替代治疗时的剂量

APD/CAPD	可能不被透析清除。与 GFR<10ml/min 时同剂量
HD	可能不被透析清除。与 GFR<10ml/min 时同剂量
HDF/HFD	可能不被透析清除。与 GFR<10ml/min 时同剂量
CAV/VVHD	透析清除力不详。与 GFR= 10～20ml/min 时同剂量

重要的药物相互作用

与其他药物合用的潜在风险

- 抗菌药：利福平（rifampicin）能降低本药浓度，应避免合用
- 抗凝血药：合用能增强华法林（warfarin）的抗凝作用，可用肝素（heparin）替代
- 抗抑郁药：圣约翰草（St John's wort）能降低本药浓度，应避免合用
- 抗癫痫药：卡马西平（carbamazepine）、磷苯妥英（fosphenytoin）、奥卡西平（oxcarbazepine）和苯妥英（phenytoin）能降低本药浓度，应避免合用；合用可能减少苯妥英的吸收
- 抗精神病药：避免与氯氮平（clozapine）合用，有增加粒细胞缺乏症的风险

- 抗病毒药：避免用波西普韦（bocepre-vir）合用
- 环孢素（ciclosporin）：合用可能增加环孢素浓度
- 细胞毒性药物：合用可能会增加博舒替尼（bosutinib）浓度，应避免合用或减少博舒替尼用量；合用时增加依维莫司（everolimus）并可能增加依鲁替尼（ibrutinib）浓度，应减少依维莫司和依鲁替尼的用量
- 他克莫司（tacrolimus）：合用可能增加他克莫司浓度

用法

溶液配制	-
用法	口服
输注速度	-

其他信息

- 生产商建议如果 CCr<60ml/min，起始剂量为 400mg/d
- 50%~70% 的病例会出现浅表性体液潴留和水肿。大剂量给药、年龄 65 岁以上和既往有心脏病病史的患者发生率更高。已有报道，严重体液潴留（如胸腔积液、心包积液、肺水肿和腹腔积液）发生率高达 16%。可通过利尿治疗、减少用药剂量或中断伊马替尼治疗来处理
- 已观察到约 1% 的患者出现严重的 SCr 升高
- 口服生物利用度为 98%

尼洛替尼　Nilotinib

临床应用

酪氨酸激酶抑制剂

- 治疗慢性髓细胞白血病（CML）

肾功能正常时的剂量

- 新诊断的 CML：300mg，每日 2 次
- 慢性期和加速期 CML：400mg，每日 2 次
- 参考当地治疗方案

药代动力学

分子量（Da）	529.5（盐酸盐形式为 584）
蛋白结合率（%）	98
尿中原型药排泄率（%）	0
分布容积（L/kg）	0.55 ~ 3.9[1]
半衰期（h）：正常 / ESRF	17/ 不变

药物代谢

尼洛替尼在肝内通过氧化和羟基化进行代谢，CYP3A4 在其中起重要作用。服药 7 日内绝大多数药物以原型形式从粪便排泄

肾功能（GFR，ml/min）受损时的剂量

30 ~ 50	与肾功能正常时同剂量
10 ~ 30	与肾功能正常时同剂量
<10	与肾功能正常时同剂量

肾脏替代治疗时的剂量

APD/CAPD	不被透析清除。与肾功能正常时同剂量
HD	不被透析清除。与肾功能正常时同剂量
HDF/HFD	不被透析清除。与肾功能正常时同剂量
CAV/VVHD	不被透析清除。与肾功能正常时同剂量

重要的药物相互作用

与其他药物合用的潜在风险

- 抗菌药：避免与克拉霉素（clarithromycin）、利福平（rifampicin）（合用会使浓度降低）和泰利霉素（telithromycin）合用
- 抗真菌药：避免与伊曲康唑（itraconazole）、酮康唑（ketoconazole）（合用会使浓度增加）和伏立康唑（voriconazole）合用
- 抗精神病药：避免与氯氮平（clozapine）合用（增加发生粒细胞缺乏症风险）
- 抗病毒药：避免与利托那韦（ritonavir）（合用可能增加浓度）和波西普韦（boceprevir）合用
- 葡萄柚汁（grapefruit juice）：应避免合用
- 其他 CYP3A4 的抑制剂或诱导剂：应避免合用。合用时可能需要调整剂量

用法

溶液配制	-
用法	口服
输注速度	-

其他信息

- 生物利用度为 30%
- 缺乏肾功能受损患者用药的临床研究，但是由于尼洛替尼及其代谢产物不经过肾排泄，所以肾功能受损不太可能降低本药总清除率
- 延长 QT 间期

参考文献

[1] Beifeng Xia, Tycho Heimbach, Handan He, et al. Nilotinib preclinical pharmacokinetics and practical application toward clinical projections of oral absorption and systemic availability. Biopharm Drug Dispos. 2012; 33(9): 536-549.

达沙替尼　Dasatinib

临床应用

- 针对先前治疗［包括用伊马替尼（imati-nib）治疗］出现抵抗或不耐受的慢性粒细胞白血病
- 针对先前治疗出现抵抗或不耐受的成人费城染色体阳性急性淋巴细胞白血病（Philadelphia chromosome-positive acute lymphoblastic leukaemia）

肾功能正常时的剂量

- 慢性粒细胞白血病：100mg，每日 1 次
- 其他所有适应证：每日 140mg
- 最大剂量为 180mg，每日 1 次

药代动力学

分子量（Da）	488
蛋白结合率（%）	96
尿中原型药排泄率（%）	0.1
分布容积（L/kg）	2505
半衰期（h）：正常 / ESRF	（5～6）/-

药物代谢

达沙替尼主要通过 CYP3A4 介导经历广泛代谢，生成一种活性代谢产物。主要以代谢产物形式经粪便清除。单次口服 ^{14}C 标记的达沙替尼，约 89% 的药物在 10 日内被清除，其中 4% 从尿液排泄，85% 从粪便排泄。尿液和粪便中的原型药分别占 0.1% 和 19%，剩余部分为其代谢产物

肾功能（GFR，ml/min）受损时的剂量

20～50	与肾功能正常时同剂量
10～20	与肾功能正常时同剂量
<10	与肾功能正常时同剂量。需谨慎使用

肾脏替代治疗时的剂量

APD/CAPD	可能不被透析清除。与 GFR<10ml/min 时同剂量
HD	可能不被透析清除。与 GFR<10ml/min 时同剂量
HDF/HFD	可能不被透析清除。与 GFR<10ml/min 时同剂量
CAV/VVHD	可能不被透析清除。与肾功能正常时同剂量

重要的药物相互作用

与其他药物合用的潜在风险

- 抗酸药：抗酸药可能使本药吸收减少，应间隔至少 2 小时服用
- 抗菌药：利福平（rifampicin）可加速本药代谢，应避免合用
- 抗精神病药：避免与氯氮平（clozapine）合用，有增加粒细胞缺乏症的风险
- 抗病毒药：避免与波西普韦（boceprevir）合用
- 促溃疡愈合药：避免与组胺 H_2 受体拮抗剂合用；质子泵抑制剂可使本药浓度降低

用法

溶液配制	-
用法	口服
输注速度	-

其他信息

- 没有在肾功能受损患者中使用达沙替尼的研究，但由于本药经肾排泄少，故似乎不会影响其清除
- 最常见的不良反应有液体潴留、胃肠功能紊乱和出血。液体潴留可能很严重，可造成胸腔和心包积液、肺水肿和腹腔积液

帕纳替尼　Ponatinib

临床应用

蛋白激酶抑制剂

- 治疗慢性髓性白血病（CML）
- 治疗费城染色体阳性的急性淋巴细胞白血病（Ph⁺ALL）

肾功能正常时的剂量

- 45mg，每日 1 次，根据毒性反应调整剂量
- 参考当地治疗方案

药代动力学

分子量（Da）	536.2
蛋白结合率（%）	>90
尿中原型药排泄率（%）	<1
分布容积（L/kg）	1101~1203
半衰期（h）：正常 / ESRF	（22~24）/-

药物代谢

帕纳替尼通过酯酶和（或）酰胺酶代谢成无活性的羧酸（carboxylic acid），以及通过 CYP3A4 代谢成 N- 去甲基代谢产物（N-desmethyl metabolite），其活性只有帕纳替尼的 1/4。帕纳替尼主要通过粪便排泄。单次口服 ^{14}C 标记的帕纳替尼后，约 87% 的放射剂量出现于粪便，大约 5% 出现于尿液

肾功能（GFR，ml/min）受损时的剂量

20 ~ 50	与肾功能正常时同剂量。慎用
10 ~ 20	与肾功能正常时同剂量。慎用
<10	与肾功能正常时同剂量。慎用

肾脏替代治疗时的剂量

APD/CAPD	不被透析清除。与 GFR<10ml/min 时同剂量
HD	不被透析清除。与 GFR<10ml/min 时同剂量
HDF/ HFD	不被透析清除。与 GFR<10ml/min 时同剂量
CAV/ VVHD	不被透析清除。与 GFR=10~20ml/min 时同剂量

重要的药物相互作用

与其他药物合用的潜在风险

- 抗菌药：利福平（rifampicin）能降低本药浓度，应避免合用
- 抗精神病药：避免与氯氮平（clozapine）合用，有增加粒细胞缺乏症的风险

用法

溶液配制	-
用法	口服
输注速度	-

其他信息

尽管本药很少通过肾排泄，但由于缺乏研究资料，生产商建议肾功能不全患者宜慎用

索拉非尼　Sorafenib

临床应用

蛋白激酶抑制剂
- 治疗晚期肾细胞癌
- 治疗肝细胞癌
- 治疗甲状腺癌

肾功能正常时的剂量

400mg，每日 2 次

药代动力学

分子量（Da）	464.8（甲苯磺酸盐形式为637）
蛋白结合率（%）	99.5
尿中原型药排泄率（%）	0
分布容积（L/kg）	无数据
半衰期（h）：正常 / ESRF	（25 ~ 48）/-

药物代谢

索拉非尼主要在肝内代谢，分别经历了由 CYP3A4 介导的氧化反应，和由尿苷二磷酸 - 葡糖苷酸基转移酶（UGT1A9）介导的葡糖苷酸化反应。经体外研究确定存在 8 种代谢产物，其中一种与索拉非尼具有等效活性。约 96% 的药物在14 日内被排出体外，大多数（77%）以原型从粪便排泄，19% 以葡糖苷酸代谢产物的形式从尿液排泄

肾功能（GFR，ml/min）受损时的剂量

20 ~ 50	与肾功能正常时同剂量
10 ~ 20	与肾功能正常时同剂量
<10	与肾功能正常时同剂量

肾脏替代治疗时的剂量

APD/CAPD	可能不被透析清除。与肾功能正常时同剂量
HD	可能不被透析清除。与肾功能正常时同剂量
HDF/HFD	可能不被透析清除。与肾功能正常时同剂量
CAV/ VVHD	可能不被透析清除。与肾功能正常时同剂量

重要的药物相互作用

与其他药物合用的潜在风险
- 抗凝血药：可能增强香豆素类（coumarins）的抗凝作用
- 抗精神病药：避免与氯氮平（clozapine）合用（增加粒细胞缺乏症风险）
- 抗病毒药：避免与波西普韦（boceprevir）合用

用法

溶液配制	-
用法	口服
输注速度	-
注释	最好空腹服药

其他信息

- 常见淀粉酶、脂肪酶升高和低磷血症
- 腹泻和皮肤反应为最常见的副作用
- 可致 QT 间期延长
- 个案报道称，1 例由局灶节段性肾小球硬化（FSGS）导致慢性肾功能不全的患者应用本药后发生了急性间质性肾炎［Izzedine H, Brocheriou I, Rixe O, et al. Interstitial nephritis in a patient taking sorafenib. Nephrol Dial Transplant. 2007; 22(8): 2411］

帕唑帕尼　Pazopanib

临床应用

酪氨酸激酶抑制剂

- 治疗转移性肾细胞癌及软组织肉瘤

肾功能正常时的剂量

- 800mg，每日 1 次
- 参考当地治疗方案

药代动力学

分子量（Da）	474（盐酸盐）
蛋白结合率（%）	>99
尿中原型药排泄率（%）	<4
分布容积（L/kg）	大
半衰期（h）：正常 / ESRF	30.9/ 不变

药物代谢

本药主要通过 CYP3A4 介导代谢，少量通过 CYP1A2 和 CYP2C8 代谢。主要的 4 种代谢产物只占本药血浆药物暴露量的 6%。其中一个代谢产物能抑制血管内皮生长因子（VEGF）刺激的人脐静脉内皮细胞增殖，其效力与母体药帕唑帕尼相似，其余代谢产物的活性只为帕唑帕尼的 1/20 ~ 1/10。因此，帕唑帕尼的活性主要依赖于母体药。药物清除主要通过粪便，不到 4% 从尿液排泄

肾功能（GFR，ml/min）受损时的剂量

30 ~ 50	与肾功能正常时同剂量
10 ~ 30	与肾功能正常时同剂量。慎用
<10	与肾功能正常时同剂量。慎用

肾脏替代治疗时的剂量

APD/CAPD	不被透析清除。与 GFR< 10ml/min 时同剂量
HD	不被透析清除。与 GFR< 10ml/min 时同剂量
HDF/HFD	不被透析清除。与 GFR< 10ml/min 时同剂量
CAV/ VVHD	不被透析清除。与 GFR= 10 ~ 30ml/min 时同剂量

重要的药物相互作用

与其他药物合用的潜在风险

- 抗菌药：避免与克拉霉素（clarithromycin）、利福平（rifampicin）和泰利霉素（telithromycin）合用
- 抗真菌药：避免与伊曲康唑（itraconazole）、酮康唑（ketoconazole）和伏立康唑（voriconazole）合用
- 抗精神病药：避免与氯氮平（clozapine）合用（增加粒细胞缺乏症风险）
- 抗病毒药：避免与阿扎那韦（atazanavir）、波西普韦（boceprevir）、茚地那韦（indinavir）、利托那韦（ritonavir）和沙奎那韦（saquinavir）合用
- 葡萄柚汁（grapefruit juice）：避免合用
- 其他 CYP3A4 抑制剂或诱导剂：避免合用，若合用可能需要调整剂量

用法

溶液配制	-
用法	口服
输注速度	-

其他信息

- 由于肾排泄少，帕唑帕尼清除似乎不受肾功能影响，但是由于缺乏研究，生产商建议 GFR<30ml/min 的患者需慎用此药
- 治疗前及治疗过程中应规律地进行肝功能检测

瑞格非尼　Regorafenib

临床应用

- 治疗结直肠癌和胃肠道间质瘤
- 治疗肝细胞癌

肾功能正常时的剂量

每 28 日一个疗程，每个疗程用药 21 日，给药日 160mg，每日 1 次

药代动力学

分子量（Da）	482.8
蛋白结合率（%）	99.5
尿中原型药排泄率（%）	19
分布容积（L/kg）	无数据
半衰期（h）：正常 / ESRF	（20 ~ 30）/ 不变

药物代谢

瑞格非尼通过 CYP3A4 和尿苷二磷酸 - 葡糖苷酸基转移酶（UGT1A9）介导代谢。在稳态下从人体血浆中检测到的本药主要代谢产物是 M2（N- 氧化物）和 M5（N- 氧化物和 N- 脱甲基产物），体外试验显示这两个代谢产物在药理活性和稳态浓度上均与瑞格非尼相似。M2 和 M5 蛋白结合率高（分别为 99.8% 和 99.95%）。给予放射性标记的瑞格非尼后，12 日内约 90% 的放射剂量能被回收，其中约 71% 出现于粪便（47% 以母体化合物形式，24% 以代谢产物形式），约 19% 以葡糖苷酸形式出现于尿液中。在稳态下，尿液中葡糖苷酸的排泄减少到 10% 以下。粪便中的母体化合物来源于肠道中葡糖苷酸的降解、代谢产物 M2（N- 氧化物）的还原，以及未被吸收的药物原型

肾功能（GFR，ml/min）受损时的剂量

20 ~ 59	与肾功能正常时同剂量。慎用
10 ~ 20	与肾功能正常时同剂量。慎用
<10	与肾功能正常时同剂量。慎用

肾脏替代治疗时的剂量

APD/CAPD	可能不被透析清除。与肾功能正常时同剂量。慎用
HD	可能不被透析清除。与肾功能正常时同剂量。慎用
HDF/HFD	可能不被透析清除。与肾功能正常时同剂量。慎用
CAV/ VVHD	可能不被透析清除。与肾功能正常时同剂量。慎用

重要的药物相互作用

与其他药物合用的潜在风险

- 镇痛药：避免与甲芬那酸（mefenamic acid）合用
- 抗菌药：利福平（rifampicin）会降低本药浓度，应避免合用
- 抗凝血药：与华法林（warfarin）合用增加出血风险
- 抗真菌药：酮康唑（ketoconazole）能增加本药浓度，应避免合用
- 抗精神病药：与氯氮平（clozapine）合用有增加粒细胞缺乏症的风险

用法

溶液配制	-
用法	口服
输注速度	-

其他信息

- "产品特性概述"（SPC）的临床数据显示，与肾功能正常的患者相比，轻度、中度或重度肾功能受损患者的瑞格非尼及其代谢产物 M2 和 M5 的暴露量相似

- 在重度肾功能受损或终末期肾病（ESRD）患者中瑞格非尼的药代动力学还未被研究，基于生理学的药代动力学模型（physiology-based pharmacokinetic modelling）推测，瑞格非尼在这些患者中的暴露量并无明显变化
- 尽管在轻度肾功能受损患者中药代动力学并无变化，但是缺乏临床数据，故仍需慎用
- 有严重的甚至致命的肝毒性报道
- 片剂口服生物利用度为 69%，液体口服生物利用度为 83%

7.3 胞内信号转导抑制剂

博舒替尼 Bosutinib

临床应用

蛋白激酶抑制剂
- 治疗对先前治疗抵抗或不耐受的费城染色体（Philadelphia chromosome）阳性的慢性粒细胞白血病

肾功能正常时的剂量

500 ~ 600mg，每日 1 次

药代动力学

分子量（Da）	530.4
蛋白结合率（%）	94 ~ 96
尿中原型药排泄率（%）	1
分布容积（L/kg）	6530 ~ 12590
半衰期（h）：	34/ 不变
正常 / ESRF	

药物代谢

本药主要在肝内代谢。血浆中的主要代谢产物为氧化脱氯博舒替尼（oxydechlorinatedbosutinib, M2）（母体暴露量的 19%）和 N- 去甲基化博舒替尼（N-desmethylatedbosutinib, M5）（母体暴露的 25%），而博舒替尼的N-氧化物（N-oxide bosutinib，M6）是次要代谢产物。所有代谢产物都无活性。主要由粪便排泄

肾功能（GFR，ml/min）受损时的剂量

30 ~ 50	400 ~ 500mg，每日 1 次
<30	300 ~ 400mg，每日 1 次

肾脏替代治疗时的剂量

APD/CAPD	不被透析清除。与 GFR< 30ml/min 时同剂量
HD	不被透析清除。与 GFR< 30ml/min 时同剂量
HDF/HFD	不被透析清除。与 GFR< 30ml/min 时同剂量
CAV/VVHD	不被透析清除。与 GFR< 30ml/min 时同剂量

重要的药物相互作用

与其他药物合用的潜在风险
- 镇痛药：与美沙酮（methadone）合用可能增加室性心律失常风险
- 抗心律失常药：与胺碘酮（amiodarone）和丙吡胺（disopyramide）合用可增加室性心律失常风险；与决奈达隆（dronedarone）合用可能增加本药浓度，避免合用或考虑减少本药用量
- 抗菌药：环丙沙星（ciprofloxacin）、克拉霉素（clarithromycin）、红霉素（erythromycin）和泰利霉素（telithromycin）可能增加本药浓度，避免合用或考虑减少本药用量；与莫西沙星（moxifloxacin）合用可能增加室性心律失常风险；利福平（rifampicin）能减少本药浓度，应避免合用；利福布汀（rifabutin）可能减少本药浓度，应避免合用
- 抗抑郁药：圣约翰草（St John's wort）可能降低本药浓度，应避免合用
- 抗癫痫药：卡马西平（carbamazepine）、磷苯妥英（fosphenytoin）、苯巴比妥（phenobarbital）、苯妥英（phenytoin）和扑米酮（primidone）可能减少本药浓度，应避免合用
- 抗真菌药：酮康唑（ketoconazole）能增加本药浓度，氟康唑（fluconazole）、伊曲康唑（itraconazole）、泊沙康唑（posaconazole）和伏立康唑（voriconazole）可能增加本药浓度，均应避免合用或合用时应减少本药剂量

- 抗疟药：与氯喹（chloroquine）和羟氯喹（hydroxychloroquine）合用可能增加室性心律失常的风险
- 抗精神病药：与氟哌啶醇（haloperidol）合用可能增加室性心律失常的风险；避免与氯氮平（clozapine）合用，否则会增加患粒细胞缺乏症的风险
- 抗病毒药：与阿扎那韦（atazanavir）、波西普韦（boceprevir）、达芦那韦（darunavir）、呋山那韦（fosamprenavir）、茚地那韦（indinavir）、利托那韦（ritonavir）、沙奎那韦（saquinavir）和特拉匹韦（telaprevir）合用时，本药浓度可能增加，应避免合用或考虑减少本药用量；与依非韦伦（efavirenz）和依曲韦林（etravirine）合用可能降低本药浓度，应避免合用
- 阿瑞吡坦（aprepitant）：可能增加本药浓度，应避免合用或考虑减少本药用量
- β 受体拮抗药：与索他洛尔（sotalol）合用可能增加室性心律失常的风险
- 波生坦（bosentan）：可能降低本药浓度，应避免合用
- 钙通道阻滞剂：地尔硫䓬（diltiazem）和维拉帕米（verapamil）可能增加本药浓度，应避免合用或考虑减少本药用量

- 细胞毒性药物：伊马替尼（imatinib）可能增加本药浓度，应避免合用或考虑减少本药用量
- 多潘立酮（domperidone）：应避免合用，否则会增加室性心律失常的风险
- 福沙吡坦（fosaprepitant）：能增加本药浓度，应避免合用或考虑减少本药用量
- 葡萄柚汁（grapefruit juice）：能增加本药浓度，应避免合用或考虑减少本药用量
- 莫达非尼（modafinil）：可能降低本药浓度，应避免合用

用法

溶液配制	-
用法	口服
输注速度	-

其他信息

- 用博舒替尼治疗慢性粒细胞白血病，会导致有临床意义的肾功能下降
- 与健康受试者相比，中度和重度肾功能受损患者的药－时曲线下面积（AUC）能分别增加 35% 和 60%。中度和重度肾功能受损患者的药峰浓度（C_{max}）分别增加 28% 和 34%

威罗非尼　Vemurafenib

临床应用

BRAF 激酶抑制剂

● 治疗转移性黑色素瘤（译者注：BRAF 是 RAF 家族中的一个重要成员，为丝氨酸 / 苏氨酸激酶，在活化 MAPK 信号通路上具有重要作用，其过度表达或突变即可能导致肿瘤发生及发展）

肾功能正常时的剂量

960mg，每日 2 次（每 12 小时 1 次）

药代动力学

分子量（Da）	489.9
蛋白结合率（%）	>99
尿中原型药排泄率（%）	1
分布容积（L/kg）	91 ~ 106
半衰期（h）：正常 / ESRF	51.6/-

药物代谢

仅 5% 的威罗非尼被代谢。约 94% 从粪便排泄，1% 从尿液排泄

肾功能（GFR，ml/min）受损时的剂量

40 ~ 50	与肾功能正常时同剂量
10 ~ 40	与肾功能正常时同剂量。谨慎应用
<10	与肾功能正常时同剂量。谨慎应用

肾脏替代治疗时的剂量

APD/CAPD	可能不被透析清除。与肾功能正常时同剂量。谨慎应用
HD	可能不被透析清除。与肾功能正常时同剂量。谨慎应用
HDF/HFD	可能不被透析清除。与肾功能正常时同剂量。谨慎应用
CAV/ VVHD	可能不被透析清除。与肾功能正常时同剂量。谨慎应用

重要的药物相互作用

与其他药物合用的潜在风险

● 抗凝血药：可能增强华法林（warfarin）的抗凝作用

● 抗精神病药：避免与氯氮平（clozapine）合用，因有增加粒细胞缺乏症的风险

● 雌激素类（oestrogens）和孕激素类（progestogens）：可能减弱避孕效果

用法

溶液配制	-
用法	口服
输注速度	-

其他信息

● 因为缺乏资料，生产商建议严重肾功能受损患者慎用本药

● 尽管 GFR<40ml/min 时本药的清除与肾功能正常时无明显差异，但是肾功能受损患者仍可能发生药物蓄积

● 可能引起剂量依赖性 QT 间期延长，在此情况下药物应减量

● 已有与本药相关的肾毒性报道，包括血肌酐升高、急性间质性肾炎和急性肾小管坏死

● 曾有报道，一名接受血液透析滤过的患者服用正常剂量本药，仅出现轻微副作用

达帕菲尼　Dabrafenib

临床应用

选择性 BRAF 激酶抑制剂
- 治疗转移性黑色素瘤及 BRAF V600 突变的晚期非小细胞肺癌

肾功能正常时的剂量

150mg，每日 2 次

药代动力学

分子量（Da）	519.6（甲磺酸形式为 615.7）
蛋白结合率（%）	99.7
尿中原型药排泄率（%）	23（以代谢产物形式）
分布容积（L/kg）	46
半衰期（h）：正常 / ESRF	8/ 不变

药物代谢

达帕菲尼主要由 CYP2C8 和 CYP3A4 介导形成羟基 - 达帕菲尼（hydroxy-dabrafenib），再经过 CYP3A4 进一步氧化形成羧基 - 达帕菲尼（carboxy-dabrafenib）。羧基 - 达帕菲尼可通过非酶促过程脱羧化形成去甲基 - 达帕菲尼（desmethyl-dabrafenib）。羧基 - 达帕菲尼经胆汁和尿液排泄。去甲基 - 达帕菲尼也可以在肠道形成并被重吸收。去甲基 - 达帕菲尼经 CYP3A4 代谢为氧化代谢产物。羟基 - 达帕菲尼和去甲基 - 达帕菲尼可能是达帕菲尼的主要活性形式，而羧基 - 达帕菲尼的活性可能不显著

肾功能（GFR，ml/min）受损时的剂量

30 ~ 50	与肾功能正常时同剂量
10 ~ 30	与肾功能正常时同剂量。慎用
<10	与肾功能正常时同剂量。慎用

肾脏替代治疗时的剂量

APD/CAPD	不被透析清除[1]。与 GFR< 10ml/min 时同剂量
HD	不被透析清除[1]。与 GFR< 10ml/min 时同剂量。见"其他信息"
HDF/HFD	透析清除力不详。与 GFR< 10ml/min 时同剂量
CAV/VVHD	透析清除力不详。与 GFR= 10 ~ 30ml/min 时同剂量

重要的药物相互作用

与其他药物合用的潜在风险
- 抗精神病药：避免与氯氮平（clozapine）合用，会增加粒细胞缺乏症风险
- 雌激素类（oestrogens）和孕激素类（progestogens）：可能减弱避孕效果

用法

溶液配制	-
用法	口服
输注速度	-

其他信息

- 由于缺乏研究，生产商建议严重肾功能受损的患者慎用。在 GFR 下降至 30ml/min 时，达帕菲尼的药代动力学无明显改变
- 口服生物利用度为 95%
- 有一例血液透析患者接受达帕菲尼 75mg、每日 2 次和曲美替尼（trametinib）1mg、每日 1 次治疗肿瘤，患者因出现腹泻而停药。腹泻症状好转后，重新给予达帕菲尼 50mg、每日 1 次治疗，2 个月后肿瘤出现了部分效应。但是患者同时出现了皮肤毒性，故而重新服用曲美替尼 0.5mg、每日 1 次，并联合抗腹泻治疗控制副作用[1]

参考文献

[1] Park JJ, Boddy AV, Liu X, et al. Pharmacokinetics of dabrafenib in a patient with metastatic melanoma undergoing haemodialysis. Pigment Cell Melanoma Res. 2017; 30 (1): 68-71.

考比替尼 Cobimetinib

临床应用

蛋白激酶抑制剂

● 与威罗非尼（vemurafenib）联合治疗
BRAF V600 基因突变的不能手术或
转移性黑色素瘤

肾功能正常时的剂量

每日 60mg，连用 21 日，28 日为一个疗程

药代动力学

分子量（Da）	1178.7（延胡索酸盐）
蛋白结合率（%）	99.8
尿中原型药排泄率（%）	1.6
分布容积（L/kg）	806
半衰期（h）：正常 / ESRF	（23.1 ~ 69.6）/-

药物代谢

考比替尼通过 CYP3A 介导的氧化代
谢、尿苷二磷酸 - 葡糖苷酸基转移酶
（UGT2B7）介导的葡糖苷酸化进行代
谢。广泛代谢并经粪便排泄

肾功能（GFR，ml/min）受损时的剂量

30 ~ 50	与肾功能正常时同剂量
10 ~ 30	与肾功能正常时同剂量。慎用
<10	与肾功能正常时同剂量。慎用

肾脏替代治疗时的剂量

APD/CAPD	不被透析清除。与 GFR< 10ml/min 时同剂量
HD	不被透析清除。与 GFR< 10ml/min 时同剂量
HDF/HFD	不被透析清除。与 GFR< 10ml/min 时同剂量
CAV/VVHD	不被透析清除。与 GFR= 10 ~ 30ml/min 时同剂量

重要的药物相互作用

与其他药物合用的潜在风险

● 抗真菌药：伊曲康唑（itraconazole）
可增加本药浓度
● 抗精神病药：增加粒细胞缺乏症风
险，应避免合用

用法

溶液配制	-
用法	口服
输注速度	-

其他信息

● 由于缺乏资料，生产商建议严重肾功
能受损患者需慎用本药
● 口服生物利用度为 45.9%

曲美替尼　Trametinib

临床应用

蛋白激酶抑制剂

● 单药或联合达帕菲尼（dabrafenib）治疗 BRAF V600 突变的不可切除或转移性黑色素瘤和非小细胞肺癌

肾功能正常时的剂量

2mg，每日 1 次

药代动力学

分子量（Da）	615.4（二甲基亚砜形式为693.5）
蛋白结合率（%）	97.4
尿中原型药排泄率（%）	<0.1
分布容积（L/kg）	1200
半衰期（h）：正常 / ESRF	127/ 原型

药物代谢

本药主要通过单独去乙酰化或与单氧合结合进行代谢，去乙酰代谢产物再经葡糖苷酸化被进一步代谢。CYP3A4 介导的氧化是次要代谢途径。去乙酰化是由羧基酯酶（carboxyl-esterases）1b，1c 和 2 介导，其他水解酶也可能参与。由于本药的清除半衰期长，单次口服放射性标记的本药后，10 日的放射回收量很低，仅不到总剂量的 50%。本药主要通过粪便排泄（>80%），少量从尿液排泄（≤19%）

肾功能（GFR，ml/min）受损时的剂量

20 ~ 50	与肾功能正常时同剂量
10 ~ 20	与肾功能正常时同剂量。慎用
<10	与肾功能正常时同剂量。慎用

肾脏替代治疗时的剂量

APD/CAPD	可能不被透析清除。与 GFR<10ml/min 时同剂量
HD	可能不被透析清除。与 GFR<10ml/min 时同剂量。见"其他信息"
HDF/ HFD	可能不被透析清除。与 GFR<10ml/min 时同剂量
CAV/ VVHD	可能不被透析清除。与 GFR=10 ~ 20ml/min 时同剂量

重要的药物相互作用

与其他药物合用的潜在风险

● 抗精神病药：避免与氯氮平（clozapine）合用，有增加粒细胞缺乏症的风险

用法

溶液配制	-
用法	口服
输注速度	-

其他信息

- 轻度、中度肾功能受损对曲美替尼的药物暴露量并无影响（两组均 <6%）。重度肾功能受损尚无研究资料，但由于本药的肾排泄量低，因此可能也无明显的临床影响

- 口服生物利用度为 72%

- 已有曲美替尼单药治疗或与达帕菲尼联合治疗发生横纹肌溶解的报道。与达帕菲尼联合治疗还有发生肾衰竭的报道

- 有 1 例患转移性黑色素瘤的血液透析患者用达帕菲尼 75mg 每日 2 次及曲美替尼 1mg 每日 1 次进行治疗，因发生腹泻，治疗被中止。腹泻缓解后，重新启动了达帕菲尼 50mg 每日 1 次治疗，2 个月后出现了某些肿瘤治疗效果。而后因皮肤毒性反应，又再次改回曲美替尼 0.5mg 每日 1 次治疗，并同时防治腹泻、控制副作用[1]

参考文献

[1] Park JJ, Boddy AV, Liu X, et al. Pharmacokinetics of dabrafenib in a patient with metastatic melanoma undergoing haemodialysis. Pigment Cell Melanoma Res. 2017; 30(1): 68-71.

艾德拉尼　Idelalisib

临床应用

磷脂酰肌醇 3- 激酶 p110δ（PI3Kδ）抑制剂

- 治疗慢性淋巴细胞性白血病（CLL）和滤泡型淋巴瘤（FL）

肾功能正常时的剂量

150mg，每日 2 次

药代动力学

分子量（Da）	415.4
蛋白结合率（%）	93 ~ 94
尿中原型药排泄率（%）	23
分布容积（L/kg）	96
半衰期（h）：正常 / ESRF	8.2/ 不变

药物代谢

艾德拉尼主要通过醛氧化酶（aldehyde oxidase）介导，小部分通过 CYP3A 和尿苷二磷酸 - 葡糖苷酸基转移酶 1A4（UGT1A4）介导进行代谢。主要且唯一的循环代谢产物 GS-563117 并无抑制 PI3Kδ 的活性。单次口服 150mg ^{14}C 标记的艾德拉尼后，约 78% 和 15% 的药量分别通过粪便和尿液排泄。艾德拉尼原型在收集的 48 小时尿液中约占 23%，在收集的 144 小时粪便中约占 12%

肾功能（GFR，ml/min）受损时的剂量

30 ~ 50	与肾功能正常时同剂量
10 ~ 30	与肾功能正常时同剂量
<10	与肾功能正常时同剂量

肾脏替代治疗时的剂量

APD/CAPD	可能不被透析清除。与肾功能正常时同剂量
HD	可能不被透析清除。与肾功能正常时同剂量
HDF/HFD	透析清除力不详。与肾功能正常时同剂量
CAV/VVHD	透析清除力不详。与肾功能正常时同剂量

重要的药物相互作用

与其他药物合用的潜在风险

- 抗菌药：与利福平（rifampicin）合用会降低本药浓度，应避免合用
- 抗抑郁药：与圣约翰草（St John's wort）合用可能降低本药浓度，应避免合用
- 抗癫痫药：与卡马西平（carbamazepine）、磷苯妥英（fosphenytoin）和苯妥英（phenytoin）合用可能降低本药浓度，应避免合用
- 抗精神病药：避免与氯氮平（clozapine）合用，有增加粒细胞缺乏症的风险；避免与匹莫齐特（pimozide）和喹硫平（quetiapine）合用

用法

溶液配制	-
用法	口服
输注速度	-

其他信息

一项在健康受试者及重度肾功能受损（估计 CCr=15 ~ 30ml/min）患者中进行的本药药代动力学和安全性研究显示，单次口服本药 150mg 后，重度肾功能受损患者的艾德拉尼或 GS-563117 暴露量，与健康受试者比较并无临床意义上的改变

替西罗莫司 Temsirolimus

临床应用

蛋白激酶抑制剂
- 治疗晚期肾细胞癌
- 治疗套细胞淋巴瘤

肾功能正常时的剂量

- 肾细胞癌：25mg，每周 1 次
- 套细胞淋巴瘤：175mg，每周 1 次，共 3 周，然后 75mg，每周 1 次

药代动力学

分子量（Da）	1030.3
蛋白结合率（%）	87
尿中原型药排泄率（%）	4.6
分布容积（L/kg）	172
半衰期（h）：正常 / ESRF	17.7/-

药物代谢

本药主要由 CYP3A4 介导进行代谢，生成 5 种代谢产物；西罗莫司（sirolimus）是主要活性代谢产物，与替西罗莫司比较，西罗莫司的半衰期更长，故其药物暴露量增加。本药主要经粪便排泄，约 5% 随尿液排泄

肾功能（GFR，ml/min）受损时的剂量

20 ~ 50	与肾功能正常时同剂量
10 ~ 20	与肾功能正常时同剂量。应谨慎使用
<10	应谨慎使用

肾脏替代治疗时的剂量

APD/CAPD	不被透析清除。与 GFR< 10ml/min 时同剂量
HD	不被透析清除。与 GFR< 10ml/min 时同剂量
HDF/HFD	不被透析清除。与 GFR< 10ml/min 时同剂量
CAV/ VVHD	不被透析清除。与 GFR= 10 ~ 20ml/min 时同剂量

重要的药物相互作用

与其他药物合用的潜在风险
- 抗菌药：与克拉霉素（clarithromy-cin）及泰利霉素（telithromycin）合用可增加本药浓度，应避免合用；与红霉素（erythromycin）合用两药浓度均增加；利福平（rifampicin）及利福布汀（rifabutin）能降低本药活性代谢产物的浓度，应避免合用
- 抗真菌药：与酮康唑（ketoconazole）合用可增加本药活性代谢产物的浓度，应避免合用；与氟康唑（fluco-nazole）、伊曲康唑（itraconazole）、咪康唑（miconazole）、米卡芬净（mica-fungin）、泊沙康唑（posaconazole）及伏立康唑（voriconazole）合用可增加本药浓度，应避免与伊曲康唑合用
- 抗精神病药：与氯氮平（clozapine）合用增加粒细胞缺乏症风险，应避免合用

- 抗病毒药：阿扎那韦（atazanavir）、波西普韦（boceprevir）及洛匹那韦（lopinavir）可能增加本药浓度；与特拉匹韦（telaprevir）合用两药浓度均增加
- 钙通道阻滞剂：地尔硫䓬（diltiazem）可增加本药浓度；与维拉帕米（verapamil）合用两药浓度均增加
- 环孢素（ciclosporin）：可增加替西罗莫司的吸收，故宜在服用环孢素 4 小时后给予本药；合用会增加本药浓度；长期合用可能损害肾功能
- 细胞毒性药物：与克唑替尼（crizotinib）合用应谨慎
- 葡萄柚汁（grapefruit juice）：可增加替西罗莫司的浓度，应避免合用
- 麦考酚酯（mycophenolate）：与麦考酚酯合用两药浓度均增加

用法

溶液配制　用提供的 1.8ml 稀释液配制

用法	静脉滴注
输注速度	30 ~ 60 分钟
注释	稀释液稀释后加入 250ml 0.9% 氯化钠溶液中
	避光。避免使用聚氯乙烯（PVC）器材
	本药加至 0.9% 氯化钠溶液中后，要用带有管路过滤器（最大孔径为 5μm）的输液设备输液，6 小时内滴注完毕

其他信息

- 本药在肾功能受损患者中的使用经验有限，故应慎用
- 每次用药前约 30 分钟，应静脉给予 25 ~ 50mg 苯海拉明（diphenhydramine）或类似的抗组胺药
- 可导致创口愈合异常
- 可能升高血糖水平
- 通常会升高肌酐水平

依维莫司 Everolimus

临床应用

蛋白激酶抑制剂

- 治疗晚期肾细胞癌、乳腺癌和神经内分泌肿瘤（Afinitor®）
- 治疗肾错构瘤和室管膜下巨细胞星形细胞瘤（subependymal giant cell astrocytoma）伴结节性硬化复合症（tuberous sclerosis complex）（Votubia®）
- 与环孢素（ciclosporin）联合应用，预防同种异体肾或心脏移植的急性排斥反应（Certican®）；与他克莫司（tacrolimus）联合应用预防同种异体肝移植的急性排斥反应（Certican®）

［译者注：Certican®、Afinitor®及Votubia®均为诺华公司开发的依维莫司制剂（片剂及分散片等），分别于2003年、2009年及2011年被批准上市，但是治疗适应证不同］

肾功能正常时的剂量

- 治疗晚期肾细胞癌、乳腺癌和神经内分泌肿瘤（Afinitor®）：每日10mg
- 治疗肾错构瘤和室管膜下巨细胞星形细胞瘤伴结节性硬化复合症（口服Votubia®）：每日10mg
- 器官移植（口服Certican®）：肾和心，0.75 mg，每日2次；肝，1mg，每日2次，根据血药浓度和患者耐受性滴定用量。静脉注射：0.75 mg，每日2次（见"其他信息"）

药代动力学

分子量（Da）	958.2
蛋白结合率（%）	74
尿中原型药排泄率（%）	<5
分布容积（L/kg）	235 ~ 449
半衰期（h）：正常 / ESRF	（18 ~ 35）/ 不变

药物代谢

依维莫司在肝内代谢，也有一部分在胃肠壁代谢，是P-糖蛋白（P-gp）和CYP3A4的底物。现已在人血液中检测到依维莫司的6个主要代谢产物，包括3种单羟基化代谢产物、2种水解开环产物和1种依维莫司的磷脂酰胆碱共轭物（phosphatidylcholine conjugate）。这些代谢产物的活性只有原型药的1%。单次投给放射性标记的依维莫司，可发现80%的放射性物质出现于粪便，仅5%出现于尿液。在尿液和粪便中均未发现药物原型

肾功能（GFR，ml/min）受损时的剂量

20 ~ 50	与肾功能正常时同剂量
10 ~ 20	与肾功能正常时同剂量
<10	与肾功能正常时同剂量

肾脏替代治疗时的剂量

APD/CAPD	透析清除力不详。与肾功能正常时同剂量
HD	透析清除力不详。与肾功能正常时同剂量
HDF/HFD	透析清除力不详。与肾功能正常时同剂量
CAV/VVHD	透析清除力不详。与肾功能正常时同剂量

重要的药物相互作用

与其他药物合用的潜在风险

- 血管紧张素转换酶抑制剂（ACEI）：合用会增加血管性水肿风险
- 抗菌药：红霉素（erythromycin）、克拉霉素（clarithromycin）和泰利霉素（telithromycin）增加本药浓度，应避免与克拉霉素或泰利霉素合用；利福平（rifampicin）降低本药浓度

- 抗抑郁药：与圣约翰草（St John's wort）合用会降低本药浓度
- 抗真菌药：酮康唑（ketoconazole）增加本药浓度。伊曲康唑（itraconazole）、泊沙康唑（posaconazole）和伏立康唑（voriconazole）也可能增加本药浓度，均应避免合用
- 抗精神病药：与氯氮平（clozapine）合用有增加粒细胞缺乏症的风险，应避免合用
- 抗病毒药：阿扎那韦（atazanavir）、达芦那韦（darunavir）、茚地那韦（indinavir）、利托那韦（ritonavir）和沙奎那韦（saquinavir）可能增加本药浓度，均应避免合用；与达沙布韦（dasabuvir）和奥比他韦 - 帕利瑞韦 - 利托那韦复方（ombitasvir-paritaprevir-ritonavir）合用会显著增加本药浓度，应避免合用［译者注：达沙布韦和奥比他韦 - 帕利瑞韦 - 利托那韦复方于2014年年底被美国FDA批准上市，治疗基因1型慢性丙型肝炎病毒（HCV）感染，其商品名为Viekira Pak（中文译名维建乐）］
- 钙通道阻滞剂：与维拉帕米（verapamil）合用时，两药浓度均增加
- 环孢素(ciclosporin)：合用时本药的药 - 时曲线下面积（AUC）会增加168%，药峰浓度（C_{max}）会增加82%
- 细胞毒性药物：与伊马替尼（imatinib）合用会增加本药浓度，应考虑减少本药用量
- 葡萄柚汁（grapefruit juice）：增加本药浓度

用法

溶液配制	-
用法	口服
输注速度	-

其他信息

- 依维莫司与高脂食物同服时，药峰浓度（C_{max}）和药 - 时曲线下面积（AUC）分别下降60%和16%。坚持服用本药（无论是否与进食同时）即可达到稳定的血药浓度
- 全血谷浓度 ≥ 3ng/ml 时，活检证实的急性排斥反应发生率较低。估计药物浓度上限为8ng/ml。若调整药物剂量，4～5日后需要检测药物浓度

依鲁替尼　Ibrutinib

临床应用

酪氨酸激酶抑制剂

- 治疗套细胞淋巴瘤与慢性淋巴细胞白血病
- 治疗华氏巨球蛋白血症

肾功能正常时的剂量

- 套细胞淋巴瘤：560mg，每日 1 次
- 慢性淋巴细胞白血病 / 华氏巨球蛋白血症：420mg，每日 1 次

药代动力学

分子量（Da）	440.5
蛋白结合率（%）	97.3
尿中原型药排泄率（%）	0（代谢产物 <10）
分布容积（L/kg）	10000
半衰期（h）： 正常 / ESRF	（4~13）/ 不变

药物代谢

依鲁替尼主要通过 CYP3A4 介导代谢产生二氢二醇（dihydrodiol），此代谢产物对布鲁顿酪氨酸激酶（Bruton's tyrosine kinase，BTK）的抑制活性大约为依鲁替尼的 1/15。CYP2D6 对依鲁替尼的代谢影响很小。在健康受试者单次口服 ^{14}C 标记的依鲁替尼后，168 小时内约 90% 的放射物可排出，其中大部分（80%）从粪便中排泄，少于 10% 从尿液中排泄。原型的依鲁替尼约占粪便排泄物的 1%，而尿液中无

肾功能（GFR，ml/min）受损时的剂量

30~50	与肾功能正常时同剂量
10~30	与肾功能正常时同剂量。慎用
<10	与肾功能正常时同剂量。慎用

肾脏替代治疗时的剂量

APD/CAPD	可能不被透析清除，与 GFR<10ml/min 时同剂量
HD	可能不被透析清除，与 GFR<10ml/min 时同剂量
HDF/HFD	可能不被透析清除，与 GFR<10ml/min 时同剂量
CAV/VVHD	可能不被透析清除，与 GFR=10~30ml/min 时同剂量

重要的药物相互作用

与其他药物合用的潜在风险

- 抗心律失常药：与胺碘酮（amiodarone）和决奈达隆（dronedarone）合用可能增加本药浓度，应避免合用或减少本药用量
- 抗菌药：与环丙沙星（ciprofloxacin）、克拉霉素（claritrhromycin）、红霉素（erythromycin）和泰利霉素（telithromycin）合用可能增加本药浓度，应避免合用或减少本药用量；与利福平（rifampicin）合用会降低本药浓度，应避免合用
- 抗抑郁药：与圣约翰草（St Johns wort）合用可能降低本药浓度，应避免合用
- 抗癫痫药：与卡马西平（carbamazepine）、磷苯妥英（fosphenytoin）、苯巴比妥（phenobarbital）和苯妥英（phenytoin）合用可能降低本药浓度，应避免合用
- 抗真菌药：与氟康唑（fluconazole）、伊曲康唑（itraconazole）、酮康唑（ketoconazole）和伏立康唑（voriconazole）合用可能增加本药浓度，应避免合用或减少本药用量

- 抗精神病药：与氯氮平（clozapine）合用有增加粒细胞缺乏症的风险
- 抗病毒药：与阿扎那韦（atazanavir）、达芦那韦（darunavir）、呋山那韦（fosamprenavir）、茚地那韦（indinavir）、利托那韦（ritonavir）和沙奎那韦（saquinavir）合用可能增加本药浓度，应避免合用或减少本药用量
- 阿瑞吡坦（aprepitant）：合用可能增加本药浓度，应避免合用或减少本药用量
- 钙通道阻滞剂：与地尔硫䓬（diltiazem）或维拉帕米（verapamil）合用可能增加本药浓度，应避免合用或减少本药用量
- 可比司他（cobicistat）：合用可能增加本药浓度，应避免合用或减少本药用量
- 细胞毒性药物：与克唑替尼（crizotinib）合用可能增加本药浓度，应避免合用或减少本药用量。与伊马替尼（imatinib）合用可能增加本药浓度，应减少本药用量
- 葡萄柚汁（grapefruit）和塞维利亚橙（seville oranges）：应避免合用

用法

溶液配制	-
用法	口服
输注速度	-

其他信息

- 生产商尚无 CCr < 30ml/min 时患者应用本药的资料，建议仅在获益大于风险时使用
- 空腹口服生物利用度为 2.9%，随餐服用时加倍
- 个案报道一名患慢性肾脏病（CKD）并需要暂时进行临时透析的患者，为治疗慢性淋巴细胞白血病而应用常规剂量的依鲁替尼。结果患者的慢性淋巴细胞白血病病情得以控制，同时他的肾功能亦有改善（Aw A, Hellman JM, Birner A, et al. A complex case of ibrutinib treatment for a CLL patient on haemodialysis. Br J Haematol. May 2017: doi:10.1111/ bjh.14718）

7.4 核内调控细胞周期药物

帕博西尼 Palbociclib

临床应用

蛋白激酶抑制剂

- 治疗激素受体阳性、人表皮生长因子受体 2（HER2）阴性的局部晚期或转移性乳腺癌

肾功能正常时的剂量

125mg，每日 1 次，持续 21 日，28 日一个循环

药代动力学

分子量（Da）	447.5
蛋白结合率（%）	85
尿中原型药排泄率（%）	7
分布容积（L/kg）	2583
半衰期（h）：正常 / ESRF	28.8/-

药物代谢

帕博西尼在肝内广泛代谢。主要代谢途径为氧化和磺化（sulphonation），而酰化（acylation）及葡糖苷酸化为次要代谢途径。在粪便和尿液中原型药分别占给药剂量的 2.3% 和 6.9%。在粪便中，帕博西尼的氨基磺酸共轭物是主要的药物成分，占给药剂量的 26%

肾功能（GFR，ml/min）受损时的剂量

30 ~ 50	与肾功能正常时同剂量
<30	只有在获益大于风险时才使用

肾脏替代治疗时的剂量

APD/CAPD	可能不被透析清除。与 GFR<30ml/min 时同剂量
HD	可能不被透析清除。与 GFR<30ml/min 时同剂量
HDF/HFD	可能不被透析清除。与 GFR<30ml/min 时同剂量
CAV/ VVHD	可能不被透析清除。与 GFR<30ml/min 时同剂量

重要的药物相互作用

与其他药物合用的潜在风险

- 抗菌药：克拉霉素（clarithromycin）可能增加本药浓度，应避免合用或减少本药用量；利福平（rifampicin）会降低本药浓度，应避免合用
- 抗抑郁药：圣约翰草（St John's wort）可能降低本药浓度，应避免合用
- 抗癫痫药：卡马西平（carbamazepine）、磷苯妥英（fosphenytoin）、苯妥英（phenytoin）可能降低本药浓度，应避免合用
- 抗真菌药：伊曲康唑（itraconazole）、酮康唑（ketoconazole）、泊沙康唑（posaconazole）、伏立康唑（voriconazole）可能增加本药浓度，应避免合用或减少本药剂量
- 抗精神病药：与氯氮平（clozapine）合用有增加粒细胞缺乏症的风险，应避免合用
- 抗病毒药：茚地那韦（indinavir）、洛匹那韦（lopinavir）、利托那韦（ritonavir）、沙奎那韦（saquinavir）和特拉匹韦（telaprevir）可能增加本药浓度，应避免合用或减少本药剂量
- 细胞毒性药物：恩杂鲁胺（enzalutamide）可能降低本药浓度，应避免合用
- 葡萄柚汁（grapefruit juice）：可能增加本药浓度，应避免合用

用法

溶液配制	-
用法	口服
输注速度	-

其他信息

- 由于缺乏相关资料，严重肾功能受损时慎用本药。只有获益大于风险时才使用，并需密切监测药物毒性

- 对 183 例癌症患者进行了药代动力学研究，其中轻度肾功能受损 73 例 (CCr=60 ~ 90 ml/min)，中度肾功能受损 29 例 (CCr=30 ~ 60 ml/min)，轻度及中度肾功能受损对本药的药物暴露量并无影响

- 本药的口服生物利用度为 46%

瑞博西尼　Ribociclib

临床应用

蛋白激酶抑制剂

● 治疗乳腺癌

肾功能正常时的剂量

每 28 日给药 21 日，给药日 600mg，每日 1 次

药代动力学

分子量（Da）	434.5（琥珀酸盐形式为 552.6）
蛋白结合率（%）	70
尿中原型药排泄率（%）	12.1
分布容积（L/kg）	1090
半衰期（h）：正常 / ESRF	32 / ?

药物代谢

瑞博西尼由 CYP3A4 介导在肝内进行氧化代谢。母体药是循环中的主要成分（占 44%），循环中的主要代谢产物包括 M13（CCI284, N - 羟基化产物）、M4（LEQ803, N- 去甲基化产物）和 M1（次级葡糖苷酸）。瑞博西尼的药物活性主要来源于母体药物，代谢产物的活性可以忽略。原型药在粪便和尿液中分别占药量的 17.3% 和 12.1%。代谢产物 LEQ803 在粪便和尿液中分别占药量的 13.9% 和 3.74%。还有其他许多微量代谢产物也能在粪便和尿液中检出（≤ 2.78%）。瑞博西尼及其代谢产物主要通过粪便排泄（69.1%），少量经过肾随尿液排泄（22.6%）

肾功能（GFR，ml/min）受损时的剂量

30 ~ 50	与肾功能正常时同剂量
<30	与肾功能正常时同剂量。慎用

肾脏替代治疗时的剂量

APD/CAPD	透析清除力不详。与 GFR<30ml/min 时同剂量
HD	透析清除力不详。与 GFR<30ml/min 时同剂量
HDF/HFD	透析清除力不详。与 GFR<30ml/min 时同剂量
CAV/ VVHD	透析清除力不详。与 GFR<30ml/min 时同剂量

重要的药物相互作用

与其他药物合用的潜在风险

● 应避免与强 CYP3A4 抑制剂联合应用，包括（但不限于）如下药物：克拉霉素（clarithromycin）、茚地那韦（indinavir）、伊曲康唑（itraconazole）、酮康唑（ketoconazole）、洛匹那韦（lopinavir）、利托那韦（ritonavir）、奈法唑酮（nefazodone）、奈非那韦（nelfinavir）、泊沙康唑（posaconazole）、沙奎那韦（saquinavir）、特拉匹韦（telaprevir）、泰利霉素（telithromycin）、维拉帕米（verapamil）和伏立康唑（voriconazole）

● 应避免与强 CYP3A4 诱导剂联合应用（合用有可能导致药物暴露量减少及疗效降低），包括（但不限于）如下药物：苯妥英（phenytoin）、利福平（rifampicin）、卡马西平（carbamazepine）和圣约翰草（St John's wort）

● 与治疗指数小（narrow therapeutic index）的药物转运体 P-gp、BCRP、OATP1B1/1B3、OCT1、OCT2、MATE1 及 BSEP 的敏感底物合用时，应十分小心，并监测其毒性。这些药物包括（但不限于）：地高辛（digoxin）、普伐他汀（pravastatin）、

瑞舒伐他汀（rosuvastatin）和二甲双胍（metformin）

- Kisqali（诺华公司生产的瑞博西尼的商品名）应避免与可能延长 QT 间期的药物合用。例如，抗心律失常药，包括（但不限于）：胺碘酮（amiodarone）、丙吡胺（disopyramide）、普鲁卡因胺（procainamide）、奎尼丁（quinidine）和索他洛尔（sotalol）；其他已知会延长 QT 间期的药物，包括（但不限于）：氯喹（chloroquine）、卤泛群（halofantrine）、克拉霉素（clarithromycin）、氟哌啶醇（haloperidol）、美沙酮（methadone）、莫西沙星（moxifloxacin）、匹莫齐特（pimozide）和静脉注射用昂丹司琼（ondansetron）

用法

溶液配制	-
用法	口服
输注速度	-

其他信息

- 可引起 QT 间期延长
- 由于缺乏研究，生产商建议在重度肾功能受损时应慎用本药并密切检测毒性
- 本药含有大豆卵磷脂，因此对花生或大豆过敏的人应避免应用本药
- 肾功能轻度至中度受损时，患者的药代动力学无改变

8. 单克隆抗体抗肿瘤药

利妥昔单抗　Rituximab

临床应用

单克隆抗体（译者注：利妥昔单抗为抗CD20 的人 / 鼠嵌合单克隆抗体）
- 治疗淋巴瘤
- 与其他化疗药物联合治疗弥漫性大 B 细胞非霍奇金淋巴瘤（NHL）
- 治疗慢性淋巴细胞白血病（CLL）
- 治疗类风湿关节炎
- 治疗严重的活动性肉芽肿性多血管炎（韦格纳肉芽肿，GPA）和显微镜下多血管炎（MPA）
- 治疗狼疮性肾炎

肾功能正常时的剂量

静脉用药剂量
- 每周 $375mg/m^2$，治疗 4 周
- 滤泡性淋巴瘤（FL）：$375mg/m^2$，每 2 ~ 3 个月一次，最长治疗 2 年
- CLL：$375mg/m^2$，第一个疗程的当日；$500mg/m^2$，其后每个疗程的第 1 日
- 类风湿关节炎：1g，间隔 2 周给药，共 2 次
- GPA/MPA：$375mg/m^2$，每周 1 次，治疗 4 周
- 狼疮性肾炎：$375mg/m^2$，间隔 2 周给药，用 1 ~ 2 次

皮下注射剂量
- NHL 及 FL：1400mg，用药次数取决于适应证。第一个疗程应该通过静脉给药，并给予配方药物
- 参考当地治疗方案

药代动力学

分子量（Da）	144000
蛋白结合率（%）	无数据
尿中原型药排泄率（%）	无数据
分布容积（L/kg）	无数据
半衰期（h）：正常 / ESRF	（第一次滴注后：76.3；第 4 次滴注后：205.8）/-

药物代谢

利妥昔单抗代谢和清除的相关机制尚未完全清楚。推测最可能的机制是，利妥昔单抗与 B 淋巴细胞结合后经网状内皮系统的调理素作用清除，或被人抗鼠抗体清除，随后在肝内非特异地降解，并从尿液排泄

肾功能（GFR，ml/min）受损时的剂量

20 ~ 50	与肾功能正常时同剂量。谨慎使用
10 ~ 20	与肾功能正常时同剂量。谨慎使用
<10	与肾功能正常时同剂量。谨慎使用

肾脏替代治疗时的剂量

APD/CAPD	可能不被透析清除。谨慎使用
HD	不被透析清除。谨慎使用
HDF/HFD	可能不被透析清除。谨慎使用
CAV/ VVHD	透析清除力不祥。谨慎使用

重要的药物相互作用

与其他药物合用的潜在风险
- 与活疫苗联合应用有增加全身感染的风险，应避免合用

用法

溶液配制	-
用法	静脉滴注，皮下注射
输注速度	首次输注：50mg/h，随后每30分钟增加50mg/h，最终达到400mg/h的最大速度
	随后输注：100mg/h，随后每30分钟增加100mg/h，最终达到400mg/h的最大速度
注释	加到0.9%氯化钠溶液或5%葡萄糖溶液中，稀释成1～4mg/ml，轻柔地颠倒混匀（防止产生泡沫）
	稀释后立即使用。滴注溶液在室温下可稳定12小时
	配制好的溶液放置于2～8℃中，化学稳定性能保持24小时

其他信息

- 在输注利妥昔单抗前，都应给患者甲泼尼龙（methylprednisolone）125mg、对乙酰氨基酚（paracetamol）和抗组胺药

- 平均血清半衰期会随剂量和重复给药次数的增加而延长（首次输注后的半衰期为76.3小时，第4次输注后为205.8小时）。用药后3～6个月仍可在体内检测到本药

- 血管炎的替代治疗方案（非正式观点）：第1日和第14日给予$1g/m^2$，复发或6个月后重复给药

- 高肿瘤负荷或恶性细胞数$>50000/mm^3$的患者，用本药后可能发生严重的细胞因子释放综合征，并可能导致急性肾衰竭，故治疗需谨慎

- 利妥昔单抗已被用于接受移植前患者以减少同种反应性抗体，并被用于治疗局灶节段性肾小球硬化症、混合型冷球蛋白血症、系统性红斑狼疮、原发性系统性血管炎、纯红细胞再生障碍性贫血（PRCA）、溶血尿毒综合征（HUS）和移植后淋巴增殖性疾病（PTLD）[Salama AD, Pusey CD. Drug insight：rituximab in renal disease and transplantation. Nat Clin Pract Nephrol. 2006; 2(4):221-230]

- 已有个案报道，将利妥昔单抗以$375mg/m^2$剂量用于血液透析患者，诱发了威胁生命的高钾血症（可能由肿瘤溶解综合征引起）[Jillella AP, Dainer PM, Kallab AM, et al. Treatment of a patient with end-stage renal disease with Rituximab：pharmacokinetic evaluation suggests Rituximab is not eliminated by hemodialysis. Am J Hematol. 2002 Nov; 71(3):219-222]

曲妥珠单抗 Trastuzumab

临床应用

抗肿瘤药

- 治疗人表皮生长因子受体-2（HER-2）阳性的乳腺癌
- 治疗转移性胃癌

肾功能正常时的剂量

- 起始剂量 4mg/kg，然后每周 2mg/kg
- 或起始剂量 8mg/kg，然后每 3 周 6mg/kg
- 仅用于乳腺癌（皮下注射）：每 3 周 600mg
- 参考当地治疗方案

药代动力学

分子量（Da）	148000 ~ 185000
蛋白结合率（%）	无数据
尿中原型药排泄率（%）	无数据
分布容积（L/kg）	0.044
半衰期（d）：正常 / ESRF	（28 ~ 38）/ 可能不变

药物代谢

曲妥珠单抗很可能被网状内皮系统的调理素作用清除

肾功能（GFR，ml/min）受损时的剂量

20 ~ 50	与肾功能正常时同剂量
10 ~ 20	与肾功能正常时同剂量。谨慎应用
<10	与肾功能正常时同剂量。谨慎应用

肾脏替代治疗时的剂量

APD/CAPD	可能不被透析清除。与 GFR<10ml/min 时同剂量
HD	可能不被透析清除。与 GFR<10ml/min 时同剂量
HDF/HFD	可能不被透析清除。与 GFR<10ml/min 时同剂量
CAV/ VVHD	透析清除力不详。与 GFR= 10 ~ 20ml/min 时同剂量

重要的药物相互作用

与其他药物合用的潜在风险

- 抗精神病药：与氯氮平（clozapine）合用有增加粒细胞缺乏症的风险
- 细胞毒性药物：与柔红霉素（daunorubicin）、多柔比星（doxorubicin）、表柔比星（epirubicin）及伊达比星（idarubicin）合用可能增加心脏毒性风险，在停用本药 28 周内应避免合用
- 疫苗：与活疫苗合用有全身感染风险，应避免合用

用法

溶液配制	150mg 本药溶于 7.2ml 注射用水中
用法	静脉滴注，皮下注射
输注速度	4mg/kg 时滴注 90 分钟以上 2mg/kg 时滴注 30 分钟以上 皮下注射 2 ~ 5 分钟
注释	配制的溶液允许放置 5 分钟 用 250ml 0.9% 氯化钠溶液稀释

其他信息

- 生产商尚无肾功能受损患者应用本药的研究，但由于本药不经肝或肾代谢清除，故应用时可能不需要减量
- 本药可分布于具有 HER-2 抗原的正常细胞、肿瘤细胞及血清
- 骨髓抑制高峰持续 4 周，6 周内恢复
- 本药具有心脏毒性
- 在循环中可能持续存在 27 周

贝伐珠单抗　Bevacizumab

临床应用

单克隆抗体

- 治疗结直肠癌
- 治疗乳腺癌
- 治疗肾细胞癌
- 治疗肺癌
- 治疗卵巢癌、输卵管癌、腹膜癌

肾功能正常时的剂量

- 5 ~ 10mg/kg，每 14 日 1 次；或者 7.5 ~ 15mg/kg，每 3 周 1 次
- 剂量因适应证而异
- 参考当地治疗方案

药代动力学

分子量（Da）	149000
蛋白结合率（%）	无数据
尿中原型药排泄率（%）	无数据
分布容积（L/kg）	0.046
半衰期（d）：	（11 ~ 50，平均
正常 / ESRF	20）/-

药物代谢

给家兔静脉注射单剂 ^{125}I- 贝伐珠单抗对其代谢进行研究，结果表明其代谢特性与那些不与血管内皮生长因子（VEGF）结合的天然 IgG 的结果相似。贝伐珠单抗的代谢和清除与内源性 IgG 类似，主要通过全身包括内皮细胞的蛋白水解作用分解，并非依靠肾和肝清除。IgG 与 FcRn 受体结合保护其不被细胞代谢，呈现出长终末半衰期

肾功能（GFR，ml/min）受损时的剂量

20 ~ 50	慎用。见"其他信息"
10 ~ 20	慎用。见"其他信息"
<10	慎用。见"其他信息"

肾脏替代治疗时的剂量

APD/CAPD	不被透析清除。慎用。见"其他信息"
HD	不被透析清除。慎用。见"其他信息"
HDF/ HFD	不被透析清除。慎用。见"其他信息"
CAV/ VVHD	不被透析清除。慎用。见"其他信息"

重要的药物相互作用

与其他药物合用的潜在风险

- 双膦酸盐类（bisphosphonates）药物：增加颌骨坏死发生的风险
- 细胞毒性药物：避免与帕尼单抗（panitumumab）合用
- 疫苗：与活疫苗合用存在全身感染的风险，应避免合用

用法

溶液配制	-
用法	静脉滴注
输注速度	30 ~ 90 分钟，持续时间取决于患者的耐受性
注释	用 100ml 0.9% 氯化钠溶液稀释
	不要与葡萄糖溶液混合

其他信息

- 有报道显示，此药能使高血压发生率增加
- 因缺乏相关资料，生产商建议谨慎使用此药
- 英国药品和保健产品管理局（Medicines and Healthcare products Regulatory Agency, MHRA）及人类药物委员会（Commission for Human Medicines, CHM）提醒：此药可能增加颌骨坏死风险

- 已有使用此药发生坏死性筋膜炎的报道，如怀疑出现此副作用应中断治疗
- 有高血压病史的患者应用此药发生蛋白尿的风险可能增加，如患者出现肾病综合征范畴的蛋白尿，应中断治疗
- 能延迟伤口愈合

- 有报道称贝伐珠单抗已在一名血液透析患者中应用，剂量为 5mg/kg，每 14 日 滴 注 1 次（Garnier-Viogeat N, Rixe O, Paintaud G, et al. Pharmacokinetics of bevacizumab in haemodialysis. Nephrol Dial Transplant. 2007; 22: 975）

帕尼单抗　Panitumumab

临床应用

单克隆抗体

● 治疗转移性结直肠癌［译者注：帕尼单抗是一种重组人 $IgG_{2\kappa}$ 单克隆抗体，与表皮生长因子受体（EGFR）具有高度亲和力，能竞争抑制表皮生长因子（EGF）等配体与 EGFR 结合，并可进一步使 EGFR 降解，从而使某些表达 EGFR 的人类肿瘤细胞生长受抑］

肾功能正常时的剂量

● 6mg/kg，每 2 周 1 次
● 参考当地治疗方案

药代动力学

分子量（Da）	147000
蛋白结合率（%）	无数据
尿中原型药排泄率（%）	无数据
分布容积（L/kg）	中心 0.042，外周 0.026[1]
半衰期（d）：正常 / ESRF	（3.6 ~ 10.9）/-

药物代谢

本药通过网状内皮系统清除，并内化和降解表皮生长因子受体

肾功能（GFR，ml/min）受损时的剂量

20 ~ 50	与肾功能正常时同剂量。慎用
10 ~ 20	与肾功能正常时同剂量。慎用
<10	与肾功能正常时同剂量。慎用

肾脏替代治疗时的剂量

APD/CAPD	可能不被透析清除。与 GFR<10ml/min 时同剂量
HD	可能不被透析清除。与 GFR<10ml/min 时同剂量
HDF/HFD	可能不被透析清除。与 GFR<10ml/min 时同剂量
CAV/ VVHD	可能不被透析清除。与 GFR=10 ~ 20ml/min 时同剂量

重要的药物相互作用

与其他药物合用的潜在风险

● 细胞毒性药物：避免与贝伐珠单抗（bevacizumab）、氟尿嘧啶（fluorouracil）、伊立替康（irinotecan）和奥沙利铂（oxaliplatin）合用
● 叶酸：避免同时使用
● 活疫苗：避免同时使用

用法

溶液配制	-
用法	静脉滴注
输注速度	30 ~ 90 分钟或以上，取决于剂量和耐受性
注释	用 0.9% 氯化钠溶液稀释至 100ml，本药浓度应不低于 10mg/ml。剂量超过 1000mg 时应该用 0.9% 氯化钠溶液稀释至 150ml
	通过孔径 0.20μm 或 0.22μm 的管路过滤器静脉滴注

其他信息

● 由于缺乏研究，生产商无法提供肾功能受损时使用本药的剂量，尽管肾功能受损并不改变本药的药代动力学
● 已在发生严重腹泻和脱水患者中发现急性肾损伤

参考文献

[1] www.bccancer.bc.ca/.../Panitumumab-mon ograph_1October2011.pdf. Revised 01/11/2016.

阿仑单抗 Alemtuzumab (MabCampath)

临床应用

- 治疗对其他治疗不敏感的慢性淋巴细胞白血病（CLL）
- 肾移植的诱导治疗
- 治疗复发缓解型多发性硬化

肾功能正常时的剂量

3mg 逐渐增加到 30mg，最大剂量为 30mg，每周 3 次

药代动力学

分子量（Da）	150000
蛋白结合率（%）	无数据
尿中原型药排泄率（%）	无数据
分布容积（L/kg）	0.18
半衰期： 　正常 / ESRF	（单次给药：2～32 小时；重复给药：1～14 日）/?

药物代谢

阿仑单抗的代谢途径尚未阐明。此药通过受体介导清除，反复给药会造成外周 CD52 受体损耗，致其清除率下降

肾功能（GFR，ml/min）受损时的剂量

20～50	格外谨慎应用。见"其他信息"
10～20	格外谨慎应用。见"其他信息"
<10	格外谨慎应用。见"其他信息"

肾脏替代治疗时的剂量

APD/CAPD	可能不被透析清除。与 GFR<10ml/min 时同剂量
HD	可能不被透析清除。与 GFR<10ml/min 时同剂量
HDF/HFD	可能不被透析清除。与 GFR<10ml/min 时同剂量
CAV/VVHD	可能不被透析清除。与 GFR=10～20ml/min 时同剂量

重要的药物相互作用

与其他药物合用的潜在风险

- 其他化疗药：在用其他化疗药后 3 周内不用阿仑单抗，反之亦然
- 活疫苗：在用阿仑单抗治疗后 12 个月内避免使用活疫苗

用法

溶液配制	-
用法	静脉滴注
输注速度	2 小时
注释	加到 100ml 0.9% 氯化钠溶液或 5% 葡萄糖溶液中滴注 一旦稀释，即应避光保存，并在 8 小时内使用 通过孔径 5μm 的低蛋白结合过滤器给药

其他信息

- 在使用阿仑单抗前 30 分钟，应给予患者抗组胺药（antihistamine）和对乙酰氨基酚（paracetamol）
- 阿仑单抗用药期间以及停药后 2 个月内，患者应接受抗疱疹病毒及耶氏肺孢子菌肺炎（pneumocystis jiroveci pneumonia）的预防治疗
- 超过 80% 的用阿仑单抗治疗的患者会出现副作用，且通常发生在用药第一周内
- 尚无在肾衰竭患者中应用阿仑单抗治疗慢性淋巴细胞白血病的研究，也不知此时阿仑单抗的排泄情况，所以肾衰竭患者如果必须用药，则需格外谨慎
- 在移植当天和移植后第一天（根据当地治疗方案决定），给肾移植或肾 - 胰腺联合移植患者阿仑单抗 20～30mg，进行诱导治疗

伊匹单抗　Ipilimumab

临床应用

抗肿瘤药

● 治疗先前已进行过治疗的成人晚期
（无法切除或已经转移）黑色素瘤

肾功能正常时的剂量

3mg/kg，每 3 周给药 4 次

药代动力学

分子量（Da）	148000
蛋白结合率（%）	无数据
尿中原型药排泄率（%）	无数据
分布容积（L/kg）	7.22
半衰期（d）：正常 / ESRF	15 / 不变

药物代谢

由于伊匹单抗是蛋白质，故它能被蛋白
酶降解为小分子肽及氨基酸

肾功能（GFR，ml/min）受损时的剂量

20 ~ 50	与肾功能正常时同剂量
10 ~ 20	与肾功能正常时同剂量。需谨慎使用
<10	与肾功能正常时同剂量。需谨慎使用

肾脏替代治疗时的剂量

APD/CAPD	可能不被透析清除。与 GFR<10ml/min 时同剂量
HD	可能不被透析清除。与 GFR<10ml/min 时同剂量
HDF/HFD	可能不被透析清除。与 GFR<10ml/min 时同剂量
CAV/VVHD	可能不被透析清除。与 GFR=10 ~ 20ml/min 时同剂量

重要的药物相互作用

与其他药物合用的潜在风险

● 活疫苗：合用会增加全身感染风险，
应避免合用

用法

溶液配制	-
用法	静脉给药
输注速度	超过 90 分钟
注释	可以不稀释给药，也能用 5% 葡萄糖溶液或 0.9% 氯化钠溶液稀释成 1 ~ 4mg/ml 给药
	通过低蛋白结合的管路过滤器（孔径 0.2 ~ 1.2μm）静脉滴注

其他信息

● 在 GFR<22ml/min 的患者中的用药尚
无研究数据，但是药代动力学参数提
示本药不会发生蓄积

● "美国数据表"（US data sheet）并不
认为重度肾功能受损患者需要减少用
药剂量

● 有一些排斥反应病例与使用伊匹单抗
相关，因其干扰了免疫抑制治疗

奥法木单抗 Ofatumumab

临床应用

IgG$_1$ 单克隆抗体
- 用于慢性淋巴细胞白血病的治疗

肾功能正常时的剂量

- 首次静脉滴注 300mg，后续滴注总剂量 2000mg
- 参考当地治疗方案

药代动力学

分子量（Da）	149 000
蛋白结合率（%）	无数据
尿中原型药排泄率（%）	无数据
分布容积（L/kg）	1.7 ~ 5.1
半衰期（d）： 正常 / ESRF	[1.3 ~ 14（取决于静脉滴注次数）] /-

药物代谢

奥法木单抗是通过与 B 淋巴细胞结合而被蛋白水解酶清除

肾功能（GFR，ml/min）受损时的剂量

30 ~ 50	与肾功能正常时同剂量
10 ~ 30	与肾功能正常时同剂量。需谨慎使用
<10	与肾功能正常时同剂量。需谨慎使用

肾脏替代治疗时的剂量

APD/CAPD	可能不被透析清除。与 GFR<10ml/min 时同剂量
HD	可能不被透析清除。与 GFR<10ml/min 时同剂量
HDF/HFD	可能不被透析清除。与 GFR<10ml/min 时同剂量
CAV/VVHD	可能不被透析清除。与 GFR=10 ~ 30ml/min 时同剂量

重要的药物相互作用

与其他药物合用的潜在反应
- 活疫苗：避免同时使用

用法

溶液配制	-
用法	静脉滴注
输注速度	第一次及第二次滴注：起始速度为 12ml/h；输注过程中，滴注速度每 30 分钟加倍，直至最大速度 200ml/h。若完成第二次全程滴注也未出现严重不良反应，则随后的静脉滴注以 25ml/h 的速度开始，而后每 30 分钟加倍，直至最大速度 400ml/h
注释	以 0.9% 氯化钠溶液稀释至 1000ml 静脉滴注全过程都必须使用管路过滤器

其他信息

- 虽然肾功能受损致 GFR 降至 33ml/min 时，本药的药代动力学仍无明显改变，但是对于 GFR<30ml/min 的患者目前尚缺乏研究
- 本药每 300mg 含 34.8mg 钠，每 2000mg 含 232mg 钠
- 在静脉滴注本药前，均应事先给予对乙酰氨基酚（paracetamol）、抗组胺药和类固醇药物（steroid）预防过敏反应

西妥昔单抗　Cetuximab

临床应用

单克隆抗体

- 在包含伊立替康（irinotecan）的化疗失败后，与伊立替康联合治疗表达表皮生长因子受体（EGFR）的转移性结肠直肠癌
- 治疗头颈部癌

肾功能正常时的剂量

起始剂量 $400mg/m^2$，此后每周 $250mg/m^2$

药代动力学

分子量（Da）	152000
蛋白结合率（%）	无数据
尿中原型药排泄率（%）	极微
分布容积（L/m^2）	1.5 ~ 6.2
半衰期（h）:	（70 ~ 100）/
正常 /ESRF	不变

药物代谢

已经发现几种途径可能参与此抗体代谢，所有这些途径都能将抗体生物降解成小分子的肽或氨基酸

肾功能（GFR，ml/min）受损时的剂量

20 ~ 50	与肾功能正常时同剂量。需谨慎使用
10 ~ 20	与肾功能正常时同剂量。需谨慎使用
<10	与肾功能正常时同剂量。需谨慎使用

肾脏替代治疗时的剂量

APD/CAPD	不被透析清除。与 GFR< 10ml/min 时同剂量
HD	不被透析清除。与 GFR< 10ml/min 时同剂量。见"其他信息"
HDF/HFD	不被透析清除。与 GFR< 10ml/min 时同剂量
CAV/VVHD	不被透析清除。与 GFR= 10 ~ 20ml/min 时同剂量

重要的药物相互作用

与其他药物合用的潜在风险

- 避免与活疫苗同时使用

用法

溶液配制	-
用法	静脉滴注
输注速度	首剂滴注 120 分钟
	之后滴注 60 分钟
	最大滴速不超过 5ml/min
注释	经过孔径 0.2μm 的管路过滤器给药
	滴注过程中过滤器可能堵塞，需及时更换

其他信息

- 可能发生迟发型超敏反应，需提醒患者如果发生应及时告知医师
- 推荐应用本药前预先给予抗组胺药
- 约 2% 使用本药的患者出现肾衰竭
- 至少在静脉滴注西妥昔单抗结束 1 小时后，方可使用伊立替康
- 生产商未提供肾功能受损时的使用剂量
- 有一些案例显示血液透析患者可以应用常规剂量的西妥昔单抗［Thariat J, Azzopardi N, Peyrade F, et al. Cetuximab pharmacokinetics in end-stage kidney disease under hemodialysis. J Clin Oncol. 2008 Sep 1; 26 (25): 4223-4224］

贝伦妥单抗－维多汀　Brentuximab vedotin

临床应用

单克隆抗体

● 治疗霍奇金淋巴瘤
● 治疗系统性间变性大细胞淋巴瘤

肾功能正常时的剂量

1.8mg/kg，每周 3 次，体重为 100kg 以上者需按 100kg 计算

药代动力学

分子量（Da）	153 000
蛋白结合率（%）	68 ~ 82（单甲基澳瑞他汀 E）
尿中原型药排泄率（%）	24（单甲基澳瑞他汀 E）（在尿液和粪便中）
分布容积（L/kg）	6 ~ 10
半衰期（d）：正常 / ESRF	（4 ~ 6）/ 增加

药物代谢

贝伦妥单抗-维多汀系由一个单克隆抗体和单甲基澳瑞他汀 E（monomethyl auristatin E，MMAE）共轭形成。仅一小部分从贝伦妥单抗-维多汀释放的 MMAE 被代谢，主要通过 CYP3A4/5 的氧化作用代谢。MMAE 从粪便（72% 以原型形式）和尿液排泄

肾功能（GFR，ml/min）受损时的剂量

20 ~ 50	起始剂量 1.2mg/kg。慎用
10 ~ 20	起始剂量 1.2mg/kg。慎用
<10	起始剂量 1.2mg/kg。慎用

肾脏替代治疗时的剂量

APD/CAPD	可能不被透析清除。与 GFR<10ml/min 时同剂量
HD	不被透析清除。与 GFR<10ml/min 时同剂量
HDF/HFD	可能不被透析清除。与 GFR<10ml/min 时同剂量
CAV/VVHD	透析清除力不详。与 GFR=10 ~ 20ml/min 时同剂量

重要的药物相互作用

与其他药物合用的潜在风险

● 抗真菌药：与酮康唑（ketoconazole）合用可能增加粒细胞减少症风险
● 抗精神病药：与氯氮平（clozapine）合用增加粒细胞缺乏症风险，应避免合用
● 细胞毒性药物：与博来霉素（bleomycin）合用增加肺毒性，应避免合用

用法

溶液配制	用 10.5ml 注射用水配制
用法	静脉滴注
输注速度	大于 30 分钟
注释	溶于 150ml 0.9% 氯化钠溶液、5% 葡萄糖溶液或乳酸盐林格液中，配制成 0.4 ~ 1.2mg/ml 浓度

其他信息

● 生产商的一项研究发现，在重度肾功能受损（CCr<30ml/min）患者中，MMAE 的暴露量增加了约 1.9 倍，而在轻度、中度肾功能受损患者中并无变化
● 在输注本药前，可能需要给予患者对乙酰氨基酚（paracetamol）或抗组胺药

达雷木单抗　Daratumumab

临床应用

抗 CD38 抗原的人源化 $IgG_{1\kappa}$ 单克隆抗体
- 治疗多发性骨髓瘤

肾功能正常时的剂量

- 最初每周 16mg/kg，然后每 2 周 16mg/kg，再后每 4 周 16mg/kg
- 参考当地治疗方案

药代动力学

分子量（Da）	148000
蛋白结合率（%）	无资料
尿中原型药排泄率（%）	无资料
分布容积（L/kg）	0.06
半衰期（h）：正常 / ESRF	（9～18）/ 不变

药物代谢

无资料

肾功能（GFR，ml/min）受损时的剂量

20～50	与肾功能正常时同剂量
10～20	与肾功能正常时同剂量
<10	与肾功能正常时同剂量

肾脏替代治疗时的剂量

APD/CAPD	可能不被透析清除。与肾功能正常时同剂量
HD	可能不被透析清除。与肾功能正常时同剂量
HDF/HFD	可能不被透析清除。与肾功能正常时同剂量
CAV/VVHD	可能不被透析清除。与肾功能正常时同剂量

重要的药物相互作用

与其他药物合用的潜在风险
- 疫苗：避免与活疫苗同时使用

用法

溶液配制	-
用法	静脉滴注
输注速度	50～200ml/h。见"其他信息"
注释	首次滴注溶于 1000ml 0.9% 氯化钠溶液中，此后溶于 500ml 0.9% 氯化钠溶液中

其他信息

- 生产商未对肾功能不全患者进行用药的研究，但是本药的药代动力学特性提示无须调整剂量
- 应用达雷木单抗前需要事先给予甲基泼尼松龙（methylprednisolone）、对乙酰氨基酚（paracetamol）和口服或静脉注射的抗组胺药
- 达雷木单抗能与红细胞表面的 CD38 低水平结合，导致间接抗人球蛋白试验（Coombs test）阳性。这种阳性可能持续长达 6 个月（从最后一次输注达雷木单抗算起）。应该认识到，与红细胞结合的达雷木单抗可能掩盖患者血清中针对微量抗原的抗体的检测，但是患者的 ABO 血型及 Rh 血型检测不受影响。在开始达雷木单抗治疗前，应对患者进行分类以及基因筛查。按照当地惯例，开始使用达雷木单抗前，应考虑先做表型分析（phenotyping）。红细胞基因分型不受达雷木单抗的影响，可以随时进行
- 达雷木单抗是一种人源化 $IgG_{1\kappa}$ 单克隆抗体，它能被用于检测内源性单克隆丙种球蛋白（M-蛋白）的血清蛋白电泳和免疫固定电泳检验检测到。这种干扰能影响一些 $IgG_{1\kappa}$ 阳性骨髓瘤患者的疾病进展和治疗效应的判断

耐昔妥珠单抗　Necitumumab

临床应用

IgG$_1$ 单克隆抗体

● 治疗局部晚期或转移的表达表皮生长因子受体（EGFR）的鳞状非小细胞肺癌

肾功能正常时的剂量

每 3 周为一个治疗周期，在治疗周期的第 1 日和第 8 日给药 800mg

药代动力学

分子量（Da）	144800
蛋白结合率（%）	无数据
尿中原型药排泄率（%）	无数据
分布容积（L/kg）	6.97
半衰期（h）：	14 / 不变
正常 / ESRF	

药物代谢

耐昔妥珠单抗的代谢途径仅部分被证实，其中包括被摄取到靶细胞后的降解，在肝或网状内皮系统内的蛋白水解，以及非特异性内吞（endocytosis）

肾功能（GFR，ml/min）受损时的剂量

20 ~ 50	与肾功能正常时同剂量
10 ~ 20	与肾功能正常时同剂量
<10	与肾功能正常时同剂量。慎用

肾脏替代治疗时的剂量

APD/CAPD	可能不被透析清除。与 GFR <10ml/min 时同剂量
HD	可能不被透析清除。与 GFR <10ml/min 时同剂量
HDF/HFD	可能不被透析清除。与 GFR <10ml/min 时同剂量
CAV/VVHD	可能不被透析清除。与肾功能正常时同剂量

重要的药物相互作用

与其他药物合用的潜在风险

● 活疫苗：应避免合用

用法

溶液配制	-
用法	静脉滴注
输注速度	超过 60 分钟
注释	以 250ml 0.9% 氯化钠溶液稀释

其他信息

● 在静脉滴注耐昔妥珠单抗时，应备好处理严重输液反应的物品，包括复苏设备
● 生产商尚无严重肾功能受损时应用此药的资料，但是并未建议减少剂量
● CCr 低至 11ml/min 时，耐昔妥珠单抗的药代动力学并无变化
● 血清镁水平的进行性下降常发生（81.3%），并可导致严重的低镁血症（18.7%）
● 每剂耐昔妥珠单抗含 76mg 钠

纳武单抗　Nivolumab

临床应用

单克隆抗体

- 治疗晚期（不可切除或已转移）黑色素瘤、非小细胞肺癌、肾细胞癌、经典霍奇金淋巴瘤、头颈部鳞状细胞癌及尿路上皮癌

肾功能正常时的剂量

- 单药治疗：3mg/kg，每 2 周给药 1 次
- 与伊匹单抗（ipilimumab）合用：最初 4 次为 1mg/kg，每 3 周给药 1 次；然后 3mg/kg，每 2 周给药 1 次

药代动力学

分子量（Da）	143597
蛋白结合率（%）	无数据
尿中原型药排泄率（%）	极少
分布容积（L/kg）	8
半衰期（d）：正常 / ESRF	26.7/-

药物代谢

本药的代谢途径尚未被研究。它可能与内源性 IgG 相似，是通过分解代谢降解为小分子肽和氨基酸

肾功能（GFR，ml/min）受损时的剂量

30 ~ 50	与肾功能正常时同剂量
10 ~ 30	慎用。见"其他信息"
<10	慎用。见"其他信息"

肾脏替代治疗时的剂量

APD/CAPD	可能不被透析清除。与 GFR <10ml/min 时同剂量
HD	可能不被透析清除。与 GFR <10ml/min 时同剂量
HDF/HFD	可能不被透析清除。与 GFR <10ml/min 时同剂量
CAV/VVHD	可能不被透析清除。与 GFR=10 ~ 30ml/min 时同剂量

重要的药物相互作用

与其他药物合用的潜在风险

- 活疫苗：应避免合用

用法

溶液配制	-
用法	静脉滴注
输注速度	超过 60 分钟
注释	通过一个无菌、无致热原、低蛋白结合、孔径 0.2 ~ 1.2μm 的管路（即安装于输液管路上）过滤器进行输液

其他信息

- 由于缺乏资料，生产商建议严重肾功能受损患者慎用本药
- 对轻度 [60ml/（min · 1.73m²）≤ eGFR<90ml/（min · 1.73m²）]、中度 [30ml/（min · 1.73m²）≤ eGFR< 60（min · 1.73m²）]、重度 [15ml/（min · 1.73m²）≤ eGFR ≤ 30ml/（min · 1.73m²）] 肾功能受损患者及肾功能正常患者进行了本药清除率的研究，未发现轻度、中度肾功能受损与肾功能正常者之间存在具有临床意义的差异。重度肾功能受损患者由于资料有限，尚无结论
- 在单药治疗或联合伊匹单抗治疗的患者中，已有出现严重免疫相关性肾炎和肾功能不全的报道。所以，在应用本药时，应该监测患者是否出现肾炎或肾功能不全的相关症状和体征。多数患者常呈无症状性血清肌酐升高

- 个案报道 1 例透析患者应用本药取得了良好效果。尽管此患者经历了高碳酸性呼吸衰竭并进行气管插管，但作者并不认为这与应用本药相关 [Carlo MI, Feldman DR.Response to nivolumab in a patient with metastatic clear cell renal cell carcinoma and end-stage renal disease on dialysis. Eur Urol. 2016; 70(6): 1082-1083]
- 另有 1 例肾移植患者在发生黑色素瘤后接受了本药治疗。在使用本药前，除泼尼松龙（prednisolone）外，患者停用了全部免疫抑制剂。在接受本药首次治疗后，患者即出现了急性肾损伤（AKI）和肾移植失败，从而开始血液透析。由于黑色素瘤进展，患者重新应用本药治疗，使用常规剂量，结果良好（Ong M, Ibrahim AM, Bourassa-Blanchette S, et al.Antitumor activity of nivolumab on hemodialysis-after renal allograft rejection. J Immunother Cancer.2016; 4:64）
- 英国药品和保健产品管理局（MHRA）警告：使用本药存在实质器官移植排斥反应的风险（2017 年 7 月 20 日）

奥滨尤妥珠单抗　Obinutuzumab

临床应用

抗 CD20 单克隆抗体
- 治疗慢性淋巴细胞白血病（CLL）
- 治疗滤泡性淋巴瘤（FL）

肾功能正常时的剂量

CLL
- 疗程 1：28 日疗程的第 1 日 100mg，第 2 日 900mg，第 8 日和第 15 日 1000mg
- 疗程 2~6：28 日疗程的第 1 日 1000mg

FL
- 疗程 1：28 日疗程的第 1 日、第 8 日和第 15 日 1000mg
- 疗程 2~6：28 日疗程的第 1 日 1000mg 或者参考当地治疗方案

药代动力学

分子量（Da）	146100
蛋白结合率（%）	0
尿中原型药排泄率（%）	无数据
分布容积（L/kg）	4.1
半衰期（d）：正常 / ESRF	（26.4~36.8）/ 不变

药物代谢

本药不经过肝代谢。其代谢方式包括线性清除途径和时间依赖的非线性清除途径

肾功能（GFR，ml/min）受损时的剂量

30~50	与肾功能正常时同剂量。见"其他信息"
<30	与肾功能正常时同剂量。慎用。见"其他信息"

肾脏替代治疗时的剂量

APD/CAPD	不被透析清除。与 GFR< 30ml/min 时同剂量
HD	不被透析清除。与 GFR< 30ml/min 时同剂量
HDF/HFD	不被透析清除。与 GFR< 30ml/min 时同剂量
CAV/VVHD	不被透析清除。与 GFR< 30ml/min 时同剂量

重要的药物相互作用

与其他药物合用的潜在风险
- 细胞毒性药物：与苯丁酸氮芥（chlorambucil）或苯达莫司汀（bendamustine）合用可能增加粒细胞缺乏症风险
- 活疫苗：应避免合用

用法

溶液配制	-
用法	静脉滴注
输注速度	25~400mg/h，取决于治疗天数及疗程。参阅"产品特性概述"（SPC）
注释	100mg 用 0.9% 氯化钠溶液 100ml 稀释，900~1000mg 用 0.9% 氯化钠溶液 250ml 稀释

其他信息

- 尽管在中度肾功能受损时本药药代动力学并无变化，但由于尚无 GFR< 30ml/min 的用药研究，故生产商仍不推荐此时用药

- 高 肿 瘤 负 荷（high tumour burden）和（或）循环淋巴细胞计数增加（>25×10⁹/L）和（或）肾功能受损（CCr<70ml/min）的患者，用本药后有发生肿瘤溶解综合征风险，应采取预防措施，包括充分水化及预防性应用拮抗高尿酸血症药物如别嘌醇（allopurinol）或拉布立酶（rasburicase），应在治疗前 12～24 小时开始预防

- 在静脉滴注本药前需要进行预先给药（pre-medication）[译者注：需事先给患者应用糖皮质激素、对乙酰氨基酚（paracetamol）或其他抗组胺药预防过敏反应]
- 心脏病患者慎用本药
- CCr<70ml/min 的患者用药后存在更高的感染风险
- CCr<50ml/min 的患者用药后更易发生致命性不良反应

奥拉单抗　Olaratumab

临床应用

单克隆抗体

● 联合多柔比星（doxorubicin）治疗晚期软组织肉瘤

肾功能正常时的剂量

每 3 周为一个治疗周期，在周期的第 1 日和第 8 日给予 15mg/kg

药代动力学

分子量（Da）	154600
蛋白结合率（%）	0
尿中原型药排泄率（%）	微量
分布容积（L/kg）	7.7
半衰期（d）：正常 / ESRF	11/-

药物代谢

主要通过非特异性蛋白水解酶降解

肾功能（GFR，ml/min）受损时的剂量

30 ~ 50	与肾功能正常时同剂量
<30	与肾功能正常时同剂量。慎用。见"其他信息"

肾脏替代治疗时的剂量

APD/CAPD	不被透析清除。与 GFR<30ml/min 时同剂量
HD	不被透析清除。与 GFR<30ml/min 时同剂量
HDF/HFD	不被透析清除。与 GFR<30ml/min 时同剂量
CAV/VVHD	不被透析清除。与 GFR=30 ~ 50ml/min 时同剂量

重要的药物相互作用

与其他药物合用的潜在风险

● 活疫苗：在奥拉单抗联合多柔比星治疗时，应避免应用活疫苗

用法

溶液配制	-
用法	静脉滴注
输注速度	超过 60 分钟或大剂量应用时不超过 25mg/min
注释	用 250ml 0.9% 氯化钠溶液稀释

其他信息

● 开始治疗前需进行药物事先治疗（pre-treatment）〔译者注：需要事先给予甲基泼尼松龙（methylprednisolone）、对乙酰氨基酚（paracetamol）和口服或静脉注射的抗组胺药以预防过敏反应〕

● 生产商无本药在重度肾功能受损（CCr<30ml/min）时的用药资料。药代动力学数据显示，轻度至中度肾功能受损不需要减少剂量

● 本药不经肾排泄，严重肾功能受损时其药物暴露量并无明显不同 [1]

● 本药 19ml 的小瓶含有 22mg 钠，50ml 的小瓶含有 57mg 钠

参考文献

[1] Butler S. Olaratumab (Lartruvo). Oncology Times. 2017; 39(2): 30.

帕博利珠单抗　Pembrolizumab

临床应用

人源化单克隆抗体
- 治疗晚期黑色素瘤
- 治疗非小细胞肺癌（NSLC）
- 治疗复发或难治性经典霍奇金淋巴瘤
  （cHL）
- 治疗尿路上皮癌

肾功能正常时的剂量

- 既往未治疗的 NSLC，cHL 以及尿路
  上皮癌：200mg，每 3 周 1 次
- 既往治疗过的 NSLC 或黑色素瘤：
  2mg/kg，每 3 周 1 次

药代动力学

分子量（Da）	149000
蛋白结合率（%）	0
尿中原型药排泄率（%）	无数据
分布容积（L/kg）	7.5
半衰期（d）：	25/?
正常 / ESRF	

药物代谢

帕博利珠单抗通过一般蛋白降解途径分解为小分子肽和单个氨基酸，并不依靠新陈代谢来清除

肾功能（GFR，ml/min）受损时的剂量

20 ~ 50	与肾功能正常时同剂量
15 ~ 20	与肾功能正常时同剂量
<15	与肾功能正常时同剂量。慎用。见"其他信息"

肾脏替代治疗时的剂量

APD/CAPD	不被透析清除。与 GFR<15ml/min 时同剂量
HD	不被透析清除。与 GFR <15ml/min 时同剂量
HDF/HFD	可能不被透析清除。与 GFR<15ml/min 时同剂量
CAV/ VVHD	可能不被透析清除。与 GFR=15 ~ 20ml/min 时同剂量

重要的药物相互作用

与其他药物合用的潜在风险
- 疫苗：与活疫苗合用增加全身感染风险，避免合用

用法

溶液配制	-
用法	静脉滴注
输注速度	超过 30 分钟
注释	抽取所需浓缩液容量（最多 4ml，含本药 100mg），转移至 0.9% 氯化钠溶液或 5% 葡萄糖溶液中，配制成 1 ~ 10mg/ml 浓度的稀释液。每个小瓶过量灌装了 0.25 ml（每个小瓶实际容量是 4.25 ml）浓缩液，以保证能抽取足够 4 ml 的容积。轻轻颠倒小瓶混合稀释液（注意不能剧烈摇晃震荡）。使用无菌、无热原、低蛋白结合的孔径为 0.2 ~ 5μm 的管路过滤器或附加过滤器输液

其他信息

- 生产商没有提供严重肾功能受损时使用本药的信息
- 轻度、中度肾功能受损与肾功能正常者对本药的清除在临床上并无重要差别
- 可引起肾炎，治疗期间应监测肾功能
- 有 1 例血液透析患者使用常规剂量的帕博利珠单抗成功地治疗了黑色素瘤（Chang R, Shirai K. Safety and efficacy of pembrolizumab in a patient with advanced melanoma on haemodialysis. BMJ Case Rep. 2016 Sep 22; Epub doi: 10.1136/bcr-2016-216426）

- 1 例器官移植患者接受帕博利珠单抗治疗后发生移植失败（graft failure）及疾病恶化 [Kwatra V, Karanth NV, Priyadarshana K, et al. Pembrolizumab for metastatic melanoma in a renal allograft recipient with subsequent graft rejection and treatment response failure: a case report. J Med Case Rep. 2017; 11(1): 73]
- 英国药品和保健产品管理局（MHRA）警告应用帕博利珠单抗有发生实质器官移植排斥反应的风险（MHRA 20，July 2017）

帕妥珠单抗 Pertuzumab

临床应用

单克隆抗体

● 治疗 HER2 阳性的乳腺癌

肾功能正常时的剂量

负荷剂量 840mg，然后每 3 周 420mg

药代动力学

分子量（Da）	148000
蛋白结合率（%）	无数据
尿中原型药排泄率（%）	无数据
分布容积（L/kg）	5.12
半衰期（d）： 正常 / ESRF	18 / 不变

药物代谢

本药主要通过分解代谢清除

肾功能（GFR，ml/min）受损时的剂量

30 ~ 50	与肾功能正常时同剂量
<30	与肾功能正常时同剂量。 慎用。见"其他信息"

肾脏替代治疗时的剂量

APD/CAPD	不被透析清除。与 GFR< 30ml/min 时同剂量
HD	不被透析清除。与 GFR< 30ml/min 时同剂量
HDF/HFD	不被透析清除。与 GFR< 30ml/min 时同剂量
CAV/ VVHD	不被透析清除。与 GFR< 30ml/min 时同剂量

重要的药物相互作用

与其他药物合用的潜在风险

● 未知

用法

溶液配制	-
用法	静脉滴注
输注速度	30 ~ 60 分钟（依据剂量而定）

其他信息

● 由于缺乏研究，生产商未给重度肾功能受损 (CCr<30ml/min) 患者使用本药的剂量建议

● CCr=27 ~ 244 ml/min 时，帕妥珠单抗的暴露无差异

雷莫芦单抗　Ramucirumab

临床应用

人类单克隆抗体

- 治疗晚期胃癌或胃食管交界区腺瘤、结直肠癌和非小细胞肺癌（NSLC）

肾功能正常时的剂量

- 胃癌或胃食管交界区腺瘤［与紫杉醇（paclitaxel）联合治疗］：在 28 日一个周期的第 1 日和第 15 日时给予 8mg/kg
- 胃癌或胃食管交界区腺瘤（单药治疗）、结直肠癌：8mg/kg，每 2 周 1 次
- NSLC：在 21 日一个周期的第 1 日给予 10mg/kg

药代动力学

分子量（Da）	143600
蛋白结合率（%）	无数据
尿中原型药排泄率（%）	无数据
分布容积（L/kg）	5.4
半衰期（d）：正常 / ESRF	15/?

药物代谢

雷莫芦单抗的代谢尚未被研究。单克隆抗体主要通过分解代谢清除

肾功能（GFR，ml/min）受损时的剂量

29 ~ 50	与肾功能正常时同剂量
15 ~ 29	与肾功能正常时同剂量。慎用
<15	与肾功能正常时同剂量。慎用

肾脏替代治疗时的剂量

APD/CAPD	可能不被透析清除。与 GFR<15ml/min 时同剂量
HD	可能不被透析清除。与 GFR<15ml/min 时同剂量
HDF/HFD	可能不被透析清除。与 GFR<15ml/min 时同剂量
CAV/VVHD	可能不被透析清除。与 GFR=15~29ml/min 时同剂量

重要的药物相互作用

与其他药物合用的潜在风险

- 疫苗：与活疫苗合用有引起全身感染的风险，应避免同时使用

用法

溶液配制	-
用法	静脉滴注
输注速度	超过 60 分钟
注释	加到 250ml 0.9% 氯化钠溶液中。通过孔径 0.22μm 的管路过滤器给药

其他信息

- 尚无肾功能受损时应用本药的正式研究，仅对 CCr=15~30ml/min 的患者做了有限观察
- 药代动力学研究显示，与肾功能正常者相比，CCr 低至 15ml/min 时本药的暴露量并无明显变化
- 建议预先应用抗组胺药
- 有增加尿蛋白量的报道

9. 其他抗肿瘤药

9.1 多发性骨髓瘤治疗药

硼替佐米　Bortezomib

临床应用

蛋白酶体抑制剂

- 治疗已接受至少 1 种方法治疗而疾病仍在进展的多发性骨髓瘤

肾功能正常时的剂量

$1.3mg/m^2$，每周 2 次，连续给药 2 周（即第 1 日、第 4 日、第 8 日、第 11 日给药），之后停药 10 日

药代动力学

分子量（Da）	384.2
蛋白结合率（%）	82.9
尿中原型药排泄率（%）	少量
分布容积（L/kg）	499 ~ 1884
半衰期（h）：	（40 ~ 193）/ 未知
正常 / ESRF	

药物代谢

用人肝微粒体及人 cDNA 表达的（human cDNA-expressed）细胞色素 P_{450} 同工酶进行体外研究发现，硼替佐米主要通过 CYP3A4、CYP2C19、CYP1A2 作用进行氧化代谢。其主要的代谢途径是脱硼化（deboronation），由此形成两个去硼酸化代谢产物，它们随后再经过羟化形成多种代谢产物。去硼酸化的硼替佐米代谢产物无抑制 26S 蛋白酶体的活性

肾功能（GFR，ml/min）受损时的剂量

20 ~ 50	与肾功能正常时同剂量
10 ~ 20	与肾功能正常时同剂量。密切监测，见"其他信息"
<10	可能需减量应用。密切监测

肾脏替代治疗时的剂量

APD/CAPD	可能不被透析清除。与 GFR< 10ml/min 时同剂量
HD	可能不被透析清除。与 GFR< 10ml/min 时同剂量
HDF/HFD	透析清除力不详。与 GFR< 10ml/min 时同剂量
CAV/VVHD	可能不被透析清除。与 GFR=10 ~ 20ml/min 时同剂量

重要的药物相互作用

与其他药物合用的潜在风险

- 抗菌药：利福平（rifampicin）可能降低本药疗效，导致骨髓瘤患者血清单克隆 IgG_λ 增加，应避免合用[1]
- 抗精神病药：避免与氯氮平（clozapine）合用，因能增加粒细胞缺乏风险

用法

溶液配制	用 0.9% 氯化钠溶液 3.5ml 配制
用法	皮下注射，静脉注射
输注速度	3～5 秒
注释	配制后 8 小时内应用

其他信息

- 两次给药至少间隔 72 小时
- 正常剂量曾被用于 GFR=10～30ml/min 的患者，结果发生副作用的风险增加[2]
- 已有试验给 GFR=10～30ml/min 的患者应用硼替佐米 1mg/m^2，其疗效及副作用发生率均与用正常剂量时相似
- 已有报道指出应用硼替佐米时可出现低钾血症、高钾血症、低磷血症及低镁血症
- 在应用硼替佐米时可出现肾功能受损、肾绞痛、蛋白尿、排尿困难、尿频和血尿
- 据报道，已有几例血液透析患者应用了常规剂量的硼替佐米，其中有的患者需要输注血小板
- 有周围神经病变的患者，应用本药可加重其病变

参考文献

[1] Cuny P, Marfaing-Koka A, Lottmann M, et al. Druginteraction between bortezomib andtuberculosistreatment: a case report. Eur J Hosp Pharm. 2014;21:167-169.

[2] Jagannath S, Barlogie B, Berenson JR, et al. Bortezomib in recurrent and/or refractory multiple myeloma. Cancer. 2005; 103(6): 1195-1200.

卡非佐米 Carfilzomib

临床应用

四肽环氧酮蛋白酶体抑制剂
- 治疗多发性骨髓瘤

肾功能正常时的剂量

$20 \sim 56mg/m^2$，根据产品说明书或当地指南

药代动力学

分子量（Da）	719.9
蛋白结合率（%）	97
尿中原型药排泄率（%）	25（作为代谢产物形式）
分布容积（L/kg）	28
半衰期（h）：正常 / ESRF	（<1）/ 不变

药物代谢

卡非佐米主要通过肽酶裂解和环氧化物水解迅速而广泛地代谢。CYP 介导的机制在卡非佐米的总体代谢中发挥次要作用。未发现代谢产物具有生物活性

肾功能（GFR，ml/min）受损时的剂量

20 ~ 50	与肾功能正常时同剂量
10 ~ 20	与肾功能正常时同剂量
<10	与肾功能正常时同剂量

肾脏替代治疗时的剂量

APD/CAPD	可能不被透析清除。与肾功能正常时同剂量
HD	可能不被透析清除。与肾功能正常时同剂量
HDF/HFD	可能不被透析清除。与肾功能正常时同剂量
CAV/VVHD	可能不被透析清除。与肾功能正常时同剂量

重要的药物相互作用

与其他药物合用的潜在风险
- 抗精神病药：避免与氯氮平（clozapine）合用，有增加粒细胞缺乏症的风险

用法

溶液配制	每小瓶用 29ml 注射用水配制
用法	静脉滴注
输注速度	$20 \sim 27mg/m^2$：超过 10 分钟；$20 \sim 56mg/m^2$：超过 30 分钟
注释	如果需要，可以稀释到 $50 \sim 100ml$ 5% 葡萄糖溶液中

其他信息

- 在中度至重度肾功能受损的患者中尚无应用本药的研究
- Ⅲ期临床研究发现，急性肾功能受损在基线肌酐清除率较低的受试者中发生率高于基线肌酐清除率较高的受试者
- 应至少每月或根据临床实践指南要求定期检测肾功能，特别是对基线肌酐清除率较低的患者
- 接受卡非佐米治疗的患者应考虑用抗病毒药进行预防，以降低带状疱疹发生的风险
- 推荐进行血栓预防
- 每小瓶含有 0.3mmol（7mg）钠

枸橼酸伊沙佐米　Ixazomib citrate

临床应用

高选择性可逆性蛋白酶体抑制剂

● 联合来那度胺（lenalidomide）和地塞米松（dexamethasone）治疗多发性骨髓瘤

肾功能正常时的剂量

每周 4mg，在一个疗程（28 日）的第 1 日、第 8 日和第 15 日应用

药代动力学

分子量（Da）	361（以枸橼酸形式为 517.1）
蛋白结合率（%）	99
尿中原型药排泄率（%）	<3.5
分布容积（L/kg）	543
半衰期（d）：正常 / ESRF	9.5/?

药物代谢

枸橼酸伊沙佐米作为前体药物在生理条件下可迅速水解为有生物活性的伊沙佐米（ixazomib），其经多种细胞色素 P_{450} 酶和非 CYP 蛋白介导代谢。在临床相关的伊沙佐米浓度下，用人 cDNA 表达的 CYP 同工酶进行的体外研究显示，无特异性 CYP 同工酶对伊沙佐米的代谢起主要作用，非 CYP 蛋白促进整体代谢。62% 的药物剂量从尿液排泄，22% 从粪便排泄

肾功能（GFR，ml/min）受损时的剂量

30 ~ 50	与肾功能正常时同剂量
10 ~ 30	每周 3mg
<10	每周 3mg

肾脏替代治疗时的剂量

APD/CAPD	不被透析清除。与 GFR<10ml/min 时同剂量
HD	不被透析清除。与 GFR<10ml/min 时同剂量
HDF/HFD	不被透析清除。与 GFR<10ml/min 时同剂量
CAV/VVHD	不被透析清除。与 GFR=10 ~ 30ml/min 时同剂量

重要的药物相互作用

与其他药物合用的潜在风险

● 抗菌药：与利福平（rifampicin）合用会降低本药浓度，应避免合用
● 抗抑郁药：与圣约翰草（St John's wort）合用可能降低本药浓度，应避免合用
● 抗癫痫药：与卡马西平（carbamazepine）、磷苯妥英（fosphenytoin）和苯妥英（phenytoin）合用可能降低本药浓度，应避免合用
● 抗精神病药：与氯氮平（clozapine）合用会增加粒细胞缺乏症风险，应避免合用

用法

溶液配制	-
用法	口服
输注速度	-

其他信息

● 口服生物利用度为 58%
● 严重肾功能受损或需要透析的终末期肾病（ESRD）患者，药 - 时曲线下面积（AUC）比肾功能正常的患者高 38%

沙利度胺 Thalidomide

临床应用

- 与美法仑（melphalan）及泼尼松（prednisone）合用，或与环磷酰胺（cyclophosphamide）及地塞米松（dexamethasone）合用，用于大于 65 岁或不适于大剂量化疗的多发性骨髓瘤患者的初始治疗
- 未获许可证的适应证
  - 麻风结节性红斑
  - 系统性红斑狼疮、阿弗他口腔溃疡、口腔炎、移植物抗宿主病、HIV 相关的消耗综合征（AIDS-associated waste syndrome）、风湿性关节炎及其他急性炎症状态

肾功能正常时的剂量

- 每日 200mg
- 未获许可证的剂量：每日 50～400mg

药代动力学

分子量（Da）	258.2
蛋白结合率（%）	55～66
尿中原型药排泄率（%）	<0.7
分布容积（L/kg）	166
半衰期（h）：正常 / ESRF	（5～7）/ 不变

药物代谢

沙利度胺几乎全部经非酶水解作用代谢。在血浆中约 80% 的沙利度胺为原型药，而在尿液中仅不足 3% 的沙利度胺为原型药。此外，通过非酶代谢过程产生的水解产物 N-（邻羧基苯甲酰基）戊二酰亚胺 [N-(o-carboxybenzoyl) glutarimide] 和邻苯二甲酰异谷氨酰胺（phthaloyl isoglutamine）同样存在于血浆中及尿液中

肾功能（GFR，ml/min）受损时的剂量

20～50	与肾功能正常时同剂量
10～20	与肾功能正常时同剂量
<10	与肾功能正常时同剂量

肾脏替代治疗时的剂量

APD/CAPD	可能不被透析清除。与肾功能正常时同剂量
HD	可能不被透析清除。与肾功能正常时同剂量。
HDF/HFD	不被透析清除。与肾功能正常时同剂量
CAV/ VVHD	透析清除力不详。与肾功能正常时同剂量

重要的药物相互作用

与其他药物合用的潜在风险

- 沙利度胺能增强巴比妥类（barbiturates）、乙醇（alcohol）、氯丙嗪（chlorpromazine）及利血平（reserpine）的作用
- 与其他可导致周围神经病的药物合用需谨慎

用法

溶液配制	-
用法	口服
输注速度	-

其他信息

- 本药大部分不经肾清除，因此肾衰竭患者可应用正常剂量
- 因缺乏研究，生产商建议肾功能受损时应用本药需进行密切监测

- 本药已被用于治疗血液透析患者的尿毒症瘙痒［Silva SR，Viana PC, Lugon NV, et al. Thalidomide for the treatment of uraemic pruritis: a crossover randomised double-blind trial. Nephron. 1994：67(3): 270-273］

- 可引起无法解释的高钾血症［Harris E, Behrens J, Samson D, et al. Use of thalidomide in patients with myeloma and renal failure may be associated with unexplained hyperkalaemia. Br J Haematol. 2003; 122(1): 160-161］

来那度胺 Lenalidomide

临床应用

治疗多发性骨髓瘤、套细胞淋巴瘤和骨髓增生异常综合征

肾功能正常时的剂量

- 骨髓瘤：28 日为一个周期，在每个周期的第 1 ~ 21 日服用，25mg/d；与美法仑（melphelan）合用时每日 10mg
- 套细胞淋巴瘤：28 日为 1 个周期，在每个周期的第 1 ~ 21 日服用，25mg/d
- 骨髓增生异常综合征：起始剂量 10mg，每日 1 次，如果患者有中性粒细胞减少或血小板减少，则减少剂量

药代动力学

分子量（Da）	259.3
蛋白结合率（%）	22.7 ~ 29.2
尿中原型药排泄率（%）	65 ~ 85
分布容积（L/kg）	86
半衰期（h）：正常 / ESRF	3.5/（>9）

药物代谢

来那度胺在体内很少代谢，82% 以原型从尿液排泄。羟基 - 来那度胺和 N- 乙酰基 - 来那度胺分别占排泄量的 4.59% 和 1.83%。来那度胺的肾清除率超过了肾小球滤过率，因此至少在一定程度上存在肾小管主动分泌。大约有 4% 的来那度胺从粪便排泄

肾功能（GFR，ml/min）受损时的剂量

30 ~ 50　骨髓瘤和套细胞淋巴瘤：每日 10mg。如疗效差，2 个周期后增加至每日 15mg
　　　　骨髓增生异常综合征：起始剂量 5mg，每日 1 次

<30　　骨髓瘤和套细胞淋巴瘤：每 48 小时 15mg。如患者无反应，可增加至每日 10mg
　　　骨髓增生异常综合征：起始剂量 2.5mg，每日 1 次

肾脏替代治疗时的剂量

APD/CAPD　可能被透析清除。骨髓瘤和套细胞淋巴瘤：15mg，每周 2 ~ 3 次，或每日 5mg；骨髓增生异常综合征：与 GFR< 30ml/min 时同剂量

HD　　　可能被透析清除。15mg，每周 3 次透析后给药，或每日 5mg；骨髓增生异常综合征：与 GFR< 30ml/min 时同剂量

HDF/HFD　可能被透析清除。15mg，每周 3 次透析后给药，或每日 5mg；骨髓增生异常综合征：与 GFR< 30ml/min 时同剂量

CAV/VVHD　可能被透析清除。与 GFR= 30 ~ 50ml/min 时同剂量

重要的药物相互作用

与其他药物合用的潜在风险

- 抗菌药：克拉霉素（clarithromycin）可能增加本药浓度
- 抗真菌药：伊曲康唑（itraconazole）和酮康唑（ketoconazole）可能增加本药浓度
- 强心苷类（cardiac glycosides）：可能增加地高辛（digoxin）浓度
- 环孢素：环孢素（ciclosporin）可能增加本药浓度

用法

溶液配制	-
用法	口服
输注速度	-

其他信息

- 可能会导致急性肾衰竭，在治疗期间应监测肾功能
- 肾功能受损患者更容易产生副作用

泊马度胺 Pomalidomide

临床应用

治疗多发性骨髓瘤

肾功能正常时的剂量

4mg，每日 1 次，在 28 日一个周期的第 1 ~ 21 日服药

药代动力学

分子量（Da）	273.2
蛋白结合率（%）	12 ~ 44
尿中原型药排泄率（%）	2（加代谢产物为 73%）
分布容积（L/kg）	62 ~ 138
半衰期（h）：正常 / ESRF	［9.5（健康），7.5（骨髓瘤）］/ 无明显改变[1]

药物代谢

本药主要由 CYP1A2 和 CYP3A4 介导在肝内进行代谢，CYP2C19 和 CYP2D6 也起较小作用。健康受试者口服 ^{14}C 标记的本药后，约 73% 和 15% 的放射剂量分别从尿液和粪便排泄，尿液中约 2%、粪便中约 8% 的剂量是泊马度胺原型

肾功能（GFR，ml/min）受损时的剂量

20 ~ 50	与肾功能正常时同剂量
10 ~ 20	与肾功能正常时同剂量
<10	与肾功能正常时同剂量

肾脏替代治疗时的剂量

APD/CAPD	透析可能清除。与肾功能正常时同剂量
HD	透析可清除。与肾功能正常时同剂量
HDF/HFD	透析可清除。与肾功能正常时同剂量
CAV/ VVHD	透析可能清除。与肾功能正常时同剂量

重要的药物相互作用

与其他药物合用的潜在风险
- 抗抑郁药：氟伏沙明（fluvoxamine）会增加本药浓度

用法

溶液配制	-
用法	口服
输注速度	-

其他信息

透析患者应在透析日的透析后服用本药

参考文献

[1] Dimopoulos MA, Leleu X, Palumbo A, et al. Expert panel consensus statement on the optimal use of pomalidomide in relapsed and refractory multiple myeloma. Leukemia. 2014；28(8): 1573-1585.

帕比司他　Panobinostat

临床应用

组蛋白去乙酰酶（histone deacetylase, HDAC）抑制剂

● 治疗复发性和（或）难治性多发性骨髓瘤

肾功能正常时的剂量

在 21 日一个周期的第 1 日、第 3 日、第 5 日、第 8 日、第 10 日和第 12 日，20mg，每日 1 次

药代动力学

分子量（Da）	349.4
蛋白结合率（%）	90
尿中原型药排泄率（%）	<2.5
分布容积（L/kg）	1000
半衰期（h）： 正常 / ESRF	37/-

药物代谢

帕比司他在体内被广泛代谢，其中很大部分在进入体循环前即通过还原、水解、氧化及葡糖苷酸化进行了代谢。氧化代谢并不占主导地位，约 40% 的药物通过此代谢途径清除。CYP3A4 是主要的氧化酶，也有少量 CYP2D6 和 CYP2C19 参与。在血浆中，帕比司他占药物相关暴露量的 6%～9%。帕比司他的全部药理活性均来自母体药。单次口服 ¹⁴C 标记的帕比司他后，29%～51% 的放射活性出现于尿液，44%～77% 的放射活性出现于粪便。尿液中的原型药占给药剂量的 2.5%，粪便中的占给药剂量的 3.5%

肾功能（GFR，ml/min）受损时的剂量

20～50	与肾功能正常时同剂量
10～20	与肾功能正常时同剂量
<10	与肾功能正常时同剂量

肾脏替代治疗时的剂量

APD/CAPD	可能不被透析清除。与肾功能正常时同剂量
HD	可能不被透析清除。与肾功能正常时同剂量
HDF/HFD	可能不被透析清除。与肾功能正常时同剂量
CAV/ VVHD	可能不被透析清除。与肾功能正常时同剂量

重要的药物相互作用

与其他药物合用的潜在风险

● 镇痛药：避免与右美沙芬（dextromethorphan）合用；与美沙酮（methadone）合用可能增加室性心律失常风险，应避免合用

● 抗心律失常药：与胺碘酮（amiodarone）合用能够增加室性心律失常风险，与丙吡胺（disopyramide）合用可能增加室性心律失常风险，均应避免合用

● 抗菌药：与克拉霉素（clarithromycin）和莫西沙星（moxifloxacin）合用会增加室性心律失常风险，应避免合用；避免与利福平（rifampicin）合用

● 抗抑郁药：应避免与圣约翰草（St John's wort）合用

● 抗癫痫药：避免与卡马西平（carbamazepine）、磷苯妥英（fosphenytoin）、苯巴比妥（phenobarbital）、苯妥英（phenytoin）和扑米酮（primidone）合用

● 抗真菌药：酮康唑（ketoconazole）能够增加本药浓度，泊沙康唑（posaconazole）及伏立康唑（voriconazole）可能增加本药浓度，合用时应减少本药剂量；伊曲康唑（itraconazole）可能增加本药浓度，应避免合用

- 抗疟药：与氯喹（chloroquine）合用可能增加室性心律失常风险，应避免合用
- 抗精神病药：避免与匹莫齐特（pimozide）合用
- 抗病毒药：利托那韦（ritonavir）和沙奎那韦（saquinavir）可能增加本药浓度，合用应减少本药剂量
- β受体拮抗药：与索他洛尔（sotalol）合用可能增加室性心律失常风险，应避免合用
- 葡萄柚汁（grapefruit juice）：应避免合用
- 5-HT$_3$ 受体拮抗剂：与格拉司琼（granisetron）及昂丹司琼（ondansetron）合用可能增加室性心律失常风险，应避免合用

用法

溶液配制	-
用法	口服
输注速度	-

其他信息

临床研究曾对 37 例伴有不同程度肾功能受损的晚期实体瘤患者进行了本药的药代动力学研究，以评估肾功能损害对其的影响。根据基线肌酐清除率划分的轻度、中度和重度肾功能受损并没有增加帕比司他在血浆中的暴露量

9.2　未归类的抗肿瘤药

贝沙罗汀　Bexarotene

临床应用

抗肿瘤药

- 治疗皮肤 T 细胞淋巴瘤

肾功能正常时的剂量

300mg/m²，每日 1 次

药代动力学

分子量（Da）	348.5
蛋白结合率（%）	>99
尿中原型药排泄率（%）	<1
分布容积（L/kg）	1[1]
半衰期（h）：正常 / ESRF	（1~3）/ 不变

药物代谢

贝沙罗汀经肝代谢。研究表明，葡糖苷酸化是其重要代谢途径，CYP3A4 在形成氧化代谢产物上起主要作用。贝沙罗汀的代谢产物几无药物学活性。迄今尚无在肾衰竭患者中应用此药的研究，尽管药代动力学研究显示肾在贝沙罗汀排泄上作用甚微

肾功能（GFR，ml/min）受损时的剂量

20~50	与肾功能正常时同剂量
10~20	与肾功能正常时同剂量
<10	与肾功能正常时同剂量。见"其他信息"

肾脏替代治疗时的剂量

APD/CAPD	不被透析清除。与 GFR< 10ml/min 时同剂量
HD	不被透析清除。与 GFR< 10ml/min 时同剂量
HDF/HFD	不被透析清除。与 GFR< 10ml/min 时同剂量
CAV/VVHD	不被透析清除。与肾功能正常时同剂量

重要的药物相互作用

与其他药物合用的潜在风险

- 抗精神病药：避免与氯氮平（clozapine）合用（增加粒细胞缺乏症风险）
- 调节血脂药：吉非贝齐（gemfibrozil）可增加本药浓度，应避免合用

用法

溶液配制	-
用法	口服
输注速度	-

其他信息

尚无肾功能受损患者用本药的研究资料。临床药代动力学研究显示，贝沙罗汀及其代谢产物通过尿液排泄甚少。在所有参与评估的患者中，贝沙罗汀的估算肾清除率小于 1ml/min。有限的资料提示，肾功能受损患者接受贝沙罗汀胶囊（商品名 Targretin 胶囊）治疗时需要严密监测[1]

参考文献

[1] www.ema.europa.eu/docs/en_GB/document_library/EPAR_-Scientific_Discussion/human/000326/WC500034204.pdf

克立他酶 Crisantaspase

临床应用

抗肿瘤药

● 治疗急性淋巴细胞白血病和其他肿瘤
〔译者注：克立他酶是欧文菌源性的左
旋门冬酰胺酶，可用于对大肠杆菌源
性左旋门冬酰胺酶（L-asparaginase）
具有超敏反应的急性淋巴细胞白血病〕

肾功能正常时的剂量

6000U/m² （200U/kg），每周 3 次，持续
3 周或参考当地治疗方案

药代动力学

分子量（Da）	31732
蛋白结合率（%）	无数据
尿中原型药排泄率（%）	极少
分布容积（L/m²）	5
半衰期（h）：正常 / ESRF	（7 ~ 13）/-

药物代谢

无资料

肾功能（GFR，ml/min）受损时的剂量

20 ~ 50	与肾功能正常时同剂量
10 ~ 20	与肾功能正常时同剂量
<10	与肾功能正常时同剂量

肾脏替代治疗时的剂量

APD/CAPD	可能不被透析清除。与肾功能正常时同剂量
HD	可能不被透析清除。与肾功能正常时同剂量
HDF/HFD	可能不被透析清除。与肾功能正常时同剂量
CAV/VVHD	可能不被透析清除。与肾功能正常时同剂量

重要的药物相互作用

与其他药物合用的潜在风险

● 细胞毒性药物：合用会拮抗氨甲蝶呤
（methotrexate）的作用，应在服用氨
甲蝶呤 24 小时后再用本药；可能增
加长春新碱（vincristine）毒性，至少
应在给本药之前 3 ~ 24 小时应用长春
新碱

● 避免与活疫苗合用

用法

溶液配制	用 1 ~ 2ml 0.9% 氯化钠溶液配制
用法	肌内注射，静脉给药，皮下注射
输注速度	-
注释	配制好后 15 分钟内使用

米伐木肽　Mifamurtide

临床应用

抗肿瘤药
- 治疗转移性骨肉瘤

肾功能正常时的剂量

起始剂量 $2mg/m^2$，每周 2 次，12 周后减至每周 1 次

药代动力学

分子量（Da）	1237.5
蛋白结合率（%）	无数据
尿中原型药排泄率（%）	无数据
分布容积（L/kg）	25.9[1]
半衰期（h）：	（1.65～2.45）/
正常 / ESRF	不变

药物代谢

通过网状内皮系统细胞的吞噬作用清除米伐木肽脂质体

肾功能（GFR，ml/min）受损时的剂量

30～50	与肾功能正常时同剂量
10～30	与肾功能正常时同剂量。谨慎使用
<10	与肾功能正常时同剂量。谨慎使用

肾脏替代治疗时的剂量

APD/CAPD	可能不被透析清除。与 GFR<10ml/min 时同剂量
HD	可能不被透析清除。与 GFR<10ml/min 时同剂量
HDF/HFD	可能不被透析清除。与 GFR<10ml/min 时同剂量
CAV/VVHD	可能不被透析清除。与 GFR=10～30ml/min 时同剂量

重要的药物相互作用

与其他药物合用的潜在风险
- 镇痛药：避免与大剂量非甾体抗炎药（NSAIDs）合用
- 环孢素（ciclosporin）：应避免合用
- 糖皮质激素类（corticosteroids）：应避免合用
- 他克莫司（tacrolimus）：应避免合用

用法

溶液配制	50ml 0.9% 氯化钠溶液配制
用法	静脉滴注
输注速度	1 小时
注释	使用提供的过滤器 可进一步稀释到 50ml 0.9% 氯化钠溶液中

其他信息

- 因缺乏相关研究，生产商建议肾功能严重受损患者应慎用本药
- GFR<30ml/min 的患者与健康受试者相比，药代动力学无差异

参考文献

[1] Venkatakrishnan K, Liu Y, Noe D, et al. Total and non-liposome associated muramyl tripeptide-phosphatidyl ethanolamine pharmacokinetics following intravenous infusion of liposomal mifamurtide to healthy adults. Poster presented at the 24th EORTCNCI-AACR Symposium on Molecular Targets and Cancer Therapeutics, Dublin, Ireland, November 6-9, 2012.

米托坦 Mitotane

临床应用

抗肿瘤药

- 治疗晚期或不能手术的肾上腺皮质癌

肾功能正常时的剂量

- 每日 2~3g（严重患者最多每日 6g），分 2~3 次服用。根据米托坦血药浓度调整剂量
- 参考当地治疗方案

药代动力学

分子量（Da）	320
蛋白结合率（%）	6
尿中原型药排泄率（%）	0（10%~25% 以代谢产物形式）
分布容积（L/kg）	很大
半衰期（d）：正常 / ESRF	（18~159）/-

药物代谢

米托坦在肝内及其他组织代谢，以代谢产物形式通过尿液及胆汁排泄。单次给药剂量的 10%~25% 以水溶性代谢产物形式从尿液排泄，1%~17% 以代谢产物形式从粪便排泄

肾功能（GFR，ml/min）受损时的剂量

20~50	谨慎应用。密切监测药物水平
10~20	谨慎应用。密切监测药物水平
<10	避免应用。见"其他信息"

肾脏替代治疗时的剂量

APD/CAPD	不被透析清除。与 GFR<10ml/min 时同剂量
HD	不被透析清除。与 GFR<10ml/min 时同剂量
HDF/HFD	不被透析清除。与 GFR<10ml/min 时同剂量
CAV/VVHD	不被透析清除。与 GFR=10~20ml/min 时同剂量

重要的药物相互作用

与其他药物合用的潜在风险

- 抗凝血药：可能减弱香豆素类（coumarins）的抗凝作用
- 抗精神病药：避免与氯氮平（clozapine）合用（增加粒细胞缺乏症风险）
- 利尿药：避免与螺内酯（spironolactone）合用

用法

溶液配制	-
用法	口服
输注速度	-

其他信息

- 米托坦血浆浓度目标值为 14~20mg/L
- 因为本药缺乏在肾衰竭患者中的应用经验，因此，生产商没有推荐肾衰竭时的用药剂量
- "美国数据表"（US data sheet）认为肾衰竭患者无须减量

三氧化二砷　Arsenic trioxide

临床应用

抗肿瘤药

● 治疗急性早幼粒细胞白血病

肾功能正常时的剂量

● 诱导治疗：每日 150 μg/kg，直至疾病缓解

● 巩固治疗：每日 150μg/kg，每周 5 日，共用 5 周，即 25 次（在诱导治疗后 3~4 周开始）

药代动力学

分子量（Da）	197.8
蛋白结合率（%）	96% 结合到血红蛋白
尿中原型药排泄率（%）	1~8
分布容积（L/kg）	4
半衰期（h）：正常 / ESRF	92/ 增加

药物代谢

放入溶液中后，三氧化二砷立即形成水解产物亚砷酸（arsenious acid，As^{III}），他是三氧化二砷的药理活性形式。三氧化二砷的代谢主要在肝内进行，包括亚砷酸被氧化生成砷酸（arsenic acid，As^{V}），或在甲基转移酶作用下氧化甲基化生成甲基胂酸（monomethylarsonic acid，MMA^{V}）和二甲胂酸（dimethylarsinic acid，DMA^{V}）。大约 15% 的三氧化二砷以 As^{III} 原型从尿中排泄。As^{III} 的甲基化代谢产物（MMA^{V}，DMA^{V}）主要从尿液排泄

肾功能（GFR，ml/min）受损时的剂量

20~50	减量，慎用
10~20	减量，慎用
<10	减量，慎用

肾脏替代治疗时的剂量

APD/CAPD	透析清除力不详。与 GFR< 10ml/min 时同剂量
HD	透析可清除。与 GFR< 10ml/min 时同剂量
HDF/HFD	透析可清除。与 GFR< 10ml/min 时同剂量
CAV/VVHD	透析清除力不详。与 GFR= 10~20ml/min 时同剂量

重要的药物相互作用

与其他药物合用的潜在风险

● 能引起 QT 间期延长的药物：合用需小心

● 抗心律失常药：与胺碘酮（amiodarone）和丙吡胺（disopyramide）合用，会增加室性心律失常风险

● 抗菌药：与红霉素（erythromycin）、左氧氟沙星（levofloxacin）和莫西沙星（moxifloxacin）合用，会增加室性心律失常风险

● 抗抑郁药：与阿米替林（amitriptyline）或氯米帕明（clomipramine）合用，会增加室性心律失常风险

● 抗真菌药：与两性霉素 B 合用会增加室性心律失常风险

● 抗疟药：与哌喹和青蒿醇复方制剂（piperaquine-artenimol）合用会增加室性心律失常风险，应避免合用

● 抗精神病药：与延长 QT 间期的抗精神病药和氟哌啶醇（haloperidol）合用，可增加室性心律失常风险；避免与氯氮平（clozapine）合用，因能增加粒细胞缺乏症风险

● β 受体拮抗药：与索他洛尔（sotalol）合用可增加室性心律失常风险

- 细胞毒性药物：与凡德他尼（van-detanib）合用可增加室性心律失常风险，应避免合用
- 利尿药：如果与乙酰唑胺（acetazol-amide）、袢利尿药或噻嗪类利尿药合用且引起低钾血症时，室性心律失常风险将增加
- 锂（lithium）制剂：增加室性心律失常风险

用法

溶液配制	-
用法	静脉滴注
输注速度	持续 1 ~ 4 小时
注释	用 5% 葡萄糖溶液或 0.9% 氯化钠溶液 100 ~ 250ml 稀释

其他信息

- 由于缺乏资料，生产商建议在肾功能受损时慎用本药
- 肾是该药的主要排泄途径，在肾功能受损时本药会蓄积

- 轻度（CCr=50 ~ 80ml/min）和中度（CCr=30 ~ 50ml/min）肾功能受损患者，As^{III}的血浆清除率不变。重度肾功能受损（CCr<30ml/min）患者，As^{III}的血浆清除率比正常肾功能患者低40%。肾功能受损时 MMA^V 和 DMA^V 的系统暴露量增加，其临床后果并不清楚，未见毒性增加
- 三氧化二砷可引起 QT 间期延长和低钾血症
- 三氧化二砷在其他疾病（如多发性骨髓瘤、急性髓性白血病和骨髓增生异常综合征）中的应用正在被研究
- 用药时需进行强化监测
- 砷主要在肝、肾、心、肺、头发和指甲中贮存。在人体内，三价砷能被甲基化，而后大部分从尿液排泄。若每日给急性早幼粒细胞白血病患者三氧化二砷 0.15mg/kg，连续用药 2 ~ 4 周后，砷在尿液中的排泄大约会增加 4 倍（与基线水平比较）

阿地白介素　Aldesleukin

临床应用

重组人白介素 -2
- 治疗转移性肾细胞癌

肾功能正常时的剂量

- 静脉给药：18×10^6 U / m^2，共 5 日，停用 2~6 日，再给药 5 日，而后停 3 周
- 皮下注射：18×10^6U，共 5 日，停用 2 日。在随后的 3 周内，于每周的第 1 日和第 2 日每日给 18×10^6U，第 3~5 日每日给 9×10^6U，第 6 日和第 7 日停药。在上述 4 周疗程结束 1 周后，再重复上述疗程
- 参考当地治疗方案

药代动力学

分子量（Da）	15315
蛋白结合率（%）	无数据
尿中原型药排泄率（%）	0（主要以氨基酸形式）
分布容积（L/kg）	0.18
半衰期： 　正常 / ESRF	（静脉给药：85 分钟；皮下注射：3~5 小时）/ ?

药物代谢

超过 80% 的阿地白介素分布于血浆。于肾近曲小管细胞中被代谢成氨基酸是其主要清除途径；而经白介素 -2 受体介导摄取，是其第二清除途径

肾功能受损时的剂量 GFR（ml/min）

20~50	慎用
10~20	慎用
<10	慎用

肾脏替代治疗时的剂量

APD/CAPD	不被透析清除。与 GFR<10ml/min 时同剂量
HD	不被透析清除。与 GFR<10ml/min 时同剂量
HDF/HFD	不被透析清除。与 GFR<10ml/min 时同剂量
CAV/VVHD	不被透析清除。与 GFR=10~20ml/min 时同剂量

重要的药物相互作用

与其他药物合用的潜在风险
- 糖皮质激素类：应避免合用
- 细胞毒性药物：应避免与顺铂（cisplatin）、达卡巴嗪（dacarbazine）和长春碱（vinblastine）合用

用法

溶液配制	每小瓶 22×10^6 U 加入注射用水 1.2ml 中
用法	静脉给药，皮下注射
输注速度	24 小时
注释	用含有 1mg/ml（0.1%）人血白蛋白的 5% 葡萄糖溶液稀释

其他信息

- 由于缺乏研究资料，生产商未推荐肾功能受损时的使用剂量
- 在肾功能受损患者中应用，其毒性可能增加
- 生物利用度为 31%~47%
- 可导致血尿素及肌酐升高

奥拉帕尼　Olaparib

临床应用

人多聚（腺苷二磷酸核糖）聚合酶抑制剂
- 治疗铂敏感的复发的 BRCA 突变的高级别浆液性卵巢上皮癌、输卵管癌，或原发性腹膜癌

肾功能正常时的剂量

400mg，每日 2 次，如不能耐受，可减少剂量

药代动力学

分子量（Da）	343.5
蛋白结合率（%）	82
尿中原型药排泄率（%）	15
分布容积（L/kg）	167
半衰期（h）：正常 / ESRF	11.9/-

药物代谢

体外试验显示 CYP3A4 是奥拉帕尼的主要代谢酶。大部分代谢通过氧化反应进行，产生的许多成分随后又与葡糖苷酸或硫酸共轭。给予单次剂量 ^{14}C 标记的奥拉帕尼后，在 7 日的收集期间内 86% 的放射活性被回收，其中 44% 经过尿液排泄，42% 经过粪便排泄。大部分奥拉帕尼是以代谢产物形式排泄

肾功能（GFR，ml/min）受损时的剂量

30 ~ 50	300mg，每日 2 次
10 ~ 30	如果获益大于风险，300mg，每日 2 次
<10	如果获益大于风险，300mg，每日 2 次

肾脏替代治疗时的剂量

APD/CAPD	可能不被透析清除。与 GFR<10ml/min 时同剂量
HD	可能不被透析清除。与 GFR<10ml/min 时同剂量
HDF/HFD	透析清除力不详。与 GFR< 10ml/min 时同剂量
CAV/VVHD	透析清除力不详。与 GFR= 10 ~ 30ml/min 时同剂量

重要的药物相互作用

与其他药物合用的潜在风险
- 抗菌药：与环丙沙星（ciprofloxacin）、克拉霉素（clarithromycin）和红霉素（erythromycin）合用可能增加本药浓度，应避免合用或将奥拉帕尼剂量减少至 150mg、每日 2 次；避免与利福布汀（rifabutin）和利福平（rifampicin）合用
- 抗抑郁药：避免与圣约翰草（St John's wort）合用
- 抗癫痫药：避免与卡马西平（carbamazepine）、苯巴比妥（phenobarbital）和苯妥英（phenytoin）合用
- 抗真菌药：伊曲康唑（itraconazole）能增加本药浓度，氟康唑（fluconazole）也可能增加本药浓度，应避免合用或将奥拉帕尼剂量减少至 150mg、每日 2 次
- 抗精神病药：与氯氮平（clozapine）合用增加粒细胞缺乏症风险，应避免合用
- 抗病毒药：波西普韦（boceprevir）、利托那韦（ritonavir）和特拉匹韦（telaprevir）可能增加本药浓度，应避免合用或将奥拉帕尼剂量减少至 150mg、每日 2 次。应避免与奈韦拉平（nevirapine）合用

- 钙通道阻滞剂：地尔硫草（diltiazem）和维拉帕米（verapamil）可能增加本药浓度，应避免合用或将奥拉帕尼剂量减少至 150mg、每日 2 次
- 可比司他（cobicistat）：可能增加本药浓度，应避免合用或将奥拉帕尼剂量减少至 150mg、每日 2 次
- 葡萄柚汁（grapefruit juice）：应避免合用
- 雌激素类（oestrogens）和孕激素类（progestogens）药物：合用可能减弱避孕效果

用法

溶液配制	-
用法	口服
输注速度	-

其他信息

- 生产商在肾功能受损时应用本药的资料有限，但建议如果获益大于风险仍可应用
- 与肾功能正常患者相比，中度肾功能受损（CCr=30 ~ 50ml/min）患者的药 - 时曲线下面积（AUC）增加 44%，药峰浓度（C_{max}）增加 26%。中度肾功能受损患者应用本药时需调整剂量

维奈托拉　Venetoclax

临床应用

B 细胞淋巴瘤蛋白（B-cell lymphoma protein）选择性抑制剂

● 治疗慢性淋巴细胞白血病

肾功能正常时的剂量

起始剂量每日 20mg，5 周内增加至每日 400mg

药代动力学

分子量（Da）	868.4
蛋白结合率（%）	高度结合
尿中原型药排泄率（%）	<0.1
分布容积（L/kg）	256～321
半衰期（h）：正常 / ESRF	26/?

药物代谢

体外研究表明，维奈托拉主要由 CY-P3A4 介导进行代谢。M27 是其血浆中的主要代谢产物，其对 BCL-2 的抑制活性仅为本药体外活性的 1/58。主要通过粪便排泄（>99.9%；20.8% 为原型药）（译者注：BCL-2 为 B cell lymphoma-2 的缩写，即 B 细胞淋巴瘤蛋白 -2，具有抗细胞凋亡作用）

肾功能（GFR，ml/min）受损时的剂量

30～50	与肾功能正常时同剂量。见"其他信息"
<30	与肾功能正常时同剂量。见"其他信息"

肾脏替代治疗时的剂量

APD/CAPD	可能不被透析清除。与 GFR<30ml/min 时同剂量
HD	可能不被透析清除。与 GFR<30ml/min 时同剂量
HDF/HFD	可能不被透析清除。与 GFR<30ml/min 时同剂量
CAV/ VVHD	可能不被透析清除。与 GFR=30～50ml/min 时同剂量

重要的药物相互作用

与其他药物合用的潜在风险

● 抗菌药：环丙沙星（ciprofloxacin）、克拉霉素（clarithromycin）、红霉素（erythromycin）可能增加本药浓度，合用应减少本药用量；应避免与利福平（rifampicin）合用

● 抗凝血药：应避免与达比加群（dabigatran）合用；合用会增加华法林（warfarin）浓度

● 抗抑郁药：应避免与圣约翰草（St John's wort）合用

● 抗癫痫药：卡马西平（carbamazepine）、磷苯妥英（fosphenytoin）、苯妥英（phenytoin）可能降低本药浓度，应避免合用

● 抗真菌药：氟康唑（fluconazole）、伊曲康唑（itraconazole）、酮康唑（ketoconazole）、泊沙康唑（posaconazole）及伏立康唑（voriconazole）可能增加本药浓度，合用应减少本药用量

● 抗精神病药：氯氮平（clozapine）可增加粒细胞缺乏症风险，应避免合用

● 抗病毒药：依非韦伦（efavirenz）和依曲韦林（etravirine）会降低本药浓度，应避免合用；利托那韦（ritonavir）可增加本药浓度，合用应减少本药剂量

● 波生坦（bosentan）：波生坦可能降低本药浓度，应避免合用

- 钙通道阻滞剂：地尔硫䓬（diltiazem）和维拉帕米（verapamil）可能增加本药浓度，合用时应减少本药剂量
- 强心苷类（cardiac glycosides）应避免与地高辛（digoxin）合用
- 细胞毒性药物：应避免与依维莫司（everolimus）合用
- 葡萄柚汁（grapefruit juice）：应避免合用
- 莫达非尼（modafinil）：可能降低本药浓度，应避免合用
- 西罗莫司（sirolimus）：应避免合用
- 疫苗：避免与活疫苗同时使用

用法

溶液配制	-
用法	口服
输注速度	-

其他信息

- 由于缺乏研究，生产商建议严重肾功能受损时只有获益大于风险才用本药
- 轻度或中度肾功能受损时，维奈托拉的药物暴露量与肾功能正常时类似
- 肾功能减退（CCr<80ml/min）患者，在开始本药治疗和剂量滴定阶段，需要更严格地预防和监测，以降低肿瘤溶解综合征发生的风险。严重肾功能受损患者更易出现肿瘤溶解综合征

二、肿瘤辅助治疗药物

美司钠 Mesna

临床应用

预防异环磷酰胺（ifosfamide）或环磷酰胺（cyclophosphamide）的尿路上皮毒性

肾功能正常时的剂量

剂量和给药时间取决于细胞毒性药物的种类和美司钠的给药途径

药代动力学

分子量（Da）	164.2
蛋白结合率（%）	70
尿中原型药排泄率（%）	32
分布容积（L/kg）	0.65
半衰期（h）：正常 / ESRF	0.3/-

药物代谢

美司钠在肝中被迅速代谢成二硫化物（disulfide）和地美司钠（dimesna）。地美司钠又能在肾中被还原成具有活性的美司钠。本药能以代谢产物和原型 2 种形式从尿液排泄

肾功能（GFR，ml/min）受损时的剂量

20 ~ 50	与肾功能正常时同剂量。见"其他信息"
10 ~ 20	与肾功能正常时同剂量。见"其他信息"
<10	与肾功能正常时同剂量。见"其他信息"

肾脏替代治疗时的剂量

APD/CAPD	透析清除力不详。与 GFR< 10ml/ min 时同剂量
HD	可能被透析清除。与 GFR< 10ml/ min 时同剂量
HDF/HFD	可能被透析清除。与 GFR< 10ml/ min 时同剂量
CAV/VVHD	可能被透析清除。与 GFR= 10 ~ 20ml/min 时同剂量

重要的药物相互作用

与其他药物合用的潜在风险
● 未知

用法

溶液配制	-
用法	口服，静脉注射，静脉滴注
输注速度	静脉注射：超过 15 ~ 30 分钟
	静脉滴注：超过 12 ~ 24 小时
注释	可溶于 0.9% 氯化钠溶液或 5% 葡萄糖溶液中
	美司钠注射液可加入橙汁或可乐中改善适口性后口服

其他信息

● 肾功能受损时的用药剂量来自 Drug Prescribing in Renal Failure, 5th edition, by Aronoff et al
● 尿量应维持在 100ml/h，这是氧氮磷环类（oxazaphosphorine）治疗所需

- 美司钠的剂量依赖于氧氮磷环类药物的使用量，如 GFR<10ml/min 时，氧氮磷环类药物减量至常规剂量的 50%，此时美司钠的用量也应随之减少
- 根据美司钠的药代动力学和作用机制可知，本药在尿路中的有效性取决于肾功能

- 在完全无尿的患者（非常少见）中，环磷酰胺及其代谢产物都不会出现于泌尿道，所以，此时不需要同时应用美司钠。如果存在环磷酰胺或其代谢产物进入泌尿道的可能，就应给予美司钠来预防尿路上皮毒性
- 有限的药代动力学信息提示，美司钠可能被血液透析清除

右丙亚胺 Dexrazoxane

临床应用

- Cardioxane®：用于预防接受多柔比星（doxorubicin）或表柔比星（epirubicin）治疗乳腺癌患者的心脏毒性
- Savene®：治疗由蒽环类（anthracyclines）引起的外渗［译者注：蒽环类药物是一类抗肿瘤抗生素，用于乳腺癌化疗，主要有多柔比星、表柔比星和吡柔比星（pirarubicin）等］

肾功能正常时的剂量

- Cardioxane®：是多柔比星和表柔比星剂量的 10 倍
- Savene®：第 1 日和第 2 日 1000mg/m² （每日最大剂量 2000mg），第 3 日 500mg/m²（每日最大剂量 1000mg）

药代动力学

分子量（Da）	268.3
蛋白结合率（%）	2
尿中原型药排泄率（%）	Cardioxane®：40；Savene®：34 ~ 60
分布容积（L/kg）	0.13 ~ 1.3
半衰期（h）：正常 / ESRF	（Cardioxane®：1 ~ 3.4；Savene®：1.9 ~ 9.1）/ 增加

药物代谢

右丙亚胺在肝和肾中经二氢嘧啶酰胺水解酶（dihydropyrimidine amidohydrolase）水解，生成能够结合金属离子的活性代谢产物。本药经肾以原型药形式排泄

肾功能（GFR，ml/min）受损时的剂量

40 ~ 50	与肾功能正常时同剂量
<40	剂量减半。见"其他信息"

肾脏替代治疗时的剂量

APD/CAPD	可能被透析清除。与 GFR< 40ml/min 时同剂量
HD	可能被透析清除。与 GFR< 40ml/min 时同剂量
HDF/HFD	可能被透析清除。与 GFR< 40ml/min 时同剂量
CAV/VVHD	可能被透析清除。与 GFR< 40ml/min 时同剂量

重要的药物相互作用

与其他药物合用的潜在风险

- 抗癫痫药：可能减少磷苯妥英（fosphenytoin）和苯妥英（phenytoin）的吸收
- 环孢素（ciclosporin）：增加免疫抑制的风险，并增加患淋巴增生性疾病的风险
- 他克莫司（tacrolimus）：增加免疫抑制风险，并增加患淋巴增生性疾病的风险
- 疫苗：与活疫苗合用会增加全身感染的风险，应避免合用

用法

溶液配制	每瓶以 25ml 注射用水配制 Cardioxane®，25ml 稀释剂配制 Savene®
用法	静脉输注
输注速度	Cardioxane®：超过 15 分钟；Savene®：超过 1 ~ 2 小时
注释	Cardioxane®：可再进一步用林格液或乳酸钠溶液稀释至每瓶 25 ~ 100ml

其他信息

● 监测肾功能受损患者的血液毒性
● 中度（CCr=30~50ml/min）至重度（CCr<30ml/min）肾功能受损患者的药物暴露量超过正常受试者的2倍

● 肌酐清除率降低时，右丙亚胺及其活性代谢产物的清除可能会减少

亚叶酸（亚叶酸钙） Folinic acid (calcium folinate)

临床应用

- 亚叶酸救援（folinic acid rescue）
- 在晚期结肠直肠癌治疗中，增强 5-氟尿嘧啶（5-fluorouracil，5-FU）的细胞毒性
- 治疗叶酸缺乏

肾功能正常时的剂量

根据适应证选择剂量

药代动力学

分子量（Da）	511.5
蛋白结合率（%）	54
尿中原型药排泄率（%）	80 ~ 90（以非活性代谢产物形式）
分布容积（L/kg）	17.5
半衰期（min）：正常 / ESRF	（32 ~ 35）/-

药物代谢

亚叶酸是一个外消旋体，其中左旋体 L-5- 甲酰基 - 四氢叶酸盐（L-5-formyl-tetrahydrofolate）及 L-5- 甲酰基 - 四氢叶酸（L-5-formyl-tetrahydrofolic acid）为活性对映异构体。亚叶酸主要在肝内和肠黏膜代谢。生成其主要代谢产物 5- 甲基 - 四氢叶酸（5-methyl-tetrahydrofolic acid，即 5-methyl-THF）。80% ~ 90% 从尿液排泄（5- 和 10- 甲酰基 - 四氢叶酸盐的无活性代谢产物），5% ~ 8% 经粪便排泄

肾功能（GFR，ml/min）受损时的剂量

20 ~ 50	与肾功能正常时同剂量
10 ~ 20	与肾功能正常时同剂量
<10	与肾功能正常时同剂量

肾脏替代治疗时的剂量

APD/CAPD	可能部分清除。与肾功能正常时同剂量
HD	可能部分清除。与肾功能正常时同剂量
HDF/HFD	透析可清除。与肾功能正常时同剂量
CAV/VVHD	可能部分清除。与肾功能正常时同剂量

重要的药物相互作用

与其他药物合用的潜在风险

- 不应与叶酸拮抗剂同时使用，因为这可能抵消叶酸拮抗剂的作用
- 细胞毒性药物：应避免与帕尼单抗（panitumumab）和雷替曲塞（raltitrexed）合用

用法

溶液配制	-
用法	肌内注射，静脉注射，静脉滴注，口服
输注速度	由于亚叶酸溶液含钙，其静脉注射不应超过 160mg/min
注释	静脉滴注：可用 0.9% 氯化钠溶液、5% 葡萄糖溶液或乳酸钠溶液配制

左亚叶酸　Levofolinic acid

临床应用

- 预防氨甲蝶呤（methotrexate）导致的不良反应
- 增强 5- 氟尿嘧啶（5-fluorouracil, 5-FU）治疗晚期结直肠癌的细胞毒性

肾功能正常时的剂量

- 预防氨甲蝶呤导致的不良反应：每 6 小时 7.5mg，共 10 次
- 氨甲蝶呤过量：起始剂量至少为氨甲蝶呤剂量的 50%，见"产品特性概述"（SPC）
  〔译者注：亚叶酸是氨甲蝶呤过量的有效解毒剂。亚叶酸的起始剂量应等于或大于氨甲蝶呤的相对剂量，最高达 75mg，尽快静脉滴注给药。以后每 6 小时肌注 16mg，共 4 次（卫生部合理用药专家委员会. 中国医师药师临床用药指南. 2 版. 重庆：重庆出版社，2014:350）〕
- 结直肠癌：根据治疗方案，见"产品特性概述"（SPC）

药代动力学

分子量（Da）	473.4
蛋白结合率（%）	27
尿中原型药排泄率（%）	20
分布容积（L/kg）	17.5
半衰期（min）：正常 / ESRF	30 /-

药物代谢

有活性的同分异构体左亚叶酸，即 1-5- 甲酰四氢叶酸（1-5-formyltetrahydrofolic acid），在肝内被快速代谢为 5- 甲基四氢叶酸（5-methyltetrahydrofolic acid）

肾功能（GFR，ml/min）受损时的剂量

20 ~ 50	与肾功能正常时同剂量
10 ~ 20	与肾功能正常时同剂量
<10	与肾功能正常时同剂量

肾脏替代治疗时的剂量

APD/CAPD	可能部分被透析清除。与肾功能正常时同剂量
HD	可能部分被透析清除。与肾功能正常时同剂量
HDF/HFD	可被透析清除。与肾功能正常时同剂量
CAV/VVHD	可能部分被透析清除。与肾功能正常时同剂量

重要的药物相互作用

与其他药物合用的潜在风险

- 抗癫痫药：可能降低磷苯妥英（fosphenytoin）、苯妥英（phenytoin）、扑米酮（primidone）和苯巴比妥（phenobarbital）水平
- 细胞毒性药物：避免与雷替曲塞（raltitrexed）合用
- 不应与叶酸拮抗剂合用，否则可能破坏叶酸拮抗剂的作用

用法

溶液配制	-
用法	肌内注射，静脉注射，静脉滴注
输注速度	用于氨甲蝶呤过量时为 160mg/min
注释	静脉滴注时使用 0.9% 氯化钠溶液或 5% 葡萄糖溶液稀释

其他信息

静脉给予相同摩尔剂量（same molar dose）的活性异构体左亚叶酸二钠（disodium levofolinate）、左亚叶酸钙（calcium levofolinate）及外消旋亚叶酸二钠（racemate disodium folinate），而后检测血浆左亚叶酸及其主要活性代谢产物 5-甲基四氢叶酸的浓度，可发现这些活性异构体间具有生物等效性

第十四部分

镇痛药

一、非甾体抗炎药

1. 解热镇痛药

阿司匹林　Aspirin

临床应用

非甾体抗炎药（NSAIDs）

- 镇痛和解热
- 预防脑血管病和心肌梗死

肾功能正常时的剂量

- 镇痛：300 ~ 900mg，每 4 小时 1 次，口服
- 在紧急情况下，每日最大剂量 4g
- 直肠给药：450 ~ 900mg，每 4 小时 1 次
- 预防脑血管病和心肌梗死：每日 75 ~ 300mg，口服

药代动力学

分子量（Da）	180.2
蛋白结合率（%）	80 ~ 90
尿中原型药排泄率（%）	2（酸性尿）； 30（碱性尿）
分布容积（L/kg）	0.1 ~ 0.2
半衰期（h）： 正常 / ESRF	（2 ~ 3）/不变

药物代谢

口服后，非离子化的阿司匹林在胃和肠道吸收。部分阿司匹林在肠壁水解成水杨酸盐。一旦被吸收，阿司匹林即被迅速转换成水杨酸盐，但是在口服药物后的最初 20 分钟内，阿司匹林是血浆中存在的主要药物形式。阿司匹林和水杨酸盐均有药理学活性，然而只有阿司匹林具有抗血小板作用。水杨酸盐与血浆蛋白广泛结合，并迅速分布到全身各部位。

水杨酸盐主要通过肝代谢清除，其代谢产物包括水杨尿酸（salicyluric acid）、水杨基酚葡糖苷酸（salicyl phenolic glucuronide）、水杨酰葡糖苷酸（salicylic acyl glucuronide）、龙胆酸（gentisic acid）和龙胆尿酸（gentisuric acid）。主要代谢产物水杨尿酸和水杨基酚葡糖苷酸容易饱和，其酶促反应遵循米氏动力学（Michaelis-Menten kinetics）方程。为此，稳态的血浆水杨酸盐浓度增加与药物剂量不成比例。水杨酸盐也能以原型从尿液排泄，以此种途径排泄的药物随用药剂量增加而增加，并受尿 pH 影响，大约 30% 的药物从碱性尿中排泄，而只有 2% 的药物从酸性尿中排泄。肾的排泄包括肾小球滤过、肾小管主动分泌和肾小管被动重吸收

肾功能（GFR，ml/min）受损时的剂量

20 ~ 50	与肾功能正常时同剂量。见"其他信息"
10 ~ 20	与肾功能正常时同剂量。见"其他信息"
<10	与肾功能正常时同剂量。见"其他信息"

肾脏替代治疗时的剂量

APD/CAPD	透析可清除。与肾功能正常时同剂量
HD	透析可清除。与肾功能正常时同剂量
HDF/HFD	透析可清除。与肾功能正常时同剂量

CAV/VVHD 透析可清除。与肾功能正常时同剂量

重要的药物相互作用

与其他药物合用的潜在风险

- 血管紧张素转换酶抑制剂（ACEI）和血管紧张素 AT_1 受体拮抗剂：拮抗降压作用，增加肾毒性和高钾血症风险
- 镇痛药：因能增加副作用，故应避免 2 种或更多的非甾体抗炎药（NSAIDs，阿司匹林包括在内）联合应用；应避免与酮咯酸（ketorolac）合用，因能增加副作用和出血风险
- 抗菌药：与喹诺酮类（quinolones）合用，可能增加惊厥风险
- 抗凝血药：能增强香豆素类（coumarins）的抗凝作用；与肝素类（heparins）和香豆素类合用，可能增加出血风险
- 抗抑郁药：与选择性 5-HT 再摄取抑制剂（SSRIs）和文拉法辛（venlafaxine）合用，能增加出血风险
- 抗糖尿病药：磺脲类（sulphonylureas）作用可被增强
- 抗癫痫药：可能增加苯妥英（phenytoin）浓度
- 抗病毒药：与齐多夫定（zidovudine）合用可增加血液系统毒性；利托那韦（ritonavir）可能增加本药浓度
- 环孢素（ciclosporin）：可能增强肾毒性

- 细胞毒性药物：可减少氨甲蝶呤（methotrexate）排泄；与厄洛替尼（erlotinib）合用可增加出血风险
- 利尿药：增加肾毒性风险；合用会拮抗利尿药的利尿作用，与保钾利尿药合用可出现高钾血症；乙酰唑胺（acetazolamide）与大剂量阿司匹林合用，其毒性风险将增加
- 锂（lithium）制剂：减少锂排泄
- 己酮可可碱（pentoxifylline）：增加出血风险
- 他克莫司（tacrolimus）：增加肾毒性风险

用法

溶液配制	-
用法	口服
输注速度	-

其他信息

- 镇痛和解热剂量的阿司匹林，最好不用于肾功能受损者，尤其是严重肾功能受损者
- 抗血小板作用可能增加尿毒症患者的胃肠道和血液系统症状
- 终末期肾病（ESRD）时其蛋白结合程度可能降低

对乙酰氨基酚 Paracetamol

临床应用

镇痛及解热

肾功能正常时的剂量

- 0.5 ~ 1g，每 4 ~ 6 小时 1 次。最大剂量为每日 4g
- 静脉给药：如体重 <50kg，剂量为 15mg/kg

药代动力学

分子量（Da）	151.2
蛋白结合率（%）	20 ~ 30
尿中原型药排泄率（%）	<5
分布容积（L/kg）	1 ~ 2
半衰期（h）：正常 / ESRF（1~4）/ 不变	

药物代谢

对乙酰氨基酚主要在肝内代谢，以葡糖苷酸和硫酸盐共轭物形式从尿液排泄。不到 5% 的对乙酰氨基酚以原型排泄。另外，还有少量对乙酰氨基酚在肝和肾被细胞色素 P_{450} 同工酶（主要是 CYP2E1 和 CYP3A4）作用生成羟化代谢产物 N- 乙酰 - 苯亚胺醌（N-acetylp-benzoquinoneimine）。本药通常通过与谷胱甘肽共轭而解毒，但过量时仍可能导致蓄积而损伤组织

肾功能（GFR，ml/min）受损时的剂量

20 ~ 50	与肾功能正常时同剂量
10 ~ 20	与肾功能正常时同剂量
<10	0.5 ~ 1g，每 6 ~ 8 小时 1 次

肾脏替代治疗时的剂量

APD/CAPD	不被透析清除。与 GFR< 10ml/min 时同剂量
HD	透析可清除。与 GFR< 10ml/min 时同剂量
HDF/HFD	透析可清除。与 GFR< 10ml/min 时同剂量
CAV/ VVHD	透析清除力不详。与肾功能正常时同剂量

重要的药物相互作用

与其他药物合用的潜在风险

- 未知

用法

溶液配制	-
用法	口服，直肠用药，静脉给药
输注速度	15 分钟

其他信息

- 需注意可溶性片剂中的钠含量（1 片约含 18.6 mmol 钠）
- 药物过量时产生的反应性烷基化代谢产物具有肾毒性
- 慢性肾脏病（CKD）5 期时本药代谢产物可能蓄积；CKD5 期时使用正常剂量
- 对于少数 CKD5 期患者，每日最大口服剂量可考虑为 3g
- 静脉给药后 5 ~ 10 分钟即可起效，60 分钟后达到活性峰值（peak activity）

2. 抗风湿、抗炎、镇痛药

萘普生　Naproxen

临床应用

非甾体抗炎药（NSAIDs），镇痛药

肾功能正常时的剂量

- 风湿性疾病：每日 0.5 ~ 1g，分为 1 ~ 2 次服用
- 肌肉骨骼疾病和痛经：起始剂量为 500mg，然后每 6 ~ 8 小时 250mg；最大剂量为每日 1.25g
- 痛风：起始剂量为 750mg，然后每 8 小时 250mg

药代动力学

分子量（Da）	230.3
蛋白结合率（%）	99
尿中原型药排泄率（%）	<1
分布容积（L/kg）	0.16
半衰期（h）：	（12 ~ 15）/
正常 / ESRF	不变

药物代谢

萘普生在肝内广泛代谢为 6-O- 去甲基萘普生（6-O-desmethyl naproxen）。萘普生和 6-O- 去甲基萘普生进一步代谢为各自的酰基葡糖苷酸（acylglucuronide）共轭物。约 95% 的单次给药剂量以原型药、6-O- 去甲基萘普生和它们的共轭物形式从尿液中排泄。少于 5% 从粪便排泄

肾功能（GFR，ml/min）受损时的剂量

20 ~ 50	与肾功能正常时同剂量，但尽量避免应用
10 ~ 20	与肾功能正常时同剂量，但尽量避免应用
<10	与肾功能正常时同剂量，仅在透析时应用。见"其他信息"

肾脏替代治疗时的剂量

APD/CAPD	略微被透析清除。与 GFR< 10ml/min 时同剂量
HD	不被透析清除。与 GFR< 10ml/min 时同剂量
HDF/HFD	透析清除力不详。与 GFR< 10ml/min 时同剂量
CAV/VVHD	略微被透析清除。与 GFR= 10 ~ 20ml/min 时同剂量

重要的药物相互作用

与其他药物合用的潜在风险

- 血管紧张素转换酶抑制剂（ACEI）和血管紧张素 AT_1 受体拮抗剂：拮抗降压作用；增加肾毒性和高钾血症风险
- 镇痛药：避免同时与 2 种或更多的 NSAIDs 合用，包括阿司匹林（aspirin，增加副作用）；避免与酮咯酸（ketorolac）合用（增加副作用和出血的风险）
- 抗菌药：与喹诺酮类（quinolones）合用可能增加惊厥风险
- 抗凝血药：增强香豆素类（coumarins）和苯茚二酮（phenindione）的抗凝作用；与肝素类（heparins）、达比加群（dabigatran）和依度沙班（edoxaban）合用可能增加出血风险，应避免长期与依度沙班合用
- 抗抑郁药：与选择性 5-HT 再摄取抑制剂（SSRIs）和文拉法辛（venlafaxine）合用增加出血风险
- 抗糖尿病药：增强磺脲类（sulphonylureas）的作用

- 抗癫痫药：可能增加苯妥英（phenytoin）的浓度
- 抗病毒药：与齐多夫定（zidovudine）合用增加血液系统毒性风险；利托那韦（ritonavir）可能增加本药浓度
- 环孢素（ciclosporin）：可能增加肾毒性
- 细胞毒性药物：减少氨甲蝶呤（methotrexate）的排泄；与厄洛替尼（erlotinib）合用增加出血风险
- 利尿药：增加肾毒性风险；拮抗利尿作用；与保钾利尿药合用导致高钾血症
- 锂（lithium）制剂：减少锂排泄
- 己酮可可碱（pentoxifylline）：增加出血风险
- 丙磺舒（probenecid）：丙磺舒降低本药排泄
- 他克莫司（tacrolimus）：增加肾毒性风险

用法

溶液配制	-
用法	口服
输注速度	-

其他信息

- 肾功能不全患者有发生药物副作用的中度风险
- NSAIDs 抑制肾前列腺素合成，因此可能干扰肾功能，尤其是原有肾病的患者，故应尽量避免使用；如果无法避免，应在开始用药后 48～72 小时检查血肌酐；如果血肌酐升高，则应停止 NSAIDs 治疗
- 慢性肾脏病（CKD）5 期已透析无尿的患者可应用正常剂量
- 肾移植患者慎用，因能减少肾内自体有效物质（autocoid）的合成

布洛芬　Ibuprofen

临床应用

非甾体抗炎药（NSAIDs），镇痛药

肾功能正常时的剂量

起始剂量为 200～400mg，每日 3～4 次，餐后服用。最大剂量为每日 2.4g

药代动力学

分子量（Da）	206.3
蛋白结合率（%）	90～99
尿中原型药排泄率（%）	1
分布容积（L/kg）	0.14
半衰期（h）：正常 / ESRF	2/ 不变

药物代谢

布洛芬主要以代谢产物及其共轭物形式迅速从尿液排泄。约 1% 以布洛芬原型及 14% 以布洛芬共轭物形式从尿液排泄

肾功能（GFR，ml/min）受损时的剂量

20～50	与肾功能正常时同剂量，但应尽可能避免应用
10～20	与肾功能正常时同剂量，但应尽可能避免应用
<10	与肾功能正常时同剂量，仅在透析时应用

肾脏替代治疗时的剂量

APD/CAPD	不被透析清除。与肾功能正常时同剂量。见"其他信息"
HD	不被透析清除。与肾功能正常时同剂量。见"其他信息"
HDF/HFD	不被透析清除。与肾功能正常时同剂量。见"其他信息"
CAV/VVHD	不被透析清除。与 GFR=10～20ml/min 时同剂量

重要的药物相互作用

与其他药物合用的潜在风险

- 血管紧张素转换酶抑制剂（ACEI）和血管紧张素 AT_1 受体拮抗剂：拮抗降压作用；增加肾毒性和高钾血症风险
- 镇痛药：避免同时与 2 种或更多的 NSAIDs 合用，包括阿司匹林（aspirin）（增加副作用）；避免与酮咯酸（ketorolac）合用（增加副作用和出血风险）；合用可能降低阿司匹林的抗血小板作用
- 抗菌药：与喹诺酮类（quinolones）合用可能增加惊厥风险
- 抗凝血药：能增强香豆素类（coumarins）和苯茚二酮（phenindione）的抗凝作用；可增加肝素类（heparins）、达比加群（dabigatran）和依度沙班（edoxaban）的出血风险，应避免与依度沙班合用
- 抗抑郁药：与选择性 5-HT 再摄取抑制剂（SSRIs）和文拉法辛（venlafaxine）合用，能增加出血风险
- 抗糖尿病药：能增强磺脲类（sulphonylureas）的作用
- 抗癫痫药：可能增加苯妥英（phenytoin）的浓度
- 抗病毒药：与齐多夫定（zidovudine）合用会增加血液系统毒性风险；利托那韦（ritonavir）可能增加本药浓度
- 环孢素（ciclosporin）：可能增强肾毒性
- 细胞毒性药物：合用能减少氨甲蝶呤（methotrexate）的排泄；与厄洛替尼（erlotinib）合用增加出血风险
- 利尿药：增加肾毒性风险；拮抗利尿作用；与保钾利尿药合用增加高钾血症风险

- 锂（lithium）制剂：减少锂排泄
- 己酮可可碱（pentoxifylline）：增加出血风险
- 他克莫司（tacrolimus）增加肾毒性风险

用法

溶液配制	-
用法	口服
输注速度	-

其他信息

- NSAIDs 抑制肾前列腺素合成，因此可能干扰肾功能，尤其是原有肾病的患者，故应尽量避免使用；如果无法避免，应在开始用药后 48～72 小时检查血肌酐；如果血肌酐升高，则应停止 NSAIDs 治疗
- 已无尿的透析患者可按正常剂量用药
- 肾移植患者慎用本药，因能减少肾内自体有效物质（autocoid）的合成

右旋布洛芬　Dexibuprofen

临床应用

非甾体抗炎药（NSAIDs），镇痛药

肾功能正常时的剂量

- 初次使用：每日 600～900mg，分 3 次，餐后服用。
- 最大剂量：每日 1.2g（治疗痛经时每日 900mg）
- 最大单次剂量：400mg（治疗痛经时 300mg）

药代动力学

分子量（Da）	206.3
蛋白结合率（%）	>99
尿中原型药排泄率（%）	82（主要作为无活性代谢产物）
分布容积（L）	10～11
半衰期（h）：正常 / ESRF	（1.6～1.9）/ 不变

药物代谢

右旋布洛芬是布洛芬（ibuprofen）的 S(+)- 对映异构体。在肝内代谢转化（羟基化和羧基化）生成的无药理活性代谢产物全部被排出，主要通过肾排泄（90%），小部分通过胆汁排泄

肾功能（GFR，ml/min）受损时的剂量

20～50	与肾功能正常时同剂量，尽可能避免应用
10～20	与肾功能正常时同剂量，尽可能避免应用
<10	与肾功能正常时同剂量，仅用于透析患者

肾脏替代治疗时的剂量

APD/CAPD	不被透析清除。与 GFR< 10ml/min 时同剂量
HD	不被透析清除。与 GFR< 10ml/min 时同剂量
HDF/HFD	透析清除力不详。与 GFR< 10ml/min 时同剂量
CAV/VVHD	不被透析清除。与 GFR= 10～20ml/min 时同剂量

重要的药物相互作用

与其他药物合用的潜在风险

- 血管紧张素转换酶抑制剂（ACEI）和血管紧张素 AT$_1$ 受体拮抗剂：拮抗降压作用，并增加肾毒性和高钾血症风险
- 镇痛药：避免与 2 种或更多的 NSAIDs，包括阿司匹林（aspirin）合用（增加副作用）；避免与酮咯酸（ketorolac）同用（增加副作用和出血风险）
- 抗菌药：与喹诺酮类（quinolones）合用可能增加惊厥风险
- 抗凝血药：增强香豆素类（coumarins）和苯茚二酮（phenindione）的抗凝作用；与肝素类（heparins）和达比加群（dabigatran）、依度沙班（edoxaban）合用可能增加出血风险，应避免与依度沙班长期合用
- 抗抑郁药：与选择性 5-HT 再摄取抑制剂（SSRIs）和文拉法辛（venlafaxine）合用增加出血风险
- 抗糖尿病药：能增强磺脲类（sulphonylureas）的作用
- 抗癫痫药：可能增加苯妥英（phenytoin）浓度

- 抗病毒药：能增加齐多夫定（zidovu-dine）的血液系统毒性风险；利托那韦（ritonavir）可能增加本药浓度
- 环孢素（ciclosporin）：可能增加肾毒性
- 细胞毒性药物：减少氨甲蝶呤（meth-otrexate）排泄；与厄洛替尼（erlotinib）合用会增加出血风险
- 利尿药：增加肾毒性风险；拮抗利尿药作用；与保钾利尿药合用增加高钾血症风险
- 锂（lithium）制剂：减少锂排泄
- 己酮可可碱（pentoxifylline）：增加出血风险
- 他克莫司（tacrolimus）：增加肾毒性风险

用法

溶液配制	-
用法	口服
输注速度	-

其他信息

- NSAIDs 对肾脏前列腺素合成的抑制可能影响肾功能，尤其在已存在肾病时，所以，如果可能，应避免应用；如必须应用，则在服用 NSAIDs 后 48～72 小时检测血肌酐，如果血肌酐升高，则应停止用药
- 慢性肾脏病（CKD）5 期的透析患者使用常规剂量
- 肾移植患者需慎用此药，可减少肾内自体有效物质（autocoid）的合成

酮洛芬　Ketoprofen

临床应用

非甾体抗炎药（NSAIDs），镇痛药

肾功能正常时的剂量

- 口服：每日 100～200mg，分 2～4 次服用
- 痛经：50mg，每 8 小时 1 次
- 直肠给药：晚上 100mg

药代动力学

分子量（Da）	254.3
蛋白结合率（%）	99
尿中原型药排泄率（%）	<1
分布容积（L/kg）	0.1
半衰期（h）： 正常 / ESRF	（1.5～8）/（5～9）

药物代谢

酮洛芬的生物转化包括两个过程：一个次要（羟基化作用），另一个占主导地位（与葡糖苷酸共轭）。不足 1% 的酮洛芬以药物原型从尿液排泄，而 65%～75% 以葡糖苷酸代谢产物形式从尿液排泄，所以以代谢产物形式经尿液排泄是主要的排泄途径。本药排泄十分迅速，约 50% 的药量在给药后最初 6 小时被清除

肾功能（GFR，ml/min）受损时的剂量

20～50	与肾功能正常时同剂量，如可能应尽量不用
10～20	与肾功能正常时同剂量，如可能应尽量不用
<10	与肾功能正常时同剂量，只用于透析患者

肾脏替代治疗时的剂量

APD/CAPD	可能不被透析清除。与肾功能正常时同剂量。见"其他信息"
HD	可能不被透析清除。与肾功能正常时同剂量。见"其他信息"
HDF/HFD	透析清除力不详。与肾功能正常时同剂量。见"其他信息"
CAV/VVHD	可能不被透析清除。与 GFR=10～20ml/min 时同剂量

重要的药物相互作用

与其他药物合用的潜在风险

- 血管紧张素转换酶抑制剂（ACEI）和血管紧张素 AT_1 受体拮抗剂：拮抗降压作用，增加肾毒性和高钾血症风险
- 镇痛药：避免同时与 2 种或更多的 NSAIDs 合用，包括阿司匹林（aspirin）（增加副作用）；避免与酮咯酸（ketorolac）合用（增加副作用和出血风险）
- 抗菌药：与喹诺酮类（quinolones）合用可能增加惊厥风险
- 抗凝血药：能增强香豆素类（coumarins）和苯茚二酮（phenindione）的抗凝作用；合用可能增加依度沙班（edoxaban）、肝素类（heparins）和达比加群（dabigatran）的出血风险，NSAIDs 应避免长期与依度沙班合用
- 抗抑郁药：与选择性 5-HT 再摄取抑制剂（SSRIs）和文拉法辛（venlafaxine）合用增加出血风险

- 抗糖尿病药：能增强磺脲类（sulpho-nylureas）的作用
- 抗癫痫药：可能增加苯妥英（phenytoin）浓度
- 抗病毒药：与齐多夫定（zidovudine）合用会增加血液系统毒性风险；利托那韦（ritonavir）可能增加本药浓度
- 环孢素（ciclosporin）：可能增强肾毒性
- 细胞毒性药物：减少氨甲蝶呤（methotrexate）的排泄；与厄洛替尼（erlotinib）合用增加出血风险
- 利尿药：增加肾毒性风险；拮抗利尿作用，与保钾利尿药合用增加高钾血症风险
- 锂（lithium）制剂：减少锂排泄
- 己酮可可碱（pentoxifylline）：增加出血风险
- 丙磺舒（probenecid）：丙磺舒能减少本药排泄
- 他克莫司（tacrolimus）：增加肾毒性风险

用法

溶液配制	-
用法	口服，直肠给药
输注速度	-

其他信息

- 可口服与直肠给药联合应用，每日最大剂量为 200mg
- NSAIDs 抑制肾合成前列腺素，因此可能干扰肾功能，尤其是原有肾病的患者，故应尽量避免使用；如果无法避免，应在开始用药后 48～72 小时检查血肌酐；如果血肌酐升高，则应停止 NSAIDs 治疗
- 已无尿的透析患者可按正常剂量用药
- 肾移植患者谨慎用药，因能减少肾内自体有效物质（autocoid）的合成
- NSAIDs 能减弱血小板聚集功能
- 本药与肾病综合征、间质性肾炎、高钾血症和钠潴留的发生相关

右旋酮洛芬　Dexketoprofen

临床应用

非甾体抗炎药（NSAIDs），镇痛药

肾功能正常时的剂量

12.5mg，每4~6小时1次；或25mg，每8小时1次

药代动力学

分子量（Da）	254.3
蛋白结合率（%）	>99
尿中原型药排泄率（%）	<10
分布容积（L/kg）	0.24
半衰期（h）：正常/ESRF	1.65/增加

药物代谢

右旋酮洛芬是酮洛芬（ketoprofen）的S-对映异构体，在肝内发生葡糖苷酸共轭反应后，主要通过肾排泄

肾功能（GFR，ml/min）受损时的剂量

20~50	与肾功能正常时同剂量，要谨慎使用
10~20	与肾功能正常时同剂量，应尽量避免使用
<10	与肾功能正常时同剂量，仅用于透析患者

肾脏替代治疗时的剂量

APD/CAPD	透析可清除。与肾功能正常时同剂量。见"其他信息"
HD	透析可清除。与肾功能正常时同剂量。见"其他信息"
HDF/HFD	透析可清除。与肾功能正常时同剂量。见"其他信息"
CAV/VVHD	透析可清除。与GFR=10~20ml/min时同剂量

重要的药物相互作用

与其他药物合用的潜在风险

- 血管紧张素转换酶抑制剂（ACEI）和血管紧张素AT$_1$受体拮抗剂：拮抗降压作用，并增加肾毒性和高钾血症风险
- 镇痛药：避免与2种或更多的NSAIDs，包括阿司匹林（aspirin）合用（增加副作用）；避免与酮咯酸（ketorolac）同用（增加副作用和出血风险）
- 抗菌药：与喹诺酮类（quinolones）合用可能增加惊厥风险
- 抗凝血药：增强香豆素类（coumarins）和苯茚二酮（phenindione）的抗凝作用；与肝素类（heparins）和达比加群（dabigatran）、依度沙班（edoxaban）合用可能增加出血风险，应避免与依度沙班长期合用
- 抗抑郁药：与选择性5-HT再摄取抑制剂（SSRIs）和文拉法辛（venlafaxine）合用增加出血风险
- 抗糖尿病药：能增强磺脲类（sulphonylureas）作用
- 抗癫痫药：可能增加苯妥英（phenytoin）浓度
- 抗病毒药：能增加齐多夫定（zidovudine）的血液系统毒性风险；利托那韦（ritonavir）可能增加本药浓度
- 环孢素（ciclosporin）：可能增加肾毒性
- 细胞毒性药物：减少氨甲蝶呤（methotrexate）的排泄；与厄洛替尼（erlotinib）合用增加出血风险

- 利尿药：增加肾毒性的风险；拮抗利尿药的作用；与保钾利尿药合用增加高钾血症风险
- 锂（lithium）制剂：减少锂排泄
- 己酮可可碱（pentoxifylline）：增加出血风险
- 丙磺舒（probenecid）：丙磺舒可减少本药排泄
- 他克莫司（tacrolimus）：增加肾毒性风险

用法

溶液配制	-
用法	口服
输注速度	-

其他信息

- NSAIDs 对肾前列腺素合成的抑制可能影响肾功能，尤其在已存在肾病时，所以，如果可能应避免应用；如必须应用，则在服用 NSAIDs 后 48 ~ 72 小时检测血肌酐，如果血肌酐升高，则应停止用药
- 终末期肾病（ESRD）透析患者如果无尿，可使用常规剂量
- 肾移植患者需慎用此药，因此药可减少肾内自体有效物质（autocoid）的合成
- 尿毒症患者有胃肠道出血倾向或尿毒症凝血障碍时，需慎用此药

非诺洛芬　Fenoprofen

临床应用

非甾体抗炎药（NSAIDs），镇痛药

肾功能正常时的剂量

300 ~ 600mg，每日 3 ~ 4 次；最大剂量为每日 3g

药代动力学

分子量（Da）	558.6（钙盐）
蛋白结合率（%）	>99
尿中原型药排泄率（%）	2 ~ 5
分布容积（L/kg）	0.10
半衰期（h）：正常 / ESRF	3/ 不变

药物代谢

给药剂量的 90% 在 24 小时内经尿液排泄，主要以葡糖苷酸共轭物和羟基化非诺洛芬（hydroxylated fenoprofen）葡糖苷酸共轭物形式排出

肾功能（GFR，ml/min）受损时的剂量

20 ~ 50	以小剂量开始，尽可能避免使用
10 ~ 20	以小剂量开始，尽可能避免使用
<10	以小剂量开始，仅用于透析患者

肾脏替代治疗时的剂量

APD/CAPD	可能不被透析清除。以小剂量开始，根据临床效应增加剂量。见"其他信息"
HD	不被透析清除。以小剂量开始，根据临床效应增加剂量。见"其他信息"
HDF/HFD	不被透析清除。以小剂量开始，根据临床效应增加剂量。见"其他信息"
CAV/VVHD	不被透析清除。与 GFR= 10 ~ 20ml/min 时同剂量。见"其他信息"

重要的药物相互作用

与其他药物合用的潜在风险

- 血管紧张素转换酶抑制剂（ACEI）和血管紧张素 AT_1 受体拮抗剂：拮抗降压作用，增加肾毒性和高钾血症风险
- 镇痛药：避免同时使用 2 种或更多的 NSAIDs，包括阿司匹林（aspirin），因能增加副作用；避免与酮咯酸（ketorolac）合用，有增加副作用和出血的风险
- 抗菌药：与喹诺酮类（quinolones）合用有可能增加惊厥风险
- 抗凝血药：能增强香豆素类（coumarins）和苯茚二酮（phenindione）的抗凝作用；能增加肝素类（heparins）、达比加群（dabigatran）和依度沙班（edoxaban）的出血风险，应避免与依度沙班长时间合用
- 抗抑郁药：与选择性 5-HT 再摄取抑制剂（SSRIs）和文拉法辛（venlafaxine）合用可能增加出血风险
- 抗糖尿病药：能增强磺脲类（sulphonylureas）的作用
- 抗癫痫药：可能增加苯妥英（phenytoin）的药物浓度
- 抗病毒药：利托那韦（ritonavir）可能增加本药浓度；与齐多夫定（zidovudine）合用增加血液系统毒性风险
- 环孢素（ciclosporin）：可能增强肾毒性

- 细胞毒性药物：减少氨甲蝶呤（methotrexate）的排泄；与厄洛替尼（erlotinib）合用增加出血风险
- 利尿药：增加肾毒性风险；拮抗利尿作用；与保钾利尿药合用增加高钾血症风险
- 锂（lithium）制剂：减少锂排泄
- 己酮可可碱（pentoxifylline）：增加出血风险
- 他克莫司（tacrolimus）：增加肾毒性风险

用法

溶液配制	-
用法	口服
输注速度	-

其他信息

- 有明显的肾功能受损病史的患者禁用此药
- NSAIDs 抑制肾前列腺素合成，可能会影响肾功能，尤其是原本存在肾病的患者，故尽可能避免使用；如果无法避免，应在开始用药后 48～72 小时检查血肌酐；如果血肌酐升高，应停止 NSAIDs 治疗
- 可能减弱血小板聚集功能
- 肾衰竭透析患者可按正常剂量用药（译者注：此药主要经肾排泄，且透析不能清除，故肾衰竭透析患者仍应遵循"从小量开始，无不良反应且疗效欠佳时，可逐渐加量"的原则用药，以免药物蓄积出现不良反应）
- 肾移植患者慎用本药，因能减少肾内自体有效物质（autocoid）的合成
- 本药与肾病综合征、间质性肾炎、高钾血症和钠潴留发生有关

氟比洛芬　Flurbiprofen

临床应用

非甾体抗炎药（NSAIDs），镇痛药

肾功能正常时的剂量

- 每日 150～200mg，分次服用，急症时增加至每日 300mg
- 痛经：50～100mg，每 4～6 小时 1 次；最大剂量为每日 300mg

药代动力学

分子量（Da）	244.3
蛋白结合率（%）	99
尿中原型药排泄率（%）	<3
分布容积（L/kg）	0.1～0.2
半衰期（h）：	（3～6）/
正常 / ESRF	不变

药物代谢

氟比洛芬主要在肝中（通过 CYP2C9）经过羟基化作用和共轭反应进行代谢，排泄至尿液中。经口服时，氟比洛芬及其 2 个主要代谢产物 2-（2-氟 -4′- 羟基 -4- 联二苯基）丙酸 [2-（2-fluoro-4′-hydroxy-4-biphenylyl）propionic acid] 和 2-（2-氟 -3′- 羟基 -4′- 甲氧基 -4- 联二苯基）丙酸 [2-（2-fluoro-3′-hydroxy-4′-methoxy-4-biphenylyl）propionic acid] 游离型和共轭型的尿排泄率与经直肠给药相似

肾功能（GFR，ml/min）受损时的剂量

20～50	与肾功能正常时同剂量。但尽可能避免使用
10～20	与肾功能正常时同剂量。但尽可能避免使用
<10	与肾功能正常时同剂量。仅在透析时使用

肾脏替代治疗时的剂量

APD/CAPD	几近无法清除。与 GFR<10ml/min 时同剂量。见"其他信息"
HD	几近无法清除。与 GFR<10ml/min 时同剂量。见"其他信息"
HDF/HFD	透析清除力不详。与 GFR<10ml/min 时同剂量。见"其他信息"
CAV/VVHD	几近无法清除。与 GFR=10～20ml/min 时同剂量

重要的药物相互作用

与其他药物合用的潜在风险

- 血管紧张素转换酶抑制剂（ACEI）和血管紧张素 AT_1 受体拮抗剂：拮抗降压作用，增加肾毒性和高钾血症风险
- 镇痛药：应避免与其他 NSAIDs 或阿司匹林（aspirin）合用；避免与酮咯酸（ketorolac）合用（增加副作用和出血风险）
- 抗菌药：与喹诺酮类（quinolones）合用可能增加惊厥风险
- 抗凝血药：能增强香豆素类（coumarins）和苯茚二酮（phenindione）的抗凝作用；可增加肝素类（heparins）、达比加群（dabigatran）和依度沙班（edoxaban）的出血风险，应避免长期与依度沙班合用
- 抗抑郁药：与选择性 5-HT 再摄取抑制剂（SSRIs）和文拉法辛（venlafaxine）合用，能增加出血风险
- 抗糖尿病药：能增强磺脲类（sulphonylureas）的作用
- 抗癫痫药：可能增强苯妥英（phenytoin）的作用

- 抗病毒药：利托那韦（ritonavir）可能增加本药浓度；与齐多夫定（zidovudine）合用能增加血液系统毒性风险
- 环孢素（ciclosporin）：可能增强肾毒性
- 细胞毒性药物：减少氨甲蝶呤（methotrexate）排泄；与厄洛替尼（erlotinib）合用增加出血风险
- 利尿药：增加肾毒性风险；拮抗利尿作用；与保钾利尿药合用增加高钾血症风险
- 锂（lithium）制剂：减少锂排泄
- 己酮可可碱（pentoxifylline）：增加出血风险
- 他克莫司（tacrolimus）：增加肾毒性风险

用法

溶液配制	-
用法	口服
输注速度	-

其他信息

- 据报道，非甾体抗炎药（NSAIDs）能引起各种形式的肾损害，如间质性肾炎、肾病综合征和肾衰竭。已有肾、心脏或肝功能受损的患者用药尤应小心，因为 NSAIDs 可能会导致肾功能恶化
- NSAIDs 对肾前列腺素合成的抑制可能会影响肾功能，尤其对肾病患者。如果可能，这些患者应避免使用NSAIDs；如果不能，则应在 NSAIDs治疗 48～72 小时后检测血清肌酐，肌酐值一旦增高即应停止治疗
- 慢性肾衰竭透析患者已无尿时，可以使用正常剂量
- 肾移植患者应慎用 NSAIDs，因其能减少肾内自体活性物质（autocoid）的合成

吡罗昔康　Piroxicam

临床应用

非甾体抗炎药（NSAIDs），镇痛药

肾功能正常时的剂量

20mg，每日 1 次

药代动力学

分子量（Da）	331.3
蛋白结合率（%）	99
尿中原型药排泄率（%）	<5
分布容积（L/kg）	0.14
半衰期（h）：正常 / ESRF	50/ 不变

药物代谢

吡罗昔康主要由 CYP2C9 介导在肝内代谢，吡罗昔康分子侧链的吡啶环被羟基化，然后再与葡糖苷酸发生共轭。本药主要从尿液排泄，较小部分自粪便排泄。本药经历肠肝循环。不足 5% 的药物以原型从尿液或粪便排泄

肾功能（GFR，ml/min）受损时的剂量

20 ~ 50	与肾功能正常时同剂量。但尽量避免使用
10 ~ 20	与肾功能正常时同剂量。但尽量避免使用
<10	与肾功能正常时同剂量。但仅透析时使用

肾脏替代治疗时的剂量

APD/CAPD	不被透析清除。与 GFR< 10ml/min 时同剂量。见"其他信息"
HD	不被透析清除。与 GFR< 10ml/min 时同剂量。见"其他信息"
HDF/HFD	透析清除力不详。与 GFR< 10ml/min 时同剂量。见"其他信息"
CAV/ VVHD	不被透析清除。与 GFR= 10 ~ 20ml/min 时同剂量

重要的药物相互作用

与其他药物合用的潜在风险

- 血管紧张素转换酶抑制剂（ACEI）与血管紧张素 AT_1 受体拮抗剂：拮抗降压作用；增加肾毒性及高钾血症风险
- 镇痛药：避免同时与 2 种或更多的 NSAIDs 合用，包括阿司匹林（aspirin，增加副作用）；避免与酮咯酸（ketorolac）合用（增加副作用和出血的风险）
- 抗菌药：与喹诺酮类（quinolones）合用可能增加惊厥风险
- 抗凝血药：能增强香豆素类（coumarins）和苯茚二酮（phenindione）的抗凝作用；与肝素类（heparins）或达比加群（dabigatran）合用可能增加出血风险
- 抗抑郁药：与选择性 5-HT 再摄取抑制剂（SSRIs）或文拉法辛（venlafaxine）合用增加出血风险
- 抗糖尿病药：增强磺脲类（sulphonylureas）的作用
- 抗癫痫药：可能增加苯妥英（phenytoin）浓度
- 抗病毒药：与齐多夫定（zidovudine）合用会增加血液系统毒性风险；利托那韦（ritonavir）增加本药浓度
- 环孢素（ciclosporin）：可能增强肾毒性

- 细胞毒性药物：减少氨甲蝶呤（meth-otrexate）排泄；与厄洛替尼（erlotinib）合用能增加出血风险
- 利尿药：增加肾毒性风险；拮抗利尿作用；与保钾利尿药合用导致高钾血症
- 锂（lithium）制剂：减少锂排泄
- 己酮可可碱（pentoxifylline）：增加出血风险
- 他克莫司（tacrolimus）：增加肾毒性风险

用法

溶液配制	-
用法	口服，局部用药
输注速度	-

其他信息

- NSAIDs 抑制肾前列腺素合成，因此可能干扰肾功能，尤其是原有肾病的患者，故应尽量避免使用；如果无法避免，应在开始用药 48~72 小时后检查血肌酐；如果血肌酐升高，则应停止 NSAIDs 治疗
- 慢性肾脏病（CKD）5 期无尿的透析患者可使用正常剂量
- 肾移植患者应慎用本药，因能减少肾内自体有效物质（autocoid）的合成
- 无活性的水溶性代谢产物可能经 HD 或 CAPD 清除

替诺昔康 Tenoxicam

临床应用

非甾体抗炎药（NSAIDs），镇痛药

肾功能正常时的剂量

20mg，每日 1 次

药代动力学

分子量（Da）	337.4
蛋白结合率（%）	99
尿中原型药排泄率（%）	<1（67% 以代谢产物及原型形式）
分布容积（L/kg）	10 ~ 12
半衰期（h）：正常 / ESRF	72/-

药物代谢

本药在肝内经 CYP2C9 介导代谢，生成数种无药理活性的代谢产物，其中主要为 5′- 羟基 - 替诺昔康（5′-hydroxy-tenoxicam）。代谢产物主要从尿液排泄；一些与葡糖苷酸共轭的代谢产物经胆汁排泄

肾功能（GFR，ml/min）受损时的剂量

20 ~ 50	与肾功能正常时同剂量，但如果可能应避免使用
10 ~ 20	与肾功能正常时同剂量，但如果可能应避免使用
<10	与肾功能正常时同剂量，但仅用于透析患者

肾脏替代治疗时的剂量

APD/CAPD	可能不被透析清除。与 GFR<10ml/min 时同剂量。见"其他信息"
HD	可能不被透析清除。与 GFR<10ml/min 时同剂量。见"其他信息"
HDF/HFD	可能不被透析清除。与 GFR<10ml/min 时同剂量。见"其他信息"
CAV/ VVHD	可能不被透析清除。与 GFR=10 ~ 20ml/min 时同剂量

重要的药物相互作用

与其他药物合用的潜在风险

- 血管紧张素转换酶抑制剂（ACEI）和血管紧张素 AT_1 受体拮抗剂：拮抗降压作用；增加肾毒性及高钾血症风险
- 镇痛药：避免与 2 种或 2 种以上 NSAIDs 合用，包括阿司匹林（aspirin）（增加副作用）；避免与酮咯酸（ketorolac）合用（增加副作用及出血风险）
- 抗菌药：与喹诺酮类（quinolones）合用可能增加惊厥风险
- 抗凝血药：合用能增强香豆素类（coumarins）及苯茚二酮（phenindione）的抗凝作用；与肝素类（heparins）、达比加群（dabigatran）及依度沙班（edoxaban）合用可能增加出血风险，应避免长期与依度沙班合用

- 抗抑郁药：与选择性 5-HT 再摄取抑制剂（SSRIs）及文拉法辛（venlafaxine）合用能增加出血风险
- 抗糖尿病药：能增强磺脲类（sulphonylureas）的作用
- 抗癫痫药：可能增加苯妥英（phenytoin）的浓度
- 抗病毒药：与齐多夫定（zidovudine）合用增加血液系统毒性风险；利托那韦（ritonavir）可能增加本药的浓度
- 环孢素（ciclosporin）：可能增强肾毒性
- 细胞毒性药物：减少氨甲蝶呤（methotrexate）的排泄；与厄洛替尼（erlotinib）合用增加出血风险
- 利尿药：增加肾毒性风险；拮抗利尿作用；与保钾利尿药合用可发生高钾血症
- 锂（lithium）制剂：减少锂排泄
- 己酮可可碱（pentoxifylline）：增加出血风险

- 他克莫司（tacrolimus）：增加肾毒性风险

用法

溶液配制	-
用法	口服，静脉给药，肌内注射
输注速度	-

其他信息

- NSAIDs 抑制肾合成前列腺素，而可能影响肾功能，尤其是原来有肾病的患者，因此应尽量避免使用；如果无法避免，则应在开始治疗 48～72 小时后检测血肌酐，若血肌酐上升，则应停止 NSAIDs 治疗
- 对于慢性肾脏病（CKD）5 期已无尿的透析患者可应用正常剂量
- 肾移植患者慎用，因能减少肾内自体有效物质（autocoid）的合成

吲哚美辛　Indometacin

临床应用

非甾体抗炎药（NSAIDs）
- 治疗风湿性疾病及其他肌肉骨骼疾病的疼痛和炎症
- 治疗急性痛风
- 治疗痛经
- 用于闭合动脉导管（closure of ductus arteriosus）（译者注：服用吲哚美辛可使部分小儿未闭的动脉导管闭合）

肾功能正常时的剂量

- 口服：每日 50～200mg，分次餐后服用
- 灌肠：必要时 100mg，每日 2 次
- 痛风：每日 150～200mg，分次给药
- 痛经：最大剂量为每日 75mg
- 最大口服联合灌肠剂量：每日 150～200mg
- 改性释放制剂（MR）：75mg，每日 1～2 次，痛经每日 1 次

药代动力学

分子量（Da）	357.8
蛋白结合率（%）	90～99
尿中原型药排泄率（%）	5～20（60% 为代谢产物）
分布容积（L/kg）	0.34～1.57
半衰期（h）：正常 / ESRF	（1～16）/ 不变

药物代谢

吲哚美辛在肝内主要经过去甲基化和去乙酰化作用代谢；也经历葡糖苷酸化作用和肠肝循环。吲哚美辛主要从尿液排泄，约占 60% 药量，尿液 pH 会影响其排泄量。较少量经粪便排泄

肾功能（GFR，ml/min）受损时的剂量

20～50	与肾功能正常时同剂量。尽可能避免使用
10～20	与肾功能正常时同剂量。尽可能避免使用
<10	与肾功能正常时同剂量。仅用于慢性肾脏病（CKD）5 期透析患者

肾脏替代治疗时的剂量

APD/CAPD	不被透析清除。与肾功能正常时同剂量。见"其他信息"
HD	不被透析清除。与肾功能正常时同剂量。见"其他信息"
HDF/HFD	可能不被透析清除。与肾功能正常时同剂量。见"其他信息"
CAV/VVHD	不被透析清除。与 GFR=10～20ml/min 时同剂量

重要的药物相互作用

与其他药物合用的潜在风险
- 血管紧张素转换酶抑制剂（ACEI）和血管紧张素 AT_1 受体拮抗剂：拮抗降压作用；增加肾毒性和高钾血症风险
- 镇痛药：避免与 2 种或更多的 NSAIDs 合用，包括阿司匹林（aspirin）（增加副作用）；避免与酮咯酸（ketorolac）合用（增加副作用和出血风险）
- 抗菌药：与喹诺酮类（quinolones）合用可能增加惊厥风险

- 抗凝血药：能增强香豆素类（coumarins）和苯茚二酮（phenindione）的抗凝作用；会增加肝素类（heparins）、达比加群（dabigatran）和依度沙班（edoxaban）的出血风险，避免长时间与依度沙班合用
- 抗抑郁药：与选择性 5-HT 再摄取抑制剂（SSRIs）和文拉法辛（venlafaxine）合用可能增加出血风险
- 抗糖尿病药：能增强磺脲类（sulphonylureas）的作用
- 抗癫痫药：能增加苯妥英（phenytoin）浓度
- 抗病毒药：与齐多夫定（zidovudine）合用会增加血液系统毒性风险；利托那韦（ritonavir）可能增加本药浓度
- 环孢素（ciclosporin）：增加肾毒性风险
- 细胞毒性药物：合用会减少氨甲蝶呤（methotrexate）排泄
- 利尿药：增加肾毒性风险；拮抗利尿作用；与保钾利尿药合用增加高钾血症风险

- 锂（lithium）制剂：减少锂排泄
- 己酮可可碱（pentoxifylline）：可能增加出血风险
- 丙磺舒（probenecid）：合用能减少本药排泄
- 他克莫司（tacrolimus）：增加肾毒性风险

用法

溶液配制	-
用法	口服，灌肠，静脉给药
输注速度	20~30 分钟

其他信息

- NSAIDs 抑制肾前列腺素合成，因此可能干扰肾功能，尤其是原有肾病的患者，故应尽量避免使用；如果无法避免，应在开始用药后 48~72 小时检查血肌酐；如果血肌酐升高，则应停止 NSAIDs 治疗
- 已无尿的透析患者可按正常剂量用药
- 肾移植患者需慎用本药，因能减少肾内自体有效物质（autocoid）的合成

萘丁美酮　Nabumetone

临床应用

非甾体抗炎药（NSAIDs），镇痛药

肾功能正常时的剂量

1g，睡前服用；病情严重时清晨可加服 0.5～1g；老年人每日 0.5～1g

药代动力学

分子量（Da）	228.3
蛋白结合率（%）	>99
尿中原型药排泄率（%）	<1
分布容积（L/kg）	0.11
半衰期（h）：正常 / ESRF	24 / 39[1]

药物代谢

萘丁美酮在肝内迅速代谢，生成主要的活性代谢产物 6-甲氧基-2-萘乙酸（6-methoxy-2-naphthylacetic acid，6-MNA）。代谢产物可有效地抑制前列腺素合成。代谢产物主要从尿液排泄

肾功能（GFR，ml/min）受损时的剂量

20～50	与肾功能正常时同剂量，但尽量避免应用
10～20	每日 0.5～1g，但尽量避免应用
<10	每日 0.5～1g，仅用于透析患者。见"其他信息"

肾脏替代治疗时的剂量

APD/CAPD	不被透析清除。与 GFR<10ml/min 时同剂量
HD	不被透析清除。与 GFR<10ml/min 时同剂量
HDF/HFD	不被透析清除。与 GFR<10ml/min 时同剂量
CAV/VVHD	不被透析清除。与 GFR=10～20ml/min 时同剂量

重要的药物相互作用

与其他药物合用的潜在风险

- 血管紧张素转换酶抑制剂（ACEI）和血管紧张素 AT$_1$ 受体拮抗剂：拮抗降压作用，增加肾毒性和高钾血症风险
- 镇痛药：避免同时与 2 种或更多的 NSAIDs 合用，包括阿司匹林（aspirin）（增加副作用）；避免与酮咯酸（ketorolac）合用（增加副作用和出血风险）
- 抗菌药：与喹诺酮类（quinolones）合用可能增加惊厥风险
- 抗凝血药：增强香豆素类（coumarins）和苯茚二酮（phenindione）的抗凝作用；与肝素（heparin）、达比加群（dabigatran）和依度沙班（edoxaban）合用可能增加出血风险，应避免长期与依度沙班合用
- 抗抑郁药：与选择性 5-HT 再摄取抑制剂（SSRIs）及文拉法辛（venlafaxine）合用增加出血风险
- 抗糖尿病药：增强磺脲类（sulphonylureas）的作用
- 抗癫痫药：可能增加苯妥英（phenytoin）的浓度
- 抗病毒药：与齐多夫定（zidovudine）合用增加血液系统毒性风险；利托那韦（ritonavir）可能增加本药浓度
- 环孢素（ciclosporin）：可能增加肾毒性
- 细胞毒性药物：减少氨甲蝶呤（methotrexate）的排泄；与厄洛替尼（erlotinib）合用增加出血风险
- 利尿药：增加肾毒性风险；拮抗利尿作用；与保钾利尿药合用增加高钾血症风险
- 锂（lithium）制剂：减少锂排泄

- 己酮可可碱（pentoxifylline）：增加出血风险
- 他克莫司（tacrolimus）：增加肾毒性风险

用法

溶液配制　-
用法　　　口服
输注速度　-

其他信息

- "产品特性概述"（SPC）推荐 CCr< 30ml/min 时应减量；但 Brier 等认为，肾功能下降时萘丁美酮无须调整剂量，他们发现肾衰竭患者 6-MNA 的清除半衰期增加，但其可被体内药物表观分布容积（apparent volume of distribution）的变化所抵消，从而避免 6-MNA 蓄积［Brier ME, Sloan RS, Aronoff GR. Population pharmacokinetics of the active metabolite of nabumetone in renal dysfunction. Clin Pharmacol Ther. 1995 Jun; 57(6): 622-627］

- Drug Prescribing in Renal Failure, 5th edition, by Aronoff et al. 推荐肾衰竭时应用 50% ~ 100% 的剂量
- NSAIDs 抑制肾前列腺素合成，因此可能干扰肾功能，尤其是原有肾病的患者，故应尽量避免使用；如果无法避免，应在开始用药后 48 ~ 72 小时检查血肌酐；如果血肌酐升高，则应停止 NSAIDs 治疗
- 慢性肾脏病（CKD）5 期已透析无尿的患者可应用正常剂量
- 肾移植患者应谨慎用药，因能减少肾内自体有效物质（autocoid）的合成

参考文献

[1] Fillastre JP, Singlas E. Pharmacokinetics of newer drugs in patients with renal impairment (part I). Clin Pharmacokinet.1991; 20(4): 293-310.

舒林酸　Sulindac

临床应用

非甾体抗炎药（NSAIDs），镇痛药

肾功能正常时的剂量

200mg，每日 2 次

药代动力学

分子量（Da）	356.4
蛋白结合率（%）	95
尿中原型药排泄率（%）	7
分布容积（L/kg）	无数据
半衰期（h）：	（7.8，代谢产物
正常 /ESRF	为 16.4）/
	不变

药物代谢

舒林酸通过可逆性还原作用代谢生成具有活性的硫化物代谢产物（sulfide metabolite）。通过不可逆性氧化作用代谢生成砜代谢产物（sulfone metabolite）。约50% 的药物以砜代谢产物及其葡糖苷酸共轭物形式从尿液排泄，并有少量舒林酸及其葡糖苷酸共轭物也从尿液排泄；约 25% 的药物以砜和硫化代谢产物形式从粪便排泄。舒林酸及其代谢产物也经胆汁排泄，并经历广泛的肠肝循环

肾功能（GFR，ml/min）受损时的剂量

20 ~ 50	与肾功能正常时同剂量。尽可能避免使用
10 ~ 20	常规剂量的 50% ~ 100%。尽可能避免使用
<10	常规剂量的 50% ~ 100%。尽可能避免使用

肾脏替代治疗时的剂量

APD/CAPD	可能不被透析清除。与 GFR<10ml/min 时同剂量
HD	不被透析清除。与 GFR<10ml/min 时同剂量
HDF/HFD	透析清除力不详。与 GFR<10ml/min 时同剂量
CAV/ VVHD	透析清除力不详。与 GFR=10 ~ 20ml/min 时同剂量

重要的药物相互作用

与其他药物合用的潜在风险

● 血管紧张素转换酶抑制剂（ACEI）和血管紧张素 AT_1 受体拮抗剂：拮抗降压作用；增加肾毒性和高钾血症风险

● 镇痛药：避免与 2 种或 2 种以上 NSAIDs 合用，包括阿司匹林（aspirin）（增加副作用）；避免与酮咯酸（ketorolac）合用（增加发生副作用和出血风险）

● 抗菌药：与喹诺酮类（quinolones）合用可能增加惊厥风险

● 抗凝血药：合用能增强香豆素类（coumarins）和苯茚二酮（phenindione）的抗凝作用；与肝素（heparins）、达比加群（dabigatran）和依度沙班（edoxaban）合用可能增加出血风险，避免长期与依度沙班合用

● 抗抑郁药：与选择性 5-HT 再摄取抑制剂（SSRIs）及文拉法辛（venlafaxine）合用能增加出血风险

● 抗糖尿病药：增强磺脲类（sulphonylureas）的作用

● 抗癫痫药：可能增加苯妥英（phenytoin）浓度

● 抗病毒药：与齐多夫定（zidovudine）合用增加血液系统毒性风险；利托那韦（ritonavir）可能增加本药浓度

- 环孢素（ciclosporin）：可增强肾毒性
- 细胞毒性药物：减少氨甲蝶呤（methotrexate）排泄；与厄洛替尼（erlotinib）合用增加出血风险
- 二甲基亚砜（dimethyl sulfoxide）：避免合用
- 利尿药：增加肾毒性风险；拮抗利尿作用；与保钾利尿药合用可发生高钾血症
- 锂（lithium）制剂：减少锂排泄
- 己酮可可碱（pentoxifylline）：增加出血风险。
- 他克莫司（tacrolimus）：增加肾毒性风险

用法

溶液配制	-
用法	口服
输注速度	-

其他信息

- 由于其肾保护作用（renal sparing effects），在一些医疗中心，舒林酸已成为治疗肾功能受损患者的首选 NSAIDs。有证据表明其保护作用与剂量相关，如果剂量超过 100mg、每日 2 次时，此作用会丧失［译者注：曾认为舒林酸与其他 NSAIDs（如布洛芬）比较，其抑制肾及肾外环氧化酶的作用较轻，故对前列腺素合成的影响较小（Gastroenterology, 1986, 90:182-187）。但是，对于肾功能受损患者，所有 NSAIDs 都不宜应用］
- NSAIDs 抑制肾前列腺素合成，因此可能干扰肾功能，尤其是原有肾病的患者，故应尽量避免使用；如果无法避免，应在开始用药 48～72 小时后检查血肌酐；如果血肌酐升高，则应停止 NSAIDs 治疗
- 对于慢性肾脏病（CKD）5 期已无尿的透析患者可应用正常剂量
- 肾移植患者慎用，因能减少肾内自体有效物质（autocoid）的合成

依托度酸　Etodolac

临床应用

非甾体抗炎药（NSAIDs），镇痛药

肾功能正常时的剂量

- 每日 300 ~ 600mg，分 1 ~ 2 次服用
- 延释制剂（XL）：600mg，每日 1 次

药代动力学

分子量（Da）	287.4
蛋白结合率（%）	>99
尿中原型药排泄率（%）	1
分布容积（L/kg）	0.4
半衰期（h）：	（6 ~ 7.4）/
正常 / ESRF	不变

药物代谢

依托度酸主要以羟基化代谢产物和葡糖苷酸共轭物形式从尿液排泄；部分可能经胆汁排泄

肾功能（GFR，ml/min）受损时的剂量

20 ~ 50	与肾功能正常时同剂量，但尽量避免使用
10 ~ 20	与肾功能正常时同剂量，但尽量避免使用
<10	与肾功能正常时同剂量，只能用于透析患者

肾脏替代治疗时的剂量

APD/CAPD	不被透析清除。与肾功能正常时同剂量。见"其他信息"
HD	不被透析清除。与肾功能正常时同剂量。见"其他信息"
HDF/HFD	透析清除力不详。与肾功能正常时同剂量。见"其他信息"
CAV/VVHD	可能不被透析清除。使用最小剂量

重要的药物相互作用

与其他药物合用的潜在风险

- 血管紧张素转换酶抑制剂（ACEI）和血管紧张素 AT_1 受体拮抗剂：拮抗降压作用，增加肾毒性和高钾血症风险
- 镇痛药：避免同时使用 2 种或更多的 NSAIDs，包括阿司匹林（aspirin），因能增加副作用；避免与酮咯酸（ketorolac）合用，有增加副作用和出血的风险
- 抗菌药：与喹诺酮类（quinolones）合用可能增加惊厥风险
- 抗凝血药：能增强香豆素类（coumarins）和苯茚二酮（phenindione）的抗凝作用；可增加肝素类（heparins）、达比加群（dabigatran）和依度沙班（edoxaban）的出血风险，应避免与依度沙班长期合用
- 抗抑郁药：与选择性 5-HT 再摄取抑制剂（SSRIs）和文拉法辛（venlafaxine）合用，可能增加出血风险
- 抗糖尿病药：能增强磺脲类（sulphonylureas）的作用
- 抗癫痫药：可能增加苯妥英（phenytoin）的浓度
- 抗病毒药：与齐多夫定（zidovudine）合用能增加血液系统毒性风险；利托那韦（ritonavir）可能增加本药浓度
- 环孢素（ciclosporin）：可能增强肾毒性
- 细胞毒性药物：减少氨甲蝶呤（methotrexate）的排泄；与厄洛替尼（erlotinib）合用增加出血风险

- 利尿药：增加肾毒性风险；拮抗利尿作用；与保钾利尿药合用会增加高钾血症风险
- 锂（lithium）制剂：减少锂排泄
- 己酮可可碱（pentoxifylline）：增加出血风险
- 他克莫司（tacrolimus）：增加肾毒性风险

用法

溶液配制	-
用法	口服
输注速度	-
注释	随餐或餐后服用

其他信息

- NSAIDs 抑制肾前列腺素合成，可能会影响肾功能，尤其是原本存在肾病的患者，故尽可能避免使用；如果无法避免，应在开始用药后 48~72 小时检查血肌酐；如果血肌酐升高，应停止 NSAIDs 治疗
- 肾、心或肝功能受损的患者，尤其是并用利尿药时，需谨慎用药，因为 NSAIDs 可能导致肾功能减退。这些患者用药时剂量应尽可能小，并且监测肾功能
- 已无尿的透析患者按正常剂量用药
- 肾移植患者应谨慎用药，因能减少肾内自体有效物质（autocoid）的合成
- 急性肾损伤（AKI）、慢性肾脏病（CKD）或透析患者可能不会发生药物蓄积，因为本药在肝内代谢

甲芬那酸　Mefenamic acid

临床应用

非甾体抗炎药（NSAIDs）
- 治疗轻度至中度的风湿痛
- 治疗痛经及月经过多

肾功能正常时的剂量

500mg，每日 3 次

药代动力学

分子量（Da）	241.3
蛋白结合率（%）	99
尿中原型药排泄率（%）	6
分布容积（L/kg）	1.06
半衰期（h）：	（2～4）/
正常/ESRF	不变

药物代谢

甲芬那酸在肝内通过 CYP2C9 介导代谢为 3-羟甲基甲芬那酸（3-hydroxymethyl mefenamic acid），随后再被氧化为 3-羧基甲芬那酸（3-carboxymefenamic acid）。单次给药后，超过 50% 的剂量以原型、甲芬那酸共轭物及代谢产物形式从尿液排泄

肾功能（GFR，ml/min）受损时的剂量

20～50	与肾功能正常时同剂量，尽量避免应用
10～20	与肾功能正常时同剂量，尽量避免应用
<10	与肾功能正常时同剂量。只能用于透析患者

肾脏替代治疗时的剂量

APD/CAPD	可能不被透析清除。与肾功能正常时同剂量。见"其他信息"
HD	不被透析清除。与肾功能正常时同剂量。见"其他信息"
HDF/HFD	透析清除力不详。与肾功能正常时同剂量。见"其他信息"
CAV/VVHD	可能不被透析清除。与 GFR=10～20ml/min 时同剂量

重要的药物相互作用

与其他药物合用的潜在风险
- 血管紧张素转换酶抑制剂（ACEI）及血管紧张素 AT_1 受体拮抗剂：拮抗降压作用；增加肾毒性及高钾血症风险
- 镇痛药：避免同时与 2 种及以上 NSAIDs 合用，包括阿司匹林（aspirin）（增加副作用风险）；避免与酮咯酸（ketorolac）合用（增加副作用及出血风险）
- 抗菌药：与喹诺酮类（quinolones）合用可能增加惊厥风险
- 抗凝血药：能增强香豆素类（coumarins）和苯茚二酮（phenindione）的抗凝作用；可增加肝素类（heparins）、达比加群（dabigatran）和依度沙班（edoxaban）的出血风险，应避免与依度沙班长期合用
- 抗抑郁药：与选择性 5-HT 再摄取抑制剂（SSRIs）和文拉法辛（venlafaxine）合用能增加出血风险
- 抗糖尿病药：能增强磺脲类（sulphonylureas）的作用
- 抗癫痫药：可能增加苯妥英（phenytoin）浓度

- 抗病毒药：与齐多夫定（zidovudine）合用有增加血液系统毒性的风险；利托那韦（ritonavir）可能增加本药浓度
- 环孢素（ciclosporin）：可能增加肾毒性
- 细胞毒性药物：减少氨甲蝶呤（methotrexate）的排泄，与厄洛替尼（erlotinib）合用增加出血风险
- 利尿药：增加肾毒性风险，拮抗利尿作用。与保钾利尿药合用增加高钾血症风险
- 锂（lithium）制剂：减少锂排泄
- 己酮可可碱（pentoxifylline）：增加出血风险
- 他克莫司（tacrolimus）：增加肾毒性风险

用法

溶液配制	-
用法	口服
输注速度	-

其他信息

- 与其他前列腺素抑制剂合用时，偶尔会发生过敏性肾小球肾炎。已经有急性间质性肾炎伴有血尿、蛋白尿的报道，偶尔有肾病综合征的报道（译者注：本书英文原文写"偶尔会发生过敏性肾小球肾炎"，但是 NSAIDs 诱发的肾病主要为急性过敏性间质性肾炎，伴或不伴微小病变肾病，伴有微小病变肾病时临床出现肾病综合征）
- NSAIDs 抑制肾前列腺素合成，因此可能干扰肾功能，尤其是原有肾病的患者，故应尽量避免应用；如果无法避免，应在开始用药后 48～72 小时检查血肌酐；如果血肌酐升高，则应停止 NSAIDs 治疗
- 肾移植患者应谨慎使用，因能减少肾内自体有效物质（autocoid）的合成
- 慢性肾脏病（CKD）5 期透析无尿患者可应用正常剂量

托芬那酸　Tolfenamic acid

临床应用

非甾体抗炎药（NSAIDs）
● 治疗偏头痛

肾功能正常时的剂量

症状开始出现时服 200mg；1～2 小时后若症状仍未缓解，再服 200mg

药代动力学

分子量（Da）	261.7
蛋白结合率（%）	>99
尿中原型药排泄率（%）	8（代谢产物为 90）
分布容积（L/kg）	0.16
半衰期（h）：正常 / ESRF	2.5/-

药物代谢

托芬那酸在肝内代谢；代谢产物及原型药与葡糖苷酸共轭。单次给药后，约 90% 的药量从尿液排泄，剩余部分经粪便排泄

肾功能（GFR，ml/min）受损时的剂量

20～50	与肾功能正常时同剂量
10～20	谨慎应用，且需监测肾功能
<10	避免应用

肾脏替代治疗时的剂量

APD/CAPD	可能不被透析清除。谨慎应用
HD	不被透析清除。谨慎应用
HDF/HFD	透析清除力不详。谨慎应用
CAV/ VVHD	可能不被透析清除。如果肾功能可能恢复，应避免应用

重要的药物相互作用

与其他药物合用的潜在风险

● 血管紧张素转换酶抑制剂（ACEI）和血管紧张素 AT_1 受体拮抗剂：拮抗降压作用；增加肾毒性及高钾血症风险
● 镇痛药：避免同时应用 2 种或 2 种以上 NSAIDs，包括阿司匹林（aspirin）（增加副作用）；避免与酮咯酸（ketorolac）合用（增加副作用及出血风险）
● 抗菌药：与喹诺酮类（quinolones）合用可能增加惊厥风险
● 抗凝血药：合用能增强香豆素类（coumarins）和苯茚二酮（phenindione）的抗凝作用；与肝素类（heparins）、达比加群（dabigatran）及依度沙班（edoxaban）合用可能增加出血风险
● 抗抑郁药：与选择性 5-HT 再摄取抑制剂（SSRIs）及文拉法辛（venlafaxine）合用能增加出血风险
● 抗糖尿病药：增强磺脲类（sulphonylureas）的作用
● 抗癫痫药：可能增加苯妥英（phenytoin）的浓度
● 抗病毒药：与齐多夫定（zidovudine）合用增加血液系统毒性；利托那韦（ritonavir）可能增加本药浓度
● 环孢素（ciclosporin）：可能增加肾毒性
● 细胞毒性药物：减少氨甲蝶呤（methotrexate）的排泄；与厄洛替尼（erlotinib）合用增加出血风险
● 利尿药：增加肾毒性风险；拮抗利尿作用；与保钾利尿药合用增加高钾血症风险

- 锂（lithium）制剂：减少锂排泄
- 己酮可可碱（pentoxifylline）：增加出血风险。
- 他克莫司（tacrolimus）：增加肾毒性风险

用法

溶液配制	-
用法	口服
输注速度	-

其他信息

- 禁用于明显的肾功能或肝功能受损患者
- 本药代谢产物可使患者尿液变为淡柠檬色

- 仍有残余尿量的血液透析患者应用本药需极为谨慎（或不应用），特别是合并其他危险因素（如肾病综合征、糖尿病或应用袢利尿药治疗）的患者
- 慢性肾脏病（CKD）5 期透析且无尿的患者可使用正常剂量
- NSAIDs 抑制肾合成前列腺素，从而可能影响肾功能，尤其是原来有肾病的患者，因此应尽量避免使用；如果无法避免，则应在开始治疗 48~72 小时后检测血肌酐，若血肌酐上升，则应停止 NSAIDs 治疗
- 肾移植患者慎用，因能减少肾内自体有效物质（autocoid）的合成

噻洛芬酸　Tiaprofenic acid

临床应用

非甾体抗炎药（NSAIDs），镇痛药

肾功能正常时的剂量

300mg，一日2次；或200mg，一日3次

药代动力学

分子量（Da）	260.3
蛋白结合率（%）	97～98
尿中原型药排泄率（%）	50（代谢产物为10）
分布容积（L/kg）	5.4～6.7
半衰期（h）：正常/ESRF	（1.5～2）/-

药物代谢

本药在肝内能少量地代谢成2种无活性代谢产物。本药及其代谢产物主要以酰基葡糖苷酸（acyl glucuronides）形式从尿液排泄，部分经胆汁排泄

肾功能（GFR，ml/min）受损时的剂量

20～50	与肾功能正常时同剂量，但如果可能应避免使用
10～20	与肾功能正常时同剂量，但如果可能应避免使用
<10	与肾功能正常时同剂量，但仅用于透析患者

肾脏替代治疗时的剂量

APD/CAPD	可能不被透析清除。与GFR<10ml/min时同剂量。见"其他信息"
HD	可能不被透析清除。与GFR<10ml/min时同剂量。见"其他信息"
HDF/HFD	可能不被透析清除。与GFR<10ml/min时同剂量。见"其他信息"
CAV/VVHD	可能不被透析清除。与GFR=10～20ml/min时同剂量

重要的药物相互作用

与其他药物合用的潜在风险

- 血管紧张素转换酶抑制剂（ACEI）和血管紧张素AT₁受体拮抗剂：拮抗降压作用；增加肾毒性及高钾血症风险
- 镇痛药：避免同时应用2种或2种以上NSAIDs，包括阿司匹林（aspirin）（增加副作用）；避免与酮咯酸（ketorolac）合用（增加副作用及出血风险）
- 抗菌药：与喹诺酮类（quinolones）合用可能增加惊厥风险
- 抗凝血药：合用能增强香豆素类（coumarins）和苯茚二酮（phenindione）的抗凝作用；与肝素类（heparins）、达比加群（dabigatran）及依度沙班（edoxaban）合用可能增加出血风险，避免与依度沙班长期合用
- 抗抑郁药：与选择性5-HT再摄取抑制剂（SSRIs）及文拉法辛（venlafaxine）合用能增加出血风险
- 抗糖尿病药：能增强磺脲类（sulphonylureas）的作用
- 抗癫痫药：可能增加苯妥英（phenytoin）的浓度
- 抗病毒药：与齐多夫定（zidovudine）合用能增加血液系统毒性风险；利托那韦（ritonavir）能增加本药浓度
- 环孢素（ciclosporin）：可能增加肾毒性

- 细胞毒性药物：减少氨甲蝶呤（meth-otrexate）的排泄；与厄洛替尼（erlo-tinib）合用增加出血风险
- 利尿药：增加肾毒性风险；拮抗利尿作用；与保钾利尿药合用增加高钾血症风险
- 锂（lithium）制剂：减少锂排泄
- 己酮可可碱（pentoxifylline）：增加出血风险
- 他克莫司（tacrolimus）：增加肾毒性风险

用法

溶液配制	-
用法	口服
输注速度	-

其他信息

- NSAIDs 抑制肾合成前列腺素，而可能影响肾功能，尤其是原来有肾病的患者，因此应尽量避免使用；如果无法避免，则应在开始治疗 48~72 小时后检测血肌酐，若血肌酐上升，则应停止 NSAIDs 治疗
- 对于慢性肾脏病（CKD）5 期已无尿的透析患者可应用正常剂量
- 肾移植患者慎用，因能减少肾内自体有效物质（autocoid）的合成

醋氯芬酸　Aceclofenac

临床应用

非甾体抗炎药（NSAIDs），镇痛药

肾功能正常时的剂量

100mg，每日 2 次

药代动力学

分子量（Da）	354.2
蛋白结合率（%）	>99
尿中原型药排泄率（%）	66（主要为代谢产物）
分布容积（L/kg）	25
半衰期（h）：正常 / ESRF	4/ 不变

药物代谢

约 2/3 的药物以羟基代谢产物形式从尿液排泄，此主要产物之一是 4- 羟基醋氯芬酸（4-hydroxy aceclofenac）。少量药物被转换成双氯芬酸（diclofenac）

肾功能（GFR，ml/min）受损时的剂量

20 ~ 50	与肾功能正常时同剂量，但需谨慎使用
10 ~ 20	与肾功能正常时同剂量，若可能仍应尽量避免使用
<10	与肾功能正常时同剂量，仅在开始透析后使用

肾脏替代治疗时的剂量

APD/CAPD	不被透析清除，与肾功能正常时同剂量，见"其他信息"
HD	不被透析清除，与肾功能正常时同剂量，见"其他信息"
HDF/HFD	透析清除力不详，与肾功能正常时同剂量，见"其他信息"
CAV/ VVHD	不被透析清除，与肾功能正常时同剂量

重要的药物相互作用

与其他药物合用的潜在风险

- 血管紧张素转换酶抑制剂（ACEI）和血管紧张素 AT_1 受体拮抗剂：拮抗降压作用，增加肾毒性和高钾血症的风险
- 镇痛药：避免同时使用 2 种或更多的 NSAIDs，包括阿司匹林（aspirin）（增加副作用）；避免与酮咯酸（ketorolac）合用，有增加副作用和出血的风险
- 抗菌药：与喹诺酮类（quinolones）合用有可能增加惊厥风险
- 抗凝血药：能增强香豆素类（coumarins）和苯茚二酮（phenindione）的抗凝作用；可增加肝素类（heparins）、达比加群（dabigatran）和依度沙班（edoxaban）的出血风险，应避免与依度沙班长期合用

- 抗抑郁药：与选择性 5-HT 再摄取抑制剂（SSRIs）和文拉法辛（venlafaxine）合用，可能增加出血风险
- 抗糖尿病药：能增强磺脲类（sulphonylureas）的作用
- 抗癫痫药：可能增加苯妥英（phenytoin）浓度
- 抗病毒药：与齐多夫定（zidovudine）合用增加血液系统毒性风险；利托那韦（ritonavir）可能增加本药浓度
- 环孢素 (ciclosporin)：可能增强肾毒性
- 细胞毒性药物：减少氨甲蝶呤（methotrexate）的排泄；与厄洛替尼（erlotinib）合用增加出血风险
- 利尿药：增加肾毒性风险；与保钾利尿药合用会拮抗利尿作用，增加高钾血症风险
- 锂（lithium）制剂：减少锂排泄
- 己酮可可碱（pentoxifylline）：增加出血风险

- 他克莫司（tacrolimus）：增加肾毒性风险

用法

溶液配制	-
用法	口服
输注速度	-

其他信息

- 有胃肠道出血或尿毒症凝血障碍的尿毒症患者应慎用
- NSAIDs 能抑制肾前列腺素合成，而干扰肾功能（尤其是在患有肾病的情况下），故尽可能避免使用；如果必须使用，应在开始治疗后 48～72 小时检验血清肌酐，如果血清肌酐升高，应停止治疗
- 无尿的终末期肾病（ESRD）透析患者可使用正常剂量
- 肾移植患者应谨慎使用；它可以减少肾内自体有效物质（autocoid）的合成

双氯芬酸钠　Diclofenac sodium

临床应用

非甾体抗炎药（NSAIDs），镇痛药

肾功能正常时的剂量

每日 75～150mg，分次服用

药代动力学

分子量（Da）	318.1
蛋白结合率（%）	99.7
尿中原型药排泄率（%）	<1
分布容积（L/kg）	0.12～0.17
半衰期（h）：正常/ESRF（1～2）/不变	

药物代谢

本药经历首过代谢，然后被广泛代谢，包括完整分子的葡糖苷酸化、单一或多个羟基化后的葡糖苷酸化，生成 4'-羟基双氯芬酸、5-羟基双氯芬酸、3'-羟基双氯芬酸和 4',5-二羟基双氯芬酸。最后以葡糖苷酸和硫酸盐共轭物形式排泄，主要通过尿液（大约 65%），也通过胆汁（大约 35%）。少于 1% 的药物以本药原型排泄。

肾功能（GFR，ml/min）受损时的剂量

20～50	与肾功能正常时同剂量
10～20	与肾功能正常时同剂量，但尽可能避免使用
<10	与肾功能正常时同剂量，仅在透析患者使用

肾脏替代治疗时的剂量

APD/CAPD	不被透析清除。与肾功能正常时同剂量。见"其他信息"
HD	不被透析清除。与肾功能正常时同剂量。见"其他信息"
HDF/HFD	不被透析清除。与肾功能正常时同剂量。见"其他信息"
CAV/VVHD	不被透析清除。与 GFR=10～20ml/min 时同剂量

重要的药物相互作用

与其他药物合用的潜在风险

- 血管紧张素转换酶抑制剂（ACEI）和血管紧张素 AT₁ 受体拮抗剂：拮抗降压作用，有增加肾毒性和高钾血症的风险
- 镇痛药：避免与 2 种或更多的 NSAIDs，包括阿司匹林（aspirin）合用（增加副作用）；避免与酮咯酸（ketorolac）合用（增加副作用和出血的风险）
- 抗菌药：与喹诺酮类（quinolones）合用可能增加惊厥的风险；利福平（rifampicin）可降低本药浓度
- 抗凝血药：能增强香豆素类（coumarins）和苯茚二酮（phenindione）的抗凝作用；与肝素类（heparins）和达比加群（dabigatran）、依度沙班（edoxaban）合用可能增加出血风险，应避免与依度沙班长期合用；抗凝血药与静脉用双氯芬酸合用会增加出血风险，应避免合用
- 抗抑郁药：与选择性 5-HT 再摄取抑制剂（SSRIs）和文拉法辛（venlafaxine）合用增加出血风险
- 抗糖尿病药：能增强磺脲类（sulphonylureas）的作用
- 抗癫痫药：可能增加苯妥英（phenytoin）浓度
- 抗病毒药：能增加齐多夫定（zidovudine）的血液系统毒性风险；利托那韦（ritonavir）可能增加本药浓度

- 环孢素（ciclosporin）：可能增加肾毒性，并能增加本药浓度
- 细胞毒性药物：减少氨甲蝶呤（methotrexate）的排泄；与厄洛替尼（erlotinib）合用增加出血风险
- 利尿药：增加肾毒性风险；拮抗利尿药的作用；与保钾利尿药合用增加高钾血症风险
- 锂（lithium）制剂：减少锂排泄
- 己酮可可碱（pentoxifylline）：增加出血风险
- 他克莫司（tacrolimus）：增加肾毒性风险

用法

溶液配制	-
用法	口服，静脉给药，肌内注射，直肠给药
输注速度	25~50mg 静脉滴注时间 15~60 分钟或以上；75mg 静脉滴注时间 30~120 分钟或以上 持续静脉滴注速度为每小时 5mg
注释	75mg 药物溶于 100~500ml 0.9% 氯化钠溶液，或含有 8.4% 碳酸氢钠 0.5ml 的 5% 葡萄糖溶液中

其他信息

- 有胃肠道出血倾向或尿毒症凝血障碍的尿毒症患者应用本药需谨慎
- NSAIDs 对肾前列腺素合成的抑制可能影响肾功能，尤其在已存在肾病时，所以，如果可能，应避免应用；如必须应用，则在服用 NSAIDs 后 48~72 小时检测血肌酐，如果血肌酐升高，则应停止用药
- 终末期肾病（ESRD）透析无尿的患者可使用常规剂量
- 肾移植患者需慎用此药，可减少肾内自体有效物质（autocoid）的合成

3. 环氧化酶 -2 抑制剂

美洛昔康　Meloxicam

临床应用

环氧化酶 -2 抑制剂，镇痛药

肾功能正常时的剂量

每日 7.5 ~ 15mg

药代动力学

分子量（Da）	351.4
蛋白结合率（%）	99
尿中原型药排泄率（%）	3
分布容积（L/kg）	11
半衰期（h）：正常 / ESRF	20/ -

药物代谢

美洛昔康经 CYP2C9 广泛代谢，少量经 CYP3A4 代谢，被氧化成其主要代谢产物 5′- 羧基美洛昔康。美洛昔康以代谢产物的形式等量地从尿液和粪便排泄

肾功能（GFR，ml/min）受损时的剂量

20 ~ 50	与肾功能正常时同剂量
10 ~ 20	与肾功能正常时同剂量。尽量避免使用
<10	与肾功能正常时同剂量。尽量避免使用。仅用于透析患者

肾脏替代治疗时的剂量

APD/CAPD	不被透析清除。与肾功能正常时时同剂量。见"其他信息"
HD	不被透析清除。与肾功能正常时同剂量。见"其他信息"
HDF/HFD	可能不被透析清除。与肾功能正常时同剂量。见"其他信息"
CAV/VVHD	不被透析清除。与 GFR= 10 ~ 20ml/min 时同剂量

重要的药物相互作用

与其他药物合用的潜在风险

- 血管紧张素转换酶抑制剂（ACEI）及血管紧张素 AT_1 受体拮抗剂：拮抗降压作用；增加肾毒性及高钾血症风险
- 镇痛药（analgesics）：避免与 2 种及以上非甾体抗炎药（NSAIDs）合用，包括阿司匹林（aspirin）（增加副作用）；避免与酮咯酸（ketorolac）合用（增加副作用及出血风险）
- 抗菌药：与喹诺酮类（quinolones）合用可能增加惊厥风险
- 抗凝血药：能增强香豆素类（coumarins）和苯茚二酮（phenindione）的抗凝作用；可增加肝素类（heparins）、达比加群（dabigatran）和依度沙班（edoxaban）的出血风险，应避免长期与依度沙班合用
- 抗抑郁药：与选择性 5-HT 再摄取抑制剂（SSRIs）及文拉法辛（venlafaxine）合用增加出血风险
- 抗糖尿病药：增强磺脲类（sulphonylureas）的作用
- 抗癫痫药：可能增加苯妥英（phenytoin）的浓度
- 抗病毒药：与齐多夫定（zidovudine）合用增加血液系统毒性的风险；利托那韦（ritonavir）可能增加本药浓度
- 环孢素（ciclosporin）：可能增加肾毒性
- 细胞毒性药物：减少氨甲蝶呤（methotrexate）的排泄；与厄洛替尼（erlotinib）合用增加出血风险

- 利尿药：增加肾毒性风险；拮抗利尿作用；与保钾利尿药合用增加高钾血症风险
- 锂（lithium）制剂：减少锂排泄，导致锂浓度升高
- 己酮可可碱（pentoxifylline）：可能增加出血风险
- 他克莫司（tacrolimus）：可能增加肾毒性风险

用法

溶液配制	-
用法	口服
输注速度	-

其他信息

- 临床研究显示，本药对肾的作用与其他 NSAIDs 相似，用药时应监测有无肾功能受损及体液潴留

- NSAIDs 抑制肾前列腺素合成，因此可能干扰肾功能，尤其是原有肾病的患者，故应尽量避免使用；如果无法避免，应在开始用药后 48～72 小时检查血肌酐；如果血肌酐升高，则应停止 NSAIDs 治疗
- 肾移植患者应谨慎使用，因能减少肾内自体有效物质（autocoid）的合成
- 对于有胃肠道出血及尿毒症凝血病倾向的尿毒症患者，应用美洛昔康需谨慎
- 慢性肾脏病（CKD）5 期已透析无尿的患者可应用正常剂量

依托考昔　Etoricoxib

临床应用

环氧化酶 -2 抑制剂，镇痛药

肾功能正常时的剂量

- 30 ~ 60mg，每日 1 次，在治疗类风湿关节炎和强直性脊柱炎时，如有必要，可暂时将剂量增加至每日 90mg
- 急性痛风：120mg，每日 1 次

药代动力学

分子量（Da）	358.8
蛋白结合率（%）	92
尿中原型药排泄率（%）	<1
分布容积（L/kg）	120
半衰期（h）：正常 / ESRF	22/ 不变

药物代谢

依托考昔在体内广泛代谢，<1% 的剂量以原型从尿液排泄。其主要代谢途径是被细胞色素 P_{450} 同工酶介导生成 6′- 羟甲基衍生物（6′-hydroxymethyl derivative）。CYP3A4 似乎参与了依托考昔的体内代谢。目前已明确人体内存在 5 种代谢产物，主要代谢产物 6′- 羧酸衍生物（6′-carboxylic acid derivative），是由 6′- 羟甲基衍生物进一步氧化而生成。这些主要的代谢产物或检测不到活性，或仅有微弱的环氧化酶 -2 抑制剂活性。这些代谢产物都不能抑制环氧化酶 -1。依托考昔几乎都是先经过代谢，然后由肾清除。单次从静脉给健康受试者 25mg 放射性标记的依托考昔后，70% 的放射活性可在尿液中测到，20% 在粪便中测到。大部分为代谢产物，只有不足 2% 为原型

肾功能（GFR，ml/min）受损时的剂量

20 ~ 50	与肾功能正常时同剂量，尽可能避免使用
10 ~ 20	与肾功能正常时同剂量，尽可能避免使用
<10	与肾功能正常时同剂量，仅在透析时应用

肾脏替代治疗时的剂量

APD/CAPD	透析清除力不详。与肾功能正常时同剂量
HD	不被透析清除。与肾功能正常时同剂量
HDF/HFD	透析清除力不详。与肾功能正常时同剂量
CAV/VVHD	透析清除力不详。使用最小剂量

重要的药物相互作用

与其他药物合用的潜在风险

- 血管紧张素转换酶抑制剂（ACEI）和血管紧张素 AT_1 受体拮抗剂：拮抗降压作用，增加肾毒性和高钾血症风险
- 镇痛药：避免同时使用 2 种或更多的非甾体抗炎药（NSAIDs），包括阿司匹林（aspirin），因能增加副作用；应避免与酮咯酸（ketorolac）合用，因有增加副作用和出血的风险
- 抗菌药：与喹诺酮类（quinolones）合用有可能增加惊厥风险；利福平（rifampicin）可降低本药浓度
- 抗凝血药：能增强香豆素类（coumarins）和苯茚二酮（phenindione）的抗凝作用；可增加肝素类（heparins）、达比加群（dabigatran）和依度沙班（edoxaban）的出血风险，应避免长期与依度沙班合用

- 抗抑郁药：与选择性 5-HT 再摄取抑制剂（SSRIs）和文拉法辛（venlafaxine）合用，能增加出血风险
- 抗糖尿病药：能增强磺脲类（sulphonylureas）的作用
- 抗癫痫药：可能增加苯妥英（phenytoin）浓度
- 抗病毒药：与齐多夫定（zidovudine）合用有增加血液系统毒性的风险；利托那韦（ritonavir）可能增加本药浓度
- 环孢素（ciclosporin）：可能增强肾毒性
- 细胞毒性药物：合用会减少氨甲蝶呤（methotrexate）的排泄；合用可能减少培美曲塞（pemetrexed）的排泄；与厄洛替尼（erlotinib）合用增加出血风险
- 利尿药：增加肾毒性风险；拮抗利尿作用；与保钾利尿药合用会增加高钾血症风险
- 锂（lithium）制剂：减少锂排泄
- 己酮可可碱（pentoxifylline）：增加出血风险
- 他克莫司（tacrolimus）：增加肾毒性风险

用法

溶液配制	-
用法	口服
输注速度	-
注释	可随餐或不随餐服用，不随餐服用起效更快

其他信息

- 临床试验表明本药对肾的影响与其他 NSAIDs 相似。用药时需监测患者的肾功能和体液潴留情况
- NSAIDs 抑制肾前列腺素合成，可能影响肾功能，尤其是原本存在肾病的患者，故尽可能避免使用；如果无法避免，应在开始用药后 48～72 小时检查血肌酐；如果血肌酐升高，应停止 NSAIDs 治疗
- 已无尿的透析患者按正常剂量用药
- 肾移植患者应谨慎用药，因能减少肾内自体有效物质（autocoid）的合成
- 有消化道出血倾向或凝血障碍的尿毒症患者应谨慎使用本药

塞来昔布　Celecoxib

临床应用

环氧化酶 -2 抑制剂，镇痛药

肾功能正常时的剂量

100～200mg，每日 1 或 2 次

药代动力学

分子量（Da）	381.4
蛋白结合率（%）	97
尿中原型药排泄率（%）	<3
分布容积（L/kg）	400
半衰期（h）：正常 / ESRF	（8～12）/ 不变

药物代谢

塞来昔布主要在肝内通过 CYP2C9 代谢，该酶具有基因多态性；已证实塞来昔布有 3 种代谢产物，这些代谢产物对环氧化酶 -1 或环氧化酶 -2 无抑制作用。代谢产物主要通过粪便和尿液排泄，不足 3% 的药物以原型排泄

肾功能（GFR，ml/min）受损时的剂量

30～50	与肾功能正常时同剂量。谨慎使用
10～30	与肾功能正常时同剂量。若可能应避免使用
<10	与肾功能正常时同剂量。只在透析时使用

肾脏替代治疗时的剂量

APD/CAPD	可能不被透析清除。与肾功能正常时同剂量。详见"其他信息"
HD	可能不被透析清除。与肾功能正常时同剂量。详见"其他信息"
HDF/HFD	透析清除力不详。与肾功能正常时同剂量。详见"其他信息"
CAV/VVHD	透析清除力不详。与 GFR= 10～30ml/min 时同剂量

重要的药物相互作用

与其他药物合用的潜在风险

- 血管紧张素转换酶抑制剂（ACEI）和血管紧张素 AT$_1$ 受体拮抗剂：拮抗降压作用；增加肾毒性和高钾血症风险
- 镇痛药：避免同时使用 2 个或更多的非甾体抗炎药（NSAIDs），包括阿司匹林（aspirin）（增加副作用）；避免与酮咯酸（ketorolac）合用（副作用和出血的风险增加）
- 抗菌药：与喹诺酮类（quinolones）同时使用可能增加惊厥风险；利福平（rifampicin）会降低本药浓度
- 抗凝血药：能增强香豆素类（coumarins）和苯茚二酮（phenindione）的抗凝作用；可能增加肝素类（heparins）、达比加群（dabigatran）和依度沙班（edoxaban）的出血风险，应避免长期与依度沙班合用
- 抗抑郁药：增加选择性 5-HT 再摄取抑制剂（SSRIs）和文拉法辛（venlafaxine）的出血风险
- 抗糖尿病药：增强磺脲类（sulphonylureas）的降糖作用
- 抗癫痫药：可能增加苯妥英（phenytoin）浓度
- 抗真菌药：若与氟康唑（fluconazole）合用，塞来昔布剂量应减半
- 抗病毒药：齐多夫定（zidovudine）会增加血液系统毒性风险；利托那韦（ritonavir）可能增加本药浓度
- 环孢素（ciclosporin）：可能增加肾毒性

- 细胞毒性药物：会减少氨甲蝶呤（methotrexate）排泄；与厄洛替尼（erlotinib）合用会增加出血风险
- 利尿药：增加肾毒性风险；拮抗利尿作用；与保钾利尿药合用可引起高钾血症
- 锂（lithium）制剂：减少锂排泄
- 己酮可可碱（pentoxifylline）：可能增加出血风险
- 他克莫司（tacrolimus）：增加肾毒性风险

用法

溶液配制	-
用法	口服
输注速度	-

其他信息

- 临床研究显示，此药具有与其他NSAIDs相似的肾作用，服药时应监测肾功能和体液潴留

- 抑制肾前列腺素合成的NSAIDs均可能影响肾功能，特别是原有肾病的患者。如果可能，应避免使用NSAIDs；若必须使用，则应在用NSAIDs后48~72小时检验血肌酐。如果血肌酐升高，即应中止NSAIDs治疗
- 对于已经无尿的肾衰竭透析患者，可用常规剂量治疗
- 对肾移植患者，应慎用本药，因能减少肾自体有效物质（autocoid）的合成
- 有消化道出血或凝血障碍倾向的尿毒症患者，需慎用本药
- 缺血性心脏病、缺血性脑血管病、纽约心脏病协会（NYHA）心功能分级达到Ⅱ~Ⅳ级的充血性心力衰竭患者，均应禁用本药

帕瑞昔布　Parecoxib

临床应用

环氧化酶 -2 抑制剂
- 术后疼痛的短期治疗

肾功能正常时的剂量

- 40mg 起始，如需要，此后每 6～12 小时再给予 20～40mg；最大剂量为每日 80mg
- 体重 <50kg 的老年人剂量为每日 20～40mg

药代动力学

分子量（Da）	392.4（钠盐）
蛋白结合率（%）	98
尿中原型药排泄率（%）	<5（伐地考昔）
分布容积（L/kg）	55
半衰期（h）：正常 / ESRF	［8（伐地考昔）］/ 不变

药物代谢

帕瑞昔布迅速地几乎完全转化为伐地考昔（valdecoxib）和丙酸（propionic acid）。伐地考昔通过多个途径在肝内进行广泛代谢，这些途径包括 CYP3A4 和 CYP2C9 介导的代谢和磺胺部分（sulphonamide moiety）的葡糖苷酸化（大约 20%)。给药剂量的 70% 以无活性代谢产物形式从尿液排泄。帕瑞昔布原型不从尿液排泄，仅有微量经粪便排泄

肾功能（GFR，ml/min）受损时的剂量

30～50	与肾功能正常时同剂量。慎用
10～30	与肾功能正常时同剂量。若可能应避免使用
<10	与肾功能正常时同剂量。仅用于 ESRF 的透析患者

肾脏替代治疗时的剂量

APD/CAPD	不被透析清除。与 GFR< 10ml/min 时同剂量
HD	不被透析清除。与 GFR< 10ml/min 时同剂量
HDF/HFD	不被透析清除。与 GFR< 10ml/min 时同剂量
CAV/ VVHD	不被透析清除。与 GFR= 10～30ml/min 时同剂量

重要的药物相互作用

与其他药物合用的潜在风险
- 血管紧张素转换酶抑制剂（ACEI）和血管紧张素 AT_1 受体拮抗剂：拮抗降压作用；增加肾毒性及高钾血症风险
- 镇痛药：避免同时与 2 种或更多的非甾体抗炎药（NSAIDs）合用，包括阿司匹林（aspirin）（增加副作用）；避免与酮咯酸（ketorolac）合用（增加副作用和出血的风险）
- 抗菌药：与喹诺酮类（quinolones）合用会增加惊厥风险
- 抗凝血药：增强香豆素类（coumarins）和苯茚二酮（phenindione）的抗凝作用；与肝素类（heparins）和达比加群（dabigatran）合用可能增加出血风险
- 抗抑郁药：与选择性 5-HT 再摄取抑制剂（SSRIs）和文拉法辛（venlafaxine）合用增加出血风险
- 抗糖尿病药：可能增强磺脲类（sulphonylureas）的作用
- 抗癫痫药：可能增强苯妥英（phenytoin）作用
- 抗真菌药：如与氟康唑（fluconazole）合用，需减少本药剂量

- 抗病毒药：与齐多夫定（zidovudine）合用可能增加血液系统毒性风险；利托那韦（ritonavir）可能增加本药浓度
- 环孢素（ciclosporin）：可能增加肾毒性风险
- 细胞毒性药物：减少氨甲蝶呤（methotrexate）的排泄（可能增加毒性风险）；与厄洛替尼（erlotinib）合用会增加出血风险
- 利尿药：增加肾毒性风险；可能拮抗利尿作用；与保钾利尿药合用会增加高钾血症风险
- 锂（lithium）制剂：减少锂排泄（增加毒性风险）
- 己酮可可碱（pentoxifylline）：可能增加出血风险
- 他克莫司（tacrolimus）：增加肾毒性风险

用法

溶液配制	用 2ml 0.9% 氯化钠溶液配制
用法	静脉给药，肌内注射
输注速度	-

其他信息

- 临床试验显示本药对肾的影响与其他 NSAIDs 类似。用药期间应监测患者的肾功能和液体潴留情况
- NSAIDs 抑制肾前列腺素合成，因此可能影响肾功能，尤其是原有肾病的患者，故应尽量避免使用；如果无法避免，应在开始用药后 48 ~ 72 小时检查血肌酐；如果血肌酐升高，则应停止 NSAIDs 治疗
- ESRF 透析患者可应用正常剂量
- 肾移植患者应谨慎用药，因能减少肾内自体有效物质（autocoid）的合成
- 对尿毒症有消化道出血及尿毒症凝血异常倾向的患者，需慎用本药
- 止痛作用维持 30 分钟
- 缺血性心脏病、脑血管病及纽约心脏病协会（NYHA）分级 II ~ IV 级的充血性心力衰竭患者禁用本药

4. 急重疼痛镇痛药

酮咯酸氨丁三醇　Ketorolac trometamol

临床应用

短期缓解中度至重度急性术后疼痛的镇痛药

肾功能正常时的剂量

- 口服：10mg，每4~6小时1次（老年人可6~8小时1次）；每日最大剂量40mg；最长持续时间为7日
- 肌内注射或静脉用药：起始剂量10mg，然后需要时10~30mg，每4~6小时1次（术后初期每2小时1次）；每日最大剂量为90mg（老年人和体重小于50kg患者的每日最大剂量为60mg）；最长持续时间为2日

药代动力学

分子量（Da）	376.4
蛋白结合率（%）	>99
尿中原型药排泄率（%）	约60
分布容积（L/kg）	0.15
半衰期（h）：	肌内注射：
正常/ESRF	（3.5~9.2）/（5.9~19.2）

药物代谢

本药的主要代谢途径为与葡糖苷酸共轭；也有部分经对-羟基化作用代谢。91.4%的给药剂量以药物原型、共轭物及羟基化代谢产物形式从尿液排泄，6.1%经粪便排泄

肾功能（GFR，ml/min）受损时的剂量

20~50	每日最大剂量为60mg
15~20	应尽量避免使用。小剂量使用并严密监测
<15	应尽量避免使用。小剂量使用并严密监测

肾脏替代治疗时的剂量

APD/CAPD	可能不被透析清除。与GFR<10ml/min时同剂量
HD	可能不被透析清除。与GFR<10ml/min时同剂量
HDF/HFD	透析清除力不详。与GFR<10ml/min时同剂量
CAV/VVHD	透析清除力不详。与GFR=10~20ml/min时同剂量

重要的药物相互作用

与其他药物合用的潜在风险

- 血管紧张素转换酶抑制剂（ACEI）和血管紧张素AT$_1$受体拮抗剂：拮抗降压作用，增加肾毒性和高钾血症风险
- 镇痛药：避免同时与2种或更多的NSAIDs合用，包括阿司匹林（aspirin）（增加副作用和出血的风险）
- 抗菌药：与喹诺酮类（quinolones）合用可能增加惊厥风险
- 抗凝血药：与肝素类（heparins）、达比加群（dabigatran）、苯茚二酮（phenindione）和香豆素类（coumarins）合用会增加出血风险，应避免合用；与肠道外途径给药的酮咯酸（ketorolac）和肝素合用会增加出血风险，应避免合用
- 抗抑郁药：与选择性5-HT再摄取抑制剂（SSRIs）和文拉法辛（venlafaxine）合用会增加出血风险
- 抗糖尿病药：可能增强磺脲类（sulphonylureas）的作用
- 抗癫痫药：可能增强苯妥英（phenytoin）的作用
- 抗病毒药：与齐多夫定（zidovudine）合用会增加血液系统毒性风险；利托那韦（ritonavir）可能增加本药浓度

- 环孢素（ciclosporin）：增加肾毒性风险
- 细胞毒性药物：合用会减少氨甲蝶呤（methotrexate）排泄；与厄洛替尼（erlotinib）合用会增加出血风险
- 利尿药：增加肾毒性风险；拮抗利尿作用；与保钾利尿药合用增加高钾血症风险
- 锂（lithium）制剂：减少锂的排泄，应避免合用
- 己酮可可碱（pentoxifylline）：合用会增加与酮咯酸相关的出血风险，应避免合用
- 丙磺舒（probenecid）：合用会延缓本药排泄，应避免合用
- 他克莫司（tacrolimus）：增加肾毒性风险

用法

溶液配制	-
用法	肌内注射，静脉给药，口服
输注速度	静脉注射不短于 15 秒

注释　可用 0.9% 氯化钠溶液、5% 葡萄糖溶液、林格液、乳酸盐林格液和勃脉力溶液（plasmalyte solution）配制（译者注：勃脉力溶液是一种不含乳酸盐的复方电解质注射液）

其他信息

- 抑制前列腺素生物合成的药物（包括 NSAIDs）具有肾毒性，能够（但不局限于）引起肾小球肾炎、间质性肾炎、肾乳头坏死、肾病综合征和急性肾衰竭。由于 NSAIDs 可能引起肾功能恶化，所以，肾、心或肝功能受损的患者需要谨慎用药
- 酮咯酸及其代谢产物主要经肾排泄
- 已报道的肾不良反应包括尿频、少尿、急性肾衰竭、低钠血症、高钾血症、溶血性尿毒综合征、腰痛（伴随或不伴随血尿）、血尿素和肌酐升高

二、麻醉性镇痛药

阿片全碱　Papaveretum

临床应用

阿片类镇痛药［1ml（15.4mg/ml）含10mg无水吗啡（anhydrous morphine）、1.2mg盐酸罂粟碱（papaverine hydrochloride）及1.04mg盐酸可待因（codeine hydrochloride）］

肾功能正常时的剂量

- 皮下或肌内注射：0.5 ~ 1ml（7.7 ~ 15.4mg），每4小时1次
- 静脉给药：上述剂量的25% ~ 50%

药代动力学

	盐酸罂粟碱	盐酸吗啡	盐酸可待因
分子量（Da）	375.8	375.8	371.9
蛋白结合率（%）	90	20 ~ 35	7
尿中原型药排泄率(%)	<1	10	<5
分布容积（L/kg）	0.99 ~ 1.52	3 ~ 5	3 ~ 4
半衰期（h）：正常/ESRF	(1.2 ~ 2.2)/-	(2~3)/不变	(2.5 ~ 4)/-

药物代谢

罂粟碱主要在肝内代谢，几乎完全以葡糖苷酸共轭的酚类代谢产物（glucuronide-conjugated phenolic metabolites）形式从尿液排泄

肾功能（GFR，ml/min）受损时的剂量

20 ~ 50	与肾功能正常时同剂量
10 ~ 20	每6 ~ 8小时 0.4 ~ 0.75ml
<10	每6 ~ 8小时 0.25 ~ 0.5ml。如可能，应避免使用

肾脏替代治疗时的剂量

APD/CAPD	可能不被透析清除。与GFR<10ml/min时同剂量
HD	可能不被透析清除。与GFR<10ml/min时同剂量
HDF/HFD	可能不被透析清除。与GFR<10ml/min时同剂量
CAV/ VVHD	透析清除力不详。与GFR=10 ~ 20ml/min时同剂量

重要的药物相互作用

与其他药物合用的潜在风险

- 镇痛药：与丁丙诺啡（buprenorphine）和喷他佐辛（pentazocine）合用可能帮助阿片类药物戒断
- 抗心律失常药：延迟美西律（mexiletine）吸收
- 抗抑郁药：与单胺氧化酶抑制剂（MAOIs）合用可能导致中枢神经系统兴奋或抑制，应避免合用；与吗氯贝胺（moclobemide）合用可能导致中枢神经系统兴奋或抑制；与三环类抗抑郁药（tricyclic antidepressants）合用会增强镇静作用

- 抗组胺药：与有镇静作用的抗组胺药合用会增强镇静作用
- 抗精神病药：增强降压和镇静作用
- 多巴胺能类（dopaminergics）：避免与司来吉兰（selegiline）合用
- 羟丁酸钠（sodium oxybate）：增强羟丁酸钠的作用，应避免合用

用法

溶液配制　　　　　-

用法	皮下注射，肌内注射，静脉给药
输注速度	静脉注射或持续滴注（1mg/ml）

其他信息

- 与所有阿片类药物一样，肾功能受损患者使用应非常谨慎
- 可能导致过度镇静及呼吸抑制

吗啡　Morphine

临床应用

阿片类镇痛药

肾功能正常时的剂量

- 5～20mg，每4小时1次（非常严重的疼痛或终末期疾病可增加剂量）
- 直肠给药：15～30mg，每4小时1次
- 缓释/延释制剂（SR/XL）：可每12或24小时给药1次，取决于制剂剂型

药代动力学

分子量（Da）　　　285.3（硫酸盐形式为758.8，酒石酸盐形式为774.8）

蛋白结合率（%）　　20～35
尿中原型药排泄率（%）10
分布容积（L/kg）　　3～5
半衰期（h）：正常/ESRF（2～3）/不变

药物代谢

吗啡在肝和肠道经历广泛的首过代谢。单次剂量的大部分药物在肝和肠道与葡糖苷酸共轭生成吗啡-3-葡糖苷酸和吗啡-6-葡糖苷酸（具有活性）。其他活性代谢产物包括去甲吗啡（normorphine）、可待因（codeine）和吗啡醚硫酸盐（morphine ethereal sulphate）。单次口服药物后，24小时内约60%的药量从尿液排泄，48小时内约3%作为游离吗啡排泄。胃肠外给药后，约90%在24小时内排泄，其中约10%为游离吗啡，65%～70%为共轭吗啡，1%为去甲吗啡，3%为去甲吗啡葡糖苷酸共轭物。单次剂量的10%通过胆汁排泄

肾功能（GFR，ml/min）受损时的剂量

20～50	常规剂量的75%
10～20	应用小剂量（常规剂量的50%），如2.5～5mg，延长给药间隔。根据药物效应调整剂量
<10	应用小剂量（常规剂量的50%），如1.5～2.5mg，延长给药间隔。根据药物效应调整剂量

肾脏替代治疗时的剂量

APD/CAPD	不被透析清除。与GFR<10ml/min时同剂量
HD	透析可清除，活性代谢产物可被明显清除。与GFR<10ml/min时同剂量
HDF/HFD	透析可清除，活性代谢产物可被明显清除。与GFR<10ml/min时同剂量
CAV/VVHD	透析可清除。与GFR=10～20ml/min时同剂量

重要的药物相互作用

与其他药物合用的潜在风险

- 镇痛药：与丁丙诺啡（buprenorphine）和喷他佐辛（pentazocine）合用可能帮助阿片类药物戒断
- 抗菌药：利福平（rifampicin）可加速本药代谢
- 抗抑郁药：与单胺氧化酶抑制剂（MAOIs）合用可能导致中枢神经系统兴奋或抑制，应避免合用，或在MAOIs停药2周后应用；与吗氯贝胺（moclobemide）合用可能导致中枢神经系统兴奋或抑制；与三环类抗抑郁药（tricyclic antidepressants）合用可增强镇静作用

- 抗癫痫药：增加加巴喷丁（gabapen-tin）的生物利用度
- 抗组胺药：与具有镇静作用的抗组胺药合用会增强镇静作用
- 抗精神病药：增强降压和镇静作用
- 抗病毒药：利托那韦（ritonavir）可能降低本药浓度
- 多巴胺能类（dopaminergics）：避免与司来吉兰（selegiline）合用
- 纳美芬（nalmefene）：应避免合用
- 羟丁酸钠（sodium oxybate）：合用会增强羟丁酸钠作用，应避免合用

用法

溶液配制	-
用法	口服，皮下注射，肌内注射，静脉给药，直肠给药
输注速度	2mg/min（可根据药物效应调整）

其他信息

- 肾功能受损时的用药剂量来自 Drug Prescribing in Renal Failure, 5th edition, by Aronoff et al
- 肾功能受损时需慎用所有阿片类药物
- 吗啡 -6- 葡糖苷酸（肾代谢的活性代谢产物，较吗啡效力更强）和吗啡 -3- 葡糖苷酸可能会发生蓄积。在正常肾功能时吗啡 -6- 葡糖苷酸的半衰期为 3～5 小时，在肾衰竭时会增加到约 50 小时
- 应确保纳洛酮（naloxone）随时可用（译者注：纳洛酮能逆转阿片类药物引起的呼吸抑制，详见相关章节叙述）
- 一些医疗单位禁用慢释放口服制剂（slow release oral preparations），因为副作用可能会延长

盐酸二乙酰吗啡　Diamorphine hydrochloride

临床应用

阿片类镇痛药

● 控制剧烈疼痛
● 心肌梗死时的止痛
● 治疗急性肺水肿

肾功能正常时的剂量

● 剧烈疼痛：口服、皮下注射或肌内注射给药，5～10mg，每4小时1次，必要时可加量
● 心肌梗死、急性肺水肿：静脉给药，2.5～5mg。老年患者剂量减半

药代动力学

分子量（Da）	423.9
蛋白结合率（%）	35
尿中原型药排泄率（%）	0.1
分布容积（L/kg）	40～50
半衰期（min）：正常/ESRF（1.7～5.3）/-	

药物代谢

本药在血液中快速被水解为活性代谢产物6-O-单乙酰吗啡（6-O-mono-acetylmorphine），又名6-乙酰吗啡（6-acetylmorphine），再转化成吗啡。口服后经历广泛的首过代谢生成吗啡，血中检测不到二乙酰吗啡和6-单乙酰吗啡。本药主要以葡糖苷酸形式经肾排泄，仅小部分以吗啡形式排泄。7%～10%通过胆汁经粪便排出体外

肾功能（GFR，ml/min）受损时的剂量

20～50	与肾功能正常时同剂量
10～20	使用小剂量，如2.5mg皮下注射或肌内注射，每6小时1次。根据药物效应调整剂量
<10	使用小剂量，如2.5mg皮下注射或肌内注射，约6小时1次。根据药物效应调整剂量

肾脏替代治疗时的剂量

APD/CAPD	不被透析清除。与GFR<10ml/min时同剂量
HD	透析可清除。与GFR<10ml/min时同剂量
HDF/HFD	透析可清除。与GFR<10ml/min时同剂量
CAV/VVHD	透析清除力不详。与GFR=10～20ml/min时同剂量

重要的药物相互作用

与其他药物合用的潜在风险

● 镇痛药：与丁丙诺啡（buprenorphine）和喷他佐辛（pentazocine）合用可能帮助阿片类药物戒断
● 抗心律失常药：合用能延长美西律（mexiletine）吸收
● 抗抑郁药：与单胺氧化酶抑制剂（MAOIs）合用可能导致中枢神经系统兴奋或抑制，应避免合用，或停用MAOIs 2周后使用；与吗氯贝胺（moclobemide）合用可能导致中枢神经系统兴奋或抑制；与三环类抗抑郁药（tricyclic antidepressants）合用会增强镇静作用
● 抗组胺药：与有镇静作用的抗组胺药合用会增强镇静作用
● 抗精神病药：增强镇静和降压作用
● 多巴胺能类（dopaminergics）：避免与司来吉兰（selegiline）合用
● 纳美芬（nalmefene）：避免合用
● 羟丁酸钠（sodium oxybate）：增强羟丁酸钠的作用，应避免合用

用法

溶液配制	1ml 注射用水或 0.9% 氯化钠溶液配制（也可以更少，如 10mg 用 0.1ml 液体配制后皮下注射）
用法	静脉给药，肌内注射，皮下注射，口服
输注速度	静脉给药：1mg/min
注释	监测血压和呼吸频率

其他信息

- 肾功能受损时大脑对本药的敏感性增加，可能导致过度镇静和严重的呼吸抑制，乃至需要机械通气
- 比吗啡起效快，持续时间短
- 规律给药时要非常谨慎，因可能发生活性代谢产物蓄积
- 使用本药时必须备有纳洛酮（naloxone），用以逆转吗啡中毒（译者注：纳洛酮是吗啡受体拮抗剂）

盐酸氢吗啡酮　Hydromorphone hydrochloride

临床应用

缓解癌症引起的严重疼痛

肾功能正常时的剂量

- 1.3mg，每 4 小时 1 次，根据病情增加剂量
- 缓释制剂（SR）：4mg，每 12 小时 1 次，根据病情增加剂量
- 皮下注射：1 ~ 2mg，每 3 ~ 4 小时 1 次；皮下注射：0.15 ~ 0.45mg/h，即 0.004mg/（kg·h）
- 静脉注射：1 ~ 1.5mg，每 3 ~ 4 小时 1 次；静脉滴注：0.15 ~ 0.45mg/h，即 0.004mg/（kg·h）

药代动力学

分子量（Da）	321.8
蛋白结合率（%）	7.1
尿中原型药排泄率（%）	6
分布容积（L/kg）	0.99 ~ 1.45
半衰期（h）：正常 / ESRF	2.5/-

药物代谢

本药经历广泛的首过代谢。本药在肝内进行广泛代谢，被葡糖苷酸化。主要以与葡糖苷酸共轭的氢吗啡酮、双氢异吗啡（dihydroisomorphine）和二氢吗啡（dihydromorphine）形式从尿液排泄

肾功能（GFR，ml/min）受损时的剂量

20 ~ 50	与肾功能正常时同剂量
10 ~ 20	减少剂量。从最小剂量开始，根据药物效应调整
<10	减少剂量。从最小剂量开始，根据药物效应调整

肾脏替代治疗时的剂量

APD/CAPD	透析清除力不详。与 GFR< 10ml/min 时同剂量
HD	透析清除力不详。与 GFR< 10ml/min 时同剂量
HDF/HFD	透析清除力不详。与 GFR< 10ml/min 时同剂量
CAV/VVHD	透析清除力不详。与 GFR= 10 ~ 20ml/min 时同剂量

重要的药物相互作用

与其他药物合用的潜在风险

- 乙醇（alcohol）：可导致缓释制剂的剂量倾泻（dose dumping）（译者注：乙醇能使缓释制剂短时间内释放出大量活性成分，乃至全部剂量，称为"剂量倾泻"，能导致药物严重不良反应）
- 镇痛药：与丁丙诺啡（buprenorphine）和喷他佐辛（pentazocine）合用可能帮助阿片类药物戒断
- 抗抑郁药：与单胺氧化酶抑制剂（MAOIs）合用可能导致中枢神经系统兴奋或抑制，应避免合用，或在停用 MAOIs 2 周后给药；与吗氯贝胺（moclobemide）合用可能导致中枢神经系统兴奋或抑制；与三环类抗抑郁药（tricyclic antidepressants）合用能增强镇静作用
- 抗组胺药：与有镇静作用的抗组胺药合用可能增强镇静作用
- 抗精神病药：合用能增强降压和镇静作用
- 多巴胺能类（dopaminergics）：避免与司来吉兰（selegiline）合用
- 羟丁酸钠（sodium oxybate）：合用会增强羟丁酸钠作用，应避免合用

用法

溶液配制	-
用法	口服，静脉注射和滴注，皮下注射
输注速度	注射：不少于3分钟；滴注：0.15～0.45mg/h
注释	如果与赛克利嗪（cyclizine）一起泵入，则必须用注射用水充分稀释，而不是0.9%氯化钠溶液，以防沉淀

其他信息

- 1.3mg氢吗啡酮与10mg口服吗啡（morphine）等效
- 3mg本药口服与1mg本药静脉给药大致等效
- 代谢产物可能引起神经兴奋和认知功能障碍

盐酸美沙酮　Methadone hydrochloride

临床应用

- 治疗阿片类药物成瘾
- 中度至重度疼痛的镇痛治疗

肾功能正常时的剂量

- 阿片类药物成瘾：每日 10～60mg，之后每日增加 10mg，直至戒断症状或中毒症状消失；规律减量
- 镇痛：5～10mg，每 6～8 小时 1 次

药代动力学

分子量（Da）	346.9
蛋白结合率（%）	60～90
尿中原型药排泄率（%）	15～60
分布容积（L/kg）	3～6
半衰期（h）：正常 / ESRF	（13～47）/-

药物代谢

本药在肝内代谢，生成主要代谢产物 2- 次乙基 -1,5- 二甲基 -3,3- 二苯基吡咯烷（2-ethylidine-1,5- dimethyl-3,3-diphenylpyrrolidine）及次要代谢产物 2- 乙基 -3,3- 二苯基 -5- 甲基吡咯烷（2-ethyl-3,3-diphenyl-5-methylpyrrolidine），这 2 种代谢产物均无活性。还有另外 2 种代谢产物也已被发现。这些代谢产物及美沙酮原型均通过粪便及尿液排泄

肾功能（GFR，ml/min）受损时的剂量

20～50	与肾功能正常时同剂量
10～20	与肾功能正常时同剂量
<10	常规剂量的 50%～75%，根据药物效应调整剂量

肾脏替代治疗时的剂量

APD/CAPD	不被透析清除。与 GFR<10ml/min 时同剂量
HD	不被透析清除。与 GFR<10ml/min 时同剂量
HDF/HFD	透析可清除。与 GFR<10ml/min 时同剂量
CAV/VVHD	透析清除力不详。与肾功能正常时同剂量

重要的药物相互作用

与其他药物合用的潜在风险

- 镇痛药：与丁丙诺啡（buprenorphine）和喷他佐辛（pentazocine）合用可能帮助阿片类药物戒断
- 抗菌药：利福平（rifampicin）可加速本药代谢；与迪拉马尼（delamanid）和泰利霉素（telithromycin）合用能增加室性心律失常风险
- 抗抑郁药：氟西汀（fluoxetine）、氟伏沙明（fluvoxamine）、帕罗西汀（paroxetine）及舍曲林（sertraline）可能增加本药浓度；与单胺氧化酶抑制剂（MAOIs）及吗氯贝胺（moclobemide）合用可能导致中枢神经系统兴奋或抑制，应避免合用；与三环类抗抑郁药（tricyclic antidepressants）合用可能增强镇静作用；圣约翰草（St John's wort）可能降低本药浓度
- 抗癫痫药：卡马西平（carbamazepine）、苯巴比妥（phenobarbital）及苯妥英（phenytoin）可降低本药浓度
- 抗真菌药：氟康唑（fluconazole）、酮康唑（ketoconazole）及伏立康唑（voriconazole）可增加本药浓度，伊曲康唑（itraconazole）也可能有此作用，与伏立康唑合用时可能需要减少本药剂量，避免与酮康唑合用
- 抗组胺药：与具有镇静作用的抗组胺药合用，会增强镇静作用

- 抗疟药：与哌喹和青蒿醇复方制剂（piperaquine-artenimol）合用，能增加室性心律失常风险
- 抗精神病药：增强降压及镇静作用；与可延长 QT 间期的抗精神病药合用，能增加室性心律失常风险，应避免与氨磺必利（amisulpride）合用
- 抗病毒药：合用可能增加齐多夫定（zidovudine）浓度；依非韦伦（efavirenz）、呋山那韦（fosamprenavir）、利托那韦（ritonavir）可降低本药浓度；阿巴卡韦（abacavir）、奈韦拉平（nevirapine）和利匹韦林（rilpivirine）可能降低本药浓度；波西普韦（boceprevir）可能影响本药浓度；合用可能降低去羟肌苷（didanosine）浓度；与沙奎那韦（saquinavir）及特拉匹韦（telaprevir）合用能增加室性心律失常风险，应避免和沙奎那韦合用，与替拉瑞韦合用应谨慎
- 阿托西汀（atomoxetine）：增加室性心律失常风险
- 细胞毒性药物：与博舒替尼（bosutinib）、色瑞替尼（ceritinib）、帕比司他（panobinostat）和凡德他尼（vandetanib）合用可能增加室性心律失常风险

- 多巴胺能类（dopaminergics）：避免与司来吉兰（selegiline）合用
- 纳美芬（nalmefene）：应避免合用
- 羟丁酸钠（sodium oxybate）：合用能增强羟丁酸钠的作用，应避免合用

用法

溶液配制	-
用法	肌内注射，皮下注射，口服
输注速度	-
注释	美沙酮可能不适用于严重肾功能受损患者的镇痛治疗

其他信息

- 严重肾功能受损时的用药剂量来自 Drug Prescribing in Renal Failure, 5th edition, by Aronoff et al
- 本药使用过量时可用纳洛酮（naloxone）纠正
- QT 间期延长特别容易发生在大剂量使用及伴随危险因素的患者中

盐酸羟考酮 Oxycodone hydrochloride

临床应用

阿片类镇痛药，用于中度至重度疼痛

肾功能正常时的剂量

- 口服：5mg，每4~6小时1次；通常最大剂量为每日400mg
- 改性释放制剂（MR）：10mg，每12小时1次；通常最大剂量为200mg，每12小时1次
- 静脉注射：1~10mg，每4小时1次
- 静脉滴注：每小时2mg，根据药物效应调整剂量
- 皮下注射：5mg起始，每4小时1次
- 皮下滴注：7.5mg起始，超过24小时

药代动力学

分子量（Da）	351.8
蛋白结合率（%）	45
尿中原型药排泄率（%）	<10
分布容积（L/kg）	1.2~6.31
半衰期（h）：正常/ESRF	（2~4，MR为4.5）/（3~5，MR为5.5）

药物代谢

本药在肝内代谢，通过CYP3A介导产生去甲羟考酮（noroxycodone），通过CYP2D6介导产生羟吗啡酮（oxymorphone），并产生多种葡糖苷酸共轭物。其代谢产物在临床上无明显镇痛作用。上述两种代谢产物均经历葡糖苷酸化，并以原型从尿液排泄

肾功能（GFR，ml/min）受损时的剂量

20~50	起始剂量为常规剂量的75%。与肾功能正常时同剂量
10~20	起始剂量为常规剂量的75%。与肾功能正常时同剂量
<10	从小剂量起始，如常规剂量的50%，见"其他信息"

肾脏替代治疗时的剂量

APD/CAPD	透析清除力不详。与GFR<10ml/min时同剂量
HD	透析清除力不详。与GFR<10ml/min时同剂量
HDF/HFD	透析可清除。与GFR<10ml/min时同剂量
CAV/VVHD	透析清除力不详。与GFR=10~20ml/min时同剂量

重要的药物相互作用

与其他药物合用的潜在风险

- 镇痛药：与丁丙诺啡（buprenorphine）和喷他佐辛（pentazocine）合用可能帮助阿片类药物戒断
- 抗菌药：利福平（rifampicin）可能加速本药代谢；泰利霉素（telithromycin）能抑制本药代谢
- 抗抑郁药：与单胺氧化酶抑制剂（MAOIs）合用可致中枢神经系统兴奋或抑制，应避免合用；与吗氯贝胺（moclobemide）合用可能致中枢神经系统兴奋或抑制；与三环类抗抑郁药（tricyclic antidepressants）合用会增强镇静作用
- 抗真菌药：伏立康唑（voriconazole）增加本药浓度
- 抗组胺药：与具有镇静作用的抗组胺药合用会增强镇静作用
- 抗精神病药：增强降压和镇静作用
- 抗病毒药：利托那韦（ritonavir）可能增加本药浓度

- 多巴胺能类（dopaminergics）：避免与司来吉兰（selegiline）合用
- 纳美芬（nalmefene）：避免合用
- 羟丁酸钠（sodium oxybate）：增强羟丁酸钠作用，应避免合用

用法

溶液配制	-
用法	口服，静脉给药，肌内注射，皮下注射
输注速度	滴注超过 24 小时
注释	用 5% 葡萄糖溶液或 0.9% 氯化钠溶液稀释至 1mg/ml

其他信息

- 本药已被用于慢性肾脏病（CKD）5 期患者，从最小剂量开始，根据药物效应逐渐增加剂量
- 与吗啡（morphine）相比，其代谢产物在肾衰竭患者中较少蓄积
- 肾衰竭患者的药物分布容积增加（Kirvela M, Lindgren L, Seppala T, et al. The pharmacokinetics of oxycodone in uremic patients undergoing renal transplantation. J ClinAnes. 1996; 8：13-18）
- 口服 2mg 本药与注射 1mg 本药大致等效
- 肾功能受损时的用药剂量来自 Drug Prescribing in Renal Failure, 5th edition, by Aronoff et al

盐酸哌替啶　Pethidine hydrochloride

临床应用

阿片类镇痛药

肾功能正常时的剂量

- 静脉给药：每 4 小时 25 ~ 50mg
- 口服：每 4 小时 50 ~ 150mg
- 皮下注射、肌内注射：每 4 小时 25 ~ 100mg

药代动力学

分子量（Da）	283.8
蛋白结合率（%）	60 ~ 80
尿中原型药排泄率（%）	5
分布容积（L/kg）	4.17
半衰期（h）：	（3 ~ 6）/
正常 / ESRF	（7 ~ 32）

药物代谢

本药在肝内代谢，被水解为哌替啶酸（pethidinic acid），或通过脱甲基作用生成去甲哌替啶（norpethidine）（活性代谢产物）及水解生成去甲哌替啶酸（norpethidinic acid），然后与葡糖苷酸共轭。去甲哌替啶具有药理活性，其蓄积可能导致中毒。本药的半衰期为 3 ~ 6 小时，去甲哌替啶清除较慢，据报道其半衰期可长达约 20 小时

肾功能（GFR，ml/min）受损时的剂量

20 ~ 50	与肾功能正常时同剂量
10 ~ 20	小剂量使用，用药间隔延长至 6 小时，药物剂量减少 25%
<10	如果可能应避免使用。如不能避免，则应小剂量使用：用药间隔延长至 8 小时，药物剂量减少 50%

肾脏替代治疗时的剂量

APD/CAPD	透析清除力不详。与 GFR< 10ml/min 时同剂量
HD	不被透析清除。与 GFR< 10ml/min 时同剂量
HDF/HFD	透析清除力不详。与 GFR< 10ml/min 时同剂量
CAV/ VVHD	可能不被透析清除。与 GFR=10 ~ 20ml/min 时同剂量

重要的药物相互作用

与其他药物合用的潜在风险

- 镇痛药：与丁丙诺啡（buprenorphine）和喷他佐辛（pentazocine）合用可能帮助阿片类药物戒断
- 抗心律失常药：会延迟美西律（mexiletine）的吸收
- 抗抑郁药：与单胺氧化酶抑制剂（MAOIs）或吗氯贝胺（moclobemide）合用可能致中枢神经系统兴奋或抑制，应避免合用；与度洛西汀（duloxetine）合用可能增强 5-HT 能作用；与三环类抗抑郁药（tricyclic antidepressants）合用增强镇静作用
- 抗癫痫药：与磷苯妥英（fosphenytoin）和苯妥英（phenytoin）合用可能增加本药毒性风险
- 抗组胺药：与具有镇静作用的抗组胺药合用会增强镇静作用
- 抗精神病药：增强镇静及降压作用
- 抗病毒药：利托那韦（ritonavir）降低哌替啶浓度，但是增加毒性哌替啶代谢产物浓度，应避免合用

- 多巴胺能类（dopaminergics）：与雷沙吉兰（rasagiline）合用存在中枢神经系统毒性，应避免合用；有报道与司来吉兰（selegiline）合用可致高热及中枢神经系统毒性，应避免合用
- 羟丁酸钠（sodium oxybate）：增强羟丁酸钠作用，应避免合用

用法

溶液配制	-
用法	静脉给药，口服，皮下注射，肌内注射
输注速度	静脉注射：3~4分钟

其他信息

本药具有抑制中枢神经系统、抑制呼吸及诱发惊厥的风险，特别是肾衰竭患者使用常规剂量时更易发生，这是由活性代谢产物去甲哌替啶蓄积导致的。去甲哌替啶浓度可以检测

丁丙诺啡 Buprenorphine

临床应用

阿片类镇痛药

肾功能正常时的剂量

镇痛治疗

- 舌下含服：200~400μg，每6~8小时1次
- 肌内注射，缓慢静脉注射：300~600μg，每6~8小时1次
- 经皮给药
  - Transtec：35~140μg/h，每96小时更换1次（译者注：Transtec是德国研制的一种丁丙诺啡基质型透皮控释贴片，于2004年上市）
  - Butrans：5~40μg/h，每7日更换1次（译者注：Butrans是美国研制的一种丁丙诺啡透皮贴剂，于2013年上市）
  - Hapoctasin：35~70μg/h，每72小时更换1次（译者注：Hapoctasin是英国研制的一种丁丙诺啡透皮贴剂，于2013年上市）

阿片类依赖的脱毒治疗

- 舌下含服（SL）：每日12~24mg，最大量每日32mg

药代动力学

分子量（Da）	467.6
蛋白结合率（%）	96
尿中原型药排泄率（%）	极少量
分布容积（L/kg）	2.5
半衰期（h）：正常/ESRF	（20~25，透皮给药为30）/不变

药物代谢

丁丙诺啡的清除是二相或三相模式。在肝内代谢，经CYP3A4作用，氧化产生具有药理学活性的N-脱烷基丁丙诺啡（N-dealkylbuprenorphine）（去甲基丁丙诺啡norbuprenorphine）（译者注：经尿苷二磷酸-葡糖苷酸基转移酶同工酶UGT1A1、UGT1A3的作用，生成丁丙诺啡葡糖苷酸共轭物）。丁丙诺啡口服后在肝内经历广泛的首过代谢，尽管如此，经常规途径给药时，它仍主要以药物原型从粪便排泄。有证据表明丁丙诺啡存在肠肝循环。代谢产物和极少量原型药从尿液排泄

肾功能（GFR，ml/min）受损时的剂量

20~50	与肾功能正常时同剂量
10~20	与肾功能正常时同剂量，但避免大剂量使用
<10	起始剂量应减少25%~50%，若耐受可逐渐加量；避免单次使用大剂量
	经皮肤用药：与肾功能正常时同剂量

肾脏替代治疗时的剂量

APD/CAPD	透析可清除。与GFR<10ml/min时同剂量
HD	透析可清除。与GFR<10ml/min时同剂量
HDF/HFD	透析可清除。与GFR<10ml/min时同剂量
CAV/VVHD	不被透析清除。与GFR=10~20ml/min时同剂量

重要的药物相互作用

与其他药物合用的潜在风险

- 镇痛药：用于其他阿片类药物的戒断
- 抗抑郁药：与单胺氧化酶抑制剂（MAOIs）、吗氯贝胺（moclobemide）合用可能导致中枢神经系统兴奋或抑制（低血压或高血压），应避免合用；与三环类抗抑郁药（tricyclic antidepressants）合用可能增强镇静作用
- 抗真菌药：酮康唑（ketoconazole）可抑制本药代谢，合用时需减少本药剂量
- 抗组胺药：与具有镇静作用的抗组胺药合用可能增强镇静作用
- 抗精神病药：增强降压和镇静作用
- 抗病毒药：利托那韦（ritonavir）可能增加本药浓度；本药可能减少替拉那韦（tipranavir）浓度
- 多巴胺能类（dopaminergics）：避免与司来吉兰（selegiline）合用
- 羟丁酸钠（sodium oxybate）：应避免合用

用法

溶液配制	-
用法	舌下含服，肌内注射，静脉用药，经皮给药
输注速度	-

其他信息

- 丁丙诺啡的血药浓度在 Transtec 或 Butrans 皮贴剂移除后 30 小时下降 50%
- 在 Transtec 或 Butrans 皮贴剂移除后 24 小时内，不要给予另一种阿片类药物
- 纳洛酮（naloxone）5~12mg 可拮抗 Transtec 或 Butrans 皮贴剂作用，可能使其作用延迟 30 分钟（译者注：纳洛酮为吗啡受体拮抗剂）
- 皮贴剂不适用于急性疼痛

芬太尼 Fentanyl

临床应用

阿片类镇痛药

- 短时的外科手术中应用
- 用于机械性通气患者
- 治疗慢性难治性疼痛

肾功能正常时的剂量

- 静脉注射
  - 自主呼吸：50~200μg，然后25~50μg 按需给药
  - 辅助通气：0.3~3.5mg，然后100~200μg 按需给药
- 静脉滴注
  - 自主呼吸：3.0~4.8μg/（kg·h），根据药物效应调整
  - 辅助通气：起始剂量10μg/kg 滴注10 分钟以上；然后6μg/（kg·h），心外手术根据病情需要可增至180μg/（kg·h）
- 局部应用（慢性疼痛）：起始剂量12~25μg/h，每72 小时更换1 次贴剂，根据药物效应增加剂量
- 口服：因制剂不同而异。更多信息见"产品特性概述"（SPC）
- 鼻用喷雾：给药方法取决于制剂。更多信息见"产品特性概述"（SPC）

药代动力学

分子量（Da）	336.5
蛋白结合率（%）	80~85
尿中原型药排泄率（%）	<7
分布容积（L/kg）	4
半衰期（h）：	（2~7）/
正常/ESRF	可能延长

药物代谢

芬太尼在肝内受 CYP3A4 介导，经 N- 脱烷基化和羟基化作用代谢。代谢产物及部分原型药从尿液排泄。作用时间短可能是由于其迅速分配至组织，而非代谢或排泄造成。相对较长的清除半衰期反映其缓慢地从组织库中释放。芬太尼的主要代谢产物 4-N-（N- 丙酰苯胺基）哌啶 [4-N-（N-propionylanilino）piperidine] 和 4-N-（N- 羟基丙酰苯胺基）哌啶 [4-N-（N-hydroxypropionylanilino）piperidine] 从尿液排泄；1-（2- 苯乙基）-4-N-（N- 羟基丙酰苯胺）哌啶 [1-（2-phenethyl）-4-N-（N-hydroxypropionylanilino）piperidine] 是一个次要代谢产物。芬太尼没有活性或毒性代谢产物

肾功能（GFR，ml/min）受损时的剂量

20~50	常规剂量的75%。根据药物效应调整
10~20	常规剂量的75%。根据药物效应调整
<10	常规剂量的50%。根据药物效应调整

肾脏替代治疗时的剂量

APD/CAPD	不被透析清除，与 GFR< 10 ml/min 时同剂量
HD	不被透析清除，与 GFR< 10 ml/min 时同剂量
HDF/HFD	不被透析清除，与 GFR< 10 ml/min 时同剂量
CAV/VVHD	不被透析清除，与 GFR= 10~20 ml/min 时同剂量

重要的药物相互作用

与其他药物合用的潜在风险

- 抗菌药：利福平（rifampicin）能加速本药代谢
- 抗抑郁药：同时服用单胺氧化酶抑制剂（MAOIs）[包括吗氯贝胺（moclobemide）]可能引起中枢神经系统兴奋或抑制（高血压或低血压），应避免合用；可能增强三环类抗抑郁药（tricyclic antidepressants）的镇静作用
- 抗真菌药：与三唑类（triazoles）合用会增加本药浓度
- 抗组胺药：与具有镇静作用的抗组胺药合用会增强镇静作用
- 抗精神病药：增强降压和镇静作用
- 抗病毒药：利托那韦（ritonavir）增加本药浓度；与沙奎那韦（saquinavir）合用增加室性心律失常风险，应避免合用
- 细胞毒性药物：与克唑替尼（crizotinib）合用需谨慎
- 多巴胺能类（dopaminergics）：应避免与司来吉兰（selegiline）合用
- 羟丁酸钠（sodium oxybate）：本药能增强羟丁酸钠作用，应避免合用

用法

溶液配制	-
用法	静脉给药，肌内注射，颊黏膜给药，舌下给药和鼻内给药
输注速度	-
注释	可用 0.9% 氯化钠溶液和 5% 葡萄糖溶液配制

其他信息

- 本药用于短时间的手术时，剂量与肾功能受损程度无关
- 对于其他适应证，肾功能受损对药物清除可能具有一定影响；然而，由于芬太尼是根据药物效应调整剂量，所以它的常规剂量和给药方式依然有效
- 肾功能受损时的用药剂量来自 Drug Prescribing in Renal Failure, 5th edition, by Aronoff et al
- 和其他阿片类（opioids）一样，小剂量开始，在可耐受情况下逐渐调整剂量

阿芬太尼　Alfentanil

临床应用

阿片类镇痛药
- 短时手术的镇痛
- 重症监护的镇静

肾功能正常时的剂量

- 静脉注射给药
  - 自主呼吸：用 30 秒以上时间注射 500μg；补充剂量：250μg
  - 辅助通气：30~50μg/kg；补充剂量：15μg/kg
- 在辅助通气状态下静脉滴注给药：用 10 分钟以上注射或快速滴注 50~100μg/kg 的负荷剂量，随后以 0.5~1μg/（kg·min）的速度维持。在预计手术结束前 30 分钟停止滴注
- 重症监护期间辅助通气状态下为镇痛和抑制呼吸给药：每小时静脉滴注 2mg，根据药物效应调整剂量（通常范围为 0.5~10mg/d）
- 为了更快起效，初始 5mg 可用 10 分钟以上分次从静脉给予（如果存在低血压和心动过缓，给药要慢）；如果需要短时镇痛，可通过静脉注射追加 0.5~1mg

药代动力学

分子量（Da）	453（氢氯化物）
蛋白结合率（%）	92
尿中原型药排泄率（%）	0.4
分布容积（L/kg）	0.4~1
半衰期（h）：	（1~2，平均
正常 / ESRF	1.5）/ 不变

药物代谢

阿芬太尼在肝内代谢；通过 CYP3A4 的氧化 N- 和 O- 脱烷基化（oxidative N-and O-dealkylation）作用生成无活性的代谢产物，经尿液排泄

肾功能（GFR，ml/min）受损时的剂量

20~50	与肾功能正常时同剂量
10~20	与肾功能正常时同剂量
<10	与肾功能正常时同剂量

肾脏替代治疗时的剂量

APD/CAPD	不被透析清除。与肾功能正常时同剂量
HD	不被透析清除。与肾功能正常时同剂量
HDF/HFD	透析清除力不详。与肾功能正常时同剂量
CAV/VVHD	不被透析清除。与肾功能正常时同剂量

重要的药物相互作用

与其他药物合用的潜在风险
- 抗菌药：红霉素（erythromycin）增加本药浓度，利福平（rifampicin）加速本药代谢
- 抗抑郁药：与单胺氧化酶抑制剂（MAOIs），包括吗氯贝胺（moclobemide）合用，可能导致中枢神经系统兴奋或抑制（高血压或低血压），应避免合用；与三环类抗抑郁药（tricyclic antidepressants）合用，可能增强镇静作用
- 抗真菌药：氟康唑（fluconazole）和酮康唑（ketoconazole）抑制本药代谢（有延长或推迟呼吸抑制的风险）；伊曲康唑（itraconazole）可能抑制本药代谢；伏立康唑（voriconazole）增加本药浓度，合用时应考虑减少本药剂量
- 抗组胺药：与具有镇静作用的抗组胺药合用，可增强镇静作用
- 抗精神病药：增强降压和镇静作用

- 抗病毒药：利托那韦（ritonavir）增加本药浓度；与沙奎那韦（saquinavir）合用会增加室性心律失常风险，应避免合用
- 细胞毒性药物：与克唑替尼（crizotinib）合用需谨慎
- 多巴胺能类（dopaminergics）：应避免与司来吉兰（selegiline）合用
- 羟丁酸钠（sodium oxybate）：合用能增强羟丁酸钠作用，应避免合用

用法

溶液配制	-
用法	静脉注射，静脉滴注
输注速度	见"肾功能正常时的剂量"
注释	阿芬太尼可与 0.9% 氯化钠溶液、5% 葡萄糖溶液或哈特曼液（Hartmann's solution）混合配制成 0.5mg/ml 浓度应用，但是，也能以 2mg/ml 浓度应用，甚至不稀释，以 5mg/ml 浓度应用（UK Critical Care Group, Minimum Infusion Volumes for Fluid Restricted Critically Ill Patients, 3rd edition, 2006）

其他信息

- 肾衰竭时药物的游离片段增加，因此可能需要减少药量
- 静脉给药：500μg 阿芬太尼于 90 秒达到作用峰值，镇痛作用维持 5 ~ 10 分钟（无术前用药的成人）
- 用药过程中可能出现暂时性血压下降和心动过缓
- 镇痛效果相当于芬太尼（fentanyl）的 1/4
- 作用持续时间相当于同等镇痛药量芬太尼的 1/3
- 起效时间超过同等镇痛药量芬太尼的 4 倍

瑞芬太尼　Remifentanil

临床应用

- 镇痛
- 麻醉诱导

肾功能正常时的剂量

- 麻醉诱导：0.5 ~ 1µg/（kg·min）
- 麻醉维持：
  - 机械通气患者：0.05 ~ 2µg/（kg·min）
  - 自主呼吸患者：25 ~ 100ng/（kg·min）
- 机械通气的重症监护患者镇痛和镇静：6 ~ 740ng/(kg·min)
- 机械通气的重症监护患者疼痛时的额外镇痛：100 ~ 750ng/（kg·min）
- 或根据"产品特性概述"（SPC）、参照当地指南进行应用

药代动力学

分子量（Da）	412.9（盐酸盐）
蛋白结合率（%）	70
尿中原型药排泄率（%）	95（代谢产物形式）
分布容积（L/kg）	0.35
半衰期（min）：正常 / ESRF	［3 ~ 10（生物活性）］/ 不变

最终清除为 10 ~ 20 分钟

药物代谢

瑞芬太尼是一种由酯酶代谢的阿片类（opioids），此药易被非特异性血液和组织酯酶催化代谢。瑞芬太尼代谢生成一种基本无活性的羧酸代谢产物（作用强度为瑞芬太尼的 1/4600）。约 95% 的药物以代谢产物形式从尿液排泄

肾功能（GFR，ml/min）受损时的剂量

20 ~ 50	与肾功能正常时同剂量
10 ~ 20	与肾功能正常时同剂量
<10	与肾功能正常时同剂量

肾脏替代治疗时的剂量

APD/CAPD	可能不被透析清除。与肾功能正常时同剂量
HD	不被透析清除。与肾功能正常时同剂量
HDF/HFD	可能不被透析清除。与肾功能正常时同剂量
CAV/ VVHD	透析清除力不详。与肾功能正常时同剂量

重要的药物相互作用

与其他药物合用的潜在风险

- 抗心律失常药：延缓美西律（mexiletine）吸收
- 抗抑郁药：与单胺氧化酶抑制剂（MAOIs）包括吗氯贝胺（moclobemide）合用，可能导致中枢神经系统兴奋或抑制（高血压或低血压），应避免合用；与三环类抗抑郁药（tricyclic antidepressants）合用可能增强镇静作用
- 抗组胺药：与具有镇静作用的抗组胺药合用可能增强镇静作用
- 抗精神病药：增强镇静和降压作用
- 抗病毒药：利托那韦（ritonavir）可能升高本药浓度（增加毒性风险），应避免合用
- 多巴胺能类（dopaminergics）：避免与司来吉兰（selegiline）合用
- 纳美芬（nalmefene）：应避免合用
- 羟丁酸钠（sodium oxybate）：合用能增强羟丁酸钠的作用，应避免合用

用法

溶液配制	用输液液体配制成 1mg/ml 浓度
用法	静脉给药
输注速度	取决于适应证
注释	用 5% 葡萄糖溶液、0.9% 氯化钠溶液或注射用水稀释成 20～250μg/ml 浓度；全身麻醉通常用 50μg/ml 浓度

其他信息

- 瑞芬太尼代谢产物的半衰期在肾功能正常患者为 90 分钟，而肾衰竭时延长至 30 小时
- 25%～35% 的代谢产物能被透析清除

美普他酚　Meptazinol

临床应用

阿片类镇痛药，用于中度至重度疼痛

肾功能正常时的剂量

- 口服：200mg，每 3 ~ 6 小时 1 次
- 肌内注射：75 ~ 100mg，每 2 ~ 4 小时 1 次；产科止痛为 100 ~ 150mg，取决于患者的体重（2mg/kg）
- 缓慢静脉给药：50 ~ 100mg，每 2 ~ 4 小时 1 次

药代动力学

分子量（Da）	269.8（盐酸盐）
蛋白结合率（%）	27
尿中原型药排泄率（%）	<5
分布容积（L/kg）	3.1
半衰期（h）：正常 / ESRF	（1.4 ~ 4）/-

药物代谢

美普他酚在肝内进行广泛代谢，主要以葡糖苷酸共轭物形式从尿液排泄。单次给药后，不足 10% 的药量出现在粪便

肾功能（GFR，ml/min）受损时的剂量

20 ~ 50	与肾功能正常时同剂量
10 ~ 20	与肾功能正常时同剂量
<10	与肾功能正常时同剂量。从小剂量开始应用

肾脏替代治疗时的剂量

APD/CAPD	透析清除力不详。与 GFR<10ml/min 时同剂量
HD	可能被透析清除。与 GFR<10ml/min 时同剂量
HDF/HFD	可能被透析清除。与 GFR<10ml/min 时同剂量
CAV/VVHD	透析清除力不详。与肾功能正常时同剂量

重要的药物相互作用

与其他药物合用的潜在风险

- 抗抑郁药：与单胺氧化酶抑制剂（MAOIs）合用可能引起中枢神经系统兴奋或抑制，应避免合用；与吗氯贝胺（moclobemide）合用可能引起中枢神经系统兴奋或抑制；与三环类抗抑郁药（tricyclic antidepressants）合用会增强镇静作用
- 抗组胺药：与具有镇静作用的抗组胺药合用会增强镇静作用
- 抗精神病药：增强降压及镇静作用
- 多巴胺能类（dopaminergics）：避免与司来吉兰（selegiline）合用
- 纳美芬（nalmefene）：应避免合用
- 羟丁酸钠（sodium oxybate）：合用会增强羟丁酸钠作用，应避免合用

用法

溶液配制	-
用法	口服，静脉给药，肌内注射
输注速度	-

其他信息

- 口服及肌内注射本药后，镇痛作用可在 30 ~ 60 分钟内达到峰值，并持续 3 ~ 4 小时
- 静脉给药后即刻起效，并且可持续至少 1 小时

盐酸他喷他多 Tapentadol hydrochloride

临床应用

μ- 阿片受体激动剂，并具有抑制去甲肾上腺素再摄取的特性
- 治疗中度至重度急性疼痛

肾功能正常时的剂量

- 50mg，每 4～6 小时 1 次，最大剂量为每日 600mg（第一日 700mg）
- 缓释制剂（SR）：起始剂量 50mg，每日 2 次，最大剂量为每日 500mg

药代动力学

分子量（Da）	257.8
蛋白结合率（%）	20
尿中原型药排泄率（%）	3
分布容积（L/kg）	442～638
半衰期（h）：	（4，SR 为
正常 / ESRF	5～6）/
	可能延长

药物代谢

大约 97% 的母体化合物通过与葡糖苷酸结合生成葡糖苷酸共轭物。少量药物也能通过 CYP2C9、CYP2C19 和 CYP2D6 介导进行代谢，然后再进一步发生共轭。没有代谢产物具有镇痛活性。大约 70% 的剂量以共轭物形式从尿液排泄，3% 以原型排泄

肾功能（GFR，ml/min）受损时的剂量

20～50	与肾功能正常时同剂量
10～20	与肾功能正常时同剂量
<10	用小剂量，延长给药间期。根据药物效应调整剂量

肾脏替代治疗时的剂量

APD/CAPD	可能被透析清除。与 GFR<10ml/min 时同剂量
HD	可能被透析清除。与 GFR<10ml/min 时同剂量
HDF/HFD	可能被透析清除。与 GFR<10ml/min 时同剂量
CAV/ VVHD	可能被透析清除。与 GFR=10～20ml/min 时同剂量

重要的药物相互作用

与其他药物合用的潜在风险
- 镇痛药：与丁丙诺啡（buprenorphine）和喷他佐辛（pentazocine）合用可能帮助阿片类药物戒断
- 抗抑郁药：与单胺氧化酶抑制剂（MAOIs）合用可能引起中枢神经系统兴奋或抑制，应避免合用，可在停用 MAOIs 2 周后使用；与吗氯贝胺（moclobemide）合用可能引起中枢神经系统兴奋或抑制；与三环类抗抑郁药（tricyclic antidepressants）合用能增强镇静作用
- 抗组胺药：与具有镇静作用的抗组胺药合用能增强镇静作用
- 抗精神病药：增强降压及镇静作用
- 多巴胺能类（dopaminergics）：应避免与司来吉兰（selegiline）合用
- 纳美芬（nalmefene）：应避免合用
- 羟丁酸钠（sodium oxybate）：增强羟丁酸钠效应，应避免合用

用法

溶液配制	-
用法	口服
输注速度	-

其他信息

- 由于缺乏研究，生产商不建议肾功能严重受损患者使用本药
- 肾功能受损患者使用所有阿片类药物均应格外小心
- 生物利用度为 32%

- 在各种肾功能状态下（从正常到严重受损），他喷他多的药 - 时曲线下面积（AUC）和药峰浓度（C_{max}）并无明显不同。而在轻度、中度、重度肾功能受损患者中，他喷他多 -O- 葡糖苷 酸（tapentadol- O-glucuronide）的 AUC 分别为肾功能正常者的 1.5 倍、2.5 倍和 5.5 倍

三、其他镇痛药

盐酸曲马多 Tramadol hydrochloride

临床应用

镇痛药

肾功能正常时的剂量

- 口服：50～100mg，最多每4小时1次；最大剂量为每日400mg
- 肌内注射/静脉给药：50～100mg，每4～6小时1次；总剂量为每日600mg
- 改性释放制剂（MR）：50～200mg，每日2次
- 延释制剂（XL）：100～400mg，每日1次

药代动力学

分子量（Da）	299.8
蛋白结合率（%）	20
尿中原型药排泄率（%）	90
分布容积（L/kg）	163～243
半衰期（h）：正常/ESRF	6/11

药物代谢

本药在肝内通过3种途径代谢，包括CYP3A4及CYP2D6介导的N-及O-去甲基作用、葡糖苷酸化作用及硫酸化作用。只有O-去甲基-曲马多（O-desmethyl-tramadol）具有药理学活性。本药及其代谢产物几乎完全经肾排泄

肾功能（GFR，ml/min）受损时的剂量

20～50	与肾功能正常时同剂量
10～20	起始剂量50～100mg，每8小时1次，根据耐受性调整剂量
<10	起始剂量50mg，每8小时1次，根据耐受性调整剂量

肾脏替代治疗时的剂量

APD/CAPD	透析清除力不详。与GFR<10ml/min时同剂量
HD	透析可清除。与GFR<10ml/min时同剂量
HDF/HFD	透析可清除。与GFR<10ml/min时同剂量
CAV/VVHD	透析可清除。与GFR=10～20ml/min时同剂量

重要的药物相互作用

与其他药物合用的潜在风险

- 镇痛药：与丁丙诺啡（buprenorphine）和喷他佐辛（pentazocine）合用可能帮助阿片类药物戒断
- 抗凝血药：增强香豆素类（coumarins）的抗凝作用
- 抗抑郁药：与度洛西汀（duloxetine）、米氮平（mirtazapine）或文拉法辛（venlafaxine）合用可能增强5-HT能反应；与单胺氧化酶抑制剂（MAOIs）及吗氯贝胺（moclobemide）合用可能导致中枢神经系统兴奋或抑制；应避免与MAOIs合用，因可增强5-HT能反应及增加惊厥风险；与选择性5-HT再摄取抑制剂（SSRIs）或三环类抗抑郁药（tricyclic antidepressants）合用会增加中枢神经系统毒性风险
- 抗癫痫药：卡马西平（carbamazepine）能减弱本药作用

- 抗组胺药：与有镇静作用的抗组胺药合用能增强镇静作用
- 抗精神病药：增强降压及镇静作用；增加惊厥风险
- 阿托西汀（atomoxetine）：增加惊厥风险
- 达泊西汀（dapoxetine）：可能增强5-HT能反应，应避免合用
- 多巴胺能类（dopaminergics）：避免与司来吉兰（selegiline）合用
- 纳美芬（nalmefene）：应避免合用
- 羟丁酸钠（sodium oxybate）：能增强羟丁酸钠的作用，应避免合用

用法

溶液配制　-

用法　　　静脉给药，肌内注射，口服

输注速度　缓慢注射或持续静脉滴注／患者自控镇痛（PCA）

[译者注：患者自控镇痛（patient controlled analgesia，PCA）是一种医护人员根据患者疼痛程度和身体状况，预先设置好镇痛药的剂量，再交由患者"自我管理"的一种疼痛处理技术]

其他信息

- 本药为作用于中枢的阿片激动剂，也有抑制疼痛通路的作用
- 生物利用度为 60% ~ 95%

盐酸奈福泮 Nefopam hydrochloride

临床应用

中度疼痛的镇痛

肾功能正常时的剂量

口服：30～90mg，每日 3 次

药代动力学

分子量（Da）	289.8
蛋白结合率（%）	73
尿中原型药排泄率（%）	<5
分布容积（L/kg）	无数据
半衰期（h）：正常 / ESRF	4/-

药物代谢

本药在肝内广泛代谢生成活性代谢产物。主要从尿液排泄，不足 5% 以药物原型排泄。大约 8% 从粪便排泄

肾功能（GFR，ml/min）受损时的剂量

20～50	与肾功能正常时同剂量
10～20	与肾功能正常时同剂量
<10	与肾功能正常时同剂量。见"其他信息"

肾脏替代治疗时的剂量

APD/CAPD	透析清除力不详。与 GFR<10ml/min 时同剂量
HD	可能不被透析清除。与 GFR<10ml/min 时同剂量
HDF/HFD	透析清除力不详。与 GFR<10ml/min 时同剂量
CAV/VVHD	透析清除力不详。与肾功能正常时同剂量

重要的药物相互作用

与其他药物合用的潜在风险

- 抗抑郁药：避免与单胺氧化酶抑制剂（MAOIs）合用；与三环类抗抑郁药（tricyclic antidepressants）合用可能增加副作用

用法

溶液配制	-
用法	口服
输注速度	-

其他信息

- 终末期肾病（ESRD）和透析患者避免反复或长期应用本药
- 老年人由于代谢降低和对药物副作用的敏感性增加，推荐剂量为 30mg，每 8 小时 1 次。肾病患者药物代谢和排泄也降低，所以可能存在同样的问题，常需从小剂量开始应用
- 惊厥患者避免应用本药

对乙酰氨基酚－磷酸可待因复方 Paracetamol–Codeine phosphate (Co–codamol)

临床应用

镇痛药

肾功能正常时的剂量

1~2 片，每日最多 4 次

药代动力学

分子量（Da）对乙酰氨基酚：151.2；磷
蛋白结合率　　酸可待因 406.4
（%）　　　对乙酰氨基酚：20~30；
尿中原型药　　磷酸可待因：7
排泄率(%)　对乙酰氨基酚：<5；磷酸
分布容积　　　可待因：0
（L/kg）　　对乙酰氨基酚：1~2；磷
半衰期（h）：酸可待因：3~4
正常/ESRF　对乙酰氨基酚：（1~4）/
　　　　　　不变；磷酸可待因：
　　　　　　（2.5~4）/13

药物代谢

对乙酰氨基酚主要在肝内代谢，主要以
葡糖苷酸和硫酸盐共轭物形式经尿液排
泄。不足 5% 的对乙酰氨基酚以原型排
泄。极小量的对乙酰氨基酚在肝和肾经
细胞色素 P_{450} 同工酶（主要是 CYP2E1
和 CYP3A4）介导代谢，生成小羟基
化代谢产物 N- 乙酰基 -p- 苯醌亚胺
（N-acetyl- p-benzoquinoneimine）。后者
通常通过与谷胱甘肽结合而解毒，但在
对乙酰氨基酚过量时，它能蓄积并造成

组织损伤。磷酸可待因在肝经 O- 或 N- 去
甲基化反应生成吗啡（morphine）、去
甲可待因 (norcodeine) 以及其他代谢产
物包括去甲吗啡（normorphine）和氢可
酮（hydrocodone）。磷酸可待因代谢为
吗啡由 CYP2D6 介导，该酶具有基因多
态性。磷酸可待因及其代谢产物几乎全
部经肾排泄，主要以葡糖苷酸共轭形式
排泄

肾功能（GFR，ml/min）受损时的剂量

20~50	与肾功能正常时同剂量
10~20	与肾功能正常时同剂量
<10	与肾功能正常时同剂量

肾脏替代治疗时的剂量

APD/CAPD	可能不被透析清除。与肾功能正常时同剂量
HD	不被透析清除。与肾功能正常时同剂量
HDF/HFD	透析清除力不详。与肾功能正常时同剂量
CAV/VVHD	不被透析清除。与肾功能正常时同剂量

重要的药物相互作用

与其他药物合用的潜在风险

● 抗菌药：利福平（rifampicin）加速本
药代谢

- 抗抑郁药：与单胺氧化酶抑制剂（MAOIs）合用可能引起中枢神经系统兴奋或抑制，应避免合用，或于 MAOIs 停药 2 周后使用；与吗氯贝胺（moclobemide）合用可能引起中枢神经系统兴奋或抑制；与三环类抗抑郁药（tricyclic antidepressants）合用会增强镇静作用
- 抗组胺药：与具有镇静作用的抗组胺药合用会增强镇静作用
- 抗精神病药：能增强降压和镇静作用
- 多巴胺能类（dopaminergics）：应避免与司来吉兰（selegiline）合用
- 羟丁酸钠（sodium oxybate）：能增强羟丁酸钠作用，应避免合用

用法

溶液配制	-
用法	口服
输注速度	-

其他信息

- 有 3 种不同剂量的复方片剂可用：8/500，8mg 磷酸可待因 /500mg 对乙酰氨基酚；15/500，15mg 磷酸可待因 /500mg 对乙酰氨基酚；30/500，30mg 磷酸可待因 /500mg 对乙酰氨基酚
- 30/500 配方片剂：能增加肾衰竭患者的大脑敏感性，引起嗜睡，并可能导致患者便秘
- Solpadol 和 Tylex 泡腾制剂（30/500）：肾功能受损患者应避免使用；每片分别含钠 16.9mmol 和 13.6mmol［译者注：Solpadol 和 Tylex 是 2 种泡腾制剂（30/500）的商品名］

对乙酰氨基酚 – 双氢可待因复方　Paracetamol–Dihydrocodeine (Co–dydramol)

临床应用

镇痛药

肾功能正常时的剂量

1~2 片，最多每日 4 次

药代动力学

分子量（Da）	对乙酰氨基酚：151.2；双氢可待因：451.5（酒石酸盐）
蛋白结合率（%）	对乙酰氨基酚：20~30；双氢可待因：-
尿中原型药排泄率（%）	对乙酰氨基酚：<5；双氢可待因：13~22
分布容积（L/kg）	对乙酰氨基酚：1~2；双氢可待因：1.1
半衰期（h）：正常/ESRF	对乙酰氨基酚：（1~4）/不变；双氢可待因：（3.5~5）/（>6）

药物代谢

对乙酰氨基酚主要在肝内代谢，主要以葡糖苷酸和硫酸盐共轭物形式经尿液排泄。不足 5% 的对乙酰氨基酚以原型排泄。极小量的对乙酰氨基酚在肝和肾经细胞色素 P_{450} 同工酶（主要是 CYP2E1 和 CYP3A4）介导代谢，生成小羟基化代谢产物 N-乙酰基-p-苯醌亚胺（N-acetyl- p-benzoquinoneimine）。后者通常通过与谷胱甘肽结合而解毒，但在对乙酰氨基酚过量时，它能蓄积并造成组织损伤。双氢可待因在肝内经 CYP2D6 作用代谢生成双氢吗啡（dihydromorphine），后者具有很强的镇痛活性，尽管双氢可待因的镇痛作用似乎主要来源于母体药；某些也可经 CYP3A4 作用代谢为去甲双氢可待因（nordihydrocodeine）。双氢可待因以原型和代谢产物形式（包括葡糖苷酸共轭物）经尿液排泄

肾功能（GFR，ml/min）受损时的剂量

20~50	与肾功能正常时同剂量
10~20	常规剂量的 50%~100%，每 6 小时 1 次
<10	常规时剂量的 50%~100%，每 6~8 小时 1 次

肾脏替代治疗时的剂量

APD/CAPD	不被透析清除。与 GFR<10ml/min 时同剂量
HD	不被透析清除。与 GFR<10ml/min 时同剂量
HDF/HFD	透析清除力不详。与 GFR<10ml/min 时同剂量
CAV/VVHD	透析清除力不详。与 GFR=10~20ml/min 时同剂量

重要的药物相互作用

与其他药物合用的潜在风险

- 抗抑郁药：与单胺氧化酶抑制剂（MAOIs）合用可能引起中枢神经系统兴奋或抑制，应避免合用，或于MAOIs停药2周后使用；与吗氯贝胺（moclobemide）合用可能引起中枢神经系统兴奋或抑制；与三环类抗抑郁药（tricyclic antidepressants）合用增强镇静作用
- 抗组胺药：与具有镇静作用的抗组胺药合用增强镇静作用
- 抗精神病药：能增强降压和镇静作用
- 多巴胺能类（dopaminergics）：应避免与司来吉兰（selegiline）合用

- 纳美芬（nalmefene）：避免合用
- 羟丁酸钠（sodium oxybate）：能增强羟丁酸钠的作用，应避免合用

用法

溶液配制	-
用法	口服
输注速度	-

其他信息

在肾功能受损时，双氢可待因的活性代谢产物可累积（引起嗜睡、头晕、便秘）。肾衰竭患者对此药的大脑敏感性增加

齐考诺肽　Ziconotide

临床应用

鞘内注射，用于镇痛

肾功能正常时的剂量

每日 2.4 ~ 21.6μg；大多数患者的每日需要量少于 9.6μg

药代动力学

分子量（Da）	2639.1（醋酸盐形式为 2699.2）
蛋白结合率（%）	53
尿中原型药排泄率（%）	<1
分布容积（L/kg）	30
半衰期（h）：正常 / ESRF	1.3/ 不变

药物代谢

齐考诺肽是一个由 25 个天然氨基酸组成的肽，它不在脑脊液代谢。一旦进入血循环，齐考诺肽将在大多数器官中（如肾、肝、肺、肌肉等）被多种肽酶及蛋白酶水解，降解为肽片段及个别游离氨基酸。这些氨基酸被细胞载体系统摄取后，有的经历正常中间代谢，有的作为底物参与生物合成过程。由于这些肽酶广泛分布，因此，肝功能或肾功能受损不会影响本药的系统清除。尚未对本药多种蛋白降解产物的生物活性进行评估，尽管它们不太可能具有有意义的活性

肾功能（GFR，ml/min）受损时的剂量

20 ~ 50	与肾功能正常时同剂量
10 ~ 20	与肾功能正常时同剂量
<10	与肾功能正常时同剂量。应谨慎应用

肾脏替代治疗时的剂量

APD/CAPD	透析清除力不详。与 GFR< 10ml/min 时同剂量
HD	透析清除力不详。与 GFR< 10ml/min 时同剂量
HDF/HFD	透析清除力不详。与 GFR< 10ml/min 时同剂量
CAV/ VVHD	透析清除力不详。与肾功能正常时同剂量

重要的药物相互作用

与其他药物合用的潜在风险

- 禁止与鞘内化疗同时进行
- 与鞘内注射吗啡（morphine）合用能增加神经精神事件

用法

溶液配制	-
用法	鞘内注射
输注速度	超过 24 小时
注释	用不含防腐剂的 0.9% 氯化钠溶液稀释；体外镇痛泵给药时浓度不应低于 5μg/ml，体内镇痛泵给药时浓度不应低于 25μg/ml

其他信息

- 因缺乏相关研究，肾功能受损的患者应谨慎用药，起始剂量要小
- 极少导致横纹肌溶解、肌炎、急性肾损伤及尿潴留

第十五部分

麻醉用药

一、静脉麻醉药

氯胺酮 Ketamine

临床应用

麻醉药，镇痛药

肾功能正常时的剂量

所有剂量均以盐基（base）表示：1.15mg
盐酸氯胺酮（ketamine hydrochloride）
相当于 1mg 盐基
- 麻醉：肌内注射
  - 短时麻醉：起始剂量 6.5 ~ 13mg/kg
    （通常 10mg/kg，用于 12 ~ 25 分钟
    的外科麻醉）
  - 疼痛的诊断（painful diagnostic
    manoeuvres）：起始 4mg/kg
- 静脉注射
  - 起始剂量 1 ~ 4.5mg/kg，至少注射 1
    分钟（通常 2mg/kg，用于 5 ~ 10 分
    钟的外科麻醉）
- 静脉滴注
  - 诱导期总剂量 0.5 ~ 2mg/kg；维持
    剂量 10 ~ 45μg/（kg·min）；根据
    患者反应调整滴速
- 镇痛药
  - 肌内注射：1.5 ~ 2mg/kg
  - 静脉滴注：2 ~ 3mg/kg，或用 5mg/ml
    本药以 5 ~ 10mg/h 速度滴注

药代动力学

分子量（Da）	274.2（盐酸盐）
蛋白结合率（%）	20 ~ 50
尿中原型药排泄率（%）	2（88% 为代谢产物）
分布容积（L/kg）	4
半衰期（h）：正常 / ESRF	（2 ~ 4）/ 不变

药物代谢

静脉注射后，氯胺酮呈现二室或三室模式（bi- or triexponential pattern）清除。α 相持续 45 分钟，体现了氯胺酮的麻醉作用，此后从中枢神经系统再分布到外周组织，并在肝内生物转化成活性代谢产物去甲氯胺酮（norketamine）。其他代谢途径包括环己酮环（cyclohexanone ring）的羟基化及与葡糖苷酸共轭。氯胺酮主要以代谢产物形式从尿液排泄

肾功能（GFR，ml/min）受损时的剂量

20 ~ 50	与肾功能正常时同剂量
15 ~ 20	与肾功能正常时同剂量
<15	与肾功能正常时同剂量

肾脏替代治疗时的剂量

APD/CAPD	可能不被透析清除。与肾功能正常时同剂量
HD	不被透析清除。与肾功能正常时同剂量
HDF/HFD	透析清除力不详。与肾功能正常时同剂量
CAV/VVHD	不被透析清除。与肾功能正常时同剂量

重要的药物相互作用

与其他药物合用的潜在风险
- 肾上腺素能神经元阻滞剂：增强降压作用
- 抗高血压药：增强降压作用
- 抗抑郁药：术前 2 周需停用单胺氧化酶抑制剂（MAOIs）；与三环类抗抑郁药（tricyclic antidepressants）合用有增加心律失常和低血压的风险

- 抗精神病药：增强降压作用
- 美金刚（memantine）：合用会增加中枢神经系统毒性风险，应避免合用
- 肌肉松弛药：合用会增强阿曲库铵（atracurium）的作用

用法

溶液配制	-
用法	静脉注射，静脉滴注，肌内注射
输注速度	静脉注射：超过 60 秒 静脉滴注：取决于临床病情
注释	静脉滴注需用 5% 葡萄糖溶液或 0.9% 氯化钠溶液稀释本药，配成 1mg/ml 溶液。在美国对液体入量受限的患者准许配制成 2mg/ml 与地西泮（diazepam）及巴比妥类（barbiturates）不相容 配制好的输液液体需在 24 小时内使用

100mg/ml 的药物在使用前必须用等容量注射用水、0.9% 氯化钠溶液或 5% 葡萄糖溶液稀释

最大浓度为 50mg/ml（未稀释的原液）（UK Critical Care Group, Minimum Infusion Volumes for Fluid Restricted Critically Ill Patients, 3rd edition, 2006）

其他信息

- 严重高血压患者禁用本药；1~2mg 本药可使动脉收缩压升高接近 20~40mmHg
- 易产生幻觉和精神疾病的患者应避免使用本药
- 4%~10% 的氯胺酮可被血液透析清除

丙泊酚　Propofol

临床应用

- 全身麻醉的诱导与维持
- 对接受辅助通气治疗患者进行镇静（最多用 3 日）

肾功能正常时的剂量

- 全身麻醉诱导
  - 1.5 ~ 2.5mg/kg，速度为每 10 秒 20 ~ 40mg
  - 年龄 55 岁以上或衰弱患者：1 ~ 1.5mg/kg，速度为每 10 秒 20mg
- 全身麻醉维持
  - 25 ~ 50mg，根据药物效应重复给药；或每小时 4 ~ 12mg/kg
  - 老年或衰弱患者：每小时 3 ~ 6mg/kg
- 镇静：每小时 0.3 ~ 4mg/kg
- 外科手术及诊断操作的镇静：0.5 ~ 1mg/kg，超过 1 ~ 5 分钟，然后维持 1.5 ~ 4.5mg/(kg·h) 或 10 ~ 20mg/kg

药代动力学

分子量（Da）	178.3
蛋白结合率（%）	>95
尿中原型药排泄率（%）	<0.3
分布容积（L/kg）	8 ~ 19
半衰期（h）： 正常 /ESRF	（3 ~ 12）/ 不变

药物代谢

丙泊酚主要在肝内代谢，该过程依赖于肝血流量。丙泊酚经代谢生成的无活性共轭物及其相应的对苯二酚（quinol）从尿液排泄

肾功能（GFR，ml/min）受损时的剂量

20 ~ 50	与肾功能正常时同剂量
10 ~ 20	与肾功能正常时同剂量
<10	与肾功能正常时同剂量

肾脏替代治疗时的剂量

APD/CAPD	可能不被透析清除。与肾功能正常时同剂量
HD	可能不被透析清除。与肾功能正常时同剂量
HDF/HFD	可能不被透析清除。与肾功能正常时同剂量
CAV/ VVHD	透析清除力不详。与肾功能正常时同剂量

重要的药物相互作用

与其他药物合用的潜在风险

- 肾上腺素能神经元阻滞剂：增强降压作用
- 抗高血压药：增强降压作用
- 抗抑郁药：外科手术前 2 周避免与单胺氧化酶抑制剂（MAOIs）合用；与三环类抗抑郁药（tricyclic antidepressants）合用会增加心律失常与低血压风险
- 抗精神病药：增强降压作用
- 肌肉松弛药：与琥珀胆碱（suxamethonium）合用增加心肌抑制与心动过缓风险

用法

溶液配制	-
用法	静脉给药
输注速度	参考当地治疗方案

依托咪酯　Etomidate

临床应用

麻醉诱导

肾功能正常时的剂量

$150 \sim 300\mu g/kg$，用 Hypnomidate® 时 最大剂量为 60mg（译者注：Hypnomidate® 为法国杨森制药公司生产的依托咪酯的商品名）

药代动力学

分子量（Da）	244.3
蛋白结合率（%）	76
尿中原型药排泄率（%）	2
分布容积（L/kg）	$2 \sim 4.5$
半衰期（h）：	$(4 \sim 5)/$
正常 / ESRF	不变

药物代谢

依托咪酯迅速从中枢神经系统重新分布至身体其他组织，在肝和血浆中迅速代谢。本药的药代动力学复杂，符合二室和三室模型。约 76% 的依托咪酯与血浆蛋白结合。给药 24 小时后，75% 的剂量主要以代谢产物形式从尿液排泄，也有部分经胆汁排泄。仅 2% 的依托咪酯以原型从尿液排泄

肾功能（GFR，ml/min）受损时的剂量

$20 \sim 50$	与肾功能正常时同剂量
$10 \sim 20$	与肾功能正常时同剂量
<10	与肾功能正常时同剂量

肾脏替代治疗时的剂量

APD/CAPD	透析清除力不详，与肾功能正常时同剂量
HD	透析清除力不详，与肾功能正常时同剂量
HDF/HFD	透析清除力不详，与肾功能正常时同剂量
CAV/VVHD	透析清除力不详，与肾功能正常时同剂量

重要的药物相互作用

与其他药物合用的潜在风险

- 肾上腺素能神经元阻滞剂：增强降压作用
- 抗高血压药：增强降压作用
- 抗抑郁药：术前 2 周避免使用单胺氧化酶抑制剂（MAOIs）；与三环类抗抑郁药（tricyclic antidepressants）合用增加心律失常和低血压风险
- 抗精神病药：增强降压作用

用法

溶液配制	-
用法	仅用于静脉注射
输注速度	$30 \sim 60$ 秒

其他信息

在肾上腺功能不全和进行长时间外科手术的情况下，可能需要预防性补充皮质醇，如 $50 \sim 100mg$ 氢化可的松（hydrocortisone）

二、局部麻醉药

盐酸利多卡因　Lidocaine hydrochloride (Lignocaine)

临床应用

- 局部麻醉
- 治疗室性心律失常

肾功能正常时的剂量

- 局部麻醉：通常应用 1% 或 2% 溶液，参考患者的体重和手术来决定
- 室性心律失常：无重度循环损害的患者可注射 100mg（体重较轻或循环重度受损时为 50mg），随后以 4mg/min 静脉滴注 30 分钟，2mg/min 滴注 2 小时，再改为 1mg/min 速度继续滴注。或参考当地治疗方案

药代动力学

分子量（Da）	288.8
蛋白结合率（%）	66
尿中原型药排泄率（%）	<10
分布容积（L/kg）	1.3
半衰期（h）：	（1～2）/
正常 / ESRF	（1.3～3）

药物代谢

盐酸利多卡因大部分在肝内代谢，存在广泛的首过代谢，口服生物利用度约为 35%。盐酸利多卡因在肝内迅速代谢，约 90% 的药量经过脱烷基化生成一乙基甘氨酰二甲基苯胺（monoethylglycinexylidide）和甘氨酰二甲基苯胺（glycinexylidide）。这两种代谢产物都可能参与盐酸利多卡因的治疗作用和毒性作用，因为它们的半衰期比盐酸利多卡因长，长时间输注盐酸利多卡因可能引起代谢产物蓄积，特别是甘氨酰二甲基苯胺蓄积。盐酸利多卡因的代谢产物从尿液排泄，其中药物原型不足 10%

肾功能（GFR，ml/min）受损时的剂量

20～50	与肾功能正常时同剂量
10～20	与肾功能正常时同剂量
<10	与肾功能正常时同剂量

肾脏替代治疗时的剂量

APD/CAPD	可能不被透析清除。与肾功能正常时同剂量
HD	不被透析清除。与肾功能正常时同剂量
HDF/HFD	透析清除力不详。与肾功能正常时同剂量
CAV/VVHD	不被透析清除。与肾功能正常时同剂量

重要的药物相互作用

与其他药物合用的潜在风险

- 抗心律失常药：增加心肌抑制风险
- 抗精神病药：与能延长 QT 间期的抗精神病药合用，将增加室性心律失常风险
- 抗病毒药：阿扎那韦（atazanavir）、达芦那韦（darunavir）、呋山那韦（fosamprenavir）、茚地那韦（indinavir）、洛匹那韦（lopinavir）、利托那韦（ritonavir）和替拉那韦（tipranavir）可能增加本药浓度，应避免合用；与沙奎那韦（saquinavir）合用能增加室性心律失常风险，应避免合用
- β 受体拮抗药：增加心肌抑制风险；与普萘洛尔（propranolol）合用有增加盐酸利多卡因毒性的风险

- 利尿药：若引起低钾血症，则会拮抗本药作用
- 治疗溃疡药物：西咪替丁（cimetidine）能增加本药浓度及毒性

用法

溶液配制	-
用法	静脉给药，皮下注射，局部用药
输注速度	根据剂量
注释	通常用 5% 葡萄糖溶液稀释成 1～2mg/ml
	最小容量为配成 8～20mg/ml 的液体，但要小心输注时液体外渗（UK Critical Care Group, Minimum Infusion Volumes for Fluid Restricted Critically Ill Patients, 3rd edition, 2006）

其他信息

- 静脉注射仅维持作用 15～20 分钟
- 药代动力学数据来自 Lee CS, Marbury TC. Drug therapy in patients undergoing haemodialysis: clinical pharmacokinetic considerations. Clin Pharmacokinet. 1984: 9(1): 42-66.

三、肌肉松弛药

氯化琥珀胆碱 Suxamethonium chloride

临床应用

去极化类肌松药
● 用于短时间手术和电休克治疗

肾功能正常时的剂量

● 静脉注射：1～1.5mg/kg
● 静脉滴注：2～5mg/min；最大剂量为 500mg/h
● 肌内注射：2.5mg/kg，最大剂量为 150mg
● 剂量取决于所用制剂

药代动力学

分子量（Da）	397.3
蛋白结合率（%）	70
尿中原型药排泄率（%）	<10
分布容积（L/kg）	无数据
半衰期（min）：正常 / ESRF	（2～3）/-

药物代谢

本药迅速水解生成琥珀酰单胆碱（succinylmonocholine），一个弱的神经肌肉阻滞剂，它可以进一步代谢为琥珀酸，少量从尿液排泄（译者注：本药在血液及肝经丁酰胆碱酯酶作用迅速水解成具有弱活性的琥珀酰单胆碱，而后再缓慢水解生成无肌肉松弛活性的琥珀酸和胆碱）

肾功能（GFR，ml/min）受损时的剂量

20～50	与肾功能正常时同剂量
10～20	与肾功能正常时同剂量
<10	与肾功能正常时同剂量。谨慎使用。见"其他信息"

肾脏替代治疗时的剂量

APD/CAPD	透析清除力不详。与 GFR< 10ml/min 时同剂量
HD	透析清除力不详。与 GFR< 10ml/min 时同剂量
HDF/HFD	透析清除力不详。与 GFR< 10ml/min 时同剂量
CAV/ VVHD	透析清除力不详。与肾功能正常时同剂量

重要的药物相互作用

与其他药物合用的潜在风险
● 麻醉药：与丙泊酚（propofol）合用有增加心肌抑制和心动过缓的风险；与挥发性液态麻醉药合用能增强本药效应
● 抗心律失常药：利多卡因（lidocaine）和普鲁卡因胺（procainamide）能增强肌肉松弛作用
● 抗菌药：氨基糖苷类（aminoglycosides）、克林霉素（clindamycin）、多黏菌素类（polymyxins）、万古霉素（vancomycin）和哌拉西林（piperacillin）能增强本药效应
● 强心苷类（cardiac glycosides）：增加室性心律失常风险

用法

溶液配制	-
用法	静脉给药
输注速度	静脉注射：超过 10～30 秒 输脉滴注：2.5～4mg/min，最大剂量为 500mg/h

注释　　　可将本药 10ml 加入 500ml 5% 葡萄糖溶液或 0.9% 氯化钠溶液中，配制成 0.1% 溶液进行持续滴注（译者注：本药规格 1ml 含 50mg）

其他信息

● 本药主要以活性和无活性代谢产物形式从尿液排泄。透析患者的血浆胆碱酯酶活性降低，故此时用本药应酌情减量（常用正常剂量范围的低值）

● 高钾血症患者用本药需谨慎，因钾离子可从去极化肌肉组织中释放
● 慢性肾脏病（CKD）5 期患者应用本药可能出现高钾血症

苯磺阿曲库铵　Atracurium besilate

临床应用

短效或中效非去极化类肌松药

肾功能正常时的剂量

● 初始：300~600μg/kg，取决于是否达到完全神经肌肉阻滞
● 维持：根据需要 100~200μg/kg，或静脉滴注 300~600μg/（kg·h）
● 重症监护：初始 300~600μg/kg，随后静脉滴注 270~1770μg/（kg·h）（通常剂量：650~780μg/kg·h）

药代动力学

分子量（Da）	1243.5
蛋白结合率（%）	82
尿中原型药排泄率（%）	0
分布容积（L/kg）	0.16
半衰期（min）： 正常 / ESRF	约 20 / 不变

药物代谢

苯磺阿曲库铵通过霍夫曼消除（Hofmann elimination）（发生在生理 pH 和温度条件下的非酶降解过程）自然降解成 N- 甲基四氢罂粟碱（laudanosine）和其他代谢产物。苯磺阿曲库铵还可以在血浆中经非特异酯酶作用水解。代谢产物无神经肌肉阻滞活性。苯磺阿曲库铵大部分以代谢产物形式从尿液和胆汁排泄

肾功能（GFR，ml/min）受损时的剂量

20~50	与肾功能正常时同剂量
10~20	与肾功能正常时同剂量
<10	与肾功能正常时同剂量

肾脏替代治疗时的剂量

APD/CAPD	可能不被透析清除。与肾功能正常时同剂量
HD	可能不被透析清除。与肾功能正常时同剂量
HDF/HFD	透析清除力不详。与肾功能正常时同剂量
CAV/VVHD	可能不被透析清除。与肾功能正常时同剂量

重要的药物相互作用

与其他药物合用的潜在风险

● 麻醉药：氯胺酮（ketamine）可增强本药效应；挥发性液态全身麻醉药可增强本药效应
● 抗心律失常药：普鲁卡因胺（procainamide）能增强肌肉松弛作用
● 抗菌药：氨基糖苷类（aminoglycosides）、克林霉素（clindamycin）、多黏菌素类（polymyxins）及哌拉西林（piperacillin）均可增强本药效应
● 抗癫痫药：卡马西平（carbamazepine）可拮抗肌肉松弛作用；长期应用苯妥英（phenytoin）可减弱本药效应，但紧急使用时却可能增强本药效应
● 阿曲库铵能增强肉毒杆菌毒素（botulinum toxin）诱发的神经肌肉阻滞（毒性风险增加）

用法

溶液配制	-
用法	静脉注射，静脉滴注
输注速度	静脉滴注：起始注射 0.3~0.6mg/kg，持续 60 秒，随后以 0.3~0.6mg/（kg·h）速度持续滴注
注释	当浓度稀释到 0.5mg/ml 或更高时，此药可在 0.9% 氯化钠溶液中稳定 24 小时，在 5% 葡萄糖溶液中稳定 8 小时

米库氯铵　Mivacurium Chloride

临床应用

短效非去极化类肌松药

肾功能正常时的剂量

- 静脉注射：70~250µg/kg；维持剂量为每 15 分钟给药 100µg/kg
- 静脉滴注：每分钟 8~10µg/kg 维持，根据药物效应可调整为每分钟 6~7µg/kg

药代动力学

分子量（Da）	1029（氯化物为 1100.2）
蛋白结合率（%）	无数据
尿中原型药排泄率（%）	<10
分布容积（L/kg）	0.1~0.3
半衰期（min）：正常 / ESRF	（2~10）/-

药物代谢

米库氯铵是 3 个立体异构体的混合物，其中 2 个（顺 - 反式异构体和反 - 反式异构体）发挥最主要的神经肌肉阻断作用。3 个异构体都可被血浆胆碱酯酶灭活。肾和肝参与本药清除，即本药从尿液和胆汁排泄

肾功能（GFR，ml/min）受损时的剂量

20~50	初始为 50%，根据药物效应调整剂量。缓慢滴注
10~20	初始为 50%，根据药物效应调整剂量。缓慢滴注
<10	初始为 50%，根据药物效应调整剂量。参照"其他信息"

肾脏替代治疗时的剂量

APD/CAPD	透析清除力不详。根据药物效应调整剂量
HD	透析清除力不详。根据药物效应调整剂量
HDF/HFD	透析清除力不详。根据药物效应调整剂量
CAV/VVHD	透析清除力不详。根据药物效应调整剂量

重要的药物相互作用

与其他药物合用的潜在风险

- 麻醉药：增强肌肉松弛作用
- 抗心律失常药：普鲁卡因胺（procainamide）增强肌肉松弛作用
- 抗菌药：氨基糖苷类（aminoglycosides）、克林霉素（clindamycin）、多黏菌素类（polymyxins）和哌拉西林（piperacillin）可增强本药作用
- 抗癫痫药：卡马西平（carbamazepine）可拮抗肌肉松弛作用；长期应用磷苯妥英（fosphenytoin）和苯妥英（phenytoin）可降低本药疗效，但急性应用可增强疗效
- 肉毒杆菌毒素（botulinum toxin）：增强神经肌肉阻滞作用（毒性风险）

用法

溶液配制	-
用法	静脉注射，静脉滴注
输注速度	静脉注射：剂量达 0.15mg/kg 时给药时间需超过 5~15 秒。更大剂量需注射 30 秒以上
注释	可用 0.9% 氯化钠溶液或 5% 葡萄糖溶液稀释至 500mg/ml
	可与芬太尼（fentanyl）、阿芬太尼（alfentanil）、氟哌利多（droperidol）和咪达唑仑（midazolam）合用

其他信息

- 肾功能受损时的用药剂量来自 Drug Prescribing in Renal Failure, 5th edition, by Aronoff et al
- 15 分钟左右肌肉松弛即可自发地完全恢复，且与用药剂量无关
- 当用药量为 0.15mg/kg 时，慢性肾脏病（CKD）5 期患者的临床神经肌肉阻断时间会比肾功能正常患者延长约 1.5 倍，因此，需根据个体临床效应来调整剂量

- 一项研究纳入了 20 例无肾患者（anephric patients）和 20 例肾功能正常者，旨在观察肾衰竭患者应用米库氯铵是否需要调整剂量，结果显示：肾衰竭患者在应用米库氯铵时，T_1/T_0 的最大衰减时间（time to maximum depression）轻度缩短，T_1/T_0 恢复时间延长（15.3 分钟与 9.8 分钟），需要更低的滴注速度 [6.3mg/（kg·min）与 10.4 mg/（kg·min）]，且自发恢复时间延长（12.2 分钟与 7.7 分钟）。但生产商对药物减量的范围没有给出特殊的建议（译者注：译者认为此处所写"无肾患者"是指终末期肾病患者）

罗库溴铵　Rocuronium bromide

临床应用

用于全身麻醉中的肌肉松弛，持续时间中等

肾功能正常时的剂量

- 静脉注射：插管剂量为 0.6mg/kg；维持剂量为 0.075 ~ 0.15mg/kg
- 静脉滴注：负荷剂量 0.6mg/kg，而后每小时 0.3 ~ 0.6mg/kg

药代动力学

分子量（Da）	609.7
蛋白结合率（%）	25 ~ 30
尿中原型药排泄率（%）	40
分布容积（L/kg）	0.2
半衰期（h）： 正常 / ESRF	（1.2 ~ 1.4）/ 不变

药物代谢

罗库溴铵在肝内代谢生成一种活性较低（具有弱神经肌肉阻断效应）的代谢产物 17- 去乙酰罗库溴铵（17-desacetylrocuronium）。高达 40% 的药物可在 24 小时内从尿液排泄；罗库溴铵也从胆汁排泄。进行放射性标记的罗库溴铵，9 日后放射性标记物在尿液和粪便中的平均排泄率分别为 47% 和 43%。约 50% 的药物以母体化合物形式排泄。血中检测不到代谢产物

肾功能（GFR，ml/min）受损时的剂量

20 ~ 50	与肾功能正常时同剂量
10 ~ 20	正常负荷剂量；维持剂量为 0.075 ~ 0.1mg/kg；每小时静脉滴注 0.3 ~ 0.4mg/kg。见"其他信息"
<10	正常负荷剂量；维持剂量为 0.075 ~ 0.1mg/kg；每小时静脉滴注 0.3 ~ 0.4mg/kg。见"其他信息"

肾脏替代治疗时的剂量

APD/CAPD	透析清除力不详。与 GFR< 10ml/min 时同剂量
HD	透析清除力不详。与 GFR< 10ml/min 时同剂量
HDF/HFD	透析清除力不详。与 GFR< 10ml/min 时同剂量
CAV/ VVHD	透析清除力不详。与 GFR= 10 ~ 20ml/min 时同剂量

重要的药物相互作用

与其他药物合用的潜在风险

- 麻醉药：增强肌肉松弛作用
- 抗心律失常药：普鲁卡因胺（procainamide）能增强肌肉松弛作用
- 抗菌药：氨基糖苷类（aminoglycosides）、克林霉素（clindamycin）、多黏菌素类（polymyxins）和哌拉西林（piperacillin）能增强本药作用
- 抗癫痫药：卡马西平（carbamazepine）能拮抗肌肉松弛作用；长时间使用磷苯妥英（fosphenytoin）、苯妥英（phenytoin）能减弱本药作用，但短时使用（acute use）可能增强本药作用
- 肉毒杆菌毒素（botulinum toxin）：增强本药的神经肌肉阻滞作用（毒性反应风险）

用法

溶液配制	-
用法	静脉给药
输注速度	缓慢注射或持续滴注
注释	溶于 0.9% 氯化钠溶液和 5% 葡萄糖溶液中

其他信息

- 肾衰竭患者慎用本药：作用持续时间不固定（范围为 22 ~ 90 分钟）
- GFR <20ml/min 的患者使用本药存在长时间麻痹（prolonged paralysis）的风险，故应选用可能的最小剂量

泮库溴铵　Pancuronium bromide

临床应用

长效非去极化类肌松药

肾功能正常时的剂量

- 起始剂量：50~100μg/kg，然后根据需要可增加 10~20μg/kg
- 重症监护：起始剂量100μg/kg（可选择），然后每 60~90 分钟给予 60μg/kg

药代动力学

分子量（Da）	732.7
蛋白结合率（%）	80~90
尿中原型药排泄率（%）	40~60
分布容积（L/kg）	0.15~0.38
半衰期（h）：正常/ESRF	2/(4.3~8.2)

药物代谢

小部分泮库溴铵在肝内代谢生成具有微弱神经肌肉阻滞活性的代谢产物。大部分药物以原型和代谢产物形式从尿液排泄；少量经胆汁排泄

肾功能（GFR，ml/min）受损时的剂量

20~50	与肾功能正常时同剂量
10~20	起始剂量为 25~50μg/kg，然后根据需要可增加 5~10μg/kg
<10	起始剂量为 10~25μg/kg，然后根据需要可增加 2.5~5μg/kg

肾脏替代治疗时的剂量

APD/CAPD	透析清除力不详。与 GFR<10ml/min 时同剂量
HD	透析清除力不详。与 GFR<10ml/min 时同剂量
HDF/HFD	透析清除力不详。与 GFR<10ml/min 时同剂量
CAV/VVHD	透析清除力不详。与 GFR=10~20ml/min 时同剂量

重要的药物相互作用

与其他药物合用的潜在风险

- 麻醉药：增强肌肉松弛作用
- 抗心律失常药：普鲁卡因胺（procainamide）增强肌肉松弛作用
- 抗菌药：氨基糖苷类（aminoglycosides）、克林霉素（clindamycin）、多黏菌素类（polymyxins）和哌拉西林（piperacillin）能增强本药作用
- 抗癫痫药：卡马西平（carbamazepine）能拮抗肌肉松弛作用；长时间使用磷苯妥英（fosphenytoin）和苯妥英（phenytoin）会减弱本药作用，但短时间使用可能增强本药作用
- 肉毒杆菌毒素（botulinum toxin）：能增强神经肌肉阻滞作用（有毒性风险）

用法

溶液配制	-
用法	静脉给药
输注速度	注射

其他信息

- 慢性肾脏病（CKD）5 期患者使用本药时，活性代谢产物会蓄积，作用时间会延长
- 严重肾功能受损患者的使用剂量根据药代动力学数据评估而来
- 泮库溴铵迅速进入细胞外液，其最初的神经肌肉阻滞作用取决于药物在细胞外液中的浓度峰值。由于慢性肾衰竭患者细胞外液容量增加，可能需要更大的起始剂量，已有报道 ESRF 患者需要增加 45% 的剂量（Gramstad L. Atracurium, vecuronium and pancuronium in end-stage renal failure. Br J Anaesth. 1987; 59：995-1003）

维库溴铵　Vecuronium bromide

临床应用

非去极化类肌松药

肾功能正常时的剂量

- 气管插管：80 ~ 100μg/kg，而后 20 ~ 30μg/kg 维持
- 静脉滴注：0.8 ~ 1.4μg/（kg·min），据用药反应调整剂量

药代动力学

分子量（Da）	637.7
蛋白结合率（%）	30
尿中原型药排泄率（%）	25
分布容积（L/kg）	0.18 ~ 0.27
半衰期（h）：正常 / ESRF	（0.5 ~ 1.3）/ 不变

药物代谢

维库溴铵部分经肝代谢，其代谢产物仍具有部分神经肌肉阻滞活性。它主要以药物原型及代谢产物形式经胆汁排泄；部分也从尿液排泄

肾功能（GFR，ml/min）受损时的剂量

20 ~ 50	与肾功能正常时同剂量
10 ~ 20	与肾功能正常时同剂量
<10	与肾功能正常时同剂量

肾脏替代治疗时的剂量

APD/CAPD	可能不被透析清除。与肾功能正常时同剂量
HD	可能不被透析清除。与肾功能正常时同剂量
HDF/HFD	透析清除力不详。与肾功能正常时同剂量
CAV/ VVHD	透析清除力不详。与肾功能正常时同剂量

重要的药物相互作用

与其他药物合用的潜在风险

- 麻醉药：增强肌肉松弛作用
- 抗心律失常药：普鲁卡因胺（procainamide）增强肌肉松弛作用
- 抗菌药：氨基糖苷类（aminoglycosides）、克林霉素（clindamycin）、多黏菌素类（polymyxins）及哌拉西林（piperacillin）可增强本药效应
- 抗癫痫药：卡马西平（carbamazepine）可拮抗肌肉松弛作用；长期应用磷苯妥英（fosphenytoin）、苯妥英（phenytoin）可减弱本药效应，但急性应用时可增强本药效应
- 肉毒杆菌毒素（botulinum toxin）：增强神经肌肉阻滞作用（有中毒风险）

用法

溶液配制	每小瓶 10mg 本药用 5ml 注射用水溶解，或用 10ml 0.9% 氯化钠溶液或 5% 葡萄糖溶液溶解
用法	静脉给药
输注速度	视剂量决定
注释	可用 0.9% 氯化钠溶液、5% 葡萄糖溶液或林格液将本药稀释至 40mg/L

其他信息

肾衰竭患者用常规剂量需谨慎，因活性代谢产物可能蓄积

第十六部分

阿片拮抗剂与烟、酒戒断药物

一、阿片拮抗剂

盐酸纳洛酮　Naloxone hydrochloride

临床应用

逆转阿片类药物引起的呼吸抑制

肾功能正常时的剂量

见"其他信息"

药代动力学

分子量（Da）	363.8
蛋白结合率（%）	54
尿中原型药排泄率（%）	0
分布容积（L/kg）	3
半衰期（h）： 正常 / ESRF	（1～1.5）/ 不变

药物代谢

盐酸纳洛酮在肝内迅速代谢，主要与葡糖苷酸共轭生成纳洛酮-3-葡糖苷酸，从尿液排泄

肾功能（GFR，ml/min）受损时的剂量

20～50	与肾功能正常时同剂量
10～20	与肾功能正常时同剂量
<10	与肾功能正常时同剂量

肾脏替代治疗时的剂量

APD/CAPD	透析清除力不详。与肾功能正常时同剂量
HD	透析清除力不详。与肾功能正常时同剂量
HDF/HFD	透析清除力不详。与肾功能正常时同剂量
CAV/VVHD	透析清除力不详。与肾功能正常时同剂量

重要的药物相互作用

与其他药物合用的潜在风险
- 未知

用法

溶液配制	-
用法	静脉给药，肌内注射，皮下注射（静脉用药起效更快）
输注速度	静脉注射时需快速

其他信息

- 术后静脉用药：给予 1.5～3µg/kg。如果疗效不满意，可每 2 分钟增加 100µg。如仍需要，后续可肌内注射给药。也可 400µg 溶于 100ml 0.9% 氯化钠溶液或 5% 葡萄糖溶液中（浓度 4µg/ml），持续静脉滴注。根据药物效应调整剂量

- 阿片类药物过量：起始剂量为 400～2000µg，静脉给药；如果对阿片类药物的拮抗作用未达预期效果及呼吸功能改善不满意，可间隔 2～3 分钟重复给药（如果给药 10mg 后仍无反应，需怀疑阿片类药物中毒的诊断）。也可 4mg 配制成 20ml（浓度为 200µg/ml），静脉滴注给药

盐酸纳曲酮　Naltrexone hydrochloride

临床应用

阿片拮抗剂
- 对曾经为阿片依赖的患者进行辅助性预防治疗（译者注：本药是阿片受体拮抗剂，其占据受体后，阿片类药物即不能发挥受体激动作用，所以，阿片依赖者在完成脱毒治疗后给予此药，即使再吸毒也难以获得欣快感，从而帮助患者减少复吸率）
- 治疗酒精依赖

肾功能正常时的剂量

- 阿片类药物依赖：初始 25mg，每日 1 次，然后 50mg，每日 1 次
- 酒精依赖：50mg，每日 1 次
- 有观点认为对依从性差的患者可每周 3 次给药

药代动力学

分子量（Da）	377.9
蛋白结合率（%）	21
尿中原型药排泄率（%）	<2
分布容积（L/kg）	1350（静脉给药）
半衰期（h）：正常 / ESRF	（4，活性代谢产物为 13）/?

药物代谢

本药能很好地被胃肠道吸收，但是经历显著的首过代谢，并可能经历肠肝循环。本药在肝内进行广泛代谢，主要代谢产物为 6-β-纳曲醇（6-β-naltrexol），也具有微弱的阿片类药物拮抗活性。本药主要从尿液排泄，粪便排泄少于 5%。本药的肾排泄率为 30～127ml/min，提示其肾排泄主要经由肾小球滤过

肾功能（GFR，ml/min）受损时的剂量

20～50	与肾功能正常时同剂量
10～20	慎用
<10	慎用

肾脏替代治疗时的剂量

APD/CAPD	可能被透析清除。与 GFR<10ml/min 时同剂量
HD	可能被透析清除。与 GFR<10ml/min 时同剂量
HDF/HFD	可能被透析清除。与 GFR<10ml/min 时同剂量
CAV/VVHD	可能被透析清除。与 GFR=10～20ml/min 时同剂量

重要的药物相互作用

与其他药物合用的潜在风险
- 阿片类药物：应避免合用

用法

溶液配制	-
用法	口服
输注速度	-

其他信息

- 本药及其代谢产物主要经肾排泄，由于缺乏肾功能受损时应用本药的研究，所以"英国产品特性概述"（UK SPC）将严重肾功能受损列为本药用药禁忌，而新西兰和美国"数据表"（data sheets）认为此时仍可慎用
- 用药前首先要做纳洛酮试验，以确定患者体内没有任何阿片类药物
- 口服生物利用度为 5%～40%

二、酒精依赖戒断药物

盐酸纳美芬二水化合物 Nalmefene hydrochloride dihydrate

临床应用

阿片体系调节剂（opioid system modulator）
● 减少饮酒量

肾功能正常时的剂量

存在饮酒风险时每日 1 片

药代动力学

分子量（Da）	375.9
蛋白结合率（%）	30
尿中原型药排泄率（%）	<3
分布容积（L/kg）	3200
半衰期（h）：正常 / ESRF	10/26

药物代谢

本药在肝内代谢，主要生成无活性的葡糖苷酸，并从尿液排泄（54%）。部分从粪便排泄，并经历肠肝循环

肾功能（GFR，ml/min）受损时的剂量

30 ~ 50	与肾功能正常时同剂量
<30	避免应用

肾脏替代治疗时的剂量

APD/CAPD	可能被透析清除。避免应用
HD	可能被透析清除。避免应用
HDF/HFD	可能被透析清除。避免应用
CAV/VVHD	可能被透析清除。避免应用

重要的药物相互作用

与其他药物合用的潜在风险
● 镇痛药：避免与阿片类镇痛药合用

用法

溶液配制	-
用法	口服
输注速度	-

其他信息

● 生产商建议 GFR<30ml/min 的患者禁用本药，因为缺乏研究
● 口服生物利用度为 41%

双硫仑　Disulfiram

临床应用

辅助治疗慢性酒精依赖

肾功能正常时的剂量

第 1 日 800mg，然后减量，5 日后减至每日 100~200mg

药代动力学

分子量（Da）	296.5
蛋白结合率（%）	96
尿中原型药排泄率（%）	70~76（作为代谢产物）
分布容积（L/kg）	无数据
半衰期（h）：正常 / ESRF	12/-

药物代谢

双硫仑主要在红细胞内通过谷胱甘肽还原酶系统快速还原为二乙基二硫代氨基甲酸酯（diethyldithiocarbamate）；此还原反应也可能发生于肝。二乙基二硫代氨基甲酸酯在肝内代谢成它的葡糖苷酸和甲基酯（methyl ester），以及二乙胺、二硫化碳和硫酸根离子。代谢产物主要经尿液排泄；二硫化碳经呼吸排泄

肾功能（GFR，ml/min）受损时的剂量

20~50	与肾功能正常时同剂量
10~20	谨慎使用
<10	避免使用

肾脏替代治疗时的剂量

APD/CAPD	可能不被透析清除。避免使用
HD	可能不被透析清除。避免使用
HDF/HFD	可能不被透析清除。避免使用
CAV/VVHD	可能不被透析清除。与 GFR=10~20ml/min 时同剂量

重要的药物相互作用

与其他药物合用的潜在风险

- 乙醇（alcohol）：可能导致严重的双硫仑样反应（译者注：双硫仑能抑制肝乙醛脱氢酶，使乙醇在体内氧化为乙醛后不再继续分解。如果服药同时饮酒，就可能造成体内大量乙醛蓄积，出现中毒表现，此即双硫仑样反应）
- 抗凝血药：与香豆素类（coumarins）合用会增强抗凝作用
- 抗癫痫药：合用会抑制磷苯妥英（fosphenytoin）和苯妥英（phenytoin）的代谢（增加毒性风险）
- 三聚乙醛（paraldehyde）：与三聚乙醛合用会增加毒性风险

用法

溶液配制	-
用法	口服
输注速度	-

其他信息

- 6 个月后复查酒精依赖状况
- 患者应被告知，服药后若饮酒会导致严重的双硫仑样反应
- 患有心血管疾病、精神病或严重人格障碍者不宜使用本药
- 双硫仑阻断酒精代谢，导致乙醛在血液中蓄积。糖尿病患者应慎用

阿坎酸钙 Acamprosate calcium

临床应用

用于酒精依赖者的维持戒断治疗

肾功能正常时的剂量

体重超过 60kg：666mg，每日 3 次；体重低于 60kg：早餐 666mg，中午和晚上各 333mg

药代动力学

分子量（Da）	400.5
蛋白结合率（%）	0
尿中原型药排泄率（%）	大多数
分布容积（L/kg）	大约为 1
半衰期（h）：正常 / ESRF	33/85.8

药物代谢

阿坎酸由尿液排泄，多为原型

肾功能（GFR，ml/min）受损时的剂量

30 ~ 50	333mg，每日 3 次
10 ~ 30	333mg，每日 2 次，见"其他信息"
<10	333mg，每日 1 次，见"其他信息"

肾脏替代治疗时的剂量

APD/CAPD	透析可清除。与 GFR<10ml/min 时同剂量
HD	透析可清除。与 GFR<10ml/ min 时同剂量
HDF/HFD	透析可清除。与 GFR<10ml/min 时同剂量
CAV/VVHD	透析可清除。与 GFR= 10~30ml/min 时同剂量

重要的药物相互作用

与其他药物合用的潜在风险

● 未知

用法

溶液配制	-
用法	口服
输注速度	-

其他信息

● 推荐治疗时间为 1 年
● 在美国，生产商建议 GFR<30ml/min 时避免应用本药；在英国，血清肌酐 >120μmol/L 时禁用本药
● 建议根据本药的药代动力学数据估算药物剂量，中度到重度肾功能受损患者应慎用本药
● 严重肾功能受损患者单次服药 666mg，其平均最高血药浓度是健康受试者的 4 倍
● 进食时服药会使药物的生物利用度减弱

三、戒烟辅助药物

盐酸安非他酮　Bupropion hydrochloride (Amfebutamone HCL)

临床应用

戒烟的辅助治疗（译者注：本药的另一重要适应证为抑郁症）

肾功能正常时的剂量

150mg，每日1次，共6日，之后改为每日2次

药代动力学

分子量（Da）	276.2
蛋白结合率（%）	84
尿中原型药排泄率（%）	0.5
分布容积（L/kg）	2000
半衰期（h）：正常 / ESRF	（14~20）/-

药物代谢

本药的许多代谢产物都具有药理学活性，比母体化合物半衰期更长，血药浓度更高。主要代谢产物羟基安非他酮通过 CYP2B6 代谢产生。在动物实验中，羟基安非他酮的药效为安非他酮的一半。苏氨酸氢化安非他酮（threohydrobupropion）和赤藓糖氢化安非他酮（erythrohydrobupropion）由还原反应产生，它们的药效为安非他酮的1/5。本药的代谢产物主要从尿液排泄，不足1%的药物以原型排泄

肾功能（GFR，ml/min）受损时的剂量

20~50	每日150mg
10~20	每日150mg
<10	每日150mg

肾脏替代治疗时的剂量

APD/CAPD	不被透析清除。与 GFR<10ml/min 时同剂量
HD	不被透析清除。与 GFR<10ml/min 时同剂量
HDF/HFD	不被透析清除。与 GFR<10ml/min 时同剂量
CAV/VVHD	可能不被透析清除。与 GFR=10~20ml/min 时同剂量

重要的药物相互作用

与其他药物合用的潜在风险

● 抗抑郁药：避免与单胺氧化酶抑制剂（MAOIs）和利奈唑胺（linezolid）合用，若需要用，则在上述药物停药2周后才用。避免与吗氯贝胺（moclobemide）合用；合用可能增加西酞普兰（citalopram）浓度；合用可能增加三环类抗抑郁药（tricyclic antidepressants）浓度，并增加惊厥风险

- 环孢素（ciclosporin）：可能降低环孢素浓度
- 激素拮抗剂：可能抑制他莫昔芬（tamoxifen）代谢成活性代谢产物，应避免合用
- 亚甲蓝（methylthioninium）：可能增强中枢神经系统毒性作用，应避免合用

用法

溶液配制	-
用法	口服
输注速度	-

其他信息

在肾衰竭时本药及其代谢产物可能蓄积

伐尼克兰　Varenicline

临床应用

辅助戒烟

肾功能正常时的剂量

0.5mg，每日1次，共3日；0.5mg，每日2次，共4日；之后0.5～1mg，每日2次

药代动力学

分子量（Da）	361.3（酒石酸盐）
蛋白结合率（%）	<20
尿中原型药排泄率（%）	92
分布容积（L/kg）	415
半衰期（h）：正常/ESRF	24/延长

药物代谢

伐尼克兰极少代谢，不足10%的剂量以代谢产物形式排泄，约92%的剂量以原型从尿液排泄。从尿液排出的微量代谢产物包括伐尼克兰-N-氨基甲酰葡糖苷酸（varenicline N-carbamoylglucu-ronide）、N-葡糖基伐尼克兰（N-glucosyl-varenicline）及羟基伐尼克兰（hydroxyva-renicline）。在循环中与伐尼克兰相关的物质91%为药物原型

肾功能（GFR，ml/min）受损时的剂量

起始剂量与肾功能正常时相同，而后维持剂量如下

30～50	1mg，每日1～2次
10～30	0.5～1mg，每日1次
<10	0.5～1mg，每日1次

肾脏替代治疗时的剂量

APD/CAPD	透析清除力不详。0.5mg，每日1次
HD	透析可清除。0.5mg，每日1次
HDF/HFD	透析可清除。0.5mg，每日1次
CAV/VVHD	透析可清除。与GFR=10～30ml/min时同剂量

重要的药物相互作用

与其他药物合用的潜在风险
● 未知

用法

溶液配制	-
用法	口服
输注速度	-

其他信息

在"英国产品特性概述"（UK SPC）中生产商建议终末期肾病（ESRD）患者禁用本药，而"美国数据表"（US data sheet）建议本药最大剂量为0.5mg，每日1次

第十七部分

电解质、酸碱平衡调节药及维生素类药

一、电解质及酸碱平衡调节药

氯化钠 Sodium chloride

临床应用

治疗和预防氯化钠缺乏

肾功能正常时的剂量

- 口服预防：每日 40 ~ 80 mmol 钠，最多用至每日 200mmol 钠
- 静脉滴注：对于严重钠缺乏患者，需要静脉滴注 2 ~ 3L 0.9% 氯化钠溶液，于 2 ~ 3 小时滴完，然后减量［译者注：应根据失水性质（高渗性、等渗性或低渗性）及缺钠失水程度来选用静脉滴注的氯化钠溶液浓度、量及速度］

药代动力学

分子量（Da）	58.4
蛋白结合率（%）	0
尿中原型药排泄率(%)	无数据
分布容积（L/kg）	取决于患者当时的身体状况
半衰期（h）：正常/ESRF	无数据

药物代谢

过量的钠主要从肾排泄，少量从粪便及汗液排泄

肾功能（GFR，ml/min）受损时的剂量

20 ~ 50	与肾功能正常时同剂量
10 ~ 20	与肾功能正常时同剂量
<10	与肾功能正常时同剂量

肾脏替代治疗时的剂量

APD/CAPD	透析可清除。与肾功能正常时同剂量
HD	透析可清除。与肾功能正常时同剂量
HDF/HFD	透析可清除。与肾功能正常时同剂量
CAV/ VVHD	透析可清除。与肾功能正常时同剂量

重要的药物相互作用

与其他药物合用的潜在风险
- 可能减弱慢性肾衰竭患者的抗高血压药疗效

用法

溶液配制	-
用法	口服，静脉给药
输注速度	-

其他信息

- 其他治疗方案：处理血液透析所致急性肌肉痉挛，可将 10ml 30% 氯化钠注射液加到 100ml 0.9% 氯化钠注射液中静脉滴注，超过 30 分钟滴完，或从血液透析回血通路给药
- 对于充血性心力衰竭、外周水肿或肺水肿，或肾功能受损患者，补充钠盐需慎重
- 600mg 慢钠片®（Slow Sodium®）相当于约 10mmol 钠和 10mmol 氯

氯化钾　Potassium chloride

临床应用

治疗低钾血症

肾功能正常时的剂量

每日 2 ~ 4g（25 ~ 50mmol）

药代动力学

分子量（Da）	74.6
蛋白结合率（%）	无
尿中原型药排泄率（%）	无
分布容积（L/kg）	无
半衰期（h）：正常 / ESRF	无

药物代谢

钾主要自肾排泄，它在远端小管通过与钠或氢离子交换进行分泌。部分钾自粪便排泄，少量也可能从汗液排泄

肾功能（GFR，ml/min）受损时的剂量

20 ~ 50	根据药物效应给药
10 ~ 20	根据药物效应给药
<10	根据药物效应给药

肾脏替代治疗时的剂量

APD/CAPD	透析可清除。根据药物效应给药
HD	透析可清除。根据药物效应给药
HDF/HFD	透析可清除。根据药物效应给药
CAV/ VVHD	透析可清除。根据药物效应给药

重要的药物相互作用

与其他药物合用的潜在风险

- 血管紧张素转换酶抑制剂（ACEI）与血管紧张素 AT_1 受体拮抗剂：增加高钾血症风险
- 环孢素（ciclosporin）：增加高钾血症风险

- 保钾利尿药：增加高钾血症风险
- 他克莫司（tacrolimus）：增加高钾血症风险

用法

溶液配制	-
用法	口服，静脉给药
输注速度	静脉滴注速度最高可达 20mmol/h，在严重低钾血症的紧急情况下，一些医疗单位予 40mmol/h，并行心脏监护
注释	自外周静脉给药时，氯化钾溶液应充分稀释（不超过 40mmol/ 500ml） 静脉用药溶液应彻底混匀，避免分层效应 一些医疗单位经中心静脉给药时应用较高浓度氯化钾溶液：100 ~ 200mmol 钾溶于 100ml 0.9% 氯化钠溶液或 5% 葡萄糖溶液，但滴注速度不超过 20mmol/h 用药时需强制实施心脏监护

其他信息

- 氯化钾溶液不稀释不许静脉注射
- 监测血清钾浓度
- Sando K：每片药含 12mmol 钾（译者注：这是氯化钾泡腾片）
- Slow K：每片药含 8mmol 钾（译者注：这是氯化钾缓释片）
- Kay-Cee-L 糖浆：每毫升含 1mmol 钾[译者注：这是质量容积比（W/V）为 75g/L 的氯化钾糖浆]
- 15% 浓氯化钾注射液：10ml 含 20mmol 钾
- 只有镁水平正常，钾水平才可能被纠正

聚苯乙烯磺酸钙 Calcium resonium

临床应用

治疗高钾血症（非急症治疗）

肾功能正常时的剂量

- 口服：15g 混悬于水中服用，每日 3～4 次
- 直肠给药：30g 溶于甲基纤维素（methylcellulose）溶液，保留 9 小时
- Sorbisterit（译者注：Sorbisterit 是一种聚苯乙烯磺酸钙粉剂的商品名）
  - 口服：20g 混悬于 150ml 水中服用，每日 1～3 次
  - 直肠给药：40g 混悬于 150ml 5% 葡萄糖溶液，每日 1～3 次，保留 6 小时

药代动力学

分子量（Da）	-
蛋白结合率（%）	-
尿中原型药排泄率（%）	0
分布容积（L/kg）	-
半衰期（h）：正常 / ESRF	-

药物代谢

聚苯乙烯磺酸钙不会被系统吸收，不在体内代谢

肾功能（GFR，ml/min）受损时的剂量

20～50	与肾功能正常时同剂量。根据药物效应调整剂量
10～20	与肾功能正常时同剂量。根据药物效应调整剂量
<10	与肾功能正常时同剂量。根据药物效应调整剂量

肾脏替代治疗时的剂量

APD/CAPD	不被透析清除。与肾功能正常时同剂量
HD	不被透析清除。与肾功能正常时同剂量
HDF/HFD	不被透析清除。与肾功能正常时同剂量
CAV/VVHD	不被透析清除。与肾功能正常时同剂量

重要的药物相互作用

与其他药物合用的潜在风险
- 未知

用法

溶液配制	直肠给药：与 2% 甲基纤维素溶液混合 口服：与少量水混合，根据喜好增加甜度
用法	口服，直肠给药
输注速度	-

其他信息

- 可将聚苯乙烯磺酸钙与乳果糖（lactulose）混合作为缓泻药服用
- 某些医疗单位仅用少量水混悬聚苯乙烯磺酸钙，1 日 4 次直肠给药，直肠内保留时间不会很长，但仍有效

帕替罗默山梨糖醇钙　Patiromer sorbitex calcium

临床应用

治疗高钾血症（译者注：Patiromer sorbitex calcium 是一种非吸收的阳离子交换聚合物，含有钙-山梨糖醇抗衡剂，能在胃肠道内与钾离子结合促其从粪便排出，从而降低血钾浓度。本药由 Relypsa 公司研发，2015 年 10 月上市，商品名为 Veltassa）

肾功能正常时的剂量

- 8.4g，每日 1 次
- 每日最大剂量 25.2g

药代动力学

分子量（Da）	344.5
蛋白结合率（%）	-
尿中原型药排泄率（%）	0
分布容积（L/kg）	-
半衰期（h）：正常 / ESRF	-

药物代谢

不适用，因为本药不被系统吸收。基于通过胃肠道的平均时间，本药在摄入后 24~48 小时从粪便排泄

肾功能（GFR，ml/min）受损时的剂量

20~50	与肾功能正常时同剂量
10~20	与肾功能正常时同剂量
<10	与肾功能正常时同剂量

肾脏替代治疗时的剂量

APD/CAPD	不被透析清除。与肾功能正常时同剂量
HD	不被透析清除。与肾功能正常时同剂量
HDF/HFD	不被透析清除。与肾功能正常时同剂量
CAV/ VVHD	不被透析清除。与肾功能正常时同剂量

重要的药物相互作用

与其他药物合用的潜在风险
- 与其他口服药相隔 3 小时给药

用法

溶液配制	-
用法	口服
输注速度	-
注释	与水或苹果汁或蔓越莓汁混合

其他信息

- 服用本药 4~7 小时才发挥作用
- 生产商对透析患者应用此药的资料有限
- 每 8.4g 本药含约 4g（10.4kcal）山梨糖醇

碳酸氢钠　Sodium bicarbonate

临床应用

- 治疗代谢性酸中毒
- 碱化尿液
- 预防对比剂对肾的损伤

肾功能正常时的剂量

- 口服：0.5～1.5g，每日 3 次（或可能需要更大剂量）
- 静脉滴注：8.4% 溶液每小时 60～120ml；4.2% 溶液最多每小时 120ml；1.26% 或 1.4% 溶液见"其他信息"

药代动力学

分子量（Da）	84
蛋白结合率（%）	0
尿中原型药排泄率（%）	<1
分布容积（L/kg）	取决于患者当时的身体状况
半衰期（h）：正常 /ESRF	无数据

药物代谢

口服碳酸氢盐，如碳酸氢钠，可中和胃酸，产生二氧化碳。在机体不缺乏碳酸氢盐的情况下，未参与上述反应的碳酸氢盐被吸收后，碳酸氢根离子可从尿液排泄，使尿液呈碱性，同时起利尿作用

肾功能（GFR，ml/min）受损时的剂量

20～50	与肾功能正常时同剂量
10～20	与肾功能正常时同剂量
<10	与肾功能正常时同剂量

肾脏替代治疗时的剂量

APD/CAPD	透析可清除。与肾功能正常时同剂量
HD	透析可清除。与肾功能正常时同剂量
HDF/HFD	透析可清除。与肾功能正常时同剂量
CAV/ VVHD	透析可清除。与肾功能正常时同剂量

重要的药物相互作用

与其他药物合用的潜在风险
- 增加锂（lithium）的排泄

用法

溶液配制	-
用法	口服，静脉给药，未稀释的 8.4% 碳酸氢钠注射液需从中心静脉给药
输注速度	-

其他信息

- 本药可能导致钠潴留和水肿，需警惕
- 对于应用对比剂的扫描或操作，可从静脉给予 1.26% 或 1.4% 的碳酸氢钠，以预防对比剂对肾的损伤。典型的水化方案是：应用造影剂前 1 小时按 3ml/（kg·h）剂量静脉滴注碳酸氢钠，造影后按 1ml/（kg·h）剂量继续静脉滴注 6 小时
- 1ml 8.4% 碳酸氢钠注射液相当于 1mmol 碳酸氢根加 1mmol 钠离子
- 500mg 碳酸氢钠片相当于 6mmol 钠离子加 6mmol 碳酸氢根
- 碳酸氢钠能促钾离子转移入胞内，从而降低血钾浓度
- 英国马丁代尔制药公司（Martindale Pharma）提供一种带覆盆子味的 8.4% 碳酸氢钠无糖口服液

二、维生素类药

抗坏血酸　Ascorbic acid

临床应用

- 酸化尿液
- 治疗维生素 C 缺乏

肾功能正常时的剂量

- 每日可达 4g，分次服用
- 预防用药：每日 25 ~ 75mg
- 治疗用药：每日 250mg，分次服用
- 静脉给药：每日 0.5 ~ 1g
- 预防性治疗（preventative therapy）：每日 200 ~ 500mg

药代动力学

分子量（Da）	176.1
蛋白结合率（%）	25
尿中原型药排泄率（%）	很少[1]
分布容积（L/kg）	无数据
半衰期（h）：正常 / ESRF	（3 ~ 4）/ 不变

药物代谢

一些抗坏血酸能可逆地被氧化成脱氢抗坏血酸（dehydroascorbic acid）；另一些能被代谢成无活性的抗坏血酸 -2- 硫酸盐（ascorbate-2-sulfate）和草酸，然后从尿液排泄。抗坏血酸超过机体需要量时，也可以原型从尿液排泄，这通常发生在每日摄入量超过 100mg 时

肾功能（GFR，ml/min）受损时的剂量

20 ~ 50	与肾功能正常时同剂量
10 ~ 20	与肾功能正常时同剂量
<10	与肾功能正常时同剂量

肾脏替代治疗时的剂量

APD/CAPD	透析可清除。与肾功能正常时同剂量
HD	透析可清除。与肾功能正常时同剂量
HDF/HFD	透析可清除。与肾功能正常时同剂量
CAV/VVHD	透析可清除。与肾功能正常时同剂量

重要的药物相互作用

与其他药物合用的潜在风险

- 未知

用法

溶液配制	-
用法	口服，静脉给药
输注速度	-

其他信息

- 没有来自临床的科学证据证实抗坏血酸酸化尿液能减少尿路感染
- 慢性肾脏病（CKD）5 期透析患者，需要抗坏血酸每日 75 ~ 90mg［Kalanter-Zadeh K, Kopple JD. Trace elements and vitamins in maintenance dialysis patients. Adv Ren Replace Ther. 2003; 10(3): 170-182］
- 因为存在草酸盐形成的风险，慢性肾脏病（CKD）5 期患者应使用更小剂量

参考文献

[1] Lee CS, Marbury TC. Drug therapy in patients undergoing haemodialysis：clinical pharmacokinetic considerations. Clin Pharmacokinet. 1984; 9(1):42-66.

盐酸吡哆醇 Pyridoxine hydrochloride

临床应用

维生素 B_6

肾功能正常时的剂量

- 缺乏时：20 ~ 50mg，每日最多 3 次
- 异烟肼神经病变：预防剂量为每日 10 ~ 20mg；治疗剂量为 50mg，每日 3 次
- 特发性铁幼红细胞贫血（sideroblastic anaemia）：每日 100 ~ 400mg，分次服用
- 青霉胺诱发肾病及预防威尔森病（Wilson's disease）：每日 20mg
- 经前期综合征：每日 50 ~ 100mg

药代动力学

分子量（Da）	205.6
蛋白结合率（%）	吡哆醛（pyridox-al）及磷酸吡哆醛蛋白结合率高
尿中原型药排泄率(%)	无数据
分布容积（L/kg）	无数据
半衰期（d）：正常 /ESRF	（15 ~ 20）/-

药物代谢

本药经代谢生成其活性形式磷酸吡哆胺（pyridoxamine phosphate）。其主要储存于肝内，并在肝内氧化生成 4- 吡哆酸（4-pyridoxic acid）及其他无活性代谢产物，这些代谢产物均从尿液排泄

肾功能（GFR，ml/min）受损时的剂量

20 ~ 50	与肾功能正常时同剂量
10 ~ 20	与肾功能正常时同剂量
<10	与肾功能正常时同剂量

肾脏替代治疗时的剂量

APD/CAPD	透析清除力不详。与肾功能正常时同剂量
HD	透析可清除。与肾功能正常时同剂量
HDF/HFD	透析可清除。与肾功能正常时同剂量
CAV/ VVHD	透析可清除。与肾功能正常时同剂量

重要的药物相互作用

与其他药物合用的潜在风险
- 未知

用法

溶液配制	-
用法	口服
输注速度	-

其他信息

长期每日服用超过 200mg 的吡哆醇可能引起神经病变

维生素 B 和 C 制剂　Vitamin B and C preparations

临床应用

补充 B 族维生素及维生素 C

肾功能正常时的剂量

- 复合维生素 B（Strong 片剂）：1~2 片，每日 1~3 次
- Pabrinex 注射剂：安瓿 1 和 2 每 8~12 小时 1 次。取决于治疗适应证（译者注：Pabrinex 注射剂安瓿 1 和 2 的成分详见"其他信息"栏叙述）
- 透析后补充维生素：每 2 周用一对（译者注：此处"一对"是指 Pabrinex 注射剂的安瓿 1 和安瓿 2，同前将二者混匀，然后一同注射）

药代动力学

分子量（Da）	不适用
蛋白结合率（%）	不适用
尿中原型药排泄率（%）	不适用
分布容积（L/kg）	不适用
半衰期（h）：正常 / ESRF	不适用

药物代谢

与机体的正常维生素代谢相同

肾功能（GFR，ml/min）受损时的剂量

20~50	与肾功能正常时同剂量
10~20	与肾功能正常时同剂量
<10	与肾功能正常时同剂量

肾脏替代治疗时的剂量

APD/CAPD	透析可清除。与肾功能正常时同剂量
HD	透析可清除。与肾功能正常时同剂量
HDF/HFD	透析可清除。与肾功能正常时同剂量
CAV/ VVHD	透析可清除。与肾功能正常时同剂量

重要的药物相互作用

与其他药物合用的潜在风险

- 未知

用法

溶液配制	-
用法	口服，静脉给药，肌内注射
输注速度	静脉注射：最大容积 10ml，注射 10 分钟以上
	静脉滴注：15~30 分钟
注释	用 50~100ml 氯化钠溶液或 5% 葡萄糖溶液稀释

其他信息

- 由于透析丢失和进食差，因此，HD 患者需补充本药
- Nephrovite®（Kimal），Dialyvit®（Vitaline）及 Renavit®（Stanningley Pharma）每片药物包含以下
  - 维生素 B_1（硫胺素，thiamine）1.5mg（Renavit 含 3mg）
  - 维生素 B_2（核黄素，riboflavin）1.7mg
  - 维生素 B_3（烟酰胺，niacinamide）20mg
  - 维生素 B_6（吡哆醇，pyridoxine）10mg
  - 维生素 B_{12}（氰钴胺，cyanocobalamin）6μg
  - 维生素 C 60mg（Renavit 含 120mg）
  - 生物素（biotin）300μg
  - 泛酸（pantothenic acid）10mg
  - 叶酸（folic acid）800μg（Renavit 含 1mg）

● Ketovite® 每片药物包含以下
 - 维生素 B_1（硫胺素）1 mg
 - 维生素 B_2（核黄素）1mg
 - 维生素 K_4（甲萘氢醌，acetomenaphthone）500μg
 - 维生素 B_6（吡哆醇）330μg
 - 维生素 B_3（烟酰胺）3.3mg
 - 维生素 C 16.6mg
 - 生物素 170μg
 - 泛酸 1.16mg
 - 维生素 E（α- 生育酚乙酸酯，alpha tocopheryl acetate）5mg
 - 肌醇（inositol）50mg
 - 叶酸 250μg

● Pabrinex® 注射液包含以下
 - 维生素 B_1（硫胺素）250mg
 - 维生素 B_2（核黄素）4mg
 - 维生素 B_6（吡哆醇）50mg
 - 维生素 C 500mg
 - 维生素 B_3（烟酰胺）160mg
（译者注：Pabrinex 安瓿 1 含前 3 种维生素，安瓿 2 含后两种维生素及无水葡萄糖 1g，用前应将二者混合）

第十八部分

抗寄生虫药物

一、抗蠕虫药

阿苯达唑 Albendazole

临床应用

- 与手术配合治疗细粒棘球绦虫病（包虫病）
- 治疗线虫感染

肾功能正常时的剂量

- 细粒棘球绦虫病
  - 体重 >60kg：400mg，每日 2 次，治疗 28 日
  - 体重 <60kg：每日 15mg/kg，分成 2 次，最大剂量每日 800mg
- 治疗线虫感染：400mg，单次服用

药代动力学

分子量（Da）	265.3
蛋白结合率（%）	70
尿中原型药排泄率（%）	<1
分布容积（L/kg）	无数据
半衰期（h）：正常 / ESRF	［8～12（代谢产物）］/ 可能不变

药物代谢

阿苯达唑在体内迅速经历首过代谢。其主要代谢产物阿苯达唑亚砜（albendazole sulfoxide）仍有驱虫活性，血浆半衰期约为 8.5 小时。阿苯达唑亚砜广泛分布于全身，包括胆汁和脑脊液，约70% 与血浆蛋白结合。阿苯达唑亚砜从胆汁排泄，只有少量经尿液排泄

肾功能（GFR，ml/min）受损时的剂量

20～50	与肾功能正常时同剂量
10～20	与肾功能正常时同剂量
<10	与肾功能正常时同剂量

肾脏替代治疗时的剂量

APD/CAPD	可能不被透析清除。与肾功能正常时同剂量
HD	不被透析清除。与肾功能正常时同剂量
HDF/HFD	透析清除力不详。与肾功能正常时同剂量
CAV/VVHD	可能不被透析清除。与肾功能正常时同剂量

重要的药物相互作用

与其他药物合用的潜在风险

- 抗癫痫药：卡马西平（carbamazepine）、磷苯妥英（fosphenytoin）、苯巴比妥（phenobarbital）、苯妥英（phenytoin）和扑米酮（primidone）会加速本药代谢
- 抗病毒药：利托那韦（ritonavir）能减少本药的活性代谢产物
- 地塞米松（dexamethasone）：会增加阿苯达唑代谢产物浓度

用法

溶液配制	-
用法	口服
输注速度	-

其他信息

此药能在具名病例的基础上（on a named patient basis）从艾奥瓦药品信息服务处（IDIS）获得

甲苯达唑　Mebendazole

临床应用

治疗蛲虫、蛔虫、鞭虫、钩虫感染及棘球蚴病

肾功能正常时的剂量

- 蛲虫病：100mg，单次口服；如果再次感染，2 周后重复服用
- 鞭虫病、蛔虫病、钩虫病：100mg，每日 2 次，连服 3 日
- 棘球蚴病：每日 40～50mg/kg，至少服用 3～6 个月

药代动力学

分子量（Da）	295.3
蛋白结合率（%）	95
尿中原型药排泄率（%）	2
分布容积（L/kg）	1～1.2
半衰期（h）：正常 / ESRF	0.93/-

药物代谢

甲苯达唑在肝内经历广泛的首过代谢。甲苯达唑、甲苯达唑共轭物及其代谢产物从尿液及胆汁排泄

肾功能（GFR，ml/min）受损时的剂量

20～50	与肾功能正常时同剂量
10～20	与肾功能正常时同剂量
<10	与肾功能正常时同剂量

肾脏替代治疗时的剂量

APD/CAPD	可能不被透析清除。与肾功能正常时同剂量
HD	可能不被透析清除。与肾功能正常时同剂量
HDF/HFD	透析清除力不详。与肾功能正常时同剂量
CAV/VVHD	可能不被透析清除。与肾功能正常时同剂量

重要的药物相互作用

与其他药物合用的潜在风险

- 西咪替丁（cimetidine）：可能会抑制本药代谢
- 抗癫痫药：苯妥英（phenytoin）、卡马西平（carbamazepine）及苯巴比妥（phenobarbital）能降低本药浓度，在用大剂量甲苯达唑治疗棘球蚴病时要注意药物相互作用

用法

溶液配制	-
用法	口服
输注速度	-

其他信息

- 孕妇禁用
- 胃肠道吸收差（5%～10%）

左旋咪唑 Levamisole

临床应用

治疗蛔虫病

肾功能正常时的剂量

单次剂量 2.5mg/kg

药代动力学

分子量（Da）	204.3
蛋白结合率（%）	19~26
尿中原型药排泄率（%）	5
分布容积（L/kg）	100~120
半衰期（h）：正常 / ESRF	（3~4，代谢产物为 16）/-

药物代谢

左旋咪唑在肝内广泛代谢。主要以代谢产物形式从尿液排泄，小部分通过粪便排泄。单次服药后 3 日大约 70% 的药物（5% 为药物原型）从尿液排泄

肾功能（GFR，ml/min）受损时的剂量

20~50	与肾功能正常时同剂量
10~20	与肾功能正常时同剂量
<10	与肾功能正常时同剂量

肾脏替代治疗时的剂量

APD/CAPD	透析清除力不详。与肾功能正常时同剂量
HD	透析清除力不详。与肾功能正常时同剂量
HDF/HFD	透析清除力不详。与肾功能正常时同剂量
CAV/VVHD	透析清除力不详。与肾功能正常时同剂量

重要的药物相互作用

与其他药物合用的潜在风险

- 乙醇（alcohol）：可能导致双硫仑样反应
- 苯妥英（phenytoin）：有报道可增加苯妥英浓度
- 华法林（warfarin）：升高国际标准化比值（INR）

用法

溶液配制	-
用法	口服
输注速度	-

其他信息

- 据艾奥瓦药品信息服务处（IDIS）信息，此药能在具体病例的基础上（on a named patient basis）获得
- 既往有血液病的患者避免使用本药
- 本药已成功地治疗频繁复发的激素依赖性儿童肾病综合征，剂量为隔日 2.5mg/kg［AlSaran K, Mirza K, Al-Ghanam G, et al. Experience with levamisole in frequently relapsing, steroid-dependent nephritic syndrome. Pediatr Nephrol. 2006 Feb; 21(2): 201-205］
- 也可在透析患者每次透析后给予 80mg，共 4 个月，以增强乙肝病毒疫苗效应［Kayatas M. Levamisole treatment enhances protective antibody response to hepatitis B vaccine in hemodialysis patients. Artif Organs. 2002Jun; 26(6): 492-496］

哌嗪　Piperazine

临床应用

治疗蛲虫与蛔虫感染

肾功能正常时的剂量

- 蛲虫：一小袋 4g，溶于一杯牛奶或一杯水搅匀后即刻服用；14 日后重复
- 蛔虫：一小袋 4g，溶于一杯牛奶或一杯水搅匀后即刻服用；若有再感染风险，则每个月重复，至 3 个月

药代动力学

分子量（Da）	86.14（磷酸盐形式为 202.1；柠檬酸盐形式为 642.7）
蛋白结合率（%）	无数据
尿中原型药排泄率（%）	5 ~ 30
分布容积（L/kg）	无数据
半衰期（h）：正常 / ESRF	无数据

药物代谢

约 25% 哌嗪在肝内代谢。哌嗪在胃液中经亚硝基化生成 N- 亚硝基哌嗪（N-mononitrosopiperazine，MNPZ），然后再代谢生成 N- 硝基 -3- 羟基吡咯烷（N-nitroso-3- hydroxypyrrolidine，NHPYR）。哌嗪主要以代谢产物形式从尿液排泄

肾功能（GFR，ml/min）受损时的剂量

20 ~ 50	与肾功能正常时同剂量
10 ~ 20	与肾功能正常时同剂量
<10	与肾功能正常时同剂量，但避免重复用药

肾脏替代治疗时的剂量

APD/CAPD	透析清除力不详。与 GFR< 10ml/min 时同剂量
HD	透析清除力不详。与 GFR< 10ml/min 时同剂量
HDF/HFD	透析清除力不详。与 GFR< 10ml/min 时同剂量
CAV/ VVHD	透析清除力不详。与肾功能正常时同剂量

重要的药物相互作用

与其他药物合用的潜在风险

- 噻嘧啶（pyrantel）：拮抗哌嗪的作用

用法

溶液配制	-
用法	口服
输注速度	-

其他信息

- 严重肾功能受损患者使用本药时，药物可能蓄积而导致神经毒性
- 本药在胃肠道内发挥药效，这并不依赖任何系统的吸收

吡喹酮 Praziquantel

临床应用

- 治疗绦虫病
- 治疗短膜壳绦虫病
- 治疗埃及血吸虫病
- 治疗日本血吸虫感染

肾功能正常时的剂量

- 绦虫病：5～10mg/kg，在清淡的早餐后服用
- 短膜壳绦虫病：15～25mg/kg
- 埃及血吸虫病：20mg/kg，4～6小时后重复给药
- 日本血吸虫感染：60mg/kg，1日内分3次服用

药代动力学

分子量（Da）	312.4
蛋白结合率（%）	80
尿中原型药排泄率（%）	80% 为代谢产物
分布容积（L/kg）	无数据
半衰期（h）：正常 / ESRF	（1～1.5，代谢产物为4）/ 轻度延长

药物代谢

吡喹酮在肝内由 CYP2B1 与 CYP3A4 介导进行快速而广泛的代谢，被羟基化生成无活性代谢产物。本药主要以代谢产物形式从尿液排泄，约 80% 药物在服药后 4 日内被清除，90% 以上的药物在服药后 24 小时被清除

肾功能（GFR，ml/min）受损时的剂量

20～50	与肾功能正常时同剂量
10～20	与肾功能正常时同剂量
<10	与肾功能正常时同剂量

肾脏替代治疗时的剂量

APD/CAPD	不被透析清除。与肾功能正常时同剂量
HD	不被透析清除。与肾功能正常时同剂量
HDF/HFD	透析清除力不详。与肾功能正常时同剂量
CAV/ VVHD	不被透析清除。与肾功能正常时同剂量

重要的药物相互作用

与其他药物合用的潜在风险

- 抗菌药：利福平（rifampicin）降低本药浓度，应避免合用
- 抗癫痫药：卡马西平（carbamaze-pine）、磷苯妥英（fosphenytoin）、苯巴比妥（phenobarbital）、苯妥英（phenytoin）与扑米酮（primidone）降低本药浓度
- 抗疟药：氯喹（choloroquine）降低本药浓度
- 促溃疡愈合药：西咪替丁（cimeti-dine）降低本药浓度

用法

溶液配制	-
用法	口服
输注速度	-

其他信息

- 在具名病例的基础上（on a named patient basis）可从默克（Merck）制药公司获得本药（商品名为 Cysticide）
- 一项研究给血液透析患者使用本药，未见任何不良反应

二、抗疟原虫药

奎宁　Quinine

临床应用

- 治疗重症恶性疟疾
- 治疗夜间痉挛

肾功能正常时的剂量

- 重症恶性疟疾
  - 二盐酸奎宁（quinine dihydrochloride）静脉给药：负荷剂量20mg/kg（最大剂量为1.4g）；8小时后改为维持剂量，10mg/kg（最大剂量为700mg），每8小时1次。治疗超过48小时，则应减量至5～7mg/kg
  - 硫酸奎宁（quinine sulphate）口服：600mg，每8小时1次，服用5～7日
- 夜间痉挛：硫酸奎宁200～300mg，晚间服用

药代动力学

分子量（Da）	324.4（二盐酸盐形式为397.3，硫酸盐形式为782.9）
蛋白结合率（%）	70～90
尿中原型药排泄率（%）	5～20
分布容积（L/kg）	2.5～7.1
半衰期（h）：正常/ESRF	［11（健康），18（疟疾）］/26

药物代谢

奎宁在肝内进行广泛代谢，从尿液迅速排出。在酸性尿中其排泄增加

肾功能（GFR，ml/min）受损时的剂量

20～50	疟疾：5～7mg/kg，每8小时1次
	痉挛：与肾功能正常时同剂量
10～20	疟疾：5～7mg/kg，每8～12小时1次
	痉挛：与肾功能正常时同剂量
<10	疟疾：5～7mg/kg，每24小时1次
	痉挛：与肾功能正常时同剂量

肾脏替代治疗时的剂量

APD/CAPD	透析可清除。与GFR<10ml/min时同剂量
HD	透析可清除。与GFR<10ml/min时同剂量
HDF/HFD	透析可清除。与GFR<10ml/min时同剂量
CAV/VVHD	不被透析清除。与GFR=10～20ml/min时同剂量

重要的药物相互作用

与其他药物合用的潜在风险

- 抗心律失常药：增加氟卡尼（flecainide）浓度；与胺碘酮（amiodarone）合用增加室性心律失常风险，应避免合用
- 抗菌药：与莫西沙星（moxifloxacin）合用增加室性心律失常风险，应避免合用；利福平（rifampicin）降低本药浓度

- 抗抑郁药：与西酞普兰（citalopram）、艾司西酞普兰（escitalopram）合用可能增加室性心律失常风险
- 抗疟药：与甲氟喹（mefloquine）合用增加惊厥风险；应避免与蒿甲醚和本芴醇复方制剂（artemether-lumefantrine）合用
- 抗精神病药：与氟哌利多（droperidol）、匹莫齐特（pimozide）与利培酮（risperidone）合用增加室性心律失常风险，与氟哌啶醇（haloperidol）合用也有此可能，均应避免合用
- 抗病毒药：阿扎那韦（atazanavir）、达芦那韦（darunavir）、呋山那韦（fosamprenavir）、茚地那韦（indinavir）和替拉那韦（tipranavir）可能增加本药浓度；利托那韦（ritonavir）能增加本药浓度；与沙奎那韦（saquinavir）合用增加室性心律失常风险，应避免合用
- 强心苷类（cardiac glycosides）：合用能使地高辛（digoxin）浓度升高（维持剂量减半）
- 环孢素（ciclosporin）：有降低环孢素浓度的报道
- 西咪替丁（cimetidine）：可能升高本药血浆水平

用法

溶液配制	-
用法	静脉滴注或肌内注射（二盐酸奎宁），口服（硫酸奎宁）
输注速度	4小时
注释	加入0.9%氯化钠溶液或5%葡萄糖溶液中静脉滴注 在某些情况下可能需要给予20mg/kg的负荷剂量（参考专家治疗意见）。如患者在之前12~24小时内已应用奎宁或甲氟喹（mefloquine），则不应给予负荷剂量

其他信息

- 通过特殊订货即可获得二盐酸奎宁注射液
- 需监测药物的心脏毒性
- 透析日应在血液透析后给药
- 如患者出现任何中毒症状均应监测奎宁水平
- 肾功能受损时的用药剂量来自 Drug Prescribing in Renal Failure, 5th edition, by Aronoff et al

氯喹　Chloroquine

临床应用

- 治疗和预防疟疾
- 治疗盘状和系统性红斑狼疮
- 类风湿关节炎

肾功能正常时的剂量

口服

- 治疗疟疾：首剂 600mg，6~8 小时后再 300mg，随后 300mg/d，服用 2 日
- 预防疟疾：每周同一日服用 300mg（从暴露到疟疾疫区前 1 周至离开疫区 4 周后）
- 盘状和系统性红斑狼疮：每日 150mg
- 类风湿关节炎：每日 150mg；最大剂量 2.5mg/kg

药代动力学

分子量（Da）	319.9（磷酸盐形式为 515.9，硫酸盐形式为 436）
蛋白结合率（%）	50~70
尿中原型药排泄率（%）	42~47
分布容积（L/kg）	>100
半衰期（d）：正常 / ESRF	（10~60）/（5~50）

药物代谢

氯喹在肝内进行广泛代谢，主要被代谢为单去乙基氯喹（monodesethylchloroquine），少量被代谢为双去乙基氯喹（bisdesethylchloroquine）及其他代谢产物。有报道称单去乙基氯喹具有一定的抗恶性疟原虫活性。氯喹与其代谢产物经尿液排泄，约一半口服剂量的药物以原型排泄，约 10% 以单去乙基代谢产物形式排泄。氯喹停用后几个月在尿液中仍可能被检出

肾功能（GFR，ml/min）受损时的剂量

20~50	与肾功能正常时同剂量
10~20	与肾功能正常时同剂量
<10	常规剂量的 50%

肾脏替代治疗时的剂量

APD/CAPD	不被透析清除。与 GFR<10ml/min 时同剂量
HD	不被透析清除。与 GFR<10ml/min 时同剂量
HDF/HFD	透析清除力不详。与 GFR<10 ml/min 时同剂量
CAV/VVHD	不被透析清除。与肾功能正常时同剂量

重要的药物相互作用

与其他药物合用的潜在风险

- 抗心律失常药：与胺碘酮（amiodarone）合用会增加室性心律失常风险，应避免合用
- 抗菌药：与莫西沙星（moxifloxacin）合用会增加室性心律失常风险，应避免合用；合用会降低吡喹酮（praziquantel）浓度，应考虑增加吡喹酮剂量
- 抗抑郁药：与西酞普兰（citalopram）和艾司西酞普兰（escitalopram）合用可能增加室性心律失常风险
- 抗癫痫药：拮抗抗惊厥作用
- 抗疟药：与甲氟喹（mefloquine）合用会增加惊厥风险；应避免与蒿甲醚和本芴醇复方制剂（artemether-lumefantrine）合用
- 抗精神病药：与氟哌利多（droperidol）合用会增加室性心律失常风险，应避免合用

- 环孢素（ciclosporin）：合用能提高环孢素浓度，增加中毒风险
- 细胞毒性药物：与博舒替尼（bosutinib）、色瑞替尼（ceritinib）和帕比司他（panobinostat）合用可能增加室性心律失常风险
- 地高辛（digoxin）：可能提高地高辛浓度
- 镧（lanthanum）：可能减少本药吸收，为此本药与镧至少要间隔 2 小时给药

用法

溶液配制	-
用法	口服，静脉给药，肌内注射，少数皮下注射
输注速度	静脉滴注：10mg/kg 氯喹盐基（chloroquine base）溶于 0.9% 氯化钠溶液中静脉滴注，滴注 8 小时以上；后续再给 3 次 5mg/kg 氯喹盐基静脉滴注，每次也滴注 8 小时（所以，总剂量为 25mg/kg 氯喹盐基，静脉滴注时间超过 32 小时）
注释	口服：不与治疗消化不良的药物同时使用 硫酸氯喹注射液：5.45% 重量 / 体积（相当于 40mg/ml 的氯喹盐基）

其他信息

- 在碱性尿液中本药排泄量增加
- 生产商建议患有肝病或肾病的患者要慎用本药
- 肾功能受损时的用药剂量来自 Drug Prescribing in Renal Failure, 5th edition, by Aronoff et al
- 长期用药可能发生骨髓抑制
- 150mg 氯喹相当于 200mg 硫酸氯喹或 250mg 磷酸氯喹

磷酸伯氨喹　Primaquine phosphate

临床应用

- 与氯喹（chloroquine）合用治疗疟疾（间日疟原虫与卵形疟原虫）
- 与克林霉素（clindamycin）合用治疗耶氏肺孢子菌肺炎（Pneumocystis jiroveci pneumonia，PCP）（译者注：目前治疗 PCP 常首选复方磺胺甲噁唑或卡泊芬净等更有效的药物，伯氨喹联合克林霉素仅为替代治疗药物，已较少应用）

肾功能正常时的剂量

- 疟疾：15~30mg，每日 1 次，治疗 14 日
- PCP：30mg，每日 1 次

药代动力学

分子量（Da）	455.3
蛋白结合率（%）	无数据
尿中原型药排泄率（%）	<1
分布容积（L/kg）	3~4
半衰期（h）：正常 / ESRF	（3~6）/ 未知

药物代谢

本药在肝内迅速代谢。当反复给药时，本药的主要代谢产物羧基伯氨喹（carboxy-primaquine）会在血浆中蓄积，但其抗疟疾活性较其母体药物低。极少的原型药从尿液排泄

肾功能（GFR，ml/min）受损时的剂量

20~50	与肾功能正常时同剂量
10~20	与肾功能正常时同剂量
<10	与肾功能正常时同剂量

肾脏替代治疗时的剂量

APD/CAPD	透析清除力不详。与肾功能正常时同剂量
HD	不被透析清除。与肾功能正常时同剂量
HDF/HFD	透析清除力不详。与肾功能正常时同剂量
CAV/ VVHD	透析清除力不详。与肾功能正常时同剂量

重要的药物相互作用

与其他药物合用的潜在风险

- 抗疟药：避免与蒿甲醚和本芴醇复方制剂（artemether-lumefantrine）合用

用法

溶液配制	-
用法	口服
输注速度	-

其他信息

- 7.5mg 伯氨喹盐基（primaquine base）约等效于 13.2mg 磷酸伯氨喹
- 本药禁用于类风湿关节炎或系统性红斑狼疮的急性期患者，因能增加发生粒细胞缺乏症的风险
- 缺乏葡萄糖 -6- 磷酸脱氢酶（G-6-PD）的患者使用本药有引起溶血性贫血的风险，溶血通常出现在使用本药后 2~3 日
- 本药大剂量使用时，有引起高铁血红蛋白血症的风险

甲氟喹 Mefloquine

临床应用

预防及治疗疟疾

肾功能正常时的剂量

- 预防：每周 250mg，如果体重 <45kg，参阅"产品特性概述"（SPC）
- 治疗
  - 非免疫患者（non-immune patients）：20 ~ 25mg/kg，分 2 ~ 3 次服用；最大剂量为 1.5g
  - 部分免疫患者（partially immune patients）：15mg/kg，分 2 ~ 3 次服用

药代动力学

分子量（Da）	414.8（盐酸盐）
蛋白结合率（%）	98
尿中原型药排泄率（%）	9（4 为代谢产物）
分布容积（L/kg）	
半衰期（d）：	20
正常 / ESRF	21/-

药物代谢

甲氟喹在肝内被 CYP3A4 介导进行广泛代谢。甲氟喹主要通过胆汁及粪便排泄。在志愿者试验中，甲氟喹原型及其代谢产物在尿液中的排泄量分别占单次药量的 9% 和 4%

肾功能（GFR，ml/min）受损时的剂量

20 ~ 50	与肾功能正常时同剂量
10 ~ 20	与肾功能正常时同剂量
<10	慎用。预防性用药与肾功能正常时同剂量

肾脏替代治疗时的剂量

APD/CAPD	不被透析清除。与 GFR<10ml/min 时同剂量
HD	不被透析清除，与 GFR<10ml/min 时同剂量
HDF/HFD	不被透析清除，与 GFR<10ml/min 时同剂量
CAV/VVHD	不被透析清除，与肾功能正常时同剂量

重要的药物相互作用

与其他药物合用的潜在风险

- 抗心律失常药：与胺碘酮（amiodarone）合用增加室性心律失常风险，应避免合用
- 抗菌药：与莫西沙星（moxifloxacin）合用增加室性心律失常风险，应避免合用。利福平（rifampicin）能降低本药浓度，应避免合用
- 抗癫痫药：拮抗抗惊厥作用
- 抗抑郁药：与沃替西汀（vortioxetine）合用可能增加惊厥的风险
- 抗疟药：与氯喹（chloroquine）、羟氯喹（hydroxychloroquine）、奎宁（quinine）合用增加惊厥发生的风险；避免与蒿甲醚和本芴醇复方制剂（artemether-lumefantrine）合用
- 抗精神病药：与氟哌啶醇（haloperidol）及匹莫齐特（pimozide）合用增加室性心律失常风险，应避免合用；与利培酮（risperidone）合用也可能有此风险
- 阿托西汀（atomoxetine）：增加室性心律失常风险
- 伊伐布雷定（ivabradine）：增加室性心律失常风险

用法

溶液配制	-
用法	口服
输注速度	-

其他信息

- 在到达疟疾疫区前 1～3 周开始预防性服用本药，一直持续服用至离开疟疾疫区后 4 周

- 癫痫患者服用本药发生惊厥的风险增加
- 由于缺乏经验，生产商建议严重肾功能受损患者慎用本药
- 肾功能受损患者的用药剂量来自 Drug Prescribing in Renal Failure, 5th edition, by Aronoff et al

蒿甲醚和本芴醇复方制剂 Artemether–lumefantrine

临床应用

治疗疟疾

肾功能正常时的剂量

体重超过 35kg：每次 4 片，给药 6 次，即分别在 0、第 8 小时、第 24 小时、第 36 小时、第 48 小时和第 60 小时给药 4 片，60 小时共给药 24 片

药代动力学

分子量（Da）	蒿甲醚 298.4；本芴醇 528.9
蛋白结合率（%）	蒿甲醚 95.4；本芴醇 99.9
尿中原型药排泄率（%）	无数据
分布容积（L/kg）	蒿甲醚 5.4 ~ 8.6；本芴醇 3.8
半衰期（h）：正常 / ESRF	［蒿甲醚 0.8 ~ 7；本芴醇 48 ~ 72（恶性疟疾的患者为 4 ~ 6 日）］/ ?

药物代谢

蒿甲醚在人体肝微粒体中代谢，由 CYP3A4/5 介导，经过脱甲基作用生成具有生物活性的二氢青蒿素（dihydroartemisinin）。二氢青蒿素再进一步转换成无活性的代谢产物。本芴醇也在人体肝的微粒体内代谢，在 CYP3A4 的作用下 N-脱丁基化，生成代谢产物，最后从粪便排泄

肾功能（GFR，ml/min）受损时的剂量

20 ~ 50	与肾功能正常时同剂量
10 ~ 20	与肾功能正常时同剂量
<10	与肾功能正常时同剂量。慎用

肾脏替代治疗时的剂量

APD/CAPD	透析清除力不详。与 GFR< 10ml/min 时同剂量
HD	透析清除力不详。与 GFR< 10ml/min 时同剂量
HDF/HFD	透析清除力不详。与 GFR< 10ml/min 时同剂量
CAV/VVHD	透析清除力不详。与肾功能正常时同剂量

重要的药物相互作用

与其他药物合用的潜在风险

- 抗心律失常药：应避免与胺碘酮（amiodarone）、丙吡胺（disopyramide）、氟卡尼（flecainide）和普鲁卡因胺（procainamide）合用，因有发生室性心律失常的风险
- 抗菌药：应避免与大环内酯类（macrolides）与喹诺酮类（quinolones）药物合用
- 抗抑郁药：应避免合用
- 抗真菌药：应避免与咪唑类（imidazoles）和三唑类（triazoles）药物合用
- 抗疟药：应避免与其他抗疟药合用；与奎宁（quinine）合用会增加室性心律失常风险，应避免合用
- 抗精神病药：应避免合用
- 抗病毒药：应慎用阿扎那韦（atazanavir）、呋山那韦（fosamprenavir）、茚地那韦（indinavir）、洛匹那韦（lopinavir）、利托那韦（ritonavir）、沙奎那韦（saquinavir）和替拉那韦（tipranavir）；应避免与波西普韦（boceprevir）合用；达芦那韦（darunavir）会增加本芴醇浓度

- β受体拮抗药：避免与美托洛尔（metoprolol）和索他洛尔（sotalol）合用
- 细胞毒性药物：避免与凡德他尼（vandetanib）合用，可能增加室性心律失常风险
- 葡萄柚汁（grapefruit juice）：可能增加本药的生物利用度，并抑制代谢，应避免合用。
- 促进溃疡愈合药：避免与西咪替丁（cimetidine）合用

用法

溶液配制　　-

用法	口服
输注速度	-
注释	进食时服用能增加吸收率 如果患者服药后 1 小时内呕吐，需重复给药

其他信息

- 在肾功能受损时，需监测心电图和血钾水平
- 因缺少相关研究，生产商建议在严重肾功能受损时慎用本药

乙胺嘧啶 Pyrimethamine

临床应用

抗原虫药
- 治疗疟疾
- 治疗弓形虫病

肾功能正常时的剂量

- 疟疾：用于 2 种药物联合治疗时
- 疟疾预防：每周 25mg
- 弓形虫病：每日 100mg，共 1～2 日；然后每日 25～50mg，共 2～6 周。与磺胺嘧啶（sulfadiazine）合用

药代动力学

分子量（Da）	248.7
蛋白结合率（%）	80～90
尿中原型药排泄率（%）	15～30
分布容积（L/kg）	2
半衰期（h）：	（35～175）/
正常 / ESRF	不变

药物代谢

乙胺嘧啶在肝内代谢，经肾缓慢排出，达 30% 的药物以母体化合物形式从尿液排泄，并持续数周。还有多种代谢产物经尿液排泄，但是这些代谢产物的性质、代谢途径、生成率、清除率及药理活性的相关资料均缺乏（尤其是长时间每日用药后）

肾功能（GFR，ml/min）受损时的剂量

20～50	与肾功能正常时同剂量
10～20	与肾功能正常时同剂量
<10	与肾功能正常时同剂量

肾脏替代治疗时的剂量

APD/CAPD	不被透析清除。与肾功能正常时同剂量
HD	不被透析清除。与肾功能正常时同剂量
HDF/HFD	透析清除力不详。与肾功能正常时同剂量
CAV/ VVHD	不被透析清除。与肾功能正常时同剂量

重要的药物相互作用

与其他药物合用的潜在风险
- 与磺胺类（sulphonamides）、甲氧苄啶（trimethoprim）、氨甲蝶呤（methotrexate）、培美曲塞（pemetrexed）合用会增强抗叶酸作用
- 抗癫痫药：合用能拮抗磷苯妥英（fosphenytoin）、苯妥英（phenytoin）的抗惊厥作用，并增强本药的抗叶酸作用
- 抗疟药：避免与蒿甲醚和本芴醇复方制剂（artemether-lumefantrine）合用；与氯胍（proguanil）合用会增强抗叶酸作用

用法

溶液配制	-
用法	口服
输注速度	-

其他信息

服用乙胺嘧啶时应常规补充叶酸，以减少骨髓抑制风险

盐酸氯胍　Proguanil hydrochloride

临床应用

疟疾的药物预防

肾功能正常时的剂量

每日 200mg

药代动力学

分子量（Da）	290.2
蛋白结合率（%）	75
尿中原型药排泄率（%）	60
分布容积（L/kg）	无数据
半衰期（h）：正常 / ESRF	20/-

药物代谢

本药在肝内代谢生成活性代谢产物环氯胍（cycloguanil）及无活性的对氯苯基双胍（p-chlorophenylbiguanide），该过程主要由 CYP2C19 催化，小部分经 CYP3A4 催化。与本药及对氯苯基双胍不同，环氯胍不在红细胞内聚集，故环氯胍在血浆与全血中的浓度相似。40%～60% 的本药从尿液排泄，其中 60% 为药物原型，30% 为环氯胍，8% 为对氯苯基双胍。约 10% 药物自粪便排泄

肾功能（GFR，ml/min）受损时的剂量

20～60	每日 100mg
10～20	每 2 日 50mg
<10	每周 50mg

肾脏替代治疗时的剂量

APD/CAPD	可能不被透析清除。与 GFR<10ml/min 时同剂量
HD	不被透析清除。与 GFR< 10ml/min 时同剂量
HDF/HFD	透析清除力不详。与 GFR< 10ml/min 时同剂量
CAV/ VVHD	透析清除力不详。与 GFR= 10～20ml/min 时同剂量

重要的药物相互作用

与其他药物合用的潜在风险

- 抗凝血药：可能增强华法林（warfarin）药效
- 抗疟药：避免与蒿甲醚和本芴醇复方制剂（artemether-lumefantrine）合用；与乙胺嘧啶（pyrimethamine）合用会增强抗叶酸作用

用法

溶液配制	-
用法	口服
输注速度	-

其他信息

有极少报道发现，严重肾功能受损患者使用本药可能出现血液系统疾病（如巨幼细胞性贫血、全血细胞减少症）

预防疟疾药物　Drugs for malaria prophylaxis

下列疟疾预防方案来自英国疟疾专家指南，针对的是去疫区旅游的英国居民。因为疟原虫对药物的敏感性随时间和地点的变化而变化，因此，最新的预防信息应从适当的旅行诊所获得。

甲氟喹（Mefloquine）（Lariam®）

- 250mg（1 片），每周 1 次，在旅游之前 2 ~ 3 周开始服用，直至返回后 4 周
- 任何程度的肾功能受损患者都无须调整剂量

多西环素（Doxycycline）

- 100mg（1 粒胶囊），每日 1 次，在旅游之前 1 ~ 2 日开始服用，直至返回后 4 周
- APD/CAPD 或血液透析的患者：无须调整剂量
- 肾移植患者：多西环素可使环孢素（ciclosporin）及他克莫司（tacrolimus）血药浓度升高 2 倍。建议至少在旅行前 1 周服用多西环素，以便监测环孢素及他克莫司的浓度，必要时调整剂量

氯喹（Chloroquine）（Avloclor® 或者 Nivaquine®）及氯胍（Paludrine®）

- 氯喹盐基（base）310mg（2 片），每周 1 次，与氯胍联合应用
- 氯胍 200mg（2 片），每日 1 次，在旅游之前 1 周开始服用，直至返回后 4 周
- 氯喹
  - 预防疟疾：肾功能受损患者无须调整剂量
  - 治疗疟疾，即足量的治疗剂量：应考虑以下情况

肾移植患者：氯喹可增加环孢素的血药浓度，应密切监测

肾功能不全的患者

GFR（ml/min）	剂量
20 ~ 59	常规剂量
10 ~ 19	常规剂量
<10	常规剂量的 50%

- 氯胍
  - 肾移植患者的用药剂量取决于移植后的肾功能水平
  - CAPD 和血液透析患者服用 50mg（半片），每周 1 次
  - 肾功能不全的患者

GFR（ml/min）	剂量
≥ 60	200mg，每日 1 次
20 ~ 59	100mg，每日 1 次
10 ~ 19	50mg，隔日 1 次
<10	50mg，每周 1 次

注意：肾功能不全的患者应用氯胍时应同时服用叶酸（folic acid）5mg/d，以减少副作用

阿托伐醌（Atovaquone）250mg+ 氯胍（Malarone®）100mg

- 每日 1 片，在旅游之前 1 ~ 2 日开始服用，直至返回后 7 日

GFR（ml/min）	剂量
>30	常规剂量
<30	不推荐应用 Malarone，因为服用此混合制剂时，不可能做到减少氯胍剂量而服用足量阿托伐醌。需用其他药物治疗

三、抗其他原虫药

盐酸米帕林　Mepacrine hydrochloride

临床应用

- 治疗贾第虫病
- 治疗盘状红斑狼疮

肾功能正常时的剂量

100mg，每 8 小时 1 次，共 5～7 日

药代动力学

分子量（Da）	508.9
蛋白结合率（%）	80～90
尿中原型药排泄率（%）	<11
分布容积（L/kg）	大
半衰期（d）：正常 / ESRF	（5～14）/-

药物代谢

本药从尿液缓慢排泄，清除半衰期为 5 日，2 个月后仍可在尿液中检测到

肾功能（GFR，ml/min）受损时的剂量

20～50	与肾功能正常时同剂量
10～20	与肾功能正常时同剂量
<10	与肾功能正常时同剂量

肾脏替代治疗时的剂量

APD/CAPD	可能不被透析清除。与肾功能正常时同剂量
HD	可能不被透析清除。与肾功能正常时同剂量
HDF/HFD	可能不被透析清除。与肾功能正常时同剂量
CAV/VVHD	可能不被透析清除。与肾功能正常时同剂量

重要的药物相互作用

与其他药物合用的潜在风险

- 乙醇（alcohol）：可导致轻度双硫仑样反应
- 抗疟药：合用会增加伯氨喹（primaquine）浓度（增加毒性风险）

用法

溶液配制	-
用法	口服
输注速度	-

其他信息

服药 2 个月后仍可从尿液中检测到

葡萄糖酸锑钠　Sodium stibogluconate

临床应用

治疗利什曼病

肾功能正常时的剂量

每日 20mg/kg，最大剂量 850mg

药代动力学

分子量（Da）	910.9
蛋白结合率（%）	无数据
尿中原型药排泄率（%）	0.8[1]
分布容积（L/kg）	0.21[2]
半衰期（h）： 正常 / ESRF	（快速起始时相：2；缓慢终末时相：33 ~ 7）/-

药物代谢

代谢途径不详。清除分成 2 个时相：快速起始时相，此时大多数药物在 12 小时内经肾排泄；缓慢终末时相，此时将本药分子中的五价锑还原成三价

肾功能（GFR，ml/min）受损时的剂量

20 ~ 50	避免使用
10 ~ 20	避免使用
<10	避免使用

肾脏替代治疗时的剂量

APD/CAPD	透析清除力不详。避免使用
HD	透析清除力不详。避免使用
HDF/HFD	透析清除力不详。避免使用
CAV/ VVHD	透析清除力不详。避免使用

重要的药物相互作用

与其他药物合用的潜在风险

- 抗真菌药：与两性霉素 B 合用可能增加心律失常风险，如果使用两药需间隔 14 日

用法

溶液配制	-
用法	肌内注射，静脉给药
输注速度	5 分钟以上
注释	由于注射液中存在微粒（20 ~ 300μm），输液前需用过滤器过滤

其他信息

葡萄糖酸锑钠可致急性肾衰竭，且肾功能受损时可在体内蓄积，应避免使用

参考文献

[1] Jaser MA, El-Yazigi A, Croft SL. Pharmacokinetics of antimony in patients treated with sodium stibogluconate for cutaneous leishmaniasis. Pharmt Res. 1995; 12(1): 113-116.

[2] Nieto J, Alvar J, Mullen A, et al. Pharmacokinetics, toxicities, and efficacies of sodium stibogluconate formulations after intravenous administration inanimals. Antimicrob Agents chemother. 2003: 47(9): 2781-2787.

喷他脒羟乙磺酸盐　Pentamidine isetionate

临床应用

抗菌药
- 肺孢子菌病的治疗和预防
- 治疗内脏利什曼病
- 治疗皮肤利什曼病
- 治疗锥虫病

肾功能正常时的剂量

- 肺孢子菌病
  - 治疗：雾化吸入每日 600mg，共 3 周；静脉给药每日 4mg/kg，至少 14 日
  - 预防：每月 300mg，或每 2 周 150mg
- 内脏利什曼病：隔日 3 ~ 4mg/kg，最多 10 次（深部肌内注射）
- 皮肤利什曼病：3 ~ 4mg/kg，每周 1 次或 2 次（深部肌内注射）
- 锥虫病：4mg/kg，每日或隔日 1 次，总共 7 ~ 10 次（深部肌内注射或静脉给药）

药代动力学

分子量（Da）	592.7
蛋白结合率（%）	69
尿中原型药排泄率（%）	<5
分布容积（L/kg）	3 ~ 4
半衰期（h）：正常 / ESRF	（6 ~ 9）/9

药物代谢

本药在肝内进行广泛代谢。本药的肾清除率占不足 5% 的血浆清除率

肾功能（GFR，ml/min）受损时的剂量

20 ~ 50	与肾功能正常时同剂量
10 ~ 20	与肾功能正常时同剂量
<10	取决于感染严重程度：4mg/kg，每日静脉给药，共 7 ~ 10 日，然后隔日给药，直至完成 14 次或更多治疗；或者 4mg/kg，隔日给药，直至完成 14 次或更多治疗

肾脏替代治疗时的剂量

APD/CAPD	不被透析清除。与 GFR< 10ml/min 时同剂量
HD	不被透析清除。与 GFR< 10ml/min 时同剂量
HDF/HFD	透析清除力不详。与 GFR< 10ml/min 时同剂量
CAV/VVHD	透析清除力不详。与 GFR= 10 ~ 20ml/min 时同剂量

重要的药物相互作用

与其他药物合用的潜在风险
- 抗心律失常药：与胺碘酮（amiodarone）合用增加室性心律失常风险，应避免合用；与丙吡胺（disopyramide）合用可能增加室性心律失常风险
- 抗菌药：与迪拉马尼（delamanid）、莫西沙星（moxifloxacin）及注射用红霉素（erythromycin）合用增加室性心律失常风险，应避免与莫西沙星合用；注射用喷他脒（pentamidine）与泰利霉素（telithromycin）合用能增加室性心律失常风险
- 抗抑郁药：与三环类抗抑郁药（tricyclic antidepressants）合用增加室性心律失常风险；与西酞普兰（citalopram）和艾司西酞普兰（escitalopram）合用增加室性心律失常风险，应避免合用

- 抗疟药：与哌喹和青蒿醇复方制剂（piperaquine-artenimol）合用会增加室性心律失常风险，应避免合用
- 抗精神病药：与氨磺必利（amisulpride）、氟哌利多（droperidol）及吩噻嗪类（phenothiazines）合用增加室性心律失常风险，应避免与氨磺必利及氟哌利多合用
- 抗病毒药：注射用喷他脒与膦甲酸（foscarnet）合用会增加低钙血症风险；与沙奎那韦（saquinavir）合用增加室性心律失常风险，应避免合用
- 细胞毒性药物：与凡德他尼（vandetanib）合用会增加室性心律失常风险，应避免合用
- 伊伐布雷定（ivabradine）：增加室性心律失常风险

用法

溶液配制　静脉给药：300mg 溶于 3～5ml 注射用水

肌内注射：300mg 溶于 3ml 注射用水

吸入：600mg 溶于 6ml 注射用水

用法　　静脉给药，肌内注射，雾化吸入

输注速度　至少 1 小时

注释　　稀释于 50～250ml 0.9% 氯化钠溶液或 5% 葡萄糖溶液中

其他信息

- 密切监测患者
- 静脉用药时，患者务必采取卧位
- 如予静脉滴注，应密切监测患者的心率、血压和血糖
- 静脉给药预防：4～5mg/kg，至少滴注 1 小时，每 4 周给药 1 次
- 雾化吸入应超过 20 分钟，常使用 Respigard Ⅱ 雾化器或其他合适的雾化器，氧流量为 6～10L/min
- 予喷他脒雾化前，可先予 5mg 沙丁胺醇（salbutamol）雾化吸入，以降低支气管痉挛风险。但不要将两药在雾化器中混合
- 可能引起可逆性的肾功能受损

第十九部分

皮肤科用药

一、银屑病治疗药物

阿普斯特　Apremilast

临床应用

治疗活动性银屑病性关节炎（PsA）与中度至重度慢性斑块状银屑病（PSOR）

肾功能正常时的剂量

逐渐增量至 30mg，每日 2 次

药代动力学

分子量（Da）	460.5
蛋白结合率（%）	68
尿中原型药排泄率（%）	3
分布容积（L/kg）	87
半衰期（h）：正常 / ESRF	9/12[1]

药物代谢

阿普斯特通过 CYP 与 CYP 介导途径在体内广泛代谢，包括氧化作用、水解作用与共轭作用。在口服同位素标记的阿普斯特后，尿液及粪便中分别检测到 3%~7% 的阿普斯特

肾功能（GFR，ml/min）受损时的剂量

30 ~ 50	与肾功能正常时同剂量
10 ~ 30	30mg，每日 1 次
<10	30mg，每日 1 次

肾脏替代治疗时的剂量

APD/CAPD	透析清除力不详。与 GFR<10ml/min 时同剂量
HD	透析清除力不详。与 GFR<10ml/min 时同剂量
HDF/HFD	透析清除力不详。与 GFR<10ml/min 时同剂量
CAV/VVHD	透析清除力不详。与 GFR=10 ~ 30ml/min 时同剂量

重要的药物相互作用

与其他药物合用的潜在风险

- 抗菌药：利福平（rifampicin）能降低本药浓度，应避免合用
- 抗抑郁药：圣约翰草（St John's wort）可能降低本药浓度，应避免合用
- 抗癫痫药：卡马西平（carbamazepine）、磷苯妥英（fosphenytoin）、苯巴比妥（phenobarbital）、苯妥英（phenytoin）与扑米酮（primidone）可能降低本药浓度，应避免合用

用法

溶液配制	-
用法	口服
输注速度	-

其他信息

- 在轻度肾功能受损患者中应用阿普斯特，其安全性与肾功能正常者相似。在中度、重度肾功能受损的 PsA 或 PSOR 患者中应用阿普斯特，其安全性尚未被临床试验评估
- 生物利用度为 73%
- 给 8 例重度肾功能受损患者予单剂 30mg 阿普斯特，其药 - 时曲线下面积（AUC）及药峰浓度（C_{max}）分别增加约 89% 与 42%

参考文献

[1] Liu Y, Zhou S, Assaf M, et al. Impact of renal impairment on the pharmacokinetics of apremilast and metabolite M12. Clin Pharmacol Drug Dev. 2016; 5(6):469-479.

布罗达单抗　Brodalumab

临床应用

人源化 IgG$_2$ 单克隆抗体
● 治疗中度至重度斑块状银屑病

肾功能正常时的剂量

于首剂、第 1 周和第 2 周每次给 210mg，而后每 2 周给 210mg

药代动力学

分子量（Da）	144000
蛋白结合率（%）	无数据
尿中原型药排泄率（%）	微量
分布容积（L/kg）	7.24
半衰期（d）：正常 / ESRF	10.9

药物代谢

推测布罗达单抗与内源性 IgG 的代谢方式相似，能通过分解途径降解为小肽和氨基酸。布罗达单抗主要通过分解代谢清除，推测肝功能受损不影响其清除

肾功能（GFR，ml/min）受损时的剂量

20 ~ 50	与肾功能正常时同剂量。谨慎使用
10 ~ 20	与肾功能正常时同剂量。谨慎使用
<10	与肾功能正常时同剂量。谨慎使用

肾脏替代治疗时的剂量

APD/CAPD	可能不被透析清除。与肾功能正常时同剂量。谨慎使用
HD	可能不被透析清除。与肾功能正常时同剂量。谨慎使用
HDF/HFD	可能不被透析清除。与肾功能正常时同剂量。谨慎使用
CAV/VVHD	可能不被透析清除。与肾功能正常时同剂量。谨慎使用

重要的药物相互作用

与其他药物合用的潜在风险
● 避免与活疫苗合用

用法

溶液配制	-
用法	皮下注射
输注速度	-

其他信息

● 生产商没有肾功能受损时的用药数据
● 推测肾功能对完整的布罗达单抗清除率低，影响极微

苏金单抗 Secukinumab

临床应用

人源化 $IgG_{1\kappa}$ 单克隆抗体

● 治疗中度至重度斑块状银屑病、银屑病性关节炎及强直性脊柱炎［译者注：苏金单抗是人源性抗白介素 -17A（IL-17A）单克隆抗体，由诺华公司研发，2015 年通过欧美药监部门批准上市］

肾功能正常时的剂量

● 单一斑块状银屑病或合并银屑病性关节炎：在 0、第 1 周、第 2 周和第 3 周给予 300mg，从第 4 周开始以 300mg 每个月 1 次进行维持治疗
● 强直性脊柱炎、银屑病性关节炎：在 0、第 1 周、第 2 周和第 3 周给予 150mg，从第 4 周开始以 150mg 每个月 1 次进行维持治疗

药代动力学

分子量（Da）	147940
蛋白结合率（%）	微量
尿中原型药排泄率（%）	低
分布容积（L/kg）	7.1 ~ 8.6
半衰期（d）：正常 / ESRF	（18 ~ 46）/?

药物代谢

大多数 IgG 通过液相（fluid-phase）或受体介导被内吞，而后在胞内经分解代谢清除

肾功能（GFR，ml/min）受损时的剂量

20 ~ 50	与肾功能正常时同剂量。慎用
10 ~ 20	与肾功能正常时同剂量。慎用
<10	与肾功能正常时同剂量。慎用

肾脏替代治疗时的剂量

APD/CAPD	可能不被透析清除。与 GFR<10ml/min 时同剂量
HD	可能不被透析清除。与 GFR<10ml/min 时同剂量
HDF/HFD	可能不被透析清除。与 GFR<10ml/min 时同剂量
CAV/ VVHD	可能不被透析清除。与 GFR=10 ~ 20ml/min 时同剂量

重要的药物相互作用

与其他药物合用的潜在风险

● 疫苗：与活疫苗合用增加全身感染的风险，避免合用

用法

溶液配制	-
用法	皮下注射
输注速度	-

其他信息

● 生产商尚无肾功能受损时的用药资料
● 推测完整的苏金单抗经肾清除很少，并不重要

延胡索酸酯　Fumaric acid esters (Fumaderm)

临床应用

延胡索酸酯

● 无局部治疗指征的重症寻常型银屑病的治疗

● 治疗复发缓解型多发性硬化

[译者注：延胡索酸酯（fumaric acid esters）又名富马酸酯及反丁烯二酸盐，由二甲基延胡索酸酯（dimethyl fumarate）、乙基氢化延胡索酸酯（ethyl hydrogen fumarate）等延胡索酸衍生物（fumaric acid derivatives）组成，具有多效免疫调节功能]

肾功能正常时的剂量

● 银屑病：起始剂量每日 1 片，必要时可以逐步增加到 2 片每日 3 次

● 多发性硬化：120~240mg，每日 2 次

药代动力学

分子量（Da）	144.1（二甲基延胡索酸酯）
蛋白结合率（%）	27~45［甲基氢化延胡索酸酯（methyl hydrogen fumarate）占约 50%，乙基氢化延胡索酸酯占约 60%］
尿中原型药排泄率（%）	0.9
分布容积（L/kg）	60~90
半衰期（h）：正常/ESRF	1/？

药物代谢

二甲基延胡索酸酯在肠道很快被水解为单甲酯延胡索酸酯(monomethyl fumarate)。以 CO_2 形式呼出是二甲基延胡索酸酯清除的主要途径，占药量的 60%。尿液和粪便排泄为第二途径，分别占 15.5% 和 0.9%

肾功能（GFR，ml/min）受损时的剂量

20~50	与肾功能正常时同剂量
10~20	银屑病：避免应用。多发性硬化：慎用。参考"其他信息"
<10	银屑病：避免应用。多发性硬化：慎用。参考"其他信息"

肾脏替代治疗时的剂量

APD/CAPD	透析可清除。与 GFR<10ml/min 时同剂量
HD	透析可清除。与 GFR<10ml/min 时同剂量
HDF/HFD	透析可清除。与 GFR<10ml/min 时同剂量
CAV/VVHD	透析可清除。与 GFR=10~20ml/min 时同剂量

重要的药物相互作用

与其他药物合用的潜在风险

● 避免与其他肾毒性药物合用，如氨甲蝶呤（methotrexate）、环孢素（ciclosporin）、类视黄醇（retinoids）、补骨脂素（psoralene）、细胞毒性药物及免疫抑制剂

用法

溶液配制	-
用法	口服
输注速度	-
注释	治疗当日需摄入 1.5~2L 液体

其他信息

- 因缺乏临床试验，生产商建议多发性硬化合并严重肾功能受损的患者应慎用本药

- 因缺乏临床试验，生产商建议银屑病合并严重肾功能受损的患者应避免应用本药
- 有延胡索酸衍生物与急性肾损伤、慢性肾小管损伤、可逆性蛋白尿发生相关的报道

阿维 A　Acitretin

临床应用

- 治疗严重的泛发性银屑病，严重的掌跖脓疱型银屑病
- 治疗严重的先天性鱼鳞癣
- 治疗严重的毛囊角化病（Darier 病）

肾功能正常时的剂量

- 起始剂量：每日 25～30mg（毛囊角化病每日 10mg），共 2～4 周，据病情调整剂量
- 维持剂量：通常每日 25～50mg（最大 75mg），共 6～8 周（对于毛囊角化病和鱼鳞癣，每日不超过 50mg，共用 6 个月）

药代动力学

分子量（Da）	326.4
蛋白结合率（%）	99%（<0.1% 的药物以游离形式存于血浆中）
尿中原型药排泄率（%）	以代谢产物形式排泄
分布容积（L/kg）	9
半衰期（h）：正常/ESRF	50/-

药物代谢

阿维 A 通过异构化作用转化为 13- 顺式异构体（顺式阿维 A），具有致畸作用。阿维 A 全部以代谢产物形式排泄，经肾排泄和胆汁排泄的比例相当

肾功能受损时的剂量 GFR（ml/min）

20～50	无数据。假定与肾功能正常时同剂量。见"其他信息"
10～20	无数据。假定与肾功能正常时同剂量。见"其他信息"
<10	无数据。假定与肾功能正常时同剂量。见"其他信息"

肾脏替代治疗时的剂量

APD/CAPD	可能不被透析清除。与 GFR<10ml/min 时同剂量
HD	不被透析清除。与 GFR<10ml/min 时同剂量
HDF/HFD	可能不被透析清除。与 GFR<10ml/min 时同剂量
CAV/VVHD	透析清除力不详。与 GFR=10～20ml/min 时同剂量

重要的药物相互作用

与其他药物合用的潜在风险

- 乙醇（alcohol）：孕妇会增加致畸风险。
- 抗生素：与四环素类（tetracyclines）合用增加良性颅内压增高的风险，应避免合用
- 抗凝血药：可能拮抗香豆素类（coumarins）的抗凝作用
- 细胞毒性药物：增加氨甲蝶呤（methotrexate）浓度（也增加肝毒性风险），应避免合用
- 维生素 A：合用可能导致维生素过多症，应避免合用

用法

溶液配制	-
用法	口服
输注速度	-
注释	餐中服用或与奶同服，每日 1 次

其他信息

- 生产商声明严重肾衰竭患者禁用阿维 A
- 肾功能受损患者用药，可能出现维生素过多症。应严密监测肝功能
- 从最小剂量开始应用，之后小心加量

二、痤疮治疗药物

维 A 酸 Tretinoin

临床应用

类视黄醇（retinoids）

- 急性早幼粒细胞白血病的诱导缓解
- 治疗痤疮
- 治疗光损伤（photo-damage）

肾功能正常时的剂量

急性早幼粒细胞白血病：25mg/m², 分 2 次服用

药代动力学

分子量（Da）	300.4
蛋白结合率（%）	>95
尿中原型药排泄率（%）	60（以代谢产物形式排泄）
分布容积（L/kg）	无数据
半衰期（h）：正常 / ESRF	（0.5 ~ 2）/-

药物代谢

本药在肝内经细胞色素 P_{450} 同工酶系统介导代谢，形成异维 A 酸（isotretinoin）、4-氧代-反式-维 A 酸（4-oxo-trans-retinoic acid）及 4-氧代-顺式-维 A 酸（4-oxo-cis-retinoic acid）。维 A 酸经胆汁及尿液排泄

肾功能（GFR，ml/min）受损时的剂量

20 ~ 50	每日 25mg/m²
10 ~ 20	每日 25mg/m²
<10	每日 25mg/m²

肾脏替代治疗时的剂量

APD/CAPD	可能不被透析清除。与 GFR<10ml/min 时同剂量
HD	不被透析清除。与 GFR<10ml/min 时同剂量
HDF/HFD	可能不被透析清除。与 GFR<10ml/min 时同剂量
CAV/ VVHD	透析清除力不详。与 GFR= 10 ~ 20ml/min 时同剂量

重要的药物相互作用

与其他药物合用的潜在风险

- 抗生素：与四环素类（tetracyclines）合用可能增加良性颅内压增高风险，应避免合用
- 抗真菌药：与氟康唑（fluconazole）、酮康唑（ketoconazole）及伏立康唑（voriconazole）合用可能增加维 A 酸毒性
- 维生素类：与维生素 A 合用可能增加维生素过多症风险，应避免合用

用法

溶液配制	-
用法	口服，局部用药
输注速度	-

其他信息

- 由于缺乏相关数据，生产商建议肾功能受损时减量使用
- 口服生物利用度为 50%
- 监测维生素 A 中毒的表现
- 有报道，2 例透析患者用维 A 酸治疗急性早幼粒细胞白血病，病情得到缓解。1 例患者用药剂量为每日 20mg/m²，分 2 次服用，另一例患者用药剂量为每日 35mg/m²，分 3 次服用 [Takitani K, Nagai K, Kanbe E, et al. Pharmacokinetics of all-trans retinoic acid in acute promyelocytic leukemia patients on dialysis. Am J Hematol. 2003; 74(2)：147-148]

异维 A 酸　Isotretinoin

临床应用

治疗结节囊肿型痤疮和球形痤疮，以及对足量系统抗生素治疗无效的严重痤疮

肾功能正常时的剂量

- 起始剂量为每日 0.5～1mg/kg，分 1～2 次使用
- 最大累积剂量为每个疗程 150mg/kg
- 局部外用每日 1～2 次

药代动力学

分子量（Da）	300.4
蛋白结合率（%）	99.9
尿中原型药排泄率（%）	以代谢产物形式
分布容积（L/kg）	无数据
半衰期（h）：正常 /ESRF（10～20）/ 不变	

药物代谢

异维 A 酸经历肠壁代谢和肝首过代谢。本药在肝内经过 CYP2C8，CYP2C9，CYP3A4 和 CYP2B6 介导代谢，生成主要代谢产物 4- 氧 - 异维 A 酸；也有一部分异维 A 酸经过异构化反应生成维 A 酸。异维 A 酸、类视黄醇（retinoids）及其代谢产物均经历肠肝循环。停止治疗后约 2 周体内维 A 酸才回到生理水平。单次给药后，药物等量地以原型从粪便排泄及以代谢产物形式从尿液排泄

肾功能（GFR，ml/min）受损时的剂量

20～50	与肾功能正常时同剂量
10～20	与肾功能正常时同剂量
<10	起始剂量每日 10mg，可视耐受情况缓慢加量，最多每日 1mg/kg。见"其他信息"

肾脏替代治疗时的剂量

APD/CAPD	不被透析清除。与 GFR< 10ml/min 时同剂量
HD	不被透析清除。与 GFR< 10ml/min 时同剂量
HDF/HFD	可能不被透析清除。与 GFR<10ml/min 时同剂量
CAV/VVHD	不被透析清除。与肾功能正常时同剂量

重要的药物相互作用

与其他药物合用的潜在风险

- 抗菌药：四环素类（tetracyclines）可能增加良性颅内压增高风险，应避免合用
- 抗真菌药：与氟康唑（fluconazole）、酮康唑（ketoconazole）和伏立康唑（voriconazole）合用可能增加毒性风险
- 维生素类：与维生素 A 合用可能增加维生素过多症风险，应避免合用

用法

溶液配制	-
用法	口服，局部用药（0.05% 凝胶）
输注速度	-

其他信息

- 由于本药蛋白结合率高，难以被透析清除
- 注意监测维生素 A 中毒表现

第二十部分

其他药物

疫苗　Vaccines

活疫苗不应该用于免疫抑制患者，包括移植患者及透析患者。灭活疫苗可用于免疫抑制患者，但是应答可能减弱，需根据抗体滴度来决定是否需要补充接种。

不推荐的疫苗

- 卡介苗（BCG 疫苗）
- 鼻内应用的流感疫苗（Fluenz®）
- 麻疹、腮腺炎及风疹疫苗（MMRvax-Pro®，Priorix®）
- 口服脊髓灰质炎疫苗（萨宾疫苗，Sabin）（OPV®），因为活病毒可通过粪便传播，因此，包括免疫抑制患者的家庭成员也需要接种
- 轮状病毒疫苗（Rotarix®）。该疫苗针对儿童。但是轮状病毒可从粪便排泄，并可能传染给亲密接触者，所以，存在免疫抑制的密切接触者也需要接种此疫苗，以保护他们不被野生型轮状病毒感染（野生病毒感染的风险远比疫苗病毒传播大）
- 口服伤寒疫苗（Vivotif®）
- 水痘带状疱疹疫苗（Varilix®，Varivax®，Zostavax®）
- 黄热病疫苗（Stamaril®）

可能应用的疫苗

- 炭疽疫苗
- 霍乱口服疫苗（Dukoral®）
- 吸附白喉（小剂量）、破伤风及脊髓灰质炎灭活疫苗（Revaxis®）
- 吸附白喉（小剂量）、破伤风、百日咳及脊髓灰质炎灭活疫苗（Repevax®）
- 吸附白喉、破伤风、百日咳、脊髓灰质炎灭活及 B 型嗜血杆菌结合（吸附）疫苗（Infanrix-IPV+Hib®，Pediacel®）
- B 型流感嗜血杆菌及 C 群脑膜炎球菌结合疫苗（Menitorix®）
- 甲型肝炎疫苗（Avaxim®，Havrix Monodose®，VAQTA®）
- 乙型肝炎疫苗（Engerix B®，Fendrix®，HBvaxPRO®）
- 甲型及乙型肝炎疫苗（Ambirix®，Twinrix®）
- 甲型肝炎及伤寒疫苗（Hepatyrix®，ViATIM®）
- 人乳头瘤病毒疫苗（Cervarix®，Gardasil®）
- 流感病毒裂解及表面抗原疫苗（Agrippal®，Enzira®，Fluarix®，Imuvac®，Viroflu®，Intanza®）
- 日本脑炎疫苗（Ixiaro®）
- C 群脑膜炎球菌结合疫苗（NeisVac-C®）
- A、C、W135 和 Y 群脑膜炎球菌多糖疫苗（ACWY Vax®）及结合疫苗（Menveo®，Nimenrix®）
- 肺炎球菌多糖疫苗（Pneumovax II®）及结合疫苗（Prevenar 13®，Synflorix®）
- 脊髓灰质炎灭活疫苗（索克疫苗，Salk）（IPV®）
- 狂犬病疫苗（Rabipur®）
- 蜱传脑炎疫苗（TicoVac®）
- 伤寒 Vi 荚膜多糖疫苗（Typherix®，Typhim Vi®）

中文索引

英文索引